# MODES FONCTIONNELS DE SANTÉ DE GORDON (2003)[1]



1. D'après Marjory Gordon, *Manual of Nursing Diagnosis,* 10e édition, Mosby, 2002, avec la permission d'Elsevier.

**Activité et exercice**



**Sommeil et repos**



**Cognition et perception**



**Perception de soi et concept de soi**

**Relation et rôle**



**Sexualité et reproduction**



**Adaptation et tolérance au stress**



**Valeurs et croyances**

# DIAGNOSTICS INFIRMIERS

## Interventions et bases rationnelles

## Chez le même éditeur

BEARE P.G., STANLEY M., *Soins infirmiers en gériatrie. Vieillissement normal et pathologique*

BRUNNER, SUDDARTH, *Soins infirmiers en médecine et en chirurgie*
*2e édition*

*Volume 1 : Généralités*

*Volume 2 : Fonctions respiratoire, cardiovasculaire et hématologique*

*Volume 3 : Fonctions digestive, métabolique et endocrinienne*

*Volume 4 : Fonctions rénale et reproductrice*

*Volume 5 : Fonctions immunitaire et tégumentaire*

*Volume 6 : Fonctions sensorielle, neurologique et musculosquelettique*

COX H.C. et AL., *Applications cliniques des diagnostics infirmiers*

DE BOUVET A., SAUVAIGE M., *Penser autrement la pratique infirmière. Pour une créativité éthique*

EPSTEIN O., PERKIN G.D., DE BONO D.P., COOKSON J., *Examen clinique. Éléments de sémiologie médicale*

HUBER A., JOBIN-HOWALD U., KARASEK-KREUTZINGER B., *130 fiches techniques de soins infirmiers*

# DIAGNOSTICS INFIRMIERS

## Interventions et bases rationnelles

• DOENGES • MOORHOUSE •
• GEISSLER-MURR •

2e édition

de boeck

Ouvrage original :
*Nurse's Pocket Guide: Diagnoses, Interventions, and Rationales*, 9th edition by Marilynn E. Doenges, Mary Frances Moorhouse and Alice C. Geissler-Murr. The original English language work has been published by F.A. Davis Company, Philadelphia, Pennsylvania, U.S.A.


Dans cet ouvrage les termes désignant les professionnels de la santé ont valeur de générique et s'appliquent aux personnes des deux sexes.




Dépôt légal : 1er trimestre 2007.
Bibliothèque nationale du Québec.
Bibliothèque nationale du Canada.

Diffusion pour l'Europe et l'Afrique.
De Boeck & Larcier s.a.
Éditions De Boeck Université
rue des Minimes 39, B-1000 Bruxelles

2e édition



Imprimé au Canada.

D. 2007/0074/034

ISBN DBU 2-8041-5303-7
ISBN13 : 978-2-8041-5303-8
ISBN ERPI : 2-7613-1847-1
ISBN13 : 978-2-7613-1847-1

1234567890 IW 09876
13025 ABCD V07

# PRÉFACE

Cette nouvelle édition de *Diagnostics infirmiers, interventions et bases rationnelles* se présente comme un manuel de référence utile pour mener à bien la démarche d'excellence des soins infirmiers. Le contexte actuel fait ressortir la complexité croissante de la pratique infirmière, qu'il importe d'expliquer, de justifier et d'analyser dans des travaux de recherche, encore trop peu nombreux en Europe francophone.

Cet ouvrage souligne l'intérêt de la démarche de soins infirmiers, qui s'avère incontournable pour prodiguer des soins de qualité. L'utilisation des diagnostics infirmiers s'inscrit naturellement dans cette démarche, qui implique la formulation d'un plan thérapeutique infirmier. On y trouve également les principes essentiels à la prise de décisions de l'infirmière, qui s'attache au caractère unique de l'être humain.

L'utilisation des modes fonctionnels de santé de Marjory Gordon pour la collecte des données et le classement des différents diagnostics présente un grand intérêt, car cette approche s'applique dans différents contextes de la pratique infirmière et est surtout centrée sur les comportements de la personne plutôt que sur les systèmes médicaux.

Chaque diagnostic infirmier se complète par un exemple de résultat et d'intervention, issu de la classification des interventions (CISI-NIC) et de la classification des résultats (CRSI-NOC) de soins infirmiers, ce qui met en évidence l'utilité d'un langage normalisé pour les besoins d'informatisation et de remboursement. Les auteurs suggèrent d'ailleurs la consultation des deux ouvrages portant sur ces classifications, une proposition dont l'Association francophone européenne des diagnostics, interventions et résultats infirmiers (AFEDI) ne peut que se réjouir. Le but de ces taxinomies est de fournir un cadre de référence pour la pratique des soins, ainsi qu'un langage standardisé pour l'expression du jugement clinique et la documentation des soins.

Le maintien à jour de la compétence et le développement professionnel lié aux nouvelles pratiques exigent un engagement individuel et collectif. La qualité de l'exercice infirmier, au-delà de la compétence, implique les résultats escomptés chez le patient ainsi que les éléments organisationnels qui y contribuent. Son amélioration continue présente un défi de taille, que chacun doit relever quotidiennement[1]. On peut exprimer la qualité des soins infirmiers par la formule suivante : le patient + l'infirmière + la qualité du raisonnement + la connaissance du sujet + la démarche de soins[2].

Il importe toutefois de rappeler que cet ouvrage constitue une base, certes déjà très complète, mais standardisée, susceptible d'être enrichie par les données ponctuelles et personnelles de la personne soignée. Le jugement clinique permet cette approche personnalisée, qui donne à notre profession toute sa valeur :

> Prendre soin de l'être, c'est percevoir cette personne dans sa globalité, insérée dans sa famille, sa communauté, insérée dans sa culture, son histoire, son environnement. Prendre soin de l'être, c'est se mettre à son écoute, c'est prendre en compte ce qu'il est, ce qu'il cherche, ce qu'il attend, ce qui le fait vivre, c'est le voir en tant que personne unique et irremplaçable, qui a droit à des soins de la plus haute qualité[3].

Il faut également tenir compte, dans l'application du modèle présenté dans ce manuel, des différentes législations en vigueur dans les pays européens, notamment pour le choix de certains diagnostics infirmiers et des interventions proposées. Comme le soulignent les auteurs, il faut prendre en considération le contexte et le contenu des messages que veut livrer l'infirmière.

Cet ouvrage, sous forme de guide pratique, constitue un moyen d'améliorer et de développer des pratiques originales adaptées aux personnes soignées, aux services et aux situations.

*M.-Th. Célis-Geradin*
Présidente de l'AFEDI
Association francophone européenne des diagnostics, interventions et résultats infirmiers

---

1. J. Leprohon, « Vers une culture d'amélioration continue », *L'infirmière du Québec,* mai-juin 2000, p. 25-41.
2. G. Rubenfeld et B. Scheffer, « Raisonnement critique et soins infirmiers », traduction de la 1re édition américaine par C. Debout, De Boeck, 1999.
3. R. Poletti, « Prendre soin de l'être, une perspective pour les soins infirmiers du XXIe siècle », *Soins,* n° 634, avril 1999, p. 21-23.

# TABLE DES MATIÈRES

*Les affections, les problèmes médicaux et les diagnostics infirmiers associés sont présentés aux pages 901 à 1055.*

# MODE D'EMPLOI DU GUIDE PRATIQUE

La prise de position sociale adoptée en 1980 par l'American Nurses Association (ANA) indique que la pratique infirmière consiste à diagnostiquer et à traiter les modes de réaction humaine aux problèmes de santé réels ou potentiels. Lorsqu'on l'a greffée aux normes de compétence élaborées par l'ANA, cette définition a servi de tremplin à l'utilisation des diagnostics infirmiers dans beaucoup de milieux de soins. Une telle prise de position ne peut que consolider les convictions d'une population de plus en plus sensibilisée au fait que les soins infirmiers jouent un rôle clé dans la survie du patient, dans le maintien et le recouvrement de la santé ainsi que dans la prévention de la maladie. Les changements apportés au système de santé au cours des 10 dernières années ont créé la nécessité de bâtir un cadre commun de communication permettant d'assurer la continuité des soins au patient qui se déplace d'un service à l'autre dans le réseau des services de santé.

*Diagnostics infirmiers, interventions et bases rationnelles* s'inscrit dans cette ligne de pensée, en ce sens qu'il propose un modèle d'intervention et inventorie toute une série d'actions infirmières généralement associées aux problèmes de soins infirmiers proposés par NANDA International (anciennement l'Association nord-américaine du diagnostic infirmier). Ce modèle d'intervention décrit ce que l'infirmière doit faire pour donner et évaluer les soins au patient ainsi que pour consigner les données au dossier. L'infirmière peut s'en servir dans divers contextes de soins, tant en milieu hospitalier qu'en santé communautaire ou en soins à domicile.

Aux chapitres 1 et 2, nous présentons de brèves explications sur la démarche de soins infirmiers, la collecte des données et la formulation d'un plan thérapeutique infirmier.

Le chapitre 3 contient la typologie des modes fonctionnels de santé de Gordon, quelques exemples d'instruments servant à la collecte des données, un plan thérapeutique infirmier type et des outils permettant de le réaliser et de l'enregistrer au dossier.

Le chapitre 4 est entièrement consacré aux **diagnostics infirmiers**, qui y sont inscrits par ordre alphabétique[1] afin d'en faciliter la consultation. Dans ce chapitre sont inclus tous les diagnostics infirmiers adoptés par NANDA jusqu'en 2003.

On trouvera d'abord sous chaque diagnostic sa **définition.** Pour chaque diagnostic à l'étude, les facteurs favorisants ou les facteurs de risque et les caractéristiques sont inscrits tels que NANDA les a inventoriés. Les **facteurs favorisants** et les **facteurs de risque** représentent les facteurs contribuant au problème et permettent à l'infirmière de déterminer si le diagnostic s'applique au patient concerné. Les **caractéristiques** (signes et symptômes ou indices) sont divisées en données subjectives et objectives, et elles fournissent à l'infirmière des repères supplémentaires pour confirmer ses diagnostics, formuler les objectifs et choisir ses interventions. Les auteures n'ont omis ni modifié aucun élément de la liste de NANDA. Elles ont parfois enrichi les divers éléments afin de préciser certaines notions et d'en clarifier le sens. Tous ces ajouts ont été placés entre crochets [ ].

Dans la foulée de l'élaboration et de l'acceptation de la Taxinomie II à la suite de la conférence biennale tenue en l'an 2000, de nombreux changements ont été apportés dans le but de mieux refléter le contenu des diagnostics dans la taxinomie. Cette dernière est conçue pour réduire les inexactitudes et les redondances. On a modifié le système de classement par rapport aux modes de réaction humaine, et les diagnostics sont maintenant organisés en domaines et en classes seulement, soit à l'aide de 13 domaines, de 105 classes et de 167 diagnostics. Même si les infirmières cliniciennes n'utiliseront que les diagnostics, la compréhension de la structure taxinomique les aidera à trouver rapidement l'information qu'elles recherchent.

La Taxinomie II est multiaxiale; elle comporte en fait sept axes, qui sont présentés à l'appendice 2. Un axe est défini comme une dimension de la réaction humaine dont on tient compte dans l'élaboration d'un diagnostic. Un axe est parfois

---

1. Le classement suit bien l'ordre alphabétique, mais d'après le mot clé. Ainsi, le diagnostic Risque d'accident est classé sous « accident ».

inclus dans la notion couverte par le diagnostic; par exemple, dans le diagnostic Stratégies d'adaptation inefficaces d'une collectivité, le sujet du soin (la collectivité) est indiqué. Dans d'autres cas, comme dans le diagnostic Intolérance à l'activité, il est implicite: le patient est le sujet du soin. Parfois, un axe ne convient pas à un diagnostic donné et il ne sera pas indiqué dans le nom ni dans le code du diagnostic. Par exemple, l'axe de temps ne s'applique pas à toutes les situations.

Des associations d'infirmières, de concert avec NANDA, avaient proposé d'inscrire les diagnostics infirmiers approuvés de la Taxinomie I révisée dans la Classification Internationale des Maladies (CIM), dans la « famille des classifications paramédicales ». Même si l'Organisation mondiale de la santé n'a pas accepté cette proposition à cause de l'absence de preuves justifiant de manière satisfaisante l'utilisation du diagnostic infirmier sur le plan international, la liste de NANDA a été acceptée par SNOMED (the Systemized Nomenclature of Medicine), qui l'a intégrée à son système de codification international, et elle a été incluse dans le Unified Medical Language System de la National Library of Medicine des États-Unis. Actuellement, des recherches menées à travers le monde sont consacrées à la validation des diagnostics infirmiers afin qu'ils puissent être soumis de nouveau et acceptés dans de futurs ajouts à la nomenclature de la CIM.

Les diagnostics infirmiers approuvés pour le développement clinique et la validation par NANDA ont été catégorisés selon les modes fonctionnels de santé de Gordon. Ce cadre sert d'instrument (chapitre 3) pour aider l'infirmière à poser facilement un diagnostic infirmier, et ce, uniquement à partir des données recueillies lors du processus de collecte des données. Le mode fonctionnel de santé est nommé après l'énoncé taxinomique, sous chaque en-tête du diagnostic infirmier (chapitre 4).

Pour chaque diagnostic infirmier, des **résultats escomptés (objectifs) et critères d'évaluation** sont proposés afin d'aider l'infirmière à formuler les objectifs s'appliquant à la situation particulière d'un patient et à évaluer ses interventions.

Les **interventions** présentées dans ce guide sont surtout conçues en fonction des soins de courte durée à l'adulte en milieu hospitalier (bien que des remarques sur différents groupes d'âge soient incluses). Elles sont énumérées pour chaque domaine de *priorité* de soins infirmiers. Les trois domaines de priorité apparaissant le plus souvent sont l'évaluation initiale, l'assistance au patient et l'enseignement. À l'intérieur des priorités de soins, certaines interventions sont des actes de collaboration ou d'interdépendance. Lorsque la base rationnelle de l'intervention est ajoutée, nous l'avons inscrite en caractères gras. Bien que nous ayons énuméré toutes les caractéristiques d'un diagnostic donné, nous ne proposons pas toutes les interventions s'appliquant dans des contextes de soins particuliers tels que la santé communautaire, l'obstétrique, la pédiatrie, la gynécologie, etc., à l'exception des diagnostics infirmiers concernant le nourrisson (Allaitement maternel inefficace, Désorganisation comportementale chez le nouveau-né/nourrisson, Risque de perturbation de l'attachement parent-enfant, etc.). Par exemple, dans le diagnostic Déficit de volume liquidien [isotonique], les interventions indiquent la façon de réprimer l'hémorragie, mais n'expliquent pas comment masser le fond utérin.

Les **données essentielles à consigner** sont notées à la fin de chaque diagnostic infirmier pour rappeler à l'infirmière qu'il est important d'inscrire ses observations et les résultats de ses interventions pour chaque étape de la démarche de soins.

En reconnaissance des travaux menés par de nombreuses chercheuses depuis une quinzaine d'années, nous avons décidé d'indiquer à titre de référence les en-têtes des interventions et des résultats de soins infirmiers de l'Iowa Intervention Projects (McCloskey et Bulechek ; Johnson, Mass et Moorhead). Ces groupes de recherche ont classé les interventions et les résultats de soins infirmiers de manière à prévoir les ressources nécessaires et à évaluer les résultats, ce qui répond au besoin d'un langage normalisé qui peut être encodé aux fins d'informatisation et de remboursement. À titre d'introduction à ces travaux en cours, nous avons inclus des exemples d'en-têtes d'interventions et de résultats sous l'intitulé Exemples tirés des CRSI (NOC) et des CISI (NIC) se trouvant à la fin de chaque partie portant sur un diagnostic infirmier. Nous suggérons aux lecteurs de consulter les divers ouvrages de Joanne C. McCloskey et de Marion Johnson pour obtenir plus de renseignements.

Le chapitre 5 présente plus de 400 affections et problèmes médicaux relevant de tous les domaines de spécialisation. Sous chacun de ces problèmes médicaux figurent les diagnostics infirmiers qui peuvent y être associés. Chaque catégorie diagnostique est accompagnée des facteurs favorisants ou des facteurs de risque possibles (« relié à ») et des manifestations possibles (« se manifestant par »). Cette section facilitera la collecte, l'analyse et l'interprétation des données, et elle aidera l'infirmière à confirmer ses diagnostics.

Comme nous l'avons déjà dit, nous avons présenté dans ce guide les propositions de NANDA telles qu'elles ont été formulées, à quelques exceptions près. Nous croyons que les infirmières praticiennes et les chercheuses doivent étudier, utiliser et évaluer les diagnostics infirmiers dans la forme sous laquelle ils ont été adoptés. Elles disposent néanmoins d'une certaine marge de créativité par rapport au langage standard lorsqu'elles redéfinissent et partagent l'information dans leur expérimentation des diagnostics avec les différents patients. Par ailleurs, au fur et à mesure que de nouveaux diagnostics infirmiers sont élaborés, l'infirmière doit s'assurer que les informations qu'ils englobent s'intègrent dans la collecte des données.

Des cliniciennes, des éducatrices et des chercheuses provenant de disciplines et d'institutions diverses sont engagées dans la formulation, l'expérimentation et l'affinement des diagnostics. Dans ce processus, les infirmières sont également invitées à communiquer leurs réflexions et leurs idées à NANDA, à l'adresse suivante :

NANDA International
1211, rue Locus
Philadelphia, PA 19107
USA

# DÉMARCHE DE SOINS INFIRMIERS

CHAPITRE 1

Il y a plusieurs années, la profession infirmière a mis de l'avant un processus de résolution de problèmes qui « combine par la méthode scientifique les meilleurs aspects de l'art de la pratique infirmière avec les éléments les plus pertinents de la théorie des systèmes » (Shore, 1988). Le terme *nursing process* a été utilisé pour la première fois aux États-Unis dans les années 1950 ; depuis, la prestation de soins infirmiers efficaces repose sur la démarche de soins infirmiers. Ce processus fait aujourd'hui partie du cadre conceptuel de tous les programmes d'études en soins infirmiers et a été intégré dans la définition des soins infirmiers de la plupart des lois sur l'exercice de la profession d'infirmier et d'infirmière. Quel que soit le milieu de soins, la démarche de soins infirmiers constitue la clef de voûte des interventions infirmières, car il s'agit d'une méthode efficace d'organisation de la pensée pour la prise de décisions cliniques et la résolution de problèmes.

L'utilisation de la démarche de soins infirmiers exige l'acquisition de certaines habiletés : 1) évaluation initiale et évaluations subséquentes (collecte systématique de données sur le patient et sa situation) ; 2) formulation d'un diagnostic infirmier (analyse et interprétation des données) ; 3) formulation de résultats escomptés et choix de solutions (planification) ; 4) mise en application du plan (interventions infirmières) ; 5) appréciation de l'efficacité du plan et modification du plan en fonction des nouveaux besoins (évaluation). Bien que chaque étape soit définie séparément, elles sont toutes reliées dans la pratique et forment une boucle ininterrompue de réflexion et d'action.

Pour appliquer cette démarche, l'infirmière doit maîtriser les connaissances, les habiletés et les attitudes nécessaires :

se montrer digne de confiance et faire preuve de créativité, de souplesse, de détermination et de leadership. L'intelligence, les habiletés interpersonnelles et les habiletés psychomotrices sont donc essentielles.

La prise de décisions étant d'une importance cruciale à chaque étape de la démarche de soins infirmiers, l'infirmière doit l'appuyer sur des principes. Voici les plus importants :

- Le patient est un être humain qui a sa valeur et sa dignité.
- Chez l'être humain, il existe des besoins fondamentaux qui doivent être satisfaits. S'ils ne le sont pas, le patient aura besoin de l'intervention d'autrui jusqu'à ce qu'il puisse se reprendre en main.
- Le patient a droit à une bonne qualité de vie et à des soins infirmiers prodigués avec respect, compassion et compétence, axés sur la promotion de la santé et la prévention de la maladie.
- La relation thérapeutique infirmière-patient constitue un aspect important de la démarche de soins.

Les infirmières ont lutté pendant des années pour obtenir une reconnaissance professionnelle en définissant leur profession à partir de paramètres de soins infirmiers. Pour obtenir cette reconnaissance, des infirmières se sont regroupées à l'échelle nationale et internationale et ont mené des recherches pour déterminer les problèmes des patients qui relèvent de leur compétence et pour en faire l'énoncé (diagnostic infirmier). L'American Nurses Association (ANA), par ses prises de position sociales (1980 et 1995) et l'élaboration de critères de compétence de la profession (1973 et 1991), a préconisé et soutenu l'utilisation des diagnostics infirmiers dans la pratique.

L'utilisation des diagnostics infirmiers s'inscrit dans le cadre de la démarche de soins. Ils donnent aux infirmières un vocabulaire commun pour la description des problèmes des patients, ils facilitent leur choix d'interventions et constituent des points de repère pour l'évaluation des soins. Plusieurs raisons justifient l'emploi d'un vocabulaire propre aux soins infirmiers :

- il assure une meilleure communication entre les infirmières, entre les équipes de soins, entre les unités de soins, entre les divers professionnels de la santé et entre les établissements de santé ;
- il offre un point d'appui aux cliniciennes, aux enseignantes et aux chercheuses pour recueillir des données sur la

démarche de soins, en analyser les composantes et l'améliorer.

Bien qu'il existe actuellement différentes définitions des diagnostics infirmiers, NANDA a entériné la définition suivante :

> Le diagnostic infirmier est un jugement clinique sur les réactions d'un individu, d'une famille ou d'une collectivité à des problèmes de santé présents ou potentiels, ou à des processus de vie. Le diagnostic infirmier sert de base à l'infirmière afin qu'elle choisisse les interventions de soins visant l'atteinte des résultats dont elle est responsable. (Approuvé à la 9e Conférence, 1990.)

Même si elle n'est pas encore complète, la liste des diagnostics infirmiers de NANDA fournit aux infirmières les informations dont elles ont besoin pour porter un jugement professionnel. Les infirmières doivent se familiariser avec les paramètres des diagnostics et en dégager les forces et les faiblesses. Elles seront ainsi en mesure de contribuer à la recherche et à l'avancement dans ce domaine. La pratique infirmière ne se limite pas à la seule utilisation des diagnostics infirmiers, mais l'emploi d'un langage normalisé dans la pratique infirmière peut contribuer à mieux définir et à perfectionner l'exercice de la profession. Les diagnostics infirmiers peuvent être utilisés à l'intérieur des cadres conceptuels existants, car ils s'inscrivent dans une approche universelle qui s'adapte bien à tous les modèles de soins infirmiers.

Les diagnostics infirmiers modifient en profondeur la pratique. Alors qu'elle reposait auparavant sur des variables telles que les signes et les symptômes, les examens et les diagnostics médicaux, elle se fonde aujourd'hui sur l'analyse des réactions du patient, formulées en termes de diagnostics infirmiers. Ceux-ci constituent l'élément clé qui oriente l'acte infirmier professionnel. En effet, c'est à partir du diagnostic infirmier que l'infirmière pourra nommer et résoudre des problèmes précis et donner un sens à sa pratique. La précision du diagnostic infirmier constituera ainsi un standard pour la pratique infirmière, se traduisant par une amélioration de la prestation des soins.

Les soins infirmiers et la médecine sont des professions étroitement reliées. Cette relation suppose l'échange d'informations, d'idées et de points de vue ainsi que l'élaboration de plans d'interventions où figurent toutes les données pertinentes concernant le patient, sa famille et les personnes clés dans sa vie. Ce lien interprofessionnel s'étend également à toutes les disciplines avec lesquelles le patient et sa famille entrent en contact. Les interventions infirmières autonomes font partie intégrante de ce processus. Les interventions de collaboration, pour leur part, se fondent tant sur le traitement médical que sur les conseils et les prescriptions des autres disciplines participant aux soins du patient.

Même si les infirmières travaillent dans les domaines médical et psychosocial, leur centre d'intérêt demeure les modes de réaction humaine et *non* les processus morbides. Par conséquent, les diagnostics infirmiers n'équivalent habituellement pas les diagnostics médicaux ou psychiatriques; toutefois, ils font appel à des interventions autonomes aussi bien qu'à des interventions de collaboration. Le plan thérapeutique infirmier écrit dépasse donc le cadre des ordonnances médicales. Il comprend également les indications fournies par les autres disciplines concernées. L'infirmière est la personne responsable de la coordination de ces différentes interventions en un tout fonctionnel.

C'est cette coordination des efforts de chacun qui permet d'offrir au patient et à sa famille des soins holistiques.

## Résumé

En intégrant les diagnostics infirmiers à la démarche de soins infirmiers, les infirmières ont établi une base de connaissances qui contribue à la prévention de la maladie ainsi qu'au maintien et au recouvrement de la santé du patient (ou au soulagement des douleurs et des malaises dans le cas où le rétablissement n'est pas possible). Comme la démarche de soins infirmiers est à la base de toutes les interventions infirmières, elle constitue l'essence même des soins infirmiers. La démarche de soins infirmiers est un processus souple mais suffisamment structuré pour servir de fondement aux interventions infirmières. Elle peut être utilisée dans n'importe quel milieu de soins ou de formation, dans n'importe quel cadre théorique ou conceptuel et dans le contexte de n'importe quelle philosophie des soins infirmiers.

Les chapitres qui suivent aideront l'infirmière à appliquer la démarche de soins infirmiers afin de se familiariser avec la liste des diagnostics infirmiers approuvés par NANDA, avec leur définition, leurs facteurs favorisants ou leurs facteurs de risque et leurs caractéristiques (classifiées, dans certains cas, comme majeures ou mineures selon les critères de NANDA). En consultant également les résultats escomptés et les interventions les plus utilisées pour chaque diagnostic, l'infirmière pourra élaborer, appliquer et évaluer des plans thérapeutiques infirmiers individualisés.

# APPLICATION DE LA DÉMARCHE DE SOINS INFIRMIERS

CHAPITRE 2

À cause de leur emploi du temps chargé, de nombreuses infirmières ont l'impression que le temps passé à la rédaction d'un plan thérapeutique infirmier est du temps perdu pour les soins directs aux patients. Elles ne le voient souvent que comme une tracasserie administrative. Et pourtant, pour prodiguer des soins de qualité, il faut les planifier et les coordonner. Un plan thérapeutique infirmier bien formulé et bien utilisé permet d'assurer la continuité des soins en facilitant la communication entre les infirmières et les autres membres de l'équipe de soins. Il permet également de noter correctement toutes les informations pertinentes, et il constitue un instrument d'évaluation pour l'ensemble des soins prodigués au patient.

## Collecte des données objectives et subjectives

Les composantes du plan thérapeutique infirmier sont celles de la démarche de soins infirmiers, la première étant la collecte des données. Le profil du patient se compose de données objectives et subjectives englobant les divers problèmes présentés dans la plus récente liste des diagnostics infirmiers de NANDA (se reporter au tableau 2.1). Les données subjectives sont les informations fournies par le patient (et les personnes clés dans sa vie), rapportées dans ses propres mots. Elles comprennent la façon dont le patient perçoit la situation et les sujets dont il souhaite discuter. Il est important d'accepter la description du patient sans porter de jugement, car c'est lui le « spécialiste » de sa situation. Les données objectives sont des données observées, décrites (en termes quantitatifs ou qualitatifs) et vérifiées par des personnes autres que le patient. Elles comprennent également les résultats des examens diagnostiques et des examens physiques.

## Analyse et interprétation des données

L'analyse et l'interprétation des données recueillies permettent à l'infirmière de déceler les problèmes ou les désirs d'amélioration du patient, qu'elle formulera en termes de diagnostics infirmiers.

Un diagnostic infirmier est tout problème ou tout désir d'amélioration reconnu par le patient, la personne clé dans sa vie ou l'infirmière. Ce problème exige une intervention infirmière et empêche le patient d'avoir la qualité de vie qu'il avait auparavant ou qu'il souhaite. Pour atteindre ses objectifs selon son désir explicite d'améliorer sa santé, le patient requiert aussi l'expertise de l'infirmière. Le diagnostic infirmier se concentre sur une réaction physique ou comportementale, qu'il s'agisse d'un problème présent ou potentiel, ou d'un désir de mieux-être. Lorsque l'infirmière choisit le titre du diagnostic et qu'elle y incorpore les facteurs favorisants ou les facteurs de risque et les caractéristiques propres à la situation du patient, elle formule un diagnostic infirmier. (Le tableau 2.1 présente la liste des diagnostics infirmiers.) Celui-ci oriente les soins infirmiers, et sa résonance affective peut influer sur les résultats attendus chez le patient ou sur le comportement de l'infirmière envers le patient. Étant donné que l'infirmière ne pourra jamais être totalement objective face à un problème de soins infirmiers ou à un désir d'amélioration chez le patient, elle doit suivre la démarche de soins et utiliser les outils nécessaires pour confirmer ses hypothèses afin de formuler un diagnostic infirmier approprié.

La formulation judicieuse d'un diagnostic infirmier repose sur la collecte et l'analyse des données. La section 1 du chapitre 3 présente un modèle de collecte de données destiné à aider l'infirmière à formuler le diagnostic infirmier pertinent à partir des données recueillies. À la section 2 du même chapitre, les diagnostics infirmiers sont classés selon les modes fonctionnels de santé de Gordon. L'infirmière ne doit pas craindre de se tromper lorsqu'elle met par écrit un diagnostic infirmier car, contrairement aux diagnostics médicaux, les diagnostics infirmiers changent au fur et à mesure que le patient franchit les différents stades d'un problème de santé ou d'adaptation et qu'il se dirige vers la résolution du problème.

## Résultats escomptés

Les résultats escomptés servent à orienter le plan thérapeutique infirmier et à évaluer les soins prodigués. Ils sont issus de l'énoncé du diagnostic infirmier et constituent les objectifs que le patient souhaite atteindre. Ils servent de critères d'évaluation en permettant de déterminer si le problème a été résolu ou s'il convient de modifier le plan thérapeutique infirmier. Dans ce guide, les résultats escomptés sont énoncés en termes généraux afin de permettre à la praticienne de les individualiser en fonction de chaque situation, d'y inscrire un délai de réalisation et d'ajouter des éléments qu'elle juge pertinents. Ils doivent être formulés de façon concise, réaliste et mesurable, dans des mots que le patient peut comprendre. Pour que la formulation soit mesurable, il faut orienter l'objectif par un verbe d'action. Par exemple : « Le patient comprendra le lien entre la maladie chronique (diabète sucré) et les changements circulatoires d'ici deux jours » et « Le patient effectuera correctement l'autosurveillance de son taux de glycémie et l'auto-injection d'insuline en connaissant la raison justifiant ses gestes d'ici 72 heures ».

## Interventions

Les interventions sont les diverses opérations permettant d'atteindre les objectifs. Elles communiquent clairement au personnel soignant les mesures à prendre pour atteindre les résultats escomptés. Une solide base de connaissances est essentielle à l'exécution de cette étape, car les interventions doivent viser à répondre aux besoins particuliers de chaque patient. Il peut s'agir d'interventions autonomes, de collaboration ou d'interdépendance. Les interventions écrites qui orientent les soins aux patients doivent être datées et signées. Pour faciliter la planification des soins, nous avons établi des priorités de soins nous permettant de présenter les interventions par ordre d'importance. Toutefois, l'infirmière doit adapter ces priorités en fonction de la situation de chaque patient. Lorsqu'elle élaborera son plan thérapeutique infirmier, la praticienne chevronnée pourra induire ses interventions à partir de ces priorités générales de soins infirmiers. Quant à l'étudiante ou à l'infirmière débutante, elles pourront puiser dans les interventions énumérées sous chaque priorité de soins pour mieux détailler leur plan thérapeutique infirmier. Enfin, il est essentiel d'élaborer un plan thérapeutique qui correspond à la réalité du patient, c'est-à-dire à ses perceptions et à ses attentes.

Le plan thérapeutique infirmier fournit toutes les données nécessaires sur les soins aux patients en termes de responsabilité et d'assurance de la qualité. L'infirmière doit planifier les soins de concert avec le patient, dans la mesure où ils sont tous deux responsables des soins et de l'atteinte des objectifs visés.

## Résumé

Il incombe aux professionnels de la santé d'élaborer avec le patient et sa famille un plan de soins qui permettra à celui-ci d'atteindre un état de bien-être optimal ou de mourir dans la dignité. Pour prodiguer des soins de qualité, il est essentiel que l'infirmière établisse des priorités, formule des objectifs et choisisse des interventions permettant de les atteindre. Ce sont là les phases de l'étape de planification de la démarche de soins infirmiers, et elles sont consignées dans chaque plan thérapeutique infirmier individualisé. Partie intégrante du dossier permanent du patient, le plan thérapeutique infirmier offre les deux avantages suivants : il permet à l'infirmière qui s'occupe du patient d'être au courant de ses problèmes de soins infirmiers (diagnostics infirmiers), des objectifs visés et des mesures à prendre ; et il fournit une preuve des soins donnés (laquelle peut être requise pour des assurances, une autorisation quelconque ou des procédures judiciaires).

**TABLEAU 2.1**

**DIAGNOSTICS INFIRMIERS**
**approuvés pour la clinique et la recherche (2003-2004)**

**A**

Risque d'accident, 84
Alimentation déficiente, 89
Alimentation excessive, 96
Risque d'alimentation excessive, 102
Mode d'alimentation inefficace chez le nouveau-né/nourrisson, 106
*Motivation à améliorer son alimentation, 110
Allaitement maternel efficace, 114
Allaitement maternel inefficace, 118
Allaitement maternel interrompu, 125
Angoisse face à la mort, 129
Anxiété [préciser : légère, modérée, grave, panique], 134
Risque de perturbation de l'attachement parent-enfant, 142
Automutilation, 146
Risque d'automutilation, 151

**TABLEAU 2.1** *(suite)*

**DIAGNOSTICS INFIRMIERS**
**approuvés pour la clinique et la recherche (2003-2004)**

**E**

Échanges gazeux perturbés, 364
Perte d'élan vital, 370
Élimination urinaire altérée, 374
*Motivation à améliorer son élimination urinaire, 380
Entretien inefficace du domicile, 384
*Motivation à améliorer son équilibre hydrique, 388
Errance [sporadique ou continuelle], 393
Perte d'espoir, 397
Diminution chronique de l'estime de soi, 402
Diminution situationnelle de l'estime de soi, 408
Risque de diminution situationnelle de l'estime de soi, 412

**F**

Fatigue, 416
Risque de fausse route (risque d'aspiration), 421

**H**

Hyperthermie, 427
Hypothermie, 432

**I**

Identité personnelle perturbée, 439
Image corporelle perturbée, 443
Risque de syndrome d'immobilité, 450
Inadaptation à un changement dans l'état de santé, 457
Syndrome d'inadaptation à un changement de milieu, 462
Risque de syndrome d'inadaptation à un changement de milieu, 466
Incontinence fécale, 468
Incontinence urinaire à l'effort, 472
Incontinence urinaire complète (vraie), 476
Incontinence urinaire fonctionnelle, 480
Incontinence urinaire par besoin impérieux, 485
Risque d'incontinence urinaire par besoin impérieux, 489
Incontinence urinaire réflexe, 493
Risque d'infection, 496
Atteinte à l'intégrité de la peau, 502
Risque d'atteinte à l'intégrité de la peau, 508
Atteinte à l'intégrité des tissus, 512
Interactions sociales perturbées, 517
Syndrome d'interprétation erronée de l'environnement, 523
Intolérance à l'activité [préciser le degré], 527
Risque d'intolérance à l'activité, 532
Risque d'intoxication, 535
Irrigation tissulaire inefficace (préciser: cérébrale, cardiopulmonaire, gastro-intestinale, périphérique, rénale), 540
Isolement social, 551

**TABLEAU 2.1** *(suite)*

**DIAGNOSTICS INFIRMIERS**
**approuvés pour la clinique et la recherche (2003-2004)**

Risque de déficit de volume liquidien, 888
Excès de volume liquidien, 891
Risque de déséquilibre de volume liquidien, 897

+ Diagnostics infirmiers révisés
* Nouveaux diagnostics acceptés depuis la 2e Conférence biennale de NANDA, NIC & NOC Alliance.

Notes :

- L'information indiquée entre crochets a été ajoutée par les auteures pour clarifier et améliorer l'utilisation des diagnostics infirmiers.
- Se reporter également aux diagnostics de NANDA classés en fonction des modes fonctionnels de santé de Gordon en deuxième de couverture.

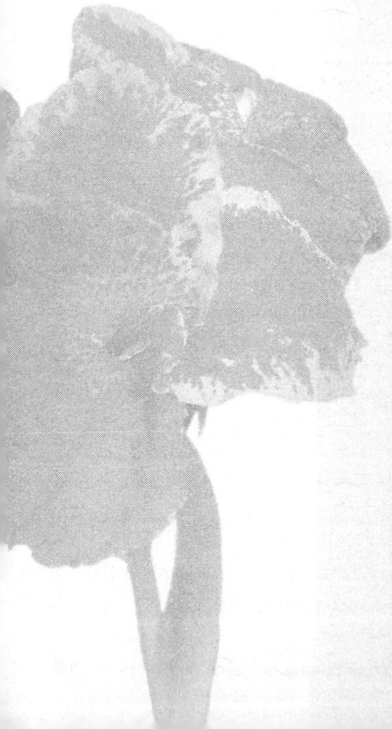

# DE LA THÉORIE À LA PRATIQUE

## CHAPITRE 3

C'est en établissant le profil de chaque patient à partir de la collecte des données que l'infirmière peut en reconnaître les besoins, les réactions et les problèmes. Afin de faciliter la collecte, l'analyse et l'interprétation des données dans le cadre de la démarche de soins infirmiers, nous présentons un modèle d'instrument servant à recueillir les données nécessaires à la validation des diagnostics infirmiers (voir la section 1). Ce modèle présente l'originalité d'être conçu dans une perspective de soins infirmiers plutôt que dans le cadre médical classique d'examen des systèmes et des appareils. Cette perspective incite l'infirmière à formuler des hypothèses de diagnostics infirmiers et à les valider, plutôt qu'à essayer de poser des diagnostics médicaux.

Pour mettre en évidence cette perspective de soins infirmiers, nous présentons à la section 2 les diagnostics infirmiers de NANDA International (anciennement l'Association nord-américaine du diagnostic infirmier, ou ANADI) groupés à partir de la typologie des modes fonctionnels de santé de Gordon. Cette typologie, comportant 11 modes fonctionnels de santé, constitue une approche holistique applicable dans différents champs d'exercice, quels que soient l'âge et l'état de santé du patient. Elle fournit une structure d'évaluation uniformisée qui peut être utilisée avec différents modèles en soins infirmiers (par exemple ceux de Henderson, d'Orem et de Roy). Les modes fonctionnels de santé servent donc de cadre à une collecte de données axée sur la reconnaissance de modes de santé dits fonctionnels (santé, bien-être, forces du patient) et de modes de santé dits dysfonctionnels (problèmes de santé actuels ou potentiels).

Le groupement des diagnostics infirmiers que propose Gordon offre à l'infirmière un ensemble d'hypothèses qu'elle peut confirmer ou infirmer en confrontant les données recueillies aux caractéristiques. Ces modes de santé (fonctionnels ou dysfonctionnels) étant basés sur des séquences de comportements caractéristiques du patient plutôt que sur des « systèmes et appareils » particuliers, certaines données recueillies pourront être inscrites dans plusieurs modes. Pour cette raison, nous incitons l'infirmière à garder l'esprit ouvert, à explorer toutes les pistes et à recueillir toutes les données avant de choisir le diagnostic infirmier qui traduit le mieux la situation du patient.

À partir des données qu'elle recueille auprès du patient, l'infirmière peut déceler les facteurs favorisants ou les facteurs de risque ainsi que les signes et les symptômes qui s'appliquent à sa situation. Par exemple, elle pourra formuler un diagnostic infirmier de « Connaissances insuffisantes sur le diabète, *reliées à* la mauvaise interprétation ou à l'oubli des informations reçues, *se manifestant par* une mauvaise application des directives concernant l'autosurveillance des taux de glycémie et les soins au pied, ainsi que par la non-reconnaissance des signes ou des symptômes d'hyperglycémie ».

L'établissement des objectifs (résultats escomptés) sert à faciliter le choix d'interventions judicieuses et à évaluer à la fois les soins infirmiers et la réaction du patient. Ces objectifs constituent également le cadre à partir duquel l'infirmière consigne les données au dossier.

Les interventions servent à préciser l'action de l'infirmière, du patient et des personnes clés. Elles doivent aider le patient non seulement à atteindre un certain équilibre physiologique, mais aussi à promouvoir sa santé et à devenir plus autonome. Pour cela, le patient doit participer à ses propres soins et, notamment, prendre part aux décisions concernant les soins et les objectifs de soins.

La section 3 présente un profil du patient établi à partir des données recueillies dans une perspective de soins infirmiers. On y trouvera également un protocole de soins médicaux pour un cas de diabète sucré et un plan thérapeutique infirmier formulé à partir des données recueillies par l'infirmière. On y trouve l'énoncé des diagnostics concernant le patient et les résultats escomptés (avec des précisions concernant la durée prévue de l'hospitalisation et les attentes du patient et de l'infirmière). Les interventions ont été choisies en fonction des problèmes et des besoins déterminés par le patient et l'infirmière lors de la collecte des données, ainsi qu'en fonction des ordonnances médicales.

Même si elles ne sont habituellement pas comprises dans le plan thérapeutique infirmier, nous avons inclus dans le modèle présenté les raisons qui justifient le choix des interventions, afin de favoriser l'apprentissage de l'infirmière.

Enfin, pour compléter l'apprentissage, nous avons inclus dans la section 4 des exemples d'inscription au dossier selon la situation du patient.

Le plan thérapeutique infirmier fait état de la planification effectuée dans le but de promouvoir la santé ou d'aider un patient à la recouvrer. Il sert également de cadre ou de guide pour l'enregistrement des soins prodigués. L'infirmière responsable du patient doit en analyser périodiquement les progrès, évaluer l'efficacité du plan et consigner ces informations au dossier. En rédigeant des notes structurées, elle aide les intervenants qui consultent le dossier à se former une idée nette et précise de l'évolution de la situation du patient et à porter un jugement éclairé sur le suivi à donner. La meilleure façon de rédiger des notes claires et structurées consiste à les disposer sous forme d'énoncés descriptifs ou d'observations. Les notes sur les comportements du patient et ses réactions au traitement fournissent à l'équipe soignante de précieuses informations grâce auxquelles chaque intervenant pourra vérifier si les résultats escomptés ont été atteints, s'il faut interrompre ou modifier les interventions en cours et si l'établissement de nouveaux objectifs ou la planification de nouvelles interventions s'impose.

Les notes sur l'évolution ou les observations de l'infirmière font partie intégrante du dossier et doivent inclure tous les événements importants de la vie quotidienne du patient. Elles reflètent la façon dont on applique le plan thérapeutique infirmier. Elles constituent une preuve que les mesures et les précautions appropriées ont été prises. Par conséquent, aussi bien les interventions exécutées que les progrès accomplis vers l'atteinte des résultats escomptés doivent y figurer. L'infirmière doit rédiger ses notes de façon claire et objective, inscrire la date et l'heure précises de chaque intervention et signer.

Lorsqu'elle utilise un système de notes clair et précis, l'infirmière favorise l'individualisation des soins. En effet, si elle a une idée précise de l'évolution du patient, il lui est plus facile d'assurer la continuité des soins et de vérifier la progression vers l'atteinte des objectifs. Voilà pourquoi il est du devoir et de la responsabilité de chaque infirmière d'utiliser la démarche de soins infirmiers pour prodiguer des soins personnalisés et rentables.

SECTION 1

# MODÈLE D'INSTRUMENT DE COLLECTE DES DONNÉES NÉCESSAIRES À LA VALIDATION DES DIAGNOSTICS INFIRMIERS

Le modèle que nous présentons ici fournit à l'utilisateur, qu'il s'agisse d'un individu ou d'un centre de soins, un instrument pour recueillir des données à partir des modes fonctionnels de santé de Gordon. On peut classer ces modes par ordre de priorité ou selon les besoins particuliers de l'utilisateur. Ce modèle peut être adapté de façon à répondre aux besoins de groupes particuliers. À la fin de cette section se trouvent des extraits du modèle utilisé dans des contextes plus particuliers de soins psychiatriques et de soins obstétricaux.

# MODÈLE D'INSTRUMENT DE COLLECTE DE DONNÉES CHEZ L'ADULTE DANS UN CONTEXTE MÉDICO-CHIRURGICAL

## Renseignements généraux

Nom: ______

Âge: ______ Date de naissance: ______

Sexe: ______ Race: ______

Date d'admission: ______ Heure: ______

Provenance: ______

Source des renseignements: ______

Fiabilité (1 à 4, 4 représentant la plus élevée): ______

Membre de la famille ou personne clé: ______

## Perception et prise en charge de la santé

### DONNÉES SUBJECTIVES

Habitudes particulières en matière de promotion de la santé:

______

Croyances, pratiques, coutumes en matière de santé (reliées aux pratiques religieuses ou culturelles): ______

______

Objectifs en matière de santé: ______

Médicaments prescrits (entourer la dernière dose):

Nom: ______ Dose: ______ Fréquence: ______

Prise régulière: ______ But: ______

Effets secondaires, problèmes: ______

Médicaments en vente libre: ______

Drogues: ______ Tabac: ______ Chique: ______

Alcool: ______ Quantité, fréquence: ______

Herbes médicinales: ______

Diagnostic à l'admission (médecin): ______

Motif de l'hospitalisation (selon le patient): ______

Problème actuel (décrire): ______

Attentes à l'égard du personnel soignant: ______

Allergies, sensibilité: ______

Type de réaction: ______

Exposition à des maladies infectieuses: ______

Altérations antérieures du système immunitaire: ______

Cause: ______

Antécédents de maladies transmissibles sexuellement (date, type):

______

Comportements à risque: ______ Examens: ______

Transfusions sanguines:

Nombre: ______ Date: ______

Réaction (décrire): ______

Lieu de résidence, pays visités: ______

Utilisation de la ceinture de sécurité ou du casque protecteur: ______

Antécédents d'accidents: ______

Fractures, luxations: ______

Arthrite, instabilité des articulations: ______

Maux de dos: ______

Modification des grains de beauté: ______

Tuméfaction ganglionnaire: ______

Cicatrisation lente: ______

Prothèses, orthèses: ______

Appareils d'aide à la motricité: ______

Exposition à des vapeurs toxiques: ______

Convulsions: ______ Signes précurseurs: ______

Moyens de prévention: ______

______

Facteurs de risque familiaux (préciser le lien de parenté):

Diabète: ______ Tuberculose: ______

Trouble thyroïdien (préciser): ______

Cardiopathie: ______ Hypertension: ______

Épilepsie: ______ Néphropathie: ______

Cancer: ______ Accident vasculaire cérébral: ______

Problème de santé mentale: ______

Autre: ______

Antécédents de problèmes de santé, d'hospitalisations, de chirurgies:

______

Signes d'absence de progrès: ______

### DONNÉES OBJECTIVES

État affectif (cocher) :

Calme : ____________ Anxiété : ____________ Colère : ____________

Repli sur soi : __________ Crainte : __________ Irritabilité : __________

Agitation : ____________________ Euphorie : ____________________

Autre (préciser) : ____________________

Réactions physiologiques observées : ____________________

Résultats des cultures : ____________________

Examen du système immunitaire : ____________________

Dépistage de la tuberculose : ____________________

## Nutrition et métabolisme

### DONNÉES SUBJECTIVES

Régime alimentaire habituel : ____________________

Apport en glucides, en protéines, en lipides (g/j) :

____________________

Suppléments vitaminiques ou alimentaires : ____________________

Préférences alimentaires : ____________________

Interdictions alimentaires : ____________________

Nombre de repas par jour : ____________________

Dernier repas (ration) : ____________________

Habitudes alimentaires aux 3 repas : ____________________

Inappétence : ____________ Nausées, vomissements : ____________

Brûlures d'estomac, indigestions : ____________________

Reliées à : ____________________ Soulagées par : ____________________

Allergies, intolérances alimentaires : ____________________

Problèmes de mastication, de déglutition : ____________________

Prothèse dentaire : ____________________

Poids habituel : ____________ Changements pondéraux : ____________

Usage de diurétiques : ____________________

### DONNÉES OBJECTIVES

Poids actuel : ____________________ Taille : ____________________

Configuration morphologique : ____________________

Turgescence de la peau : ____________________

Muqueuses humides ou sèches : ____________________

Œdème:

Généralisé: ______ Déclive: ______

Palpébral: ______ Ascite: ______

Gonflement de la veine jugulaire: ______

Hypertrophie de la thyroïde: ______ Halitose: ______

État des dents et des gencives: ______

Apparence de la langue: ______

Apparence des muqueuses: ______

Bruits intestinaux: ______

Hernies et masses: ______

Glucose sérique: ______

Température: ______ Diaphorèse: ______

Intégrité de la peau (inscrire le siège sur le schéma qui suit):

Cicatrices: ______ Éruptions: ______

Lacérations: ______ Ulcérations: ______

Ecchymoses: ______ Ampoules: ______

Brûlures (degré et %): ______

Écoulement: ______

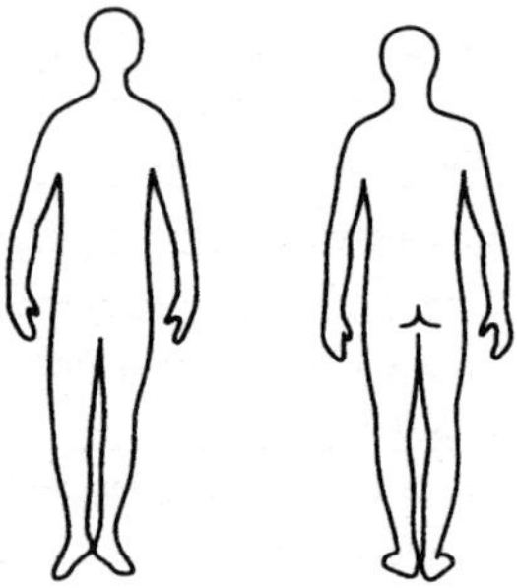

Force générale: ______ Tonus musculaire: ______

Démarche: ______ Amplitude des mouvements: ______

Paresthésie, paralysie: ______

# Élimination

## DONNÉES SUBJECTIVES

Habitudes d'élimination intestinale: ______

Usage de laxatifs: ______

Caractéristiques des selles: ______ Dernière selle: ______

Antécédents de :

Saignements : ________ Hémorroïdes : ________

Constipation : ________ Diarrhée : ________

Habitudes d'élimination vésicale : ________

Incontinence : ________ Moment de la journée : ________

Mictions impérieuses : ________ Pollakiurie : ________

Rétention : ________

Caractéristiques de l'urine : ________

Douleur, brûlures, difficulté à la miction : ________

Antécédents de problème de santé rénal ou vésical : ________

Changements dans la fréquence ou la quantité des mictions :

________

Usage de diurétiques : ________

### DONNÉES OBJECTIVES

Abdomen :

Sensible : ________

Mou ou ferme : ________ Masse palpable : ________

Taille et circonférence : ________

Bruits intestinaux : ________ Siège : ________ Type : ________

Hémorroïdes : ________

Présence de sang occulte dans les selles : ________

Vessie palpable : ________ Regorgement : ________

Culture et antibiogramme des urines – Chemstix : ________

Douleur à l'angle costolombaire : ________

## Activité et exercice

### DONNÉES SUBJECTIVES

Profession : ________ Activités physiques : ________

Loisirs : ________

Plaintes d'ennui et d'insatisfaction : ________

Contraintes physiques : ________

Activités de la vie quotidienne : ________

Autonomie : ________

Dépendance (préciser) : ________

Mobilité physique : ________ Alimentation : ________

Hygiène : ____ Capacité de se vêtir, de soigner son apparence : ____

Utilisation des toilettes : ______

Autre : ______

Heure préférée pour le bain et les soins personnels : ______

Appareils ou prothèses requis : ______

Sources d'aide : ______

Antécédents de :

Hypertension : ______ Troubles cardiaques : ______

Fièvre rhumatismale : ______ Phlébite : ______

Œdème aux chevilles et aux jambes : ______ Guérison lente : ______

Claudication : ______ Dysréflexie : ______

Tendance à faire des hémorragies : ______

Palpitations : ______ Syncope : ______

Membres :

Engourdissements : ______ Picotements : ______

Toux : ______ Hémoptysie : ______

Changements dans la fréquence ou la quantité des mictions : ______

Antécédents de :

Bronchite : ______ Asthme : ______

Tuberculose : ______ Emphysème : ______

Pneumonies à répétition : ______

Autre : ______

Exposition à des vapeurs toxiques : ______

Dyspnée (reliée à) : ______

Toux et expectorations : ______

Tabagisme : ______ Paquets par jour : ______

Nombre d'années : ______

Emploi d'un respirateur : ______ Oxygénothérapie : ______

## DONNÉES OBJECTIVES

Réactions observables à l'activité : ______

Cardiovasculaires : ______

Pulmonaires : ______

État mental (repli sur soi, léthargie, etc.) : ______

Évaluation neuromusculaire :

Masse musculaire : ______

Tonus musculaire : ______

Posture : ______ Tremblements : ______

Amplitude des mouvements : ______ Force : ______

Difformités : ______

Pression artérielle :

Droite : Couché : ________ Assis : ________ Debout : ________

Gauche : Couché : ________ Assis : ________ Debout : ________

Pression différentielle : ________ Trou auscultatoire : ________

Pouls (palpation) :

Carotidien : ________ Temporal : ________

Jugulaire : ________ Radial : ________

Fémoral : ________ Poplité : ________

Pédieux : ________ Tibial postérieur : ________

Cœur (palpation) :

Frémissement palpatoire : ________

Choc en dôme : ________

Bruits du cœur :

Fréquence : ________ Rythme : ________

Qualité : ________ Souffles : ________

Frottement pleural : ________

Bruits vasculaires (préciser) : ________

Œdème :

Généralisé : ________ Déclive : ________

Palpébral : ________ Ascite : ________

Gonflement de la veine jugulaire : ________

Membres :

Température : ________ Couleur : ________

Varices : ________ Remplissage capillaire : ________

Signe d'Homans : ________

Ongles (anomalies) : ________

Pilosité (caractéristiques) : ________

Changements cutanés trophiques : ________

Coloration :

Générale : ________

Muqueuses : ________ Lits unguéaux : ________

Lèvres : ________ Conjonctive : ________

Sclérotique : ________ Diaphorèse : ________

Respiration :

Rythme : ________

Amplitude : ________ Symétrie : ________

Utilisation des muscles accessoires : ________

Battement des ailes du nez : ________

Râles : ______________________________

Bruits respiratoires : ______________________________

Égophonie : ______________________________

Cyanose : ______________ Hippocratisme digital : ______________

Expectorations (caractéristiques) : ______________________________

Degré de conscience, agitation : ______________________________

Apparence générale : ______________________________

Tenue vestimentaire : ______________________________

Habitudes d'hygiène personnelle : ______________________________

Odeurs corporelles : ______________ Cuir chevelu : ______________

Parasites : ______________________________

# Sommeil et repos

## DONNÉES SUBJECTIVES

Sommeil :

Nombre d'heures : ______________________________

Heure du coucher : ______________ Siestes : ______________

Aides au sommeil : ______________________________

Insomnie : ______________ Reliée à : ______________

Reposé au réveil : ______________________________

Adynamie : ______________________________

## DONNÉES OBJECTIVES

État mental (repli sur soi, léthargie, etc.) : ______________________________

# Cognition et perception

## DONNÉES SUBJECTIVES

Langue d'usage : ______________ Langue seconde : ______________

Capacité de lire, d'écrire : ______________________________

Degré de scolarité : ______________________________

Difficultés d'apprentissage (préciser) : ______________________________

Déficits cognitifs (préciser) : ______________________________

Lieu de naissance : ______________________________

Si immigrant, nombre d'années ici : ______________________________

Problème de santé mentale : ______________________________

Autre (préciser) : ______________________________

Médicaments prescrits :

Nom : ________ Dose : ________ Fréquence : ________

Prise régulière : ________ But : ________

Évanouissements : ________ Étourdissements : ________

Céphalées :

Siège : ________ Fréquence : ________

Picotements, engourdissements, faiblesse (siège) : ________

Accident vasculaire cérébral, lésion cérébrale (séquelles) : ________

________

Convulsions : ________ Type : ________

Signes précurseurs : ________

Fréquence : ________

État postcritique : ________

Moyens de prévention : ________

Nez :

Épistaxis : ________ Odorat : ________

Yeux :

Baisse de l'acuité visuelle : ________

Dernier examen : ________ Glaucome : ________

Cataractes : ________

Oreilles :

Baisse de l'acuité auditive : ________

Droite : ________ Gauche : ________ Dernier examen : ________

Douleur principale : ________

Siège : ________

Intensité (1 à 10, 10 représentant le plus intense) : ________

Fréquence : ________ Caractéristiques : ________

Irradiation douloureuse : ________ Durée : ________

Facteurs déclenchants et aggravants : ________

Méthodes de soulagement : ________

Symptômes associés : ________

Effet sur les activités : ________

Sur les rapports interpersonnels : ________

Autres facteurs : ________

## DONNÉES OBJECTIVES

État mental (noter la durée du changement) :

Désorientation : ________ Temps : ________

Lieu : ________ Personnes : ________

Lucidité : ______ Collaboration : ______

Somnolence : ______ Léthargie : ______

Stupeur : ______ État comateux : ______

Agressivité : ______ Idées délirantes : ______

Hallucinations : ______ Affects (décrire) : ______

Autre : ______

Mémoire :

Récente : ______ Lointaine : ______

Lunettes : ______ Lentilles cornéennes : ______

Appareil auditif : ______

Pupilles :

Forme : ______ Diamètre, réaction : ______

Droite : ______ Gauche : ______

Affaissement des traits : ______ Déglutition : ______

Capacité de préhension et de relâchement :

Droite : ______ Gauche : ______ Posture : ______

Réflexes ostéotendineux profonds : ______

Paralysie : ______

Expression du visage : ______

Comportement de protection de la région atteinte :

______

Posture : ______ Gestes : ______

Réaction émotive : ______ Baisse de concentration : ______

Pression artérielle : ______ Pouls : ______

État affectif (cocher) :

Calme : ______ Anxiété : ______

Colère : ______ Repli sur soi : ______

Crainte : ______ Irritabilité : ______

Agitation : ______ Euphorie : ______

Autre (préciser) : ______

# Perception de soi et concept de soi

## DONNÉES SUBJECTIVES

Facteurs de stress signalés par le patient : ______

Mécanismes d'adaptation au stress : ______

Problèmes financiers : ______

Rapports interpersonnels : ______

Facteurs culturels ou ethniques : ______

Mode de vie : ______ Changements récents : ______

Sentiment d'harmonie intérieure : ______

Sentiments de : Vulnérabilité : ______

Désespoir : ______ Impuissance : ______

Expression d'idées de violence (envers soi) : ______

### DONNÉES OBJECTIVES

État affectif (cocher) :

Calme : ______ Anxiété : ______

Colère : ______ Repli sur soi : ______

Crainte : ______ Irritabilité : ______

Agitation : ______ Euphorie : ______

Réactions physiologiques observées : ______

Modification du flux énergétique :

Température : ______ Couleur : ______ Répartition : ______

Mouvement : ______

Sons : ______

## Relation et rôle

### DONNÉES SUBJECTIVES

État matrimonial : ______ Durée de la relation : ______

Perception de la relation : ______

Personnes partageant le même domicile : ______

Facteurs de stress : ______

Famille élargie : ______

Autres soutiens : ______

Rôle au sein de la cellule familiale : ______

Perception des relations familiales :

Sentiments : ______ Méfiance : ______ Rejet : ______

Tristesse : ______ Solitude, isolement : ______

Expression d'idées de violence (envers les autres) : ______

______

Problèmes familiaux ou sociaux reliés à la maladie signalés par le patient : ______

Problèmes de communication : ______

Mécanismes d'adaptation : ______

Personnes à charge : ______

Degré d'autonomie: ____

Fréquence des rapports sociaux (autres qu'au travail): ____

Génogramme: ____

### DONNÉES OBJECTIVES

Discours: Contenu: ____

Vocabulaire: ____ Congruence: ____

Communication verbale et non verbale avec la famille ou les personnes clés: ____

Modèle de comportement intrafamilial: ____

Élocution:

Clarté: ____ Dysarthrie: ____

Intelligibilité: ____ Aphasie: ____

Troubles de la parole: ____

Laryngectomie: ____

Aides à la parole utilisées: ____

# Sexualité et reproduction

## *Femme*

### DONNÉES SUBJECTIVES

Âge à la puberté: ____

Cycle menstruel:

Durée: ____

Nombre de serviettes hygiéniques par jour: ____

Dernière menstruation: ____

Enceinte: ____

Pertes vaginales: ____

Saignements entre les règles: ____

Ménopause: ____

Problèmes de lubrification vaginale: ____

Chirurgies: ____

Hormonothérapie et suppléments de calcium: ____

Autoexamen des seins: ____

Mammographie: ____

Dernier frottis vaginal (PAP): ____

Méthode de contraception: ____

Sexuellement active: ____ Emploi du condom: ____

Inquiétudes ou difficultés d'ordre sexuel : ____________________

Changements récents : ____________________

Fréquence et intérêt : ____________________

### DONNÉES OBJECTIVES

Aisance à parler de sa sexualité : ____________________

Pertes vaginales : ____________________

Examen des seins : ____________________

Condylomes, lésions génitales : ____________________

## *Homme*

### DONNÉES SUBJECTIVES

Pertes péniennes : __________ Trouble de la prostate : __________

Circoncision : __________ Vasectomie : __________

Autoexamen des :

Seins : __________ Testicules : __________

Dernière proctoscopie : ____________________

Dernier examen de la prostate : ____________________

Sexuellement actif : __________ Emploi du condom : __________

Inquiétudes ou difficultés d'ordre sexuel : ____________________

Changements récents : ____________________

Fréquence et intérêt : ____________________

### DONNÉES OBJECTIVES

Aisance à parler de sa sexualité : ____________________

Examen des :

Seins : __________ Pénis : __________ Testicules : __________

Condylomes, lésions génitales : ____________________

Écoulement : ____________________

# Adaptation et tolérance au stress

### DONNÉES SUBJECTIVES

Facteurs de stress signalés par le patient : ____________________

Mécanismes d'adaptation au stress : ____________________

Problèmes financiers : ____________________

Rapports interpersonnels : ____________________

Facteurs culturels : ____________________

Croyances et pratiques en matière de santé : ______________

Habitudes particulières en matière de promotion de la santé : ______

Rôle au sein de la cellule familiale : ______________

Problèmes familiaux ou sociaux reliés à la maladie signalés par le patient : ______________

### DONNÉES OBJECTIVES

État affectif (cocher) :

Calme : ________ Anxiété : ________ Colère : ________

Repli sur soi : ______ Crainte : ______ Irritabilité : ______

Agitation : ______________ Euphorie : ______________

Autre (préciser) : ______________

Communication verbale et non verbale avec la famille ou les personnes clés : ______________

Modèle de comportement intrafamilial : ______________

## Valeurs et croyances

### DONNÉES SUBJECTIVES

Sentiment d'harmonie intérieure : ______________

Sentiments de :

Vulnérabilité : ______________

Désespoir : ______________ Impuissance : ______________

Religion : ______________ Pratiquant : ______________

### DONNÉES OBJECTIVES

État affectif (cocher)

Calme : ________ Anxiété : ________ Colère : ________

Repli sur soi : ______ Crainte : ______ Irritabilité : ______

Agitation : ______________ Euphorie : ______________

Autre (préciser) : ______________

## Plan de congé

Date de l'entrevue : ______________

1) Date prévue du congé : ______________

2) Ressources fiables :

Humaines : ______________

Matérielles : ______________

Communautaires : ________ Groupes de soutien : ________

3) Prévoyez-vous des changements dans votre mode de vie après votre congé ? Pensez-vous avoir besoin d'aide ?

______________________________

4) Si oui, dans quel domaine ?

Préparation des repas : __________ Courses : __________

Transport : ________ Marche : ________ Autre : ________

Traitement médicamenteux, y compris intraveineux : __________

Autres traitements : ______________________________

Soin des plaies : __________ Matériel nécessaire : __________

Aide pour les soins personnels (préciser) : __________

Aménagement du domicile (préciser) : __________

5) Autres changements prévus après le congé :

Possibilité de logement ailleurs qu'au domicile (préciser) :

______________________________

Demandes de consultations :

Services sociaux : __________ Réadaptation : __________

Diététique : __________ Soins à domicile : __________

Inhalothérapie : __________ Équipement : __________

Matériel : ______________________________

Autre : ______________________________

On pourra enrichir ou modifier ce modèle en fonction de différents contextes de soins. À titre d'exemple, nous présentons dans les pages qui suivent des questionnaires destinés aux patients hospitalisés dans des contextes de soins psychiatriques ou obstétricaux.

# MODÈLE D'INSTRUMENT DE COLLECTE DE DONNÉES DANS UN CONTEXTE DE SOINS PSYCHIATRIQUES (EXTRAIT)

## Perception de soi et concept de soi

### DONNÉES SUBJECTIVES

Quelle sorte de personne êtes-vous (négative, positive, etc.) ?

______________________________________________

Quelle perception avez-vous de votre corps ? ______________

À combien évaluez-vous l'estime que vous avez de vous-même (1 à 10, 10 correspondant à une haute estime) ? ______________

Caractérisez les humeurs qui vous préoccupent :

Dépression : ______________

Culpabilité : ______________ Sentiment d'irréalité : ______________

Hauts et bas : ______________ Apathie : ______________

Coupure d'avec le réel : ______________ Détachement : ______________

Êtes-vous une personne nerveuse ? ______________

Êtes-vous une personne sensible ? ______________

Facteurs de stress : ______________

Mécanismes antérieurs d'adaptation au stress : ______________

Rapports interpersonnels : ______________

Préoccupations d'ordre financier : ______________

Mode de vie : ______________

Changements récents : ______________

Pertes ou changements importants (date) : ______________

Manifestations de chagrin ou étapes du processus de deuil : ______________

Sentiments de :

Vulnérabilité : ______________

Désespoir : ______________ Impuissance : ______________

Antécédents professionnels, service militaire : ______________

### DONNÉES OBJECTIVES

État affectif (cocher) :

Calme : ______________ Amical : ______________ Coopératif : ______________

Évasif : ______________ Anxieux : ______________

Agressif ou hostile : ______________ Renfermé : ______________

Craintif : ______________ Irritable : ______________ Agité : ______________

Passif : ________ Dépendant : ________ Euphorique : ________

Autre (préciser) : ________

Stabilité du comportement :

Verbal : ________

Non verbal : ________

Caractéristiques du discours : ________

Motricité : ________ Posture : ________

Hyper ou hypoactif : ________ Stéréotypé : ________

Mécanismes de défense :

Projection : ________ Déni : ________

Annulation rétroactive : ________

Rationalisation : ________

Agressivité passive : ________ Sublimation : ________

Répression : ________

Intellectualisation : ________ Somatisation : ________

Régression : ________ Identification : ________

Introjection : ________ Type de réaction : ________

Isolement : ________ Déplacement : ________ Substitution : ________

Réactions physiologiques observées : ________

Autre : ________

# Cognition et perception

## DONNÉES SUBJECTIVES

Onirisme : ________ Somnambulisme : ________

Écriture automatique : ________

Dépersonnalisation : ________

Perceptions personnelles différentes des autres : ________

Capacité de suivre des instructions : ________

Capacité de calculer : ________

Capacité d'accomplir les activités quotidiennes : ________

Évanouissements : ________ Étourdissements : ________

Voile noir : ________ Convulsions : ________

## DONNÉES OBJECTIVES

État mental (noter la durée du changement) : ________

Désorientation :

Temps : ________ Lieu : ________ Personnes : ________

État affectif (cocher) :

Lucidité : ________ Somnolence : ________ Stupeur : ________

Léthargie : ______ État comateux : ______ Collaboration : ______

Agressivité : ______________ Idées délirantes : ______________

Hallucinations : ______________ Affects (décrire) : ______________

Mémoire :

Immédiate : ________ Récente : ________ Lointaine : ________

Compréhension : ______________________________________________

Discours :

Structure du discours (ex. : silences spontanés, soudains) : ________

Contenu : ______________________________________________

Coq-à-l'âne : ______________________________________________

Idées délirantes : ______________ Hallucinations : ______________

Illusions : ______________________________________________

Débit verbal : ______________________________________________

Progression claire, logique : ______________________________

Élocution :

Dysarthrie : ________________ Aphasie : ________________

Troubles de la parole : ______________________________

Humeur : ______________________________________________

Affects :

À-propos : ________________ Intensité : ________________

Gamme d'émotions : ______________________________

Capacité d'introspection : ______________________________

Capacité d'attention, de calcul : ______________________________

Jugement : ______________________________________________

Capacité de suivre des instructions : ______________________________

Capacité de résoudre des problèmes : ______________________________

# MODÈLE D'INSTRUMENT DE COLLECTE DE DONNÉES DANS UN CONTEXTE DE SOINS OBSTÉTRICAUX ANTÉNATALS (EXTRAIT)

## Perception et prise en charge de la santé

### DONNÉES SUBJECTIVES

Allergies, sensibilité: ______

Type de réactions: ______

Altérations antérieures du système immunitaire: ______

Cause: ______

Antécédents de maladies transmissibles sexuellement (date et type):

______

Antécédents d'infections gynécologiques (date et type): ______

______

Comportements à risque: ______ Examens: ______

Transfusions sanguines (nombre): ______

Date: ______ Réaction (décrire): ______

Maladies infantiles: ______

Vaccins reçus: ______

Exposition récente aux oreillons: ______

Autres infections virales: ______

Exposition à des radiations: ______

Animaux domestiques: ______

Problèmes obstétricaux et gynécologiques antérieurs:

Hypertension de la grossesse: ______

Néphropathie: ______

Hémorragies: ______ Cardiopathie: ______

Diabète: ______ Infection: ______

Infection des voies urinaires: ______

Chirurgie utérine: ______

Anémie: ______ Autre: ______

Incompatibilité ABO ou Rh: ______

Date de la dernière grossesse: ______

Sorte d'accouchement: ______

État de santé des enfants vivants: ______

Antécédents d'accidents : ____________________

Fractures, luxations : ____________________

Sévices : ____________________

Arthrite, instabilité des articulations : ____________________

Maux de dos : ____________________

Modifications des grains de beauté : ____________________

Tuméfaction ganglionnaire : ____________________

Déficience :

Visuelle : ____________ Auditive : ____________

Prothèses : ____________________

Aides à la motricité : ____________________

## DONNÉES OBJECTIVES

Peau :

Température : ____________ Diaphorèse : ____________

Intégrité : ____________ Cicatrices : ____________

Éruptions : ____________ Ecchymoses : ____________

Condylomes, lésions vaginales : ____________________

Force générale : ____________ Tonus musculaire : ____________

Démarche : ____________ Amplitude des mouvements : ____________

Paresthésie, paralysie : ____________________

Fœtus :

Fréquence cardiaque : ____________ Position : ____________

Méthode d'auscultation : ____________________

Hauteur du fond utérin : ____________________

Estimation de l'âge gestationnel : ____________________

Mouvements : ____________ Ballottement : ____________

Groupe sanguin et facteur Rh :

Mère : ____________ Père : ____________

Dépistage :

Anémie à hématies falciformes : ____________________

Rubéole : ____________ Hépatite : ____________

Alpha-fœtoprotéine : ____________________

Examen sérologique de la syphilis :

Positif : ____________ Négatif : ____________ Date : ____________

Résultats des cultures (cervicales, rectales) : ____________________

Examen du système immunitaire : ____________________

# Sexualité et reproduction

## DONNÉES SUBJECTIVES

Préoccupations d'ordre sexuel : ______

Âge à la puberté : ______ Cycle menstruel : ______

Durée : ______

Dernière menstruation : ______ Quantité : ______

Saignements ou crampes depuis la dernière menstruation : ______

Pertes vaginales : ______

Date présumée de la conception : ______

Date présumée de l'accouchement : ______

Autoexamen des seins : ______

Dernier frottis vaginal (PAP) : ______ Résultat : ______

Méthode de contraception utilisée récemment : ______

Profil obstétrical :

Nombre de grossesses : ______

Nombre d'accouchements : ______

Avortements : ______ Enfants vivants : ______

Naissances à terme : ______ Prématurité : ______

Grossesse multiple : ______

Pour chaque accouchement, préciser :

Date : ______

Lieu de l'accouchement : ______

Durée de la gestation : ______

Durée du travail : ______

Mode d'accouchement : ______

Type d'accouchement : ______

Naissance (vivant ou mort) : ______

Masse du bébé : ______

Apgar : ______

Complications chez la mère et le bébé : ______

## DONNÉES OBJECTIVES

Bassin : ______

Vulve : ______ Périnée : ______

Vagin : ______ Col de l'utérus : ______

Utérus : ______ Annexes : ______

Diamètre promontorétropubien : ______ cm

Diamètre transverse : Détroit inférieur : ____________ cm

Forme du sacrum : ____________ Arc pubien : ____________

Coccyx : ____________ Échancrures ischiatiques : ____________

Épines ischiatiques : Adéquates : ____________

À la limite : ____________ Espace réduit : ____________

Détroit supérieur : ____________

Détroit moyen : ____________

Détroit inférieur : ____________

Mode d'accouchement prévu : ____________

Examen des seins : ____________ Mamelons : ____________

Test de grossesse : ____________

Sérologie : ____________ Date : ____________

Résultats du frottis vaginal : ____________

# MODÈLE D'INSTRUMENT DE COLLECTE DE DONNÉES DANS UN CONTEXTE DE SOINS OBSTÉTRICAUX : TRAVAIL ET ACCOUCHEMENT (EXTRAIT)

## Cognition et perception

### DONNÉES SUBJECTIVES

Déclenchement du travail (date, heure) : ______

Début des contractions régulières (heure) : ______

Type de contractions : ______ Fréquence : ______

Durée : ______

Siège de la douleur :

Abdominale : ______

Lombaire : ______

Intensité de la douleur :

Légère : ______

Modérée : ______ Intense : ______

Méthode de soulagement :

Techniques de respiration-relaxation : ______

Position : ______ Massage de la région sacrée : ______

Effleurage : ______

### DONNÉES OBJECTIVES

Expression faciale : ______ Difficulté à se concentrer : ______

Mouvement du corps : ______

Modification de la pression artérielle : ______

Pouls : ______

## Perception et prise en charge de la santé

### DONNÉES SUBJECTIVES

Allergies, sensibilité : ______

Réaction (décrire) : ______

Antécédents de maladies transmissibles sexuellement (date, type) :

______

Première visite prénatale (mois) : ______

Problèmes ou traitements obstétricaux antérieurs et actuels : ______

Facteur inhibiteur de la prolactine : ______

Néphropathie : ______ Hémorragies : ______

Cardiopathie : ______ Diabète : ______

Infection (préciser) : ______

Infection des voies urinaires : ______

Chirurgie utérine : ______

Incompatibilité ABO ou Rh : ______

Anémie : ______

Temps écoulé depuis la dernière grossesse : ______

Mode d'accouchement antérieur : ______

État de santé des enfants vivants : ______

Transfusions sanguines :

Nombre : ______ Date : ______

Réaction (décrire) : ______

Stature et taille de la mère : ______

Fractures, luxations : ______

Taille du bassin : ______

Arthrite, instabilité des articulations : ______

Problèmes ou déformation du rachis : ______

Cyphose : ______ Scoliose : ______

Traumatisme : ______ Chirurgie : ______

Prothèses, aides à la motricité : ______

## DONNÉES OBJECTIVES

Peau :

Température : ______

Intégrité de la peau : ______ Éruptions : ______

Lésions : ______ Ecchymoses : ______ Cicatrices : ______

Paresthésie et paralysie : ______

État du fœtus :

Rythme cardiaque : ______ Position : ______

Méthode d'auscultation : ______

Hauteur du fond utérin : ______

Estimation de l'âge gestationnel : ______

Activité, mouvements : ______

Tests de réactivité fœtale (O/N) : ______

Date et test : ______ Résultats : ______

Déroulement du travail :

Dilatation : ______________ Effacement : ______________

Fœtus :

Descente : ______________ Engagement : ______________

Présentation : ______________ Station : ______________

Position : ______________

Membranes :

Intactes : ______________ Rompues (date, heure) : ______________

Épreuve à la nitrazine : ______________

Quantité de liquide amniotique : ______________

Caractéristiques : ______________

Groupe sanguin et facteur Rh :

Mère : ______________ Père : ______________

Dépistage :

Anémie à hématies falciformes : ______________

Rubéole : ______________ Hépatite : ______________

VIH : ______________ Tuberculose : ______________

Examen sérologique de la syphilis :

Positif : ______________ Négatif : ______________

Cultures cervicales, rectales :

Positif : ______________ Négatif : ______________

Condylomes, lésions vaginales : ______________

Varices périnéales : ______________

SECTION 2

# MODES FONCTIONNELS DE SANTÉ DE GORDON[1]: DIAGNOSTICS INFIRMIERS ORGANISÉS SELON UNE PERSPECTIVE INFIRMIÈRE

Une fois qu'elle a recueilli les données et cerné les difficultés et les besoins du patient, l'infirmière consulte la liste des catégories de diagnostics infirmiers classés suivant les modes fonctionnels de santé de Gordon. Ce classement l'aidera à choisir la catégorie diagnostique qui correspond le mieux aux données recueillies. En ajoutant à cette catégorie diagnostique les facteurs favorisants ou les facteurs de risque (le cas échéant), ainsi que les signes et les symptômes (caractéristiques), elle aura formulé un diagnostic infirmier complet[2].

## Perception et prise en charge de la santé

Ce mode fonctionnel de santé se rapporte à la perception qu'a le patient de sa santé et de son bien-être, et aux moyens qu'il prend pour s'en occuper.



1. D'après Marjory Gordon, *Manual of Nursing Diagnosis,* 10e édition, Mosby, 2002, avec la permission d'Elsevier.
2. Les informations entre crochets ont été ajoutées par les auteures afin de clarifier les diagnostics infirmiers et d'en faciliter l'utilisation.

## Nutrition et métabolisme

Ce mode fonctionnel de santé a trait aux aliments et aux liquides que le patient consomme par rapport à ses besoins métaboliques et aux indices concernant la transformation et l'utilisation des aliments dans son organisme.



## Élimination

Ce mode fonctionnel de santé se rapporte à la fonction d'élimination du patient (transpiration, élimination intestinale et urinaire).

## Activité et exercice

Ce mode fonctionnel de santé a trait à la motivation et à la capacité qu'a un patient de s'engager dans des activités exigeant une dépense énergétique.

Débit cardiaque diminué, 264
Irrigation tissulaire inefficace (préciser : cérébrale, cardiopulmonaire, gastro-intestinale, périphérique, rénale), 540
Risque de dysfonctionnement neurovasculaire périphérique, 350
Rétablissement postopératoire retardé, 686
Retard de la croissance et du développement, 251
Risque de croissance anormale, 258
Errance, 393

## Sommeil et repos

Ce mode fonctionnel de santé se rapporte aux habitudes de sommeil, de repos et de relaxation du patient.

Habitudes de sommeil perturbées, 783
Privation de sommeil, 795
Motivation à améliorer son sommeil, 791

## Cognition et perception

Ce mode fonctionnel de santé a trait aux capacités qu'a le patient de percevoir, de comprendre, de mémoriser et de prendre des décisions à partir des informations provenant de son environnement interne et externe.

Douleur aiguë, 322
Douleur chronique, 328
Trouble de la perception sensorielle (préciser : visuelle, auditive, kinesthésique, gustative, tactile, olfactive), 620
Négligence de l'hémicorps, 603
Connaissances insuffisantes (préciser), 232
Motivation à améliorer ses connaissances (préciser), 228
Troubles de la mémoire, 570
Opérations de la pensée perturbées, 614
Confusion aiguë, 219
Confusion chronique, 225
Syndrome d'interprétation erronée de l'environnement, 523
Conflit décisionnel (préciser), 215

## Perception de soi et concept de soi

Ce mode fonctionnel de santé se rapporte à la conception qu'a le patient de lui-même et à la façon dont il se perçoit (bien-être corporel, image corporelle, état émotionnel, etc.).

Peur, 627
Anxiété, 134
Angoisse face à la mort, 129
Perte d'espoir, 397
Sentiment d'impuissance, 733

Risque de sentiment d'impuissance, 738
Risque de sentiment de solitude, 742
Motivation à améliorer le concept de soi, 210
Diminution chronique de l'estime de soi, 402
Diminution situationnelle de l'estime de soi, 408
Risque de diminution situationnelle de l'estime de soi, 412
Image corporelle perturbée, 443
Identité personnelle perturbée, 439
Risque de violence envers soi, 871

## Relation et rôle

Ce mode fonctionnel de santé se rapporte aux différents rôles qu'assume le patient ainsi qu'aux responsabilités et aux interactions qui sont reliées à ces rôles.

Deuil anticipé, 303
Deuil dysfonctionnel, 308
Chagrin chronique, 171
Exercice inefficace du rôle, 695
Isolement social, 551
Interactions sociales perturbées, 517
Syndrome d'inadaptation à un changement de milieu, 462
Risque de syndrome d'inadaptation à un changement de milieu, 466
Dynamique familiale perturbée, 341
Motivation à améliorer la dynamique familiale, 345
Dynamique familiale dysfonctionnelle : alcoolisme, 335
Risque de perturbation dans l'exercice du rôle parental, 729
Exercice du rôle parental perturbé, 717
Motivation à améliorer l'exercice du rôle parental, 724
Risque de perturbation de l'attachement parent-enfant, 142
Conflit face au rôle parental, 713
Tension dans l'exercice du rôle de l'aidant naturel, 700
Risque de tension dans l'exercice du rôle de l'aidant naturel, 708
Communication verbale altérée, 184
Motivation à améliorer sa communication, 190
Risque de violence envers les autres, 870

## Sexualité et reproduction

Ce mode fonctionnel de santé se rapporte aux satisfactions et aux insatisfactions du patient sur le plan sexuel ainsi qu'à tout ce qui a trait à ses fonctions reproductrices.

Dysfonctionnement sexuel, 752
Habitudes sexuelles perturbées, 758
Syndrome du traumatisme de viol, 862
Syndrome du traumatisme de viol : réaction mixte, 863
Syndrome du traumatisme de viol : réaction silencieuse, 864

## Adaptation et tolérance au stress

Ce mode fonctionnel de santé se rapporte aux stratégies d'adaptation qu'utilisent généralement le patient, sa famille ou la collectivité, et à l'efficacité de ces stratégies pour composer avec le stress.

Stratégies d'adaptation inefficaces, 825
Motivation à améliorer ses stratégies d'adaptation, 801
Stratégies d'adaptation défensives, 809
Stratégies d'adaptation inefficaces d'une collectivité, 831
Motivation d'une collectivité à améliorer ses stratégies d'adaptation, 805
Déni non constructif, 284
Inadaptation à un changement dans l'état de santé, 457
Syndrome post-traumatique, 632
Risque de syndrome post-traumatique, 640
Motivation d'une famille à améliorer ses stratégies d'adaptation, 813
Stratégies d'adaptation familiale compromises, 816
Stratégies d'adaptation familiale invalidantes, 820
Risque de suicide, 839
Automutilation, 146
Risque d'automutilation, 151

## Valeurs et croyances

Ce mode fonctionnel de santé se rapporte aux valeurs, aux croyances et aux objectifs qui guident les choix, les décisions ainsi que le mode de vie du patient.

Détresse spirituelle, 292
Risque de détresse spirituelle, 299
Motivation à améliorer son bien-être spirituel, 157

# PROFIL DU PATIENT ET MODÈLE DE PLAN THÉRAPEUTIQUE INFIRMIER

## Données de base

M. Roger Dupont, qui souffre depuis cinq ans d'un diabète non insulinodépendant (type II), consulte son médecin au sujet d'une plaie ulcéreuse au pied gauche qui dure depuis trois semaines. Les examens de dépistage effectués au bureau du médecin indiquent une glycémie capillaire de 20 mmol/L. Parce qu'il habite loin et que les services communautaires de sa région sont insuffisants, le patient est hospitalisé.

### *Protocole de soins médicaux à l'admission*

- Culture et antibiogramme de la plaie
- Glycémie I.V. à l'admission et glycémie capillaire qid par la suite
- Numération globulaire, électrolytes, lipides sériques, hémoglobine glycolysée le matin
- Diabeta 10 mg po bid
- Glucophage 500 mg po qd pour commencer ; à augmenter graduellement
- Radiographie et ECG ce matin
- 15 UI d'insuline NPH tous les matins
- Commencer l'enseignement sur l'insulinothérapie en vue du congé
- Dicloxacilline 500 mg po, q 6 h après le prélèvement de plaie
- Darvon 65 mg po, q 4 h prn, si douleur
- Diète à 10 000 kilojoules à consommer en 3 repas et 2 collations
- Peut s'asseoir à volonté dans un fauteuil, les pieds surélevés
- Arceau de lit pour les pieds
- Irrigation de la lésion du pied gauche avec sérum physiologique tid × 15 min, suivie de l'application d'un pansement sec stérile
- Signes vitaux qid

### *Renseignements généraux*

Nom : Roger Dupont

Âge : 70  Date de naissance : 1935-05-02  Sexe : M

Race : Caucasienne

Date d'admission : 2005-06-28  Heure : 19 h

Provenance : Domicile

Source d'informations : M. Dupont lui-même

Fiabilité (1-4) : 3

Membre de la famille ou personne clé : Épouse

## Perception et prise en charge de la santé

### DONNÉES SUBJECTIVES

- Croyances et pratiques en matière de santé : « Je règle moi-même mes petits bobos. Je vais chez le médecin seulement quand quelque chose est cassé. »
- Directives préalables : Oui ; sa femme devra apporter le document
- Procuration permanente pour soins de santé : Épouse
- Facteurs de risque familiaux (préciser le lien de parenté) :
  - Diabète : Oncle maternel
  - Tuberculose : Frère mort à 27 ans
  - Épilepsie : 0  Néphropathie : 0  Cancer : 0
  - Cardiopathie : Père mort à 78 ans d'une crise cardiaque
  - Accident vasculaire cérébral : Mère morte à 81 ans
  - Hypertension : Mère
- Médicaments prescrits :
  - Nom : Diabeta  Dose : 10 mg bid
  - Fréquence : 8 h – 18 h
  - Dernière dose : 18 h ce soir  But : Équilibrer le diabète
  - Prend ses médicaments régulièrement : Oui
- Autosurveillance du taux de glucose dans le sang et l'urine : « J'ai arrêté il y a plusieurs mois quand j'ai manqué de *Testape*. De toute façon, c'était toujours négatif. »
- Médicaments en vente libre : Aspirine à l'occasion
- Consommation d'alcool : Lors de rencontres sociales
  - Fréquence : Une bière à l'occasion

- Diagnostic à l'admission (médecin) : Hyperglycémie, lésion au pied gauche
- Motif de l'hospitalisation (selon le patient) : « J'ai une lésion au pied et le médecin s'inquiète de mon taux de sucre ; il dit que je devrais apprendre à faire le test sur bandelette. »
- Problème actuel : « Il y a trois semaines, je me suis fait une ampoule au pied en portant des bottes neuves. Comme ça me faisait mal, j'ai crevé l'ampoule, mais ça n'a pas amélioré le problème. »
- Attentes à l'égard du personnel soignant : « Me débarrasser de cette infection et équilibrer mon taux de sucre. »
- Antécédents de problèmes de santé, d'hospitalisations, de chirurgies : Herniorraphie inguinale droite en 1969
- Signes d'absence de progrès : Lésion au pied gauche depuis trois semaines
- Dernier examen médical : Examen complet il y a un an ; suivi au bureau du médecin il y a 3 mois
- Allergies, sensibilité : 0
- Antécédents de maladies sexuellement transmissibles (date et type) : 0
- Transfusions sanguines : 0
- Fractures, luxations : Clavicule gauche – est tombé du tracteur en 1966
- Arthrite, instabilité des articulations : « Je pense que j'en fais un peu dans les genoux. »
- Maux de dos : Parfois, douleur lombaire
- Déficience :
  - Visuelle : Lunettes pour lire
  - Auditive : Légère (oreille droite), compensée en tournant la « bonne oreille » vers la personne qui parle

### DONNÉES OBJECTIVES

- État affectif : Calme
- Autre : S'inquiète du changement possible de traitement « des pilules aux piqûres »

## Nutrition et métabolisme

### DONNÉES SUBJECTIVES

- Régime alimentaire habituel : 10 000 kilojoules. « Je triche parfois au dessert, mais ma femme me surveille de près. »

- Nombre de repas par jour : Trois et une collation
- Dernier repas (portion) : Dîner ; sandwich au rosbif, soupe aux légumes, poire, fromage, café décaféiné
- Habitudes alimentaires :
  - Petit déjeuner : Jus de fruits, pain grillé, jambon, café décaféiné
  - Déjeuner : Viande, pommes de terre, légume, fruit, lait
  - Dîner : Sandwich à la viande, soupe, fruit, café décaféiné
  - Collation : Lait et biscuits au coucher
  - Boisson habituelle : Lait écrémé, 2 ou 3 tasses de café décaféiné, « beaucoup d'eau » (quelques litres)
- Inappétence : « Jamais ! Mais depuis quelque temps, j'ai moins d'appétit que d'habitude. »
- Nausées, vomissements : 0
- Brûlures d'estomac, indigestions, intolérances alimentaires : Le chou lui cause des flatulences, et le café d'après dîner, des brûlures d'estomac
- Allergies : Aucune
- Problèmes de mastication ou de déglutition : Non
- Prothèse dentaire : Supérieure, partiel bien adapté
- Masse habituelle : 80 kg
- Changements pondéraux : A perdu environ 2 kg ce mois-ci
- Usage de diurétiques : Non

## DONNÉES OBJECTIVES

- Masse actuelle : 78 kg  Taille : 1,78 m
- Configuration morphologique : Trapu
- Turgescence de la peau : Bonne, peau tannée
- État des dents et gencives : Bon, aucun problème de saignement ni d'irritation
- Apparence de la langue : Bien centrée, rose
- Apparence des muqueuses : Intactes, roses
- Bruits intestinaux : Présents aux quatre quadrants
- Examens effectués au bureau du médecin : Glycémie capillaire à 20 mmol/L ; glycémie capillaire à 25 mmol/L à l'admission
- Température : 37,5 °C
- Intégrité de la peau : Plaie ulcéreuse, face médiane du pied gauche, 2,5 cm de diamètre, environ 3 mm de profondeur,

petite quantité d'écoulement séreux de couleur crème, teinte rosée, aucune odeur
- Cicatrices : Herniorraphie droite
- Éruptions : 0 Lacérations : 0 Ecchymoses : 0
- Ampoules : 0

## Élimination

### DONNÉES SUBJECTIVES

- Habitudes d'élimination intestinale : Presque tous les soirs
- Usage de laxatifs : Jus de pruneau chaud à l'occasion
- Caractéristiques des selles : Fermes, brunes
- Dernière selle : Hier soir
- Antécédents de :
  - Saignements : 0
  - Hémorroïdes : 0
- Constipation : Parfois
- Caractéristiques de l'urine : Jaune pâle
- Antécédents de problème de santé rénal ou vésical : 0
- Changements dans la fréquence ou la quantité des mictions : Oui, mictions plus fréquentes dernièrement

### DONNÉES OBJECTIVES

- Abdomen :
  - Sensible : Non
  - Mou ou ferme : Mou
- Masse palpable : Aucune
- Bruits intestinaux : Présents aux quatre quadrants

## Activité et exercice

### DONNÉES SUBJECTIVES

- Profession : Agriculteur
- Loisirs : Lecture, cartes. « Je n'ai pas le temps de faire grand-chose. De toute façon, la plupart du temps je suis trop fatigué après le travail pour faire quoi que ce soit. »
- Contraintes physiques : « Quand je mange ailleurs, il faut que je fasse attention. Je ne peux pas manger n'importe quoi. »

- Activités de la vie quotidienne : Autonomie dans tous les domaines
- Heure préférée pour le bain : Le soir
- Guérison lente : La lésion dure depuis 3 semaines
- Claudication : 0
- Membres : Engourdissements et picotements : « J'ai les pieds froids et des picotements, comme de petites aiguilles qui me piquent la plante des pieds, quand je marche jusqu'à la boîte aux lettres située à 1/2 km de chez moi. »
- Toux : Parfois
- Hémoptysie : 0
- Changements dans la fréquence ou la quantité des mictions : Oui, mictions plus fréquentes dernièrement
- Dyspnée : 0  Toux : Parfois le matin  Expectorations : Blanchâtres
- Emphysème : 0  Bronchite : 0  Asthme : 0  Tuberculose : 0
- Tabagisme : Cigarettes avec filtre
  - Nombre de paquets par jour : 1/2
  - Nombre d'années : +40 ans
- Emploi d'un respirateur : 0

## DONNÉES OBJECTIVES

- Réactions à l'activité observées ; protège le pied gauche quand il marche
- Évaluation neuromusculaire :
  - Masse musculaire : Muscles symétriques
  - Tonus musculaire : Muscles fermes
- Posture : Se tient droit
- Amplitude des mouvements : Complète
- Force : Égalité pour les quatre membres ; protège habituellement le pied gauche
- Difformités : 0
- État mental : Éveillé, bonne orientation spatiotemporelle, reconnaît les personnes
- Apparence générale : Propre, rasé, cheveux courts ; mains sèches et rudes ; pieds secs, fendillés et squameux
- Cuir chevelu et sourcils : Plaques blanches
- Aucune odeur corporelle

- Pression artérielle :
  - Droite : Couché : 146/90 Assis : 140/86 Debout : 138/90
  - Gauche : Couché : 142/88 Assis : 138/88 Debout : 138/84
- Pouls périphériques : Radial : 3+ Poplité : 1+
  Pédieux : 1+ Tibial postérieur : 1+
- Pouls : Apexien : 86 Radial : 86
  Rythme : Régulier Qualité : Bien frappé
- Souffles : 0 Frottement pleural : 0
- Bruits respiratoires : Quelques râles disparaissant à la toux, pas de souffle
- Gonflement de la veine jugulaire : 0
- Membres :
  - Température : Les deux pieds froids, le reste chaud
  - Couleur : Pâle aux jambes
  - Varices : Quelques veines superficielles augmentées de volume aux deux mollets
  - Remplissage capillaire : Lent dans les deux pieds (environ 5 s)
  - Signe d'Homans : 0
  - Ongles (anomalies) : Ongles d'orteils épais, jaunes, cassants
  - Pilosité (caractéristiques) : Poil dru jusqu'à mi-mollet, pas de poil sur les chevilles et les orteils
- Couleur :
  - Générale : Figure et bras rouge foncé
  - Muqueuses, lèvres : Roses
  - Conjonctive, sclérotique : Blanches
- Respiration : Rythme : 22 Amplitude : Bonne profondeur
  Symétrie : Bilatérale, égale
- Râles : Quelques-uns, disparaissent à la toux
- Cyanose : 0 Hippocratisme digital : 0
- Caractéristiques des expectorations : Non observées
- Degré de conscience, agitation : Éveillé, bien orienté, détendu

## Sommeil et repos

### DONNÉES SUBJECTIVES

- Sommeil :
  - Nombre d'heures : 6 à 8 heures par nuit
  - Siestes : Non

- Aides au sommeil : Non
- Insomnie : « Seulement si je bois du café le soir après dîner. »
- Reposé au réveil : Généralement, réveil à 4 h 30

## Cognition et perception

### DONNÉES SUBJECTIVES

- Céphalées : Siège : « Parfois, derrière les yeux quand je m'inquiète trop. »
- Picotements et engourdissements : Aux pieds, une ou deux fois par semaine (tel que noté)
- Accident vasculaire cérébral : 0
- Convulsions : 0
- Nez : Épistaxis : 0    Odorat : Pas de problème
- Yeux : Baisse de l'acuité visuelle, myopie ; « Ma vue semble brouillée maintenant. »
  - Dernier examen : Il y a deux ans
- Oreilles : Baisse de l'acuité auditive :
  - Droite : « Un peu »    Gauche : Non
  - Dernier examen : N'a pas été examiné
- Langue d'usage : Français
- Langue seconde : 0
- Capacité de lire et d'écrire : Oui
- Degré de scolarité : Deux ans de cours technique
- Problème prioritaire : Siège de la douleur : Face médiane, talon du pied gauche    Intensité (1-10) : 5
- Fréquence et durée : « Ça me fait mal tout le temps. »
- Caractéristiques : Sourde
- Irradiation douloureuse : Non
- Facteurs déclenchants : Chaussures, marche
- Méthodes de soulagement : Aspirine, inefficace
- Autres malaises : Parfois, maux de dos après un effort soutenu, soulagés par de l'aspirine et une friction avec du liniment

### DONNÉES OBJECTIVES

- État mental : Éveillé, bonne orientation spatiotemporelle, reconnaît les personnes et la situation

- Affect : Soucieux
- Mémoire récente et lointaine : Bonne
- Élocution : Langage clair et cohérent
- Lunettes : Pour lire
- Appareil auditif : Non
- Circonférence et réaction des pupilles : Pupilles égales, rondes, réaction à la lumière, accommodation (PERRLA)
- Capacité de préhension et de relâchement : Forte, symétrique
- Expression du visage : Grimaces lorsqu'on palpe les bords de la plaie ulcéreuse
- Comportement de protection de la région atteinte : Retire le pied
- Réaction émotive à la douleur : Tendu, irrité
- Baisse de concentration : Non

## Relation et rôle

### DONNÉES SUBJECTIVES

- État matrimonial : Marié
- Durée de la relation : Depuis 43 ans
- Personnes partageant le même domicile : Épouse
- Facteurs de stress signalés par le patient : « Les problèmes habituels de l'agriculteur : le temps, les insectes, le gérant de banque, etc. »
- Famille élargie : Une fille qui vit en ville (à 50 km), une fille mariée et un petit-fils vivant dans une autre province
- Rôle au sein de la cellule familiale : Dirige seul la ferme ; mari, père, grand-père
- Problèmes familiaux ou sociaux reliés à la maladie : Aucun jusqu'à maintenant
- Mécanismes d'adaptation : « Ma femme et moi, on s'est toujours parlé. Vous connaissez le 11e commandement : Ne va pas te coucher fâché ! »
- Autonomie : Dans tous les domaines
- Fréquence des rapports sociaux (autres qu'au travail) : Fréquente quelques couples, son épouse et lui jouent aux cartes deux ou trois fois par mois

### DONNÉES OBJECTIVES

- Élocution : Langage clair et cohérent
- Communication verbale et non verbale avec les enfants ou les personnes clés : Parle calmement avec son épouse, la regarde dans les yeux ; attitude détendue
- Modèle de comportement intrafamilial : Épouse à son chevet, détendue ; lisent tous deux le journal et se font quelques commentaires

## Sexualité et reproduction

### DONNÉES SUBJECTIVES

- Sexuellement actif : Oui
- Emploi du condom : Non (monogame)
- Changements récents dans la fréquence et l'intérêt : « Je suis trop fatigué ces temps-ci. »
- Pertes péniennes : 0 Trouble de la prostate : 0
- Vasectomie : 0
- Autoexamen :
  - Seins : Non
  - Testicules : Non
- Dernière proctoscopie : Il y a deux ans
- Dernier examen de la prostate : Il y a un an
- Inquiétudes, difficultés d'ordre sexuel : « Je n'ai aucun problème, mais il faudrait demander à ma femme si elle a des sujets de plainte. »

### DONNÉES OBJECTIVES

- Examen :
  - Seins : Pas de masse
  - Pénis : Examen reporté
  - Testicules : Examen reporté

## Adaptation et tolérance au stress ; perception de soi et concept de soi

### DONNÉES SUBJECTIVES

- Facteurs de stress signalés par le patient : « Les problèmes habituels de l'agriculteur : le temps, les insectes, le gérant de banque, etc. »

- Mécanismes d'adaptation au stress: «Je me tiens occupé et je parle à mes bêtes. Elles m'écoutent très bien.»
- Problèmes financiers: Pas d'assurances, nécessité d'embaucher quelqu'un pour le remplacer pendant son séjour au centre hospitalier
- Facteurs culturels: Milieu rural; parents originaires d'Europe de l'Est; sans mention ethnique
- Mode de vie: Classe moyenne, agriculteur autosuffisant Changements récents: 0
- Sentiments: «En général, j'ai la situation bien en main, sauf pour le temps et ce diabète.»

### DONNÉES OBJECTIVES

- État affectif: Calme la plupart du temps; semble frustré par moments
- Autre: S'inquiète du changement possible de traitement «des pilules aux piqûres»
- Réactions physiologiques observées: De temps à autre, soupire profondément, fronce les sourcils, hausse et raidit les épaules, s'occupe les mains avec un objet, gesticule

## Plan de congé

Date de l'entrevue: 2005-06-28

1) Date prévue du congé: 2005-07-01 (3 jours)
2) Ressources fiables
   - Humaines: Lui-même, son épouse
   - Matérielles: «Si ça ne prend pas trop de temps à guérir, nous avons des économies qui nous permettront de tenir le coup.»
3) Autre soutien: Groupe de soutien pour diabétiques (ne s'y est pas joint)
4) Prévoyez-vous des changements dans votre mode de vie après votre congé? Participer davantage à son traitement
5) Prévoyez-vous avoir besoin d'aide après votre congé? Oui
6) Si oui, dans quel domaine? Peut avoir besoin d'aide à la ferme pendant plusieurs jours
7) Enseignement: Doit se familiariser avec sa nouvelle pharmacothérapie, les modifications de sa diète et les soins de la plaie; devrait cesser de fumer

8) Demandes de consultation :
   - Matériel : Pharmacie du centre-ville
   - Équipement : Glucomètre
9) Suivi : Visite au centre de santé communautaire une semaine après le congé afin d'évaluer la cicatrisation de la plaie et d'estimer le besoin d'apporter des changements au régime thérapeutique

# PLAN THÉRAPEUTIQUE INFIRMIER : DIABÈTE SUCRÉ

## Énoncé diagnostique

***Atteinte à l'intégrité de la peau*** reliée à une pression, à une altération de l'état métabolique, à un trouble circulatoire et à une perte de sensation, se manifestant par une plaie avec écoulement au pied gauche.

## Résultat escompté

### *Contrôle du glucose sanguin (CRSI)*

**Indicateur :**

- L'état métabolique sera corrigé et le taux de glucose à jeun sera de 6,5 mmol/L d'ici 36 heures (2005-06-30, 7 h).

## Résultat escompté

### *Cicatrisation : 2e intention (CRSI)*

**Indicateurs :**

- La plaie ne produira plus d'écoulement purulent d'ici 48 heures (2005-06-30, 19 h).
- Les tissus atteints montreront des signes de guérison : les lèvres de la plaie seront propres et roses d'ici 60 heures (2005-07-01, 7 h).

| INTERVENTIONS | JUSTIFICATION |
|---|---|
| **Soins d'une plaie (CISI)** | |
| ▪ Irriguer la plaie avec du sérum physiologique stérile à la température de la pièce, tid pendant 15 min. | Pour nettoyer la plaie sans endommager les tissus fragiles. |
| ▪ Évaluer la plaie à chaque changement de pansement. Faire le dessin de la plaie à l'admission et à la sortie. | Pour estimer l'efficacité du traitement et déterminer si d'autres mesures s'imposent. |
| ▪ Couvrir la plaie d'un pansement stérile ; utiliser un bandage micropore. | Pour garder la plaie propre et réduire la contamination croisée. Le ruban adhésif peut être abrasif pour des tissus fragiles. |

| INTERVENTIONS | JUSTIFICATION |
|---|---|
| **Contrôle de l'infection (CISI)** | |
| ▪ Se conformer au protocole des soins de plaies en vigueur. | L'utilisation de gants ainsi que la manipulation appropriée des pansements contaminés réduisent les risques de propagation de l'infection. |
| ▪ Prélever pour culture un échantillon stérile de l'écoulement de la plaie à l'admission. | La culture et l'antibiogramme permettent de déceler l'agent infectieux et de choisir le traitement approprié. |
| ▪ Administrer la dicloxacilline prescrite, 500 mg po, q 6 h, à compter de 22 h. Relever tout signe de toxicité (prurit, urticaire, éruptions). | Pour traiter l'infection et prévenir les complications. La nourriture interférant avec l'absorption du médicament, ne pas administrer à l'heure des repas. Même si le patient n'a jamais eu de réaction à la pénicilline, cela peut se produire à n'importe quel moment. |
| ▪ Administrer les antidiabétiques prescrits : 10 UI d'insuline NPH, tous les matins et soirs après avoir reçu les résultats de la glycémie capillaire ; Glyburide 10 mg po bid ; Glucophage 500 mg po qd. Noter le moment d'apparition des effets secondaires. | Pour traiter le dysfonctionnement métabolique sous-jacent, réduire l'hyperglycémie et favoriser la guérison. Le Glucophage contribue à abaisser le taux de glucose sérique en améliorant la réceptivité à l'insuline et en augmentant l'utilisation du glucose par les muscles. Si on l'utilise de concert avec le Glyburide, le patient pourra peut-être cesser l'emploi d'insuline lorsque la dose cible sera atteinte (par exemple, 2000 mg/jour). Toutefois, il faut augmenter la dose graduellement, pas plus d'un comprimé par semaine, pour réduire les effets secondaires comme la diarrhée, les crampes abdominales ou encore les vomissements, qui pourraient entraîner une déshydratation et une urémie d'origine extra-rénale. |

## Énoncé diagnostique

***Douleur aiguë*** reliée à un agent physique (plaie au pied gauche), se manifestant par l'expression verbale d'un malaise et un comportement de protection.

## Résultat escompté

### *Contrôle de la douleur (CRSI)*

**Indicateurs :**

- Le patient se dira soulagé de sa douleur moins de une heure après l'administration de l'analgésique.
- Le patient se dira capable de contrôler sa douleur avant sa sortie du centre hospitalier (2005-07-01).

## Résultat escompté

### *Douleur : effets induits (CRSI)*

**Indicateur :**

- Le patient pourra marcher normalement, en répartissant également son poids, avant sa sortie du centre hospitalier (2005-07-01).

| INTERVENTIONS | JUSTIFICATION |
|---|---|
| **Contrôle de la douleur (CISI)** | |
| ▪ Noter les caractéristiques de la douleur à partir de la description qu'en fait le patient. | Pour établir un critère d'évaluation des améliorations ou des changements. |
| ▪ Poser un arceau de lit pour le pied. Conseiller au patient de porter des pantoufles amples pour marcher. | Pour éviter la pression directe sur la région atteinte, ce qui peut entraîner une vasoconstriction et une augmentation de la douleur. |
| ▪ Administrer le Darvon prescrit, 65 mg po q 4 h prn. Noter s'il soulage efficacement la douleur. | Pour soulager la douleur si aucune autre mesure n'est efficace. |

## Énoncé diagnostique

***Irrigation tissulaire périphérique inefficace*** reliée à la diminution du débit artériel, se manifestant par des pouls ralentis, des pieds pâles et froids, des ongles épais et cassants, des engourdissements et des picotements aux pieds lorsque le patient marche 1/2 km.

## Résultat escompté

### *Connaissance : traitement du diabète (CRSI)*

**Indicateurs :**

- Le patient comprendra la relation entre sa maladie chronique (diabète sucré) et les changements circulatoires d'ici 48 heures (2005-06-30, 19 h).
- Le patient connaîtra les mesures de sécurité requises et les soins aux pieds appropriés d'ici 48 heures (2005-06-30, 19 h).
- Le patient s'hydratera adéquatement, de sorte que les ingesta et les excreta s'équilibrent, que la peau et les muqueuses demeurent humides et que le remplissage capillaire s'effectue rapidement (en moins de 4 s).

| INTERVENTIONS | JUSTIFICATION |
|---|---|
| **Prévention des troubles circulatoires : insuffisance artérielle (CISI)** | |
| ▪ Surélever le pied du patient lorsqu'il s'assoit dans un fauteuil. Changer la position des jambes fréquemment en évitant la position déclive pendant de longues périodes. | Pour empêcher l'interruption du débit sanguin et réduire la stase veineuse. |
| ▪ Rechercher les signes de déshydratation. Mesurer les ingesta et les excreta. Inciter le patient à boire beaucoup de liquides. | La glycosurie peut provoquer une déshydratation, qui entraîne une diminution du volume sanguin circulant et de l'irrigation tissulaire périphérique. |
| ▪ Recommander au patient de porter des vêtements ou des chaussettes amples et des chaussures bien ajustées. | Une circulation entravée et une diminution des sensations peuvent provoquer ou aggraver une lésion des tissus. |
| ▪ Insister sur la nécessité de prendre les précautions nécessaires en ce qui concerne l'utilisation de coussins chauffants et de bouillottes, et les bains de pieds chauds. | La chaleur accroît les besoins métaboliques des tissus atteints. L'insuffisance vasculaire, en modifiant la sensation de douleur, augmente les risques de lésion. |
| ▪ Recommander au patient de cesser de fumer. | La vasoconstriction associée au tabagisme et au diabète altère la circulation périphérique. |

| INTERVENTIONS | JUSTIFICATION |
|---|---|
| ▪ Expliquer les complications de la maladie (ulcérations, gangrène, changements dans la structure des muscles ou des os) qui entraînent des changements vasculaires. | Bien qu'une bonne équilibration du diabète sucré ne prévienne pas toujours les complications, elle peut en réduire la gravité. Parmi les complications du diabète, les lésions aux pieds constituent la première cause d'amputation non traumatique d'un membre inférieur. Remarque : Lorsque la peau des pieds est sèche, fissurée, squameuse et froide, et que la marche prolongée est douloureuse, on peut soupçonner une atteinte vasculaire, de légère à moyenne (dysfonction du système nerveux autonome). Cette atteinte vasculaire peut réduire la réaction de l'organisme à l'infection, retarder la guérison d'une plaie et augmenter le risque de déformation osseuse. |
| ▪ Passer en revue avec le patient les soins au pied (décrits dans le plan d'enseignement). | La diminution de l'irrigation tissulaire dans les membres inférieurs peut entraîner des complications graves et persistantes sur le plan cellulaire. |

# Énoncé diagnostique

*Connaissances insuffisantes* reliées à la mauvaise interprétation ou à l'oubli des informations reçues, se manifestant par une mauvaise application des directives concernant l'autosurveillance des taux de glycémie et les soins au pied, ainsi que par la non-reconnaissance des signes ou des symptômes d'hyperglycémie.

# Résultat escompté

## *Connaissance : traitement du diabète (CRSI)*

**Indicateurs :**

- Le patient effectuera correctement l'autosurveillance de son taux de glycémie d'ici 36 heures (2005-06-30, 7 h).
- Le patient comprendra le processus morbide et le traitement d'ici 39 heures (2005-06-30, 10 h).
- Le patient effectuera correctement l'auto-injection d'insuline d'ici 60 heures (2005-07-01, 7 h).

| INTERVENTIONS | JUSTIFICATION |
|---|---|
| **Enseignement : processus de la maladie (CISI)** | |
| ▪ Apprécier le degré de connaissances du patient ; établir un ordre de priorité de ses besoins d'apprentissage ; lui demander s'il souhaite ou a besoin que son épouse reçoive aussi l'enseignement. | Pour établir avec précision les connaissances que le patient doit acquérir ; pour orienter l'enseignement et la planification. L'épouse, si elle le souhaite, pourra rafraîchir la mémoire du patient et l'aider à suivre les directives. |
| ▪ Procurer au patient un guide d'apprentissage sur le diabète (2005-06-29). Lui faire visionner un film sur le diabète (2005-06-29, 16 h) lors de la visite de l'épouse. L'inscrire à une séance d'information (2005-06-30) dans la matinée. Revoir avec le patient les informations obtenues et en discuter avec lui et son épouse. | Ces différentes méthodes servent à donner de l'information, à renforcer l'enseignement et à faciliter l'apprentissage et la compréhension. |
| ▪ Discuter avec le patient des facteurs influant sur le diabète (stress, maladie, exercice, etc.). | Le traitement médicamenteux et la diète devront être modifiés en fonction des facteurs de stress à court ou à long terme. |
| ▪ Expliquer les signes et les symptômes de l'hyperglycémie (fatigue, nausées, vomissements, polyurie, polydipsie) ; discuter des méthodes de prévention et d'évaluation de la maladie et expliquer quand il faut consulter. Demander au patient d'indiquer les mesures appropriées face à l'hyperglycémie. | Si le patient comprend et reconnaît ces signes et ces symptômes, et s'il sait quand et comment intervenir, il lui sera plus facile d'éviter les rechutes et de prévenir les complications. |
| ▪ Informer le patient sur la façon de procéder à un examen minutieux et régulier des pieds et sur les soins appropriés (examen quotidien pour déceler les lésions, les points de pression, les cors et les callosités ; façon correcte de couper les ongles ; bain quotidien ; application d'une bonne lotion hydratante bid ; port de chaussettes amples ; port graduel des chaussures neuves ; protection des pieds en tout temps ; bain à l'eau savonneuse ou nettoyage | Pour réduire les risques de lésion tissulaire ; pour aider le patient à comprendre et à prévenir les ulcères variqueux et les problèmes de cicatrisation. |

| INTERVENTIONS | JUSTIFICATION |
|---|---|
| avec une lotion et pansement sec stérile en cas de lésion au pied ou de rupture de l'épiderme ; examen de la plaie et changement quotidien du pansement ; consultation rapide en cas de rougeur, d'œdème ou d'écoulement). | |
| ▪ Enseigner au patient la technique d'auto-injection de l'insuline : | Il peut s'agir d'un traitement temporaire en cas d'hyperglycémie avec infection, ou d'une thérapie permanente pour remplacer les hypoglycémiants oraux. |
| – Insuline NPH. | Insuline à action intermédiaire, d'une durée de 18 à 28 heures, pic d'action après 6 à 12 heures. |
| – Garder la fiole d'insuline d'usage courant à la température de la pièce (si utilisée dans les 30 jours), remiser les réserves au réfrigérateur. | Le froid entrave l'absorption de l'insuline. La réfrigération élimine les grandes variations de température et prolonge la durée de vie du médicament. |
| – Rouler la fiole entre les mains et la renverser pour bien mélanger, ou agiter doucement. Éviter la formation de bulles. | En secouant vigoureusement la fiole, on produit une mousse qui empêche de prélever la dose exacte, et on peut endommager la molécule d'insuline. Remarque : Les études récentes indiquent toutefois qu'il peut être plus efficace d'agiter la fiole pour mélanger une suspension. |
| – Recommander au patient de pratiquer la rotation des points d'injection et lui fournir un diagramme (rotation en Z sur la partie inférieure de l'abdomen). | Pour régulariser l'absorption du médicament. La partie inférieure de l'abdomen est facile d'accès pour le patient et la rotation en Z réduit les lésions tissulaires. |
| – Faire la démonstration de la technique d'injection et observer ensuite le patient pendant qu'il remplit la seringue d'insuline, vérifie la graduation et procède à l'auto-injection. Noter son degré de maîtrise. | Il faudra sans doute plusieurs démonstrations et exercices avant que le patient et son épouse puissent facilement remplir la seringue et injecter le médicament. |

| INTERVENTIONS | JUSTIFICATION |
|---|---|
| – Renseigner le patient sur les signes et les symptômes de la réaction à l'insuline et de l'hypoglycémie (fatigue, nausées, céphalées, sensation de faim, sueurs, irritabilité, tremblements, anxiété, difficulté à se concentrer). | En sachant ce qu'il faut surveiller et ce qu'il faut faire, le patient pourra prévenir ou réduire les complications. Par exemple, prendre une demi-tasse de jus de raisin pour un effet immédiat, et prendre, dans la demi-heure qui suit, une collation composée d'une tartine au beurre d'arachide ou au fromage et d'un fruit ou d'une tranche de fromage, pour un effet prolongé. |
| ▪ Revoir avec le patient les règles à suivre les jours de maladie (par exemple, appeler le médecin s'il est trop malade pour se nourrir normalement ou pour rester actif), prendre l'insuline selon l'ordonnance. Noter ses observations dans un carnet. | La connaissance des mesures à prendre en cas de maladie, bénigne ou grave, favorise la compétence en matière de soins personnels et réduit les risques d'hyperglycémie ou d'hypoglycémie. |
| ▪ Enseigner au patient ou au conjoint comment effectuer la glycémie capillaire par réflectomètre qid jusqu'à ce que la glycémie soit stable, puis bid en alternant les heures (par exemple à jeun et avant le repas du soir ; avant le repas du midi et au coucher). Leur demander d'en faire la démonstration et observer. | Les tests de glycémie capillaire par réflectomètre sont plus rapides et fournissent des données plus précises sur la glycémie. La démonstration effectuée par le patient ou son conjoint permet à l'infirmière de vérifier si les mesures enseignées ont été correctement apprises. |
| ▪ Inciter le patient à noter par écrit les résultats des tests de glycémie capillaire par réflectomètre, la prise d'antidiabétiques, les doses d'insuline et les points d'injection, toute réaction physiologique inhabituelle et son régime alimentaire. Lui indiquer les résultats souhaités (par exemple glycémie à jeun de 4,5 à 6,1 mmol/L et avant les repas de 4,5 à 7,2). | Pour fournir au personnel soignant des données précises lui permettant d'évaluer l'efficacité du traitement et les besoins du patient. |
| ▪ Prendre rendez-vous avec une diététicienne qui aidera le patient à planifier ses repas et à évaluer ses choix d'aliments. | Le patient pourra consommer la même quantité de kilojoules, qui sera redistribuée sur trois repas et deux collations. En choisissant judicieusement ses aliments (par exemple en augmentant son apport en vitamine C), le patient peut favoriser la cicatrisation. |

| INTERVENTIONS | JUSTIFICATION |
| --- | --- |
| ▪ Discuter d'autres sujets en matière de santé (par exemple le tabagisme, l'autoexamen pour le dépistage du cancer [seins, testicules] et le signalement de toute altération de l'état de santé en général). | Ce genre de discussion encourage le patient à participer à ses soins, à être davantage conscient de sa santé et à la prendre en main. La discussion favorise également le bien-être du patient. Le tabagisme peut augmenter la résistance du patient à l'insuline. |

# SYSTÈMES D'INSCRIPTION AU DOSSIER : S.O.A.P.-S.O.A.P.I.E.R. ET FOCUS (D.I.R.)

Il existe divers systèmes d'enregistrement des données : l'inscription unique pour chaque quart de travail, les notes narratives et le dossier orienté vers les problèmes (méthode S.O.A.P.-S.O.A.P.I.E.R.), pour n'en nommer que quelques-uns. Cette dernière méthode fournit des données complètes, mais elle a été élaborée par des médecins pour des soins donnés épisodiquement et elle exige que toutes les inscriptions au dossier soient faites en fonction d'un problème puisé dans une liste (voir l'exemple 1).

Le système Focus (voir l'exemple 2) permet de considérer le patient dans une perspective de santé, et non de maladie, et de noter avec précision chaque étape de la démarche de soins infirmiers. L'enregistrement des données se fait en fonction de l'état du patient et des problèmes de soins infirmiers relevés à l'étape de l'évaluation initiale. Le *focus* est habituellement un problème ou un diagnostic infirmier, mais ce n'est *jamais* un diagnostic médical ni une intervention infirmière (soin d'une plaie, insertion d'une sonde à demeure, gavage).

Les résultats de l'évaluation initiale, les interventions et l'évaluation sont inscrits en trois volets (données, interventions et réactions), ce qui permet de toujours savoir où en est le patient. Voici les quatre composantes du système Focus.

1) **Focus** : diagnostic infirmier ou problème du patient, signes ou symptômes potentiellement importants (fièvre, arythmie, œdème, etc.), événement important ou altération importante de l'état du patient, critère de soins particuliers ou directives particulières de l'établissement.

2) **Données** : informations subjectives et objectives décrivant le problème ou confirmant l'exactitude du diagnostic infirmier.

3) **Interventions** : soins infirmiers, immédiats ou futurs, définis en fonction des données recueillies et correspondant aux objectifs du patient ainsi qu'aux interventions infirmières formulées dans le plan thérapeutique.

4) **Réactions** : résultats des interventions qui permettent de vérifier si les objectifs ont été atteints.

Les exemples suivants se fondent sur les données tirées du profil du patient souffrant d'un diabète sucré (M. Roger Dupont) présenté à la section 3 de ce chapitre.

**EXEMPLE 1**

**Modèle S.O.A.P.-S.O.A.P.I.E.R. en fonction d'un plan thérapeutique infirmier**

**S = données Subjectives**
**O = données Objectives**
**A = Analyse des données**
**P = Planification**
**I = Intervention**
**E = Évaluation**
**R = Révision**

| Date et heure | Problème* | Notes |
|---|---|---|
| 2005-06-30<br>16 h | Atteinte à l'intégrité de la peau | S : « Ça fait mal » (quand on palpe les tissus autour de la plaie).<br>O : Petite quantité d'écoulement séreux sur le pansement. Bords de la plaie rosés. Aucune odeur.<br>A : Premiers signes de guérison de la plaie, pas d'infection.<br>P : Continuer les soins cutanés décrits dans le plan thérapeutique infirmier. |

Afin de mieux documenter la démarche de soins infirmiers, certains établissements ajoutent les étapes intervention (I), évaluation (E) et, si le plan n'a pas été efficace, révision (R).

| | | |
|---|---|---|
| | | I : Bain de pied avec sérum physiologique selon l'ordonnance. Couvrir d'un pansement sec stérile et fixer avec un bandage micropore.<br>E : La plaie est propre, sans écoulement.<br>R : Aucune révision nécessaire.<br>*E. Marsan, inf.* |

* Tel qu'il est inscrit dans le plan thérapeutique infirmier.

| Date et heure | Problème* | Notes |
|---|---|---|
| 2005-06-28<br>21 h | Douleur aiguë | S : Se plaint d'une douleur sourde et pulsative au pied gauche. Douleur non irradiante.<br>O : Muscles tendus. Change souvent de position dans son lit, semble inconfortable.<br>A : Douleur persistante.<br>P : Arceau de lit pour le pied. J'ai administré du Darvon, 65 mg po.<br>*M. Fleury, inf.* |
| 22 h | | E : Douleur soulagée. Semble détendu.<br>*B. Joseph, inf.* |
| 2005-06-30<br>11 h | Connaissances insuffisantes sur le diabète | S : Liste de questions préparée par le patient et son épouse.<br>O : Une copie de la liste de questions est jointe au plan d'enseignement.<br>A : Le patient et son épouse doivent revoir les informations reçues et s'exercer à l'auto-injection d'insuline.<br>P : Le patient et son épouse assisteront à des séances d'information et liront *Vivre avec son diabète*. Ils rencontreront la diététicienne.<br>I : M. Dupont s'est administré de l'insuline devant son épouse. Je leur ai remis la brochure sur la technique d'auto-injection, qu'ils pourront consulter au besoin. J'ai pris rendez-vous pour eux avec la diététicienne à 13 h pour qu'elle réponde aux autres questions de la liste.<br>E : M. Dupont est plus à l'aise avec l'auto-injection ; il la fait sans hésitation, correctement et sans trembler. Il explique à son épouse les étapes de l'intervention et leur raison d'être. Le couple sait à qui s'adresser s'il a des problèmes ou des questions.<br>*E. Marsan, inf.* |

* Tel qu'il est inscrit dans le plan thérapeutique infirmier.

**EXEMPLE 2**

**Modèle Focus en fonction d'un plan thérapeutique infirmier[3]**

**D = Données** **I = Interventions** **R = Réactions**

| Date et heure | Focus | |
|---|---|---|
| 2005-06-30<br>16 h | Atteinte à l'intégrité de la peau au pied gauche | D : Petite quantité d'écoulement séreux sur le pansement ; bords de la plaie rosés ; aucune odeur ; dit ne pas avoir mal sauf lorsqu'on palpe les tissus environnants.<br>I : Bain de pied avec sérum physiologique selon l'ordonnance. Pansement stérile fixé avec un bandage micropore.<br>R : Plaie propre, sans écoulement.<br>*E. Marsan, inf.* |
| 2005-06-28<br>21 h | Douleur au pied gauche | D : Se plaint d'une douleur sourde et pulsative au pied gauche ; douleur non irradiante. Muscles tendus. Est agité au lit.<br>I : Arceau de lit pour le pied gauche. J'ai administré du Darvon, 65 mg po.<br>*M. Fleury, inf.* |
| 22 h | Douleur au pied gauche | R : Dit que la douleur est soulagée. Semble détendu.<br>*B. Joseph, inf.* |
| 2005-06-30<br>11 h | [Besoin d'apprentissage] sur le diabète | D : A assisté à une séance d'information avec son épouse. Tous deux ont lu *Vivre avec son diabète.*<br>I : J'ai relu la liste de questions préparée par M. Dupont et son épouse (copie jointe au plan d'enseignement). M. Dupont montre à son épouse comment administrer l'insuline. Je leur ai remis la brochure sur la technique d'auto-injection pour consultation ultérieure. J'ai pris rendez-vous avec la diététicienne à 13 h pour qu'elle réponde aux autres questions. |

3. D'après Susan Lampe, *Focus Charting,* Creative Health Care Management, Inc., 1701, American Blvd. East, Minneapolis, MN 55425.

| Date et heure | Focus | |
|---|---|---|
| | | R : M. Dupont est plus à l'aise avec l'auto-injection ; il la fait sans hésiter, correctement et sans trembler. Il explique à son épouse les étapes du procédé et leur raison d'être. Le couple sait à qui s'adresser s'il a des problèmes ou des questions.<br>*E. Marsan, inf.* |

L'exemple qui suit illustre une difficulté du patient qui ne constitue pas pour le moment un problème (diagnostic infirmier). Comme il ne peut figurer au plan thérapeutique infirmier, le modèle S.O.A.P. ne convient guère.

| | | |
|---|---|---|
| 2005-06-29<br>20 h 20 | Malaises épigastriques | D : Réveillé d'un sommeil léger, le patient se plaint d'avoir « mal à l'estomac, une sensation de brûlure » en posant la main sur la région épigastrique. Peau chaude et sèche, couleur rosée, signes vitaux inchangés.<br>I : J'ai administré du Mylanta, 30 mg po. J'ai surélevé la tête du lit à environ 15°.<br>R : Le patient dit que le malaise est soulagé. Il semble détendu et repose tranquillement.<br>*B. Joseph, inf.* |

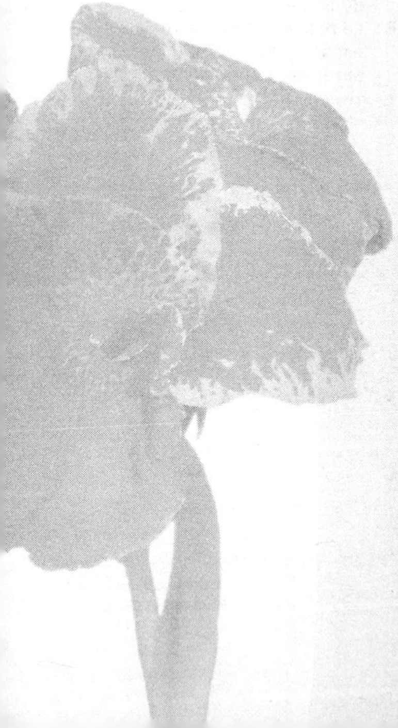

# DIAGNOSTICS INFIRMIERS PAR ORDRE ALPHABÉTIQUE

CHAPITRE 4

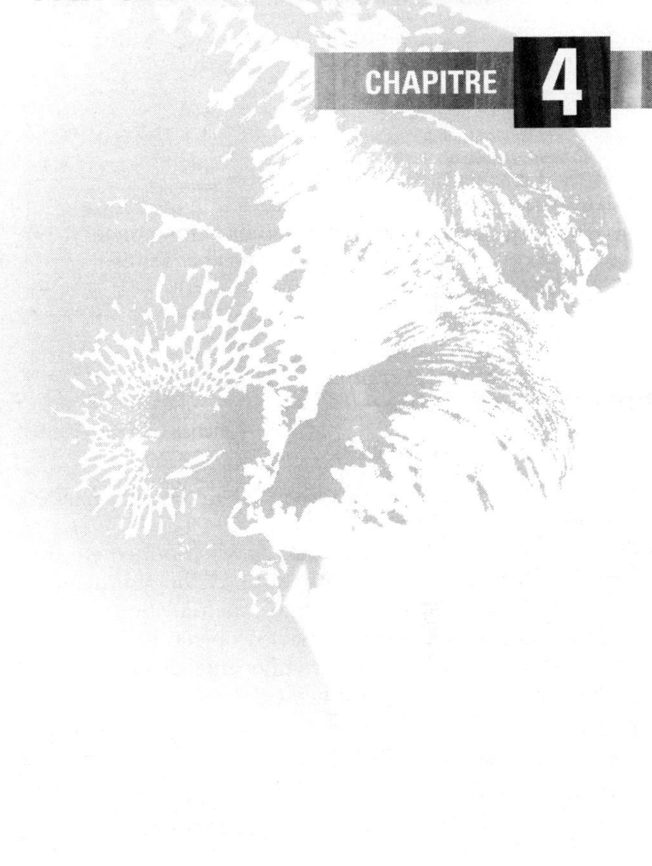

**Remarques**

1. Le classement suit l'ordre alphabétique d'après le mot clé. Ainsi, le diagnostic Risque d'accident est classé sous « accident ».
2. Les informations entre crochets ont été ajoutées par les auteures afin de clarifier les diagnostics infirmiers et d'en faciliter l'utilisation.

ACCIDENT

# RISQUE D'ACCIDENT

*Taxinomie II : Sécurité/protection – Classe 2 : Lésions (00035)*

*[Mode fonctionnel de santé de Gordon : Perception et prise en charge de la santé]*

*Diagnostic proposé en 1978*

**DÉFINITION** ■ Situation dans laquelle une personne risque de se blesser parce que les conditions dans lesquelles elle se trouve dépassent ses capacités d'adaptation et de défense.

## Facteurs de risque

### *Facteurs intrinsèques*

- Facteurs biochimiques ou mécanismes régulateurs (ex. : dysfonctionnement sensoriel)
- Dysfonctionnement d'intégration, dysfonctionnement des organes effecteurs ; hypoxie tissulaire ; dysfonctionnement immunitaire ou de l'auto-immunité ; malnutrition ; hémogramme anormal (ex. : leucocytose, leucopénie, modification des facteurs de coagulabilité, thrombopénie, drépanocytose, thalassémie, baisse du taux d'hémoglobine)
- Facteurs physiques (effraction cutanée ou rupture de l'épiderme ; réduction de la mobilité)
- Facteurs liés au développement (physiologique, psychosocial)
- Facteurs psychologiques (affectivité, orientation)

### *Facteurs extrinsèques*

- Facteurs biologiques (degré d'immunité de la collectivité, microorganismes)
- Facteurs chimiques (polluants, poisons, drogues, agents pharmaceutiques, alcool, caféine, nicotine, agents de conservation, produits de beauté et colorants) ; matières nutritives (vitamines, différents types d'aliments)

- Facteurs physiques (aménagement, structure et organisation du quartier, de l'immeuble ou des équipements), modes et moyens de transport
- Facteurs humains (agents nosocomiaux, mode d'affectation du personnel; facteurs cognitifs, affectifs et psychomoteurs)

**Remarque**: Il ne peut y avoir de signes ni de symptômes (caractéristiques) lorsqu'on diagnostique un risque de problème, car celui-ci n'existe pas encore; les interventions infirmières sont donc axées sur la prévention.

## Résultats escomptés (objectifs) et critères d'évaluation

- Le patient comprend les facteurs contribuant au risque d'accident.
- Le patient élimine graduellement les facteurs de risque.
- Le patient adopte de nouvelles habitudes de vie et des conduites visant la réduction des risques et la prévention des accidents.
- Le patient rend son environnement plus sûr.
- Le patient n'a pas d'accident.

## Interventions

De nombreux aspects de ce diagnostic infirmier recoupent d'autres diagnostics. Pour cette raison, nous avons choisi de présenter ici des interventions s'appliquant à tout risque d'accident. Bien que les situations présentant des risques d'accident aient certains points communs, nous recommandons à la lectrice de consulter les autres diagnostics infirmiers pertinents à la situation du patient, par exemple: Risque d'intoxication, Risque de suffocation, Risque de trauma et Risque de chute; Errance; Mobilité réduite; Opérations de la pensée perturbées; Confusion aiguë ou Confusion chronique; Trouble de la perception sensorielle; Entretien inefficace du domicile; Alimentation déficiente; Atteinte ou Risque d'atteinte à l'intégrité de la peau; Échanges gazeux perturbés; Irrigation tissulaire inefficace; Débit cardiaque diminué; Risque d'infection; Risque de violence envers les autres/[violence réelle] ou Risque de violence envers soi/[violence réelle]; Exercice du rôle parental perturbé ou Risque de perturbation dans l'exercice du rôle parental.

**PRIORITÉ N° 1 – Évaluer le degré de risque et l'origine du risque inhérent à la situation du patient**

- Noter l'âge et le sexe du patient. **Les enfants, les jeunes adultes, les personnes âgées et les hommes courent des risques plus élevés.**
- Apprécier le stade de développement, l'aptitude à prendre des décisions, le degré d'habileté et les capacités cognitives du patient.
- Recueillir des données sur l'humeur, l'aptitude à s'adapter et la personnalité du patient – telles que tempérament, type de réactions (agressivité, impulsivité), degré d'estime de soi – **l'amenant à agir à la légère ou à prendre plus de risques sans penser aux conséquences.**
- Analyser les réactions du patient face à la violence du milieu (voisins, télévision, groupes de pairs) **afin de déterminer si ces réactions risquent de compromettre sa sécurité ou celle des autres.**
- S'enquérir des connaissances du patient en matière de sécurité et de prévention des accidents, ainsi que des facteurs de motivation l'incitant à prévenir les accidents à son domicile, dans son quartier et à son travail.
- Recueillir des données sur les interactions du patient avec les membres de sa famille, les personnes clés dans sa vie ou ses pairs **afin de déterminer s'il risque d'être victime de négligence ou de violence.**
- Noter la situation socioéconomique du patient et les ressources disponibles.
- Recueillir des données sur la force musculaire du patient ainsi que sur sa motricité fine et globale.
- Rechercher les signes de blessure et préciser s'ils sont récents (ecchymoses, antécédents de fractures, absentéisme scolaire ou professionnel).

**PRIORITÉ N° 2 – Aider le patient et les personnes qui en prennent soin à réduire ou à éliminer les facteurs de risque**

- Informer le patient des problèmes de santé ou des situations susceptibles d'accroître les risques d'accident (par exemple l'ostéoporose).
- Dresser la liste des mesures ou des dispositifs appropriés **afin de favoriser la sûreté du milieu physique et la sécurité du patient.** Consulter le médecin ou l'ergothérapeute au besoin.

- Expliquer les conséquences des facteurs de risque énumérés précédemment (augmentation de l'incidence du cancer de la bouche chez les jeunes qui utilisent de la chique ; incidence élevée d'avortements spontanés, risques de syndrome d'alcoolisme fœtal et de symptômes de sevrage du nouveau-né chez les femmes enceintes qui fument ou qui consomment de l'alcool et d'autres drogues, etc.).
- Inviter le patient à exprimer des émotions comme la colère ou l'agressivité à l'aide de certaines techniques de réduction et de maîtrise du stress.
- Amener le patient à reconnaître et à maîtriser les situations ou les émotions à l'origine des accidents (fatigue, colère, irritabilité, etc.).
- Inciter le patient à participer à des programmes d'entraide (ateliers sur l'affirmation de soi, sur la pensée positive, etc.) **afin de rehausser l'estime de soi et la confiance en soi.**
- Discuter avec le patient de ses besoins en matière de surveillance et des services d'aide disponibles (gardiennage avant et après l'école, centre de jour pour personnes âgées, etc.).
- Inviter le personnel soignant à exprimer ses attentes en matière de sécurité face aux membres de la famille des personnes les plus vulnérables (enfants, personnes atteintes d'un déficit cognitif et personnes âgées).
- Discuter avec le patient de ses inquiétudes quant à l'éducation des enfants, la discipline, etc.

### PRIORITÉ Nº 3 – Donner un enseignement visant le mieux-être du patient

- Diriger le patient vers les services pertinents, au besoin (counseling, psychothérapie, conseils sur l'établissement d'un budget, cours destinés aux parents, etc.).
- Fournir au patient de la documentation écrite **afin qu'il puisse s'y référer ultérieurement pour un apprentissage personnel.**
- Conseiller au patient de participer à des programmes d'éducation sanitaire sur les mesures de sécurité.
- Informer le patient au sujet des services communautaires pertinents à sa situation.
- Sensibiliser l'entourage du patient aux problèmes de conception architecturale, de matériel, de transport et de pratiques en milieu de travail susceptibles d'entraîner des accidents.

- Dresser une liste des services communautaires, des voisins ou des amis pouvant fournir aux personnes âgées ou handicapées des services d'entretien domiciliaire, d'enlèvement de la neige ou de la glace des trottoirs et des escaliers, etc.

## Données essentielles à consigner

### *Évaluations (initiale et subséquentes)*

- Inscrire les facteurs de risque et les données physiques observées (ecchymoses, coupures, etc.).
- Inscrire le degré de compréhension du patient et des personnes qui s'en occupent relativement aux risques et aux problèmes de sécurité qui les concernent.

### *Planification*

- Rédiger le plan thérapeutique infirmier et inscrire le nom de chacun des intervenants.
- Rédiger le plan d'enseignement.

### *Application et vérification des résultats*

- Noter les réactions du patient aux interventions et à l'enseignement, ainsi que les mesures qui ont été prises.
- Noter les objectifs atteints ou les progrès accomplis vers l'atteinte des objectifs.
- Noter les modifications apportées au plan thérapeutique infirmier.

### *Plan de congé*

- Noter les besoins du patient après son congé, les changements à apporter dans ses habitudes et son milieu de vie ainsi que les mesures entreprises.
- Noter les demandes de consultation qui ont été faites.

## Exemples tirés des CRSI (NOC) et des CISI (NIC)

- RÉSULTAT : Mesures de sécurité : comportement personnel
- INTERVENTION : Surveillance : sécurité

# ALIMENTATION DÉFICIENTE

*Taxinomie II : Nutrition – Classe 1 : Ingestion (00002)*

*[Mode fonctionnel de santé de Gordon : Nutrition et métabolisme]*

*Diagnostic proposé en 1975*

**DÉFINITION** Apport nutritionnel inférieur aux besoins métaboliques.

## Facteurs favorisants

- Incapacité d'ingérer ou de digérer des aliments ou d'absorber des matières nutritives en raison de facteurs biologiques, psychologiques ou économiques
- [Augmentation des besoins métaboliques (due à des brûlures, par exemple)]
- [Manque d'information, informations erronées ou idées fausses]

## Caractéristiques

### DONNÉES SUBJECTIVES

- Apport alimentaire inférieur à la ration quotidienne recommandée
- Manque de nourriture
- Dégoût pour la nourriture ; altération du sens du goût ; satiété immédiate après l'ingestion de nourriture
- Douleur abdominale avec ou sans pathologie ; crampes abdominales
- Manque d'intérêt pour la nourriture ; impression d'être incapable d'ingérer de la nourriture
- Manque d'informations, informations erronées ou idées fausses. **Remarque** : Les auteures considèrent ce point comme un facteur favorisant et non comme une caractéristique.

### DONNÉES OBJECTIVES

- Poids corporel inférieur de 20 % ou plus au poids idéal [selon la taille et l'ossature]
- Perte de poids malgré une ration alimentaire adéquate
- Manque [flagrant] de nourriture
- Faiblesse des muscles servant à la déglutition ou à la mastication
- Ulcère buccal, inflammation de la cavité buccale
- Manque de tonus musculaire
- Fragilité des capillaires
- Borborygmes
- Diarrhée ou stéatorrhée
- Pâleur des conjonctives et des muqueuses
- Perte excessive de cheveux [ou accroissement de la pilosité sur le corps (duvet)] ; [arrêt de la menstruation]
- [Réduction de la graisse sous-cutanée ou de la masse musculaire]
- [Résultats anormaux des épreuves de laboratoire (albumine réduite, diminution des protéines totales ; carence en fer ; déséquilibre électrolytique, etc.)]

## Résultats escomptés (objectifs) et critères d'évaluation

- Le patient prend du poids graduellement.
- Le patient comprend les causes de son problème et les interventions nécessaires.
- Le patient adopte des habitudes de vie et des conduites favorisant l'atteinte et le maintien de son poids santé.
- Les valeurs des examens de laboratoire sont normales et tous les signes de malnutrition inscrits dans les caractéristiques inhérentes au problème sont absents.

## Interventions

### PRIORITÉ Nº 1 – Évaluer les facteurs favorisants

- Vérifier si les facteurs de risque de la malnutrition sont présents chez le patient (chirurgie intestinale, métabolisme basal augmenté, apport alimentaire réduit, carences nutritionnelles antérieures).

- Noter la capacité de mastication et de déglutition, le goût; observer l'adaptation des prothèses dentaires, les obstacles mécaniques, l'intolérance au lactose, la mucoviscidose ou une affection du pancréas. **Ces facteurs sont susceptibles d'influer sur l'ingestion et la digestion des matières nutritives.**
- Apprécier les connaissances du patient sur les besoins nutritionnels d'une personne de son âge, **afin de savoir quelle information lui fournir.**
- Demander au patient s'il dispose de réseaux de soutien et de ressources financières suffisantes et comment il les utilise. Vérifier s'il est capable de se procurer et de conserver différents types d'aliments.
- Discuter avec le patient de ses habitudes alimentaires, notamment de ses préférences, de ses intolérances et de ses aversions alimentaires, **afin de connaître ses goûts.**
- Recueillir des données sur les interactions médicamenteuses, les effets de la maladie, les allergies, l'emploi de laxatifs ou de diurétiques. **(Ces facteurs peuvent nuire à l'appétit, à l'apport alimentaire ou à l'absorption.)**
- Déceler les facteurs psychologiques en cause chez le patient et s'enquérir de ses désirs et des influences d'ordre culturel ou religieux propres à son milieu. **Ces facteurs peuvent influer sur les choix alimentaires.**
- Recueillir des données d'ordre psychologique sur le patient **afin d'apprécier la perception qu'il a de son corps et le réalisme de cette perception.**
- Noter la présence d'aménorrhée, de caries dentaires et d'hypertrophie des glandes salivaires ainsi que les plaintes de mal de gorge constant, qui peuvent être des signes de boulimie **et réduire la capacité de s'alimenter.**
- Passer en revue le programme d'activités ou d'exercices **afin de noter si le patient s'adonne à des activités répétitives (va-et-vient incessant, par exemple) ou à des exercices inadéquats (jogging prolongé, par exemple). Cela peut révéler que le patient est obsédé par le maintien de son poids.**

## PRIORITÉ Nº 2 – Évaluer le degré de déficience

- Recueillir des données sur le poids, l'âge, la configuration morphologique, la force, le degré d'activité et de repos, etc. On dispose ainsi de données de référence.
- Calculer l'apport énergétique quotidien total.

- Noter dans un carnet les apports alimentaires et liquidiens, l'heure des repas et le mode d'alimentation, **afin de déterminer les changements qui devraient être effectués dans l'apport alimentaire du patient.**
- Calculer la dépense de base en énergie à partir de la formule Harris-Benedict.
- Estimer les besoins en énergie et en protéines.
- Mesurer l'épaisseur du pli du triceps et le périmètre du bras à mi-longueur (ou autres mensurations anthropométriques) **afin d'établir des paramètres initiaux.**
- Ausculter les bruits intestinaux. Noter les caractéristiques des selles (couleur, quantité, fréquence, etc.).
- Étudier les résultats des examens de laboratoire (albumine sérique, dosage de la sidérophiline, dosage des acides aminés, taux de fer, urée, bilan azoté, glycémie, fonction hépatique, dosage des électrolytes, numération lymphocytaire, calorimétrie indirecte, etc.).
- Collaborer aux procédés diagnostiques (épreuve de Schilling, test d'absorption du xylose, recherche de graisses dans les selles de 72 heures, clichés en série des différents segments du tube digestif, etc.).

**PRIORITÉ N° 3 – Établir un programme nutritionnel en fonction des besoins du patient**

- Collaborer à l'élaboration d'un traitement personnalisé **visant à corriger ou à juguler les causes sous-jacentes (cancer, syndrome de malabsorption, anorexie, etc.).**
- Consulter la diététicienne ou d'autres membres de l'équipe de soins, au besoin, **afin d'élaborer un programme nutritionnel adéquat.**
- Modifier le régime alimentaire, au besoin. Par exemple :
  - Conseiller au patient d'augmenter sa consommation de protéines et de glucides ainsi que son apport énergétique.
  - Conseiller au patient d'intégrer des sauces, du beurre, de la crème et de l'huile dans l'alimentation si les matières grasses sont bien tolérées.
  - Conseiller au patient de prendre de petits repas ainsi que des collations (aliments faciles à digérer pour la collation du soir).
  - Donner au patient des aliments mous ou liquéfiés au robot culinaire s'il est alimenté par gavage.

– Conseiller au patient de prendre des apéritifs (vin, etc.), à moins de contre-indication.
– Conseiller au patient de prendre des suppléments alimentaires.
– Donner au patient des préparations nutritives par gavage ; recourir à l'alimentation parentérale.

- Administrer les agents pharmaceutiques prescrits : substances favorisant la digestion, suppléments de vitamines ou de fer, médicaments (antiacides, anticholinergiques, antipyrétiques, antidiarrhéiques, etc.).
- Demander au patient s'il préfère ou peut tolérer un petit déjeuner à forte teneur énergétique.
- Utiliser des aromates (citron et fines herbes) si le patient a une diète sans sel **afin de rendre les mets plus savoureux et de stimuler l'appétit.**
- Inciter le patient à mettre du sucre ou du miel dans ses boissons s'il tolère bien les glucides.
- Conseiller au patient de choisir des aliments qu'il trouve appétissants **afin de stimuler l'appétit.**
- Retirer de la diète les aliments que le patient ne peut tolérer ou qui augmentent le transit intestinal (aliments gazogènes, boissons trop chaudes, trop froides, épicées ou caféinées, produits laitiers, etc.) en tenant compte de ses besoins.
- Conseiller au patient de réduire sa consommation d'aliments très riches en fibres ou en cellulose, **qui induisent rapidement la satiété.**
- Créer au moment des repas un climat agréable et reposant qui favorise la socialisation, dans la mesure du possible, **afin d'inciter le patient à manger.**
- Prévenir ou réduire les odeurs ou les spectacles désagréables. **Ces facteurs coupent parfois l'appétit.**
- Recommander au patient d'appliquer des soins d'hygiène buccodentaire avant et après les repas et au besoin.
- Conseiller au patient de prendre des pastilles **pour stimuler la salivation lorsque la sécheresse de la bouche constitue un problème.**
- Inciter le patient à consommer suffisamment de liquides. **On peut arrêter de donner des liquides une heure avant les repas pour éviter qu'il n'ait trop rapidement une sensation de satiété.**
- Peser le patient une fois par semaine et au besoin **pour apprécier l'efficacité des efforts déployés.**

- Élaborer des stratégies d'alimentation personnalisées lorsque le problème est mécanique (immobilisation des mâchoires par des fils métalliques, etc.) ou que le patient est paralysé (après un accident vasculaire cérébral, etc.). Consulter un ergothérapeute **pour obtenir des aides techniques au besoin** ou un orthophoniste **pour améliorer la déglutition du patient.**

§ Consulter le diagnostic infirmier Trouble de la déglutition.

- Élaborer un programme structuré de thérapie nutritionnelle (fixer la durée des périodes de repas, passer au robot culinaire les aliments qui n'ont pas été mangés durant la période fixée, administrer les aliments liquéfiés par gavage) **afin d'éviter les complications entraînées par la malnutrition (surtout dans les cas d'anorexie ou de boulimie). Il faudra peut-être hospitaliser le patient pour faciliter l'application du programme de thérapie nutritionnelle.**

**PRIORITÉ Nº 4 – Donner un enseignement visant le mieux-être du patient**

- Souligner l'importance d'un apport nutritionnel équilibré. Informer le patient au sujet de ses besoins nutritionnels et lui proposer des moyens d'y répondre.
- Élaborer un programme de modification du comportement avec la collaboration du patient et en fonction de ses besoins.
- Faire preuve d'ouverture d'esprit, d'acceptation et de compréhension à l'égard du patient qui affirme être entraîné par une « voix intérieure ».
- Fixer un objectif de gain pondéral fixe et réaliste.
- Peser le patient une fois par semaine et inscrire les résultats au dossier **afin d'évaluer l'efficacité du programme nutritionnel.**
- Consulter la diététicienne ou d'autres membres de l'équipe de soins, si nécessaire, **pour évaluer les besoins à long terme du patient.**
- Élaborer un programme régulier d'exercices et de réduction du stress.
- Inventorier tous les médicaments (sur ordonnance ou en vente libre) consommés par le patient et lui expliquer les effets secondaires ainsi que les risques d'interactions médicamenteuses.
- Fournir au patient les informations ou l'aide dont il a besoin en ce qui a trait à l'application du traitement médical.

- Inventorier avec le patient les programmes d'aide requis et l'assister dans les démarches nécessaires pour les obtenir : conseils sur l'établissement d'un budget, popote roulante, cuisine communautaire, etc.
- Diriger le patient vers les services d'hygiène dentaire, de counseling, de psychiatrie ou de thérapie familiale dont il a besoin.
- Insister au cours de l'enseignement préopératoire sur l'importance d'une alimentation qui comble les besoins nutritionnels avant et après l'intervention chirurgicale.
- Montrer au patient et à la personne clé dans sa vie comment passer les aliments au robot culinaire ou procéder à l'alimentation par gavage.
- Diriger le patient qui doit avoir une alimentation parentérale totale à la maison vers des services de soins à domicile **afin qu'il reçoive l'information et le soutien nécessaires.**

## Données essentielles à consigner

### *Évaluations (initiale et subséquentes)*

- Inscrire les données d'évaluation, notamment les signes et les symptômes (tirés de la liste de caractéristiques précitée) et les résultats des examens de laboratoire.
- Noter l'apport énergétique.
- Noter les restrictions d'ordre culturel ou religieux et les préférences alimentaires du patient.
- Noter les ressources financières et les réseaux de soutien dont le patient dispose et l'utilisation qu'il en fait.
- Noter le point de vue du patient et sa compréhension du problème.

### *Planification*

- Rédiger le plan thérapeutique infirmier et inscrire le nom de chacun des intervenants.
- Rédiger le plan d'enseignement.

### *Application et vérification des résultats*

- Noter les réactions du patient aux interventions et à l'enseignement, ainsi que les mesures qui ont été prises.
- Inscrire sur une feuille graphique les résultats des pesées hebdomadaires.

- Noter les objectifs atteints ou les progrès accomplis vers l'atteinte des objectifs.
- Noter les modifications apportées au plan thérapeutique infirmier.

### *Plan de congé*

- Noter les besoins à long terme du patient et le nom des responsables des mesures à prendre.
- Noter les demandes de consultation.

## Exemples tirés des CRSI (NOC) et des CISI (NIC)

- RÉSULTAT : État nutritionnel
- INTERVENTION : Surveillance de l'état nutritionnel

# ALIMENTATION EXCESSIVE

*Taxinomie II : Nutrition – Classe 1 : Ingestion (00001)*

*[Mode fonctionnel de santé de Gordon : Nutrition et métabolisme]*

*Diagnostic proposé en 1975*

**DÉFINITION** Apport nutritionnel supérieur aux besoins métaboliques.

## Facteurs favorisants

- Apport nutritionnel excessif par rapport aux besoins métaboliques

## Caractéristiques

### DONNÉES SUBJECTIVES

- Mauvaises habitudes alimentaires :
  – Associe la nourriture à d'autres activités.

– Mange en réaction à des facteurs externes tels que l'heure du jour ou la situation sociale.
– Concentre sa consommation alimentaire en fin de journée.
– Mange en réaction à des facteurs internes autres que la faim tels que l'anxiété.

- Sédentarité

### DONNÉES OBJECTIVES

- Poids de 20 % supérieur au poids idéal selon la taille et l'ossature [obésité]
- Pli cutané du triceps supérieur à 15 mm chez l'homme et à 25 mm chez la femme
- Poids de 10 % supérieur au poids idéal selon la taille et l'ossature [embonpoint]
- [Pourcentage de tissus adipeux supérieur à 22 % chez une femme svelte ; supérieur à 15 % chez un homme mince]

## Résultats escomptés (objectifs) et critères d'évaluation

- Le patient s'exprime de manière réaliste sur son image de soi physique et mentale.
- Le patient projette une image réaliste de soi, et non pas une image idéalisée.
- Le patient apporte les changements nécessaires dans son mode de vie et ses comportements : il modifie son apport alimentaire (qualité et quantité) et entreprend un programme d'exercices.
- Le patient atteint la masse corporelle désirée tout en maintenant sa santé à un degré optimal.

## Interventions

### PRIORITÉ N° 1 – Évaluer les facteurs favorisants

- Interroger le patient sur ses connaissances en matière de besoins nutritionnels.
- Noter les sommes d'argent dépensées par le patient et celles dont il dispose pour la nourriture.
- Interroger le patient sur sa perception de la nourriture et sur le sens donné à l'acte de manger.

- Noter dans un carnet les apports alimentaires et liquidiens, l'heure des repas, le mode d'alimentation, l'endroit où se prend le repas, les activités faites pendant le repas ; noter si le patient mange seul ou avec d'autres et ses sentiments avant et après le repas.
- Calculer l'apport énergétique total.
- S'enquérir des antécédents de régimes amaigrissants.
- Interroger le patient sur sa perception de soi et sur les répercussions du problème de poids sur sa vie.
- Noter les pratiques culturelles axées sur la nourriture et la consommation, ainsi que l'importance accordée aux formes corporelles imposantes.
- Préciser le type de monologue intérieur du patient (encouragement ou découragement).
- Utiliser la technique du dessin pour voir la différence entre la perception de soi et la réalité. On demande au patient de se dessiner sur un mur avec une craie, puis de se placer devant son croquis pendant qu'on trace les véritables contours de son corps, pour ensuite comparer les deux dessins. **Cette technique permet de déterminer si la façon dont le patient perçoit son image corporelle est conforme à la réalité.**
- Relever les renforcements négatifs des personnes clés dans la vie du patient. **Ce type de renforcements peut révéler une attitude autoritaire susceptible d'influer sur le degré de motivation du patient à l'égard des changements à apporter.**
- Prendre note des activités quotidiennes du patient et de son programme d'exercices **afin de déterminer les changements à apporter.**

## PRIORITÉ N° 2 – Établir un programme de réduction du poids

- Préciser les raisons qui incitent le patient à perdre du poids (pour sa satisfaction personnelle, pour accroître son estime de soi, pour obtenir l'approbation d'une autre personne, etc.). **Cette analyse permet de déterminer avec le patient des facteurs de motivation réalistes compte tenu de sa situation (s'accepter comme il est, améliorer sa santé, etc.).**
- S'assurer que le patient désire s'engager à perdre du poids **si une entente est conclue avec lui.**
- Noter la taille, le poids, la constitution morphologique, le sexe et l'âge du patient.

- Calculer les besoins énergétiques du patient à partir de ses caractéristiques physiques et de ses activités.
- Informer le patient au sujet de ses besoins nutritionnels propres. **(Les personnes obèses présentent parfois un déficit en nutriments essentiels.)** Décider avec lui du type de régime amaigrissant à appliquer en fonction des lignes directrices énoncées par la diététicienne ou le médecin.
- **Seconder le patient dans l'élaboration et l'évaluation d'un programme d'amaigrissement** après consultation avec la diététicienne.
- Fixer des objectifs réalistes de perte pondérale hebdomadaire.
- Discuter avec le patient de ses comportements alimentaires et relever les modifications à y apporter, le cas échéant (mange-t-il debout au comptoir, grignote-t-il, à quels types d'activités associe-t-il le fait de manger, etc.).
- Élaborer un plan de rééducation des comportements alimentaires **afin d'encourager le patient à persévérer dans ses nouvelles habitudes.**
- Souligner l'importance d'un apport liquidien adéquat.
- Inciter le patient à participer à la planification d'un programme d'activités adapté à ses goûts et à ses capacités physiques.
- Suivre de près l'application du traitement médicamenteux et vitaminique du patient (inhibiteurs de l'appétit, hormonothérapie, suppléments de vitamines ou de minéraux).
- Féliciter le patient et l'encourager, tant pour ses efforts que pour les pertes de poids. **Cette attitude renforce l'engagement du patient à l'égard du programme thérapeutique.**

### PRIORITÉ N° 3 – Donner un enseignement visant le mieux-être du patient

- Discuter avec le patient et la personne clé dans sa vie des mythes qu'ils entretiennent sur le poids et la perte de poids.
- Conseiller le patient dans ses choix d'aliments nutritifs en tenant compte de ses goûts, de ses besoins et des limites de son budget.
- Proposer au patient des moyens de gérer son stress pendant les repas. **S'il est détendu, il pourra se concentrer sur la nourriture elle-même et sur la sensation de satiété.**
- Explorer avec le patient de nouvelles façons de maîtriser ses émotions **pour remplacer le recours à la nourriture.**

- Inciter le patient à manger avec modération une plus grande variété d'aliments **afin d'éviter la monotonie.**
- Conseiller au patient de se fixer des règles alimentaires pour les occasions spéciales (anniversaires, congés) : réduire sa consommation avant l'événement, choisir de « bons » aliments, **afin de répartir ou de réduire l'apport énergétique.**
- Recommander au patient de s'accorder de temps à autre des « douceurs » qu'il aura planifiées dans son régime **afin d'éviter les sentiments de privation issus d'une application draconienne du régime.**
- Recommander au patient de ne se peser qu'une fois par semaine, toujours à la même heure et en portant les mêmes vêtements, et d'inscrire les résultats sur une feuille graphique. Mesurer le tissu adipeux, si possible **(cette technique donne une mesure plus précise).**
- Expliquer les hauts et les bas du processus de perte pondérale : phénomène du plateau, « pondérostat » (stabilisation du poids), influence des facteurs hormonaux, etc., **afin d'éviter le découragement devant la stagnation du progrès.**
- Inciter le patient à s'acheter des articles personnels ou des vêtements pour se récompenser d'une perte de poids ou d'une réussite.
- Conseiller au patient de jeter ses vêtements devenus trop grands **afin de l'encourager à adopter une attitude positive. Une telle attitude est susceptible d'entraîner un changement permanent et d'amener le patient à se débarrasser de la soupape de sécurité que constitue le fait d'avoir une garde-robe « au cas où » il reprendrait du poids.**
- Faire participer le plus souvent possible les personnes clés dans la vie du patient à l'application du plan de traitement **pour accroître ses chances de succès grâce à un soutien continu.**
- Diriger le patient vers un groupe de soutien communautaire ou l'adresser à un psychothérapeute, au besoin.
- Adresser le patient à une diététicienne **qui l'aidera à répondre sur une base régulière à ses besoins en matière de nutrition ou de diète.**

§ Consulter les diagnostics infirmiers Image corporelle perturbée et Stratégies d'adaptation inefficaces.

## Données essentielles à consigner

### Évaluations (initiale et subséquentes)

- Inscrire les données d'évaluation, notamment le poids actuel du patient et son mode d'alimentation ; la façon dont il perçoit sa propre personne, la nourriture et l'acte de manger ; sa motivation à l'égard de la perte de poids ; le soutien et la réaction de la personne clé.

### Planification

- Rédiger le plan thérapeutique infirmier et inscrire le nom de chacun des intervenants.
- Rédiger le plan d'enseignement.

### Application et vérification des résultats

- Noter les réactions du patient aux interventions, ainsi que les mesures qui ont été prises.
- Enregistrer sur les feuilles prévues à cette fin les résultats des pesées hebdomadaires.
- Noter les objectifs atteints ou les progrès accomplis vers l'atteinte des objectifs.
- Noter les modifications apportées au plan thérapeutique infirmier.

### Plan de congé

- Noter les besoins à long terme du patient et le nom des responsables des mesures à prendre.
- Noter les demandes de consultation.

## Exemples tirés des CRSI (NOC) et des CISI (NIC)

- RÉSULTAT : Maîtrise du poids
- INTERVENTION : Aide à la perte de poids

ALIMENTATION

# RISQUE D'ALIMENTATION EXCESSIVE

*Taxinomie II : Nutrition – Classe 1 : Ingestion (00003)*

*[Mode fonctionnel de santé de Gordon : Nutrition et métabolisme]*

*Diagnostic proposé en 1980*

**DÉFINITION** Apport nutritionnel risquant d'être supérieur aux besoins métaboliques.

## Facteurs de risque

- Obésité de l'un ou des deux parents [obésité chez le conjoint ; prédisposition héréditaire]
- Évolution rapide de la courbe de croissance chez un nourrisson ou un enfant [ou un adolescent]
- Principale source alimentaire composée d'aliments solides avant l'âge de cinq mois
- Poids en début de chaque grossesse supérieur à la normale [grossesses fréquentes et rapprochées]
- Mauvaises habitudes alimentaires :
  - Associe la nourriture à des activités entre les repas.
  - Mange en réaction à des facteurs externes tels que l'heure du jour ou la situation sociale.
  - Mange en réaction à des facteurs internes autres que la faim tels que l'anxiété.
  - Concentre sa consommation alimentaire en fin de journée.
- Recours à la nourriture pour se récompenser ou se réconforter
- [Recours fréquent et répété à des régimes amaigrissants]
- [Isolement social ou culturel]
- [Manque d'autres exutoires]
- [Diminution des activités ; sédentarité]
- [Stratégies d'adaptation habituelles inefficaces]
- [Consommation prépondérante d'aliments à forte concentration énergétique]

- [Baisse importante ou brusque du revenu, milieu socioéconomique modeste]

**Remarque**: Il ne peut y avoir de signes ni de symptômes (caractéristiques) lorsqu'on diagnostique un risque de problème, car celui-ci n'existe pas encore; les interventions infirmières sont donc axées sur la prévention.

## Résultats escomptés (objectifs) et critères d'évaluation

- Le patient connaît ses besoins corporels et énergétiques.
- Le patient connaît les habitudes et les facteurs culturels prédisposant à l'obésité.
- Le patient adopte des conduites et de nouvelles habitudes visant la réduction des facteurs de risque.
- Le patient assume la responsabilité de ses actes.
- Le patient choisit l'action plutôt que la réaction face aux situations de stress.
- Le patient garde son poids à un degré satisfaisant compte tenu de sa taille, de sa morphologie, de son âge et de son sexe.

## Interventions

**PRIORITÉ Nº 1 – Évaluer les facteurs de risque d'un gain pondéral non désiré**

- Prendre note des facteurs de risque présents (voir la liste précitée). **Il existe une forte corrélation entre l'obésité des parents et celle des enfants. Lorsqu'un parent est obèse, 40 % des enfants font de l'embonpoint; lorsque les deux parents sont obèses, cette proportion atteint 80 %.**
- Prendre note de l'âge et des habitudes d'exercice du patient. Noter son degré d'activité.
- Établir chez les enfants le percentile de croissance pour le poids et la taille à partir des courbes de la croissance et du développement physique.
- Étudier les résultats des examens de laboratoire **à la recherche de signes de troubles endocriniens ou métaboliques.**
- Noter le poids actuel du patient, les changements pondéraux antérieurs, ses habitudes de vie et les facteurs culturels susceptibles de le prédisposer au gain pondéral. **Son milieu**

**socioéconomique, la somme d'argent dont il peut disposer pour la nourriture, la distance de son domicile à l'épicerie et l'espace disponible pour les réserves d'aliments sont tous des facteurs qui peuvent influer sur ses choix et ses apports alimentaires.**

- Recueillir des données sur les habitudes alimentaires du patient en fonction des facteurs de risque.
- Dresser les profils caractéristiques de faim et de satiété chez le patient. **Ces profils diffèrent chez les gens prédisposés au gain pondéral. Le fait de sauter un repas ralentit le métabolisme.**
- Noter les antécédents de régimes amaigrissants et les sortes de régimes suivis.
- Rechercher si les régimes « en dents de scie » ou la boulimie constituent des facteurs de risque.
- Rechercher les traits de personnalité susceptibles d'indiquer un risque d'obésité : intransigeance, abandon du pouvoir d'agir et de décider, image corporelle ou concept de soi négatifs, monologues intérieurs de découragement, insatisfaction face à la vie.
- Préciser l'importance que le patient accorde à la nourriture sur le plan psychologique.
- Écouter le patient parler de ses inquiétudes et s'enquérir de ses facteurs de motivation face à la prévention du gain pondéral.

### PRIORITÉ N° 2 – Élaborer avec le patient un programme de prévention du gain pondéral

- Expliquer au patient comment équilibrer son apport énergétique et ses dépenses d'énergie.
- Proposer au patient des façons différentes de répondre à son besoin de manger (manger lentement, ne manger que lorsqu'il a faim, s'arrêter lorsqu'il se sent rassasié, ne pas sauter de repas, etc.) **afin de l'aider à adopter de nouvelles habitudes alimentaires.**
- Élaborer avec le patient un programme d'exercices et d'activités de relaxation, en soulignant l'importance d'un tel programme. **L'inciter à intégrer ce programme dans ses habitudes de vie.**
- Inciter le patient à élaborer des stratégies visant à réduire les pensées ou les actions stressantes. **Cette mesure favorise la détente, réduit le stress et diminue le recours à la nourriture pour se réconforter.**

**PRIORITÉ N° 3 – Donner un enseignement visant le mieux-être du patient**

- Passer en revue les facteurs de risque et fournir au patient les informations **susceptibles de l'aider à se motiver et à prendre des décisions.**
- Conseiller au patient de consulter une diététicienne **afin d'obtenir des solutions à des problèmes particuliers de nutrition ou de diététique.**
- Informer les nouvelles mères au sujet de la nutrition des bébés en pleine croissance.
- Inciter le patient à prendre la décision de mener une vie active et de garder de saines habitudes alimentaires.
- Amener le patient à comprendre les messages de son corps et à reconnaître les émotions susceptibles de le porter à manger pour se réconforter (la colère, l'anxiété, l'ennui, la tristesse, par exemple).
- Élaborer pour le patient un système d'autosurveillance **afin de l'aider à faire des choix, de lui permettre de suivre ses progrès et de lui donner le sentiment d'être maître de la situation.**
- Diriger le patient vers des groupes de soutien ou des services communautaires susceptibles de l'aider à modifier son comportement, au besoin.

## Données essentielles à consigner

### *Évaluations (initiale et subséquentes)*

- Inscrire les données d'évaluation reliées à la situation du patient, aux facteurs de risque, à l'apport énergétique actuel et au mode d'alimentation.

### *Planification*

- Rédiger le plan thérapeutique infirmier et inscrire le nom de chacun des intervenants.
- Rédiger le plan d'enseignement.

### *Application et vérification des résultats*

- Noter les réactions du patient aux interventions et à l'enseignement, ainsi que les mesures qui ont été prises.
- Noter les objectifs atteints ou les progrès accomplis vers l'atteinte des objectifs.
- Noter les modifications apportées au plan thérapeutique infirmier.

### *Plan de congé*

- Noter les besoins à long terme du patient et le nom des responsables des mesures à prendre.
- Noter les demandes de consultation.

## Exemples tirés des CRSI (NOC) et des CISI (NIC)

- RÉSULTAT : Maîtrise du poids
- INTERVENTION : Surveillance du poids

ALIMENTATION

# MODE D'ALIMENTATION INEFFICACE CHEZ LE NOUVEAU-NÉ/NOURRISSON

*Taxinomie II : Nutrition – Classe 1 : Ingestion (00107)*

*[Mode fonctionnel de santé de Gordon : Nutrition et métabolisme]*

*Diagnostic proposé en 1992*

**DÉFINITION** Perturbation du réflexe de succion d'un nourrisson ou difficulté à coordonner succion et déglutition.

## Facteurs favorisants

- Prématurité
- Atteinte ou immaturité neurologiques
- Hypersensibilité buccale
- Absence prolongée de tétée
- Malformation

## Caractéristiques

### DONNÉES SUBJECTIVES

- [La personne s'occupant du bébé rapporte que celui-ci est incapable d'amorcer ou de maintenir une succion efficace.]

### DONNÉES OBJECTIVES

- Incapacité d'amorcer ou de maintenir une succion efficace
- Incapacité de coordonner succion, déglutition et respiration

## Résultats escomptés (objectifs) et critères d'évaluation

- Le bébé présente une diurèse adéquate : il mouille suffisamment de couches par jour.
- Le bébé prend du poids de manière satisfaisante.
- Il n'y a aucun problème de fausse route (aspiration).

## Interventions

### PRIORITÉ N° 1 – Rechercher les facteurs favorisants et le degré de dysfonctionnement

- Déterminer l'âge développemental du bébé, et rechercher les anomalies morphologiques (fente labiopalatine, etc.) ou les obstacles mécaniques (sonde endotrachéale, ventilateur, etc.).
- Apprécier l'état de conscience et rechercher les signes d'atteinte neurologique, de convulsions ou de douleur.
- Noter le nom des médicaments prescrits et les heures auxquelles ils doivent être pris. **Les médicaments peuvent produire des effets sédatifs et entraver la tétée.**
- Comparer le poids et la taille à la naissance avec le poids et la taille actuels.
- Vérifier s'il y a des signes de stress pendant la tétée (tachypnée, cyanose, fatigue ou léthargie, etc.).
- Noter les comportements indiquant que le bébé a encore faim après la tétée.

### PRIORITÉ N° 2 – S'assurer que le bébé reçoit un apport nutritionnel adéquat

- Désigner la méthode d'alimentation qui convient le mieux au bébé (utilisation d'une tétine spéciale ou d'un dispositif d'alimentation, gavage, alimentation entérale, etc.) et choisir le type de lait (lait maternisé ou lait maternel) qui répondra le mieux à ses besoins.
- Montrer à la personne s'occupant du bébé comment le nourrir. Noter si elle installe correctement le bébé, s'il saisit

bien la tétine ou le sein, à quelle vitesse s'écoule le lait et à quelle fréquence le bébé éructe.

- Observer la personne s'occupant du bébé pendant qu'elle le nourrit. Lui offrir commentaires et assistance au besoin. **Cela favorise l'apprentissage et encourage la personne à poursuivre ses efforts.**
- Orienter la personne s'occupant du bébé vers une consultante en allaitement pour l'aider à résoudre les problèmes persistants et pour la soutenir (par exemple, montrer au nourrisson à téter).
- Expliquer à la personne s'occupant du bébé qu'il est important que la tétée se passe dans un climat de calme et de détente.
- Adapter la fréquence et la quantité des tétées aux besoins du bébé, **afin de prévenir le stress dû à un apport excessif ou insuffisant de nourriture.**
- Selon l'âge et les besoins du bébé, compléter l'alimentation lactée en introduisant des aliments solides ou des agents épaississants.
- Faire alterner les méthodes d'alimentation (biberon et gavage, par exemple) selon les capacités et le degré de fatigue du bébé.
- Modifier l'horaire de prise de médicaments, ou celui des tétées, **de façon à ce que l'effet sédatif des médicaments soit minimal pendant les tétées.**

**PRIORITÉ N° 3 – Donner un enseignement visant le mieux-être du bébé et de la personne qui s'en occupe**

- Montrer à la personne s'occupant du bébé comment prévenir ou atténuer l'aspiration (fausse route), si besoin est.
- Expliquer quelle est la courbe de croissance et de développement visée pour le bébé et l'apport énergétique dont il aura besoin à chaque étape.
- Suggérer à la personne s'occupant du bébé de le peser régulièrement.
- Recommander à la personne s'occupant du bébé de s'inscrire à un cours, au besoin (cours de premiers soins, cours de réanimation cardiorespiratoire chez l'enfant, etc.).

## Données essentielles à consigner

### Évaluations (initiale et subséquentes)

- Inscrire le type d'alimentation, la voie d'administration, les obstacles à l'alimentation et les réactions du bébé.
- Inscrire le poids et la taille du bébé.

### Planification

- Rédiger le plan thérapeutique infirmier et inscrire le nom de chacun des intervenants.
- Rédiger le plan d'enseignement.

### Application et vérification des résultats

- Noter la réaction du bébé aux interventions (apport nutritionnel, gain pondéral, réaction aux tétées, etc.) et les mesures entreprises par la personne qui s'en occupe.
- Noter dans quelle mesure la personne s'occupant du bébé participe aux soins et aux différentes activités, ainsi que sa réaction à l'enseignement.
- Noter les objectifs atteints ou les progrès accomplis vers l'atteinte des objectifs.
- Noter les modifications apportées au plan thérapeutique infirmier.

### Plan de congé

- Noter les besoins à long terme du bébé et de la personne qui s'en occupe, les demandes de consultation et le nom des responsables du suivi.

## Exemples tirés des CRSI (NOC) et des CISI (NIC)

- RÉSULTAT : Déglutition : phase buccale
- INTERVENTION : Surveillance de l'état nutritionnel

ALIMENTATION

# MOTIVATION À AMÉLIORER SON ALIMENTATION

*Taxinomie II : Promotion de la santé – Classe 2 : Prise en charge de la santé (00163)*

*[Mode fonctionnel de santé de Gordon : Nutrition et métabolisme]*

*Diagnostic proposé en 2002*

**DÉFINITION** ■ Habitudes alimentaires permettant de satisfaire les besoins métaboliques et pouvant être renforcées.

## Caractéristiques

### DONNÉES SUBJECTIVES

- Volonté d'améliorer son alimentation
- Repas réguliers
- Choix judicieux d'aliments et de liquides recommandés pour la santé
- Congruence entre les habitudes concernant le boire et le manger et la volonté de se maintenir en bonne santé

### DONNÉES OBJECTIVES

- Consommation d'aliments et de liquides appropriés
- Régime alimentaire approprié (ex. : guides alimentaires, association pour les diabétiques)
- Respect des normes de préparation et de conservation des aliments

## Résultats escomptés (objectifs) et critères d'évaluation

- Le patient adopte les comportements visant l'atteinte et le maintien d'un poids approprié.
- Le patient ne présente pas de signes de malnutrition.
- Le patient sait comment préparer et conserver des aliments pour qu'ils restent sains.

## Interventions

**PRIORITÉ Nº 1 – Évaluer l'état nutritionnel actuel du patient et ses habitudes d'alimentation**

- Interroger le patient sur ses connaissances en matière de besoins nutritionnels et sur les moyens qu'il utilise pour répondre à ces besoins, **ce qui permet d'obtenir des renseignements de base en vue de la planification de l'enseignement et des interventions.**
- Évaluer les habitudes alimentaires du patient et ses choix d'aliments et de liquides en relation avec tout facteur de risque et objectif de promotion de la santé, **ce qui aide à repérer les forces du patient et ses faiblesses qui devront être corrigées.**
- S'assurer que les besoins propres à l'âge et au stade de développement sont comblés. **Ces facteurs exercent une influence tout au long de la vie, même s'ils diffèrent selon le groupe d'âge. Par exemple, les personnes âgées ont besoin des mêmes éléments nutritifs que les adultes plus jeunes, mais en plus petite quantité ; on doit également prêter une attention particulière à certains éléments, comme le calcium, les fibres, les vitamines, les protéines et l'eau. Les bébés et les enfants mangent de petits repas, et on doit surveiller régulièrement l'apport en éléments nutritifs pour favoriser une croissance et un développement normaux tout en adaptant le menu aux préférences et aux habitudes alimentaires de l'enfant.**
- Vérifier l'influence des facteurs culturels **pour déterminer ce que le patient considère comme une alimentation normale, de même que pour connaître ses préférences et ses habitudes alimentaires, qui peuvent être renforcées ou modifiées, selon le cas.**
- Apprécier la perception qu'a le patient de la nourriture et de la préparation des aliments, de même que le sens qu'il donne à l'acte de manger **pour connaître ses sentiments et ses émotions à l'égard de la nourriture et de son image corporelle.**
- Interroger le patient sur les réactions négatives, réelles ou possibles, de la personne clé dans sa vie, **ce qui peut révéler des problèmes de contrôle qui pourraient avoir une incidence sur la motivation du patient à changer ses habitudes.**
- Dresser les profils caractéristiques de faim et de satiété chez le patient, **qui permettent de repérer les forces et**

**les faiblesses des habitudes alimentaires et les possibilités d'amélioration (par exemple, un patient prédisposé au gain pondéral ne devrait pas prendre un gros repas le soir ou a besoin de connaître les aliments qui favorisent le sentiment de satisfaction).**

- Évaluer la capacité du patient à préparer et à conserver des aliments pour qu'ils restent sains **afin de déterminer s'il a besoin de ressources ou de renseignements sur la santé.**

#### PRIORITÉ N° 2 – Aider le patient et la personne clé dans sa vie à établir un programme répondant à ses besoins personnels

- Aider le patient à obtenir et à passer en revue les résultats de ses examens (ex. : taille, poids, pourcentage de tissus adipeux, lipides, glycémie, formule sanguine, protéines totales) **pour s'assurer qu'il est en bonne santé et pour repérer les changements à apporter à son régime alimentaire afin de faciliter l'atteinte des objectifs en matière de santé.**
- Inciter le patient à adopter de bonnes habitudes alimentaires (par exemple, en diminuant la taille des portions, en prenant ses repas à des heures régulières, en lisant les étiquettes apposées sur les produits, en mangeant moins d'aliments à forte teneur en lipides et d'aliments prêts à manger, en suivant un programme alimentaire précis, en buvant de l'eau et des liquides bons pour la santé). **Les commentaires positifs aident à maintenir des habitudes de vie favorisant la santé et l'adoption de nouveaux comportements.**
- Discuter avec le patient de l'utilisation de récompenses.
- Donner un enseignement et revoir les renseignements fournis sur les besoins particuliers du patient, **ce qui améliore le processus de prise de décisions et favorise la responsabilisation du patient à l'égard de ses besoins.**
- Aborder avec le patient la question de la lecture des étiquettes alimentaires et lui expliquer le sens de leur contenu, au besoin, **pour aider le patient et la personne clé dans sa vie à faire des choix santé.**
- Revoir avec le patient les méthodes de préparation et de conservation des aliments pour qu'ils restent sains **afin d'éviter les maladies d'origine alimentaire.**
- Consulter la diététicienne ou le médecin, ou diriger le patient vers ces professionnels, au besoin. **Le patient et la personne clé dans sa vie peuvent bénéficier de conseils concernant des problèmes nutritionnels ou alimentaires**

**particuliers ou peuvent avoir besoin d'un suivi régulier pour s'assurer que les besoins du patient ont été comblés dans le cas où il suit un régime prescrit par le médecin.**

- Élaborer un système d'autosurveillance **qui donnera au patient le sentiment qu'il maîtrise la situation en lui permettant de suivre ses progrès et en l'aidant à faire des choix.**

**PRIORITÉ N° 3 – Favoriser le mieux-être du patient**

- Passer en revue les facteurs de risque propres au patient et fournir des renseignements supplémentaires ou répondre aux questions, **ce qui favorise la motivation du patient et la prise de décisions.**
- Fournir au patient une liste d'ouvrages de référence et aider le patient et la personne clé dans sa vie à trouver et à évaluer les ressources qu'ils peuvent consulter eux-mêmes. **Quand un patient consulte Internet ou des ressources non traditionnelles ou non éprouvées, il doit faire preuve de jugement et évaluer la fiabilité de la source de renseignements avant de s'y conformer.**
- Inciter le patient à manger avec modération des aliments variés **pour diminuer le dégoût et encourager le patient à continuer de faire des choix santé en matière d'alimentation.**
- Aider le patient à trouver des ressources dans la collectivité et à y accéder, au besoin. **Un patient pourrait avoir besoin de coupons alimentaires, de l'aide de groupes de soutien ou de banques alimentaires, de conseils budgétaires ou des services d'une popote roulante.**

## Données essentielles à consigner

### *Évaluations (initiale et subséquentes)*

- Inscrire les données d'évaluation, notamment la manière dont le patient perçoit ses besoins, sa motivation à s'améliorer et ses attentes.
- Noter les limites imposées par la culture ou la religion et les préférences personnelles.
- Noter les ressources dont le patient dispose et l'utilisation qu'il en fait.

### *Planification*

- Établir les objectifs d'amélioration.
- Rédiger le plan de croissance et le nom de chacun des intervenants.

### *Application et vérification des résultats*

- Noter les réactions du patient aux interventions et à l'enseignement, ainsi que les mesures qui ont été prises.
- Noter les objectifs atteints ou les progrès accomplis vers l'atteinte des objectifs.
- Noter les modifications apportées au plan de croissance.

### *Plan de congé*

- Noter les besoins à long terme du patient, ses attentes et les mesures à prendre.
- Noter les ressources dont dispose le patient et les demandes de consultation.

## Exemples tirés des CRSI (NOC) et des CISI (NIC)

- RÉSULTAT : Maîtrise des symptômes
- INTERVENTION : Orientation dans le réseau de la santé et de la sécurité sociale

# ALLAITEMENT MATERNEL EFFICACE*

*Taxinomie II : Relations et rôle – Classe 3 : Performance dans l'exercice du rôle (00106)*

*[Mode fonctionnel de santé de Gordon : Nutrition et métabolisme]*

*Diagnostic proposé en 1990*

---

* Ce diagnostic infirmier est difficile à traiter, car les facteurs favorisants et les caractéristiques sont en fait les objectifs et les critères d'évaluation. Nous sommes d'avis que le processus d'allaitement efficace s'apprend et doit être encouragé par des interventions infirmières axées sur l'apprentissage.

**DÉFINITION** La mère et le bébé maîtrisent suffisamment bien le processus d'allaitement et en tirent satisfaction.

## Facteurs favorisants

- Connaissances de base sur l'allaitement au sein
- Morphologie normale des seins
- Morphologie normale de la bouche du bébé
- Âge gestationnel du bébé supérieur à 34 semaines
- Sources d'aide [disponibles]
- Assurance de la mère

## Caractéristiques

### DONNÉES SUBJECTIVES

- Satisfaction de la mère à l'égard de l'allaitement

### DONNÉES OBJECTIVES

- Capacité de la mère d'installer le bébé de façon à ce qu'il puisse saisir facilement le sein
- Satisfaction évidente du bébé après l'allaitement
- Succion régulière et continue ; 8 à 10 tétées par 24 heures
- Poids du bébé dans les limites normales pour son âge
- Mode de communication efficace entre la mère et son bébé (indices donnés par le bébé, interprétation et réaction de la mère)
- Signes ou symptômes de libération d'ocytocine (réflexe d'émission de lait)
- Mode d'élimination du bébé satisfaisant pour son âge ; [selles molles ; plus de six couches mouillées d'urine non concentrée par jour]
- Empressement du bébé à téter

## Résultats escomptés (objectifs) et critères d'évaluation

- La mère comprend le processus d'allaitement.
- La mère connaît la technique reliée à l'allaitement.

- La famille offre son soutien et sa collaboration.
- La mère suit des cours ou fait les lectures appropriées.

## Interventions

### PRIORITÉ N° 1 – Évaluer les besoins d'apprentissage de la mère

- Recueillir des données sur les connaissances de la mère et sur ses expériences d'allaitement antérieures.
- Prendre note de l'efficacité actuelle de l'allaitement.
- Inventorier les réseaux de soutien dont la mère et la famille peuvent disposer.

### PRIORITÉ N° 2 – Promouvoir des méthodes d'allaitement efficaces

- Mettre le nouveau-né au sein dans la première heure suivant l'accouchement.
- Répondre à toute demande d'information de la mère.
- Inviter la mère à s'entraîner à la pratique de la méthode démontrée.
- Rectifier certaines pratiques au besoin.
- Laisser la mère allaiter le bébé aussi longtemps et aussi souvent qu'il le faut.
- Inciter la mère à boire au moins 2000 mL de liquide par jour ou 250 mL par heure.

### PRIORITÉ N° 3 – Donner un enseignement visant le mieux-être de la mère et de l'enfant

- Veiller à ce qu'un suivi soit assuré au domicile 48 heures après la sortie du centre hospitalier et prévoir une seconde visite au besoin, **afin d'apporter à la mère le soutien nécessaire et de l'aider à résoudre d'éventuels problèmes.**
- Recommander à la mère de compter le nombre de couches mouillées par le nouveau-né **(plus de six couches mouillées par jour indiquent une hydratation suffisante).**
- Susciter par l'écoute active auprès de la mère et des autres membres de la famille l'expression des sentiments et des inquiétudes **afin de déceler la nature de ces inquiétudes, le cas échéant.**
- Revoir avec la mère les techniques d'expression et de conservation du lait maternel **afin de l'aider à poursuivre l'allaitement.**

- Aider la mère à trouver des moyens satisfaisants pour faire face aux situations nécessitant le recours au biberon (retour au travail, utilisation d'un service de garde, etc.).
- Diriger la mère vers un groupe de soutien tel que la Ligue La Leche, au besoin.

§ Pour plus d'information, consulter le diagnostic infirmier Allaitement maternel inefficace.

## Données essentielles à consigner

### *Évaluations (initiale et subséquentes)*

- Inscrire les données d'évaluation relatives à la mère et au bébé.
- Inscrire le nombre de couches mouillées et le poids du bébé (pesé à intervalles réguliers).

### *Planification*

- Rédiger le plan thérapeutique infirmier et inscrire le nom de chacun des intervenants.
- Rédiger le plan d'enseignement.

### *Application et vérification des résultats*

- Noter les réactions de la mère au programme d'enseignement et aux interventions, ainsi que les mesures qui ont été prises.
- Noter le degré d'efficacité des tétées.
- Noter les objectifs atteints ou les progrès accomplis vers l'atteinte des objectifs.
- Noter les modifications apportées au plan thérapeutique infirmier.

### *Plan de congé*

- Noter les besoins à long terme, les demandes de consultation et le nom des responsables des mesures à prendre.

## Exemples tirés des CRSI (NOC) et des CISI (NIC)

- RÉSULTAT : Mise en route de l'allaitement maternel : mère
- INTERVENTION : Conseils relatifs à la conduite d'un allaitement

# ALLAITEMENT MATERNEL INEFFICACE

*Taxinomie II : Relations et rôle – Classe 3 : Performance dans l'exercice du rôle (00104)*

*[Mode fonctionnel de santé de Gordon : Nutrition et métabolisme]*

*Diagnostic proposé en 1988*

**DÉFINITION** ■ La mère ou le bébé a de la difficulté à maîtriser le processus d'allaitement et n'en tire pas satisfaction.

## Facteurs favorisants

- Prématurité, anomalie chez le bébé, mauvais réflexe de succion
- Alimentation au biberon [fréquente ou répétée] en plus de l'allaitement au sein
- Anxiété ou ambivalence de la mère
- Manque de connaissances
- Échec antérieur de l'allaitement au sein
- Interruption de l'allaitement au sein
- Manque de soutien du conjoint ou de la famille
- Anomalie mammaire ; chirurgie mammaire antérieure ; [mamelon douloureux ou engorgement mammaire]

## Caractéristiques

### DONNÉES SUBJECTIVES

- Allaitement insatisfaisant
- Douleur au mamelon persistant après la première semaine d'allaitement
- Vidage insuffisant de chaque sein après l'allaitement
- Manque de lait, réel ou non

### DONNÉES OBJECTIVES

- Signes observables d'apport lacté inadéquat chez le bébé [baisse du nombre de couches mouillées, perte pondérale ou gain pondéral inadéquat]

- Impossibilité pour le bébé de téter de façon ininterrompue ou assez prolongée
- Incapacité pour le bébé de saisir correctement le sein
- Refus de saisir le sein ; pleurs et raidissements lors de l'allaitement
- Malaises et pleurs du bébé dans l'heure qui suit l'allaitement ; il ne réagit pas aux autres mesures de réconfort
- Aucun signe observable de libération d'ocytocine [réflexe d'émission de lait]

## Résultats escomptés (objectifs) et critères d'évaluation

- La mère comprend les facteurs favorisants.
- La mère fait la démonstration des techniques visant l'amélioration de l'allaitement.
- La mère assume la responsabilité de l'efficacité de l'allaitement.
- La mère et le bébé manifestent de la satisfaction par rapport à l'allaitement.
- Le bébé prend du poids de façon satisfaisante.

## Interventions

**PRIORITÉ N° 1 – Déterminer les facteurs favorisants chez la mère**

- Recueillir des données sur les connaissances de la mère par rapport à l'allaitement.
- Inviter la mère à discuter de ses expériences actuelles et antérieures d'allaitement.
- Relever les expériences insatisfaisantes que la mère a eues antérieurement ou dont elle a entendu parler, car ces expériences peuvent influer sur la situation présente.
- Examiner attentivement les seins et les mamelons : symétrie et volume des seins, proéminence et intégrité des mamelons.
- Noter l'apparence des seins et des mamelons.
- Préciser si le problème d'allaitement inefficace est irrémédiable (déficience en prolactine ou concentrations insuffisantes de prolactine sérique chez la mère, tissu de la glande mammaire inadéquat, chirurgie mammaire ayant endommagé le mamelon ou l'aréole) ou traitable (mamelons douloureux, engorgement grave, obstruction des canaux galactophores, mastite, inhibition du réflexe d'émission du lait, séparation de la mère et du bébé avec arrêt de l'allaitement au sein).

- Prendre note des antécédents de grossesses, de travail et d'accouchement (par voie vaginale ou par césarienne) ; des chirurgies récentes ; des problèmes médicaux préexistants (diabète, épilepsie, cardiopathie, handicaps, etc.).
- Inventorier les réseaux de soutien de la mère (personnes clés, famille élargie, amis, etc.).
- Prendre note de l'âge de la mère, du nombre d'enfants à la maison et de l'obligation ou non de retourner au travail.
- Préciser les sentiments de la mère par rapport à l'allaitement (peur, anxiété, ambivalence, dépression).
- Vérifier s'il existe des attentes ou des conflits d'ordre culturel.

**PRIORITÉ Nº 2 – Déterminer les facteurs favorisants chez le bébé**

- Rechercher la présence de problèmes de succion (voir les facteurs favorisants et les caractéristiques).
- Prendre note de la prématurité ou de toute anomalie du bébé (fissure palatine, etc.).
- Recueillir des données sur l'allaitement (nombre de tétées par jour, durée totale de la tétée, durée de la tétée à chaque sein et nombre de seins vidés à chaque période d'allaitement), **afin de déceler les besoins d'allaitement artificiel. Habituellement, l'allaitement a lieu huit fois par jour et la tétée se fait aux deux seins pendant plus de 15 minutes à chaque sein.**
- Modifier l'horaire d'allaitement, au besoin.
- Noter les signes observables d'apport lacté inadéquat chez le bébé (prend le sein et tète de façon ininterrompue, mais fait très peu de bruits de déglutition ; se cambre et pleure lorsqu'on lui présente le sein et refuse de le saisir ; élimination urinaire et fréquence des selles diminuées ; gain pondéral inadéquat).
- Apprécier le degré de satisfaction du bébé après la tétée : contentement évident ou malaises et pleurs dans l'heure qui suit l'allaitement. Dans le dernier cas, on peut supposer que l'allaitement est inefficace.
- Noter toute corrélation entre l'ingestion de certains aliments par la mère et les coliques du bébé.

**PRIORITÉ Nº 3 – Aider la mère à acquérir les habiletés nécessaires à un bon allaitement**

- Créer un climat propice à l'allaitement.
- Informer la mère en ne lui donnant qu'une nouvelle consigne à la fois (à chaque tétée), **afin de lui laisser le temps d'assimiler l'information.**

- Informer la mère que certains bébés ne pleurent pas lorsqu'ils ont faim, mais qu'ils le manifestent en faisant des mouvements de succion avec la bouche et en suçant leurs doigts.
- Conseiller à la mère de réduire l'utilisation de la sucette et des suppléments de lait au biberon, à moins d'indication contraire, **car ceux-ci peuvent réduire le désir du bébé de téter.**
- Conseiller à la mère de n'utiliser la téterelle que temporairement pour sortir le mamelon. Dès que le but est atteint, il faut enlever la téterelle et placer la bouche du bébé directement sur le mamelon.
- Montrer à la mère comment utiliser un tire-lait électrique lorsqu'elle en a besoin **afin de maintenir ou d'augmenter sa production de lait.**
- Inciter la mère à faire des siestes fréquentes et à partager les tâches domestiques et les soins aux enfants, **afin de limiter la fatigue et de favoriser la détente à l'heure des tétées.**
- Conseiller à la mère de réduire ou de cesser sa consommation de tabac, de caféine, d'alcool, de médicaments et de sucres concentrés, **parce que ces substances peuvent nuire à la production ou à l'émission du lait, ou être transmises à l'enfant.**
- Entreprendre un traitement rapide des problèmes d'allaitement tels que les suivants.

***Engorgement***

- Procéder à des applications de chaud ou de froid sur les seins.
- Masser le sein à partir de la paroi thoracique vers le mamelon.
- Utiliser un aérosol nasal d'ocytocine synthétique (sur ordonnance) **afin de favoriser le réflexe d'émission du lait.**
- Apaiser le bébé agité avant de lui présenter le sein.
- Placer correctement la bouche du bébé sur le sein ou le mamelon.
- Alterner le sein présenté en premier au début de chaque tétée.
- Allaiter même la nuit ou utiliser un tire-lait électrique au moins 8 à 12 fois par jour, 15 minutes par sein.

***Mamelons douloureux***

- Porter des vêtements en pur coton.
- Ne pas utiliser de savon, d'alcool ni d'agents asséchants sur les mamelons.
- Éviter d'utiliser la téterelle ou des coussinets de soutien-gorge en plastique.
- Sécher les mamelons à l'air.
- Appliquer une mince couche de lanoline (si la mère et le bébé ne sont pas allergiques à la laine).
- Exposer les seins au soleil ou à une lampe solaire avec grande prudence.
- Prendre un analgésique léger (sur ordonnance).
- Appliquer de la glace sur le mamelon avant la tétée.
- Mouiller le mamelon avec de l'eau chaude avant la tétée **afin de le ramollir et d'enlever le lait séché.**
- Placer correctement la bouche de l'enfant sur le sein et le mamelon en commençant par le côté le moins douloureux ou en exprimant le lait manuellement juste avant la tétée **afin de déclencher la sécrétion lactée.**
- Varier les positions pour la tétée.

***Obstruction des canaux galactophores***

- Utiliser un soutien-gorge plus grand afin d'éviter toute pression sur les canaux galactophores obstrués.
- Appliquer une chaleur sèche ou humide.
- Masser doucement au-dessus de la région obstruée vers le mamelon.
- Après le massage, donner la tétée, exprimer du lait manuellement ou utiliser un tire-lait.
- Faire téter le bébé plus souvent du côté atteint.

***Inhibition du réflexe d'émission du lait***

- Exécuter des techniques de relaxation avant l'allaitement (climat de calme, position confortable, massage des seins, application de chaleur sur les seins, boisson [jus de fruits ou autre] à portée de la main).
- Établir des habitudes d'allaitement.
- Se concentrer sur le bébé.
- Prendre de l'ocytocine synthétique en aérosol nasal (sur ordonnance).

***Mastite***

- Garder le lit (avec le bébé) pendant plusieurs jours.
- Prendre les antibiotiques prescrits.

- Appliquer une chaleur humide avant et pendant la tétée.
- Vider les seins complètement.
- Continuer à allaiter le bébé au moins 8 à 12 fois par jour, ou extraire le lait pendant 24 heures puis reprendre l'allaitement au sein.

**PRIORITÉ N° 4 – Entraîner progressivement le bébé à l'allaitement au sein**

- Conseiller à la mère de mettre du lait maternel sur un coussinet de soutien-gorge et de le laisser dans le lit du bébé avec sa photo lorsque le bébé est séparé d'elle pour des raisons médicales (prématurité, etc.).
- Inciter la mère à augmenter la fréquence des contacts de peau à peau.
- Suggérer à la mère de présenter le sein à l'enfant pour qu'il puisse s'exercer à la tétée.
- Conseiller à la mère d'exprimer de petites quantités de lait dans la bouche du bébé.
- Demander à la mère d'extraire du lait après la tétée afin d'accroître la production de lait.
- Conseiller à la mère de donner le biberon au bébé seulement lorsqu'il est impossible de faire autrement.
- Dresser une liste des interventions particulières à appliquer si le bébé a une fissure labiale ou palatine.

**PRIORITÉ N° 5 – Donner un enseignement visant le mieux-être de la mère et du bébé**

- Veiller à ce qu'un professionnel de la santé effectue des visites de suivi 48 heures après la sortie du centre hospitalier et 2 semaines après la naissance **afin de s'assurer que le bébé reçoit un bon apport lacté et que l'allaitement se déroule bien.**
- Recommander à la mère de compter le nombre de couches mouillées par le nouveau-né **(plus de six couches mouillées par jour indiquent une hydratation suffisante)**.
- Peser le bébé au moins aux trois jours, selon les directives, et noter son poids **(afin de s'assurer que le bébé reçoit un bon apport nutritionnel)**.
- Inciter le conjoint à s'informer et à donner du soutien à la mère, au besoin. Vérifier si la mère a besoin de se reposer, de se détendre et de passer du temps avec ses autres enfants.
- Expliquer à la mère qu'il est important d'avoir une alimentation et un apport liquidien appropriés, de prendre des vitamines pour femmes enceintes ou d'autres minéraux ou vitamines, notamment de la vitamine C.

- Prendre des mesures adaptées aux problèmes particuliers du bébé (problèmes de succion, prématurité, anomalies).
- Informer la mère que le retour des règles moins de trois mois après la naissance du bébé peut indiquer que les concentrations de prolactine sont insuffisantes.
- Diriger la mère vers des groupes de soutien (Ligue La Leche, groupes de parents, activités de détente et de relaxation ou autres ressources communautaires pertinentes).
- Proposer à la mère des lectures complémentaires sur l'allaitement maternel.

## Données essentielles à consigner

### *Évaluations (initiale et subséquentes)*

- Inscrire les données d'évaluation relatives à la mère et à l'enfant (engorgement mammaire, gain pondéral du bébé adéquat sans suppléments, etc.).

### *Planification*

- Rédiger le plan thérapeutique infirmier et inscrire le nom de chacun des intervenants.
- Rédiger le plan d'enseignement.

### *Application et vérification des résultats*

- Noter les réactions de la mère et du bébé aux interventions et à l'enseignement, ainsi que les mesures qui ont été prises.
- Noter les objectifs atteints ou les progrès accomplis vers l'atteinte des objectifs.
- Inscrire les modifications apportées au plan thérapeutique infirmier.

### *Plan de congé*

- Noter les demandes de consultation ainsi que les programmes auxquels la mère a choisi de participer.

## Exemples tirés des CRSI (NOC) et des CISI (NIC)

- RÉSULTAT : Connaissance : allaitement maternel
- INTERVENTION : Aide à la conduite d'un allaitement maternel

# ALLAITEMENT MATERNEL INTERROMPU

*Taxinomie II : Relations et rôle – Classe 3 : Performance dans l'exercice du rôle (00105)*

*[Mode fonctionnel de santé de Gordon : Nutrition et métabolisme]*

*Diagnostic proposé en 1992*

**DÉFINITION** ▪ **Suspension du processus de l'allaitement maternel parce que la mère se trouve dans l'impossibilité d'allaiter ou que l'allaitement maternel est contre-indiqué.**

## Facteurs favorisants

- Maladie de la mère ou du bébé
- Prématurité
- Retour au travail de la mère
- Contre-indications à l'allaitement (traitement médicamenteux ou ictère lié au lait maternel, par exemple)
- Nécessité de sevrer brusquement le bébé

## Caractéristiques

### DONNÉES SUBJECTIVES

- Interruption de l'allaitement au sein pour une partie ou pour l'ensemble des tétées
- Désir de maintenir la lactation et de nourrir (maintenant ou plus tard) le bébé avec son lait
- Manque de connaissances sur les méthodes d'expression et de conservation du lait maternel

### DONNÉES OBJECTIVES

- Séparation de la mère et du bébé

## Résultats escomptés (objectifs) et critères d'évaluation

- La mère sait comment maintenir la lactation jusqu'à la reprise de l'allaitement au sein.
- La mère s'exerce à appliquer les méthodes recommandées jusqu'à la reprise de l'allaitement au sein.
- L'allaitement se déroule de façon satisfaisante pour la mère et le bébé.
- Le bébé semble content après les tétées et prend suffisamment de poids.
- La mère sèvre le bébé et met fin à la lactation si elle le désire.

## Interventions

### PRIORITÉ N° 1 – Évaluer les facteurs favorisants

- Évaluer les connaissances et le point de vue de la mère sur l'allaitement au sein, et l'enseignement qu'elle a reçu.
- Inviter la mère à parler de ce qu'elle vit actuellement et de ce qu'elle a vécu par rapport à l'allaitement au sein.
- Déterminer les obligations de la mère, ses habitudes et son emploi du temps (autres enfants à sa charge, travail à la maison ou à l'extérieur, horaire de cours ou de travail des membres de la famille, capacité de visiter le bébé au centre hospitalier, etc.).
- Noter les contre-indications à l'allaitement au sein (maladie de la mère, consommation de médicaments ou de drogues, par exemple).
- Noter également si la mère désire ou doit sevrer le bébé.
- Vérifier si la mère a des attentes ou vit des conflits d'ordre culturel.

### PRIORITÉ N° 2 – Aider la mère à continuer l'allaitement au sein si elle le désire ou à y mettre fin si elle le doit ou le désire

- Respecter la décision de la mère de cesser ou de poursuivre l'allaitement.
- Donner à la mère un soutien émotionnel.
- Montrer à la mère comment utiliser un tire-lait manuel ou électrique.
- Conseiller à la mère de réduire ou de cesser sa consommation de tabac, de caféine, d'alcool, de médicaments ou de

sucres concentrés, selon le cas, si elle reprend l'allaitement, **car ces substances peuvent entraver la production de lait et le réflexe d'émission du lait et peuvent se retrouver dans le lait.**

- Informer la mère au sujet du processus de sevrage (lui conseiller de porter un soutien-gorge confortable et bien ajusté, d'éviter la stimulation des seins et de prendre un médicament pour soulager la douleur, par exemple).

**PRIORITÉ N° 3 – Favoriser une alimentation efficace**

- Montrer à la mère comment conserver ou utiliser le lait extrait **afin de procurer à l'enfant une alimentation optimale et de promouvoir la poursuite de l'allaitement.**
- Expliquer à la mère quand et comment utiliser les suppléments alimentaires et les méthodes d'alimentation spéciales (biberon, seringue, etc.).
- Enseigner à la mère les précautions à prendre (vérifier si la tétine assure un bon rythme d'écoulement du lait, faire éructer le bébé à intervalles réguliers, tenir son biberon au lieu de le caler dans le berceau, préparer et stériliser correctement le lait maternisé).
- Déterminer s'il est possible de rencontrer la mère périodiquement ou sur rendez-vous **afin de vérifier si l'enfant est affamé et en situation d'être nourri.**
- Respecter l'intimité de la mère quand elle allaite au centre hospitalier et l'installer dans une pièce tranquille.
- Permettre au bébé de téter régulièrement ou recommander à la mère de le laisser faire, surtout si l'alimentation par sonde fait partie du programme thérapeutique. Le moment de l'alimentation est ainsi plus agréable et la digestion est facilitée.

**PRIORITÉ N° 4 – Donner un enseignement visant le mieux-être de la mère et du bébé**

- Recommander à la mère de se reposer suffisamment, de maintenir un bon apport liquidien et nutritionnel et d'extraire son lait toutes les trois heures durant la journée, s'il y a lieu, **afin de maintenir une production de lait suffisante et un allaitement efficace.**
- Proposer à la mère d'autres façons de renforcer ses liens d'attachement avec le bébé (le réconforter, le consoler, jouer avec lui, etc.).

- Diriger la mère vers un groupe de soutien (Ligue La Leche, par exemple) ou vers des ressources communautaires (infirmière en santé communautaire, spécialiste en allaitement, etc.).
- Donner à la mère des suggestions de lectures complémentaires.

## Données essentielles à consigner

### *Évaluations (initiale et subséquentes)*

- Inscrire les données initiales sur la mère et le bébé.
- Inscrire le nombre de couches mouillées par jour et le poids du bébé à chaque pesée.

### *Planification*

- Rédiger le plan thérapeutique infirmier et inscrire le nom de chacun des intervenants.
- Rédiger le plan d'enseignement.

### *Application et vérification des résultats*

- Noter la réaction de la mère aux interventions et à l'enseignement, ainsi que les mesures qui ont été prises.
- Noter la réaction du bébé à l'allaitement et à la méthode utilisée.
- Noter si le bébé semble satisfait ou semble avoir encore faim après l'allaitement.
- Inscrire les objectifs atteints ou les progrès accomplis vers l'atteinte des objectifs.
- Noter les modifications apportées au plan thérapeutique infirmier.

### *Plan de congé*

- Inscrire les demandes de consultation, le plan de suivi ainsi que le nom des personnes responsables du suivi.

## Exemples tirés des CRSI (NOC) et des CISI (NIC)

- RÉSULTAT : Poursuite de l'allaitement maternel
- INTERVENTION : Conseils relatifs à la conduite d'un allaitement

# ANGOISSE FACE À LA MORT

*Taxinomie II : Adaptation/tolérance au stress – Classe 2 : Stratégies d'adaptation (00147)*

*[Mode fonctionnel de santé de Gordon : Perception de soi et concept de soi]*

*Diagnostic proposé en 1998*

**DÉFINITION** Peur, inquiétude, appréhension face à la mort.

## Facteurs favorisants

- N'ont pas encore été répertoriés

## Caractéristiques

### DONNÉES SUBJECTIVES

- Anticipation de douleurs associées à l'agonie
- Crainte d'être un fardeau pour ses proches lorsque la maladie terminale deviendra invalidante
- Crainte de perdre ses facultés mentales ou physiques pendant le processus de la mort
- Image négative de la mort ou pensées déplaisantes à propos d'événements reliés à la mort ou au processus de la mort
- Inquiétude à l'idée de rencontrer son créateur ou doutes quant à l'existence d'un être suprême
- Inquiétude à propos de l'impact de sa mort sur ses proches
- Inquiétude d'être la cause de souffrance et de chagrin pour ses proches
- Négation de sa mortalité ou de sa mort imminente
- Peur d'en arriver à la phase terminale de la maladie
- Peur d'une longue agonie
- Peur d'une mort prématurée empêchant la réalisation de ses objectifs de vie
- Peur de laisser ses proches seuls après la mort
- Peur du processus de la mort

- Sentiment d'impuissance face aux problèmes liés à sa mort ou au processus de la mort
- Sentiment de perdre la maîtrise sur les événements entourant sa mort

### DONNÉES OBJECTIVES

- Tristesse profonde

§ Consulter le diagnostic infirmier Deuil anticipé.

## Résultats escomptés (objectifs) et critères d'évaluation

- Le patient exprime ses sentiments (tristesse, culpabilité, peur, etc.) spontanément et efficacement.
- Le patient vit au jour le jour.
- Le patient élabore un plan d'action qui prend en compte ses préoccupations personnelles et l'imminence de sa mort.

## Interventions

### PRIORITÉ N° 1 – Évaluer les facteurs favorisants

- Déterminer comment le patient se perçoit dans son rôle habituel, comment lui et la personne clé dans sa vie perçoivent l'imminence de la mort et ce que cette perte signifie pour eux.
- Interroger le patient sur l'idée qu'il se fait de sa propre situation, **afin de déceler les idées fausses, le manque d'information et les autres éléments pertinents.**
- Indiquer le rôle qu'exerce le patient dans la constellation familiale. Observer les modes de communication au sein de la famille ainsi que les réactions de la famille ou de la personne clé face à la situation et aux inquiétudes du patient. **Cela renseigne non seulement sur les besoins et les préoccupations de la famille, mais aussi sur les forces que la famille possède et peut utiliser pour faire face à la situation.**
- Évaluer l'impact qu'ont eu, sur le patient, certaines expériences personnelles qu'il a vécues dans le passé en relation avec la mort (par exemple, il a été témoin d'une mort violente, il a vu un mort dans un cercueil pour la première fois quand il était enfant, etc.).

- Noter les attentes et les facteurs culturels susceptibles d'influer sur la situation et les sentiments du patient.
- Recueillir des données sur l'état physique et mental du patient ainsi que sur la complexité du programme thérapeutique.
- Apprécier le degré de fonctionnement et d'autonomie du patient ainsi que sa capacité de gérer ses affaires devant l'imminence de la mort. Noter sa connaissance des ressources existantes et l'utilisation qu'il en fait.
- Observer les comportements révélateurs du degré d'anxiété du patient (anxiété légère à panique), **car ils peuvent influer sur la capacité du patient et de la personne clé dans sa vie d'assimiler l'information reçue et de participer aux activités.**
- Inventorier les stratégies d'adaptation utilisées couramment par le patient et apprécier leur efficacité. Distinguer ces stratégies des mécanismes de défense employés par le patient.
- Noter la consommation de drogues ou d'alcool, l'insomnie, l'excès de sommeil, l'évitement des relations sociales.
- Noter l'orientation religieuse ou spirituelle du patient, sa participation à des activités liées au culte ainsi que la présence de conflits concernant ses croyances spirituelles.
- Être à l'écoute du patient et de la personne clé dans sa vie lorsqu'ils expriment ou disent éprouver de la colère ou de l'inquiétude, un sentiment d'aliénation face à Dieu, l'impression que la mort imminente est une punition pour les erreurs commises, et ainsi de suite.
- Interroger le patient pour savoir s'il a l'impression que tout est futile, s'il ressent du désespoir et se sent impuissant, s'il manque de motivation face à la possibilité d'améliorer sa situation. **Ces sentiments peuvent indiquer la présence d'une maladie dépressive et la nécessité d'intervenir.**
- Pratiquer l'écoute active lorsque le patient dit se sentir isolé.
- Détecter chez le patient l'expression d'idées suicidaires ou les signes d'une incapacité de trouver un sens à sa vie.

### PRIORITÉ N° 2 – Aider le patient à faire face à la situation

- Établir un climat de confiance dans lequel le patient peut s'exprimer spontanément.
- Appliquer les techniques de communication thérapeutique : écoute active, silences, acceptation inconditionnelle, etc. Respecter la volonté du patient qui ne veut pas parler. Éviter de donner de faux espoirs au patient.

- Inviter le patient à exprimer ses sentiments (colère, peur, tristesse, etc.). Reconnaître les sentiments d'anxiété et de peur. Ne pas nier la situation du patient ou affirmer que tout ira bien. Répondre honnêtement à ses questions et l'informer avec franchise. **Ces attitudes donnent confiance au patient et favorisent la relation thérapeutique.**
- Expliquer au patient que sa réaction et ses sentiments sont normaux.
- Faire preuve d'ouverture d'esprit devant les questions d'ordre philosophique liées à l'impact de la maladie sur le plan spirituel en prenant le temps d'en discuter avec le patient.
- Recueillir des données sur les pertes que le patient a vécues dans le passé et sur les stratégies d'adaptation qu'il a déjà utilisées, puis dégager les forces et les succès qu'il pourrait utiliser pour faire face à sa situation présente.
- Créer un climat de calme et de sérénité autour du patient et préserver son intimité. **Ce faisant, on favorise la relaxation et on permet l'expression des capacités de faire face à la situation.**
- Aider le patient à s'engager dans une démarche propice à la croissance spirituelle, à la prière, à la méditation et au pardon, afin qu'il arrive à se sentir serein face aux blessures du passé.
- Expliquer au patient que la colère ressentie envers Dieu est un élément normal du processus de deuil. **On l'aide ainsi à éprouver moins de culpabilité ou de sentiments conflictuels et à progresser vers l'étape de résolution.**
- Diriger le patient et sa famille ou les personnes clés dans sa vie vers des thérapeutes et des conseillers spirituels **pour faciliter le travail de deuil.**
- Diriger le patient et sa famille ou les personnes clés dans sa vie vers les services et les ressources communautaires qui pourront **les aider à prendre les arrangements nécessaires (questions légales, préparation des funérailles, etc.).**

### PRIORITÉ N° 3 – Favoriser l'autonomie du patient

- Aider le patient à déterminer à quel rythme il pourra exécuter les plans qui ont été élaborés.
- Inciter le patient à vivre un jour à la fois et à jouir du moment présent.
- Donner la chance au patient de prendre des décisions simples, **afin de renforcer son sentiment de maîtrise de la situation.**

- Élaborer un plan individualisé fondé sur le pouvoir que le patient s'attribue, **afin d'accompagner le patient et sa famille tout au long du processus.**
- Respecter les décisions et les désirs exprimés par le patient et inviter les personnes concernées à en faire autant.
- Collaborer au respect des directives inscrites au plan thérapeutique infirmier concernant la réanimation cardiorespiratoire (RCR) et les autres soins.

## Données essentielles à consigner

### *Évaluations (initiale et subséquentes)*

- Inscrire les données d'évaluation, notamment les peurs du patient ainsi que les signes et les symptômes manifestés.
- Noter les réactions de la famille et des personnes clés ainsi que les mesures qu'elles ont prises.
- Noter les ressources existantes et celles utilisées par le patient.

### *Planification*

- Rédiger le plan thérapeutique infirmier et inscrire le nom de chacun des intervenants.

### *Application et vérification des résultats*

- Noter les réactions du patient aux interventions et à l'enseignement, ainsi que les mesures qui ont été prises.
- Noter les objectifs atteints ou les progrès accomplis vers l'atteinte des objectifs.
- Noter les modifications apportées au plan thérapeutique infirmier.

### *Plan de congé*

- Noter les besoins du patient et le nom des responsables des mesures à prendre.
- Noter les demandes de consultation.

## Exemples tirés des CRSI (NOC) et des CISI (NIC)

- RÉSULTAT : Maîtrise de la peur
- INTERVENTION : Soins à un mourant

# ANXIÉTÉ [préciser : légère, modérée, grave, panique]

*Taxinomie II : Adaptation/tolérance au stress – Classe 2 : Stratégies d'adaptation (00146)*

*[Mode fonctionnel de santé de Gordon : Perception de soi et concept de soi]*

*Diagnostic proposé en 1973 ; révisions effectuées en 1982 et en 1998 (par un petit groupe de travail en 1996)*

**DÉFINITION** ■ Vague sentiment de malaise, d'inconfort ou de crainte accompagné d'une réponse du système nerveux autonome ; sa source est souvent non spécifique ou inconnue pour la personne. Sentiment d'appréhension généré par l'anticipation du danger. Il s'agit d'un signal qui prévient d'un danger imminent et qui permet à l'individu de réagir face à la menace.

## Facteurs favorisants

- Conflit inconscient face aux valeurs [croyances] et aux buts fondamentaux dans la vie
- Crise de situation ou de croissance
- Stress
- Prédisposition familiale ou hérédité
- Contagion de l'anxiété
- Atteinte au concept de soi [réelle ou non] ; [conflit inconscient]
- Risque de mort [réel ou non]
- Changement ou risque de changement dans l'état de santé [maladie évolutive ou invalidante, phase terminale d'une maladie], dans le rôle ou le statut, dans l'environnement [sécurité], dans les modes d'interaction, [dans la situation économique]
- Besoins non satisfaits
- Exposition à des toxines
- Usage de drogues
- [Monologue intérieur d'encouragement ou de découragement]

- [Facteurs physiopathologiques, tels que l'hyperthyroïdie, le phéochromocytome, les traitements médicamenteux (stéroïdes, par exemple)]

## Caractéristiques

### DONNÉES SUBJECTIVES

#### *Caractéristiques comportementales*

- Expression d'inquiétude face aux changements de la vie

#### *Caractéristiques affectives*

- Appréhension ; incertitude ; sentiment d'incompétence ; soucis
- Peur ; angoisse
- Regrets ; effarement ; bouleversement ; détresse
- [Crainte d'un malheur imminent]
- [Désespoir]

#### *Caractéristiques cognitives*

- Crainte de conséquences indéterminées
- Prise de conscience des symptômes physiologiques

#### *Caractéristiques physiques*

- Tremblements
- [Douleur à la poitrine, au dos ou au cou]

#### *Caractéristiques physiologiques*

- Bouche sèche (s*) ; difficultés respiratoires (s) ; faiblesse (s) ; perception des battements cardiaques (s)
- Diarrhée (p) ; douleur abdominale (p) ; évanouissement (p) ; fatigue (p) ; fourmillement des extrémités (p) ; miction retardée (p) ; nausées (p) ; perturbation du sommeil (p) ; pollakiurie (p) ; ralentissement du pouls (p)

### DONNÉES OBJECTIVES

#### *Caractéristiques comportementales*

- Agitation ; contact visuel difficile ; diminution de la productivité ; hypervigilance ; mouvements inutiles (piétinements ; mouvements des bras ou des mains) ; surveillance des alentours

---

* s = effets du système nerveux sympathique
p = effets du système nerveux parasympathique

- [Immobilité]
- [Pleurs, larmoiements]
- [Va-et-vient dans la pièce ; gestes dénués de sens]

***Caractéristiques affectives***

- Angoisse ; circonspection ; égocentrisme ; intensification d'un sentiment d'impuissance douloureux et persistant ; irritabilité ; surexcitation

***Caractéristiques cognitives***

- Blocage de la pensée ; confusion ; difficultés de concentration ; diminution de la capacité d'apprentissage ; diminution de la capacité de résoudre des problèmes ; diminution de l'attention ; diminution du champ de perception ; préoccupation ; rumination ; tendance à blâmer autrui ; tendance à l'oubli

***Caractéristiques physiques***

- Insomnie ; tension faciale ; tremblements du corps ou des mains ; voix tremblotante

***Caractéristiques physiologiques***

- Anorexie (s) ; augmentation de l'activité cardiovasculaire (s) ; augmentation de la fréquence cardiaque (s) ; augmentation de la fréquence respiratoire (s) ; augmentation de la pression artérielle (s) ; augmentation de la transpiration (s) ; augmentation des réflexes (s) ; bouffées vasomotrices (s) ; contractions musculaires (s) ; tension accrue (s) ; vasoconstriction périphérique (s)
- Diminution de la pression artérielle (p) ; mictions impérieuses (p)

## Résultats escomptés (objectifs) et critères d'évaluation

- Le patient présente des signes de relaxation.
- Le patient se sent moins anxieux.
- Le patient est conscient de son anxiété.
- Le patient trouve des façons saines de résoudre et d'exprimer son problème d'anxiété.
- Le patient démontre une bonne maîtrise de quelques techniques de résolution de problèmes.
- Le patient se sert efficacement des ressources et des réseaux de soutien à sa disposition.

## Interventions

### PRIORITÉ N° 1 – Évaluer le degré d'anxiété

**Remarque :** Il est important que l'infirmière soit capable de prendre conscience de sa propre anxiété pour pouvoir reconnaître et traiter l'anxiété du patient.

- Passer en revue les médicaments pris actuellement et antérieurement, et les facteurs d'influence familiaux et physiologiques (maladie dépressive, antécédents de problèmes thyroïdiens ; déséquilibres métaboliques, pneumopathie, anémie, arythmies ; thyrothérapie, anorexigènes, consommation de corticostéroïdes, toxicomanie, etc.).
- Interroger le patient sur sa perception de la gravité de la situation actuelle.
- Recueillir des données sur les réactions physiques : palpitations, pouls rapide, gestes répétitifs, va-et-vient.
- Rechercher les comportements révélateurs du degré d'anxiété du patient, comme suit.

*Légère*

– Vigilance, conscience plus aiguë de ce qui l'entoure, attention centrée sur l'environnement et les événements immédiats

– Agitation, irritabilité, insomnie

À ce stade, le patient est disposé à faire face à ses problèmes.

*Modérée*

– Champ de perception plus étroit, capacité de concentration accrue, aptitude à ne pas se laisser distraire de la résolution de ses problèmes

– Voix tremblotante ou tonalité changeante, dans certains cas

– Tremblements, accélération du pouls et de la respiration

*Grave*

– Réduction du champ de perception ; incapacité de fonctionner efficacement à cause de l'anxiété

– Sentiment de malaise ou crainte d'un malheur imminent

– Accélération du pouls et de la respiration, accompagnée de plaintes d'étourdissements, de sensations de picotements, de maux de tête, etc.

*Panique*

– Capacité de concentration fortement perturbée ; comportements désintégrés ; interprétation faussée et irréaliste de la situation

 - Parfois, terreur, confusion, incapacité de parler ou de bouger (paralysé par la terreur)

- Noter les signes de repli sur soi (consommation de drogues ou d'alcool pour oublier les problèmes, par exemple), **qui peuvent indiquer que le patient utilise le retrait pour faire face aux problèmes.**
- Noter les troubles du sommeil (insomnie, excès de sommeil, etc.).
- Noter la diminution ou l'évitement des relations avec les autres.
- Reconnaître les mécanismes de défense utilisés par le patient (déni, régression, etc.), **qui diminuent la capacité de faire face au problème.**
- Inventorier les stratégies d'adaptation utilisées couramment par le patient : colère, rêvasseries, oubli, nourriture, tabagisme, techniques de résolution de problèmes.
- Prendre note des stratégies d'adaptation déjà employées par le patient, **afin de déterminer les plus utiles dans la situation actuelle.**

**PRIORITÉ Nº 2 – Aider le patient à discerner ses sentiments et à faire face à ses problèmes**

- Faire preuve d'empathie et d'une acceptation inconditionnelle.
- Se montrer disponible pour écouter le patient et lui parler.
- Inciter le patient à reconnaître et à exprimer ses sentiments : larmes (tristesse), rires (peur, déni), jurons (peur, colère).
- Inciter le patient à reconnaître les comportements verbaux et non verbaux ayant un lien avec son anxiété.
- Dire au patient comment on interprète ses sentiments et ses gestes.
- Confirmer l'exactitude de ses interprétations auprès du patient.
- Parler ouvertement avec le patient de son anxiété ou de sa peur.
- Rassurer le patient de manière réaliste face à sa peur et à son anxiété.
- Fournir au patient des informations exactes sur la situation actuelle **afin de préciser avec lui les éléments de la réalité de sa situation.**

- Être honnête avec un enfant, éviter d'essayer de l'acheter et lui offrir un contact physique (par exemple, en le serrant ou en le berçant) **pour alléger ses peurs et le rassurer.**
- Appliquer des mesures de bien-être (ambiance calme et reposante, musique douce, bain chaud, massage du dos, etc.).
- Modifier les interventions dans la mesure du possible (par exemple, remplacer un médicament administré par voie intramusculaire par un médicament oral, faire plus d'un prélèvement à la fois ou faire un prélèvement de sang capillaire au bout du doigt) **afin de réduire le degré de stress et d'éviter de bouleverser l'enfant.**
- Gérer les facteurs environnementaux, comme l'intensité de l'éclairage et du bruit, qui peuvent causer du stress ou de la confusion chez les personnes âgées.
- Permettre au patient d'exprimer à sa manière ses sentiments et ses émotions face à la situation. **L'adoption d'une certaine conduite peut être nécessaire à un moment donné (déni après un diagnostic de maladie mortelle, par exemple).**
- Remettre au patient la responsabilité de ses comportements et de ses gestes. Demeurer neutre **afin d'éviter une escalade.**
- Inciter le patient à se servir des nouvelles capacités engendrées par son degré d'anxiété. **Une anxiété modérée élève le degré de conscience et permet au patient de concentrer ses forces sur la résolution du problème.**

***Panique***

- Rester auprès du patient en faisant preuve de calme et d'assurance.
- S'exprimer en phrases brèves, avec des mots simples.
- Créer un climat de sécurité et de stabilité.
- Réduire les stimuli au maximum.
- Encadrer les visiteurs et leurs interactions avec le patient **afin de réduire l'effet contagieux d'un échange de sentiments.**
- Fixer des limites aux conduites inadaptées. **Il se peut qu'on doive mettre le patient dans un milieu protégé ou surveillé jusqu'à ce qu'il puisse se dominer.**
- Rechercher avec le patient des façons acceptables de faire face à son anxiété.
- Augmenter graduellement les activités et les relations sociales du patient à mesure que l'anxiété diminue.

- Recourir à la thérapie cognitivo-comportementale **pour aider le patient à ne pas dramatiser ses symptômes physiques.**
- Administrer les anxiolytiques prescrits (tranquillisants ou sédatifs).

**PRIORITÉ Nº 3 – Donner un enseignement visant le mieux-être du patient**

- Fournir au patient des informations sur les facteurs déclenchants et sur de nouvelles façons de faire face à une anxiété invalidante.
- Passer en revue et analyser les événements, les pensées et les sentiments ayant précédé la crise d'anxiété.
- Inventorier les moyens utilisés avec succès par le patient dans les moments d'anxiété et de nervosité.
- Dresser une liste des ressources et des gens susceptibles d'aider le patient, y compris les services d'écoute téléphonique ou d'intervention en situation de crise, **afin de fournir le soutien opportun en tout temps.**
- Inciter le patient à élaborer un programme d'activités ou d'exercices **qui peut contribuer à diminuer son anxiété.**
- Proposer au patient des façons d'éliminer les idées noires (prendre conscience des pensées négatives, dire « non » lorsqu'elles surviennent et leur substituer des pensées positives, etc.). **La thérapie comportementale semble donner de meilleurs résultats chez le patient qui présente de légères phobies.**
- Proposer au patient des stratégies **qui lui permettront de faire face aux situations anxiogènes :** jeux de rôle, visualisation, imagerie mentale, prière, méditation, etc.
- Passer en revue la médication prescrite avec le patient et lui expliquer les risques d'interactions entre les médicaments sur ordonnance et les médicaments en vente libre, l'alcool, etc.
- Discuter avec le patient des substitutions médicamenteuses ainsi que des modifications de posologie et d'horaire possibles **afin de contrer les effets indésirables des médicaments prescrits.**
- Conseiller au patient de demander au médecin les précautions à prendre dans la conduite du traitement médicamenteux ou de modifier son ordonnance. **(Parmi les médicaments susceptibles de causer de l'anxiété figurent**

**l'aminophylline, la théophylline, les anticholinergiques, la dopamine, la lévodopa, les salicylés et les stéroïdes.)**

- Orienter le patient souffrant d'anxiété chronique vers une personne-ressource appropriée s'il a besoin d'une thérapie individuelle ou de groupe.

## Données essentielles à consigner

### *Évaluations (initiale et subséquentes)*

- Inscrire le degré d'anxiété et les facteurs déclenchants.
- Décrire les sentiments exprimés par le patient.
- Noter dans quelle mesure il est capable de les reconnaître et de les exprimer.
- Noter, le cas échéant, les substances consommées par le patient ayant un lien avec son anxiété.

### *Planification*

- Rédiger le plan de traitement et inscrire les activités qui relèvent de la responsabilité du patient.
- Rédiger le plan d'enseignement.

### *Application et vérification des résultats*

- Inscrire le degré de participation du patient et ses réactions aux interventions et à l'enseignement ; noter les mesures qui ont été prises.
- Noter les objectifs atteints ou les progrès accomplis vers l'atteinte des objectifs.
- Noter les modifications apportées au plan thérapeutique infirmier.

### *Plan de congé*

- Noter les mesures de suivi et les demandes de consultation.

## Exemples tirés des CRSI (NOC) et des CISI (NIC)

- RÉSULTAT : Maîtrise de l'anxiété
- INTERVENTION : Diminution de l'anxiété

ATTACHEMENT

# RISQUE DE PERTURBATION DE L'ATTACHEMENT PARENT-ENFANT

*Taxinomie II: Relations et rôle – Classe 2: Relations familiales (00058)*

*[Mode fonctionnel de santé de Gordon: Relation et rôle]*

*Diagnostic proposé en 1994*

**DÉFINITION** ▪ Risque de perturbation du processus interactif favorisant la création d'une relation de protection et d'éducation entre un parent, ou son substitut, et l'enfant.

## Facteurs de risque

- Incapacité des parents de répondre aux besoins personnels de l'enfant
- Anxiété associée au rôle parental
- Abus de substances toxicomanogènes
- Nouveau-né prématuré; incapacité de l'enfant malade d'établir efficacement le contact avec ses parents en raison de perturbations de l'organisation comportementale
- Séparation; barrières physiques
- Absence d'intimité
- [Parents ayant eux-mêmes vécu une perturbation du lien d'attachement]
- [Paternité incertaine; grossesse consécutive à un viol ou à une agression sexuelle]
- [Grossesse ou accouchement difficiles ou perçus comme tels]

**Remarque**: Il ne peut y avoir de signes ni de symptômes (caractéristiques) lorsqu'on diagnostique un risque de problème, car celui-ci n'existe pas encore; les interventions infirmières sont donc axées sur la prévention.

## Résultats escomptés (objectifs) et critères d'évaluation

- Le parent ou son substitut reconnaît les forces et les besoins de sa famille et établit des priorités.
- Le parent ou son substitut montre de l'affection à l'enfant et a une attitude protectrice envers lui.
- Le parent ou son substitut connaît et utilise les ressources susceptibles de contribuer à répondre aux besoins des membres de la famille.
- Le parent ou son substitut favorise l'organisation comportementale de l'enfant en utilisant des moyens appropriés.
- Le parent ou son substitut entretient avec l'enfant une relation qui est source de satisfaction pour les deux.

## Interventions

### PRIORITÉ Nº 1 – Évaluer les facteurs favorisants

- S'entretenir avec les parents et noter leurs préoccupations respectives et leur perception de la situation.
- Apprécier les interactions parent-enfant.
- Noter les ressources disponibles et l'utilisation qui en est faite en tenant compte de la famille élargie, des groupes de soutien et des ressources financières.
- Recueillir des données sur l'aptitude du parent à assurer la protection de son enfant et à s'engager dans une relation de réciprocité.

### PRIORITÉ Nº 2 – Aider les parents à améliorer l'organisation comportementale de leur enfant

- Relever les forces et les limites de l'enfant. **Chaque enfant possède à la naissance son tempérament, qui influe sur ses interactions avec les personnes qui s'en occupent.**
- S'enquérir des perceptions des parents et en tenir compte lors des séances d'information sur le processus de croissance et de développement, **afin de les aider à avoir des attentes réalistes.**
- Montrer aux parents comment adapter leur milieu de vie **afin de fournir à l'enfant une stimulation appropriée.**
- Renforcer les comportements des parents qui favorisent l'organisation comportementale, et leur en proposer d'autres au besoin.
- Manifester de l'affection à l'enfant chaque fois qu'on entre en contact avec lui.

### PRIORITÉ N° 3 – Aider les parents à fonctionner de manière optimale

- Établir une relation thérapeutique avec les parents. Créer un climat chaleureux où les parents ne se sentent pas jugés.
- Inviter les parents à préciser les forces et les besoins de leur famille et à établir des priorités. **On favorise une attitude positive chez les parents en leur demandant de repérer leurs forces et en les incitant à s'appuyer sur elles pour répondre aux besoins de leur famille.**
- Seconder les parents dans leur recherche des ressources dont ils ont besoin.
- Inciter les parents à participer avec l'enfant à des activités qu'ils maîtrisent **afin de renforcer leur estime de soi.**
- Commenter positivement toutes les manifestations parentales d'affection et de protection à l'égard de l'enfant **afin de favoriser l'adoption des comportements désirables.**
- Réduire au minimum le nombre d'intervenants avec qui les parents doivent interagir **afin de faciliter l'établissement de relations empreintes de confiance.**

### PRIORITÉ N° 4 – Favoriser l'attachement parent-enfant lors d'une séparation

- S'assurer que les parents peuvent communiquer par téléphone avec le personnel qui prend soin de l'enfant. Convenir avec les parents d'une heure à laquelle ils téléphoneront tous les jours. Prendre l'initiative de les appeler, s'il y a lieu. **Ces arrangements permettent un contact régulier, donnent aux parents le sentiment de pouvoir agir sur la situation et facilitent la planification de leurs diverses activités.**
- Inviter les parents à séjourner près du centre hospitalier et leur fournir une liste des services locaux, si l'enfant est hospitalisé loin de son lieu de résidence.
- Prendre des dispositions pour que les parents reçoivent « de la part de l'enfant » des photos et des rapports d'évolution.
- Suggérer aux parents de laisser une photo d'eux ou un enregistrement de leur voix à l'intention de l'enfant.
- Établir si nécessaire une entente de soins **afin de préciser les attentes des parents et celles du personnel.**
- Suggérer aux parents de tenir un journal des progrès de l'enfant.

- Créer un environnement qui rappelle la maison si la visite des parents doit se faire sous surveillance.

**PRIORITÉ Nº 5 – Donner un enseignement visant le mieux-être des parents et de l'enfant**

- Diriger les parents vers les services d'aide pertinents (counseling ou thérapie pour toxicomanes, thérapie individuelle, thérapie familiale, etc.).
- Informer les parents au sujet des services de transport, d'aide financière, de logement, etc.
- Seconder les parents désireux de se former un réseau de soutien (famille élargie, amis, travailleur social, etc.).
- Répertorier avec les parents les services communautaires qui pourraient les aider (groupe paroissial, service de bénévoles, service de garde, soins de répit, etc.).

## Données essentielles à consigner

### *Évaluations (initiale et subséquentes)*

- Inscrire les données d'évaluation concernant les comportements des parents et de l'enfant.
- Noter les facteurs de risque et les perceptions de chacun des parents.

### *Planification*

- Rédiger le plan thérapeutique infirmier et inscrire le nom de chacun des intervenants.
- Rédiger le plan d'enseignement.

### *Application et vérification des résultats*

- Noter les réactions des parents et de l'enfant aux interventions et à l'enseignement, ainsi que les mesures qui ont été prises.
- Noter les objectifs atteints ou les progrès accomplis vers l'atteinte des objectifs.
- Noter les modifications apportées au plan thérapeutique infirmier.

### *Plan de congé*

- Noter les besoins à long terme des parents et le nom des responsables des mesures à prendre.
- Prévoir des visites à domicile pour aider les parents et s'assurer de la sécurité et du bien-être de l'enfant.
- Noter les demandes de consultation.

## Exemples tirés des CRSI (NOC) et des CISI (NIC)

- RÉSULTAT : Rôle parental
- INTERVENTION : Promotion de l'attachement parent-enfant au sein de la famille

# AUTOMUTILATION

*Taxinomie II : Sécurité/protection – Classe 3 : Violence (00151)*

*[Mode fonctionnel de santé de Gordon : Adaptation et tolérance au stress]*

*Diagnostic proposé en 2000*

**DÉFINITION** Acte délibéré de se blesser sans intention de se tuer, produisant des lésions tissulaires et une sensation de soulagement des tensions.

## Facteurs favorisants

- Antécédents d'automutilation ; antécédents familiaux de comportement autodestructeur
- Sentiments de dépression, rejet, dégoût de soi, angoisse de séparation, culpabilité ou dépersonnalisation
- Perturbation ou instabilité de l'image corporelle ou de l'image de soi ; humeur labile ; sentiment de menace lié à la perte réelle ou potentielle de relations importantes (ex. : perte d'un parent ou des relations parentales)
- Perfectionnisme ; enfant perturbé émotionnellement ou maltraité ; toxicomanie ; troubles du comportement alimentaire ; crise d'identité sexuelle ; maladie ou chirurgie dans l'enfance ; victime d'abus sexuels dans l'enfance
- Adolescence ; pairs qui s'automutilent ; isolement de ses pairs
- Parents divorcés ; antécédents familiaux d'alcoolisme ; violence entre les personnes représentant l'image parentale
- Antécédents d'incapacité de planifier des solutions ou de voir les conséquences à long terme ; stratégies d'adaptation inefficaces

- Incapacité de supporter une augmentation de tension ; besoin de diminuer rapidement son stress ; impulsivité ; besoin irrésistible de se blesser ou de se faire du mal
- Manipulations afin d'établir des relations avec les autres ; relations interpersonnelles chaotiques ou perturbées ; communication parent-adolescent de faible qualité ; manque de confident dans la famille
- Expérience de dissociation ou de dépersonnalisation ; état de psychose (ordres donnés au cours d'hallucinations) ; troubles caractériels ; état limite ; personne atteinte d'un retard de développement ou d'autisme
- Placement en établissement, dans un groupe ou dans une famille d'accueil ; incarcération

## Caractéristiques

### DONNÉES SUBJECTIVES

- Brûlures infligées à soi-même (ex. : frottage, cigarette)
- Ingestion ou inhalation de substances ou d'objets dangereux

### DONNÉES OBJECTIVES

- Coupures ou griffures corporelles
- Grattage des plaies
- Morsures ; écorchures ; amputation
- Insertion d'objets dans un ou des orifices corporels
- Coups
- Constriction d'une partie du corps

## Résultats escomptés (objectifs) et critères d'évaluation

- Le patient dit comprendre pourquoi il a agi comme il l'a fait.
- Le patient connaît les facteurs qui déclenchent la crise.
- Le patient reconnaît l'état d'alerte qui précède la crise.
- Le patient dit qu'il a une meilleure image de soi et une plus haute estime de soi.
- Le patient cherche à obtenir de l'aide quand il se sent anxieux et qu'il a envie de s'automutiler.

## Interventions

### PRIORITÉ N° 1 – Évaluer les facteurs favorisants

- Préciser la dynamique de la situation du patient en se fondant sur les facteurs de risque précités. Noter les antécédents de comportements d'automutilation (coupures, écorchures, ecchymoses, perçage de la peau à des endroits inhabituels, etc.). **Bien que le perçage de certains endroits du corps (les oreilles, par exemple) soit généralement considéré comme esthétique, le perçage multiple d'endroits inhabituels traduit souvent le désir d'établir son individualité, une tâche développementale propre à l'adolescence qui consiste à s'éloigner de ses parents et à rechercher l'appartenance à un groupe.**
- Noter les antécédents de comportements d'automutilation et leur relation avec des événements stressants.
- Vérifier si le patient présente des caractéristiques d'intransigeance ou d'inadaptation révélatrices d'un trouble de la personnalité (comportement impulsif, imprévisible ou outrancier ; colère intense ou incapacité de maîtriser sa colère, etc.).
- Vérifier si le patient a déjà souffert de maladie mentale (état limite, crise d'identité, etc.).
- Vérifier si le patient consomme ou abuse de substances qui peuvent entraîner l'accoutumance.
- Étudier les résultats des examens de laboratoire (taux d'alcool dans le sang, dépistage de drogues, glycémie, dosage des électrolytes, etc.). **La consommation de drogues peut altérer le comportement.**

### PRIORITÉ N° 2 – Organiser le milieu de façon à assurer la sécurité du patient

- Aider le patient à discerner les émotions qui précèdent le désir d'automutilation. **En apprenant à les reconnaître, le patient peut trouver des façons d'y faire face.**
- Imposer au patient des limites ou d'autres formes de contrôle extérieur **afin de réduire son besoin d'automutilation.**
- Faire participer le patient à l'établissement du plan thérapeutique infirmier, **ce qui accroît son engagement vis-à-vis du traitement.**
- Aider le patient à exprimer ses sentiments verbalement de manière acceptable, **ce qui lui permet de reconnaître ses sentiments et de mieux comprendre ce qui crée une augmentation de la tension.**

- Noter les sentiments des membres du personnel soignant et de la famille envers le patient (frustration, colère, attitude de défense, besoin de le sauver). **Il se peut que le patient manipule les membres du personnel soignant ou de sa famille et qu'il les mette sur la défensive, ce qui suscite des conflits. Il est donc nécessaire d'exposer ces sentiments au grand jour et d'en parler ouvertement avec le personnel et le patient.**
- Donner des soins aux lésions que le patient s'est infligées à lui-même de manière détachée. Il est préférable de ne pas montrer de sympathie ni d'attention particulière, **ce qui risquerait de renforcer un comportement inapproprié et d'inciter le patient à le répéter. Une attitude neutre peut révéler de l'empathie et ainsi montrer au patient qu'on s'inquiète pour lui.**

### PRIORITÉ Nº 3 – Inciter le patient à prendre des mesures positives

- Encourager le patient à participer à l'élaboration du plan thérapeutique infirmier **afin de favoriser sa participation et de maximiser les résultats.**
- Conclure une entente avec le patient **pour assurer sa sécurité (« je m'engage à ne pas m'infliger de blessures au cours des huit prochaines heures », par exemple).** Cette entente doit être datée et signée par l'infirmière et le patient. Il faut la renouveler régulièrement.
- Prendre des dispositions **afin que le patient puisse parler à l'infirmière quand il en a besoin pour éviter de s'automutiler.**
- Aider le patient à apprendre comment s'affirmer. Utiliser ses habiletés de communication auprès du patient de façon à le valoriser, en lui conseillant de remplacer son discours intérieur de dénigrement de soi par des affirmations positives.
- Aider le patient à reprendre sa vie en main (en intervenant sur le plan de l'expérience et de la connaissance).

### PRIORITÉ Nº 4 – Donner un enseignement visant le mieux-être du patient

- Expliquer au patient qu'on est là pour assurer sa sécurité et discuter avec lui des façons par lesquelles il pourrait neutraliser le problème dès que les signes précurseurs apparaissent.

- Encourager l'adoption de comportements favorisant la santé en expliquant les conséquences et les résultats des mesures prises.
- Mobiliser le réseau de soutien du patient.
- Évaluer les conditions de vie dans lesquelles le patient se retrouvera à sa sortie du centre hospitalier. **Il peut avoir besoin qu'on l'aide à apporter les changements nécessaires pour éviter une rechute.**
- Prendre les dispositions nécessaires pour que le patient puisse continuer sa thérapie de groupe.
- Faire participer la famille du patient ou les personnes clés dans sa vie au plan de congé, **afin de favoriser la coordination et la continuité des soins, ainsi que la poursuite des objectifs.**
- Informer le patient au sujet de la pharmacothérapie, au besoin. **Les antidépresseurs peuvent l'aider, mais il faut peser les risques de surdose avant de les recommander.**

§ Consulter les diagnostics infirmiers Anxiété et Interactions sociales perturbées ainsi que les diagnostics relatifs à l'estime de soi.

## Données essentielles à consigner

### *Évaluations (initiale et subséquentes)*

- Inscrire les données d'évaluation, notamment les facteurs favorisants, la dynamique de la situation et les antécédents d'automutilation.

### *Planification*

- Rédiger le plan thérapeutique infirmier et inscrire le nom de chacun des intervenants.
- Rédiger le plan d'enseignement.

### *Application et vérification des résultats*

- Noter les réactions du patient aux interventions et à l'enseignement, ainsi que les mesures qui ont été prises.
- Noter les objectifs atteints ou les progrès accomplis vers l'atteinte des objectifs.
- Noter les modifications apportées au plan thérapeutique infirmier.

### *Plan de congé*

- Inscrire les besoins à long terme du patient ainsi que le nom des responsables des mesures à prendre.
- Noter les services communautaires avec lesquels on a communiqué ainsi que les demandes de consultation.

## Exemples tirés des CRSI (NOC) et des CISI (NIC)

- RÉSULTAT : Maîtrise de l'automutilation
- INTERVENTION : Maîtrise du comportement : autodestruction

**AUTOMUTILATION**

# RISQUE D'AUTOMUTILATION

*Taxinomie II : Sécurité/protection – Classe 3 : Violence (00139)*

*[Mode fonctionnel de santé de Gordon : Adaptation et tolérance au stress]*

*Diagnostic proposé en 1992 ; révision effectuée en 2000*

**DÉFINITION** ■ **Risque de se blesser délibérément sans intention de se tuer, produisant des lésions tissulaires et une sensation de soulagement des tensions.**

## Facteurs de risque

- Sentiments de dépression, rejet, dégoût de soi, angoisse de séparation, culpabilité ou dépersonnalisation
- Perturbation ou instabilité de l'image corporelle ou de l'image de soi
- Adolescence ; isolement de ses pairs ; pairs qui s'automutilent
- Perfectionnisme ; maladie ou chirurgie dans l'enfance ; troubles du comportement alimentaire ; toxicomanie ; crise d'identité sexuelle
- Enfant perturbé émotionnellement ou maltraité ; victime d'abus sexuels dans l'enfance ; personne atteinte d'un retard de développement ou d'autisme

- Stratégies d'adaptation inefficaces; perte de maîtrise dans une situation de résolution de problèmes; antécédents d'incapacité de planifier des solutions ou de voir les conséquences à long terme
- Incapacité de supporter une augmentation de tension; incapacité d'exprimer ses tensions verbalement; besoin de diminuer rapidement son stress
- Besoin irrésistible de se blesser ou de se faire du mal; antécédents d'automutilation
- Relations interpersonnelles chaotiques ou perturbées; manipulations afin d'établir des relations avec les autres
- Antécédents familiaux d'alcoolisme; parents divorcés; antécédents de comportement autodestructeur; violence entre les personnes représentant l'image parentale
- Perte d'un parent ou des relations parentales; sentiment de menace lié à la perte réelle ou potentielle de relations importantes
- Troubles caractériels; état limite; expérience de dissociation ou de dépersonnalisation; état de psychose (ordres donnés au cours d'hallucinations)
- Placement en établissement, dans un groupe ou dans une famille d'accueil; incarcération

**Remarque**: Il ne peut y avoir de signes ni de symptômes (caractéristiques) lorsqu'on diagnostique un risque de problème, car celui-ci n'existe pas encore; les interventions infirmières sont donc axées sur la prévention.

## Résultats escomptés (objectifs) et critères d'évaluation

- Le patient dit comprendre pourquoi il a agi comme il l'a fait.
- Le patient connaît les facteurs qui déclenchent la crise.
- Le patient reconnaît l'état d'alerte qui précède la crise.
- Le patient dit qu'il a une meilleure image de soi et une plus haute estime de soi.
- Le patient démontre une plus grande maîtrise de soi: les épisodes d'automutilation sont moins nombreux ou ne se produisent plus.
- Le patient utilise d'autres façons de maîtriser ses émotions ou d'établir son individualité.

## Interventions

**PRIORITÉ Nº 1 – Évaluer les facteurs favorisants**

- Préciser la dynamique de la situation du patient en se fondant sur les facteurs de risque précités.
- Noter les antécédents de comportements d'automutilation (coupures, écorchures, ecchymoses, perçage de la peau à des endroits inhabituels, etc.). **Bien que le perçage de certains endroits du corps (les oreilles, par exemple) soit généralement considéré comme esthétique, le perçage multiple d'endroits inhabituels traduit souvent le désir d'établir son individualité, une tâche développementale propre à l'adolescence qui consiste à s'éloigner de ses parents et à rechercher l'appartenance à un groupe.**
- Vérifier si le patient souffre de troubles susceptibles de l'empêcher de se maîtriser (psychose, arriération mentale, autisme, etc.).
- Noter les croyances et les pratiques culturelles ou religieuses qui peuvent exercer une influence sur la décision du patient d'adopter un comportement autodestructeur.
- Vérifier si le patient consomme ou abuse de substances qui peuvent entraîner l'accoutumance.
- Vérifier si le patient présente des caractéristiques d'intransigeance ou d'inadaptation **révélatrices d'un trouble de la personnalité** (comportement impulsif, imprévisible ou outrancier; colère intense ou incapacité de maîtriser sa colère, etc.).
- Évaluer le degré de dysfonctionnement social et professionnel du patient. **Cela peut aider à déterminer le cadre du traitement (consultation externe, hospitalisation de courte durée, etc.).**
- Étudier les résultats des examens de laboratoire (taux d'alcool dans le sang, glycémie, dosage des électrolytes, etc.).

**PRIORITÉ Nº 2 – Organiser le milieu de façon à assurer la sécurité du patient**

- Aider le patient à discerner les émotions et les comportements qui précèdent le désir d'automutilation. **En apprenant à les reconnaître, le patient peut trouver des façons d'y faire face.**
- Imposer au patient des limites ou d'autres formes de contrôle extérieur **afin de réduire son besoin d'automutilation.**

- Faire participer le patient à l'établissement du plan thérapeutique infirmier, **afin qu'il redéfinisse les frontières de son moi et qu'il accroisse son engagement à l'égard des résultats escomptés et du traitement.**
- Aider le patient à reconnaître ses sentiments et à les exprimer verbalement de manière acceptable.
- Veiller à ce que le patient ne soit pas laissé sans surveillance et aller vérifier personnellement que tout va bien **afin d'assurer sa sécurité.**
- Établir un programme d'activités saines, constructives et axées sur la réussite : activités de groupe comme les outremangeurs anonymes ou autre programme en plusieurs étapes basé sur les besoins individuels ; activités permettant de rehausser l'estime de soi comme les techniques de pensée positive et les rencontres avec des amis ; exercice ; etc.
- Créer un climat qui favorise une communication franche, claire et sans équivoque entre le personnel et le patient ; il doit être évident pour tous que « les secrets ne sont pas tolérés » et qu'ils seront dévoilés.
- Noter les sentiments des membres du personnel soignant par rapport au patient (frustration, colère, attitude de défense, distraction, désespoir, sentiment d'impuissance, besoin de le sauver). **Il se peut que le patient manipule les membres du personnel soignant ou de sa famille, les divise et les mette ainsi sur la défensive, ce qui suscite des conflits. Il est donc nécessaire d'exposer ces sentiments au grand jour et d'en parler ouvertement avec le personnel et le patient.**

### PRIORITÉ N° 3 – Inciter le patient à prendre des mesures positives

- Encourager le patient à participer à l'élaboration du plan thérapeutique infirmier **afin de favoriser sa participation et de maximiser les résultats.**
- Utiliser ses habiletés de communication auprès du patient de façon à le valoriser, en lui conseillant de remplacer son discours intérieur de dénigrement de soi par des affirmations positives.
- Aider le patient à apprendre comment s'affirmer et comment substituer l'assurance à la timidité ou à l'agressivité.

- Conclure une entente avec le patient **pour assurer sa sécurité (« je m'engage à ne pas m'infliger de blessures au cours des huit prochaines heures », par exemple).** Cette entente doit être datée et signée par l'infirmière et le patient. Il faut la renouveler régulièrement et parer aux imprévus en prenant des dispositions **pour que le patient puisse parler à l'infirmière quand il en a besoin.**
- Discuter avec le patient ou sa famille du caractère naturel de la distanciation de l'adolescent par rapport à ses parents et des moyens d'accomplir cette tâche développementale.
- Inciter le patient à adopter des comportements sains et l'aider à évaluer les conséquences de ses actes. « Est-ce que cela vous permet d'obtenir ce que vous voulez ? » « En quoi ce comportement vous aide-t-il à atteindre vos buts ? »
- Aider le patient à reprendre sa vie en main (en intervenant sur le plan de l'expérience et de la connaissance).
- Faire participer le patient et sa famille à une thérapie de groupe.

**PRIORITÉ N° 4 – Donner un enseignement visant le mieux-être du patient**

- Expliquer au patient qu'on est là pour assurer sa sécurité et discuter avec lui des façons par lesquelles il pourrait neutraliser le problème dès que les signes précurseurs apparaissent.
- Mobiliser le réseau de soutien du patient.
- Évaluer les conditions de vie dans lesquelles le patient se retrouvera à sa sortie du centre hospitalier. **Il peut avoir besoin qu'on l'aide à apporter les changements nécessaires pour éviter une rechute.**
- Prendre les dispositions nécessaires pour que le patient puisse continuer sa thérapie de groupe.
- Faire participer la famille du patient ou les personnes clés dans sa vie au plan de congé, **afin de favoriser la coordination et la continuité des soins, ainsi que la poursuite des objectifs.**
- Informer le patient au sujet de la pharmacothérapie, au besoin. **Les antidépresseurs peuvent l'aider, mais il faut peser les risques de surdose avant de les recommander.**

§ Consulter les diagnostics infirmiers Anxiété et Interactions sociales perturbées et les diagnostics liés à l'estime de soi.

## Données essentielles à consigner

### *Évaluations (initiale et subséquentes)*

- Inscrire les données d'évaluation, notamment les facteurs de risque présents, la dynamique de la situation et les antécédents d'automutilation.

### *Planification*

- Rédiger le plan thérapeutique infirmier et inscrire le nom de chacun des intervenants.
- Rédiger le plan d'enseignement.

### *Application et vérification des résultats*

- Noter les réactions du patient aux interventions et à l'enseignement, ainsi que les mesures qui ont été prises.
- Noter les objectifs atteints ou les progrès accomplis vers l'atteinte des objectifs.
- Noter les modifications apportées au plan thérapeutique infirmier.

### *Plan de congé*

- Inscrire les besoins à long terme du patient ainsi que le nom des responsables des mesures à prendre.
- Noter les services communautaires avec lesquels on a communiqué ainsi que les demandes de consultation.

## Exemples tirés des CRSI (NOC) et des CISI (NIC)

- RÉSULTAT : Maîtrise de l'automutilation
- INTERVENTION : Maîtrise du comportement : autodestruction

BIEN-ÊTRE SPIRITUEL

# MOTIVATION À AMÉLIORER SON BIEN-ÊTRE SPIRITUEL

*Taxinomie II : Principes de vie – Classe 2 : Croyances (00068)*

*[Mode fonctionnel de santé de Gordon : Valeurs et croyances]*

*Diagnostic proposé en 1994 ; révision effectuée en 2002*

**DÉFINITION** ■ Capacité de ressentir et d'intégrer le sens et le but de la vie à travers les liens avec soi, les autres, l'art, la musique, la littérature, la nature ou une force supérieure.

## Caractéristiques

### DONNÉES SUBJECTIVES

***Liens avec soi-même***

- Désir d'améliorer : l'espoir ; le sens et le but de la vie ; la paix et la sérénité ; l'acceptation ; la soumission ; l'amour ; le pardon de soi ; une philosophie positive de la vie ; la joie ; le courage
- Méditation

***Liens avec les autres***

- Recherche d'interactions avec les amis, la famille, des guides spirituels
- Aide aux autres
- Recherche du pardon des autres

***Liens avec les forces supérieures***

- Participation à des activités religieuses ; prière
- Expression de révérence [respect]; partage d'expériences mystiques

### DONNÉES OBJECTIVES

***Liens avec soi-même***

- Stratégies d'adaptation accrues

***Liens avec les autres***

- Aide aux autres

***Liens avec l'art, la musique, la littérature, la nature***

- Expression d'énergie créative (par exemple, dans l'écriture, la poésie) ; chant, écoute de musique ; lecture d'ouvrages spirituels ; sorties dans la nature

## Résultats escomptés (objectifs) et critères d'évaluation

- Le patient reconnaît les forces intérieures nécessaires pour atteindre l'équilibre et le bien-être.
- Le patient trouve un sens et un but à la vie, ce qui favorise l'espoir, la paix intérieure et la satisfaction.
- Le patient dit avoir trouvé la paix, la satisfaction et la tranquillité de l'esprit.
- Le comportement du patient concorde avec ses paroles, et il y puise le soutien et la force dont il a besoin quotidiennement.

## Interventions

**PRIORITÉ Nº 1 – Évaluer l'état spirituel du patient et son désir d'un mieux-être spirituel**

- S'enquérir de la perception du patient de son état actuel, de son contact avec la réalité et de ses attentes, **ce qui permet de déterminer où se situe le patient actuellement et quels sont ses espoirs pour l'avenir.**
- S'enquérir de la vie spirituelle ou religieuse antérieure du patient, des activités et des rituels qu'il pratique et de leur fréquence. **On dispose ainsi d'une base sur laquelle appuyer la croissance et le changement.**
- Apprécier la valeur du réseau de soutien du patient relativement au bien-être spirituel. **La famille d'origine du patient peut avoir des croyances qui diffèrent de celles qu'il a adoptées, ce qui peut provoquer des conflits. Le patient éprouve du réconfort quand sa famille et ses amis partagent ses croyances et qu'ils le soutiennent dans sa recherche de connaissances spirituelles.**
- Explorer le sens que le patient donne à la spiritualité, à la vie, à la mort et à la maladie ; préciser comment il rattache ces phénomènes à sa vie quotidienne. **La définition de ces**

**notions aide le patient à utiliser les renseignements nécessaires à l'élaboration d'un système de croyances qui lui permettra de progresser et de vivre sa vie pleinement.**

- Déterminer le sens que le patient donne dans sa vie quotidienne à ses croyances spirituelles et à sa pratique religieuse. **En discutant de ces questions, le patient peut explorer ses besoins spirituels et décider de ce qui correspond à sa vision du monde pour améliorer sa vie.**
- Examiner comment la spiritualité ou la pratique religieuse influent sur la vie du patient, en particulier sur le sens qu'elles donnent à sa vie quotidienne. Noter les effets et les bienfaits. **Une fois qu'il a compris la différence qui existe entre la spiritualité et la religion et de quelle manière les deux peuvent être utiles, le patient peut commencer à utiliser les renseignements dont il dispose de la meilleure manière.**
- Discuter avec le patient de ses projets de vie et des desseins de Dieu en ce qui le concerne, **ce qui aide à fixer des objectifs personnels et à faire des choix précis.**

**PRIORITÉ N° 2 – Aider le patient à intégrer ses valeurs et ses croyances afin qu'il acquière un sentiment de complétude et un équilibre optimal dans sa vie quotidienne**

- Explorer de quelle façon les croyances peuvent donner sens et valeur à la vie quotidienne. À mesure que le patient comprend mieux ces questions, **il peut s'en servir pour surmonter ses difficultés actuelles ou futures.**
- Vérifier si les attentes du patient sont en concordance avec la perception qu'il a de lui-même. **Cette concordance est nécessaire pour bâtir des fondations solides et propices à la croissance.**
- Apprécier l'influence des croyances et des valeurs culturelles. **La plupart des personnes sont fortement influencées par l'orientation spirituelle et religieuse de leur famille d'origine, qui peut avoir une incidence marquée sur les choix que fait le patient et sa réceptivité face à différentes options.**
- Discuter avec le patient de l'importance et de la valeur de ses relations dans sa vie quotidienne. **Le contact avec les autres permet au patient de conserver un sentiment d'appartenance et de relation et favorise des sentiments de plénitude et de bien-être.**

- Spécifier avec le patient des moyens de parvenir à l'harmonie avec soi, avec les autres, avec la nature, avec un être suprême (méditation, prière, rencontres ; activités dans la nature, jardinage, promenade ; participation à des activités religieuses). **Il s'agit d'un choix très personnel ; aucun moyen ne devrait être exclu, même s'il semble futile.**

### PRIORITÉ N° 3 – Favoriser le mieux-être du patient

- Encourager le patient à prendre le temps de se recueillir afin de trouver la paix et l'harmonie. **La paix que le patient trouve en lui est transposée dans ses relations avec les autres et ses perspectives face à la vie.**
- Discuter avec le patient de la pratique d'activités relaxantes qui invitent à la méditation (yoga, taï chi, prière, etc.), **ce qui peut favoriser le bien-être général du patient et son sentiment de relation avec lui-même, la nature et un être suprême.**
- Suggérer au patient de se joindre à un groupe de discussion sur le contenu des rêves, **afin qu'il se familiarise avec la dimension spirituelle et qu'il poursuive sa croissance personnelle.**
- Proposer des activités qui permettent au patient d'exprimer ses croyances. **Il existe de nombreuses manières d'exprimer sa spiritualité par ses relations avec les autres et soi-même (par exemple, en devenant bénévole dans sa collectivité, en servant de mentor, en participant à une chorale, en produisant des œuvres picturales ou littéraires à caractère spirituel).**
- Encourager le patient à participer à des activités religieuses et à entrer en contact avec un conseiller spirituel ou un pasteur. **En obtenant la validation de ses croyances par une personne de l'extérieur, le patient peut se sentir soutenu, ce qui renforce son moi intérieur.**
- Discuter avec le patient des façons de réagir lorsque des membres de sa famille, des personnes clés dans sa vie ou la société expriment des opinions différentes des siennes. Créer des mises en situation lui permettant d'expérimenter d'autres façons de réagir, si nécessaire. **Cela permet au patient d'expérimenter des comportements dans un cadre sécurisant et de se préparer à diverses éventualités.**
- Proposer au patient des lectures complémentaires et lui fournir une liste de ressources appropriées (ex. : groupes d'étude, de paroisse, de poésie) et de sites web **afin qu'il**

**puisse s'y référer ultérieurement pour un apprentissage individuel.**

## Données essentielles à consigner

### *Évaluations (initiale et subséquentes)*

- Inscrire les données d'évaluation, y compris la façon dont le patient perçoit ses besoins et son désir de croissance et d'amélioration.

### *Planification*

- Rédiger le plan de croissance et inscrire le nom de chacun des intervenants.

### *Application et vérification des résultats*

- Noter les réactions du patient aux interventions et à l'enseignement, ainsi que les mesures qui ont été prises.
- Noter les objectifs atteints ou les progrès accomplis vers l'atteinte des objectifs.
- Noter les modifications apportées au plan de croissance.

### *Plan de congé*

- Noter les besoins à long terme du patient, ses attentes et les mesures à prendre.
- Noter les demandes de consultation.

## Exemples tirés des CRSI (NOC) et des CISI (NIC)

- RÉSULTAT : Bien-être spirituel
- INTERVENTION : Facilitation de la croissance spirituelle

**BLESSURE**

# RISQUE DE BLESSURE EN PÉRIOPÉRATOIRE

*Taxinomie II : Sécurité/protection – Classe 2 : Lésions (00087)*

*[Mode fonctionnel de santé de Gordon : Perception et prise en charge de la santé]*

*Diagnostic proposé en 1978*

**DÉFINITION** Risque de lésions associé aux conditions prévalant dans le bloc opératoire.

## Facteurs de risque

- Désorientation ; troubles de la perception sensorielle secondaires à l'anesthésie
- Immobilisation, faiblesse musculaire ; [trouble musculo-squelettique préexistant]
- Obésité ; maigreur ; œdème
- [Âge avancé]

**Remarque :** Il ne peut y avoir de signes ni de symptômes (caractéristiques) lorsqu'on diagnostique un risque de problème, car celui-ci n'existe pas encore ; les interventions infirmières sont donc axées sur la prévention.

## Résultats escomptés (objectifs) et critères d'évaluation

- Le patient ne subit aucune blessure due à la désorientation périopératoire.
- Le patient ne présente pas de lésion ni de problème cutané ou tissulaire au-delà de 24 à 48 heures après l'opération.
- Le patient dit ne plus ressentir d'engourdissement, de picotements ni de problèmes sensoriels reliés à la position opératoire moins de 24 à 48 heures après l'opération.

## Interventions

### PRIORITÉ Nº 1 – Évaluer les facteurs de risque et les besoins du patient

- Noter la durée prévue de l'intervention chirurgicale et la position opératoire. Surveiller l'apparition des complications possibles. **Le décubitus dorsal peut causer des douleurs lombaires et comprimer la peau des talons, des coudes et de la région sacrée ; le décubitus latéral peut causer une douleur à l'épaule et au cou, ainsi que des lésions à l'œil et à l'oreille du côté déclive.**
- Passer en revue les antécédents du patient, notamment son âge, son poids, sa taille, son état nutritionnel, ainsi que

toutes les limitations physiques ou affections préexistantes. **Ces facteurs peuvent influer sur le choix de la position et sur l'intégrité de la peau et des tissus durant l'intervention (manque de tissu sous-cutané protecteur chez une personne âgée, arthrite, syndrome de traversée thoraco-cervico-brachiale ou syndrome du canal carpien, diabète, obésité, présence d'une stomie abdominale, maladie des vaisseaux périphériques, déséquilibre hydrique, altération de la température des membres).**

- Noter les réactions du patient aux sédatifs et aux autres médicaments préopératoires, notamment le degré de sédation et les effets secondaires (baisse de la pression artérielle, par exemple), et en informer le chirurgien au besoin.
- Vérifier si le patient qui a reçu des sédatifs est en sécurité (s'assurer que les ridelles du lit ou de la civière sont levées, vérifier si une personne reste auprès du patient, etc.).

**PRIORITÉ N° 2 – Protéger le patient des blessures**

- S'assurer que les roulettes du lit ou de la civière sont bloquées et que le corps et les membres du patient sont soutenus durant les transferts; demander l'aide d'autres membres du personnel.
- Placer la courroie de sécurité correctement (sans exercer de compression sur les membres), **de façon à ce que le patient soit bien maintenu, pour les interventions qui le nécessitent.**
- Maintenir autant que possible un bon alignement corporel, en utilisant des oreillers, des coussinets et des courroies **afin de soutenir le patient dans la position choisie.**
- S'assurer que le corps du patient n'entre pas en contact avec les parties métalliques de la table d'opération **afin de prévenir les brûlures.**
- Placer les membres du patient **de façon à pouvoir surveiller périodiquement la circulation sanguine, la compression des nerfs, l'alignement corporel et la stabilité des conditions mises en place pour assurer la sécurité du patient, surtout lorsque les dispositifs de contention doivent être replacés ou déplacés.**
- Placer des coussinets protecteurs contre les points d'appui du corps (saillies osseuses comme les coudes et les chevilles; zones neurovasculaires comme les seins et les genoux), **afin de maintenir une position qui ne présente pas de risque.** Replacer les coussinets au besoin.

- Si l'intervention se fait en position gynécologique, installer les deux jambes de la patiente en même temps dans les étriers, en prenant soin d'en ajuster la hauteur et de maintenir une position symétrique. Placer des coussinets protecteurs sous l'espace poplité au besoin.
- Mesurer périodiquement les pouls périphériques et noter la couleur et la température de la peau du patient **afin de s'assurer que la circulation sanguine est adéquate.**
- Procéder lentement aux changements de position lors des transferts au lit, **afin de prévenir une chute importante de la pression artérielle, les étourdissements ou les blessures. On prendra encore plus de précautions auprès du patient à l'halothane.**
- Protéger les voies respiratoires du patient et faciliter le travail ventilatoire après l'extubation.
- Installer le patient dans la position recommandée, selon le protocole de l'intervention (surélever ou non la tête du lit après une rachianesthésie, installer ou non le patient sur le côté indemne après une pneumonectomie, par exemple).

**PRIORITÉ N° 3 – Donner un enseignement visant le mieux-être du patient**

- Informer le patient des précautions périopératoires à prendre : lui recommander de ne pas croiser les jambes durant une intervention pratiquée sous anesthésie locale ou légère, lui expliquer l'état dans lequel il sera après l'opération et l'informer des signes et des symptômes à signaler au médecin.
- Informer le patient et les personnes qui s'en occuperont après l'opération des réactions postopératoires qui devraient disparaître dans les 24 heures après l'intervention : douleur lombaire, engourdissement local, rougeurs ou marques sur la peau, etc.
- Prendre les mesures nécessaires (soins de la peau, application de bas élastiques, mobilisation précoce, etc.) **afin de protéger l'intégrité de la peau et des tissus.**
- Inciter le patient à faire des exercices de mobilisation aussi souvent qu'il le peut, surtout s'il présente une raideur articulaire.
- Déterminer les problèmes susceptibles de se présenter dans les heures qui suivent l'opération et prendre les mesures de prévention qui s'imposent.
- Diriger le patient vers les services appropriés.

## Données essentielles à consigner

### *Évaluations (initiale et subséquentes)*

- Inscrire les données d'évaluation, notamment les facteurs de risque qui peuvent entraîner des problèmes périopératoires ou qui justifient la modification des soins ou des positions habituels.
- Noter les données des évaluations périodiques.

### *Planification*

- Rédiger le plan thérapeutique infirmier et inscrire le nom de chacun des intervenants.
- Rédiger le plan d'enseignement.

### *Application et vérification des résultats*

- Noter les réactions du patient aux interventions et les mesures qui ont été prises.
- Noter les objectifs atteints ou les progrès accomplis vers l'atteinte des objectifs.
- Noter les modifications apportées au plan thérapeutique infirmier.

### *Plan de congé*

- Noter les besoins à long terme du patient et le nom des responsables des mesures à prendre.

## Exemples tirés des CRSI (NOC) et des CISI (NIC)

- RÉSULTAT : Maîtrise des risques
- INTERVENTION : Positionnement pendant l'opération

# CAPACITÉ ADAPTATIVE INTRACRÂNIENNE DIMINUÉE

*Taxinomie II : Adaptation/tolérance au stress – Classe 3 : Réactions neurocomportementales au stress (00049)*

*[Mode fonctionnel de santé de Gordon : Activité et exercice]*

*Diagnostic proposé en 1994*

**DÉFINITION** Déficience des mécanismes qui compensent normalement l'augmentation des volumes liquidiens intracrâniens. Divers stimuli, nociceptifs ou non, peuvent alors provoquer des augmentations disproportionnées et répétées de la pression intracrânienne.

## Facteurs favorisants

- Lésions cérébrales
- Augmentation soutenue de la pression intracrânienne de 10 à 15 mm Hg
- Pression de l'irrigation cérébrale ≤ 50 et 60 mm Hg
- Hypotension systémique avec hypertension intracrânienne

## Caractéristiques

### DONNÉES OBJECTIVES

- Augmentations répétées de la pression intracrânienne supérieures à 10 mm Hg pendant plus de 5 minutes en réponse à des stimuli externes de diverses natures
- Augmentation disproportionnée de la pression intracrânienne en réponse à un seul stimulus provenant de l'environnement ou à une intervention du personnel soignant
- Forme d'onde de la pression intracrânienne P2 élevée
- Variation de la réponse à l'épreuve pression/volume (rapport pression/volume > 2, pression = index volumique < 10)
- Pression intracrânienne de base égale ou supérieure à 10 mm Hg

- Grande amplitude de l'onde de la pression intracrânienne
- [Altération du degré de conscience – coma]
- [Changements dans les signes vitaux, le rythme cardiaque]

## Résultats escomptés (objectifs) et critères d'évaluation

- Le patient présente une pression intracrânienne stable se manifestant par une normalisation des ondes et de la réaction aux stimuli.
- Les signes neurologiques se sont améliorés.

## Interventions

### PRIORITÉ Nº 1 – Évaluer les facteurs favorisants

- Relever les facteurs reliés à la situation du patient (cause du coma, par exemple).
- Surveiller et noter les changements dans les ondes de la pression intracrânienne et les événements qui coïncident avec ces changements (aspiration, changement de position, sonnerie d'alarme d'un appareil, visite de la famille, etc.) **afin d'adapter les soins en conséquence.**

### PRIORITÉ Nº 2 – Déterminer le degré de perturbation

- Apprécier l'ouverture, la position et le mouvement des yeux, le diamètre, la forme, l'égalité et la réaction à la lumière des pupilles, l'état de conscience et l'état mental.
- Noter les réactions motrices volontaires et involontaires (changements de position, etc.) en comparant les côtés droit et gauche.
- Rechercher les réflexes (clignement des yeux, réflexe tussigène, réflexe nauséeux, signe de Babinski) et vérifier si la nuque est raide.
- Mesurer les signes vitaux et le rythme cardiaque avant, pendant et après une activité, **afin de déterminer les paramètres d'une activité sûre pour le patient.**

### PRIORITÉ Nº 3 – Réduire ou corriger les facteurs favorisants et maximiser l'irrigation sanguine

- Surélever la tête du lit de 15° à 45° (de 30° pour un enfant), selon l'état du patient.

- Maintenir la tête et le cou du patient en position neutre et les soutenir à l'aide de petits oreillers ou de petites serviettes enroulées **afin de maximiser le retour veineux. On évitera de poser la tête du patient sur un gros oreiller ou de fléchir ses hanches à 90° ou plus.**
- Réduire les stimuli et augmenter les mesures de bien-être (maintenir le calme autour du patient, parler d'une voix douce, lui faire écouter à l'aide d'écouteurs un enregistrement de voix familières, lui masser le dos, le toucher doucement selon sa tolérance, etc.) **afin de réduire la stimulation du SNC et de produire une détente.**
- Limiter les interventions douloureuses (ponctions veineuses, évaluations neurologiques, etc.) à celles qui sont absolument nécessaires.
- Laisser le patient se reposer entre les soins et réduire au minimum la durée des interventions. Tamiser la lumière, atténuer le bruit et établir un horaire de soins **afin de favoriser le repos et l'installation d'un rythme de sommeil régulier** (par exemple, favoriser le rythme jour-nuit).
- Limiter ou éliminer les activités qui causent une augmentation de la pression intrathoracique ou abdominale (toux, vomissement, efforts de défécation, etc.). Éviter autant que possible les dispositifs de contention. **Ces facteurs font augmenter la pression intracrânienne.**
- Aspirer les sécrétions du patient avec précaution et seulement lorsqu'il le faut, en se limitant à 2 aspirations de 10 secondes chacune à une pression négative ne dépassant pas 120 mm Hg. Ne pas aller plus loin que l'extrémité de la sonde endotrachéale et ne pas toucher la paroi trachéale ou l'éperon trachéal. Administrer de la lidocaïne par voie intratrachéale **(la lidocaïne atténue le réflexe tussigène)**, et donner un supplément d'oxygène avant l'aspiration s'il y a lieu **afin de réduire l'hypoxie.**
- Maintenir la perméabilité du système de drainage urinaire **afin de réduire le risque d'hypertension artérielle, d'hypertension intracrânienne et de dysréflexie, en cas de lésion de la moelle épinière.**

§ Consulter le diagnostic infirmier Dysréflexie autonome.

- Peser le patient au besoin. Calculer le bilan hydrique toutes les huit heures ou chaque jour **afin de déterminer les besoins liquidiens, d'adapter l'hydratation et de prévenir la surcharge liquidienne.**

- Limiter l'apport liquidien au besoin ; administrer les liquides intraveineux à l'aide d'une pompe volumétrique ou d'un contrôleur **afin de prévenir la surcharge vasculaire.**
- Régler la température ambiante et utiliser une couverture réfrigérante, s'il y a lieu, pour abaisser la température corporelle **afin de ralentir le métabolisme et de réduire les besoins en oxygène en présence de fièvre.**
- Rechercher les signes d'agitation accrue, **afin de déterminer les facteurs favorisants et de prendre aussitôt les mesures qui s'imposent.**
- Appliquer les mesures de sécurité relatives aux convulsions et administrer le traitement s'il y a lieu, **afin de prévenir les blessures, l'hypertension intracrânienne et l'hypoxie.**
- Administrer un supplément d'oxygène ; hyperventiler au besoin si le patient utilise un ventilateur mécanique. Mesurer les gaz du sang artériel, particulièrement la concentration de $CO_2$ et la $PaO_2$. **Une $PaCO_2$ de 28 à 30 mm Hg réduit le débit sanguin cérébral tout en maintenant une oxygénation cérébrale adéquate, tandis qu'une $PaO_2$ de moins de 65 mm Hg peut causer une dilatation vasculaire cérébrale.**
- Administrer les médicaments prescrits (anti-hypertenseurs, diurétiques, analgésiques ou sédatifs, antipyrétiques, vasopresseurs, anticonvulsivants, agents bloqueurs neuromusculaires, corticostéroïdes, etc.) **afin de maintenir l'homéostasie.**
- Préparer le patient, le cas échéant, à une intervention chirurgicale (évacuation d'un hématome, excision d'une tumeur intracrânienne, etc.) visant à réduire la pression intracrânienne et à améliorer la circulation.

**PRIORITÉ N° 4 – Donner un enseignement visant le mieux-être du patient**

- Renseigner les personnes qui s'occupent du patient sur les situations susceptibles de causer une augmentation de la pression intracrânienne (suffocation, douleur, position inadéquate, constipation, obstruction de l'écoulement urinaire, etc.). Leur expliquer les mesures à prendre **afin de prévenir les accès d'hypertension intracrânienne ou de réduire leur fréquence.**
- Renseigner les personnes qui s'occupent du patient sur les signes et les symptômes indiquant une augmentation de

la pression intracrânienne (si le patient n'est pas relié à un moniteur de contrôle) : agitation, détérioration des signes neurologiques, etc. Leur expliquer les mesures à prendre.

## Données essentielles à consigner

### Évaluations (initiale et subséquentes)

- Inscrire les données de l'évaluation neurologique, en prenant soin de noter séparément les données des côtés droit et gauche (pupilles, réaction motrice, réflexes ; agitation, raideur de la nuque, etc.).
- Noter les réactions du patient aux activités et aux événements (changement dans la forme des ondes de la pression intracrânienne, dans les signes vitaux, etc.).
- Noter la présence de convulsions et leurs caractéristiques.

### Planification

- Rédiger le plan thérapeutique infirmier et inscrire le nom de chacun des intervenants.
- Rédiger le plan d'enseignement.

### Application et vérification des résultats

- Noter les réactions du patient aux interventions et les mesures qui ont été prises.
- Noter les objectifs atteints et les progrès accomplis vers l'atteinte des objectifs.
- Noter les modifications apportées au plan thérapeutique infirmier.

### Plan de congé

- Noter les besoins futurs du patient, les mesures à prendre pour y répondre et le nom des responsables de ces mesures.
- Noter les demandes de consultation.

## Exemples tirés des CRSI (NOC) et des CISI (NIC)

- RÉSULTAT : État neurologique
- INTERVENTION : Conduite à tenir en présence d'un œdème cérébral

# CHAGRIN CHRONIQUE

*Taxinomie II : Adaptation/tolérance au stress – Classe 2 : Stratégies d'adaptation (00137)*

*[Mode fonctionnel de santé de Gordon : Relation et rôle]*

*Diagnostic proposé en 1998*

**DÉFINITION** Schéma cyclique récurrent et potentiellement évolutif de tristesse, vécu par le patient (parent, aidant naturel ou individu atteint d'une maladie chronique ou d'un handicap), en réaction à des pertes tout au long de la trajectoire d'une maladie ou d'une déficience.

## Facteurs favorisants

- Mort d'un être aimé
- Expérience d'une maladie physique ou mentale chronique ou de déficiences (ex. : arriération mentale, sclérose en plaques, prématurité, spina bifida ou tares congénitales, maladie mentale chronique, stérilité, cancer, maladie de Parkinson)
- Expérience d'un ou de plusieurs événements déclenchants (ex. : crises liées à la prise en charge de la maladie, aux étapes du développement, au fait d'avoir raté des occasions ou des événements importants qui suscitent des comparaisons avec les normes personnelles, sociales et développementales)
- Nécessité de soins continus rappelant constamment la perte

## Caractéristiques

### DONNÉES SUBJECTIVES

- Expression d'un ou de plusieurs des sentiments suivants : colère, confusion, dépression, déception, vide, peur, frustration, culpabilité ou autoaccusation, perte d'espoir, sentiment d'impuissance ou de détresse, solitude, diminution de l'estime de soi, perte récurrente, sentiment d'être incompris et accablé
- Expression de sentiments périodiques et récurrents de tristesse

**DONNÉES OBJECTIVES**

- Sentiments périodiques, d'une intensité variable, pouvant évoluer, s'accentuer et empêcher le patient d'atteindre un plus haut degré de bien-être personnel et social

## Résultats escomptés (objectifs) et critères d'évaluation

- Le patient reconnaît l'existence et l'incidence de son sentiment de chagrin.
- Le patient progresse dans le processus de résolution du chagrin.
- Le patient participe à ses soins personnels et aux activités de la vie quotidienne dans la mesure de ses capacités.
- Le patient dit progresser dans la résolution du chagrin et envisage l'avenir avec optimisme.

## Interventions

**PRIORITÉ N° 1 – Évaluer les facteurs favorisants**

- Déterminer les événements ou problèmes actuels ou récents qui contribuent à l'état d'esprit du patient (facteurs favorisants comme la mort d'un être aimé, la maladie ou la déficience physique ou mentale chronique, etc.).
- Rechercher les signes de tristesse chez le patient (soupirs, regard vague, apparence négligée, indifférence aux conversations, refus de manger, etc.).
- Déterminer le degré d'autonomie et de fonctionnement du patient.
- Prendre note des comportements d'évitement (colère, repli sur soi, déni, etc.).
- Noter les facteurs culturels et les conflits religieux susceptibles d'influer sur la situation du patient.
- Noter la réaction de la famille et des personnes clés à la situation du patient. Déterminer les besoins de ces personnes.

§ Consulter les diagnostics infirmiers Deuil dysfonctionnel, Tension dans l'exercice du rôle de l'aidant naturel et Stratégies d'adaptation inefficaces.

**PRIORITÉ N° 2 – Aider le patient à faire face adéquatement à son chagrin**

- Encourager le patient à parler de sa situation (afin de l'aider à amorcer les étapes de résolution et d'acceptation). Pratiquer l'écoute active auprès du patient lorsqu'il parle de ses sentiments ; lui offrir aide et soutien.
- Inciter le patient à exprimer sa colère, sa peur ou son anxiété.

§ Consulter les diagnostics infirmiers de détresse spirituelle.

- Admettre que le patient puisse se sentir coupable, se faire des reproches ou exprimer de l'hostilité envers Dieu. **On peut ainsi aider le patient à progresser vers l'étape de résolution.**
- Assurer le bien-être du patient et faire preuve de disponibilité tout en s'occupant de ses besoins physiques.
- Discuter avec le patient des pertes qu'il a vécues dans le passé et l'inciter à recourir aux stratégies d'adaptation qui se sont révélées efficaces.
- Enseigner au patient des techniques de visualisation et de relaxation, et l'inciter à les utiliser.
- Soutenir les personnes clés qui doivent composer avec les réactions du patient. **(Les réactions de la famille ou des personnes clés ne sont pas nécessairement dysfonctionnelles, mais elles peuvent révéler une certaine intolérance.)**
- Inviter la famille et les personnes clés à se fixer des objectifs réalistes qui permettront de répondre à leurs besoins propres.

**PRIORITÉ N° 3 – Donner un enseignement visant le mieux-être du patient**

- Discuter avec le patient des façons efficaces de faire face aux situations difficiles.
- Demander au patient d'énumérer les facteurs familiaux, religieux et culturels qu'il juge importants. **Cela peut aider le patient à voir la perte ou la difficulté sous une plus juste perspective et favoriser l'étape de résolution.**
- Encourager le patient à poursuivre ses activités habituelles, à participer à un programme d'exercice approprié et à rencontrer des gens. Ce faisant, tenir compte de ses capacités physiques et de son état psychologique.
- Discuter avec le patient de l'importance de concentrer son énergie sur le moment présent, de vivre un jour à la fois. **Cette attitude peut aider le patient à se sentir capable de faire face au moment présent.**

- Diriger le patient vers d'autres sources d'aide (animation pastorale, counseling, psychothérapie, services de répit, groupes de soutien, etc.), **s'il a besoin de soutien additionnel pour faire face à sa situation et à son chagrin.**

## Données essentielles à consigner

### *Évaluations (initiale et subséquentes)*

- Noter les réactions physiques et émotionnelles du patient au conflit.
- Noter les réactions de la famille et des personnes clés.

### *Planification*

- Rédiger le plan thérapeutique infirmier et inscrire le nom de chacun des intervenants.
- Rédiger le plan d'enseignement.

### *Application et vérification des résultats*

- Noter les réactions du patient et des personnes clés aux interventions et à l'enseignement, ainsi que les mesures qui ont été prises.
- Noter les objectifs atteints ou les progrès accomplis vers l'atteinte des objectifs.
- Noter les modifications apportées au plan thérapeutique infirmier.

### *Plan de congé*

- Inscrire les besoins à long terme du patient et le nom des responsables des mesures à prendre.
- Noter les ressources existantes et les demandes de consultation.

## Exemples tirés des CRSI (NOC) et des CISI (NIC)

- RÉSULTAT : Degré de dépression
- INTERVENTION : Insufflation d'espoir

# CHAMP ÉNERGÉTIQUE PERTURBÉ

*Taxinomie II : Activité/repos – Classe 3 : Équilibre énergétique (00050)*

*[Mode fonctionnel de santé de Gordon : Perception et prise en charge de la santé]*

*Diagnostic proposé en 1994*

**DÉFINITION** Modification du flux énergétique [aura] entourant la personne, se traduisant par une dysharmonie du corps, de la pensée et de l'esprit.

## Facteurs favorisants

Ralentissement ou blocage du flux énergétique résultant de facteurs :

- physiopathologiques (maladies, grossesse, blessures)
- liés aux traitements (immobilité, travail et accouchement, expérience périopératoire, chimiothérapie)
- situationnels (douleur, peur, anxiété, deuil)
- liés au développement (crise ou difficultés liées à l'âge)

## Caractéristiques

### DONNÉES SUBJECTIVES

Perception de changements dans le flux énergétique tels que :

- mouvement (onde, pic, fourmillement, densité, fluidité)
- sons (ton, paroles)
- variation de température (chaleur, fraîcheur)
- modification visuelle (image, couleur)
- perturbation du champ énergétique (insuffisance, absence, pic, obstruction, renflement, engorgement, diminution)

## Résultats escomptés (objectifs) et critères d'évaluation

- Le patient prend conscience de son anxiété et de sa détresse.
- Le patient dit se sentir détendu et éprouver un sentiment de bien-être.

- L'intensité des symptômes et leur fréquence d'apparition sont diminuées.

## Interventions

### PRIORITÉ Nº 1 – Déterminer les facteurs favorisants

- Établir une relation thérapeutique avec le patient, en acceptant d'exercer au début un rôle de guide ou de guérisseur, tel que le désire le patient.
- Inviter le patient à parler de sa maladie, de ses inquiétudes, de son passé, de son état émotionnel ou de tout autre sujet pertinent. Noter son langage corporel, le ton de sa voix et les mots qu'il choisit pour s'exprimer.
- Apprécier la motivation et le désir du patient de recevoir le traitement.
- Noter la consommation de médicaments et de drogues (alcool, par exemple) du patient.
- Utiliser les instruments d'évaluation appropriés **afin d'apprécier l'anxiété du patient.**

### PRIORITÉ Nº 2 – Évaluer le champ énergétique du patient

- Installer le patient en position assise ou en décubitus dorsal, les jambes et les bras décroisés ; utiliser des oreillers ou d'autres accessoires **afin d'accroître son confort.**
- Se concentrer physiquement et psychologiquement **afin de libérer son esprit et de prêter toute son attention au malaise et à son soulagement.**
- Déplacer les mains lentement au-dessus du patient à environ 5 cm de la peau, **afin d'apprécier son champ énergétique et le flux énergétique de son corps.**
- Rechercher les zones de déséquilibre ou de blocage du champ énergétique (zones d'asymétrie ; sensation de chaleur ou de froid, picotement, congestion ou pression, etc.).

### PRIORITÉ Nº 3 – Appliquer les mesures thérapeutiques

- Expliquer au patient le processus du toucher thérapeutique et répondre à ses questions **afin d'éviter que ses attentes soient irréalistes. Le toucher thérapeutique est essentiellement axé sur le soulagement et l'intégrité de la personne, et non sur la guérison des signes et des symptômes de maladie.**
- Discuter des résultats de l'évaluation avec le patient.

- Aider le patient à faire des exercices **qui vont lui permettre de se « recentrer », d'augmenter ses capacités d'autoguérison, de réduire son anxiété et d'augmenter son bien-être.**
- Rééquilibrer le champ énergétique du patient en gardant les mains à environ 5 cm de son corps, **afin d'éliminer les obstacles à la circulation de l'énergie (dans son corps et entre lui et l'infirmière).**
- Se concentrer sur les zones de perturbation en mettant les mains sur la peau du patient ou juste au-dessus ou en plaçant une main derrière le corps du patient et l'autre main devant, **afin de lui permettre de rééquilibrer son énergie ou de tirer l'énergie dont il a besoin.** Se concentrer également sur l'objectif du traitement, c'est-à-dire aider le patient à se sentir soulagé.
- Raccourcir la durée du traitement, au besoin. **Les enfants et les personnes âgées sont généralement plus sensibles aux interventions thérapeutiques.**
- Guider le patient d'une voix douce (lui proposer des images mentales agréables et des visualisations, l'encourager à respirer profondément, etc.) **afin de l'aider à se détendre.**
- Faire un massage ou exercer une pression sur les points d'acupuncture au besoin.
- Être à l'affût des changements qui se produisent dans le flux énergétique au cours de la séance. Cesser le toucher thérapeutique lorsque le champ énergétique est redevenu symétrique et que le patient se sent soulagé.
- Tenir les pieds du patient pendant quelques minutes à la fin de la séance **afin d'« ancrer » l'énergie corporelle.**
- Laisser le patient se reposer tranquillement après la séance.

### PRIORITÉ N° 4 – Donner un enseignement visant le mieux-être du patient

- Permettre au patient de rester dépendant pendant un certain temps, jusqu'à ce qu'il retrouve sa force intérieure.
- Encourager le patient à travailler régulièrement sur le processus thérapeutique.
- Enseigner au patient des activités visant à réduire le stress (centration, méditation, relaxation, etc.) **afin de l'aider à conserver l'harmonie entre son corps et son esprit.**
- Discuter avec le patient de la possibilité d'intégrer ces techniques dans sa vie quotidienne **afin de préserver ou d'augmenter son bien-être.**

- Inciter le patient à se joindre à un groupe de soutien **dont les membres s'aident les uns les autres à pratiquer et à apprendre le toucher thérapeutique.**
- Adresser le patient à d'autres services (psychothérapie, conseiller spirituel, traitement médical de sa maladie, etc.) **afin de l'aider à poursuivre sa recherche d'un mieux-être intégral ou à se sentir serein devant la mort.**

## Données essentielles à consigner

### *Évaluations (initiale et subséquentes)*

- Noter les données d'évaluation, notamment les caractéristiques et les modifications du champ énergétique.
- Noter le point de vue du patient sur son problème et sur la nécessité d'un traitement.

### *Planification*

- Rédiger le plan thérapeutique infirmier et inscrire le nom de chacun des intervenants.
- Rédiger le plan d'enseignement.

### *Application et vérification des résultats*

- Noter les changements dans le champ énergétique.
- Noter les réactions du patient aux interventions et à l'enseignement, ainsi que les mesures qui ont été prises.
- Noter les objectifs atteints ou les progrès accomplis vers l'atteinte des objectifs.
- Noter les modifications apportées au plan thérapeutique infirmier.

### *Plan de congé*

- Noter les besoins à long terme et le nom des responsables des mesures à prendre.
- Noter les demandes de consultation.

## Exemples tirés des CRSI (NOC) et des CISI (NIC)

- RÉSULTAT : Bien-être
- INTERVENTION : Toucher thérapeutique

CHUTE

# RISQUE DE CHUTE

*Taxinomie II : Sécurité/protection – Classe 2 : Lésions (00155)*

*[Mode fonctionnel de santé de Gordon :*
*Perception et prise en charge de la santé]*

*Diagnostic proposé en 2000*

**DÉFINITION** ■ Prédisposition accrue aux chutes pouvant causer des blessures.

## Facteurs de risque

### *Facteurs liés à l'âge adulte*

- Antécédents de chutes
- Utilisation d'un fauteuil roulant ; utilisation de moyens auxiliaires de marche (ex. : déambulateur ou canne)
- Personne âgée de 65 ans ou plus ; femme (si âgée)
- Personne vivant seule
- Prothèse d'un membre inférieur

### *Facteurs physiologiques*

- Présence d'une maladie aiguë ; états postopératoires
- Problèmes visuels ou auditifs
- Arthrite
- Hypotension orthostatique ; étourdissement à la suite d'une rotation ou d'une extension du cou
- Insomnie
- Anémie ; maladie vasculaire
- Cancer (si fatigue ou mobilité réduite)
- Besoin impérieux d'uriner ou incontinence ; diarrhée
- Variation du taux de glycémie postprandial
- Altération de la mobilité physique ; problèmes de pieds ; faiblesse des membres inférieurs

- Troubles de l'équilibre ; problèmes de coordination à la marche ; problèmes proprioceptifs (ex. : négligence de l'hémicorps)
- Neuropathie

### Facteurs cognitifs

- Détérioration de l'état mental (ex. : confusion, délirium, démence, perception erronée de la réalité)
- Médicaments ; agents antihypertenseurs ; inhibiteurs de l'enzyme de conversion de l'angiotensine ; diurétiques ; antidépresseurs tricycliques ; anxiolytiques ; hypnotiques ou sédatifs
- Consommation d'alcool ; narcotiques

### Facteurs environnementaux

- Moyens de contention
- Facteurs liés aux conditions météorologiques (ex. : sol mouillé, glace)
- Environnement encombré ; présence de carpettes ; absence de surface antidérapante dans le bain ou la douche
- Pièce non familière et faiblement éclairée

### Facteurs liés à l'enfance

- Bébé de deux ans ; bébé de sexe masculin et de moins de un an
- Escalier sans barrière de sécurité ; fenêtres sans barre de protection ; absence de dispositif de sécurité dans l'automobile
- Manque de surveillance d'un enfant sur un lit, sur une table à langer ou sur un sofa ; lit près d'une fenêtre
- Manque de surveillance parentale

**Remarque** : Il ne peut y avoir de signes ni de symptômes (caractéristiques) lorsqu'on diagnostique un risque de problème, car celui-ci n'existe pas encore ; les interventions infirmières sont donc axées sur la prévention.

## Résultats escomptés (objectifs) et critères d'évaluation

- Le patient comprend les facteurs contribuant au risque de chute dans son cas et prend les mesures nécessaires pour les éliminer.

- Le patient adopte de nouvelles habitudes de vie et des conduites visant la réduction des risques et la prévention des accidents.
- Le patient rend son environnement plus sûr.
- Le patient n'a pas d'accident.

## Interventions

### PRIORITÉ Nº 1 – Évaluer le degré et l'origine du risque

- Noter l'âge et le sexe du patient. (Les enfants, les jeunes adultes et les femmes âgées courent des risques plus élevés.)
- Apprécier le stade de développement, l'aptitude à prendre des décisions, le degré d'habileté et les capacités cognitives du patient. **Les bébés, les jeunes enfants et les femmes âgées courent des risques plus élevés en présence de troubles du développement et de faiblesse. Les personnes présentant une blessure ou un déficit cognitif courent également des risques de chute en raison de l'immobilité, de l'utilisation de dispositifs d'aide à la marche, des risques liés à l'environnement ou de l'incapacité à reconnaître un danger.**
- Recueillir des données sur la force musculaire du patient ainsi que sur sa motricité fine et globale. Noter l'état de santé général du patient et déterminer les facteurs physiques qui peuvent comporter des risques, comme l'oxygénothérapie ou une affection chronique ou invalidante.
- Évaluer les capacités cognitives du patient, **car elles peuvent avoir une incidence sur sa capacité à percevoir ses limites et les risques de chute.**
- Recueillir des données sur l'humeur, l'aptitude à s'adapter et la personnalité du patient. **Le tempérament du patient, ses réactions habituelles, les facteurs de stress et son degré d'estime de soi peuvent modifier son attitude à l'égard des problèmes de sécurité et l'amener à agir à la légère ou à prendre plus de risques sans penser aux conséquences.**
- S'enquérir des connaissances du patient en matière de sécurité et de prévention des accidents, ainsi que des facteurs de motivation l'incitant à prévenir les accidents. **Le patient et les personnes qui en prennent soin peuvent ignorer les mesures de précaution à prendre ou manquer de connaissances, de volonté ou des ressources nécessaires pour éliminer les risques dans tous les environnements.**

- Noter la situation socioéconomique du patient, les ressources disponibles et l'utilisation qu'il en a fait dans d'autres circonstances, ce qui peut avoir une incidence sur ses capacités d'adaptation.

**PRIORITÉ N° 2 – Aider le patient et les personnes qui en prennent soin à réduire ou à éliminer les facteurs de risque**

- Informer le patient des problèmes de santé ou des situations susceptibles d'accroître les risques de chute.
- Dresser la liste des mesures ou des dispositifs appropriés, **afin de favoriser la sûreté du milieu physique et la sécurité du patient.**
- Expliquer les conséquences des facteurs de risque énumérés précédemment (par exemple, chutes en raison de l'absence de mesures permettant de compenser les déficits causés par des facteurs physiques, cognitifs ou environnementaux).
- Passer en revue le régime thérapeutique et ses effets sur le patient. Lui expliquer comment surveiller les effets des médicaments et les effets secondaires. **La prise de médicaments contre la douleur peut causer de la faiblesse et de la confusion ; la prise simultanée de plusieurs médicaments ayant une incidence sur la tension artérielle et la fonction cardiaque peut provoquer des étourdissements et des pertes d'équilibre.**
- Amener le patient à reconnaître les situations à l'origine des accidents (fatigue, objets qui bloquent la voie de passage habituelle, éclairage insuffisant, tâches qui sont trop difficiles pour ses aptitudes physiques actuelles, incapacité de communiquer avec quelqu'un quand de l'aide est nécessaire, etc.).
- Déterminer les attentes de la personne qui prend soin d'un enfant, d'une personne atteinte d'un déficit cognitif ou d'un membre âgé de la famille et les comparer aux capacités actuelles du patient. **Les capacités et les besoins réels du patient peuvent être différents de ceux que perçoit ou souhaite le soignant.**
- Discuter avec le patient de ses besoins en matière de surveillance et des services d'aide disponibles (gardiennage, service de garde avant et après l'école, centre de jour pour personnes âgées, accompagnateurs, etc.).
- Prévoir une visite à domicile, au besoin. S'assurer que les risques liés à la sécurité sont corrigés à la maison, notamment en ce qui a trait à la surveillance, à de l'aide d'urgence et à la capacité du patient à effectuer ses soins à la maison.

**Une visite peut être nécessaire pour déterminer clairement les besoins du patient et les ressources qui sont disponibles.**

- Consulter un physiothérapeute ou un ergothérapeute au besoin. **Le patient peut avoir besoin d'aide pour accroître sa force et améliorer sa mobilité, pour réapprendre à marcher ou améliorer sa démarche, pour choisir et obtenir les dispositifs d'aide à la marche appropriés, pour assurer sa sécurité dans la salle de bain ou pour apporter des modifications à son domicile.**

**PRIORITÉ N° 3 – Donner un enseignement visant le mieux-être du patient**

- Diriger le patient vers les services pertinents, au besoin. **Le patient et les personnes qui en prennent soin peuvent avoir besoin des types d'aides suivants : aide financière, modification du domicile du patient, services de counseling ou de soins à domicile, savoir où se procurer du matériel de sécurité ou comment placer un patient dans un établissement de soins prolongés.**
- Fournir au patient de la documentation écrite **afin qu'il puisse s'y référer ultérieurement pour renforcer son apprentissage.**
- Conseiller au patient de participer à des programmes d'éducation sanitaire sur les mesures de sécurité et l'informer des services communautaires pertinents à sa situation.
- Sensibiliser l'entourage du patient aux problèmes de conception architecturale, de matériel, de transport et d'accidents en milieu de travail susceptibles d'entraîner des chutes.
- Mettre le patient et sa famille en contact avec des services communautaires, des voisins ou des amis pouvant fournir aux personnes âgées ou handicapées des services d'entretien domiciliaire, d'enlèvement de la neige ou de la glace des trottoirs et des escaliers, etc.

## Données essentielles à consigner

### *Évaluations (initiale et subséquentes)*

- Inscrire les facteurs de risque et les données physiques observées (ecchymoses, coupures, anémie et consommation d'alcool, de drogues et de médicaments prescrits, etc.).

- Inscrire le degré de compréhension du patient et des personnes qui s'en occupent relativement aux risques et aux problèmes de sécurité qui les concernent.

### *Planification*

- Rédiger le plan thérapeutique infirmier et inscrire le nom de chacun des intervenants.
- Rédiger le plan d'enseignement.

### *Application et vérification des résultats*

- Noter les réactions du patient aux interventions et à l'enseignement, ainsi que les mesures qui ont été prises.
- Noter les mesures prises et les changements apportés.
- Noter les objectifs atteints ou les progrès accomplis vers l'atteinte des objectifs.
- Noter les modifications apportées au plan thérapeutique infirmier.

### *Plan de congé*

- Noter les besoins à long terme du patient après son congé, les changements à apporter dans ses habitudes, son domicile et son milieu de vie ainsi que le nom des responsables des mesures à prendre.
- Noter les demandes de consultation qui ont été faites.

## Exemples tirés des CRSI (NOC) et des CISI (NIC)

- RÉSULTAT : Mesures de sécurité : prévention des chutes
- INTERVENTION : Prévention des chutes

# COMMUNICATION VERBALE ALTÉRÉE

*Taxinomie II : Perceptions/cognition – Classe 5 : Communication (00051)*

*[Mode fonctionnel de santé de Gordon : Relation et rôle]*

*Diagnostic proposé en 1983 ; révision effectuée en 1998 (par un petit groupe de travail en 1996)*

**DÉFINITION** Difficulté, retard ou inaptitude à recevoir, à traiter, à transmettre et à utiliser un système de symboles.

## Facteurs favorisants

- Ralentissement de la circulation cérébrale
- Absence d'une personne clé dans la vie de la personne
- Affaiblissement du système musculosquelettique
- Altération de l'estime de soi ou du concept de soi
- Altération des perceptions
- Altération du système nerveux central
- Barrières environnementales
- Déficience d'ordre anatomique (fente palatine, altération du système neurovasculaire sur le plan de la vision, de l'audition ou de la phonation)
- Différence culturelle
- Effets secondaires de médicaments
- Manque d'information
- Obstacle physique (trachéostomie, intubation)
- Problème émotionnel [maladie dépressive, panique, colère]
- Problème psychologique (psychose, manque de stimuli)
- Retard du développement
- Stress
- Trouble physiologique (dyspnée, par exemple)
- Tumeur cérébrale

## Caractéristiques

### DONNÉES SUBJECTIVES

- [Difficulté à s'exprimer]

### DONNÉES OBJECTIVES

- Incapacité de parler la langue dominante
- Difficulté à parler ou à verbaliser
- Incapacité de parler
- Désorientation spatiotemporelle et incapacité de reconnaître les personnes

- Trouble de l'élocution
- Dyspnée
- Difficulté à former des mots ou des phrases (aphonie, dyslalie, dysarthrie, etc.)
- Difficulté à exprimer ses pensées verbalement (aphasie, dysphasie, apraxie, dyslexie, etc.)
- Verbalisation inadéquate [associations d'idées incessantes ou vagues, fuite des idées]
- Absence de contact visuel ou difficulté d'attention sélective
- Déficit visuel partiel ou total
- Difficulté à comprendre et à maintenir le mode de communication usuel
- Bégaiement
- Incapacité ou difficulté à utiliser les modes d'expression corporelle ou faciale
- Refus délibéré de s'exprimer
- [Incapacité de moduler la parole]
- [Message ne traduisant pas le contenu]
- [Emploi de signes non verbaux (gestes, yeux suppliants, dérobade)]
- [Frustration, colère, agressivité]

## Résultats escomptés (objectifs) et critères d'évaluation

- Le patient comprend ses problèmes de communication et planifie des moyens d'y remédier.
- Le patient met au point des moyens de communication lui permettant d'exprimer ses besoins.
- Le patient collabore à la communication thérapeutique (emploi des silences, acceptation inconditionnelle, reformulation, reflet, écoute active et utilisation du « je »).
- Le patient s'exprime par une communication verbale et non verbale congruente.
- Le patient utilise adéquatement les ressources à sa disposition.

## Interventions

### PRIORITÉ Nº 1 – Évaluer les facteurs favorisants

- Rechercher les antécédents de troubles neurologiques **qui peuvent altérer la communication verbale (accident**

**vasculaire cérébral, tumeur, sclérose en plaques, baisse de l'acuité auditive, etc.).** Noter les résultats des examens neurologiques (électroencéphalographie, tomodensitométrie, etc.).

- Apprécier le type d'aphasie en cause : motrice (d'expression : perte des images permettant une parole articulée), sensorielle (de réception : incapacité de comprendre les mots et de reconnaître l'anomalie), de conduction (compréhension lente, usage inadéquat des mots avec conscience des erreurs) ou globale (perte de la capacité de compréhension et d'expression du langage).
- Décrire les caractéristiques de l'élocution du patient (voir la liste précitée).
- Mesurer le degré d'altération de la communication.
- Recueillir des données sur l'état mental du patient et prendre note des problèmes psychotiques (psychose maniacodépressive, schizoïde, affective, etc.).
- Recueillir des données sur la réaction psychologique du patient au problème de communication et sur sa volonté de trouver d'autres moyens de communiquer.
- Noter la présence d'une trachéostomie, d'une sonde endotrachéale ou de tout autre obstacle physique à la capacité d'expression (fissure palatine, mâchoire immobilisée, etc.).
- Préciser la principale langue parlée par le patient et son origine culturelle.
- Mesurer le degré d'anxiété du patient et noter les comportements indiquant la colère ou l'agressivité.
- Recueillir des données sur les facteurs environnementaux susceptibles d'altérer la capacité de communiquer du patient (degré de bruit, etc.).
- Poser des questions aux parents pour déterminer le stade de développement d'un enfant en ce qui a trait à la parole et à la compréhension du langage.
- Observer la manière dont les parents parlent à l'enfant et comment ils communiquent avec lui, y compris les gestes.

**PRIORITÉ Nº 2 – Aider le patient à trouver des moyens de communication efficaces pour exprimer ses besoins, ses désirs, ses idées et ses questions**

- Apprécier les aptitudes du patient pour la lecture et l'écriture. Estimer ses capacités locomotrices, y compris sa dextérité (sa capacité de tenir un crayon et d'écrire, par exemple).

- Demander un interprète ou utiliser un tableau de traduction ou d'illustrations, **si le patient ne peut pas écrire.**
- Adresser le patient à un spécialiste de la vue ou de l'ouïe, **si cela est nécessaire ou souhaité pour améliorer la communication.**
- Aider le patient à se procurer des correcteurs de la vue ou de l'ouïe et l'aider à s'y habituer.
- Établir une relation significative avec le patient en prêtant une attention particulière à ses expressions verbales et non verbales, et en y donnant suite.
- Regarder le patient dans les yeux, de préférence à son degré. **Il ne faut pas oublier toutefois que cela est jugé malséant dans certaines cultures (chez les Amérindiens, par exemple).**
- Garder la communication simple, en faisant appel à tous les sens pour obtenir l'information voulue : vue, ouïe, sens kinesthésique.
- Se montrer calme et ne pas se presser.
- Laisser suffisamment de temps au patient pour répondre. **Les patients aphasiques parlent plus facilement lorsqu'ils sont reposés et détendus et lorsqu'ils communiquent avec une personne à la fois.**
- Préciser le sens des mots que le patient utilise : noter la congruence entre ses messages verbaux et non verbaux.
- Confirmer auprès du patient l'exactitude de l'interprétation des messages non verbaux. Il ne faut pas faire de suppositions, **car on peut se tromper.**
- Faire preuve d'honnêteté (si on ne comprend pas, il faut demander de l'aide).
- Utiliser des techniques adaptées (exercices de respiration pour détendre les cordes vocales, exercices machinaux, comme compter à voix haute, exercices de chant ou d'intonation mélodique), afin d'assister le patient aphasique qui réapprend à parler.
- Prévoir les besoins du patient jusqu'à ce qu'une communication efficace soit établie.
- Énumérer dans le plan thérapeutique infirmier des moyens de communication utiles dans le type d'invalidité du patient : ardoise, tableau avec des lettres ou des images, signaux avec les mains ou les yeux, dactylo, ordinateur.
- Inventorier les solutions utilisées antérieurement si la situation est chronique ou récurrente.

- Orienter le patient vers la réalité en lui parlant de façon simple, directe et honnête.
- Fournir au patient des stimuli environnementaux s'il en a besoin **pour maintenir le contact avec la réalité.**
- Réduire les stimuli susceptibles d'augmenter l'anxiété du patient ou d'aggraver le problème.
- Utiliser des techniques de confrontation, au besoin, **afin de clarifier les discordances entre les messages verbaux et non verbaux.**

**PRIORITÉ N° 3 – Donner un enseignement visant le mieux-être du patient**

- Revoir avec le patient et la personne clé dans sa vie les données sur son état, le pronostic et le traitement.
- Discuter des moyens adaptés à ses besoins que le patient peut utiliser pour faire face à son handicap.
- Recommander au patient de placer, près du téléphone, un magnétophone contenant un message d'urgence préenregistré. Le message devrait fournir des renseignements tels que nom, adresse, numéro de téléphone, mode de respiration (trachéostomie, appareil, etc.) et mentionner qu'une aide est requise d'urgence.
- Utiliser les techniques de communication thérapeutique (acceptation inconditionnelle, écoute active et utilisation du « je ») et les enseigner au patient et à la personne clé dans sa vie, **afin d'aider le patient à améliorer sa capacité globale de communiquer.**
- Faire participer aux interventions de soins le plus souvent possible la famille et la personne clé dans la vie du patient **afin de maximiser leur engagement relativement au plan thérapeutique infirmier.**
- Diriger le patient vers les services appropriés (orthophonie, thérapie de groupe, counseling personnel ou familial, ou soins psychiatriques).

§ Consulter les diagnostics infirmiers Stratégies d'adaptation inefficaces, Stratégies d'adaptation familiale invalidantes, Anxiété ou Peur, au besoin.

## Données essentielles à consigner

### *Évaluations (initiale et subséquentes)*

- Inscrire les données d'évaluation et les antécédents pertinents (problèmes d'ordre physique, psychologique ou culturel).

- Noter la signification des signes non verbaux et noter le degré d'anxiété manifesté par le patient.

### *Planification*

- Rédiger le plan thérapeutique infirmier (moyens de communication utilisés, recours à un interprète, etc.).
- Rédiger le plan d'enseignement.

### *Application et vérification des résultats*

- Noter les réactions du patient aux interventions et à l'enseignement, ainsi que les mesures qui ont été prises.
- Noter les objectifs atteints ou les progrès accomplis vers l'atteinte des objectifs.
- Noter les modifications apportées au plan thérapeutique infirmier.

### *Plan de congé*

- Noter les besoins du patient après son congé, les demandes de consultation et les autres services dont le patient pourra disposer.

## Exemples tirés des CRSI (NOC) et des CISI (NIC)

- RÉSULTAT : Aptitude à communiquer
- INTERVENTION : Amélioration de la communication : déficit du langage ou de la parole

**COMMUNICATION**

# MOTIVATION À AMÉLIORER SA COMMUNICATION

*Taxinomie II : Perceptions/cognition – Classe 4 : Cognition (00157)*

*[Mode fonctionnel de santé de Gordon : Relation et rôle]*

*Diagnostic proposé en 2002*

**DÉFINITION** Mode d'échange d'informations et d'idées avec les autres qui permet à une personne de satisfaire ses besoins et d'atteindre ses objectifs de vie et qu'elle peut renforcer.

## Caractéristiques

### DONNÉES SUBJECTIVES

- Volonté d'améliorer la communication
- Expression des pensées et des sentiments
- Satisfaction d'être capable de partager des informations et des idées avec les autres

### DONNÉES OBJECTIVES

- Capacité de parler ou d'écrire dans une langue
- Capacité de former des mots ou des phrases, de verbaliser
- Utilisation et interprétation des modes d'expression non verbaux

## Résultats escomptés (objectifs) et critères d'évaluation

- Le patient comprend ses problèmes de communication et planifie des moyens d'y remédier.
- Le patient est capable de partager des renseignements, des pensées et des sentiments de manière satisfaisante.

## Interventions

### PRIORITÉ Nº 1 – Évaluer la manière dont le patient aborde la communication et les problèmes potentiels

- Rechercher les situations qui incitent le patient à améliorer sa communication. **De nombreux facteurs jouent un rôle dans la communication ; la détermination des besoins ou des attentes précises d'un patient facilite l'élaboration d'objectifs réalistes et l'évaluation des chances de réussite.**
- Recueillir des données sur l'état mental du patient. **La désorientation et les troubles psychotiques peuvent altérer la capacité de parler et de communiquer ses pensées, ses besoins et ses désirs.**
- Déterminer le stade de développement de la parole et de la compréhension du langage du patient, **ce qui permet d'obtenir des données de base en vue de l'élaboration d'un programme d'amélioration.**
- Évaluer la capacité de lire et d'écrire. **L'évaluation de la maîtrise du langage, de même que des capacités musculosquelettiques, notamment la dextérité manuelle (la capacité de tenir un crayon pour écrire, par exemple),**

**permet de recueillir des données sur la nature de l'atteinte du patient. Le programme d'enseignement peut englober les capacités langagières. Une déficience neuromusculaire exige un programme thérapeutique personnalisé.**

- Déterminer le pays d'origine, la langue dominante, si le patient a récemment immigré au pays, et le groupe culturel et ethnique auquel le patient appartient. **Un nouvel arrivant peut s'identifier à son pays d'origine, à ses habitants, à sa langue, à ses croyances et à ses habitudes en matière de soins, ce qui peut avoir une incidence sur sa volonté d'apprendre une langue et d'améliorer sa capacité à interagir avec les habitants de son pays d'accueil.**
- Établir si le recours à un interprète est nécessaire ou voulu. **Selon la loi, il est obligatoire que des services d'interprétation soient offerts au patient. Pour accroître la satisfaction du patient et du personnel soignant, il est préférable de faire appel à un interprète professionnel et qualifié qui peut traduire de façon précise et qui possède des connaissances de base de la terminologie médicale et de la déontologie en matière de santé.**
- Apprécier à quel point le patient se sent à l'aise d'exprimer ses sentiments et certaines notions dans une langue qu'il ne maîtrise pas bien. **L'anxiété liée à la mauvaise connaissance d'une langue peut altérer la capacité d'un patient à communiquer efficacement.**
- Noter la présence de tous les obstacles physiques réduisant l'efficacité de la communication (ex. : présence d'une trachéostomie, mâchoires immobilisées par des fils métalliques) et de troubles physiologiques ou neurologiques (ex. : dyspnée grave, faiblesse neuromusculaire, accident vasculaire cérébral, traumatisme crânien, déficience auditive, fissure palatine, blessure au visage). **Le patient peut éprouver de la difficulté à comprendre la parole ou une langue ou il peut présenter des troubles de production vocale (ton, force sonore ou qualité de la voix) qui attirent l'attention sur la voix plutôt que sur ce qu'il dit. Ces obstacles doivent être surmontés pour que le patient puisse améliorer ses aptitudes de communication.**
- Préciser le sens des mots que le patient utilise pour décrire des aspects importants de sa vie, de sa santé et de son bien-être (ex. : douleur, peine, anxiété). **Il est facile de mal interpréter un message quand l'émetteur et le destinataire n'ont pas la même idée du sens des mots. De mauvaises interprétations peuvent avoir une incidence sur la manière dont le patient et le personnel soignant partagent des**

**notions importantes. En reformulant une phrase qu'on vient d'entendre, on peut s'assurer d'avoir bien compris ce que le patient a voulu dire.**

- Mesurer le degré d'anxiété, de frustration ou de peur du patient et noter les comportements indiquant de la colère ou de l'agressivité. **Des troubles émotionnels ou psychiatriques peuvent altérer la communication et gêner la compréhension.**
- Noter la congruence entre les messages verbaux et non verbaux. **On estime que de 65 % à 95 % d'un message est composé de signes non verbaux et que la communication est plus facile quand les messages verbaux et non verbaux sont congruents.**
- Évaluer le manque de connaissances du patient et sa mauvaise compréhension de termes reliés à son état, **ce qui indique que le patient a besoin de renseignements additionnels ou d'éclaircissements pour améliorer sa capacité à communiquer.**
- Déterminer si le patient a besoin d'images ou de directives écrites dans le cadre de son programme thérapeutique. **Pour que le patient se sente compris et pour accroître son sentiment de satisfaction à l'égard de ses interactions, on peut avoir recours à d'autres moyens de communication.**

**PRIORITÉ Nº 2 – Améliorer la capacité du patient à communiquer ses pensées, ses besoins et ses idées**

- Se montrer calme et ne pas se presser. Laisser suffisamment de temps au patient pour répondre. **Un environnement dans lequel le patient se sent libre de parler sans craindre les critiques permet d'explorer tous les problèmes liés à la prise de décisions concernant l'amélioration des aptitudes de communication.**
- Prêter attention au patient qui parle. Utiliser les techniques d'écoute active, **car elles donnent au patient un sentiment d'acceptation et de respect, en établissant un lien de confiance et en favorisant l'ouverture et l'expression honnête. Elles permettent au patient de prendre conscience qu'il est apte et compétent.**
- S'asseoir, regarder le patient et passer du temps avec lui. **Ainsi, le patient sentira que l'infirmière a le temps de lui parler et qu'elle est intéressée à le faire.**
- Observer le langage corporel, les mouvements des yeux et les comportements **qui peuvent révéler des inquiétudes**

**cachées ; par exemple, quand le patient ressent de la douleur, il peut réagir en pleurant, en grimaçant, en adoptant une position raide, en détournant le regard et en se mettant en colère.**

- Aider le patient à reconnaître les situations où il utilise un mode de communication non thérapeutique et à apprendre à les éviter. **Ces obstacles empêchent la communication ouverte. Si le patient apprend à les éviter, il optimise l'efficacité de la communication entre lui et les autres.**
- Établir un code de signaux avec les mains ou les yeux, au besoin. **Un patient atteint d'une déficience neurologique peut être capable de comprendre le langage, mais être incapable de parler ou d'écrire pour des raisons physiques.**
- Au besoin, faire appel aux services d'un interprète ou d'un interprète en langue des signes, **ce qui peut améliorer la compréhension des mots, des notions du langage ou des besoins, favorisant ainsi une communication précise.**
- Au besoin, fournir au patient du papier et un crayon, une ardoise ou un tableau avec des lettres ou des images. **Quand un patient est atteint d'une déficience physique qui altère sa capacité de communiquer par la parole, d'autres moyens peuvent lui permettre de se faire comprendre.**
- Obtenir un accès à un ordinateur ou à une machine à écrire. **Le recours à ces appareils est plus utile quand la déficience est présente depuis longtemps ou quand le patient est habitué à s'en servir.**
- Respecter les besoins de communication propres à la culture du patient. **Selon la culture, certains comportements sont acceptables, d'autres non (par exemple, pour certaines personnes, un contact par le regard est considéré comme un manque de respect, une impolitesse ou une atteinte à l'intimité ; un silence ou le ton de la voix peut avoir une signification différente selon la culture ; les expressions argotiques peuvent provoquer de la confusion).**
- Fournir les lunettes, les aides auditives, les dentiers, les appareils électroniques dont le patient a besoin pour parler. **Ces dispositifs optimisent la perception sensorielle du patient, ce qui améliore sa compréhension et sa capacité à parler.**
- Limiter les distractions et le bruit ambiant (par exemple, en fermant la porte et en éteignant la télévision et la radio). **Un environnement qui ne favorise pas la concentration peut altérer la communication en réduisant l'attention prêtée aux tâches et en rendant la parole et la communication plus difficiles. La diminution du bruit peut**

**faciliter la compréhension entre le patient et le personnel soignant en leur permettant de bien se comprendre.**

- Associer des mots et des objets en répétant souvent, en pointant les objets ou en montrant au patient ce qu'on veut qu'il fasse. **La personne qui parle peut utiliser son langage corporel pour favoriser la compréhension, surtout avec un patient dont l'état neurologique altère la compréhension du langage.**
- Faire judicieusement appel à la confrontation, au besoin, dans le cadre d'une relation bien établie entre l'infirmière et le patient. **La confrontation peut servir à clarifier des différences entre les signes verbaux et non verbaux, ce qui permet au patient d'examiner des aspects qu'il devrait améliorer.**

**PRIORITÉ Nº 3 – Favoriser la meilleure communication**

- Discuter avec la famille, la personne clé et d'autres membres du personnel soignant des moyens que le patient utilise pour communiquer efficacement. **En déterminant les aspects positifs des aptitudes de communication actuelles, les membres de la famille peuvent apprendre, ce qui stimule leur volonté d'améliorer les moyens d'interaction avec le patient.**
- Inciter le patient et sa famille à utiliser des techniques de communication qui ont connu du succès, qu'il s'agisse de techniques de parole ou de langage ou d'autres modes de communication, **ce qui favorise les relations familiales et l'estime de soi de tous les membres de la famille, car ils arrivent à communiquer clairement, peu importe les problèmes qu'ils ont eus à surmonter pour parvenir à interagir.**
- Renforcer l'enseignement que le patient et les personnes clés ont reçu et l'utilisation qu'ils font des aptitudes de communication thérapeutique faisant appel aux réactions, à l'écoute active et aux messages au « je », **ce qui permet d'améliorer les aptitudes de communication générales, de souligner l'acceptation et de manifester du respect favorisant l'amélioration des relations familiales.**
- Diriger le patient vers les services appropriés (orthophonie, cours de langue, counseling personnel ou familial, ou soins psychiatriques). **Le patient peut avoir besoin d'aide supplémentaire pour surmonter des problèmes qui empêchent les membres de sa famille d'atteindre leur objectif d'amélioration de la communication.**

## Données essentielles à consigner

### *Évaluations (initiale et subséquentes)*

- Inscrire les données d'évaluation et les antécédents pertinents (problèmes d'ordre physique, psychologique ou culturel).
- Noter la signification des signes non verbaux et noter le degré d'anxiété manifesté par le patient.

### *Planification*

- Rédiger le plan thérapeutique infirmier (moyens de communication utilisés, recours à un interprète, etc.).
- Rédiger le plan d'enseignement.

### *Application et vérification des résultats*

- Noter les progrès accomplis vers l'atteinte des objectifs.
- Noter les modifications apportées au plan thérapeutique infirmier.

### *Plan de congé*

- Noter les besoins du patient après son congé, les demandes de consultation et les autres services dont le patient pourra disposer.

## Exemples tirés des CRSI (NOC) et des CISI (NIC)

- RÉSULTAT : Aptitude à communiquer
- INTERVENTION : Amélioration de la communication [préciser]

**COMPORTEMENT**

# RÉCEPTIVITÉ DU NOUVEAU-NÉ/ NOURRISSON À PROGRESSER DANS SON ORGANISATION COMPORTEMENTALE

*Taxinomie II : Adaptation/tolérance au stress – Classe 3 : Réactions neurocomportementales au stress (00117)*

*[Mode fonctionnel de santé de Gordon : Activité et exercice]*

*Diagnostic proposé en 1994*

**DÉFINITION** Façon satisfaisante pour un nourrisson de moduler les systèmes de fonctionnement physiologiques et comportementaux (système nerveux autonome, motricité, organisation, autorégulation, attention-interaction, par exemple), mais qui peut être améliorée, afin de permettre de meilleurs degrés d'intégration en réponse aux stimuli du milieu.

## Facteurs favorisants

- Prématurité
- Douleur

## Caractéristiques

### DONNÉES OBJECTIVES

- Constantes biologiques stables
- Cycle de veille-sommeil bien défini
- Utilisation de quelques mécanismes d'autorégulation
- Réponse à des stimuli visuels ou auditifs

## Résultats escomptés (objectifs) et critères d'évaluation

- Le nourrisson continue de moduler ses systèmes de fonctionnement physiologiques et comportementaux.
- Le nourrisson intègre de mieux en mieux les stimuli de l'environnement.
- Les parents reconnaissent les signaux indiquant que le nourrisson a atteint son seuil de tolérance au stress et sont capables d'apprécier son état actuel.
- Les parents apprennent comment réagir et comment modifier leurs réactions (et leur environnement), de façon à favoriser l'adaptation et le développement du nourrisson.

## Interventions

### PRIORITÉ Nº 1 – Évaluer l'état de l'enfant et le degré de compétence parentale

- Noter l'âge chronologique et apprécier le stade de développement du nourrisson ; noter l'âge gestationnel à la naissance.

- Préciser les comportements d'autorégulation propres à ce nourrisson : il suce, fait la moue ; il s'agrippe, porte la main à la bouche, change d'expression ; il serre les pieds, s'arcboute ; il plie les membres, rentre le tronc ; il cherche des limites physiques.
- Rechercher les signes indiquant la présence d'une situation susceptible de causer de la douleur ou des malaises.
- Apprécier la qualité et la quantité des stimuli environnementaux.
- Apprécier la compréhension qu'ont les parents des besoins et des capacités de l'enfant.
- Prendre le temps d'écouter les parents parler de leurs préoccupations quant à leur capacité de favoriser le développement du nourrisson.

**PRIORITÉ N° 2 – Aider les parents à améliorer les processus d'intégration chez leur nourrisson**

- Discuter avec les parents de la croissance et du développement, et plus particulièrement de l'état actuel et de l'évolution de leur nourrisson. Les aider à reconnaître les signes de stress chez le bébé.
- Discuter avec les parents des changements qui peuvent être apportés pour aider le nourrisson (modification des stimuli environnementaux ou de l'horaire des activités, changements relatifs aux besoins du bébé en matière de sommeil, soulagement de la douleur).
- Inclure les observations et les suggestions des parents dans le plan thérapeutique infirmier. **Ce faisant, on valorise la contribution des parents et on renforce leur sentiment de compétence face à la situation.**

**PRIORITÉ N° 3 – Donner un enseignement visant le mieux-être du nourrisson et des parents**

- Inventorier les services communautaires qui pourraient aider la famille (infirmière visiteuse, aide à domicile, service de garde, etc.).
- Diriger les parents vers un groupe de soutien ou les adresser à une personne modèle, **afin de les aider à s'adapter à leur nouveau rôle et à leurs nouvelles responsabilités.**

§ Consulter d'autres diagnostics infirmiers pertinents, par exemple Motivation d'une famille à améliorer ses stratégies d'adaptation.

## Données essentielles à consigner

### *Évaluations (initiale et subséquentes)*

- Inscrire les données d'évaluation, notamment l'âge et le stade de développement du nourrisson, ses comportements d'autorégulation et ses réactions à la stimulation.
- Noter les préoccupations des parents et leur degré de connaissances.

### *Planification*

- Rédiger le plan thérapeutique infirmier et inscrire le nom de chacun des intervenants.
- Rédiger le plan d'enseignement.

### *Application et vérification des résultats*

- Noter les réactions du nourrisson aux interventions et les mesures entreprises.
- Noter le degré de participation des parents et leur réaction aux interactions et à l'enseignement.
- Noter les objectifs atteints ou les progrès accomplis vers l'atteinte des objectifs.
- Noter les changements apportés au plan thérapeutique infirmier.

### *Plan de congé*

- Noter les besoins à long terme de la famille et le nom des responsables des mesures à prendre.
- Noter les demandes de consultation.

## Exemples tirés des CRSI (NOC) et des CISI (NIC)

- RÉSULTAT : État neurologique
- INTERVENTION : Stimulation du développement

COMPORTEMENT

# DÉSORGANISATION COMPORTEMENTALE CHEZ LE NOUVEAU-NÉ/NOURRISSON

*Taxinomie II: Adaptation/tolérance au stress – Classe 3: Réactions neurocomportementales au stress (00116)*

*[Mode fonctionnel de santé de Gordon: Activité et exercice]*

*Diagnostic proposé en 1994; révision effectuée en 1998 par le groupe de recherche pour le développement et la classification des diagnostics infirmiers (NDEC)*

**DÉFINITION** ■ Réactions physiologiques et neurocomportementales désorganisées en réponse aux stimuli externes.

## Facteurs favorisants

### *Facteurs prénatals*

- Anomalies congénitales ou génétiques; exposition à des agents tératogènes; [exposition à des drogues]

### *Facteurs postnatals*

- Prématurité; troubles oraux ou moteurs; intolérance à l'alimentation; malnutrition
- Interventions effractives ou douloureuses; douleur

### *Facteurs individuels*

- Âge gestationnel ou postconceptuel; système neurologique immature
- Maladie; [infection]; [hypoxie ou asphyxie à la naissance]

### *Facteurs environnementaux*

- Milieu physique inadéquat
- Privation de stimulation; excès de stimuli; pertes sensorielles
- [Manque de limites physiques sécurisantes]

### *Facteurs liés au parent ou au substitut*

- Mauvaise interprétation des signaux émis par le nourrisson ; manque de connaissances sur ces signaux
- Ajout à la stimulation environnementale

## Caractéristiques

### DONNÉES OBJECTIVES

#### *Régulation*

- Incapacité de se maîtriser [par exemple, « fixation » : le bébé ne détourne pas son regard du stimulus] ; irritabilité

#### *Organisation des états de vigilance*

- Phase d'éveil actif (irritable, regard inquiet) ; phase d'éveil calme (regard fixe, fuite du regard)
- Sommeil diffus, stades non différenciés
- Pleurs dus à l'irritabilité ou à la crise de panique

#### *Système d'attention et d'interaction*

- Réponse anormale aux stimuli sensoriels (ex. : difficulté à se calmer, incapacité de se maintenir en état d'éveil)

#### *Système moteur*

- Hypertonie, hypotonie ou flaccidité
- Écartement des doigts ; poings ou mains au visage ; hyperextension des bras et des jambes (opisthotonos)
- Tremblements, sursauts, tics ; mouvements crispés, saccadés ou incoordination
- Perturbation des réflexes archaïques

#### *Système végétatif*

- Bradycardie, tachycardie ou arythmies ; bradypnée, tachypnée, apnée
- Teint pâle, cyanosé, marbré ou rouge
- Signes d'« absence » (ex. : regard fixe, agrippement, hoquet, toux, éternuement, soupir, mâchoire relâchée, bouche ouverte, langue sortie)
- Diminution de la saturation en oxygène
- Intolérance à l'alimentation (fausse route [aspiration] ou vomissement)

## Résultats escomptés (objectifs) et critères d'évaluation

- Le nourrisson a des comportements organisés qui contribuent à une croissance et à un développement optimaux se manifestant par la modulation du fonctionnement physiologique et comportemental (motricité, organisation, attention-interaction).
- Les parents reconnaissent les signaux émis par leur enfant.
- Les parents réagissent de façon appropriée (y compris en modifiant l'environnement) aux signaux émis par l'enfant.
- Les parents se disent prêts à assumer seuls les soins de l'enfant.

## Interventions

### PRIORITÉ N° 1 – Déterminer les facteurs favorisants

- Noter l'âge chronologique et apprécier le stade de développement du nourrisson ; noter l'âge gestationnel à la naissance.
- Rechercher les signes indiquant la présence d'une situation susceptible de causer de la douleur ou des malaises.
- Apprécier dans quelle mesure les besoins physiologiques sont comblés.
- Apprécier la quantité et la qualité des stimuli environnementaux.
- Apprécier la compréhension qu'ont les parents des besoins et des capacités de l'enfant.
- Prendre le temps d'écouter les parents parler de leurs préoccupations quant à leur capacité de répondre aux besoins du nourrisson.

### PRIORITÉ N° 2 – Aider les parents à favoriser l'organisation comportementale du nourrisson

- Créer un environnement physique et émotionnel calme et chaleureux.
- Inciter les parents à prendre le bébé dans leurs bras et à avoir un contact peau à peau avec lui, au besoin.
- Jouer un rôle de modèle en manipulant le nourrisson avec douceur et en réagissant de façon appropriée à ses comportements. **Cela sert d'exemple aux parents.**
- Inciter les parents à tenir compagnie à l'enfant et à prendre une part active à tous les aspects des soins. Leur offrir le

soutien nécessaire, au besoin, **afin de les aider à surmonter une situation qui peut leur sembler difficile.**

- Discuter avec les parents de la croissance et du développement, et plus particulièrement de l'état actuel et de l'évolution de leur nourrisson. **Cela les informe sur leur part de responsabilité dans l'organisation comportementale de l'enfant.**
- Inclure les observations et les suggestions des parents dans le plan thérapeutique infirmier. **Ce faisant, on valorise la contribution des parents et on les encourage à continuer de participer aux soins.**

**PRIORITÉ N° 3 – Donner les soins en respectant le seuil de tolérance au stress du nourrisson**

- S'assurer que ce sont toujours les mêmes personnes qui prennent soin de l'enfant. **Il est ainsi plus facile d'interpréter les signaux de l'enfant et de déceler les changements dans son comportement.**
- Préciser les comportements d'autorégulation propres à ce nourrisson : il suce, fait la moue ; il s'agrippe, porte la main à la bouche, change d'expression ; il serre les pieds, s'arcboute ; il plie les membres, rentre le tronc ; il cherche des limites physiques.
- Aider l'enfant à porter la main à sa bouche ou vers son visage. Lui offrir une sucette ou lui permettre de téter le sein « à vide » durant les gavages. **Ces mesures donnent au nourrisson la possibilité de sucer.**
- Éviter les stimuli buccaux désagréables, surtout s'ils ne sont pas essentiels. Procéder à l'aspiration de la sonde endotrachéale seulement si cette intervention est cliniquement indiquée.
- Procurer l'oxygène nécessaire au moyen d'un dispositif suffisamment grand pour que les bras de l'enfant soient à l'intérieur **afin qu'il puisse porter les mains à sa bouche.**
- Donner au nourrisson des occasions d'exercer son réflexe de préhension.
- Durant tous les soins, s'assurer que l'enfant sent des limites physiques autour de lui (l'emmailloter à l'aide de couvertures, lui faire une sorte de nid d'ange avec une couverture ou se servir de ses mains, selon la situation).
- Se réserver suffisamment de temps pour prendre l'enfant dans ses bras. Le manipuler doucement, le déplacer lentement, en s'assurant qu'il sent des limites autour de lui ; s'abstenir de faire des mouvements soudains ou brusques.

- Garder l'enfant dans un alignement corporel normal ; l'installer avec les membres légèrement fléchis, les épaules et les hanches en légère adduction. Utiliser des couches de la bonne taille.
- Noter si le thorax du bébé présente une amplitude adéquate ; placer une couverture enroulée sous son tronc si la position ventrale est indiquée.
- S'abstenir d'appliquer des dispositifs de contention. Si l'utilisation d'une planchette est nécessaire pour protéger le point d'injection d'une perfusion intraveineuse, s'assurer que le membre qui portera la perfusion est placé dans un bon alignement avant d'y attacher la planchette.
- Si le nourrisson tolère mal les changements de position fréquents, l'installer sur une peau de mouton, sur un matelas alvéolé, sur un lit d'eau ou sur un oreiller ou un matelas de gel. **Ces dispositifs diminuent la pression sur les tissus et réduisent le risque de lésions.**
- Vérifier la coloration de la peau, la respiration, le degré d'activité et les perfusions intraveineuses sans déranger le bébé. Procéder aux autres vérifications toutes les quatre heures seulement ou au besoin. **Cela permet au bébé d'avoir des périodes de calme ou de repos non interrompues.**
- Établir un horaire de soins quotidiens qui maximise la tolérance du bébé, la durée de son sommeil et l'organisation du cycle veille-sommeil. Reporter les soins usuels à plus tard si le bébé dort paisiblement.
- Placer l'enfant en position latérale pour lui donner les soins. Commencer par lui parler doucement, puis placer les mains sur lui, **afin de le préparer à recevoir les soins.** Commencer par l'intervention la moins effractive.
- Répondre promptement à l'agitation de l'enfant. Laisser l'enfant se reposer dès qu'il montre des signes de surcharge sensorielle. Consoler l'enfant et lui accorder beaucoup de temps après les interventions stressantes.
- Demeurer au chevet du bébé pendant quelques minutes après une intervention ou des soins, **afin d'évaluer sa réaction et de lui accorder l'attention nécessaire.**
- Administrer des analgésiques s'il y a lieu.

**PRIORITÉ N° 4 – Modifier l'environnement de façon à stimuler adéquatement le nourrisson**

- Introduire les stimuli un à un et apprécier la tolérance du bébé à chacun d'eux.

### *Lumière et stimulation visuelle*

- Tamiser la lumière perçue par le nourrisson ; lorsque l'état physiologique du nourrisson est stable, l'habituer à la lumière du jour et aux activités diurnes. (On recommande une lumière diurne d'une intensité de 20 à 30 candela et une lumière nocturne d'une intensité inférieure à 10 candela.) Changer graduellement l'intensité de l'éclairage, **afin de laisser au bébé le temps de s'habituer.**
- Protéger les yeux du nourrisson contre la lumière vive pendant les examens et les interventions ainsi que pendant les séances de photothérapie administrées aux bébés des lits voisins **afin de prévenir les lésions rétiniennes.**
- Lorsque le bébé reçoit un traitement de photothérapie, utiliser une couverture de type Biliblanket si possible **(on n'aura alors pas besoin d'appliquer un pansement occlusif sur les yeux de l'enfant).**
- Donner au nourrisson l'occasion d'observer un visage (préférablement celui d'un parent), afin de le stimuler visuellement ; choisir un moment propice à ce genre de stimulation (lorsque l'enfant est éveillé et attentif).

### *Stimulation auditive*

- Relever les sources de bruits dans l'environnement du nourrisson et les éliminer ou les atténuer (par exemple, parler à voix basse, baisser le volume des sonneries d'alarme et de téléphone au minimum qui soit sécuritaire, matelasser les couvercles des poubelles métalliques, atténuer les craquements produits par l'ouverture des emballages de papier, tels ceux du matériel pour les perfusions et les aspirations, en les ouvrant lentement et loin du bébé, se tenir loin du chevet du bébé pour faire les tournées et les rapports, placer un objet mou mais épais, comme une couverture enroulée ou un animal en peluche, près de la tête du bébé **afin d'amortir le bruit**).
- Garder tous les hublots de la couveuse fermés. Se servir de ses deux mains lorsqu'on veut les fermer **pour ne pas que les hublots claquent et que le bébé sursaute.**
- Ne pas faire jouer de musique ou d'enregistrement sonore dans la couveuse.
- S'abstenir de mettre des objets sur le dessus de la couveuse ; s'il le faut, matelasser la surface adéquatement.
- Apprécier régulièrement le degré sonore à l'intérieur de la couveuse (il ne devrait pas excéder 60 décibels).

- Utiliser la stimulation auditive **pour apaiser ou consoler le nourrisson avant et pendant les manipulations.**

***Stimulation olfactive***

- Tenir le bébé éloigné des odeurs fortes (alcool, povidone-iode, parfum, etc.), **car l'odorat est très sensible chez le nourrisson.**
- Placer un morceau de tissu ou de gaze imbibé de lait près du visage du nourrisson durant les gavages. **Ce faisant, on aide l'enfant à associer l'odeur du lait avec l'acte de manger ou avec la sensation de plénitude gastrique.**
- Inviter les parents à laisser près du bébé un mouchoir qu'ils auront porté contre leur peau et imprégné de leur odeur. **Cette mesure favorise la reconnaissance des parents par le bébé.**

***Stimulation vestibulaire***

- S'y prendre doucement et lentement pour bouger et manipuler le nourrisson. Ne pas restreindre ses mouvements spontanés.
- Recourir à une stimulation vestibulaire **pour consoler le nourrisson, pour stabiliser sa fréquence respiratoire ou cardiaque et pour favoriser sa croissance en général.** Bercer l'enfant ou l'installer dans un lit d'eau (oscillant ou non) ou dans un lit ou un berceau motorisé ou oscillant.

***Stimulation gustative***

- Tremper la sucette du nourrisson dans du lait et la lui donner à téter et à goûter durant les gavages.

***Stimulation tactile***

- Préserver l'intégrité cutanée du nourrisson et examiner régulièrement l'état de sa peau. Réduire au minimum les interventions effractives.
- S'abstenir autant que possible d'appliquer des produits chimiques sur la peau du bébé (alcool, povidone-iode, solvants, etc.). Si on doit le faire, laver ensuite la peau à l'eau tiède, **car la peau du bébé est très sensible et fragile.**
- Appliquer un produit protecteur sur la peau du bébé si on doit utiliser du ruban adhésif.
- Toucher le nourrisson d'une main assurée et enveloppante pour qu'il sente des limites physiques ; éviter de l'effleurer seulement. L'installer sur une peau de mouton, dans une literie douce. **Les sensations tactiles constituent le principal mode de perception chez le nourrisson.**

- Inciter les parents à prendre souvent le bébé dans leurs bras (et notamment à avoir des contacts peau à peau avec lui). Demander à la famille élargie, au personnel et aux bénévoles de fournir eux aussi une stimulation tactile à l'enfant.

**PRIORITÉ N° 5 – Donner un enseignement visant le mieux-être du nourrisson et des parents**

- Apprécier la qualité de l'environnement domestique **afin de relever les modifications à y apporter.**
- Inventorier les services communautaires qui pourront aider la famille (programme de stimulation précoce, service de garde ou de soins de répit, infirmière visiteuse, service de soins à domicile, organisations spécialisées).
- Trouver les endroits où la famille pourra obtenir le matériel ou les traitements nécessaires.
- Adresser les parents à un groupe d'entraide ou à une thérapie de groupe **afin de leur permettre de trouver des modèles, de mieux s'adapter à leurs rôles et à leurs responsabilités et de mieux faire face à leur situation.**
- Fournir aux parents le numéro de téléphone d'une personne-ressource (l'infirmière qui s'est occupée de l'enfant, par exemple) **afin de favoriser l'adaptation lorsque l'enfant sera de retour à la maison.**

§ Consulter les diagnostics infirmiers suivants : Risque de perturbation de l'attachement parent-enfant, Stratégies d'adaptation familiale compromises, Stratégies d'adaptation familiale invalidantes, Motivation d'une famille à améliorer ses stratégies d'adaptation, Retard de la croissance et du développement et Risque de tension dans l'exercice du rôle de l'aidant naturel.

## Données essentielles à consigner

### *Évaluations (initiale et subséquentes)*

- Noter les données d'évaluation, notamment les signes de stress, les comportements d'autorégulation et les signes indiquant que l'enfant est prêt à être stimulé ; noter également l'âge et le stade de développement du bébé.
- Noter les préoccupations des parents, ainsi que leur degré de connaissances.

### Planification

- Rédiger le plan thérapeutique infirmier et inscrire le nom de chacun des intervenants.
- Rédiger le plan d'enseignement.

### Application et vérification des résultats

- Noter les réactions du nourrisson aux interventions et les mesures qui ont été prises.
- Noter la participation des parents et leur réaction aux interactions et à l'enseignement.
- Noter les objectifs atteints ou les progrès accomplis vers l'atteinte des objectifs.
- Noter les changements apportés au plan thérapeutique infirmier.

### Plan de congé

- Noter les besoins à long terme et le nom des responsables des mesures à prendre.
- Noter les demandes de consultation.

## Exemples tirés des CRSI (NOC) et des CISI (NIC)

- RÉSULTAT : État neurologique
- INTERVENTION : Gestion de l'environnement

**COMPORTEMENT**

# RISQUE DE DÉSORGANISATION COMPORTEMENTALE CHEZ LE NOUVEAU-NÉ/NOURRISSON

*Taxinomie II : Adaptation/tolérance au stress – Classe 3 : Réactions neurocomportementales au stress (00115)*

*[Mode fonctionnel de santé de Gordon : Activité et exercice]*

*Diagnostic proposé en 1994*

**DÉFINITION** ■ Risque de perturbation de l'intégration et de la modulation des systèmes de fonctionnement physiologiques et comportementaux (système nerveux autonome, motricité, organisation, autorégulation, attention-interaction, par exemple).

## Facteurs de risque

- Douleur
- Problèmes oraux ou moteurs
- Excès de stimuli environnementaux
- Absence de limites physiques
- Prématurité ; [immaturité du système nerveux central ; problèmes génétiques touchant les fonctions neurologiques ou physiologiques ; affection entraînant une hypoxie ou la mort apparente du nouveau-né]
- Interventions effractives ou douloureuses
- [Malnutrition ; infection ; toxicomanie]
- [Facteurs environnementaux tels que la séparation du bébé et des parents, l'exposition à des bruits intenses, la manipulation excessive, la lumière vive]

**Remarque** : Il ne peut y avoir de signes ni de symptômes (caractéristiques) lorsqu'on diagnostique un risque de problème, car celui-ci n'existe pas encore ; les interventions infirmières sont donc axées sur la prévention.

## Résultats escomptés (objectifs) et critères d'évaluation

- Le nourrisson a des comportements organisés qui contribuent à une croissance et à un développement optimaux se manifestant par la modulation du fonctionnement physiologique et comportemental (motricité, organisation, attention-interaction).
- Les parents reconnaissent les signaux indiquant que le nourrisson a atteint son seuil de tolérance au stress et sont capables d'apprécier son état actuel.
- Les parents réagissent de façon appropriée et apprennent comment réagir et comment modifier leurs réactions (et leur

environnement), de façon à favoriser l'adaptation et le développement du nourrisson.

- Les parents se disent prêts à assumer seuls les soins de l'enfant.

§ Consulter le diagnostic infirmier Désorganisation comportementale chez le nouveau-né/nourrisson pour connaître les mesures à prendre, les interventions infirmières et les données essentielles à consigner.

## Exemples tirés des CRSI (NOC) et des CISI (NIC)

- RÉSULTAT : État neurologique
- INTERVENTION : Gestion de l'environnement

**CONCEPT DE SOI**

# MOTIVATION À AMÉLIORER LE CONCEPT DE SOI

*Taxinomie II : Perception de soi – Classe 1 : Conception de soi (00167)*

*[Mode fonctionnel de santé de Gordon : Perception de soi et concept de soi]*

*Diagnostic proposé en 2002*

**DÉFINITION** Ensemble de perceptions ou d'idées concernant le « soi » qui permet le bien-être et qui peut être renforcé.

## Caractéristiques

### DONNÉES SUBJECTIVES

- Expression du désir d'améliorer le concept de soi
- Expression de satisfaction relative au concept de soi, au sentiment de sa valeur personnelle, à l'exercice de son rôle, à son image corporelle, à l'identité personnelle ; expression de confiance en ses capacités
- Acceptation des forces et des limites personnelles

### DONNÉES OBJECTIVES

- Actions congruentes aux sentiments et aux pensées exprimés

## Résultats escomptés (objectifs) et critères d'évaluation

- Le patient dit comprendre son concept de soi.
- Le patient participe aux programmes et aux activités visant à améliorer le concept de soi.
- Le patient adopte des comportements et modifie son style de vie de manière à favoriser un concept de soi positif.
- Le patient participe à des activités de famille, de groupe ou dans la collectivité qui valorisent le concept de soi.

## Interventions

### PRIORITÉ N° 1 – Évaluer la situation actuelle du patient et sa volonté de s'améliorer

- Déterminer ce que le patient pense actuellement de lui-même. **Le concept de soi englobe le corps (image corporelle), le soi (identité) et l'estime de soi. La collecte de renseignements sur ce que le patient pense actuellement de lui-même donne un fondement aux changements à apporter pour que son concept de soi s'améliore.**
- Évaluer la disponibilité et la qualité du réseau de soutien formé par la famille et les personnes clés. **La présence de personnes qui soutiennent le patient et qui adoptent une attitude positive à son égard favorise l'amélioration du concept de soi.**
- Décrire la dynamique familiale actuelle et passée. **L'estime de soi commence à se former dès l'enfance et est influencée par la manière dont les personnes clés perçoivent le patient. La dynamique familiale permet d'obtenir des renseignements sur le fonctionnement de la famille qui aideront à l'élaboration du plan thérapeutique infirmier visant l'amélioration du concept de soi.**
- Prendre note de la volonté du patient de rechercher de l'aide et de sa motivation à s'améliorer. **Le patient qui a une image acceptable de lui-même et qui est prêt à se regarder de manière réaliste sera capable de progresser dans sa volonté de s'améliorer.**

- Préciser le concept de soi du patient en relation avec sa culture et ses croyances religieuses.
- Observer les comportements non verbaux du patient et leur congruence avec ce qu'il exprime verbalement. Discuter de la signification culturelle de la communication non verbale. **Les incohérences entre la communication verbale et les attitudes non verbales doivent être clarifiées. L'interprétation des expressions non verbales est déterminée par la culture et doit être établie afin d'éviter les mauvaises interprétations.**

**PRIORITÉ N° 2 – Faciliter la croissance personnelle du patient**

- Établir une relation thérapeutique avec le patient. Se montrer attentive, écouter le patient, le féliciter de ses efforts, entretenir une communication ouverte et recourir aux techniques de l'écoute active et de l'utilisation du « je ». **On crée ainsi un climat de confiance dans lequel le patient peut être ouvert et honnête envers lui-même et les autres.**
- Accepter la façon dont le patient perçoit ou voit la situation. **Se garder de menacer son estime de soi et donner au patient l'occasion d'élaborer un plan réaliste d'amélioration de son concept de soi.**
- Amener le patient à prendre conscience que le développement de l'estime de soi n'est pas seulement une question rationnelle ; **il doit s'informer et réfléchir au lieu de se contenter d'accepter ou de réagir s'il veut acquérir le respect de lui-même et de ses actes, être honnête et acquérir une estime de soi positive.**
- Discuter avec le patient de la façon dont il se perçoit et relever ses idées fausses et ses propos de dénigrement de soi. Aborder les troubles de la pensée, comme le raisonnement autoréférentiel (le patient croit que les autres ne voient que ses faiblesses et ses limites), le filtrage (le patient choisit de ne voir que les choses négatives), la dramatisation (le patient s'attend toujours au pire). **Le fait de parler ouvertement de ces questions est propice au changement, car le patient peut ainsi déterminer les facteurs qui ont une incidence négative sur son estime de soi.**
- Demander au patient de dresser une liste de ses réussites et de ses forces actuelles et passées, **ce qui permet de souligner le fait que le patient connaît et a connu le succès dans de nombreux cas.**

- Utiliser les messages au « je » positifs plutôt que la louange. **La louange est une forme de direction qui vient de sources extérieures, tandis que les messages au « je » aident le patient à développer son estime de soi en s'appuyant sur ses propres forces.**
- Expliquer au patient les effets de ses comportements (intention positive) et les possibilités qui s'offrent à lui et à la personne clé dans sa vie. **Inciter le patient à repenser à ses motivations intérieures et aux mesures qu'il peut prendre pour améliorer son estime de soi.**
- Féliciter le patient pour ses progrès. **Les renforcements positifs l'amèneront à élaborer des stratégies d'adaptation.**
- Laisser le patient progresser à son propre rythme. **L'adaptation à un changement de l'image de soi dépend de la signification profonde que le patient lui attribue et du degré de perturbation de son mode de vie.**
- Inciter le patient à participer à des activités, à faire de l'exercice et à rencontrer des gens **pour qu'il se sente mieux et retrouve son énergie.**

**PRIORITÉ N° 3 – Favoriser un meilleur concept de soi et un plus grand bonheur**

- Aider le patient à formuler des objectifs qu'il peut atteindre. Lui faire des commentaires positifs chaque fois qu'il montre, par ses paroles ou son comportement, qu'il a une meilleure estime de soi. **On augmente ainsi ses chances de réussite et sa motivation à continuer ses efforts.**
- Adresser le patient à un orienteur professionnel ou à un conseiller en placement ; le diriger vers les services d'éducation appropriés **afin de l'aider à améliorer ses habiletés professionnelles et sociales.**
- L'encourager à participer à des cours, à des activités ou à des loisirs qu'il aime ou qu'il aimerait essayer, **ce qui lui donne l'occasion d'acquérir de nouvelles connaissances et des aptitudes qui peuvent augmenter son sentiment de réussite et améliorer son estime de soi.**
- Insister sur le fait que la décision d'améliorer son estime de soi est continue, **et insister sur la nécessité de faire des efforts et de recevoir de l'aide afin de renforcer ses nouveaux comportements et de favoriser sa croissance personnelle.**

- Recommander au patient de s'inscrire à des cours (séances d'affirmation de soi) **où il apprendra les habiletés nécessaires pour rehausser son estime de soi.**
- Souligner l'importance d'une apparence soignée et d'une bonne hygiène personnelle et aider le patient à acquérir les aptitudes qui lui permettront d'améliorer son apparence et ses choix vestimentaires. **Les gens se sentent mieux dans leur peau quand ils ont une apparence soignée, et les autres ont une meilleure opinion d'eux.**

## Données essentielles à consigner

### *Évaluations (initiale et subséquentes)*

- Inscrire les données d'évaluation, notamment les commentaires du patient et des autres, et les réussites présentes et passées.
- Noter les interactions du patient avec les autres et les modifications de son style de vie.
- Noter son degré de motivation à l'égard des changements à apporter.

### *Planification*

- Rédiger le plan thérapeutique infirmier et inscrire le nom de chacun des intervenants.
- Rédiger le plan d'enseignement.

### *Application et vérification des résultats*

- Noter les réactions du patient aux interventions et à l'enseignement, ainsi que les mesures qui ont été prises.
- Noter les objectifs atteints ou les progrès accomplis vers l'atteinte des objectifs.
- Noter les modifications apportées au plan thérapeutique infirmier.

### *Plan de congé*

- Noter les besoins à long terme du patient et le nom des responsables des mesures à prendre.
- Noter les demandes de consultation.

## Exemples tirés des CRSI (NOC) et des CISI (NIC)

- RÉSULTAT : Estime de soi
- INTERVENTION : Amélioration des stratégies d'adaptation

# CONFLIT DÉCISIONNEL (préciser)

*Taxinomie II : Principes de vie – Classe 3 : Congruence entre les valeurs/croyances/actes (00083)*

*[Mode fonctionnel de santé de Gordon : Cognition et perception]*

*Diagnostic proposé en 1988*

**DÉFINITION** ▪ **Incertitude quant à la ligne de conduite à adopter lorsque le choix entre des actes antagonistes implique un risque, une perte ou une remise en question des valeurs personnelles.**

## Facteurs favorisants

- Valeurs ou croyances personnelles incertaines ; impression que le système de valeurs est menacé
- Manque d'expérience ou difficulté à prendre une décision
- Manque d'informations pertinentes ; sources d'information multiples ou divergentes
- Réseau de soutien déficient
- [Âge, stade de développement]
- [Réseau familial, facteurs socioculturels]
- [Niveau de fonctionnement cognitif, émotionnel et comportemental]

## Caractéristiques

### DONNÉES SUBJECTIVES

- Incertitude quant au choix à faire ou aux conséquences indésirables des mesures envisagées
- Angoisse ou remise en question des valeurs et des croyances personnelles devant une décision à prendre

### DONNÉES OBJECTIVES

- Hésitation entre plusieurs solutions ; remise à plus tard de la prise de décisions

- Égocentrisme
- Signes physiques de tension ou de détresse (augmentation de la fréquence cardiaque ; accroissement de la tension musculaire ; agitation, etc.)

## Résultats escomptés (objectifs) et critères d'évaluation

- Le patient est conscient des aspects positifs et négatifs des choix possibles.
- Le patient reconnaît l'anxiété ou l'angoisse reliées à un choix ou à une prise de décisions difficiles et est capable d'en parler.
- Le patient précise ses valeurs et ses croyances.
- Le patient se dit satisfait de ses décisions.
- Le patient répond à ses besoins psychologiques : expression pertinente de ses sentiments, reconnaissance des choix offerts, utilisation des ressources disponibles.
- Le patient se montre calme et détendu.
- Le patient ne présente aucun signe physique de détresse.

## Interventions

### PRIORITÉ Nº 1 – Évaluer les facteurs favorisants

- Apprécier l'aptitude du patient à gérer ses propres affaires. Clarifier avec lui qui a le droit, selon la loi, d'intervenir au nom d'un enfant (par exemple, les parents, un autre membre de la famille, un tuteur ou un intervenant désigné). **(Les ruptures et les conflits familiaux peuvent compliquer le processus décisionnel.)**
- Noter les expressions d'indécision et de dépendance envers autrui, la disponibilité des personnes clés et l'aide qu'elles fournissent (elles ne donnent pas leur avis ou se montrent contradictoires, par exemple). Rechercher l'existence de liens de dépendance envers le patient et de liens de codépendance ayant des répercussions sur son comportement.
- Pratiquer l'écoute active **afin de déceler les raisons de l'indécision du patient et de l'aider à clarifier le problème.**
- Noter l'efficacité des moyens que le patient utilise pour résoudre ses problèmes.

- Noter la présence et l'intensité des signes physiques d'anxiété (augmentation de la fréquence cardiaque, de la tension musculaire, etc.).
- Noter les plaintes significatives du patient : dit être incapable de trouver un sens à la vie ou une raison de vivre, que tout effort est futile ou qu'il se détache de Dieu ou de son entourage.

§ Consulter le diagnostic infirmier Détresse spirituelle, s'il y a lieu.

**PRIORITÉ Nº 2 – Encourager le patient à utiliser des techniques de résolution de problèmes**

- Veiller à ce que le patient soit dans un milieu sécurisant et porteur d'espoir pendant qu'il retrouve sa maîtrise de soi.
- Inciter le patient à parler ouvertement de ses conflits.
- Accepter les expressions verbales de colère et de culpabilité, tout en fixant des limites aux comportements inadaptés **afin d'assurer la sécurité du patient.**
- Aider le patient à formuler ses objectifs et à établir un ordre de priorité parmi ceux-ci, et lui faire préciser la place du conflit dans cet ordre.
- Relever les forces et les stratégies d'adaptation efficaces du patient (emploi de techniques de relaxation, facilité à exprimer ses sentiments, etc.).
- Souligner les aspects positifs de l'expérience et aider le patient à la considérer comme une occasion **d'apprendre à concevoir des solutions nouvelles et originales.**
- Corriger les idées fausses du patient et lui fournir des informations factuelles **afin de l'aider à prendre de bonnes décisions.**
- Fournir au patient l'occasion de prendre des décisions simples concernant ses soins personnels et ses autres activités quotidiennes. S'il décide de ne pas le faire, respecter son choix. Lui fournir l'occasion de prendre des décisions de plus en plus complexes, selon ses progrès.
- Inciter l'enfant à prendre les décisions appropriées à son âge en ce qui concerne ses soins personnels, **ce qui favorise l'estime de soi de l'enfant, améliore sa capacité à apprendre et à mettre en pratique ses stratégies d'adaptation.**
- Discuter du facteur temps en fixant des délais pour la réalisation de légers progrès et en examinant les conséquences

entraînées par la remise à plus tard des décisions **afin de faciliter la résolution du conflit.**

- Demander au patient de dresser une liste des solutions possibles dans la situation actuelle sans faire l'effort immédiat de choisir (technique de brassage d'idées). S'il y a lieu, inviter la famille à participer à cette activité (dans le cas, par exemple, où elle doit décider si elle place le patient dans un centre de soins prolongés, où elle doit intervenir auprès d'un patient toxicomane, etc.).

§ Consulter les diagnostics infirmiers Dynamique familiale perturbée, Dynamique familiale dysfonctionnelle : alcoolisme et Stratégies d'adaptation familiale compromises.

- Inciter le patient à utiliser la démarche de résolution de problèmes en l'appliquant à la situation ou à la décision actuelle.
- Discuter avec le patient de ses problèmes d'ordre spirituel ou les clarifier avec lui sans porter de jugements.

**PRIORITÉ N° 3 – Donner un enseignement visant le mieux-être du patient**

- Donner au patient l'occasion d'utiliser les techniques de résolution des conflits et désigner chaque étape à mesure qu'il y parvient.
- Le féliciter de ses efforts et de ses progrès **afin de l'encourager à continuer.**
- Inciter la famille du patient ou la personne clé dans sa vie à lui fournir un soutien.
- Soutenir le patient dans ses décisions, surtout lorsque les conséquences en sont imprévisibles ou difficiles.
- Inviter le patient à participer à des séances de réduction du stress ou d'affirmation de soi.
- Diriger le patient vers d'autres personnes-ressources, au besoin (membre du clergé, psychiatre, spécialiste en thérapie familiale ou conjugale, groupe de soutien pour toxicomanes, etc.).

## Données essentielles à consigner

### *Évaluations (initiale et subséquentes)*

- Inscrire les données d'évaluation, notamment les réactions comportementales du patient et le degré de perturbation du mode de vie.

- Noter le nom des personnes concernées par le conflit.
- Noter les croyances et les valeurs du patient.

### *Planification*

- Rédiger le plan thérapeutique infirmier et inscrire le nom de chacun des intervenants.
- Rédiger le plan d'enseignement.

### *Application et vérification des résultats*

- Noter les réactions du patient et des autres personnes concernées aux interventions et à l'enseignement, ainsi que les mesures qui ont été prises.
- Noter dans quelle mesure le patient est capable d'exprimer ses sentiments et de reconnaître les choix possibles ; noter comment il utilise les ressources disponibles.
- Noter les objectifs atteints ou les progrès accomplis vers l'atteinte des objectifs.
- Noter les modifications apportées au plan thérapeutique infirmier.

### *Plan de congé*

- Noter les recommandations relatives au plan de congé, les demandes de consultation, les mesures à prendre et le nom des personnes qui en sont responsables.

## Exemples tirés des CRSI (NOC) et des CISI (NIC)

- RÉSULTAT : Prise de décisions
- INTERVENTION : Aide à la prise de décisions

# CONFUSION AIGUË

*Taxinomie II : Perceptions/cognition – Classe 4 : Cognition (00128)*

*[Mode fonctionnel de santé de Gordon : Cognition et perception]*

*Diagnostic proposé en 1994*

**DÉFINITION** ■ Apparition soudaine et transitoire d'un ensemble de changements comportementaux accompagnés de perturbations touchant l'attention, la cognition, l'activité psychomotrice, le degré de conscience et le cycle veille-sommeil.

## Facteurs favorisants

- Âge : plus de 60 ans
- Démence
- Abus d'alcool
- Abus de drogues
- Délire [d'origine toxique, traumatique ou fébrile]
- [Réaction à un médicament ou à une interaction médicamenteuse ; anesthésie ou intervention chirurgicale ; déséquilibres métaboliques]
- [Exacerbation d'une maladie chronique, hypoxémie]
- [Douleur intense]
- [Privation de sommeil]

## Caractéristiques

### DONNÉES SUBJECTIVES

- Hallucinations [visuelles ou auditives]
- [Réactions émotionnelles excessives]

### DONNÉES OBJECTIVES

- Fluctuation de la cognition
- Fluctuation du cycle veille-sommeil
- Fluctuation du degré de conscience
- Fluctuation de l'activité psychomotrice [tremblements, mouvements]
- Agitation ou nervosité accrues
- Perceptions erronées [réactions inadéquates]
- Difficulté à amorcer ou à mener à terme une activité précise

## Résultats escomptés (objectifs) et critères d'évaluation

- Le patient conserve ou recouvre son sens de la réalité et son degré de conscience.
- Le patient comprend les facteurs favorisants connus, selon ses capacités.
- Le patient apporte des changements dans son mode de vie ou dans son comportement afin de prévenir la réapparition du problème.

## Interventions

### PRIORITÉ N° 1 – Évaluer les facteurs favorisants

- Rechercher les facteurs favorisants : toxicomanie, antécédents de convulsions, électroconvulsothérapie récente, fièvre ou douleur, présence d'une infection aiguë (surtout l'infection des voies urinaires chez un patient âgé), exposition à des substances toxiques, événements traumatisants, changements environnementaux (y compris les bruits inhabituels et les visites trop nombreuses), etc.
- Déterminer s'il s'agit d'un cas de sevrage de drogue ou d'exacerbation d'un trouble psychiatrique (trouble de l'humeur, trouble dissociatif, démence, etc.).
- Mesurer les signes vitaux **afin de déceler les signes d'altération de l'irrigation tissulaire (hypotension, tachycardie, tachypnée, etc.).**
- Noter les médicaments et les drogues que le patient prend – en particulier les anxiolytiques, les barbituriques, le lithium, le méthyldopa, le disulfirame, la cocaïne, l'alcool, les amphétamines, les hallucinogènes, les opiacés (associés à un risque élevé de confusion) – et les heures auxquelles il les prend, **car la prise de plusieurs médicaments en même temps augmente le risque de réaction indésirable et d'interaction médicamenteuse (cimétidine + antiacide, digoxine + diurétique, antiacide + propranolol, etc.).**
- Prendre note du régime alimentaire et apprécier l'état nutritionnel du patient.
- Noter les sentiments d'anxiété et de peur, ainsi que les réactions physiologiques.

- Étudier les résultats des examens de laboratoire et relever les données pertinentes : gaz du sang artériel, électrolytes, urée et créatinine, ammoniaque, glucose sérique, formule sanguine, cultures et concentrations médicamenteuses (y compris le maximum et le minimum, selon le cas).
- Apprécier le sommeil et le repos du patient ; noter la privation ou l'excès de sommeil.

§ Consulter au besoin le diagnostic infirmier Habitudes de sommeil perturbées.

## PRIORITÉ Nº 2 – Déterminer le degré de confusion

- S'entretenir avec les personnes clés dans la vie du patient **pour recueillir des données sur l'état antérieur du patient, les changements qu'elles ont observés chez lui, le début de ces changements ou les circonstances dans lesquelles ils apparaissent.**
- Estimer le degré d'altération de l'orientation du patient, de sa capacité de se concentrer, de sa capacité de suivre des directives et de sa capacité de communiquer et de comprendre ; noter également l'à-propos de ses réactions.
- Noter les accès d'agitation, les hallucinations et les comportements violents, ainsi que le moment où ils ont lieu. **Le patient qui présente un « syndrome vespéral » est orienté lorsqu'il fait jour mais désorienté lorsqu'il fait nuit.**
- Déterminer si l'état du patient présente un danger pour lui ou pour les autres.

## PRIORITÉ Nº 3 – Maximiser le fonctionnement du patient et prévenir l'aggravation du problème

- Collaborer au traitement du problème sous-jacent (intoxication médicamenteuse, toxicomanie, infection, hypoxémie, déséquilibres biochimiques, déficits nutritionnels, douleur, etc.).
- Prendre note des effets du traitement médicamenteux du patient et en modifier certains aspects s'il y a lieu ; noter les réactions du patient à ces changements. Au besoin, proposer au médecin d'éliminer les médicaments non essentiels.
- Orienter le patient par rapport au lieu, au personnel et aux soins, selon ses besoins. Décrire la réalité brièvement et clairement. S'abstenir de contester les pensées illogiques **afin de ne pas provoquer de réactions de défense.**

- Encourager la famille et les personnes clés dans la vie du patient à orienter et à informer le patient (en le tenant au courant de l'actualité et des événements familiaux, par exemple).
- Créer un climat de tranquillité autour du patient et éviter les bruits et **les autres stimuli excessifs, afin de maintenir un environnement paisible.** Fournir au patient suffisamment de stimulations sensorielles (installer près de lui ses objets personnels, des photos, etc.).
- Inciter le patient à porter ses lunettes ou son appareil auditif.
- Donner des directives simples. Laisser au patient le temps dont il a besoin pour répondre, communiquer et prendre des décisions.
- Assurer la sécurité du patient (superviser ses activités, lever les ridelles de son lit, appliquer les mesures de sécurité relatives aux convulsions, placer les objets dont il a besoin et la sonnette d'appel à portée de la main, libérer les passages, se procurer les aides techniques nécessaires, etc.).
- Noter les comportements qui indiquent un risque de violence et prendre les mesures qui s'imposent.
- Administrer avec précaution les psychotropes prescrits **afin de maîtriser l'agitation et les hallucinations.**
- S'abstenir autant que possible d'utiliser des dispositifs de contention **afin de ne pas empirer la situation et de ne pas augmenter le risque de complications.**
- Organiser l'horaire des soins de façon à prévoir des périodes de repos ininterrompues pour le patient. Au coucher, administrer un somnifère d'action brève qui n'appartient pas aux benzodiazépines (Benadryl, par exemple).

### PRIORITÉ N° 4 – Donner un enseignement visant le mieux-être du patient

- Expliquer au patient la cause de sa confusion, si elle est connue.
- S'assurer que le patient comprend bien son traitement médicamenteux.
- Aider le patient à préciser ses besoins en ce qui concerne le traitement en cours.
- Recommander au patient de maintenir ses lunettes ou son appareil auditif en bon état et de faire évaluer sa vue ou son ouïe régulièrement **afin de déceler les changements et de répondre à ses besoins.**

- Discuter de la situation avec la famille et l'inciter à prendre part au processus de planification.
- Diriger le patient et sa famille vers les services appropriés (rééducation cognitive, groupe d'entraide pour toxicomanes, clinique de surveillance du traitement médicamenteux, popote roulante, soins à domicile, centre de jour, etc.).

## Données essentielles à consigner

### *Évaluations (initiale et subséquentes)*

- Noter la nature, la durée et la fréquence du problème.
- Noter le degré de fonctionnement actuel et antérieur du patient, ainsi que l'incidence de ses incapacités sur son autonomie et sur son mode de vie (y compris les questions de sécurité).

### *Planification*

- Rédiger le plan thérapeutique infirmier et inscrire le nom de chacun des intervenants.
- Rédiger le plan d'enseignement.

### *Application et vérification des résultats*

- Noter les réactions du patient aux interventions et les mesures qui ont été prises.
- Noter les objectifs atteints ou les progrès accomplis vers l'atteinte des objectifs.
- Noter les modifications apportées au plan thérapeutique infirmier.

### *Plan de congé*

- Noter les besoins à long terme du patient et le nom des responsables des mesures à prendre.
- Noter les ressources disponibles et les demandes de consultation.

## Exemples tirés des CRSI (NOC) et des CISI (NIC)

- RÉSULTAT : Capacités cognitives
- INTERVENTION : Conduite à tenir en cas de délirium

# CONFUSION CHRONIQUE

*Taxinomie II : Perceptions/cognition – Classe 4 : Cognition (00129)*

*[Mode fonctionnel de santé de Gordon : Cognition et perception]*

*Diagnostic proposé en 1994*

**DÉFINITION** Détérioration irréversible, de longue date ou progressive, de la capacité d'interpréter les stimuli du milieu et des processus intellectuels, et qui se manifeste par des troubles de la mémoire, de l'orientation et du comportement.

## Facteurs favorisants

- Maladie d'Alzheimer [démence de type Alzheimer]
- Psychose de Korsakoff
- Démence vasculaire
- Accident vasculaire cérébral
- Traumatisme crânien

## Caractéristiques

### DONNÉES OBJECTIVES

- Signes cliniques de détérioration organique
- Difficulté à interpréter les stimuli et à y réagir
- Détérioration cognitive progressive ou de longue date
- Degré de conscience inchangé
- Socialisation perturbée
- Troubles de la mémoire (récente, ancienne)
- Altération de la personnalité

## Résultats escomptés (objectifs) et critères d'évaluation

- Le patient ne court aucun danger et ne se blesse pas.

- La famille comprend la maladie, le pronostic et les besoins du patient.
- La famille connaît les mesures à prendre pour faire face à la situation et participe à ces mesures.
- La famille préserve au maximum l'autonomie du patient, tout en s'assurant qu'il ne court aucun danger.

## Interventions

### PRIORITÉ Nº 1 – Évaluer le degré de confusion

- Étudier les résultats du patient aux examens diagnostiques (tests mesurant la mémoire, l'orientation par rapport à la réalité, la capacité de se concentrer, la capacité de calculer, etc.).
- Apprécier la capacité du patient de comprendre et de se faire comprendre.
- Noter les changements ou les altérations dans l'hygiène personnelle ou le comportement du patient.
- S'entretenir avec les personnes clés dans la vie du patient pour recueillir des données sur le comportement habituel du patient, sur la durée et l'évolution du problème, sur leur perception du pronostic et sur tout autre élément pertinent.
- Prendre note des réactions du patient au personnel soignant et de sa réceptivité par rapport aux interventions.
- Déterminer le degré d'anxiété du patient face à différentes situations. Noter les comportements présentant un risque de violence.

### PRIORITÉ Nº 2 – Prévenir toute nouvelle détérioration et maximiser les capacités fonctionnelles du patient

- Maintenir le calme autour du patient et éliminer les bruits ou les stimuli évitables.
- Dresser la liste des interventions qui ont déjà été essayées et préciser leur efficacité.
- S'abstenir de contester les pensées illogiques du patient, **afin de ne pas provoquer de réactions de défense.**
- Inciter la famille et les personnes clés dans la vie du patient à orienter continuellement le patient par rapport à la réalité et à le tenir au courant de l'actualité et des événements familiaux.

- Orienter le patient par rapport aux personnes et à l'environnement (au moyen d'horloges, de calendriers, d'objets personnels, de décorations soulignant les principales fêtes de l'année, etc.). L'encourager à se joindre à un groupe de resocialisation.
- Laisser le patient se livrer à la réminiscence et évoluer dans sa propre réalité si cela n'est pas nuisible à son bien-être.
- Prendre les mesures nécessaires pour assurer la sécurité du patient (le superviser dans ses activités, lui faire porter un bracelet d'identité, ranger ses médicaments en lieu sûr, baisser la température du chauffe-eau, par exemple).

### PRIORITÉ Nº 3 – Aider les personnes clés dans la vie du patient à s'adapter

- Préciser les ressources de la famille et sa capacité de s'occuper du patient.
- Inventorier les services communautaires qui pourraient aider la famille (groupe de soutien pour les familles vivant avec une personne victime de la maladie d'Alzheimer ou d'un traumatisme crânien, soins de répit, etc.) **afin de lui fournir du soutien et de favoriser sa capacité de résoudre des problèmes.**
- Rappeler aux personnes s'occupant du patient qu'elles doivent prendre soin d'elles-mêmes et notamment répondre aux besoins particuliers découlant du processus de deuil.

§ Consulter le diagnostic infirmier Risque de tension dans l'exercice du rôle de l'aidant naturel.

### PRIORITÉ Nº 4 – Donner un enseignement visant le mieux-être du patient et de sa famille

- Préciser les besoins thérapeutiques actuels du patient et les services dont il a besoin.
- Élaborer un plan thérapeutique infirmier avec la famille **afin d'aider le patient et son entourage à combler leurs besoins respectifs.**
- Diriger le patient et sa famille vers les services appropriés (popote roulante, centre de jour pour adultes, service de soins à domicile, soins de répit, etc.).

## Données essentielles à consigner

### Évaluations (initiale et subséquentes)

- Noter les données d'évaluation, notamment le degré de fonctionnement actuel du patient et les changements prévus dans sa situation.

### Planification

- Rédiger le plan thérapeutique infirmier et inscrire le nom de chacun des intervenants.

### Application et vérification des résultats

- Noter les réactions du patient aux interventions et les mesures qui ont été prises.
- Noter les objectifs atteints ou les progrès accomplis vers l'atteinte des objectifs.
- Noter les modifications apportées au plan thérapeutique infirmier.

### Plan de congé

- Noter les besoins à long terme et le nom des responsables des mesures à prendre.
- Noter les ressources disponibles et les demandes de consultation.

## Exemples tirés des CRSI (NOC) et des CISI (NIC)

- RÉSULTAT : Capacités cognitives
- INTERVENTION : Conduite à tenir face à une démence

**CONNAISSANCES**

# MOTIVATION À AMÉLIORER SES CONNAISSANCES (préciser)

*Taxinomie II : Perceptions/cognition – Classe 4 : Cognition (00161)*

*[Mode fonctionnel de santé de Gordon : Cognition et perception]*

*Diagnostic proposé en 2002*

**DÉFINITION** Présence ou acquisition d'information cognitive relative à un sujet déterminé, suffisante pour atteindre les objectifs de santé et qui peut être renforcée.

## Caractéristiques

### DONNÉES SUBJECTIVES

- Expression d'intérêt à apprendre
- Démonstration de sa compréhension du sujet ; description d'expériences antérieures se rapportant au sujet

### DONNÉES OBJECTIVES

- Comportement congruent aux connaissances de la personne

## Résultats escomptés (objectifs) et critères d'évaluation

- Le patient assume la responsabilité de son apprentissage et pose des questions.
- Le patient vérifie l'exactitude des sources d'information.
- Le patient montre une bonne compréhension des connaissances acquises.
- Le patient utilise les connaissances acquises pour élaborer un programme personnel visant l'atteinte des objectifs et des besoins en soins de santé.

## Interventions

### PRIORITÉ N° 1 – Élaborer un plan d'apprentissage

- Vérifier les connaissances du patient sur certains sujets donnés, **ce qui permet de confirmer l'exactitude et l'exhaustivité des connaissances sur lesquelles se fondera l'apprentissage futur.**
- Déterminer les facteurs de motivation et les attentes du patient à l'égard de l'apprentissage, **ce qui permet de recueillir des renseignements utiles pour l'établissement des objectifs et le choix de l'information à fournir.**

- Aider le patient à choisir ses objectifs d'apprentissage, **ce qui donne une structure précise aux connaissances à acquérir et permet de mesurer la progression de l'apprentissage.**
- Préciser les méthodes d'apprentissage privilégiées par le patient (ex. : méthode auditive, visuelle, interactive ou pratique), **afin de choisir la meilleure approche pour faciliter le processus d'apprentissage.**
- Prendre note des facteurs personnels (comme l'âge, le sexe, les influences sociales et culturelles, la religion, les expériences vécues et le niveau d'éducation) **qui pourraient avoir une incidence sur le mode d'apprentissage ou le choix des sources d'information.**
- Déceler les obstacles à l'apprentissage : barrières linguistiques (le patient ne peut pas parler, ne sait pas lire ou ne comprend qu'une langue étrangère, par exemple) ; facteurs physiques (déficits sensoriels comme l'aphasie et la dyslexie, par exemple) ; inactivité (maladie aiguë, intolérance à l'activité, par exemple) ; matière difficile à assimiler. **De cette manière, on peut satisfaire les besoins particuliers du patient afin que l'apprentissage soit réussi.**

## PRIORITÉ Nº 2 – Faciliter l'apprentissage

- Fournir l'information sous diverses formes qui conviennent au style d'apprentissage du patient (ex. : cassettes audio ou vidéo, documents imprimés, cours ou conférences). **L'utilisation de divers supports favorise l'apprentissage et facilite la mémorisation de l'information.**
- Renseigner le patient sur des sources d'information complémentaires ou externes (ex. : bibliographie, sites web). Inciter le patient à poursuivre son apprentissage à son propre rythme.
- Discuter des moyens de vérifier l'exactitude des sources d'information, **ce qui incite le patient à chercher par lui-même des occasions d'apprentissage tout en réduisant le risque qu'il agisse sur la base de données erronées ou non prouvées qui pourraient avoir une influence néfaste sur son bien-être.**
- Inventorier les groupes de soutien et les services communautaires disponibles **afin de permettre au patient de trouver d'autres modèles de rôles, d'acquérir de nouvelles aptitudes, de résoudre des problèmes à l'avance, etc.**

- Se rappeler que l'enseignement n'est pas toujours structuré et qu'on peut servir de modèle spontanément et sur une base continue (modèle de rôle dans la collectivité ou parmi les collègues, rétroaction d'un groupe de soutien, publicité imprimée, musique et vidéo à la mode, etc.). **Certaines informations peuvent être contradictoires, ce qui peut soulever des questions et mettre en péril le processus d'apprentissage.**

**PRIORITÉ N° 3 – Favoriser le mieux-être du patient**

- Aider le patient à trouver des moyens d'intégrer l'information et de la mettre en pratique dans tous les domaines applicables (ex. : situation, environnement, personne), ce **qui augmente la volonté d'apprendre et la capacité de mémorisation de l'information.**
- Inciter le patient à tenir un journal, à noter des données ou à tracer des graphiques, au besoin, **ce qui lui donne l'occasion de procéder à une autoévaluation des effets de l'apprentissage, comme une meilleure prise en charge d'une maladie chronique, la réduction des facteurs de risque et l'acquisition de nouvelles aptitudes.**

## Données essentielles à consigner

### *Évaluations (initiale et subséquentes)*

- Inscrire les données d'évaluation, le mode d'apprentissage du patient, ses besoins et les obstacles à l'apprentissage.

### *Planification*

- Rédiger le plan d'apprentissage et inscrire les méthodes à utiliser ainsi que le nom des divers intervenants.
- Rédiger le plan d'enseignement.

### *Application et vérification des résultats*

- Noter les réactions du patient et des personnes clés dans sa vie au plan d'apprentissage, ainsi que les mesures qui ont été prises.
- Noter la façon dont le patient et les personnes clés dans sa vie appliquent leurs nouvelles connaissances.
- Noter les objectifs atteints ou les progrès accomplis vers l'atteinte des objectifs.
- Noter les modifications apportées au style de vie et au plan thérapeutique infirmier.

### *Plan de congé*

- Noter les besoins d'apprentissage supplémentaires et les demandes de consultation.

## Exemples tirés des CRSI (NOC) et des CISI (NIC)

- RÉSULTAT : Connaissance : [choisir parmi les 25 options]
- INTERVENTION : Éducation : [choisir parmi les 14 options]

# CONNAISSANCES INSUFFISANTES (préciser)

*Taxinomie II : Perceptions/cognition – Classe 4 : Cognition (00126)*

*[Mode fonctionnel de santé de Gordon : Cognition et perception]*

*Diagnostic proposé en 1980*

**DÉFINITION** ■ Absence ou manque d'information sur un sujet donné. [Le patient ou la personne clé dans sa vie n'a pas les informations précises nécessaires pour faire des choix éclairés concernant la situation du patient, son plan de traitement et les changements à apporter à son mode de vie.]

## Facteurs favorisants

- Manque d'expérience face à la situation
- Fausse interprétation de l'information
- Difficulté d'accès aux sources d'information
- Manque de mémoire
- Déficit cognitif
- Manque d'intérêt à apprendre
- [Absence de questions de la part du patient]
- [Informations fausses ou incomplètes]

## Caractéristiques

### DONNÉES SUBJECTIVES

- Verbalisation du problème
- [Demande d'informations]
- [Formulation d'idées fausses]

### DONNÉES OBJECTIVES

- Incapacité de suivre correctement les directives reçues
- Échec à un test
- Comportement inopportun ou démesuré (hystérie, agressivité, agitation, apathie)
- [Apparition d'une complication qu'on aurait pu prévenir]

## Résultats escomptés (objectifs) et critères d'évaluation

- Le patient participe à la démarche d'apprentissage.
- Le patient désigne les obstacles à son apprentissage et prend les mesures appropriées pour les contrer.
- Le patient démontre un regain d'intérêt et assume la responsabilité de son apprentissage en s'informant de sa propre initiative et en posant des questions.
- Le patient comprend son problème ou sa situation et le traitement requis.
- Le patient établit des liens entre le processus physiopathologique, les signes, les symptômes et les causes.
- Le patient montre une bonne compréhension des mesures thérapeutiques nécessaires en les exécutant correctement.
- Le patient prend sa santé en charge en effectuant les changements nécessaires dans ses habitudes de vie et en participant au traitement.

## Interventions

### PRIORITÉ Nº 1 – Évaluer la disposition du patient à apprendre et ses besoins en matière d'apprentissage

- Interroger le patient sur l'état de ses connaissances quant à ses besoins actuels et futurs.

- Apprécier l'aptitude du patient à apprendre. **(Il peut être incapable d'apprendre à ce moment-ci pour des raisons d'ordre physique, affectif ou mental.)**
- Rechercher les signes d'évitement face à l'information. **Il peut s'avérer nécessaire de laisser le patient souffrir des conséquences du manque de connaissances avant qu'il ne soit prêt à accepter l'information.**
- Dresser une liste des personnes clés dans la vie du patient ayant besoin d'information.

### PRIORITÉ Nº 2 – Évaluer les autres facteurs influant sur le processus d'apprentissage

- Noter les facteurs d'ordre personnel (âge, sexe, milieu social et culturel, religion, expériences de vie, degré de scolarité, sentiment d'impuissance, etc.).
- Déceler les obstacles à l'apprentissage : barrières linguistiques (patient d'origine étrangère) ; troubles ou déficits physiques (déficits sensoriels comme l'aphasie, la dyslexie) ; inactivité (maladie aiguë, intolérance à l'activité) ; matière difficile à assimiler.
- Apprécier les aptitudes du patient et les possibilités qu'offre la situation. **Il peut se révéler nécessaire de fournir l'information à la personne clé dans la vie du patient ou au personnel soignant.**

### PRIORITÉ Nº 3 – Évaluer les motivations de la personne clé dans la vie du patient

- S'enquérir des facteurs de motivation de la personne clé dans la vie du patient.
- Fournir des informations pertinentes à la situation.
- Donner des renforcements positifs au patient de préférence aux renforcements négatifs tels que la critique ou les menaces, **afin de l'encourager dans ses efforts.**

### PRIORITÉ Nº 4 – Établir un ordre de priorité avec le patient

- Définir, comme point de départ, le besoin le plus urgent, tant du point de vue du patient que de celui de l'infirmière, **afin de disposer d'un point de départ.**
- Demander au patient de définir son besoin d'apprentissage et en discuter avec lui. Adapter l'information à donner aux désirs, aux besoins, aux valeurs et aux croyances du patient.

- Distinguer les informations standard des informations indispensables à la promotion de la santé et au rétablissement. **On peut ainsi déterminer les informations qui peuvent être fournies plus tard.**

**PRIORITÉ Nº 5 – Établir le contenu à intégrer à l'enseignement**

- Dresser la liste des notions cognitives dont le patient devra se rappeler (domaine du savoir).
- Dresser une liste des éléments de contenu reliés à des émotions, à des attitudes et à des valeurs (domaine du savoir-être).
- Dresser la liste des habiletés (psychomotrices, interpersonnelles, intellectuelles ou autres) que le patient devra acquérir (domaine du savoir-faire).

**PRIORITÉ Nº 6 – Fixer des objectifs d'apprentissage**

- Énoncer les objectifs clairement, dans les mots du patient, **afin de répondre aux besoins de ce dernier et non à ceux de l'infirmière.**
- Formuler les résultats escomptés.
- Préciser le degré de performance acceptable, le temps pour y arriver et si les objectifs sont à court ou à long terme.
- Inclure des objectifs d'ordre affectif (réduction du stress, par exemple).

**PRIORITÉ Nº 7 – Déterminer les méthodes d'enseignement à utiliser**

- Repérer le meilleur mode d'accès à l'information du patient, soit visuel, auditif, kinesthésique, gustatif ou olfactif, et s'en servir dans l'enseignement **afin de faciliter l'apprentissage.**
- Intéresser le patient et la personne clé dans sa vie en variant les méthodes utilisées : matériel d'enseignement programmé, matériel audiovisuel, exposés avec périodes de questions, etc.
- Mettre le patient en contact avec des personnes ayant des problèmes, des préoccupations et des besoins semblables aux siens (conférences, groupes de soutien) **afin de lui donner l'occasion de partager ses expériences et d'explorer des comportements possibles.**

- Chercher à obtenir la participation du patient dans l'établissement des objectifs et du contrat d'apprentissage. **Cela permet de préciser les attentes de chacun.**
- Choisir les méthodes en tenant compte des individus et des situations : séances d'information avec l'équipe multidisciplinaire, enseignement par les pairs, etc.

### PRIORITÉ N° 8 – Faciliter l'apprentissage

- Fournir au patient des informations et des directives écrites à consulter au besoin. **On renforce ainsi le processus d'apprentissage.**
- Adapter le rythme et l'horaire des séances d'information et des activités d'apprentissage aux besoins du patient.
- Susciter la participation du patient pendant les séances d'information et lors de l'évaluation.
- Créer un climat propice à l'apprentissage.
- Maîtriser les facteurs relevant de l'enseignante : vocabulaire, vêtements, style, connaissance du sujet et aptitude à communiquer efficacement l'information.
- Commencer l'enseignement par des notions familières au patient et progresser vers de nouvelles informations en allant du plus simple au plus complexe, **afin d'éviter la surcharge d'information.**
- Choisir de présenter d'abord les notions qui provoquent le plus d'anxiété **si celles-ci entravent le processus d'apprentissage, afin de désamorcer l'anxiété du patient.**
- Confier au patient un rôle actif dans la démarche d'apprentissage **afin de lui donner le sentiment de pouvoir agir sur la situation.**
- Fournir une rétroaction au patient (renforcement positif) et une évaluation des apprentissages théoriques et de l'acquisition d'habiletés.
- Servir de modèle, répondre avec précision aux questions et renforcer l'enseignement donné pendant la prestation des soins courants, le service des repas, la distribution des médicaments ou l'exécution de toute autre activité de soins infirmiers. **Il faut se rappeler que l'enseignement n'est pas toujours structuré et qu'il peut se faire spontanément et sur une base continue.**
- Inviter le patient à appliquer les informations reçues dans tous les domaines utiles (en situation, dans le milieu, pour ses besoins personnels, etc.).

**PRIORITÉ N° 9 – Donner un enseignement visant le mieux-être du patient**

- Donner au patient le numéro de téléphone d'une personne **qui pourra, après son congé, répondre à ses questions et confirmer l'exactitude des informations reçues.**
- Inventorier les groupes de soutien et les services communautaires disponibles.
- Informer le patient des sources d'information complémentaires (livres, périodiques, cassettes audio et vidéo, etc.). **Ces sources l'aideront à approfondir ses connaissances et lui permettront d'apprendre à son propre rythme.**

## Données essentielles à consigner

### *Évaluations (initiale et subséquentes)*

- Inscrire les données d'évaluation, le mode d'apprentissage du patient, ses besoins et les obstacles à l'apprentissage (agressivité, manque d'à-propos, etc.).

### *Planification*

- Rédiger le plan d'apprentissage et inscrire les méthodes à utiliser ainsi que le nom des divers intervenants.
- Rédiger le plan d'enseignement.

### *Application et vérification des résultats*

- Noter les réactions du patient et des personnes clés au plan d'apprentissage, ainsi que les mesures qui ont été prises. Noter comment ils appliquent leurs nouvelles connaissances.
- Noter les objectifs atteints ou les progrès accomplis vers l'atteinte des objectifs.
- Noter les modifications apportées au plan thérapeutique infirmier.

### *Plan de congé*

- Noter les besoins d'apprentissage supplémentaires.

## Exemples tirés des CRSI (NOC) et des CISI (NIC)

- RÉSULTAT : Connaissance : [choisir parmi les 25 options]
- INTERVENTION : Éducation : [choisir parmi les 14 options]

# CONSTIPATION

*Taxinomie II : Élimination – Classe 2 : Système gastro-intestinal (00011)*

*[Mode fonctionnel de santé de Gordon : Élimination]*

*Diagnostic proposé en 1975 ; révision effectuée en 1998 par le groupe de recherche pour le développement et la classification des diagnostics infirmiers (NDEC)*

**DÉFINITION** ■ Diminution de la fréquence habituelle des selles, accompagnée d'une défécation difficile ou incomplète, ou de l'émission de selles dures et sèches.

## Facteurs favorisants

### *Facteurs fonctionnels*

- Activité physique insuffisante
- Changements récents dans l'environnement
- Difficultés associées à l'utilisation des toilettes (accessibilité, position pour la défécation, intimité)
- Faiblesse des muscles abdominaux
- Habitude de nier ou de négliger le besoin de déféquer
- Habitudes de défécation irrégulières

### *Facteurs psychologiques*

- Confusion mentale
- Maladie dépressive
- Stress

### *Facteurs pharmacologiques*

- Abus de laxatifs
- Antiacides à base de sels d'aluminium ; anticholinergiques ; antidépresseurs ; anti-inflammatoires non stéroïdiens ; carbonate de calcium ; diurétiques ; hypolipémiants ; inhibiteurs calciques ; opiacés ; phénothiazines ; sédatifs ; sels de bismuth ; sels de fer ; sympathomimétiques

### *Facteurs mécaniques*

- Abcès ou ulcère rectal, fissures anorectales, prolapsus rectal ; sténose anorectale ; rectocèle
- Atteinte neurologique
- Déséquilibre électrolytique
- Grossesse
- Hémorroïdes
- Hypertrophie de la prostate
- Mégacôlon (maladie de Hirschsprung)
- Obésité
- Occlusion postchirurgicale
- Tumeurs

### *Facteurs physiologiques*

- Apport liquidien insuffisant, déshydratation
- Changement dans les habitudes alimentaires et le choix des aliments
- Dentition ou hygiène buccale inadéquate
- Diminution du péristaltisme intestinal
- Mauvaises habitudes alimentaires ; alimentation pauvre en fibres

## Caractéristiques

### DONNÉES SUBJECTIVES

- Augmentation de la pression abdominale
- Céphalées
- Changement dans les habitudes alimentaires et dans l'horaire des repas
- Changement dans les habitudes d'élimination intestinale
- Diminution de la fréquence habituelle des selles
- Diminution du volume des selles
- Douleur à la défécation
- Douleur abdominale
- Fatigue généralisée
- Incapacité d'émettre une selle
- Nausée ou vomissements ; indigestion
- Sensation de plénitude ou de pression rectale

**DONNÉES OBJECTIVES**

- Anorexie
- Bruit sourd à la percussion abdominale
- Bruits intestinaux rares ou fréquents
- Changement dans les bruits abdominaux (borborygmes)
- Distension de l'abdomen
- Effort à la défécation
- Flatuosités excessives
- Manifestations atypiques chez une personne âgée (modification de l'état mental, incontinence urinaire, chutes inexpliquées, élévation de la température corporelle)
- Présence de sang rouge vif sur les selles
- Présence de selles molles et pâteuses dans le rectum
- Selles noires ou ligneuses ou granuleuses
- Selles sèches, dures, moulées
- Sensibilité abdominale avec ou sans résistance musculaire palpable
- Suintement de selles liquides

## Résultats escomptés (objectifs) et critères d'évaluation

- Le patient acquiert ou reprend des habitudes d'élimination intestinale normales pour lui.
- Le patient comprend les facteurs liés à son problème ainsi que les interventions ou les solutions s'appliquant à sa situation.
- Le patient modifie ses comportements et son mode de vie de manière à prévenir la réapparition du problème.
- Le patient participe à un programme de rééducation intestinale, au besoin.

## Interventions

**PRIORITÉ Nº 1 – Déterminer les facteurs d'étiologie**

- Passer en revue le régime alimentaire quotidien du patient. Noter les facteurs buccaux ou dentaires **qui peuvent influer sur l'apport alimentaire.**
- Calculer l'apport liquidien du patient **afin d'évaluer les déficits.**

- Noter les médicaments ou les drogues consommés par le patient, leurs effets secondaires et leurs interactions (narcotiques, antiacides, chimiothérapie, fer, substance de contraste comme le baryum, corticostéroïdes, etc.).
- Noter le degré d'énergie et d'activité du patient, ainsi que ses habitudes en matière d'exercice physique.
- Recueillir des informations sur les sources de stress dans la vie du patient (relations personnelles, facteurs professionnels, problèmes financiers).
- Vérifier auprès du patient s'il a accès aux toilettes, s'il a l'intimité souhaitée et s'il est capable de procéder aux activités liées à l'utilisation des toilettes.
- Inspecter la région périnéale à la recherche d'hémorroïdes, de fissures, de ruptures de l'épiderme ou d'autres anomalies si le patient se plaint de douleurs à la défécation.
- Préciser les habitudes de consommation de laxatifs ou de lavements du patient. Vérifier s'il y a abus de laxatifs (d'après les données fournies par le patient ou d'après les signes observés par l'infirmière).
- Passer en revue les antécédents médicaux et chirurgicaux du patient (troubles métaboliques ou endocriniens, grossesse, opérations antérieures, mégacôlon, etc.).
- Palper l'abdomen **afin de déceler le ballonnement ou une masse.**
- Rechercher la présence d'un fécalome, s'il y a lieu.
- Collaborer à l'examen médical **afin de déceler d'autres facteurs d'étiologie.**

### PRIORITÉ Nº 2 – Déterminer les habitudes d'élimination normales du patient

- Recueillir des données auprès du patient sur ses habitudes normales d'élimination et sur son problème.
- Noter les facteurs qui stimulent habituellement l'activité intestinale du patient et ceux qui l'entravent.

### PRIORITÉ Nº 3 – Évaluer les caractéristiques du mode d'élimination actuel du patient

- Noter la couleur, l'odeur, la consistance, la quantité et la fréquence des selles, **afin de disposer d'un point de comparaison lors de l'évaluation des progrès du patient**.
- Recueillir des données sur la durée et l'ampleur du problème actuel (il peut s'agir d'un problème de longue date

avec lequel le patient a appris à vivre, d'une séquelle post-opératoire qui le dérange beaucoup, etc.) **afin de vérifier l'adéquation entre la réaction du patient et la gravité du problème.**

- Ausculter l'abdomen **afin de vérifier s'il y a des bruits intestinaux.** Déterminer le siège et les caractéristiques des bruits perçus à l'auscultation.
- Passer en revue l'apport liquidien et alimentaire actuel du patient.

**PRIORITÉ N° 4 – Favoriser le retour à des habitudes d'élimination intestinale normales pour le patient**

- Expliquer au patient en quoi consiste un régime alimentaire équilibré, riche en fibres et en cellulose, et l'inciter à l'adopter **afin d'améliorer la consistance des selles et de favoriser leur progression dans le côlon.**
- Inciter le patient à boire suffisamment de liquides, notamment des jus de fruits riches en fibres.
- Recommander au patient de prendre des liquides chauds et stimulants (eau chaude, café décaféiné, thé, par exemple) **afin d'avoir des selles molles et humides.**
- Inciter le patient à accroître son degré d'activité ou d'exercice, dans les limites de ses capacités, **afin de stimuler les contractions intestinales.**
- Fixer un horaire régulier pour la défécation.
- Faire utiliser au patient la salle de bain ou la chaise d'aisances de préférence au bassin hygiénique, **afin d'assurer son intimité.**
- Collaborer au traitement du problème de santé sous-jacent à la constipation, le cas échéant (traitement thyroïdien, par exemple). **Les traitements visent à améliorer le fonctionnement de l'organisme, y compris celui des intestins.**
- Administrer des laxatifs émollients, des stimulants légers ou des cathartiques augmentant la masse fécale, selon l'ordonnance médicale ou régulièrement si l'état du patient le nécessite (s'il reçoit des opiacés, s'il est immobilisé ou si son degré d'activité est réduit, par exemple).
- Appliquer une pommade lubrifiante ou anesthésique à l'anus, au besoin.
- Administrer des lavements selon l'ordonnance médicale.
- Enlever les fécalomes avec le doigt, au besoin.

- Donner un bain de siège après la défécation **afin de lénifier la région rectale.**
- Établir un programme de rééducation intestinale comprenant notamment l'administration de suppositoires rectaux et la stimulation digitale **s'il y a dysfonction prolongée ou permanente.**

**PRIORITÉ N° 5 – Donner un enseignement visant le mieux-être du patient**

- Expliquer au patient la physiologie de l'élimination et les variations acceptables.
- Informer le patient des liens qui existent entre un régime alimentaire équilibré, un degré d'activité adéquat, un apport liquidien suffisant et l'usage approprié de laxatifs.
- Inciter le patient à continuer d'appliquer les mesures qui s'avèrent efficaces.
- Discuter des raisons expliquant la réussite de ces mesures.
- Encourager le patient à noter par écrit son mode d'élimination intestinale, s'il y a lieu, **afin de faciliter le suivi si le problème est chronique.**
- Discuter des mesures précises à prendre si le problème réapparaît.

## Données essentielles à consigner

### *Évaluations (initiale et subséquentes)*

- Noter les habitudes d'élimination intestinale antérieures et actuelles du patient, la durée du problème et les facteurs favorisants.
- Noter les caractéristiques des selles.
- Noter les problèmes sous-jacents.

### *Planification*

- Rédiger le plan thérapeutique infirmier et inscrire les changements que le patient doit apporter dans ses habitudes de vie pour remédier au problème. Inscrire également le nom de chacun des intervenants.
- Rédiger le plan d'enseignement.

### *Application et vérification des résultats*

- Noter les réactions du patient aux interventions et à l'enseignement, ainsi que les mesures qui ont été prises.

- Noter tout changement dans les habitudes d'élimination et les caractéristiques des selles.
- Noter les objectifs atteints ou les progrès accomplis vers l'atteinte des objectifs.
- Noter les modifications apportées au plan thérapeutique infirmier.

### *Plan de congé*

- Noter les besoins à long terme du patient et inscrire le nom des responsables des mesures entreprises.
- Inscrire les recommandations relatives au suivi.
- Noter les demandes de consultation.

## Exemples tirés des CRSI (NOC) et des CISI (NIC)

- RÉSULTAT : Élimination intestinale
- INTERVENTION : Conduite à tenir en présence de constipation ou d'un fécalome

CONSTIPATION

# PSEUDO-CONSTIPATION

*Taxinomie II : Élimination – Classe 2 : Système gastro-intestinal (00012)*

*[Mode fonctionnel de santé de Gordon : Élimination]*

*Diagnostic proposé en 1988*

**DÉFINITION** Autodiagnostic de constipation et usage abusif de laxatifs, de lavements et de suppositoires pour assurer une élimination intestinale quotidienne.

## Facteurs favorisants

- Croyances culturelles ou familiales sur la santé
- Erreur d'appréciation, [attentes ou habitudes de longue date]
- Altération des opérations de la pensée

## Caractéristiques

### DONNÉES SUBJECTIVES

- S'oblige à aller à la selle chaque jour et fait par conséquent un usage inconsidéré de laxatifs, de lavements et de suppositoires.
- S'oblige à aller à la selle chaque jour à la même heure.

## Résultats escomptés (objectifs) et critères d'évaluation

- Le patient comprend la physiologie de l'appareil gastro-intestinal.
- Le patient désigne des interventions propices à un fonctionnement intestinal convenable.
- Le patient se fie moins aux laxatifs et aux lavements.
- Le patient établit des habitudes d'élimination adaptées à ses besoins.

## Interventions

### PRIORITÉ Nº 1 – Déterminer les facteurs agissant sur les croyances personnelles

- Interroger le patient sur ce qu'il entend par des habitudes d'élimination « normales ».
- Établir un parallèle entre le fonctionnement intestinal réel du patient et sa conception d'habitudes d'élimination normales.
- Prendre note des mesures prises par le patient pour corriger la situation.

### PRIORITÉ Nº 2 – Donner un enseignement visant le mieux-être du patient

- Examiner la physiologie de l'élimination et les variations acceptables.
- Expliquer les effets néfastes de l'usage de médicaments ou de lavements.
- Montrer le lien entre l'alimentation, l'exercice et l'élimination intestinale.
- Fournir un soutien au patient par l'écoute active et par des échanges de vues ouverts sur ses inquiétudes et ses craintes.

- Inciter le patient à adopter des activités relaxantes et à se changer les idées pendant qu'il essaie d'établir des habitudes d'élimination adaptées à ses besoins.

## Données essentielles à consigner

### *Évaluations (initiale et subséquentes)*

- Noter les données d'évaluation, notamment la façon dont le patient perçoit le problème.
- Noter son mode d'élimination intestinale actuel et les caractéristiques de ses selles.

### *Planification*

- Rédiger le plan thérapeutique infirmier et inscrire le nom de chacun des intervenants.
- Rédiger le plan d'enseignement.

### *Application et vérification des résultats*

- Noter les réactions du patient aux interventions et à l'enseignement, ainsi que les mesures qui ont été prises.
- Noter les changements de son mode d'élimination intestinale et des caractéristiques de ses selles.
- Noter les objectifs atteints ou les progrès accomplis vers l'atteinte des objectifs.
- Noter les modifications apportées au plan thérapeutique infirmier.

### *Plan de congé*

- Inscrire les demandes de consultation relatives au suivi.

## Exemples tirés des CRSI (NOC) et des CISI (NIC)

- RÉSULTAT : Croyances en matière de santé
- INTERVENTION : Régularisation du fonctionnement intestinal

CONSTIPATION

# RISQUE DE CONSTIPATION

*Taxinomie II : Élimination – Classe 2 : Système gastro-intestinal (00015)*

*[Mode fonctionnel de santé de Gordon : Élimination]*

*Diagnostic proposé en 1998 par le groupe de recherche pour le développement et la classification des diagnostics infirmiers (NDEC)*

**DÉFINITION** ■ Risque de diminution de la fréquence habituelle des selles, accompagnée d'une défécation difficile ou incomplète, ou de l'émission de selles excessivement dures, sèches.

## Facteurs de risque

### *Facteurs fonctionnels*

- Habitudes de défécation irrégulières ; difficultés associées à l'utilisation des toilettes (accessibilité, position pour la défécation, intimité, etc.)
- Activité physique insuffisante ; faiblesse des muscles abdominaux
- Changements récents dans l'environnement
- Négligence ou déni habituel du besoin urgent de déféquer

### *Facteurs psychologiques*

- Stress ; dépression ; confusion mentale

### *Facteurs physiologiques*

- Changement dans les habitudes alimentaires et le choix des aliments ; alimentation pauvre en fibres ; hydratation insuffisante, déshydratation ; mauvaises habitudes alimentaires
- Dentition ou hygiène buccale inadéquate
- Diminution du péristaltisme intestinal

### *Facteurs pharmacologiques*

- Phénothiazines ; anti-inflammatoires non stéroïdiens ; sédatifs ; antiacides à base de sels d'aluminium ; abus de laxatifs ; sels de fer ; anticholinergiques ; antidépresseurs ; anticonvulsivants ; hypolipémiants ; inhibiteurs calciques ; carbonate de calcium ; diurétiques ; sympathomimétiques ; opiacés ; sels de bismuth

### *Facteurs mécaniques*

- Hémorroïdes ; grossesse ; obésité
- Abcès ou ulcère rectal ; sténose anorectale ; fissure anorectale ; prolapsus rectal ; rectocèle
- Hypertrophie de la prostate ; occlusion postchirurgicale
- Atteinte neurologique ; mégacôlon (maladie de Hirschsprung) ; tumeurs
- Déséquilibre électrolytique

**Remarque** : Il ne peut y avoir de signes ni de symptômes (caractéristiques) lorsqu'on diagnostique un risque de problème, car celui-ci n'existe pas encore ; les interventions infirmières sont donc axées sur la prévention.

## Résultats escomptés (objectifs) et critères d'évaluation

- Le patient maintient des habitudes d'élimination intestinale normales pour lui.
- Le patient comprend les facteurs de risque ainsi que les interventions et les solutions s'appliquant à sa situation.
- Le patient adopte les comportements souhaités ou procède à des changements dans son mode de vie pour prévenir la constipation.

## Interventions

**PRIORITÉ N° 1 – Évaluer les besoins du patient et les facteurs de risque**

- Ausculter l'abdomen pour déterminer le siège et les caractéristiques de bruits intestinaux **qui indiquent une activité intestinale**.
- Recueillir des données auprès du patient sur ses habitudes normales d'élimination et sur sa consommation de laxatifs.

- Prendre note des croyances et des pratiques du patient en matière d'élimination intestinale (« je dois aller à la selle une fois par jour » ou « j'ai besoin d'un lavement », par exemple).
- Examiner la situation actuelle du patient et repérer les facteurs susceptibles d'influer sur sa fonction intestinale (intervention chirurgicale, utilisation de médicaments pouvant altérer la fonction intestinale, âge avancé, faiblesse, état dépressif et autres facteurs de risque mentionnés ci-dessus).
- Recueillir des données sur l'apport alimentaire et liquidien actuel du patient et évaluer les effets qu'il peut avoir sur la fonction intestinale.
- Passer en revue les médicaments pris par le patient (depuis peu ou depuis longtemps), **afin de déterminer l'incidence qu'ils pourraient avoir sur la fonction intestinale.**

**PRIORITÉ Nº 2 – Favoriser le retour à la normale de la fonction intestinale**

- Expliquer au patient en quoi consiste un régime alimentaire équilibré, riche en fibres et en cellulose, et l'inciter à adopter ce régime, **afin d'améliorer la consistance de ses selles et de faciliter leur passage dans le côlon.**
- Inciter le patient à boire plus de liquides, notamment des jus de fruits riches en fibres ; lui recommander de prendre des liquides chauds et stimulants au lever (eau chaude, café décaféiné ou thé, par exemple), **afin que ses selles soient molles et humides.**
- Inciter le patient à accroître son degré d'activité ou d'exercice, dans les limites de ses capacités, **afin de stimuler les contractions intestinales.**
- Fixer un horaire régulier pour la défécation et assurer l'intimité du patient (utiliser la salle de bain ou la chaise d'aisances de préférence au bassin hygiénique).
- Administrer des laxatifs émollients, des stimulants ou des cathartiques augmentant la masse fécale, au besoin seulement ou régulièrement si la situation l'exige (par exemple si le patient prend des analgésiques, surtout des opiacés, ou s'il est inactif, immobile ou inconscient).
- Recueillir des données sur la fréquence, la couleur, la consistance et le volume des selles, **afin de disposer d'un point de comparaison et de déceler plus aisément les changements.**

**PRIORITÉ N° 3 – Donner un enseignement visant le mieux-être du patient**

- Discuter avec le patient de la physiologie de l'élimination intestinale et des variations acceptables, **afin d'atténuer son inquiétude et son anxiété face à la situation.**
- Revoir avec le patient les facteurs de risque et les problèmes possibles ainsi que les interventions s'appliquant à sa situation.
- Discuter avec le patient de l'utilisation appropriée des médicaments.
- Inciter le patient à noter par écrit ses habitudes d'élimination intestinale, s'il y a lieu, **afin de mieux observer son mode d'élimination.**

§ Consulter les diagnostics infirmiers Constipation et Pseudo-constipation.

## Données essentielles à consigner

### *Évaluations (initiale et subséquentes)*

- Noter les habitudes d'élimination intestinale du patient, les caractéristiques de ses selles et les médicaments qu'il prend.

### *Planification*

- Rédiger le plan thérapeutique infirmier et inscrire le nom de chacun des intervenants.
- Rédiger le plan d'enseignement.

### *Application et vérification des résultats*

- Noter les réactions du patient aux interventions et à l'enseignement, ainsi que les mesures qui ont été prises.
- Noter les objectifs atteints ou les progrès accomplis vers l'atteinte des objectifs.
- Noter les modifications apportées au plan thérapeutique infirmier.

### *Plan de congé*

- Inscrire les besoins à long terme du patient et le nom des responsables des mesures à prendre.
- Noter les demandes de consultation.

## Exemples tirés des CRSI (NOC) et des CISI (NIC)

- RÉSULTAT : Élimination intestinale
- INTERVENTION : Conduite à tenir en présence de constipation ou d'un fécalome

**CROISSANCE**

# RETARD DE LA CROISSANCE ET DU DÉVELOPPEMENT

*Taxinomie II : Croissance/développement – Classe 2 : Développement (00111)*

*[Mode fonctionnel de santé de Gordon : Activité et exercice]*

*Diagnostic proposé en 1986*

**DÉFINITION** ■ Écarts par rapport aux normes établies pour le groupe d'âge de la personne.

## Facteurs favorisants

- Mauvais traitements [négligence ou violence physique et psychologique]
- Indifférence, réactions incohérentes, nombreux gardiens
- Manque de contact avec les personnes clés
- Milieu peu stimulant
- Conséquences d'un handicap physique
- Dépendance imposée [attentes insuffisantes en matière d'autonomie]
- [Maladie physique ou psychologique (chronique, traumatique) (maladie inflammatoire chronique, tumeurs hypophysaires, altération de l'alimentation ou du métabolisme, besoins énergétiques supérieurs à la normale, etc.)]
- [Traitements longs ou douloureux ; séjours prolongés ou répétés au centre hospitalier]
- [Abus sexuel]
- [Consommation de drogues]

## Caractéristiques

### DONNÉES SUBJECTIVES

- Incapacité d'accomplir ses soins personnels ou de maîtriser des activités propres à son groupe d'âge

### DONNÉES OBJECTIVES

- Retard ou difficulté à maîtriser les habiletés (motricité, socialisation, langage) propres à son groupe d'âge
- Perturbation de la croissance physique
- Abattement, apathie, baisse de la réactivité
- [Perte d'habiletés déjà acquises]
- [Troubles du sommeil, mauvaise humeur, attitude négative]

## Résultats escomptés (objectifs) et critères d'évaluation

- Le patient possède les habiletés motrices, sociales et langagières propres à son groupe d'âge, dans les limites de ses capacités actuelles.
- Le patient accomplit avec aisance ses soins personnels.
- Le patient effectue les activités propres à son groupe d'âge.
- Les parents ou les personnes s'occupant du patient comprennent le retard ou la déviance ainsi que le plan d'interventions.
- Le poids et la taille du patient se stabilisent ou s'approchent des valeurs normales pour son âge.

## Interventions

### PRIORITÉ N° 1 – Évaluer les facteurs favorisants

- Relever tout problème et toute situation susceptibles de contribuer à l'écart par rapport aux normes de croissance et de développement (capacité intellectuelle moindre, handicap physique, maladie chronique, tumeurs, anomalies génétiques, toxicomanie, naissance multiple [de jumeaux, par exemple], grossesses rapprochées, etc.).
- Apprécier les interventions des parents ou des personnes s'occupant du patient (attentes inadéquates, incohérentes, irréalistes ou insuffisantes ; manque de stimulation, d'autorité ou de sensibilité, etc.).

- Noter la gravité ou la persistance du problème (mauvais traitements physiques ou psychologiques de longue date, perturbation situationnelle ou manque d'aide pendant une période de crise ou de transition, etc.).
- Recueillir des données sur les événements stressants importants, les pertes, les séparations et les changements environnementaux (abandon, divorce, décès d'un parent, d'un frère ou d'une sœur, chômage, vieillesse, déménagement, nouvel emploi, naissance d'un bébé, mariage, arrivée d'un beau-père ou d'une belle-mère, etc.).
- Pratiquer l'écoute active auprès du patient au sujet de sa taille et de sa performance lors des compétitions sportives.
- Déterminer si le patient fait usage de drogues **pouvant altérer la croissance.**
- Apprécier la quantité et la qualité des stimulations et des activités offertes au patient dans le milieu de soins.

## PRIORITÉ Nº 2 – Déterminer le degré d'écart par rapport aux normes de développement et de croissance

- Noter l'âge chronologique du patient ainsi que les facteurs familiaux tels que la stature et la configuration morphologique, **afin de déterminer les attentes individuelles.**
- Noter avec précision la taille et le poids qu'avait le patient au cours des dernières années, **afin d'en dégager les tendances.**
- Prendre connaissance des résultats de l'évaluation psychologique du patient et de la famille. Une carence affective extrême peut retarder la croissance physique en inhibant la sécrétion de l'hormone de croissance par l'hypothalamus, comme dans les cas de nanisme ou de stagnation staturo-pondérale.
- Noter l'âge et le stade de développement du patient. Noter les pertes de capacités fonctionnelles signalées par le patient ainsi que les signes de développement précoce. **On dispose ainsi de points de comparaison.**
- Prendre note des habiletés ou des activités normales pour l'âge du patient en consultant les autorités en la matière (Gesell, Musen, Congor, etc.) ou en s'inspirant des instruments d'évaluation (test du bonhomme, test d'évaluation du développement de Denver, etc.).
- Noter le type d'habiletés déficientes (langage, motricité, socialisation, etc.) et le genre d'activités perturbées chez le patient (reconnaître les couleurs, aller aux toilettes, etc.).

- Comparer les données recueillies chez le patient avec les normes de croissance et de développement reliées à l'âge **afin de déterminer le degré d'écart.**
- Noter la durée de la perturbation : temporaire (simple échec ou retard) ou permanente (maladie irréversible comme la souffrance cérébrale, un accident vasculaire cérébral, la maladie d'Alzheimer, etc.).
- Recueillir des données sur les comportements sexuels impropres à l'âge du patient. **Ces comportements peuvent indiquer que le patient est victime d'abus sexuel.**

**PRIORITÉ N° 3 – Corriger ou réduire les écarts de croissance et les complications associées au problème**

- Passer en revue le traitement médicamenteux prescrit pour stimuler ou supprimer la croissance, selon le cas, ou pour réduire la tumeur, le cas échéant.
- Insister sur la nécessité de ne pas interrompre le traitement médicamenteux sans l'approbation du médecin.
- Préparer le patient pour l'intervention chirurgicale ou la radiothérapie qui permettra de **traiter la tumeur.**
- Discuter avec le patient du bien-fondé des interventions destinées à allonger les os et des complications possibles.
- Discuter avec le patient des conséquences de la consommation de drogues.
- Élaborer le plan thérapeutique infirmier en collaboration avec une diététicienne et d'autres spécialistes (ergothérapeute, physiothérapeute, etc.).
- Surveiller la croissance périodiquement, **afin d'apprécier l'efficacité des interventions et de déterminer rapidement la nécessité de prendre d'autres mesures.**

**PRIORITÉ N° 4 – Aider le patient et les personnes qui s'en occupent à prévenir, à réduire et à surmonter le retard, la régression ou le développement précoce**

- Consulter les spécialistes pertinents (ergothérapeute, orthophoniste, conseiller en réadaptation, orthopédagogue, conseiller d'orientation, etc.) **afin de répondre aux besoins particuliers du patient.**
- Amener le patient ou la personne qui en prend soin à être conscients que le comportement actuel s'écarte de la norme compte tenu du groupe d'âge (un jeune de 14 ans qui se comporterait comme un enfant de 6 ans ou un jeune

de 16 ans qui n'agirait pas comme une personne pubère, par exemple). **Cette démarche facilite l'acceptation du patient tel qu'il est et l'aide à se fixer des objectifs au regard de sa situation actuelle.**

- Expliquer les facteurs ayant contribué au problème du patient en évitant de jeter le blâme sur quiconque.
- Garder une attitude positive et optimiste.
- Favoriser l'actualisation de soi du patient et le féliciter des initiatives qu'il prend pour conserver ou recouvrer les habiletés propres à son groupe d'âge.
- Diriger la famille ou le patient vers des services de counseling ou de psychothérapie **si le patient a subi de mauvais traitements ou de la négligence.**
- Inciter le patient ou la personne qui en prend soin à se fixer des objectifs à court terme réalistes pour la réalisation du potentiel de développement du patient.
- Placer le patient dans des situations lui permettant de s'exercer à de nouveaux comportements (jeux de rôle, activités de groupe, stimulations, etc.), **afin de renforcer le processus d'apprentissage.**
- Indiquer au patient le matériel dont il aura besoin (aide adaptée, logiciel, aide à la communication, etc.) pour réaliser les nouveaux comportements.
- Apprécier régulièrement les progrès du patient **afin d'accroître la complexité des tâches et la difficulté des objectifs au besoin.**
- Féliciter le patient pour ses efforts, ses réussites et son adaptation, et minimiser l'importance des échecs. **Cette attitude encourage le patient à poursuivre ses efforts, de façon à améliorer les résultats.**
- Amener le patient ou la personne qui en prend soin à accepter tout écart irréversible et à s'adapter à la situation. (Par exemple, le syndrome de Down n'est pas encore curable.)
- Fournir un soutien à la personne qui s'occupe du patient pendant les périodes de transition (internat scolaire, hospitalisation, etc.).

**PRIORITÉ N° 5 – Donner un enseignement visant le mieux-être du patient**

- Expliquer au patient et à la personne qui s'en occupe les processus normaux de croissance et de développement.

Proposer une consultation en génétique aux membres de la famille s'ils veulent connaître les facteurs favorisants.

- Établir avec le patient et la personne qui s'en occupe des objectifs réalistes sans pour autant limiter les capacités du patient (par conséquent, fixer des objectifs qu'il pourra dépasser, s'il les atteint), **afin de l'encourager dans son évolution personnelle.**
- Discuter avec le patient ou la personne qui s'en occupe des divers aspects du développement, notamment de l'importance des soins apportés à l'apparence personnelle, du toucher, du langage utilisé, etc.

§ Consulter les diagnostics infirmiers Déficit de soins personnels.

- Recommander au patient de participer à un programme d'exercice ou de faire du sport régulièrement **afin d'augmenter la force et le tonus musculaires et de favoriser un développement musculaire adéquat.**
- Informer le patient des mesures à prendre pour prévenir les complications (par exemple, épreuves de laboratoire **visant à mesurer les taux d'hormones ou d'autres composants organiques**).
- Recommander le port d'un bracelet d'alerte médicale si le patient suit une hormonothérapie substitutive.
- Inciter le patient ou la personne qui s'en occupe à s'inscrire à des programmes éducatifs (cours destinés aux parents, séances d'information sur la stimulation du nouveau-né, séminaires sur le stress, sur le processus de vieillissement, etc.).
- Procurer au patient ou à la personne qui s'en occupe les brochures et les ouvrages de référence appropriés **afin de leur permettre de faire des apprentissages à leur propre rythme.**
- Inviter la personne qui s'occupe du patient à recourir aux services communautaires offerts aux enfants. Planifier les soins en faisant intervenir au besoin un travailleur social et un éducateur spécialisé **afin de répondre à certains besoins de l'enfant (éducation, besoins psychologiques et sociaux, évaluation, etc.).**
- Inventorier les services communautaires dont le patient aura besoin : programmes de santé publique pour la famille, services d'une diététicienne, programmes pour toxicomanes, programmes d'intervention précoce, programmes

d'activités ou de soutien pour les personnes âgées, programmes destinés aux surdoués, ateliers protégés, services aux enfants handicapés, fournisseurs de matériel médical, etc. **Ces services soutiendront la famille dans ses efforts pour suivre le programme thérapeutique.**

- Évaluer si le patient est **en sécurité dans son milieu** et diriger le patient ou la personne qui s'en occupe vers les services sociaux **s'il a besoin d'être placé en famille d'accueil.**

§ Consulter les diagnostics infirmiers Exercice du rôle parental perturbé et Dynamique familiale perturbée.

## Données essentielles à consigner

### *Évaluations (initiale et subséquentes)*

- Inscrire les données d'évaluation et les besoins personnels du patient, notamment sa courbe de croissance, les tendances décelées, son stade de développement ou les signes de régression manifestés.
- Noter la compréhension que la personne s'occupant du patient a de la situation et le rôle qu'elle joue.
- Noter si le patient est en sécurité dans son milieu ou s'il a besoin d'être placé.

### *Planification*

- Rédiger le plan thérapeutique infirmier et inscrire le nom de chacun des intervenants.
- Rédiger le plan d'enseignement.

### *Application et vérification des résultats*

- Noter les réactions du patient aux interventions et à l'enseignement, ainsi que les mesures qui ont été prises.
- Noter les réactions de la personne qui s'occupe du patient à l'enseignement.
- Noter les objectifs atteints ou les progrès accomplis vers l'atteinte des objectifs.
- Noter les modifications apportées au plan thérapeutique infirmier.

### *Plan de congé*

- Inscrire les besoins à long terme du patient et le nom des responsables des mesures à prendre.

- Noter les demandes de consultation et l'endroit où le patient peut se procurer le matériel dont il a besoin.

## Exemples tirés des CRSI (NOC) et des CISI (NIC)

- RÉSULTAT : Développement de l'enfant [préciser le groupe d'âge]
- INTERVENTION : Stimulation du développement : enfant

**CROISSANCE**

# RISQUE DE CROISSANCE ANORMALE

*Taxinomie II : Croissance/développement – Classe 1 : Croissance (00113)*

*[Mode fonctionnel de santé de Gordon : Activité et exercice]*

*Diagnostic proposé en 1998 par le groupe de recherche pour le développement et la classification des diagnostics infirmiers (NDEC)*

**DÉFINITION** ■ Risque d'écart par rapport aux normes établies pour le groupe d'âge lorsque la courbe de poids ou de la taille de l'enfant franchit deux échelons et qu'elle est au-dessus du 97$^{e}$ percentile ou en deçà du 3$^{e}$ percentile. Croissance disproportionnée.

## Facteurs de risque

### *Facteurs prénatals*

- Alimentation de la mère ; grossesse multiple
- Abus de drogues ou d'alcool (toxicomanie) ; exposition à des agents tératogènes
- Anomalie congénitale ou génétique [trouble endocrinien, tumeurs, etc.]

### Facteurs individuels

- Facteurs organiques (ex. : adénome pituitaire) et inorganiques
- Prématurité
- Malnutrition ; comportement alimentaire inadéquat chez le patient ou chez la personne qui en prend soin ; absence de satiété ; anorexie ; [trouble du métabolisme, besoins énergétiques supérieurs à la normale]
- Infection ; maladie chronique [maladie inflammatoire chronique, etc.]
- Abus de drogues ou d'alcool (toxicomanie) [y compris les stéroïdes anabolisants]

### Facteurs environnementaux

- Privation ; pauvreté
- Violence ; catastrophes naturelles
- Agents tératogènes ; saturnisme

### Parent ou substitut

- Maltraitance
- Maladie mentale ou retard mental, problème d'apprentissage grave

**Remarque :** Il ne peut y avoir de signes ni de symptômes (caractéristiques) lorsqu'on diagnostique un risque de problème, car celui-ci n'existe pas encore ; les interventions infirmières sont donc axées sur la prévention.

## Résultats escomptés (objectifs) et critères d'évaluation

- Le patient reçoit une alimentation appropriée et adaptée à ses besoins individuels.
- Le poids et la croissance du patient se stabilisent ou s'approchent des valeurs normales pour son âge.
- Le patient participe au plan thérapeutique infirmier selon ses capacités et son âge.
- La personne qui s'occupe du patient comprend le retard de croissance ou la déviance ainsi que le plan d'interventions.

## Interventions

### PRIORITÉ Nº 1 – Évaluer les facteurs favorisants

- Relever tout problème et toute situation susceptibles de contribuer à l'écart par rapport aux normes de croissance (facteurs de risque tels qu'antécédents de tumeurs hypophysaires, syndrome de Marfan, anomalies génétiques, etc.).
- Recueillir des données sur la nature et l'efficacité des activités des parents ou des personnes qui s'occupent de l'enfant (attentes inadéquates, incohérentes, irréalistes ou insuffisantes; manque de stimulation, d'autorité ou de sensibilité, etc.).
- Noter la gravité ou la persistance du problème (mauvais traitements physiques ou psychologiques de longue date, problème récent lié à une perturbation situationnelle ou à un manque d'aide en période de crise ou de transition, etc.).
- Recueillir des données sur les événements stressants importants, les pertes, les séparations et les changements environnementaux que le patient a vécus (abandon, divorce, décès d'un parent, décès d'un frère ou d'une sœur, vieillesse, déménagement, etc.).
- Évaluer les capacités cognitives du patient, sa conscience de la situation, son orientation, son comportement (repli sur soi, agressivité, etc.) ainsi que sa réaction à son milieu et aux stimuli.
- Pratiquer l'écoute active lorsque le patient ou les personnes qui s'en occupent expriment leurs inquiétudes au sujet du corps du patient ou de ses capacités de participer à des compétitions (sports, culturisme, etc.), **afin d'évaluer le risque que le patient prenne des stéroïdes anabolisants ou d'autres drogues.**

### PRIORITÉ Nº 2 – Prévenir ou réduire l'écart par rapport aux normes de croissance

- Noter l'âge chronologique et les facteurs familiaux (morphologie et stature), **afin de déterminer la croissance à laquelle on peut s'attendre chez le patient.** Noter les pertes ou les altérations fonctionnelles mentionnées par le patient ou les personnes qui s'en occupent. **On dispose ainsi d'un point de référence pour comparaison ultérieure.**

- Recueillir des données sur le niveau ou le stade de croissance du patient, comparer ces données avec les courbes de référence et déterminer le degré d'écart.
- Rechercher toute augmentation de la taille ou du poids de plus de trois écarts types au-dessus de la moyenne des personnes prépubères. Noter la présence de céphalées et d'autres changements neurologiques **qui peuvent indiquer un cas de gigantisme causé par un adénome pituitaire.**
- Consigner les données relatives à l'augmentation progressive de la taille des chapeaux, des gants ou des chaussures d'un adulte, en particulier s'il est âgé de plus de 40 ans. **L'hypertrophie de la tête, des mains et des pieds peut indiquer une acromégalie.**
- Passer en revue les résultats des examens radiologiques pour déterminer l'âge osseux et l'étendue de la croissance exagérée des os et du tissu mou, de même que ceux des examens de laboratoire **visant à mesurer les taux des hormones** et ceux des scintigrammes diagnostiques **pour déterminer l'affection.**
- Collaborer aux traitements destinés à traiter ou à corriger les problèmes sous-jacents (maladie de Crohn, problèmes cardiaques, néphropathie, etc.), les déséquilibres endocriniens (hypothyroïdie, diabète juvénile, anomalie de l'hormone de croissance), les retards de croissance intra-utérins ou d'origine génétique, les problèmes d'alimentation du nourrisson ou les déficits nutritionnels.

§ Consulter les diagnostics infirmiers Alimentation déficiente ou Alimentation excessive.

- Élaborer le plan thérapeutique infirmier de concert avec la diététicienne et d'autres spécialistes (ergothérapeute, physiothérapeute ou autres).
- Proposer au médecin de prescrire certains médicaments (stimulants de l'appétit ou antidépresseurs, hormones de croissance, etc.).
- Discuter avec le patient des conséquences de la toxicomanie.
- Recueillir régulièrement des données sur la croissance du patient. **Ces données aident à évaluer l'efficacité des interventions et la nécessité de modifier le plan thérapeutique infirmier.**

**PRIORITÉ N° 3 – Donner un enseignement visant le mieux-être du patient**

- Fournir au patient ou aux personnes qui s'en occupent de la documentation sur la croissance normale, au besoin, notamment des ouvrages de référence.
- Discuter avec le patient et les personnes qui s'en occupent de ce qui convient sur le plan de l'apparence, du toucher et du langage au regard du stade de développement.

§ Consulter les diagnostics infirmiers Retard de la croissance et du développement et Déficit de soins personnels.

- Recommander au patient de participer à un programme d'activité physique ou sportive médicalement reconnu, **afin d'augmenter son tonus, sa force et sa masse musculaires.**
- Discuter avec le patient ou les personnes qui s'en occupent des mesures à prendre pour prévenir les complications évitables.
- Inventorier les ressources communautaires dont le patient a besoin (programmes de santé publique, fournisseurs d'équipement médical, services de diététiciennes, programmes de désintoxication, spécialistes en endocrinologie ou en génétique, etc.).

## Données essentielles à consigner

### *Évaluations (initiale et subséquentes)*

- Inscrire les données d'évaluation et les besoins particuliers du patient, y compris son stade de croissance et les tendances observées.
- Noter comment les personnes qui s'occupent du patient perçoivent la situation et le rôle qu'elles exercent.

### *Planification*

- Rédiger le plan thérapeutique infirmier et inscrire le nom de chacun des intervenants.
- Rédiger le plan d'enseignement.

### *Application et vérification des résultats*

- Noter les réactions du patient ou des personnes qui s'en occupent aux interventions et à l'enseignement, ainsi que les mesures qui ont été prises.

- Noter comment les personnes qui s'occupent du patient ont réagi à l'enseignement.
- Noter les objectifs atteints ou les progrès accomplis vers l'atteinte des objectifs.
- Noter les modifications apportées au plan thérapeutique infirmier.

### *Plan de congé*

- Inscrire les besoins à long terme du patient et le nom des responsables des mesures à prendre.
- Noter les demandes de consultation, les fournisseurs d'aides techniques et les outils d'apprentissage proposés.

## Exemples tirés des CRSI (NOC) et des CISI (NIC)

- RÉSULTAT : Développement de l'enfant [préciser le groupe d'âge]
- INTERVENTION : Surveillance de l'état nutritionnel

# DÉBIT CARDIAQUE DIMINUÉ

*Taxinomie II : Activité/repos – Classe 4 : Réponses cardiovasculaires/respiratoires (00029)*

*[Mode fonctionnel de santé de Gordon : Activité et exercice]*

*Diagnostic proposé en 1975 ; révisions effectuées en 1996 et en 2000*

**DÉFINITION** Quantité de sang pompée dans le cœur insuffisante pour répondre aux besoins métaboliques. [Note des auteures : Dans les cas d'augmentation du métabolisme basal, le débit cardiaque peut être normal sans pour autant répondre adéquatement aux besoins des tissus. Le débit cardiaque et l'irrigation sanguine aux tissus sont normalement directement reliés : la diminution du débit cardiaque entraîne une altération de l'irrigation tissulaire. Toutefois, l'irrigation tissulaire peut être insuffisante sans qu'il y ait diminution du débit cardiaque.]

## Facteurs favorisants

- Altération de la fréquence ou du rythme cardiaque, [conduction]
- Altération du volume d'éjection systolique ; altération de la précharge [diminution du retour veineux] ; altération de la postcharge [résistance vasculaire systémique] ; modification de la contractilité cardiaque [rupture du septum interventriculaire, anévrisme ventriculaire, rupture du pilier, valvulopathie]

## Caractéristiques

### DONNÉES SUBJECTIVES

- Altération de la fréquence ou du rythme cardiaque : palpitations
- Altération de la précharge : fatigue

- Altération de la postcharge : essoufflement, dyspnée
- Modification de la contractilité : orthopnée, dyspnée nocturne paroxystique
- Comportement et émotion : anxiété

### DONNÉES OBJECTIVES

- Variation de la fréquence ou du rythme cardiaque : arythmie (tachycardie, bradycardie) ; anomalies de l'électrocardiogramme
- Altération de la précharge : distension de la veine jugulaire ; œdème ; gain pondéral ; augmentation ou diminution de la pression veineuse centrale ; augmentation ou diminution de la pression capillaire pulmonaire ; souffles
- Altération de la postcharge : peau moite et froide ; changement de la couleur de la peau et des muqueuses [cyanose, pâleur] ; remplissage capillaire prolongé ; diminution des pouls périphériques ; variations de la pression sanguine ; augmentation ou diminution de la résistance vasculaire systémique et de la résistance vasculaire pulmonaire ; oligurie [anurie]
- Modification de la contractilité : râles crépitants ; toux ; débit cardiaque de 4 L/min ; index cardiaque de 2,5 L/min ; diminution de la fraction d'éjection, de l'index du volume d'éjection systolique, de l'index de travail systolique du ventricule gauche ; présence de $S_3$ ou de $S_4$ [rythme de galop]
- Comportement et émotion : agitation

## Résultats escomptés (objectifs) et critères d'évaluation

- Le patient présente des paramètres hémodynamiques plus stables (pression artérielle, débit cardiaque, irrigation rénale, diurèse, pouls périphériques).
- Le patient signale une diminution des épisodes de dyspnée, d'angine et de dysrythmies.
- Le patient montre une tolérance accrue à l'activité.
- Le patient connaît le processus morbide, ses facteurs de risque et le plan de traitement.
- Le patient participe à des activités visant la réduction du travail cardiaque (programme de maîtrise du stress, programme thérapeutique, programme d'amaigrissement,

programme équilibré d'activité et de repos, oxygénothérapie, programme antitabagisme, etc.).

- Le patient consulte les personnes-ressources pertinentes au moment opportun.

## Interventions

### PRIORITÉ N° 1 – Évaluer les facteurs favorisants

- Rechercher si les facteurs de risque précités s'appliquent au patient.
- Prendre note du traitement médicamenteux du patient et noter s'il a des problèmes de toxicomanie.
- Rechercher si le patient souffre d'un traumatisme du tronc cérébral ou d'une lésion de la moelle épinière à D7 ou au-dessus, **afin de déterminer s'il s'agit d'une personne à risque.**

§ Consulter le diagnostic infirmier Risque de dysréflexie autonome.

- Observer les signes d'apparition d'un état de choc et en apprécier le type: hypovolémique, bactériémique, cardiogénique, psychogène, choc d'origine vasculaire.
- Étudier les résultats des examens de laboratoire (numération globulaire, dosage des électrolytes, dosage des gaz du sang artériel, azotémie, enzymes cardiaques, cultures, etc.).

### PRIORITÉ N° 2 – Évaluer le degré d'affaiblissement

- Prendre note des valeurs initiales des signes vitaux et des paramètres hémodynamiques, notamment des pouls périphériques. **Cette mesure permet de déceler les changements.**
- Rechercher la présence de caractéristiques indiquant un état de choc ou une insuffisance imminente (signes vitaux, paramètres hémodynamiques, bruits respiratoires, bruits cardiaques, diurèse).
- Noter la présence d'un pouls paradoxal, **qui indique une tamponnade cardiaque.**
- Étudier les résultats des examens diagnostiques (épreuve d'effort, électrocardiogramme, scintigraphies, échocardiographies, cathétérisme cardiaque, etc.).
- Noter les réactions du patient aux soins et aux interventions, et le temps que les signes vitaux mettent à revenir aux valeurs initiales.

**PRIORITÉ N° 3 – Collaborer à corriger les facteurs favorisants et à maximiser le débit cardiaque (phase aiguë)**

- Placer la tête du lit à l'horizontale ou garder le tronc à l'horizontale et élever les jambes à 20° ou 30° si le patient est en état de choc. **Cette position étant contre-indiquée en cas de congestion, on lui préférera alors la demi-position de Fowler.**
- Mesurer souvent les signes vitaux **afin de noter la réaction du patient aux activités.**
- Effectuer, à intervalles réguliers, la mesure des paramètres hémodynamiques (pression artérielle, pression veineuse centrale, pression artérielle pulmonaire et pression capillaire pulmonaire, pression de remplissage de l'oreillette gauche, débit cardiaque).
- Réduire ou augmenter la consommation de liquides (par voie intraveineuse et orale) en fonction des besoins du patient. Calculer la diurèse toutes les heures ou périodiquement, et noter le bilan liquidien total.
- Observer le rythme cardiaque en permanence **afin de noter l'efficacité des médicaments ou des appareils (stimulateur cardiaque ou défibrillateur).**
- Remplacer les pertes liquidiennes et sanguines selon l'ordonnance.
- Administrer les antibiotiques, les diurétiques, les inotropes, les régulateurs du rythme, les corticostéroïdes, les vasopresseurs ou les vasodilatateurs prescrits. Noter les réactions du patient **afin de déceler les effets thérapeutiques, indésirables ou toxiques du traitement médicamenteux.**
- Régler le débit de perfusion intraveineuse au moyen d'une pompe volumétrique, au besoin, **afin de prévenir l'administration de doses excessives.**
- Administrer l'oxygénothérapie prescrite **afin d'accroître l'oxygénation des tissus, notamment ceux du myocarde.**
- Créer un climat de calme et de repos en diminuant les stimuli.
- Fixer l'heure des activités et des examens **de façon à maximiser les périodes de sommeil.**
- Donner au patient des soins personnels complets ou partiels, selon ses besoins.
- S'abstenir le plus possible d'employer des dispositifs de contention pour un patient désorienté. **Ils peuvent accroître son agitation et augmenter le travail cardiaque.**

- Administrer les sédatifs et les analgésiques prescrits avec prudence, **afin d'obtenir l'effet désiré sans altérer les paramètres hémodynamiques.**
- Maintenir la perméabilité des tubulures de monitorage intravasculaire et de perfusion. Attacher les raccordements avec un adhésif **afin de prévenir l'embolie gazeuse et l'hémorragie.**
- Observer les règles d'asepsie lors des interventions effractives et des soins de la plaie.
- Administrer des antipyrétiques ou prendre d'autres mesures pour faire baisser la fièvre, au besoin.
- Peser le patient quotidiennement.
- Proscrire toute activité (exercices isométriques, stimulation rectale, vomissements, toux spasmodique, etc.) **qui pourrait déclencher la manœuvre de Valsalva.**
- Inciter le patient à inspirer et à expirer profondément pendant les activités susceptibles de déclencher la manœuvre de Valsalva.
- Prendre les mesures nécessaires (couvertures, température de la pièce, etc.) **pour maintenir la température corporelle du patient dans les limites de la normale.**
- Administrer un laxatif émollient, selon l'ordonnance.
- Offrir un soutien psychologique au patient.
- Répondre avec franchise à toutes les questions du patient tout en conservant une attitude calme. **Des réponses honnêtes rassurent le patient qui voit qu'on s'agite beaucoup autour de lui et qu'on s'inquiète à son sujet.**
- Informer le patient des examens diagnostiques et de sa participation.
- Collaborer aux interventions spéciales, au besoin (mise en place d'une ligne de perfusion intraveineuse, introduction d'un ballonnet intra-aortique, péricardiocentèse, cardioversion, introduction d'un stimulateur cardiaque, etc.).
- Expliquer au patient les raisons justifiant les restrictions alimentaires ou liquidiennes imposées.

§ Consulter le diagnostic infirmier Irrigation tissulaire inefficace.

**PRIORITÉ N° 4 – Favoriser le retour veineux (phase subaiguë ou chronique)**

- Procurer au patient des périodes de repos suffisantes, l'installer dans la position la plus confortable possible. Administrer des analgésiques au besoin.

- Inciter le patient à faire des exercices de relaxation **afin de calmer son anxiété.**
- Surélever les jambes du patient en position assise.
- Appliquer un bandage abdominal, au besoin.
- Utiliser une table basculante, au besoin, **afin de prévenir l'hypotension orthostatique.**
- Donner fréquemment des soins cutanés au patient, lui procurer une peau de mouton, un matelas pneumatique ou un matelas d'eau, de mousse ou de gel et le changer souvent de position **afin de prévenir la formation d'escarres de décubitus.**
- Surélever les membres œdémateux et proposer au patient des vêtements amples.
- S'assurer que les bas de soutien prescrits sont bien adaptés et mis correctement.
- Accroître graduellement le degré d'activité en fonction de l'état du patient.

**PRIORITÉ Nº 5 – Maintenir un équilibre nutritionnel et hydrique adéquat**

- Recommander au patient d'observer les restrictions alimentaires imposées: régime sans aliments excitants, diète de consistance molle, faible en sel, en kilojoules, en résidus ou en gras. **Des repas fréquents en petites portions sont parfois indiqués.**
- Interrompre l'alimentation par voie orale, après consultation, lorsque le patient se plaint d'anorexie ou de nausées.
- Donner des liquides selon l'ordonnance. **Il peut s'avérer nécessaire d'imposer des restrictions ou bien de procéder à une rééquilibration électrolytique ou à une recharge en potassium afin de réduire les arythmies.**
- Effectuer un dosage des ingesta et des excreta des 24 heures.

**PRIORITÉ Nº 6 – Donner un enseignement visant le mieux-être du patient**

- Planifier avec le patient les interventions visant à réduire les facteurs de risque présents (tabagisme, stress, obésité, etc.).
- Prendre note des caractéristiques du traitement médicamenteux, du régime alimentaire et du plan d'activités ou d'exercices.

- Expliquer au patient quels signes et symptômes doivent être signalés à un professionnel de la santé (crampes musculaires, maux de tête, étourdissements ou éruptions cutanées). **Il peut s'agir de signes de toxicité médicamenteuse et de déperdition de minéraux (surtout de potassium).**
- Énumérer les signes de « danger » à signaler immédiatement au médecin (augmentation ou persistance de la douleur thoracique, dyspnée, œdème, etc.).
- Inciter le patient à changer de position lentement.
- Conseiller au patient de balancer les jambes avant de se lever debout **afin de réduire les risques d'hypotension orthostatique.**
- Informer le patient des signes d'amélioration tels que la diminution de l'œdème, l'amélioration des signes vitaux et de la circulation, **afin de l'encourager.**
- Indiquer au patient qu'il doit observer l'évolution de son poids, de son pouls et de sa pression artérielle lorsqu'il sera de retour à la maison, **afin de lui permettre de détecter les changements nécessitant une intervention.**
- Inciter les membres de la famille ou les personnes clés ayant une influence positive sur le patient à le visiter.
- Créer un climat propice à la détente : techniques de relaxation, massothérapie, séances de musique apaisante, activités paisibles.
- Montrer au patient des techniques de maîtrise du stress, au besoin, et lui proposer notamment un programme d'exercices adapté à ses besoins.
- Dresser une liste des groupes de soutien susceptibles d'aider le patient à perdre du poids, à cesser de fumer, etc., **afin de favoriser les changements.**

§ Consulter les diagnostics infirmiers suivants, au besoin : Intolérance à l'activité ; Activités de loisirs insuffisantes ; Stratégies d'adaptation inefficaces et Stratégies d'adaptation familiale compromises ; Dysfonctionnement sexuel ; Douleur aiguë ou Douleur chronique ; Alimentation déficiente ou Alimentation excessive ; Déficit de volume liquidien ou Excès de volume liquidien.

# Données essentielles à consigner

## *Évaluations (initiale et subséquentes)*

- Inscrire les données d'évaluation et les paramètres hémodynamiques du patient, noter les bruits cardiaques et respiratoires, la présence et l'amplitude des pouls périphériques, l'état de la peau et des tissus, la diurèse et l'état mental, et inclure au dossier le tracé électrocardiographique.

## *Planification*

- Rédiger le plan thérapeutique infirmier et inscrire le nom de chacun des intervenants.
- Rédiger le plan d'enseignement.

## *Application et vérification des résultats*

- Noter les réactions du patient aux interventions et à l'enseignement, ainsi que les mesures qui ont été prises.
- Noter les objectifs atteints ou les progrès accomplis vers l'atteinte des objectifs.
- Noter les modifications apportées au plan thérapeutique infirmier.

## *Plan de congé*

- Noter les éléments à prendre en considération dans le plan de congé et le nom des responsables des mesures à prendre.
- Noter les besoins à long terme du patient.
- Noter les demandes de consultation.

# Exemples tirés des CRSI (NOC) et des CISI (NIC)

- RÉSULTAT : Efficacité de la pompe cardiaque
- INTERVENTION : Régulation hémodynamique

# DÉGAGEMENT INEFFICACE DES VOIES RESPIRATOIRES

*Taxinomie II : Sécurité/protection – Classe 2 : Lésions (00031)*

*[Mode fonctionnel de santé de Gordon : Activité et exercice]*

*Diagnostic proposé en 1980 ; révisions effectuées en 1996 et en 1998 par le groupe de recherche pour le développement et la classification des diagnostics infirmiers (NDEC)*

**DÉFINITION** Incapacité de libérer les voies respiratoires des sécrétions ou des obstructions qui entravent le libre passage de l'air.

## Facteurs favorisants

### *Facteurs environnementaux*

- Tabagisme ; tabagisme passif ; inhalation de fumée

### *Facteurs liés à l'obstruction des voies respiratoires*

- Stase des sécrétions ; présence de sécrétions bronchiques ; exsudat alvéolaire ; production excessive de mucus ; spasme trachéobronchique ; présence d'un corps étranger dans les voies respiratoires ; présence d'une trachéostomie ou d'un tube endotrachéal

### *Facteurs physiopathologiques*

- BPCO (bronchopneumopathie chronique obstructive*) ; asthme ; allergie respiratoire ; hyperplasie de la membrane bronchique ; déficit neuromusculaire ; infection

## Caractéristiques

**DONNÉES SUBJECTIVES**

- Dyspnée

* Au Québec, on utilise le terme MPOC (maladie pulmonaire obstructive chronique).

### DONNÉES OBJECTIVES

- Bruits respiratoires adventices (râles crépitants, ronflants, sibilants)
- Toux inefficace ou inexistante ; présence d'expectorations
- Modification du rythme et de la fréquence respiratoires
- Difficulté à parler
- Yeux écarquillés ; agitation
- Orthopnée
- Cyanose

## Résultats escomptés (objectifs) et critères d'évaluation

- Le patient maintient ses voies respiratoires libres.
- Le patient expectore ou dégage facilement ses sécrétions.
- Le patient présente une absence ou une diminution de la congestion : absence de bruits adventices et respiration calme, amélioration des échanges gazeux (absence de cyanose, gaz du sang artériel dans les limites de la normale pour le patient, etc.).
- Le patient comprend le ou les facteurs reliés au problème et les interventions thérapeutiques.
- Le patient adopte des conduites permettant l'amélioration ou le maintien du dégagement de ses voies respiratoires.
- Le patient prend les mesures préventives ou correctrices requises face aux risques de complications.

## Interventions

### PRIORITÉ N° 1 – Maintenir les voies respiratoires libres

- Placer la tête droite, avec une flexion appropriée à l'âge et à l'état du patient qui doit garder le lit ou de celui dont l'état de santé l'exige, **afin d'ouvrir ou de maintenir ouvertes ses voies respiratoires.**
- Collaborer aux épreuves diagnostiques (étude sur le sommeil ou sur la fonction pulmonaire, par exemple) **afin de déceler les facteurs favorisants.**
- Procéder à une aspiration nasale, trachéale ou orale **afin de dégager les voies respiratoires des sécrétions.**
- Surélever la tête du lit et changer le patient de position toutes les deux heures ou plus souvent si cela est nécessaire **afin de diminuer la pression sur le diaphragme et de**

**favoriser le drainage et la ventilation des lobules pulmonaires (nettoyage pulmonaire).**

- Rechercher les signes d'intolérance à l'alimentation et de distension abdominale, de même que les facteurs de stress émotionnel, **qui peuvent empêcher le dégagement des voies respiratoires chez le nourrisson ou l'enfant.**
- Insérer une canule buccale si nécessaire **afin de maintenir la langue dans sa position anatomique et de garder les voies respiratoires fonctionnelles.**
- Collaborer aux interventions **visant le dégagement des voies respiratoires** (bronchoscopie, trachéostomie, etc.).
- Éliminer les allergènes de l'environnement, selon les allergies particulières du patient (poussière, oreillers de plumes, fumée, etc.).

### PRIORITÉ N° 2 – Liquéfier les sécrétions et les rendre mobiles

- Inciter le patient à faire des exercices de respiration profonde et de toux en lui faisant exercer une légère pression sur la poitrine ou sur la plaie **pour maximiser l'effort.**
- Administrer les analgésiques prescrits **afin d'améliorer les effets de la toux si celle-ci est douloureuse. Mise en garde : Le patient peut avoir de la difficulté à respirer et à tousser s'il prend des doses trop fortes ou trop fréquentes de médicaments.**
- Administrer les expectorants ou les bronchodilatateurs prescrits.
- Augmenter l'apport liquidien à au moins 2000 mL par jour en tenant compte de la tolérance cardiaque, **afin de liquéfier les sécrétions. Il peut s'avérer nécessaire d'administrer des liquides par voie intraveineuse.**
- Signaler tout signe et symptôme d'insuffisance cardiaque (râles crépitants, œdème, gain pondéral).
- Donner au patient ou lui conseiller de prendre des liquides chauds plutôt que des liquides froids, au besoin.
- Humidifier l'air au besoin (nébuliseur à ultrasons, humidificateur).
- Procéder à un drainage postural et à une percussion ou offrir de l'aide au patient qui y procède lui-même. **Ces traitements sont contre-indiqués chez certains patients, notamment le patient asthmatique.**
- Collaborer à l'oxygénothérapie (respirateur à pression positive intermittente, spiromètre d'incitation).

- Inciter le patient à cesser de fumer ou à diminuer sa consommation de tabac **afin de favoriser la fonction pulmonaire.**
- Demander au patient de ne pas employer de produits à base d'huile autour du nez **afin de prévenir leur aspiration dans les poumons.**

### PRIORITÉ N° 3 – Évaluer les changements

- Ausculter les bruits respiratoires et noter les irrégularités, **pour apprécier l'état du patient et évaluer les progrès.**
- Observer et noter les mouvements, la fréquence et l'amplitude respiratoires.
- Prendre les signes vitaux, noter la pression artérielle et les fluctuations de la pulsation.
- Rechercher par une observation soutenue les signes de détresse respiratoire (fréquence accrue, agitation ou anxiété, utilisation de la musculature respiratoire accessoire).
- Recueillir des données sur les changements dans les habitudes de sommeil (somnolence diurne, insomnie, etc.).
- Noter les réactions du patient au traitement médicamenteux et l'apparition d'effets ou d'interactions médicamenteuses indésirables (antimicrobiens, corticostéroïdes, expectorants, bronchodilatateurs).
- Rechercher par une observation soutenue les signes et les symptômes d'infection (dyspnée accrue accompagnée de fièvre ; changement dans la couleur, la quantité et les caractéristiques des expectorations) **afin de détecter la formation d'une infection et d'intervenir au bon moment.**
- Effectuer un prélèvement d'expectorations, de préférence avant le début de la thérapie antimicrobienne, **afin de s'assurer de l'adéquation du traitement.**
- Prendre note des résultats des radiographies thoraciques, de la mesure des gaz artériels et de l'oxymétrie.
- Noter toute amélioration des symptômes.

### PRIORITÉ N° 4 – Donner un enseignement visant le mieux-être du patient

- Apprécier les connaissances du patient sur les causes déclenchantes du problème, sur le plan de traitement, sur les médicaments prescrits et sur les interventions thérapeutiques.
- Insister auprès du patient sur la nécessité d'expectorer plutôt que d'avaler les sécrétions **afin de pouvoir les examiner et signaler tout changement de couleur et de quantité.**

- Faire la démonstration des techniques de respiration avec les lèvres pincées ou de respiration diaphragmatique, au besoin.
- Faire pratiquer au patient, en période préopératoire, les exercices de respiration et de toux efficace, et lui montrer comment utiliser les appareils d'appoint (respirateur à pression positive intermittente ou spiromètre d'incitation).
- Organiser l'environnement de façon à favoriser des périodes de repos fréquentes.
- Réduire les activités au strict nécessaire, **afin de prévenir ou de limiter la fatigue.**
- Orienter le patient vers les groupes de soutien appropriés (clinique antitabagisme, programme d'exercice pour personnes atteintes de bronchopneumopathie chronique obstructive, clinique d'amaigrissement, etc.).
- Montrer au patient l'utilisation de l'appareil d'oxygénation à pression positive servant au **traitement de l'apnée du sommeil.**

## Données essentielles à consigner

### Évaluations (initiale et subséquentes)

- Noter les facteurs d'étiologie s'appliquant au patient.
- Noter les bruits respiratoires, la présence de sécrétions et leurs caractéristiques, l'utilisation de la musculature respiratoire accessoire.
- Noter les caractéristiques de la toux.

### Planification

- Rédiger le plan thérapeutique infirmier et inscrire le nom de chacun des intervenants.
- Rédiger le plan d'enseignement.

### Application et vérification des résultats

- Noter les réactions du patient aux interventions et à l'enseignement, ainsi que les mesures qui ont été prises.
- Noter les objectifs atteints ou les progrès accomplis vers l'atteinte des objectifs.
- Noter les modifications apportées au plan thérapeutique infirmier.

### *Plan de congé*

- Inscrire les besoins à long terme du patient et le nom des responsables des mesures à prendre.
- Noter les demandes de consultation.

## Exemples tirés des CRSI (NOC) et des CISI (NIC)

- RÉSULTAT : État respiratoire : ventilation
- INTERVENTION : Soins des voies respiratoires

**DÉGLUTITION**

# TROUBLE DE LA DÉGLUTITION

*Taxinomie II : Nutrition – Classe 1 : Ingestion (000103)*

*[Mode fonctionnel de santé de Gordon : Nutrition et métabolisme]*

*Diagnostic proposé en 1986 ; révision effectuée en 1998 par le groupe de recherche pour le développement et la classification des diagnostics infirmiers (NDEC)*

**DÉFINITION** ■ Dysfonctionnement du mécanisme de déglutition associé à un déficit structural ou fonctionnel de la bouche, du pharynx ou de l'œsophage.

## Facteurs favorisants

### *Anomalies congénitales*

- Anomalie des voies respiratoires supérieures
- Antécédents d'alimentation par sonde
- Obstruction mécanique (œdème, canule trachéale, tumeur, etc.)
- Atteinte neuromusculaire (diminution ou absence du réflexe pharyngé, diminution de la force ou relâchement des muscles de la mastication, déficit sensoriel, paralysie faciale)
- Maladies caractérisées par une hypotonie importante

- Atteinte des nerfs crâniens
- Arrêt ou retard prononcé de la croissance, ou malnutrition protéinocalorique
- Automutilation
- Cardiopathie congénitale
- Problèmes d'alimentation d'origine comportementale
- Troubles respiratoires

### *Troubles neurologiques*

- Achalasie
- Anomalie nasale ou de la cavité naso-pharyngienne
- Anomalies des voies respiratoires supérieures ou de l'oropharynx
- Anomalies trachéales, laryngées ou œsophagiennes
- Infirmité motrice cérébrale
- Maladie du réflexe gastro-œsophagien
- Malformations anatomiques acquises
- Prématurité
- Retard de développement
- Traumatisme crânien
- Traumatismes externes ou internes

## Caractéristiques

### DONNÉES SUBJECTIVES

#### *Anomalies de la phase œsophagienne*

- Brûlures ou douleur épigastriques
- Odynophagie
- Plaintes [Rapports] : « Quelque chose reste bloqué. »
- Refus de manger ou prise d'une quantité limitée d'aliments
- Toux ou réveil nocturnes

### DONNÉES OBJECTIVES

#### *Anomalies de la phase buccale*

- Absence de mouvement de la langue pour former le bol alimentaire
- Accumulation d'aliments dans les replis latéraux de la muqueuse buccale
- Déglutition fragmentée

- Difficulté à vider la cavité buccale
- Expulsion des aliments hors de la bouche
- Faible consommation d'aliments malgré la durée prolongée du repas
- Fermeture incomplète des lèvres
- Lenteur dans la formation du bol alimentaire
- Mastication insuffisante
- Progression prématurée du bol alimentaire
- Ptyalisme ou bave
- Régurgitation par le nez
- Succion faible entraînant une tétée inefficace
- Test de déglutition démontrant une anomalie de la phase buccale
- Toux, étouffement, haut-le-cœur avant d'avaler

***Anomalies de la phase pharyngée***

- Déglutition retardée ou efforts répétés de déglutition
- Élévation inadéquate du larynx
- Étouffement, toux ou haut-le-cœur
- Fièvres inexpliquées
- Gargouillements vocaux
- Infections pulmonaires récurrentes
- Mauvaises positions de la tête
- Reflux nasal
- Refus de manger
- Test de déglutition démontrant une anomalie de la phase pharyngée

***Anomalies de la phase œsophagienne***

- Bruxisme
- Déglutition répétée ou mérycisme
- Haleine acide
- Hématémèse
- Hyperextension de la tête, position arquée pendant ou après les repas
- Irritabilité inexpliquée à l'heure des repas
- Présence de vomissures sur l'oreiller
- Régurgitation du contenu gastrique ou éructation accompagnée de liquide

- Signes de difficulté à avaler (stase d'aliments dans la cavité buccale, toux, étouffement)
- Test de déglutition démontrant une anomalie de la phase œsophagienne
- Vomissements

## Résultats escomptés (objectifs) et critères d'évaluation

- Le patient comprend les facteurs favorisants.
- Le patient connaît les interventions ou applique des mesures visant un apport liquidien suffisant et la prévention de l'aspiration (fausse route).
- Le patient maîtrise les méthodes d'alimentation appropriées à sa situation.
- Le patient maintient une bonne hydratation et, par conséquent, une bonne turgescence de la peau, des muqueuses humides et une diurèse adéquate.
- Le patient atteint ou maintient la masse corporelle désirée.
- Les aliments et les liquides passent sans danger de la bouche à l'estomac.
- La personne qui s'occupe du patient ou la personne clé dans sa vie simule correctement les mesures d'urgence en cas d'étouffement (de fausse route alimentaire).

## Interventions

### PRIORITÉ N° 1 – Évaluer les facteurs favorisants et le degré de perturbation

- Rechercher si le réflexe pharyngé est présent.
- Demander au patient de manger de la glace concassée ou de boire de petites gorgées d'eau **afin d'évaluer sa capacité d'avaler.**
- Recueillir des données sur la force et la capacité d'étirement des muscles servant à la mastication.
- Inspecter la cavité oropharyngée à la recherche d'œdème, d'inflammation et d'atteinte à l'intégrité de la muqueuse buccale.
- S'assurer que l'hygiène buccodentaire du patient est adéquate.
- S'assurer que les prothèses dentaires sont bien adaptées.

- Ausculter les bruits respiratoires **afin de vérifier s'il y a fausse route (aspiration).**
- Recueillir des données sur l'état des perceptions sensorielles du patient (acuité sensorielle, orientation, concentration, coordination motrice).
- Noter la masse corporelle du patient et les changements pondéraux récents.
- Préparer le patient et collaborer aux tests diagnostiques de déglutition.

**PRIORITÉ N° 2 – Prévenir la fausse route (aspiration) et maintenir les voies aériennes libres**

- Déceler les facteurs qui peuvent déclencher la fausse route (aspiration) ou porter atteinte aux voies aériennes.
- Surélever la tête du lit à un angle de 90° en plaçant la tête dans l'alignement anatomique, légèrement fléchie vers l'avant pendant l'alimentation. Garder la tête du lit surélevée pendant 30 à 45 minutes après l'alimentation.
- Installer du côté non atteint le patient souffrant d'un problème touchant un côté de la bouche (hémiplégie, par exemple), placer les aliments de ce côté et lui demander d'utiliser sa langue pour introduire les aliments.
- Procéder à une succion de la cavité buccale, au besoin. S'il y a lieu, montrer au patient comment effectuer lui-même cette intervention **afin d'accroître son autonomie et son sentiment de maîtrise de la situation.**

**PRIORITÉ N° 3 – Équilibrer les apports liquidiens et énergétiques en fonction des besoins du patient**

- Diriger le patient vers un gastroentérologue, au besoin. **Une dilatation de l'œsophage peut se révéler nécessaire si une insuffisance du sphincter ou une sténose de l'œsophage entrave la déglutition.**
- Mesurer les ingesta et les excreta et peser le patient **afin de vérifier si l'apport liquidien et énergétique est suffisant.**
- Inviter le patient à se reposer avant les repas **afin de réduire la fatigue.**
- Administrer au patient les analgésiques prescrits avant le repas, **afin d'améliorer son bien-être. Il faut toutefois veiller à ce que la dose ne soit pas assez forte pour réduire son degré de conscience ou sa perception sensorielle.**

- Appliquer des soins d'hygiène buccodentaire avant les repas.
- Réduire les stimuli qui risquent de distraire le patient pendant le repas **afin de l'amener à se concentrer sur son alimentation et sa déglutition.**
- S'enquérir des préférences alimentaires du patient **afin de les intégrer à son régime, dans la mesure du possible, et d'augmenter son apport.** Présenter les aliments de manière attrayante.
- Donner au patient des aliments et des liquides à une température (chaude ou froide, et non tiède) **qui permet de stimuler ses récepteurs sensoriels.**
- Donner au patient des aliments et des liquides ayant une consistance qui les rend plus faciles à déglutir : desserts à la gélatine contenant moins d'eau, poudings et crème anglaise ; liquides épais (yogourt, potages à la crème préparés avec moins d'eau) ; purées légères (céréales chaudes avec supplément d'eau) ; boissons épaisses telles que des nectars ; jus de fruits congelés jusqu'à consistance de « barbotines » ; œufs mollets ou brouillés ; fruits en boîte ; légumes bien cuits. **Les liquides légers sont les plus difficiles à déglutir.**
- Éliminer du régime du patient les produits laitiers et le chocolat, **qui peuvent épaissir les sécrétions buccales.**
- Utiliser un gobelet laissant un espace pour le nez **afin d'éviter au patient d'avoir à renverser la tête pour boire.** Ne jamais verser de liquide dans la bouche du patient.
- S'abstenir de « faire descendre » les aliments avec des liquides.
- Offrir les aliments sans mêler les consistances ni les textures.
- Laisser au patient amplement de temps pour manger.
- Rester auprès du patient pendant le repas afin d'atténuer son anxiété et de lui offrir de l'aide au besoin.
- S'adapter au style et au rythme du patient **afin de lui éviter la fatigue et la frustration que peut entraîner l'alimentation.**
- Placer les aliments au milieu de la bouche ; préparer des bouchées de grosseur moyenne (environ 15 mL), **pour bien déclencher le réflexe de déglutition.**
- Conseiller au patient de mâcher les aliments du côté non atteint, le cas échéant.

- Donner au patient des repères cognitifs pour l'aider à se concentrer et à réaliser la série de mouvements de déglutition (lui rappeler de mâcher et d'avaler, par exemple).
- Masser délicatement les muscles laryngo-pharyngiens (côtés de la trachée et du cou) **afin de stimuler la déglutition.**
- Féliciter le patient de ses efforts.
- Inspecter la cavité buccale du patient après chaque bouchée et demander au patient d'explorer l'intérieur de ses joues avec la langue pour s'assurer qu'il ne reste plus d'aliments. Enlever les aliments s'il est incapable de déglutir.
- Laisser le patient assis droit pendant 30 minutes après le repas.
- Demander au patient d'effectuer des soins d'hygiène buccodentaire après chaque repas et les compléter au besoin.
- Administrer une alimentation par sonde ou parentérale **au patient dont l'apport alimentaire par voie buccale est insuffisant.**
- Consulter un spécialiste de la dysphagie ou l'équipe de réadaptation, au besoin.

**PRIORITÉ Nº 4 – Donner un enseignement visant le mieux-être du patient**

- Consulter une diététicienne **pour établir le meilleur régime alimentaire possible.**
- Donner les médicaments avec de la gélatine, de la gelée ou du pouding. Il faudra demander au pharmacien si les pilules peuvent être écrasées ou **si le médicament peut être obtenu sous forme de liquide ou de capsules.**
- Montrer au patient et à la personne clé dans sa vie les techniques d'alimentation appropriées et des exercices de déglutition.
- Montrer au patient et à la personne clé dans sa vie les mesures d'urgence à appliquer en cas d'étouffement.
- Inciter le patient à suivre un programme d'exercices faciaux **afin de maintenir ou d'améliorer sa force musculaire.**
- Établir un horaire régulier de pesées.

§ Consulter le diagnostic infirmier Alimentation déficiente.

## Données essentielles à consigner

### *Évaluations (initiale et subséquentes)*

- Consigner les données d'évaluation, notamment la gravité du handicap et ses caractéristiques, la masse actuelle du patient et les changements pondéraux récents.
- Noter les effets du problème sur le mode de vie du patient, sa vie sociale et son état nutritionnel.

### *Planification*

- Rédiger le plan thérapeutique infirmier et inscrire le nom de chacun des intervenants.
- Rédiger le plan d'enseignement.

### *Application et vérification des résultats*

- Noter les réactions du patient aux interventions et à l'enseignement, ainsi que les mesures qui ont été prises.
- Noter les objectifs atteints ou les progrès accomplis vers l'atteinte des objectifs.
- Noter les modifications apportées au plan thérapeutique infirmier.

### *Plan de congé*

- Noter les besoins à long terme du patient, les demandes de consultation et le nom des responsables des mesures à prendre.
- Noter les ressources disponibles et les demandes de consultation.

## Exemples tirés des CRSI (NOC) et des CISI (NIC)

- RÉSULTAT : État de la déglutition
- INTERVENTION : Traitement d'un trouble de la déglutition

# DÉNI NON CONSTRUCTIF

*Taxinomie II : Adaptation/tolérance au stress – Classe 2 : Stratégies d'adaptation (00072)*

*[Mode fonctionnel de santé de Gordon : Adaptation et tolérance au stress]*

*Diagnostic proposé en 1988*

**DÉFINITION** ■ Tentative consciente ou inconsciente de désavouer la connaissance ou la signification d'un événement afin de réduire son anxiété ou sa peur, au détriment de sa santé.

## Facteurs favorisants

- N'ont pas encore été répertoriés
- [Vulnérabilité ; besoins personnels insatisfaits]
- [Sentiments anxiogènes accablants ; éléments de la réalité intolérables pour la conscience]
- [Peur des conséquences, expériences antérieures négatives]
- [Réactions acquises (évitement, par exemple)]
- [Facteurs culturels, système de valeurs personnel ou familial]

## Caractéristiques

### DONNÉES SUBJECTIVES

- Minimisation des symptômes ; déplacement de l'origine des symptômes sur d'autres organes
- Incapacité d'admettre que la maladie a des répercussions sur son mode de vie
- Déplacement de la peur des conséquences de la maladie
- Négation de la peur de la mort ou de l'invalidité

### DONNÉES OBJECTIVES

- Remise à plus tard de la demande de consultation ou refus de recevoir des soins au détriment de sa santé
- Négation ou ignorance des symptômes ou du danger menaçant la personne
- Gestes ou commentaires écartant de l'esprit de la personne les événements angoissants lorsqu'elle en parle
- Affect inadéquat
- Soulagement des symptômes à l'aide de remèdes maison (autotraitement)

## Résultats escomptés (objectifs) et critères d'évaluation

- Le patient reconnaît la réalité de la situation ou de la maladie.
- Le patient envisage avec réalisme ses inquiétudes ou ses sentiments face aux symptômes ou à la maladie.
- Le patient résout ses problèmes en consultant les personnes-ressources appropriées.
- Le patient présente un affect approprié.

## Interventions

**PRIORITÉ Nº 1 – Évaluer les facteurs favorisants**

- Déceler la crise situationnelle ou le problème et préciser la façon dont le patient perçoit la situation.
- Préciser le degré de déni.
- Comparer le tableau clinique des symptômes ou de la maladie avec la description du patient.
- Noter les commentaires du patient sur les répercussions de la maladie ou du problème sur son mode de vie.

**PRIORITÉ Nº 2 – Aider le patient à faire face à la situation adéquatement**

- Créer un climat de sécurité et de confiance dans le cadre de la relation infirmière-patient.
- Utiliser les habiletés de communication thérapeutique telles que l'écoute active et l'emploi du « je ».
- Inviter le patient à exprimer ses sentiments ; accepter sa vision de la situation sans l'obliger à affronter la réalité.
- Fixer des limites précises face aux comportements inadaptés, **afin d'assurer la sécurité du patient.**
- Donner des informations exactes, si besoin est, sans insister pour que le patient les accepte. **La confrontation peut inciter le patient à se retrancher dans le déni.**
- Discuter avec le patient du lien entre ses comportements et sa maladie (diabète, alcoolisme, etc.), et souligner les conséquences de ces comportements.
- Inviter le patient à expliquer ses préoccupations à ses amis et aux personnes clés dans sa vie **afin de réduire l'isolement et le repli sur soi.**

- Inviter le patient à participer à des séances de groupe **afin de lui permettre d'envisager d'autres visions de la réalité et de mettre à l'épreuve ses propres perceptions.**
- Se garder d'approuver les affirmations inexactes, **afin de ne pas perpétuer une perception faussée de la réalité.**
- Émettre un commentaire positif chaque fois que le patient fait un pas concret vers l'autonomie **afin d'ancrer le comportement.**

**PRIORITÉ N° 3 – Donner un enseignement visant le mieux-être du patient**

- Fournir au patient et à sa famille des informations écrites sur la maladie ou la situation **pour les aider à prendre des décisions éclairées.**
- Inviter les membres de la famille ou les personnes clés dans la vie du patient à participer à la planification des mesures visant à satisfaire ses besoins à long terme.
- Diriger le patient vers les ressources communautaires pertinentes (Diabétaide, société de sclérose en plaques, Alcooliques anonymes) **afin de favoriser son adaptation à long terme.**

§ Consulter le diagnostic infirmier Stratégies d'adaptation inefficaces.

## Données essentielles à consigner

### *Évaluations (initiale et subséquentes)*

- Inscrire les données d'évaluation et le degré de vulnérabilité ou de déni.
- Noter les répercussions de la maladie ou du problème sur le mode de vie du patient.

### *Planification*

- Rédiger le plan thérapeutique infirmier et inscrire le nom de chacun des intervenants.
- Rédiger le plan d'enseignement.

### *Application et vérification des résultats*

- Noter les réactions du patient aux interventions et à l'enseignement, ainsi que les mesures qui ont été prises.
- Noter comment le patient utilise les ressources disponibles.

- Noter les objectifs atteints ou les progrès accomplis vers l'atteinte des objectifs.
- Noter les modifications apportées au plan thérapeutique infirmier.

***Plan de congé***

- Inscrire les besoins à long terme du patient et le nom des responsables des mesures à prendre.
- Noter les demandes de consultation.

## Exemples tirés des CRSI (NOC) et des CISI (NIC)

- RÉSULTAT : Acceptation de son propre état de santé
- INTERVENTION : Diminution de l'anxiété

# DENTITION ALTÉRÉE

*Taxinomie II : Sécurité/protection – Classe 2 : Lésions (00048)*

*[Mode fonctionnel de santé de Gordon : Nutrition et métabolisme]*

*Diagnostic proposé en 1998 par le groupe de recherche pour le développement et la classification des diagnostics infirmiers (NDEC)*

**DÉFINITION** Perturbation du développement ou de l'éruption dentaire ou, encore, de l'intégrité de la denture.

## Facteurs favorisants

- Habitudes alimentaires ; déficit nutritionnel
- Effets de certains médicaments prescrits ; usage chronique de tabac, thé, café, vin rouge
- Hygiène buccale déficiente, sensibilité au chaud ou au froid ; vomissements chroniques

- Manque de connaissances sur l'hygiène buccodentaire ; utilisation excessive de nettoyants buccodentaires abrasifs, prise excessive de dérivés fluorés
- Difficulté à réaliser ses soins personnels ; manque d'argent ou manque d'accessibilité à des soins buccodentaires
- Prédispositions génétiques ; perte prématurée des dents de lait ; bruxisme (grincement de dents)
- [Trauma ou intervention chirurgicale]

## Caractéristiques

### DONNÉES SUBJECTIVES

- Maux de dents

### DONNÉES OBJECTIVES

- Halitose
- Décoloration de l'émail dentaire ; érosion de l'émail ; plaque dentaire excessive
- Usure de la dent ou abrasion dentaire ; carie au niveau de la couronne ou de la racine de la dent ; fracture dentaire ; dent mobile ; absence complète ou partielle de dents
- Perte prématurée des dents de lait ; éruption incomplète pour l'âge (pour les dents de lait ou les dents définitives)
- Calculs salivaires
- Défaut d'occlusion ou d'alignement ; expression faciale asymétrique

## Résultats escomptés (objectifs) et critères d'évaluation

- Le patient présente des gencives saines, une muqueuse buccale saine et des dents en bon état.
- Le patient a un apport alimentaire et liquidien adéquat.
- Le patient dit avoir de bonnes habitudes d'hygiène buccodentaire et le démontre.
- Le patient consulte les services de soins dentaires recommandés.

## Interventions

**PRIORITÉ Nº 1 – Évaluer les facteurs favorisants**

- Noter la présence ou l'absence de dents et de prothèses dentaires, et déterminer comment cela influe sur les besoins nutritionnels et l'apparence du patient.
- Évaluer l'hygiène et la santé buccodentaires actuelles du patient.
- Noter les facteurs qui influent sur la dentition du patient (usage chronique de tabac, de café, de thé ; boulimie ou vomissements chroniques ; abcès, tumeurs, appareils orthodontiques, bruxisme ou grincement chronique des dents, etc.), **afin d'adresser le patient aux spécialistes pouvant lui proposer les traitements nécessaires.**
- Noter les facteurs qui font obstacle à la santé buccodentaire du patient (présence d'une sonde endotrachéale, fractures faciales, chimiothérapie, etc.) et **qui l'obligent à recourir à des soins buccodentaires particuliers.**

**PRIORITÉ Nº 2 – Répondre aux besoins du patient en matière d'hygiène buccodentaire**

- Faire utiliser au patient des gargarismes salins ou des rince-bouche dilués, sans alcool.
- Masser doucement les gencives au moyen d'une brosse à dents à soies souples.
- Inciter le patient à se brosser les dents et à utiliser la soie dentaire, ou l'aider à le faire **s'il est incapable d'accomplir ses soins personnels.**
- S'assurer que le patient reçoit une alimentation qui lui fournit un apport nutritionnel optimal compte tenu de sa capacité de mastiquer (aliments liquides ou mous, par exemple).
- Augmenter l'apport liquidien du patient, au besoin, **pour améliorer l'hydratation et la santé de la muqueuse buccale.**
- Modifier régulièrement la position de la sonde endotrachéale et des appareils respiratoires, en prenant soin de protéger les dents ou les prothèses avec des coussinets. Procéder à des aspirations au besoin.
- Éviter ce qui est trop chaud ou trop froid si les dents du patient sont sensibles. Recommander au patient d'utiliser un dentifrice **destiné à réduire la sensibilité des dents.**

- Conserver au dossier des photographies des blessures faciales *avant* le traitement. **On dispose ainsi d'un point de comparaison qui facilite l'évaluation ultérieure.**
- Maintenir un alignement correct de la mâchoire et des structures de la face, en présence de fractures.
- Administrer les antibiotiques prescrits **pour traiter les infections des dents ou des gencives.**
- Recommander au patient d'utiliser des analgésiques topiques ou systémiques au besoin, **pour soulager la douleur aux dents.**
- Administrer l'antibiothérapie avant les interventions dentaires si la situation l'exige (si le patient porte une valvule prothétique, par exemple) et s'assurer que le patient ne présente pas de trouble hémorragique ni de problème de coagulation, **afin de prévenir les hémorragies abondantes.**
- Adresser le patient aux professionnels appropriés (hygiéniste dentaire, dentiste, chirurgien buccal, etc.).

**PRIORITÉ N° 3 – Donner un enseignement visant le mieux-être du patient**

- Enseigner au patient et à la personne clé dans sa vie les soins qui devront être effectués à domicile **pour corriger le problème ou prévenir l'apparition d'autres complications.**
- Inventorier tout ce dont le patient aura besoin pour maintenir une hygiène buccodentaire adéquate (brosse à dents et dentifrice, eau propre, visites régulières chez le dentiste, service d'aide financière, service d'aide pour les soins personnels, etc.).
- Inciter le patient à cesser d'utiliser les produits du tabac, surtout le tabac à chiquer, et à s'inscrire à un programme d'abandon du tabac.
- Vérifier si le patient devrait subir un examen dentaire et recevoir des soins dentaires avant le début de la chimiothérapie ou de la radiothérapie, le cas échéant, **afin de réduire le risque de lésions buccodentaires.**

## Données essentielles à consigner

### *Évaluations (initiale et subséquentes)*

- Inscrire les données d'évaluation, notamment les facteurs qui contribuent aux problèmes dentaires du patient.

- Inclure les photographies ou les descriptions de la cavité et des structures buccales.

### *Planification*

- Rédiger le plan thérapeutique infirmier et inscrire le nom de chacun des intervenants.
- Rédiger le plan d'enseignement.

### *Application et vérification des résultats*

- Noter les réactions du patient et de la personne clé aux interventions et à l'enseignement, ainsi que les mesures qui ont été prises.
- Noter les objectifs atteints ou les progrès accomplis vers l'atteinte des objectifs.
- Noter les modifications apportées au plan thérapeutique infirmier.

### *Plan de congé*

- Inscrire les besoins à long terme du patient et le nom des responsables des mesures à prendre.
- Noter les demandes de consultation.

## Exemples tirés des CRSI (NOC) et des CISI (NIC)

- RÉSULTAT : Connaissance : comportements de santé
- INTERVENTION : Hygiène buccodentaire

# DÉTRESSE SPIRITUELLE

*Taxinomie II : Principes de vie – Classe 3 : Congruence entre les valeurs/croyances/actes (00060)*

*[Mode fonctionnel de santé de Gordon : Valeurs et croyances]*

*Diagnostic proposé en 1978 ; révision effectuée en 2002*

**DÉFINITION** ■ Perturbation de la capacité de ressentir et d'intégrer le sens et le but de la vie à travers les liens avec soi-même, les autres, l'art, la musique, la nature ou une force supérieure.

## Facteurs favorisants

- Solitude ou aliénation sociale; sentiment d'aliénation; privation de liens socioculturels
- Anxiété; douleur
- Changement de vie
- Maladie chronique (soi-même ou quelqu'un d'autre); processus de deuil et du mourir (soi-même ou quelqu'un d'autre)
- [Remise en question du système de croyances ou de valeurs (conséquences morales ou éthiques du traitement, par exemple)]

## Caractéristiques

### DONNÉES SUBJECTIVES

***Liens avec soi-même***

- Expression de manque sur les plans suivants: espoir; sens et but de la vie; paix et sérénité; amour; acceptation; pardon de soi; courage
- [Expression de] colère; sentiment de culpabilité

***Liens avec les autres***

- Refus d'établir des relations avec les amis, la famille, des guides spirituels
- Expression de sentiment d'isolement du réseau de soutien
- Expression de sentiment d'aliénation

***Liens avec l'art, la musique, la littérature, la nature***

- Incapacité à s'exprimer de manière créative (chant, musique, écriture) comme auparavant
- Désintérêt pour la nature
- Désintérêt pour les ouvrages spirituels

***Liens avec une force supérieure***

- Incapacité à prier ou à participer à des activités religieuses ; changements soudains dans ses pratiques spirituelles
- Sentiment d'être abandonné par Dieu ou colère envers Dieu ; expression de perte d'espoir, de souffrance
- Souhait de rencontrer un responsable religieux

### DONNÉES OBJECTIVES

***Liens avec soi-même***

- Faibles stratégies d'adaptation

***Liens avec une force supérieure***

- Incapacité à pratiquer l'introspection ou le regard intérieur ; incapacité à ressentir la transcendance des choses

## Résultats escomptés (objectifs) et critères d'évaluation

- Le patient s'apprécie de plus en plus.
- Le patient envisage l'avenir avec espoir.
- Le patient se prend en main.
- Le patient cherche activement à établir des relations tout en participant à des activités avec d'autres personnes.
- Le patient discute de ses croyances ou de ses valeurs spirituelles.
- Le patient ne se culpabilise pas par rapport à la maladie ou à la situation : « Personne n'est à blâmer. »

## Interventions

### PRIORITÉ Nº 1 – Évaluer les facteurs favorisants

- Préciser les orientations religieuses ou spirituelles du patient, les conflits en présence et l'engagement du patient. **Les pratiques ou les restrictions spirituelles personnelles peuvent avoir une incidence sur les soins du patient ou provoquer des conflits entre les croyances spirituelles et le traitement.**
- Écouter le patient et la personne clé dans sa vie exprimer leurs plaintes, leur colère, leurs inquiétudes, leur sentiment de distanciation face à Dieu ou de culpabilité parce qu'ils

considèrent la situation comme la punition de leurs péchés, etc., **ce qui permet de déterminer si le patient a besoin d'un guide spirituel pour l'aider à voir clair dans son système de croyances.**

- Interroger le patient afin de savoir s'il a l'impression que tout est futile, s'il ressent du désespoir et se sent impuissant, s'il manque de motivation à s'aider lui-même. **Ces renseignements permettent de déterminer si le patient ne voit aucune option ou s'il ne voit qu'un nombre limité d'options ou de solutions de rechange, ou s'il pense ne pouvoir faire aucun choix et qu'il manque de l'énergie nécessaire pour faire face à la situation.**
- Noter de quelle façon le patient exprime son incapacité à trouver un sens à la vie, une raison de vivre. **Les crises portant sur la spiritualité ou la perte de la volonté de vivre accroissent le risque pour le patient de négliger son bien-être personnel ou de se faire du mal.**
- Noter les modifications récentes du comportement (isolement des autres, retrait des activités créatives ou religieuses, dépendance à l'alcool ou aux médicaments), **afin de déterminer la gravité et la durée de la situation et de prévoir les consultations nécessaires auprès d'autres spécialistes, comme dans les cas de sevrage.**
- Recueillir des données sur le concept de soi du patient, sa satisfaction de soi et son aptitude à s'engager dans une relation amoureuse. **Le manque de relation avec soi et les autres altère la capacité du patient à faire confiance aux autres et à se sentir digne de confiance.**
- Observer les comportements du patient qui sont révélateurs de piètres relations avec autrui (s'il est manipulateur, méfiant, exigeant, etc.). **Certaines personnes ont recours à la manipulation pour surmonter leur sentiment d'impuissance associé à leur manque de confiance envers les autres.**
- Inventorier les réseaux de soutien dont le patient et la personne clé dans sa vie peuvent disposer et l'utilisation qu'ils en font, **ce qui permet d'évaluer la volonté du patient à faire appel à des ressources externes.**
- Reconnaître l'influence de son propre système de croyances sur le patient. **Il est préférable de rester neutre.**

**PRIORITÉ N° 2 – Aider le patient et la personne clé dans sa vie à faire face à leurs sentiments ou à la situation**

- Établir une relation thérapeutique infirmière-patient. Demander au patient comment on peut l'aider. Lui montrer qu'on accepte ses croyances ou ses problèmes d'ordre spirituel. **On crée ainsi un climat de confiance dans lequel le patient se sentira suffisamment à l'aise pour parler ouvertement de sujets délicats.**
- Préciser les stratégies d'adaptation inappropriées et les conséquences qui en découlent, **ce qui peut augmenter la volonté de changement.**
- Interroger le patient sur ses stratégies d'adaptation passées **afin de déterminer des méthodes déjà utilisées qui pourraient être plus efficaces pour faire face à la situation actuelle.**
- Appliquer les techniques de résolution de problèmes **pour trouver des compromis en cas de conflit.**
- Créer un climat qui permette au patient d'exprimer librement ses sentiments et ses inquiétudes.
- Installer le patient dans un endroit calme et paisible si possible, **ce qui favorise la relaxation et facilite les occasions de réflexion sur la situation, les discussions avec les autres ainsi que la méditation.**
- Fixer des limites aux comportements de passage à l'acte qui sont inopportuns ou destructeurs. **Cette mesure réduit les risques d'accident pour le patient et les autres personnes concernées, et elle aide à prévenir la perte d'estime de soi.**
- Prendre le temps de discuter avec impartialité de questions philosophiques ou de répondre aux questions du patient sur les modalités du traitement. **La communication ouverte peut aider le patient à vérifier le réalisme de ses perceptions et à reconnaître ses choix personnels.**
- Inviter le patient à préciser les résultats qu'il désire obtenir et les moyens qu'il entend prendre pour les atteindre. **Cette attitude favorise l'engagement du patient envers les objectifs et maximise les résultats.**
- Expliquer au patient la différence entre le chagrin et le sentiment de culpabilité, et l'amener à reconnaître chacun de ces sentiments. Souligner les conséquences des actions fondées sur la culpabilité. **Amener le patient à assumer la responsabilité de ses actes et à prendre conscience qu'il est dangereux de simuler une fausse culpabilité.**

- Utiliser les techniques de communication (écoute active, reformulation-synthèse, etc.) **afin d'aider le patient à trouver ses propres solutions.**
- Proposer au patient un modèle (soit l'infirmière elle-même, soit une personne vivant une expérience semblable à la sienne), **ce qui lui donne l'occasion de partager ses expériences et ses espoirs et l'aide à trouver des moyens de faire face à la situation.**
- Conseiller au patient de tenir un journal intime **afin de l'aider à clarifier ses valeurs et ses idées, et à résoudre la situation.**
- Fournir au patient des renseignements utiles sur la méditation ou la prière **(qui peuvent l'aider à guérir ses anciennes blessures et à apprendre à pardonner).**
- Expliquer au patient que la colère contre Dieu est une étape normale du processus de deuil. **La prise de conscience que ces sentiments sont normaux peut réduire le sentiment de culpabilité, favoriser la communication ouverte et faciliter la résolution de problèmes.**
- Accorder au patient le temps et l'intimité nécessaires aux activités religieuses (prière, méditation, lecture de la Bible, écoute de musique, etc.), **ce qui permet au patient de se concentrer sur lui-même et de chercher à reprendre contact avec la réalité.**
- Encourager et favoriser les sorties à l'extérieur dans un parc du quartier ou les promenades dans la nature. **Le soleil, l'air pur et l'activité peuvent stimuler la libération d'endorphines, ce qui favorise le bien-être.**
- Proposer aux enfants une thérapie par le jeu qui comprend des renseignements d'ordre spirituel. **Les activités interactives agréables favorisent les discussions ouvertes et facilitent la mémorisation des renseignements. Elles donnent également à l'enfant l'occasion de mettre en pratique ce qu'il a appris.**
- Respecter la volonté des parents en ce qui a trait à l'élaboration et à la mise en place du réseau de soutien spirituel d'un enfant, **ce qui permet de réduire la confusion et d'empêcher des conflits de survenir concernant les valeurs et les croyances.**
- Diriger le patient vers les services d'aide appropriés (conseiller religieux, service d'intervention en situation de crise, psychothérapie, Alcooliques ou Narcomanes anonymes, etc.). **Ces ressources sont utiles pour faire face rapidement**

**à une situation et pour déterminer les ressources dont le patient aura besoin à long terme pour conserver son sentiment d'appartenance.**

§ Consulter les diagnostics infirmiers Stratégies d'adaptation inefficaces, Sentiment d'impuissance, Isolement social, Risque de suicide, de même que les diagnostics qui ont trait à l'estime de soi.

**PRIORITÉ Nº 3 – Donner un enseignement visant le mieux-être du patient**

- Fixer avec le patient des objectifs lui permettant de faire face à la vie ou à la maladie. **Cette mesure favorise l'engagement du patient envers ces objectifs et maximise les résultats.**
- Inciter le patient à faire le bilan de sa vie. Apporter son appui au patient dans sa recherche d'un sens à la vie, **afin de l'aider à continuer d'espérer et de vouloir améliorer sa situation.**
- Rechercher avec le patient des stratégies d'adaptation **lui permettant de faire face aux tensions qu'entraîne la maladie ou aux changements qu'il devra apporter à son mode de vie.**
- Seconder le patient dans sa recherche d'une personne clé et de gens capables de lui fournir le soutien dont il a besoin. **Un soutien constant est nécessaire pour favoriser le sentiment d'appartenance du patient et pour qu'il continue de progresser vers l'atteinte de ses objectifs.**
- Rechercher avec le patient des ressources spirituelles susceptibles de l'aider (conseiller spirituel ayant les qualifications et l'expérience nécessaires pour traiter des problèmes particuliers tels que la mort, les problèmes dans les relations, la toxicomanie, les tendances suicidaires, etc.). **Le patient peut ainsi obtenir des réponses à ses questions, être soutenu dans sa démarche personnelle et apprendre à s'accepter et à se pardonner.**

## Données essentielles à consigner

### *Évaluations (initiale et subséquentes)*

- Inscrire les données d'évaluation, notamment la nature du conflit spirituel et ses répercussions sur la participation du patient au traitement.

- Noter les réactions physiques et émotionnelles du patient au conflit.

### *Planification*

- Rédiger le plan thérapeutique infirmier et inscrire le nom de chacun des intervenants.
- Rédiger le plan d'enseignement.

### *Application et vérification des résultats*

- Noter les réactions du patient aux interventions et à l'enseignement, ainsi que les mesures qui ont été prises.
- Noter les objectifs atteints ou les progrès accomplis vers l'atteinte des objectifs.
- Noter les modifications apportées au plan thérapeutique infirmier.

### *Plan de congé*

- Noter les besoins à long terme du patient et le nom des responsables des mesures à prendre.
- Noter les ressources existantes et les demandes de consultation.

## Exemples tirés des CRSI (NOC) et des CISI (NIC)

- RÉSULTAT : Bien-être spirituel
- INTERVENTION : Soutien spirituel

**DÉTRESSE SPIRITUELLE**

# RISQUE DE DÉTRESSE SPIRITUELLE

*Taxinomie II : Principes de vie – Classe 3 : Congruence entre les valeurs/croyances/actes (00067)*

*[Mode fonctionnel de santé de Gordon : Valeurs et croyances]*

*Diagnostic proposé en 1998 par le groupe de recherche pour le développement et la classification des diagnostics infirmiers (NDEC) ; révision effectuée en 2004*

**DÉFINITION** ■ Risque de perturbation de la capacité de ressentir et d'intégrer le sens et le but de la vie à travers les liens avec soi-même, les autres, l'art, la musique, la nature ou une force supérieure.

## Facteurs de risque

- Facteurs physiques (maladie somatique ou chronique, toxicomanie ou alcoolisme)
- Facteurs psychosociaux (estime de soi faible, dépression, anxiété, stress, manque de relations avec les autres, détachement du réseau de soutien, blocage dans les expériences amoureuses, incapacité à pardonner, perte, conflit d'origine raciale ou culturelle, changement dans les rituels ou les pratiques de la religion)
- Facteurs liés au développement (changement de vie ou changements liés au développement)
- Facteurs environnementaux (changements environnementaux, désastre naturel)

**Remarque**: Il ne peut y avoir de signes ni de symptômes (caractéristiques) lorsqu'on diagnostique un risque de problème, car celui-ci n'existe pas encore; les interventions infirmières sont donc axées sur la prévention.

## Résultats escomptés (objectifs) et critères d'évaluation

- Le patient trouve un sens et un but à la vie, ce qui favorise l'espoir, la sérénité et la satisfaction.
- Le patient exprime son acceptation de lui-même comme une personne valable et ne méritant pas la maladie ou la situation, ou quelque autre événement qui lui arrive.
- Le patient connaît et utilise les ressources appropriées.

## Interventions

### PRIORITÉ Nº 1 – Évaluer les facteurs favorisants

- Recueillir des données sur la situation du patient (catastrophe naturelle, mort du conjoint, victime d'injustice, etc.).
- Être à l'écoute du patient et des personnes clés dans sa vie lorsqu'ils expriment de la colère ou des inquiétudes ou

disent en éprouver ou, encore, qu'ils expriment avec certitude que la maladie ou la situation sont la punition de leurs péchés, etc.

- S'enquérir de la raison de vivre du patient et noter si elle est directement reliée à la situation (le patient a perdu sa maison et son entreprise dans une inondation, son unique enfant est en phase terminale, par exemple).
- Préciser les orientations religieuses ou spirituelles du patient, les pratiques actuelles liées à ces orientations ainsi que les conflits en présence, particulièrement dans les circonstances actuelles.
- Recueillir des données sur le concept de soi du patient, sa satisfaction de soi et son aptitude à s'engager dans des relations affectives.
- Observer les comportements du patient qui sont révélateurs de piètres relations interpersonnelles (s'il est manipulateur, défiant, exigeant, etc.).
- Inventorier les réseaux de soutien dont le patient et la personne clé dans sa vie peuvent disposer.
- Recueillir des données sur la consommation ou l'abus de médicaments ou de drogues. **(L'usage de ces substances peut altérer sa capacité de faire face à ses problèmes de façon constructive.)**

**PRIORITÉ N° 2 – Aider le patient et la personne clé dans sa vie à faire face à leurs sentiments ou à la situation**

- Créer un climat qui permette au patient d'exprimer librement ses sentiments et ses inquiétudes.
- Interroger le patient sur ses besoins et lui demander lesquels il juge les plus importants, **afin de l'aider à se concentrer sur ses besoins immédiats et à trouver des moyens réalistes d'y répondre.**
- Prendre le temps de discuter avec impartialité de questions d'ordre philosophique et spirituel ou de répondre aux questions du patient sur les modalités du traitement.
- Expliquer au patient la différence entre le chagrin et le sentiment de culpabilité, et l'amener à reconnaître chacun de ces sentiments, à assumer la responsabilité de ses actes et à prendre conscience qu'il est dangereux de simuler une fausse culpabilité.
- Utiliser les techniques de communication (écoute active, reformulation-synthèse, etc.) **afin d'aider le patient à trouver ses propres solutions.**

- Prendre note des stratégies d'adaptation que le patient a déjà utilisées dans le passé et apprécier leur efficacité dans la situation actuelle. **On aide ainsi le patient à reconnaître les stratégies qu'il peut mettre à profit et celles qu'il peut améliorer.**
- Fournir au patient un modèle qui l'aidera à faire face à la situation (infirmière, personne ayant déjà vécu la même situation ou la même maladie, etc.). **L'occasion de partager idées et sentiments avec une personne ayant vécu la même expérience peut aider le patient à accepter la réalité.**
- Conseiller au patient de tenir un journal intime **afin de l'aider à clarifier ses valeurs et ses idées, et à résoudre la situation.**
- Diriger le patient vers les services d'aide appropriés (conseiller religieux, services d'intervention en situation de crise, psychothérapie, Alcooliques ou Narcomanes anonymes, etc.).

**PRIORITÉ N° 3 – Donner un enseignement visant le mieux-être du patient**

- Montrer au patient des façons d'utiliser les nouvelles stratégies d'adaptation, **afin d'en favoriser l'intégration et d'aider le patient à apporter les changements nécessaires à son mode de vie.**
- Seconder le patient dans sa recherche de personnes clés et de gens capables de lui fournir le soutien à long terme dont il a besoin. **Chez ce patient, ce besoin est constant et requiert un engagement à long terme de la part de l'aidant.**
- Respecter la volonté des parents en ce qui a trait à l'élaboration et à la mise en place d'un réseau de soutien spirituel pour un enfant.
- Discuter avec le patient des bienfaits du counseling sur la famille, au besoin. **Les situations de cette nature (pertes situationnelles, catastrophes naturelles, relations difficiles, etc.) perturbent la dynamique familiale.**

## Données essentielles à consigner

### *Évaluations (initiale et subséquentes)*

- Inscrire les données d'évaluation, notamment les facteurs de risque et la nature du problème.

- Noter les réactions physiques et émotionnelles du patient au problème.
- Noter les ressources existantes et celles que le patient utilise.

### *Planification*

- Rédiger le plan thérapeutique infirmier et inscrire le nom de chacun des intervenants.
- Rédiger le plan d'enseignement.

### *Application et vérification des résultats*

- Noter les réactions du patient aux interventions et à l'enseignement, ainsi que les mesures qui ont été prises.
- Noter les objectifs atteints ou les progrès accomplis vers l'atteinte des objectifs.
- Noter les modifications apportées au plan thérapeutique infirmier.

### *Plan de congé*

- Noter les besoins à long terme du patient et le nom des responsables des mesures à prendre.
- Noter les ressources existantes et les demandes de consultation.

## Exemples tirés des CRSI (NOC) et des CISI (NIC)

- RÉSULTAT : Bien-être spirituel
- INTERVENTION : Soutien spirituel

# DEUIL ANTICIPÉ

*Taxinomie II : Adaptation/tolérance au stress – Classe 2 : Stratégies d'adaptation (00136)*

*[Mode fonctionnel de santé de Gordon : Relation et rôle]*

*Diagnostic proposé en 1980 ; révision effectuée en 1996*

**DÉFINITION** Conduites ou réactions intellectuelles ou émotionnelles au regard d'une perte potentielle par lesquelles une personne, une famille ou un groupe essaient d'entretenir un concept de soi satisfaisant. [Note des auteures : Il peut s'agir d'une réaction saine n'exigeant que des interventions de soutien et de l'information.]

## Facteurs favorisants

- N'ont pas encore été répertoriés
- [Impression qu'on risque de perdre : une personne clé dans sa vie ; son bien-être biopsychosocial (partie du corps ou fonctions corporelles, rôle social) ; son style de vie, ses biens personnels]

## Caractéristiques

### DONNÉES SUBJECTIVES

- Tristesse ; culpabilité ; colère ; sentiments refoulés
- Déni du risque de perte ; déni de l'importance de la perte
- Expression de détresse face au risque de perte ; [ambivalence, impression d'irréalité] ; marchandage
- Altération des habitudes alimentaires, des habitudes de sommeil, de la nature des rêves, du degré d'activité, de la libido

### DONNÉES OBJECTIVES

- Risque de perdre un objet important (comme une personne, un emploi, une situation sociale ou matrimoniale, une maison, des idéaux, des parties ou des fonctions du corps)
- Altération des modes de communication habituels
- Difficulté à envisager d'assumer de nouveaux rôles
- Résolution du travail de deuil avant la perte réelle
- [Altération de l'affect]
- [Larmes]
- [Isolement social, repli sur soi]

## Résultats escomptés (objectifs) et critères d'évaluation

- Le patient exprime ses sentiments (tristesse, culpabilité, peur, etc.) spontanément et efficacement.
- Le patient reconnaît les effets du processus de deuil (problèmes physiques de manque d'appétit, d'insomnie, etc.).
- Le patient consulte pour recevoir l'aide dont il a besoin.
- Le patient pense au lendemain ou fait des projets un jour à la fois.

## Interventions

**PRIORITÉ N° 1 – Évaluer les facteurs favorisants**

- S'informer de la perception de la perte subie par le patient et de ce qu'elle signifie pour lui. « Qu'est-ce qui vous préoccupe ? » ; « De quoi avez-vous peur ? » ; « Quelle est votre plus grande peur ? » ; « À votre avis, comment votre vie en sera-t-elle touchée ? »
- Noter la réaction de la famille ou de la personne clé dans la vie du patient face à sa situation et à ses inquiétudes.

**PRIORITÉ N° 2 – Déterminer la réaction actuelle du patient face à la perte anticipée**

- Noter les réactions émotionnelles du patient (repli sur soi, colère, pleurs, etc.).
- Observer le langage corporel du patient et lui en demander le sens. Noter s'il y a congruence entre le geste et la parole.
- Noter les facteurs culturels susceptibles d'influer sur les réactions du patient, **afin d'évaluer la façon dont il réagit à la situation.**
- Noter les perturbations dans l'appétit du patient, son degré d'activité, son désir sexuel, sa performance dans les rôles sociaux (au travail, en tant que parent, etc.).
- Noter les modes de communication ou d'interaction de la famille.
- Inventorier les sources de soutien et les ressources communautaires à la disposition du patient et s'enquérir de l'utilisation qu'il en fait.

**PRIORITÉ N° 3 – Aider le patient à faire face à la situation**

- Créer un climat de compréhension **afin de permettre au patient de discuter spontanément de ses sentiments et de ses inquiétudes.**
- Appliquer les techniques de communication thérapeutique (écoute active, silences, acceptation inconditionnelle, etc.). Respecter la volonté du patient qui ne veut pas parler.
- Fournir des marionnettes au bébé ou au jeune enfant ou procéder à une thérapie par le jeu, **ce qui l'aide à exprimer sa peine et à vivre sa perte.**
- Permettre au patient d'exprimer au moment opportun sa colère ou sa peur. Noter les sentiments d'hostilité envers un être suprême ou l'impression d'avoir été abandonné par lui. (Consulter le diagnostic infirmier Détresse spirituelle, s'il y a lieu.)
- Expliquer au patient que la réaction de chagrin est normale.
- Répondre honnêtement aux questions du patient **afin de promouvoir l'établissement d'une relation de confiance.**
- Donner de l'espoir au patient, dans la mesure du possible, sans toutefois le rassurer indûment.
- Analyser les expériences passées et les pertes antérieures, les changements de rôle et les stratégies d'adaptation, en notant les forces et les succès. **Le patient peut les utiliser pour faire face à sa situation.**
- Noter les besoins du patient en matière de résolution de problèmes.
- Discuter des changements qui dépendent de la volonté du patient et de ceux qui y échappent **afin que le patient oriente son énergie vers l'obtention d'un maximum de résultats.**
- Inviter la famille ou la personne clé dans la vie du patient à participer au processus de résolution de problèmes. **Cela incite la famille à aider le patient à faire face à la situation et répond aux besoins de tous les membres de la famille.**
- Déterminer le statut et le rôle du patient dans la famille (ex. : parent, frère, sœur, enfant) et évaluer la perte du rôle de ce membre.

- Montrer au patient des techniques de visualisation et de relaxation.
- Inciter le patient à poursuivre ses activités habituelles ou à conserver son horaire habituel.
- Administrer les sédatifs ou les tranquillisants avec prudence, **car ils peuvent retarder l'évolution à travers les étapes du processus de deuil.**

**PRIORITÉ N° 4 – Donner un enseignement visant le mieux-être du patient**

- Expliquer au patient qu'il est normal et bon d'avoir des sentiments et qu'il faut les exprimer de façon appropriée. **L'expression des sentiments peut conduire à l'acceptation du deuil, mais il faut éviter que cela se traduise par des comportements destructeurs.**
- Encourager le patient à poursuivre ses activités habituelles, à reprendre son emploi du temps et à participer à un programme d'exercice approprié.
- Inventorier les réseaux de soutien du patient (famille, amis, etc.) et l'inciter à y avoir recours.
- Discuter avec le patient de ses projets d'avenir ou des funérailles et l'aider à planifier, au besoin.
- Diriger le patient et la famille ou les personnes clés vers diverses sources d'aide (conseiller spirituel, counseling, psychothérapie, groupes de soutien organisés, etc.) **afin de répondre à leurs besoins et de faciliter le travail de deuil.**

## Données essentielles à consigner

### *Évaluations (initiale et subséquentes)*

- Inscrire les données d'évaluation, notamment la façon dont le patient perçoit le risque de perte ainsi que les signes et les symptômes qu'il présente.
- Noter les réactions de la famille et des personnes clés.
- Noter les différentes ressources à la disposition du patient et l'utilisation qu'il en fait.

### Planification

- Rédiger le plan thérapeutique infirmier et inscrire le nom de chacun des intervenants.
- Rédiger le plan d'enseignement.

### Application et vérification des résultats

- Noter les réactions du patient aux interventions et à l'enseignement, ainsi que les mesures qui ont été prises.
- Noter les objectifs atteints ou les progrès accomplis vers l'atteinte des objectifs.
- Noter les modifications apportées au plan thérapeutique infirmier.

### Plan de congé

- Inscrire les besoins à long terme du patient et le nom des responsables des mesures à prendre.
- Noter les demandes de consultation.

## Exemples tirés des CRSI (NOC) et des CISI (NIC)

- RÉSULTAT : Travail de deuil
- INTERVENTION : Aide au travail de deuil

# DEUIL DYSFONCTIONNEL

*Taxinomie II : Adaptation/tolérance au stress – Classe 2 : Stratégies d'adaptation (00135)*

*[Mode fonctionnel de santé de Gordon : Relation et rôle]*

*Diagnostic proposé en 1980 ; révision effectuée en 1996*

**DÉFINITION** ■ Maintien, par une personne, une famille ou un groupe, de comportements intellectuels ou émotionnels inefficaces au regard d'une perte potentielle, ces comportements ayant pour but d'entretenir un concept de soi satisfaisant.

## Facteurs favorisants

### *Facteurs généraux*

- Vulnérabilité lors de pertes antérieures
- Troubles psychologiques lors de pertes antérieures
- Changements de vie majeurs cumulés
- Prédisposition à l'anxiété et aux sentiments d'insuffisance
- Antécédents psychiatriques ou traitement en santé mentale

### *Facteurs périnatals*

- Court intervalle entre la perte périnatale et une nouvelle conception
- Grossesse avancée au moment de la perte
- Durée de vie du nouveau-né
- Absence d'autres enfants vivants
- Anomalie congénitale
- Nombre de pertes périnatales
- Problèmes d'adaptation conjugale
- Vue du fœtus à l'échographie

## Caractéristiques

### DONNÉES SUBJECTIVES

- Anxiété permanente
- Sentiment de désespoir associé à la perte
- Images indésirables
- Sentiments d'insuffisance
- Diminution de l'estime de soi
- Diminution de la maîtrise de soi
- Angoisse face à la mort
- [Désespoir]

### DONNÉES OBJECTIVES

- Réaction dépressive
- Perturbation des activités de la vie quotidienne
- Maintien difficile des stratégies d'adaptation
- Dépendance
- Autocritique
- [Repli sur soi ; isolement]

## Résultats escomptés (objectifs) et critères d'évaluation

- Le patient reconnaît l'existence et l'incidence de la situation dysfonctionnelle.
- Le patient progresse à son propre rythme à travers les étapes du processus de deuil.
- Le patient participe à ses soins personnels et aux activités de la vie quotidienne dans la mesure de ses capacités.
- Le patient reconnaît ses progrès dans la résolution du deuil.
- Le patient envisage l'avenir avec optimisme.

## Interventions

### PRIORITÉ Nº 1 – Évaluer les facteurs favorisants

- Décrire la perte subie par le patient. Rechercher des signes de tristesse (soupirs, regard perdu dans le vague, apparence négligée, distraction, etc.).
- Préciser le stade du processus de deuil à partir des sentiments exprimés par le patient : déni, colère, marchandage, dépression, acceptation.
- Apprécier le degré de fonctionnement et d'autonomie du patient.
- Inventorier les sources de soutien et les ressources communautaires à la disposition du patient, et s'enquérir de l'utilisation qu'il en fait.
- Prendre note des comportements d'évitement (colère, repli sur soi, longues périodes de sommeil ou refus d'interagir avec la famille, etc.).
- Recueillir des données sur les facteurs culturels influençant le patient et sur la façon dont il a fait face à des pertes antérieures, **afin de connaître son mode d'expression personnel.**
- Noter la réaction de la famille et des personnes clés à la situation du patient. Déceler les besoins des personnes clés dans la vie du patient.

§ Consulter le diagnostic infirmier Deuil anticipé, s'il y a lieu.

### PRIORITÉ Nº 2 – Aider le patient à faire face adéquatement à sa perte

- Inviter le patient à se confier sans toutefois l'obliger à affronter la réalité **afin d'amorcer les étapes de résolution et d'acceptation.**

- Pratiquer l'écoute active auprès du patient lorsqu'il parle de ses sentiments et lui offrir aide et soutien. Lui parler d'une voix douce et compatissante.
- Inciter le patient à exprimer sa colère, sa peur ou son anxiété.
- Laisser le patient verbaliser sa colère et accepter ses sentiments tout en fixant des limites aux comportements destructifs **afin de lui fournir un cadre sécuritaire et de faciliter l'acceptation du deuil.**
- Admettre que le patient puisse se sentir coupable, se blâmer ou exprimer de l'hostilité envers Dieu.

§ Consulter le diagnostic infirmier Détresse spirituelle.

- Aider le patient à progresser vers l'étape de résolution du deuil.
- Respecter les désirs du patient et son besoin d'être seul, de rester silencieux ou de parler.
- Donner au patient la « permission » de se sentir déprimé.
- Assurer le confort du patient et faire preuve de disponibilité tout en s'occupant de ses besoins physiques.
- Inciter le patient à recourir aux stratégies d'adaptation qui se sont révélées efficaces par le passé. Lui montrer des techniques de visualisation et de relaxation et l'inciter à les utiliser.
- Soutenir les personnes clés dans la vie du patient qui doivent composer avec sa réaction et inclure des interventions propres à l'âge du patient. **Les réactions de la famille ou des personnes clés ne sont pas nécessairement dysfonctionnelles, mais elles peuvent révéler une certaine intolérance.**
- Adapter les interventions selon l'âge des personnes concernées.
- Inviter la famille et les personnes clés à se fixer des objectifs réalistes qui permettront de répondre à leurs besoins.

### PRIORITÉ N° 3 – Donner un enseignement visant le mieux-être du patient

- Discuter avec le patient des façons efficaces de faire face aux situations difficiles.
- Expliquer au patient que ses sentiments ou ses actes sont normaux et reliés aux étapes du processus de deuil.
- Demander au patient d'énumérer les facteurs familiaux, religieux et culturels qu'il juge importants. **Ces valeurs peuvent l'aider à mettre la perte en perspective et favoriser la résolution du deuil.**

- Encourager le patient à poursuivre ses activités habituelles et à participer à un programme d'exercice approprié. Favoriser sa socialisation en tenant compte de ses capacités physiques et de son état psychologique.
- Discuter avec le patient de ses projets d'avenir ou des funérailles et l'aider à planifier, au besoin.
- Diriger le patient vers diverses sources d'aide (animation pastorale, counseling, psychothérapie, groupes de soutien organisés), **afin qu'il obtienne un soutien supplémentaire et poursuive le processus de deuil.**

## Données essentielles à consigner

### *Évaluations (initiale et subséquentes)*

- Inscrire les données d'évaluation, notamment la signification de la perte pour le patient, l'étape du processus de deuil où il se situe et les réactions de la famille ou de la personne clé dans sa vie.
- Noter les différentes ressources à la disposition du patient et l'utilisation qu'il en fait.

### *Planification*

- Rédiger le plan thérapeutique infirmier et inscrire le nom de chacun des intervenants.
- Rédiger le plan d'enseignement.

### *Application et vérification des résultats*

- Noter les réactions du patient aux interventions et à l'enseignement, ainsi que les mesures qui ont été prises.
- Noter les objectifs atteints ou les progrès accomplis vers l'atteinte des objectifs.
- Noter les modifications apportées au plan thérapeutique infirmier.

### *Plan de congé*

- Inscrire les besoins à long terme du patient et le nom des responsables des mesures à prendre.
- Noter les demandes de consultation.

## Exemples tirés des CRSI (NOC) et des CISI (NIC)

- RÉSULTAT : Travail de deuil
- INTERVENTION : Aide au travail de deuil

DÉVELOPPEMENT

# RISQUE DE RETARD DU DÉVELOPPEMENT

*Taxinomie II : Croissance/développement – Classe 2 : Développement (00112)*

*[Mode fonctionnel de santé de Gordon : Activité et exercice]*

*Diagnostic proposé en 1998 par le groupe de recherche pour le développement et la classification des diagnostics infirmiers (NDEC)*

**DÉFINITION** ■ **Risque d'un écart de 25 % ou plus par rapport aux normes établies pour le groupe d'âge dans un ou plusieurs des domaines suivants : socialisation, autorégulation, comportement, cognition, langage et motricité globale ou fine.**

## Facteurs de risque

### *Facteurs prénatals*

- Mère âgée de moins de 15 ans ou de plus de 35 ans
- Grossesse non planifiée ou non désirée ; soins prénatals tardifs ou inadéquats
- Malnutrition ; pauvreté ; analphabétisme
- Troubles génétiques ou endocriniens ; infections ; abus de drogues ou d'alcool (toxicomanie)

### *Facteurs individuels*

- Prématurité ; trouble congénital ou génétique
- Troubles visuels, troubles auditifs ou otites moyennes fréquentes
- Retard de croissance ou marasme ; maladie chronique
- Dommage cérébral (ex. : hémorragie durant la période postnatale, syndrome du bébé secoué, maltraitance, accident) ; convulsions
- Résultat positif au test de dépistage de drogues ; toxicomanie

- Saturnisme ; chimiothérapie ; radiothérapie
- Enfant adopté ou en foyer d'accueil
- Troubles du comportement
- Dépendance d'un appareil ou de matériel
- Catastrophe naturelle

### *Facteurs environnementaux*

- Pauvreté
- Violence

### *Facteurs liés au parent ou à son substitut*

- Retard mental ou graves difficultés d'apprentissage
- Maltraitance
- Maladie mentale

**Remarque** : Il ne peut y avoir de signes ni de symptômes (caractéristiques) lorsqu'on diagnostique un risque de problème, car celui-ci n'existe pas encore ; les interventions infirmières sont donc axées sur la prévention.

## Résultats escomptés (objectifs) et critères d'évaluation

- Le patient possède les habiletés motrices, sociales et langagières propres à son groupe d'âge, dans les limites de ses capacités actuelles.
- Les parents ou les personnes qui s'occupent de l'enfant connaissent les normes de développement correspondant à l'âge de l'enfant.
- Les parents ou les personnes qui s'occupent de l'enfant connaissent les facteurs de risque du retard ou de la déviance ainsi que le plan d'interventions préventives.

## Interventions

### PRIORITÉ N° 1 – Évaluer les facteurs favorisants

- Relever tout problème et toute situation susceptibles de contribuer à l'écart par rapport aux normes de développement (prématurité, mère âgée de moins de 15 ans ou de plus de 35 ans, toxicomanie, lésion cérébrale, maladie chronique grave, maladie mentale, pauvreté, syndrome du bébé secoué, violence, stagnation staturo-pondérale, nutrition inadéquate, etc.).

- Déterminer les interventions requises de la part des parents ou des personnes qui s'occupent de l'enfant et apprécier leur capacité d'accomplir les soins dont l'enfant a besoin.
- Noter la gravité ou la persistance du problème (mauvais traitements physiques ou psychologiques de longue date ; perturbation situationnelle en période de crise ou de transition, etc.).
- Évaluer l'environnement dans lequel l'enfant recevra des soins de longue durée.

**PRIORITÉ N° 2 – Aider le patient et les personnes qui s'en occupent à prévenir ou à réduire le retard de développement**

- Discuter des facteurs ayant contribué au problème du patient en évitant de jeter le blâme sur quiconque, **car le blâme engendre des sentiments négatifs qui ne contribuent aucunement à résoudre la situation.**
- Noter l'âge du patient, **afin de déterminer ce à quoi on peut s'attendre sur le plan du développement.**
- Prendre note des habiletés ou des activités normales pour l'âge du patient en consultant les autorités en la matière (Gesell, Musen, Congor, etc.) ou en s'inspirant des instruments d'évaluation (test du bonhomme, test d'évaluation du développement de Denver, etc.). **On dispose ainsi d'un point de comparaison pour le suivi du patient.**
- Consulter les spécialistes appropriés (ergothérapeute, orthophoniste, conseiller en réadaptation, orthopédagogue, conseiller d'orientation, etc.) **afin d'élaborer un plan thérapeutique infirmier qui réponde aux besoins particuliers du patient.**
- Inciter le patient ou la personne qui s'en occupe à déterminer des objectifs à court terme réalistes au regard du potentiel de développement. **Il est souvent plus facile de procéder par petites étapes.**
- Indiquer au patient le matériel dont il aura besoin (aide adaptée, logiciel, aide à la communication, etc.) pour réaliser les nouveaux comportements.

**PRIORITÉ N° 3 – Donner un enseignement visant le mieux-être du patient**

- Expliquer au patient et à la personne qui s'en occupe les processus normaux de développement et leur fournir une liste d'ouvrages de référence pertinents.

- Inciter le patient ou la personne qui s'en occupe à s'inscrire à des programmes éducatifs (cours destinés aux parents, séances d'information sur la stimulation du nouveau-né, séminaires sur le stress et sur le processus de vieillissement, etc.).
- Inventorier les services communautaires dont le patient aura besoin : programmes d'intervention précoce, programmes d'activités ou de soutien pour les personnes âgées, programmes destinés aux surdoués, ateliers protégés, services aux enfants handicapés, fournisseurs de matériel médical, etc. **La famille dispose ainsi d'une banque de ressources qui peuvent l'aider à prendre en charge efficacement le programme thérapeutique.**

## Données essentielles à consigner

### *Évaluations (initiale et subséquentes)*

- Inscrire les données d'évaluation et les besoins particuliers du patient, notamment son stade de développement.
- Noter la compréhension que la personne s'occupant du patient a de la situation et le rôle qu'elle joue.

### *Planification*

- Rédiger le plan thérapeutique infirmier et inscrire le nom de chacun des intervenants.
- Rédiger le plan d'enseignement.

### *Application et vérification des résultats*

- Noter les réactions du patient aux interventions et à l'enseignement, ainsi que les mesures qui ont été prises.
- Noter les réactions de la personne qui s'occupe du patient à l'enseignement.
- Noter les objectifs atteints ou les progrès accomplis vers l'atteinte des objectifs.
- Noter les modifications apportées au plan thérapeutique infirmier.

### *Plan de congé*

- Inscrire les besoins à long terme du patient et le nom des responsables des mesures à prendre.
- Noter les demandes de consultation, les endroits où le patient peut se procurer le matériel dont il a besoin ainsi que les outils d'apprentissage utilisés.

## Exemples tirés des CRSI (NOC) et des CISI (NIC)

- RÉSULTAT : Développement de l'enfant [préciser l'âge]
- INTERVENTION : Stimulation du développement

# DIARRHÉE

*Taxinomie II : Élimination – Classe 2 : Système gastro-intestinal (00013)*

*[Mode fonctionnel de santé de Gordon : Élimination]*

*Diagnostic proposé en 1975 ; révision effectuée en 1998 par le groupe de recherche pour le développement et la classification des diagnostics infirmiers (NDEC)*

**DÉFINITION** ■ Émission de selles molles non moulées.

## Facteurs favorisants

### *Facteurs psychologiques*

- Stress et anxiété intenses

### *Facteurs situationnels*

- Abus d'alcool ou de laxatifs ; toxines ; agents de contamination
- Effets indésirables des médicaments ; radiothérapie
- Alimentation entérale par sonde
- Aliments et eau contaminés

### *Facteurs physiopathologiques*

- Inflammation ; irritation
- Processus infectieux ; parasites
- Malabsorption

## Caractéristiques

### DONNÉES SUBJECTIVES

- Douleur abdominale
- Besoin impérieux de déféquer, crampes

### DONNÉES OBJECTIVES

- Fréquence accrue des bruits intestinaux
- Au moins trois selles liquides par jour

## Résultats escomptés (objectifs) et critères d'évaluation

- Le patient retrouve et maintient un fonctionnement intestinal normal.
- Le patient comprend les facteurs reliés au problème et les raisons du traitement.
- Le patient collabore à la suppression des facteurs reliés au problème (prépare correctement les aliments, évite les aliments irritants, etc.).

## Interventions

### PRIORITÉ Nº 1 – Évaluer les facteurs favorisants

- Noter la fréquence, les caractéristiques, la quantité, l'heure et les facteurs déclenchants de la diarrhée. Vérifier s'il s'agit d'un problème aigu ou chronique.
- Noter si les épisodes de diarrhée sont douloureux.
- Ausculter l'abdomen **afin de déceler la présence de bruits intestinaux** et, le cas échéant, noter leur siège et leurs caractéristiques.
- Relever la présence de facteurs connexes (fièvre, frissons, douleur abdominale, crampes, bouleversement émotionnel, épuisement physique, etc.).
- Prendre note du régime alimentaire habituel du patient.
- Établir le profil de l'état nutritionnel et liquidien du patient et noter le bilan électrolytique.
- Passer en revue les médicaments pris par le patient et noter les effets secondaires et les interactions médicamenteuses possibles ; prendre note des nouvelles ordonnances (surtout s'il s'agit d'antibiotiques, **car ils causent souvent un**

**changement des habitudes d'élimination, surtout chez l'enfant**).

- Recueillir des données sur l'environnement du patient (milieu différent ou étranger, eau ou aliments différents, entourage présentant des symptômes similaires), **afin d'aider à établir la cause du problème.**
- Noter les antécédents récents de chirurgie gastro-intestinale ; noter les maladies, chroniques ou non, ainsi que les traitements, les interactions médicamenteuses, les allergies aux aliments ou aux médicaments et l'intolérance au lactose.
- Noter les résultats des examens de laboratoire effectués sur des échantillons de selles (recherche de graisses dans les selles, hémoculture, etc.).
- Noter la présence de fécalomes, **qui peuvent être accompagnés de diarrhée.**

### PRIORITÉ N° 2 – Éliminer les facteurs d'étiologie

- Restreindre l'apport alimentaire, au besoin, **afin de mettre les intestins au repos ou de réduire leur charge de travail.**
- Conseiller au patient d'utiliser des techniques de relaxation (exercices de relaxation progressive, techniques de visualisation) **afin de réduire son stress ou son anxiété.**
- Modifier le régime alimentaire du patient **afin d'éliminer les aliments ou les substances qui déclenchent la diarrhée.**
- S'assurer que la diète du patient ne contient ni lait, ni fruits, ni caféine, ni aliments riches en fibres.
- Régler le débit du système d'alimentation par sonde entérale ; changer la formule selon l'ordonnance, **si la diarrhée est due à l'alimentation par sonde.**
- Recommander un changement de traitement médicamenteux, au besoin (choix d'antiacide, etc.).

### PRIORITÉ N° 3 – Maintenir l'équilibre hydroélectrolytique

- Recueillir des données sur l'apport liquidien habituel du patient.
- Peser la couche d'un bébé **afin de déterminer le volume de l'excreta et les besoins de remplacement des pertes liquidiennes.**
- Observer la turgescence de la peau et l'état des muqueuses.
- Noter la présence d'hypotension orthostatique et de tachycardie.

- Prendre note des résultats anormaux des examens de laboratoire.
- Administrer les médicaments prescrits **afin de ralentir le transit intestinal et de réduire les pertes liquidiennes.**
- Inciter le patient à boire des liquides contenant des électrolytes, comme des jus, des bouillons ou des préparations du commerce, au besoin.
- Administrer des liquides par voie entérale ou intraveineuse, selon l'ordonnance médicale.

### PRIORITÉ Nº 4 – Maintenir l'intégrité de la peau

- Compléter, au besoin, les soins de la région anale après chaque selle.
- Changer la culotte d'incontinence dès qu'elle est souillée et nettoyer doucement la région anale, car des lésions cutanées se forment rapidement en cas de diarrhée.
- Appliquer une lotion ou une pommade afin de protéger la peau, au besoin.
- Fournir des draps et des serviettes propres au besoin.
- Exposer le périnée et les fesses à l'air ou utiliser une lampe chauffante afin d'assécher cette région.

§ Consulter les diagnostics infirmiers d'atteinte à l'intégrité de la peau.

### PRIORITÉ Nº 5 – Favoriser le retour à un fonctionnement intestinal normal

- Augmenter l'apport liquidien par voie orale selon la tolérance du patient.
- Revenir progressivement à un régime alimentaire normal.
- Inciter le patient à prendre des liquides non irritants.
- Discuter avec la personne qui prend soin du bébé de la possibilité de changer de type de lait maternisé. **Une intolérance à un type donné de lait maternisé peut causer ou aggraver la diarrhée.**
- Recommander au patient de consommer des produits comme des fibres alimentaires naturelles, du yogourt nature et du Lactinex **afin de restaurer la flore intestinale.**
- Administrer les médicaments prescrits pour traiter l'infection, ralentir le transit intestinal et réduire les pertes liquidiennes.

**PRIORITÉ Nº 6 – Donner un enseignement visant le mieux-être du patient**

- Passer en revue les facteurs d'étiologie et les interventions **afin de prévenir les rechutes.**
- Rechercher les facteurs de stress du patient ainsi que ses stratégies d'adaptation.
- Insister sur l'importance de la préparation des aliments, du temps de cuisson, de la réfrigération et de la conservation **afin de prévenir la contamination bactérienne et la prolifération des bactéries.**
- Expliquer au patient les risques de déshydratation et l'importance du remplacement des pertes liquidiennes.
- Se rendre rapidement au chevet du patient lorsqu'il demande de l'aide.
- Installer le bassin hygiénique dans le lit du patient (si celui-ci le désire) ou la chaise d'aisances tout près du lit **afin de réduire la nécessité d'attendre de l'aide.**
- Respecter l'intimité du patient et lui fournir un soutien psychologique, au besoin.
- Suggérer au patient de porter des culottes d'incontinence **afin de ne pas souiller les draps ou les fauteuils, selon la gravité du problème.**

## Données essentielles à consigner

### *Évaluations (initiale et subséquentes)*

- Noter les données d'évaluation, notamment les caractéristiques de l'élimination.

### *Planification*

- Rédiger le plan thérapeutique infirmier et inscrire le nom de chacun des intervenants.
- Rédiger le plan d'enseignement.

### *Application et vérification des résultats*

- Noter les réactions du patient au traitement et à l'enseignement, ainsi que les mesures qui ont été prises.
- Noter les objectifs atteints ou les progrès accomplis vers l'atteinte des objectifs.
- Noter les modifications apportées au plan thérapeutique infirmier.

### *Plan de congé*

- Inscrire les recommandations relatives au suivi.

## Exemples tirés des CRSI (NOC) et des CISI (NIC)

- RÉSULTAT : Élimination intestinale
- INTERVENTION : Traitement de la diarrhée

# DOULEUR AIGUË

*Taxinomie II : Bien-être – Classe 1 : Bien-être physique (00132)*

*[Mode fonctionnel de santé de Gordon : Cognition et perception]*

*Diagnostic proposé en 1996*

**DÉFINITION** Expérience sensorielle et émotionnelle désagréable, associée à une lésion tissulaire réelle ou potentielle, ou décrite dans des termes évoquant une telle lésion (Association internationale pour l'étude de la douleur). Le début est brusque ou lent ; l'intensité varie, de légère à sévère ; l'arrêt est prévisible ; la durée est inférieure à six mois.

## Facteurs favorisants

- Traumatisme (de nature biologique, chimique, physique ou psychologique)

## Caractéristiques

### DONNÉES SUBJECTIVES

- Expression verbale ou d'après un code [Il est plus difficile d'obtenir une description détaillée des personnes de moins de 40 ans, des hommes et des personnes issues de certains groupes culturels.]

- Modification de l'appétit et des conduites alimentaires
- [Douleur non soulagée ou augmentation de la douleur au-delà du seuil de tolérance]

### DONNÉES OBJECTIVES

- Comportements observés ; autoprotection ; défenses ; position et gestes antalgiques
- Masque de douleur ; perturbation du sommeil (regard éteint, air abattu, visage figé ou ébahi, grimaces)
- Expressions non verbales (agitation, gémissements, pleurs, irritabilité, soupirs)
- Comportements de diversion (déambulation, quête de compagnie ou d'activités, activités répétées)
- Modification du tonus musculaire (peut aller de la flaccidité à la rigidité)
- Réactions du système nerveux autonome, absentes dans la douleur chronique (transpiration abondante, modification du pouls, de la pression artérielle et de la respiration, dilatation pupillaire)
- Repli sur soi
- Baisse de concentration (altération de la perception temporelle, altération des opérations de la pensée, désintérêt des personnes et de l'environnement)
- [Peur ou panique]

## Résultats escomptés (objectifs) et critères d'évaluation

- Le patient se dit partiellement ou totalement soulagé de sa douleur.
- Le patient suit le traitement médicamenteux prescrit.
- Le patient connaît les méthodes de soulagement de la douleur.
- Le patient utilise habilement les techniques de relaxation.
- Le patient participe à des activités de loisirs appropriées à sa situation.

## Interventions

**PRIORITÉ N° 1 – Évaluer les facteurs déclenchants, favorisants**

- Procéder à une collecte exhaustive de données sur la douleur : siège, caractéristiques, début et durée, fréquence, intensité (utiliser une échelle de 1 à 10), facteurs favorisants et déclenchants.
- Relever les facteurs d'étiologie physiopathologiques et psychologiques possibles de la douleur (inflammation, fracture, névralgie, intervention chirurgicale, grippe, pleurésie, angine de poitrine, cholécystite, brûlures, céphalées, hernie discale, chagrin, peur, anxiété, etc.).
- Noter le siège des interventions chirurgicales **(celui-ci a une influence sur l'intensité de la douleur postopératoire) ; prendre note du tracé de l'incision (les incisions verticales ou diagonales sont plus douloureuses que les incisions transversales ou en S). La présence de complications, décelées ou non, peut rendre la douleur plus intense que ce qui avait été prévu.**
- Recueillir des données sur la perception de la douleur par le patient et sur ses réactions comportementales et psychologiques.
- Noter l'attitude du patient face à la douleur et à la prise de médicaments (antécédents de toxicomanie, par exemple).
- Vérifier où le patient situe son pouvoir d'agir dans une situation : à partir de lui ou dans des sources externes. **Le patient qui attribue son pouvoir d'agir à des sources externes a tendance à ne pas participer au traitement de la douleur.**
- Collaborer aux examens diagnostiques approfondis nécessaires, notamment à l'évaluation neurologique et psychologique du patient (profil de la douleur, entrevue d'évaluation psychologique), si la douleur persiste.

**PRIORITÉ N° 2 – Évaluer la réaction du patient à la douleur**

- Questionner le patient sur sa douleur chaque fois qu'elle apparaît. Noter les changements par rapport aux accès de douleur antérieurs et poursuivre l'évaluation à ce sujet, **afin de s'assurer que la douleur n'est pas due à l'aggravation du problème sous-jacent ou à l'apparition de complications.**

- Accepter la façon dont le patient décrit sa douleur. **La douleur est une expérience subjective que seul le patient peut ressentir.**
- Admettre que la douleur est réelle et faire sentir au patient que sa manière d'y réagir est acceptée.
- Tenir compte des facteurs culturels et du stade de développement du patient, car ils peuvent influer sur sa façon de réagir à la douleur. **(Les signes verbaux ou comportementaux ne sont pas toujours révélateurs du degré de douleur perçu par le patient : celui-ci peut réagir stoïquement ou, au contraire, de façon exagérée.)**
- Recueillir des données sur les signes non verbaux de douleur : façon de marcher, de se tenir, de s'asseoir ; expression faciale ; température des doigts et des orteils. (Voir les autres données objectives citées dans les caractéristiques, surtout si le patient ne peut communiquer verbalement.) **Il faut approfondir l'évaluation si les données recueillies ne concordent pas avec l'expression verbale de la douleur.**
- Noter la région où la douleur irradie, **afin de déterminer s'il y a un problème sous-jacent nécessitant un traitement.**
- Mesurer les signes vitaux. **Ils augmentent généralement dans les cas de douleur aiguë.**
- Noter les connaissances du patient sur le soulagement de la douleur, ainsi que ses attentes à ce sujet.
- Recueillir des données sur les expériences antérieures du patient face à la douleur et sur les méthodes de soulagement qui se sont avérées efficaces ou inefficaces dans le passé.

**PRIORITÉ N° 3 – Rechercher avec le patient des méthodes de soulagement de la douleur**

- Aider le patient à prévenir la douleur. Utiliser une feuille de surveillance pour noter la douleur, les mesures thérapeutiques entreprises, la réaction du patient à ces mesures et la durée du soulagement obtenu. Demander au patient de signaler la douleur dès qu'elle apparaît, **car les interventions faites à temps sont plus susceptibles de soulager la souffrance.**
- Préciser avec le patient le degré de douleur qui est acceptable pour lui, sur une échelle de 0 à 10 ou sur une échelle d'expressions faciales.

- Inviter le patient à verbaliser ses sentiments à l'égard de la douleur.
- Créer un climat de calme autour du patient et lui proposer des activités paisibles.
- Appliquer des mesures de bien-être (massage du dos, changements de position, applications de chaud ou de froid, selon le cas), **afin de procurer un soulagement non pharmacologique.**
- Montrer au patient des exercices de relaxation et de respiration à l'aide de cassettes audio vendues dans le commerce ou spécialement conçues à son intention (bruit blanc, musique, directives, etc.). L'inciter à les pratiquer.
- Inciter le patient à avoir des divertissements (télévision, radio, contacts sociaux, etc.).
- Permettre au patient d'exprimer ses attentes quant au soulagement de la douleur; lui expliquer les interventions qui y sont reliées et à quel moment le traitement sera douloureux; utiliser des marionnettes pour expliquer les interventions aux enfants **afin de dissiper la peur de l'inconnu et de réduire la tension musculaire qui s'y associe.**
- Proposer à un parent d'être présent pendant l'intervention **afin de rassurer l'enfant.**
- Inventorier les façons d'éviter ou de réduire la douleur (exercer une légère pression sur la plaie pendant la toux, utiliser un matelas ferme et de bonnes chaussures de soutien pour soulager les douleurs lombaires, pratiquer une bonne mécanique corporelle, etc.).
- Administrer les analgésiques prescrits, en donnant au besoin la dose maximale **afin de maintenir la douleur à un degré acceptable. Prévenir le médecin si le traitement médicamenteux ne maîtrise pas la douleur.**
- Montrer au patient les techniques d'autoadministration des médicaments et vérifier comment il les applique.
- Aider le patient à adapter le traitement médicamenteux en fonction de ses besoins. **Augmenter ou diminuer les doses, passer graduellement de la voie intramusculaire à la voie orale, et accroître les intervalles entre les doses à mesure que la douleur diminue. Ces décisions favorisent l'autonomie du patient dans le soulagement de sa douleur.**
- Noter à quels moments la douleur apparaît (seulement lorsque le patient marche, tous les soirs, etc.) **afin**

**d'administrer judicieusement la médication prophylactique prescrite.**

- Montrer au patient comment utiliser l'appareil d'électrostimulation transcutanée prescrit, le cas échéant.
- Collaborer au traitement du processus morbide qui cause la douleur. S'enquérir de l'efficacité des traitements périodiques (injections de cortisone pour les traumatismes articulaires, par exemple).

**PRIORITÉ Nº 4 – Donner un enseignement visant le mieux-être du patient**

- Inciter le patient à prendre suffisamment de repos **pour prévenir la fatigue.**
- Indiquer au patient diverses pratiques visant à atténuer la douleur, notamment les techniques comme le toucher thérapeutique, la rétroaction biologique, l'autohypnose et la relaxation.
- Discuter avec le patient de l'incidence de la douleur sur ses habitudes de vie et sur son autonomie. Trouver avec lui des façons de maximiser ses capacités fonctionnelles.
- Inciter le patient à participer activement à un programme de physiothérapie ou d'exercices adapté à ses besoins, qu'il pourra poursuivre après son congé. **On accroît ainsi la participation du patient au traitement.**
- Discuter avec la personne clé dans la vie du patient de l'aide qu'elle peut lui offrir pour éliminer les facteurs déclenchants susceptibles de provoquer ou d'augmenter la douleur (accomplir à sa place les tâches ménagères après une opération à l'abdomen, etc.).
- Spécifier les signes, les symptômes et les changements qui nécessitent un suivi médical.

## Données essentielles à consigner

### *Évaluations (initiale et subséquentes)*

- Inscrire les données d'évaluation, notamment la description de la douleur faite par le patient et sa réaction à la douleur, les données du profil de la douleur, les attentes du patient à l'égard du soulagement de la douleur, et le degré de douleur qu'il trouve acceptable.
- Noter les médicaments pris par le patient, ainsi que les antécédents de toxicomanie.

### Planification

- Rédiger le plan thérapeutique infirmier et inscrire le nom de chacun des intervenants.
- Rédiger le plan d'enseignement.

### Application et vérification des résultats

- Noter les réactions du patient aux interventions et à l'enseignement, ainsi que les mesures qui ont été prises.
- Noter les objectifs atteints ou les progrès accomplis vers l'atteinte des objectifs.
- Noter les modifications apportées au plan thérapeutique infirmier.

### Plan de congé

- Noter les besoins à long terme du patient et le nom des responsables des mesures à prendre.
- Noter les demandes de consultation.

## Exemples tirés des CRSI (NOC) et des CISI (NIC)

- RÉSULTAT : Intensité de la douleur
- INTERVENTION : Conduite à tenir devant la douleur

# DOULEUR CHRONIQUE

*Taxinomie II : Bien-être – Classe 1 : Bien-être physique (00133)*

*[Mode fonctionnel de santé de Gordon : Cognition et perception]*

*Diagnostic proposé en 1986 ; révision effectuée en 1996*

**DÉFINITION** ■ Expérience sensorielle et émotionnelle désagréable, associée à une lésion tissulaire réelle ou potentielle, ou décrite dans des termes évoquant une telle lésion (Association internationale pour l'étude de la douleur). Le début est brusque ou lent ; l'intensité varie, de légère à sévère ; elle est constante ou récurrente ; l'arrêt est imprévisible ; la durée est supérieure à six mois. [Note des auteures : La douleur indique que quelque chose ne va pas. La douleur chronique peut aussi bien être récurrente (migraines, par exemple) que constante. D'une manière ou d'une autre, elle est invalidante. Le syndrome de douleur chronique se manifeste souvent par des comportements acquis, et il semble que les facteurs favorisants soient d'ordre psychologique. Il s'agit d'une entité clinique complexe et distincte où sont associés des éléments d'autres diagnostics infirmiers tels que Sentiment d'impuissance, Activités de loisirs insuffisantes, Dynamique familiale perturbée, Déficit de soins personnels et Risque de syndrome d'immobilité.]

## Facteurs favorisants

- Invalidité physique ou psychosociale chronique

## Caractéristiques

### DONNÉES SUBJECTIVES

- Expression verbale ou d'après un code
- Peur de subir un nouveau traumatisme
- Difficulté à poursuivre les activités antérieures
- Changement dans les habitudes de sommeil
- [Changement dans l'appétit]
- [Omniprésence de la douleur]
- [Recherche intensive de solutions de rechange pour soulager sa douleur]

### DONNÉES OBJECTIVES

- Comportements observés : autoprotection ; défenses ; masque de douleur ; irritabilité ; repli sur soi ; agitation ; dépression
- Diminution des interactions sociales
- Anorexie ; modification du poids
- Atrophie du groupe musculaire touché
- Réaction du système nerveux sympathique (température, froid, changement de position, hypersensibilité)

## Résultats escomptés (objectifs) et critères d'évaluation

- Le patient exprime verbalement et non verbalement un soulagement de sa douleur ou de son malaise.
- Le patient reconnaît les dynamiques et les réactions familiales ou interpersonnelles influant sur le problème de douleur.
- La famille ou la personne clé dans la vie du patient collaborent au programme de maîtrise de la douleur.

§ Consulter le diagnostic infirmier Motivation d'une famille à améliorer ses stratégies d'adaptation.

- Le patient modifie son mode de vie.
- Le patient tire profit des interventions thérapeutiques.

## Interventions

### PRIORITÉ N° 1 – Évaluer les facteurs favorisants

- Relever les facteurs favorisants décrits pour le diagnostic de douleur aiguë.
- Collaborer aux examens diagnostiques approfondis nécessaires, notamment à l'évaluation neurologique et psychologique du patient (inventaire de personnalité multiphasique du Minnesota [MMPI], profil de la douleur, entrevue d'évaluation psychologique).
- Noter la présence et les caractéristiques de la douleur du membre fantôme chez le patient amputé.
- Recueillir des données sur les composantes physiques, émotionnelles et sociales de la douleur chez le patient. **Noter les comportements des soignants ou des membres de la famille qui favorisent le maintien de l'état actuel.**

- Rechercher les facteurs culturels influant sur le patient (expressions acceptables de la douleur : lamentations ou silence stoïque ; exagération des symptômes afin de convaincre autrui que la douleur est bien réelle, etc.).
- Noter le sexe et l'âge du patient. **Des études récentes indiquent qu'il existe des différences entre les femmes et les hommes quant à la perception de la douleur et à la façon d'y réagir. La sensibilité à la douleur diminue souvent avec l'âge.**
- Demander au patient s'il fait usage de nicotine, de sucre, de caféine, de farine blanche **(d'après certaines approches holistiques, ces produits doivent être éliminés du régime du patient)**, et s'il prend des médicaments analgésiques ou narcotiques.
- Rechercher les bénéfices secondaires que le patient ou les personnes clés dans sa vie tirent de la douleur (assurances, sollicitude du conjoint ou de la famille, avantages professionnels, etc.). **Ces facteurs peuvent retarder le soulagement de la douleur et la résolution du problème.**
- Recueillir des données sur le milieu de vie du patient lors d'une visite à domicile : dispositifs de sécurité, espace suffisant, couleurs, plantes, interactions familiales, etc.
- Apprécier l'influence du milieu familial sur le patient.

**PRIORITÉ N° 2 – Déterminer la réaction du patient à la douleur chronique**

- Recueillir des données sur le comportement du patient face à la douleur. **Il peut exagérer la douleur parce que les gens ne croient pas qu'il souffre ou parce qu'il trouve que le personnel soignant fait peu de cas de ses plaintes.**
- Mesurer le seuil de douleur du patient (examen physique, profil de douleur).
- Demander au patient depuis quand le problème de douleur existe, qui il a consulté, et à quels médicaments et traitements il a eu recours.
- Noter les effets de la douleur chronique (baisse d'activité, perte pondérale, troubles du sommeil, etc.).
- Préciser le degré d'inadaptation du patient (peut se traduire par l'isolement, la colère, l'irritabilité, l'absentéisme, la perte d'emploi).
- Noter la disponibilité et l'utilisation des ressources personnelles et communautaires.

- Admettre que la douleur est réelle.
- Évaluer la douleur avec objectivité et éviter de témoigner une sollicitude exagérée.

**PRIORITÉ N° 3 – Aider le patient à venir à bout de la douleur**

- Établir avec le patient et la personne clé dans sa vie une limite de temps pour parler de la douleur **afin d'éviter de s'appesantir sur le sujet.**
- Appliquer les interventions pertinentes du diagnostic infirmier Douleur aiguë (applications de chaud ou de froid, légère pression sur la plaie ou exercices, hydrothérapie, électrothérapie, électrostimulation transcutanée, etc.).
- Confronter les attentes du patient avec la réalité : **lui expliquer que même si la douleur ne peut être éliminée, elle peut être nettement soulagée ou maîtrisée.**
- Expliquer au patient la dynamique physiologique du stress ou de l'anxiété et la façon dont ils agissent sur la douleur.
- Inventorier et utiliser des méthodes non pharmacologiques de soulagement de la douleur (visualisation, imagerie mentale, toucher thérapeutique, relaxation musculaire progressive, rétroaction biologique, massage, etc.).
- Montrer au patient les techniques de respiration (respiration diaphragmatique, etc.), **afin de favoriser le relâchement musculaire et la détente.**
- Inciter le patient à employer des affirmations positives : « Je suis en voie de guérison, je me détends, etc. » Faire prendre conscience au patient de la différence entre ses paroles et ses pensées.
- Inciter le patient à dire « non » aux pensées négatives qui surgissent.
- Utiliser les tranquillisants, les narcotiques et les analgésiques avec modération, **car ces médicaments provoquent une dépendance physique et psychologique et entravent le sommeil paradoxal profond. Il se peut qu'une désintoxication s'avère nécessaire si le patient a pris de nombreux médicaments.** De plus, les antidépresseurs peuvent avoir une action analgésique accrue, **car la perception de la douleur décroît lorsque la dépression s'atténue.**
- Proposer au patient des activités (rire, jeu, etc.) qui font davantage travailler l'hémisphère cérébral droit **afin de libérer des endorphines** et d'augmenter le bien-être.

- Inciter le patient à écouter de la musique subliminale, **qui l'aidera à relâcher sa maîtrise mentale et à se détendre.**
- Élaborer de concert avec la famille un programme de renforcement positif visant à inciter le patient à maîtriser sa douleur et à accorder moins d'attention aux comportements liés à la douleur.
- Relever tout changement dans la douleur **susceptible d'indiquer la présence d'un nouveau problème.**

**PRIORITÉ N° 4 – Donner un enseignement visant le mieux-être du patient**

- Inciter le patient et la personne clé dans sa vie à se procurer les informations et les moyens qui leur permettront de prendre en charge le traitement et de se réapproprier le pouvoir d'agir et de décider.
- Discuter du risque de retard de croissance chez un enfant souffrant de douleur chronique. Établir le degré actuel de fonctionnement et établir des attentes réalistes dans chaque cas.
- Revoir les caractéristiques propres à l'administration sûre des médicaments et expliquer au patient les effets secondaires à signaler au médecin.
- Montrer au patient comment substituer des comportements dictés par le bien-être aux comportements dictés par la douleur, c'est-à-dire agir comme une personne bien portante.
- Conseiller à un membre de la famille ou à une personne clé d'apprendre les techniques de massage, ou les lui enseigner.
- Conseiller au patient et à la personne clé dans sa vie de s'accorder des périodes de répit, **afin de refaire le plein d'énergie et de se recentrer sur les tâches à accomplir.**
- Expliquer les risques que posent les thérapies et les remèdes non approuvés et expérimentaux.
- Inventorier les services et les groupes de soutien communautaires qui pourraient répondre aux besoins du patient (services d'entretien ou d'aide domestique, service de transport, etc.). **L'utilisation judicieuse de ces ressources peut aider le patient à briser des modes de fonctionnement négatifs comme l'habitude d'accomplir un si grand nombre de tâches à la fois qu'il doit ensuite passer plusieurs jours au lit pour s'en remettre.**
- Diriger le patient vers un service de counseling, de thérapie conjugale ou autre, au besoin. **La présence de douleur**

**chronique chez un membre de la famille influe sur ses relations interpersonnelles et sur la dynamique familiale.**

§ Consulter les diagnostics infirmiers Stratégies d'adaptation inefficaces et Stratégies d'adaptation familiale compromises.

## Données essentielles à consigner

### *Évaluations (initiale et subséquentes)*

- Inscrire les données d'évaluation, notamment la durée du problème, les facteurs d'influence ainsi que les interventions antérieures et actuelles.
- Noter comment le patient perçoit sa douleur et comment la douleur influe sur ses habitudes de vie.
- Noter les attentes du patient à l'égard du traitement.
- Noter comment la famille ou la personne clé réagissent à l'égard du patient et comment elles le soutiennent dans son traitement.

### *Planification*

- Rédiger le plan thérapeutique infirmier et inscrire le nom de chacun des intervenants.
- Rédiger le plan d'enseignement.

### *Application et vérification des résultats*

- Noter les réactions du patient aux interventions et à l'enseignement, ainsi que les mesures qui ont été prises.
- Noter les objectifs atteints ou les progrès accomplis vers l'atteinte des objectifs.
- Noter les modifications apportées au plan thérapeutique infirmier.

### *Plan de congé*

- Noter les besoins à long terme du patient et le nom des responsables des mesures à prendre.
- Noter les demandes de consultation.

## Exemples tirés des CRSI (NOC) et des CISI (NIC)

- RÉSULTAT : Maîtrise de la douleur
- INTERVENTION : Conduite à tenir devant la douleur

# DYNAMIQUE FAMILIALE DYSFONCTIONNELLE : ALCOOLISME

*Taxinomie II : Relations et rôle – Classe 2 : Relations familiales (00063)*

*[Mode fonctionnel de santé de Gordon : Relation et rôle]*

*Diagnostic proposé en 1994*

**DÉFINITION** Dysfonctionnement psychosocial, spirituel ou physiologique chronique de la cellule familiale, qui entraîne des conflits, la dénégation des problèmes, la résistance au changement, l'incapacité de résoudre efficacement les problèmes et d'autres types de crises personnelles récurrentes.

## Facteurs favorisants

- Abus d'alcool ; résistance au traitement
- Antécédents d'alcoolisme dans la famille
- Incapacité d'affronter ses problèmes ; personnalité encline à la dépendance ; inaptitude à résoudre les problèmes
- Influences biochimiques ; prédisposition génétique

## Caractéristiques

### DONNÉES SUBJECTIVES

***Sentiments***

- Anxiété, tension ou détresse ; manque d'estime de soi ou sentiment d'inanité ; ressentiment persistant
- Colère ou rage réprimée ; frustration ; honte ou gêne ; peine ; tristesse ; culpabilité
- Isolement affectif ou sentiment de solitude ; sentiment d'impuissance ; sentiment d'insécurité ; perte d'espoir ; sentiment d'être rejeté
- Sentiment d'être responsable du comportement de l'alcoolique ; vulnérabilité ; méfiance
- Dépression ; hostilité ; peur ; confusion ; insatisfaction ; perte ; émotions réprimées

- Sentiment d'être différent des autres, d'être incompris
- Emprise émotionnelle des autres ; sentiment de ne pas être aimé ; perturbation de l'identité
- Sentiment d'être abandonné ; mélange d'amour et de pitié ; humeur labile ; échec

***Rôles et relations***

- Refus par la famille ; détérioration des relations familiales ou perturbation de la dynamique familiale ; communication inefficace au sein du couple ou problèmes dans le couple ; perturbation de l'intimité
- Changement de rôles ou perturbation des rôles familiaux ; exercice incohérent de la fonction parentale ou impression de ne pas avoir le soutien des parents ; problèmes familiaux chroniques
- Inaptitude à entretenir des relations ; manque de cohésion ; perturbation des rituels familiaux
- Incapacité de la famille de répondre aux besoins de sécurité de ses membres
- Rejet ; problèmes économiques ; négligence des obligations

## DONNÉES OBJECTIVES

***Rôles et relations***

- Systèmes de communication fermés
- Instauration de relations familiales triangulaires ; difficulté des membres de la famille à entretenir des rapports favorisant le développement de chacun
- Manque de respect de l'individualité et de l'autonomie de chacun

***Comportements***

- Expression inappropriée de la colère ; difficultés dans les relations intimes ; communication perturbée ; incapacité de résoudre efficacement les problèmes ; incapacité de répondre aux besoins affectifs des membres de la famille ; manipulation ; dépendance ; attitude critique ; promesses non tenues ; rationalisation ou déni des problèmes
- Refus de demander de l'aide ou incapacité d'accepter et de recevoir de l'aide de façon appropriée ; reproches
- Incapacité de réguler sa consommation d'alcool ; habitude de justifier la consommation d'alcool [ou d'une autre substance toxique] ; consommation excessive d'alcool [ou

d'une autre substance toxique] ; mauvaise compréhension de l'alcoolisme [ou de la toxicomanie]

- Incapacité de répondre aux besoins spirituels des membres de la famille
- Incapacité d'exprimer ou d'accepter un large éventail de sentiments ; orientation vers la réduction des tensions plutôt que vers la réalisation d'objectifs ; escalade des conflits
- Mensonges ; communication contradictoire, paradoxale ; absence de prise en charge des conflits ; jugement sévère envers soi-même ; isolement ; difficultés à s'amuser ; autoaccusation ; chagrin non surmonté
- Conflit pour la conduite de la relation ; recherche d'approbation et de soutien
- Manque de fiabilité ; problèmes scolaires chez les enfants ; problèmes de concentration ; comportement chaotique ; absence de capacités comportementales correspondant aux étapes de développement présentes ou antérieures, ou difficultés lors des périodes de transition entre les différentes phases du cycle de vie
- Violence verbale dirigée vers le conjoint ou un parent ; agitation ; réduction des contacts physiques
- Rôle prépondérant de l'alcool lors des fêtes de famille ; tabagisme [ou autre toxicomanie] ; incapacité de s'adapter aux changements ; immaturité ; maladies physiques liées au stress ; incapacité de faire face de façon constructive aux expériences traumatisantes ; consommation d'autres substances toxiques que l'alcool

## Résultats escomptés (objectifs) et critères d'évaluation

- La famille comprend la dynamique de la codépendance.
- La famille participe à des programmes de thérapie individuelle ou familiale.
- La famille connaît les stratégies d'adaptation inefficaces et leurs conséquences.
- La famille planifie ou effectue les changements nécessaires dans son mode de vie.
- La famille prend les mesures nécessaires pour changer ses comportements autodestructeurs ou modifier les comportements qui incitent le patient à consommer de l'alcool ou des substances toxiques.

## Interventions

**PRIORITÉ N° 1 – Déterminer les facteurs favorisants et les problèmes sous-jacents**

- Apprécier le niveau de fonctionnement actuel des membres de la famille.
- Apprécier la compréhension qu'a la famille de la situation actuelle ; noter les résultats des traitements antérieurs.
- Passer en revue les antécédents familiaux ; explorer les rôles des membres de la famille et les circonstances qui donnent lieu à la consommation d'alcool.
- Rechercher les antécédents d'accidents ou de comportements violents dans la famille ; déceler les problèmes de sécurité.
- Discuter avec les membres de la famille de leurs stratégies d'adaptation passées et actuelles.
- Apprécier dans quelle mesure et dans quelles circonstances les membres de la famille excusent les comportements du patient.
- Déceler les comportements de sabotage au sein de la famille. **Consciemment ou inconsciemment, un membre de la famille peut tirer profit de la situation et, de ce fait, retarder la résolution du problème.**
- Relever les comportements du personnel soignant, de la famille et du patient qui nuisent au changement (fréquentes demandes d'aide, tendance à s'excuser de ne pas avoir respecté les comportements convenus, expression de colère ou irritation à l'égard des autres, par exemple) et en évaluer l'ampleur. **Ces comportements peuvent retarder la reconnaissance des problèmes et leur résolution.**

**PRIORITÉ N° 2 – Aider la famille à changer ses comportements destructeurs**

- Convenir avec le patient des responsabilités que lui et l'infirmière devront assumer et des comportements qu'on devrait adopter. **On maximise ainsi la compréhension des attentes.**
- Affronter et analyser les comportements de déni et de sabotage des membres de la famille. **Cette mesure aide la famille à surmonter les obstacles à la résolution du problème.**
- Discuter de la colère, de la rationalisation et de la projection, et expliquer comment ces réactions entravent la résolution des problèmes.

- Inciter les membres de la famille à faire face à la colère plutôt qu'à la refouler, **afin de prévenir l'escalade vers la violence.** Les aider à résoudre leurs problèmes.
- Inventorier les forces de la famille, le potentiel de croissance, les réussites individuelles ou familiales.
- S'abstenir de porter un jugement sur les membres de la famille, y compris sur celui qui abuse de l'alcool ou d'une autre substance toxique.
- Expliquer les effets de la toxicomanie sur l'humeur et la personnalité. **On aide ainsi les membres de la famille à mieux comprendre les comportements nuisibles et à y faire face sans porter de jugement ni réagir avec colère.**
- Offrir du soutien à la famille dans son désir d'aider le toxicomane à s'en sortir. L'amener à comprendre qu'il peut être nuisible d'excuser les comportements du patient.
- Déceler les comportements manipulateurs et discuter des moyens de les éviter ou de les prévenir.

**PRIORITÉ Nº 3 – Donner un enseignement visant le mieux-être du patient**

- Donner au patient et à sa famille de l'information factuelle au sujet des effets sur la famille des comportements engendrant la dépendance ; leur expliquer ce à quoi ils peuvent s'attendre une fois le patient de retour à la maison.
- Donner de l'information au toxicomane et à la personne codépendante sur les comportements complices et sur les caractéristiques de la toxicomanie.
- Sensibiliser le patient et sa famille au fait qu'il est important de restructurer les activités quotidiennes et de trouver de nouvelles stratégies sociales (travail et loisirs). **Si le mode de vie et les relations familiales ont contribué à l'abus d'alcool, il faut les modifier pour prévenir une rechute.**
- Inciter la famille à exclure l'alcool de ses festivités **afin de réduire le risque de rechute.**
- Fournir du soutien aux membres de la famille ; les inciter à participer à des groupes de croissance.
- Diriger la famille vers des groupes d'entraide, Al-Anon, Alateen, Narcomanes anonymes ou vers un groupe de thérapie familiale **pour qu'elle obtienne une aide continue et poursuive la démarche entreprise.**
- Suggérer au patient et à sa famille des lectures complémentaires pouvant faciliter leur démarche.

§ Consulter les diagnostics infirmiers suivants : Dynamique familiale perturbée, Stratégies d'adaptation familiale compromises ou Stratégies d'adaptation familiale invalidantes.

## Données essentielles à consigner

### *Évaluations (initiale et subséquentes)*

- Noter les données d'évaluation, y compris les substances, les facteurs de risque et les problèmes de sécurité de la famille.
- Noter la composition de la famille et son degré de participation.
- Noter les résultats des traitements antérieurs.

### *Planification*

- Rédiger le plan thérapeutique infirmier et inscrire le nom de chacun des intervenants.
- Rédiger le plan d'enseignement.

### *Application et vérification des résultats*

- Noter les réactions des membres de la famille au traitement et à l'enseignement, ainsi que les mesures qui ont été prises.
- Noter les objectifs atteints ou les progrès accomplis vers l'atteinte des objectifs.
- Noter les changements apportés au plan thérapeutique infirmier.

### *Plan de congé*

- Noter les besoins à long terme et le nom des responsables des mesures à prendre.
- Noter les demandes de consultation.

## Exemples tirés des CRSI (NOC) et des CISI (NIC)

- RÉSULTAT : Environnement familial interne
- INTERVENTION : Traitement de la toxicomanie

# DYNAMIQUE FAMILIALE PERTURBÉE

*Taxinomie II : Relations et rôle – Classe 2 : Relations familiales (00060)*

*[Mode fonctionnel de santé de Gordon : Relation et rôle]*

*Diagnostic proposé en 1982 ; révision effectuée en 1998 par le groupe de recherche pour le développement et la classification des diagnostics infirmiers (NDEC)*

**DÉFINITION** ■ **Modification des relations familiales et du fonctionnement familial.**

## Facteurs favorisants

- Période de transition ou crise de situation [problèmes financiers, changement de rôle, maladie, traumatisme, traitements coûteux]
- Période de transition ou crise liée au développement [perte d'un membre de la famille ou arrivée d'un nouveau membre, adolescence, déménagement d'un membre de la famille dans une région éloignée]
- Changements dans l'état de santé d'un des membres de la famille
- Changement des rôles au sein de la famille ; déplacement des rapports de force au sein de la famille
- Modification des revenus familiaux, de la position sociale de la famille
- Interaction informelle ou formelle avec la collectivité

## Caractéristiques

### DONNÉES SUBJECTIVES

- Changements dans : les alliances au sein de la famille ; la satisfaction au sein de la famille ; l'expression des conflits au sein de la famille ; la capacité d'accomplir les tâches attribuées ; les comportements visant à réduire le stress ;

la façon d'exprimer ses conflits avec les ressources communautaires; la façon d'exprimer son sentiment d'isolement par rapport aux ressources communautaires; l'expression des plaintes somatiques
- [Expression par la famille d'une confusion quant à ce qu'il faut faire; expression par la famille d'une difficulté à réagir aux changements survenus]

### DONNÉES OBJECTIVES

- Changements dans: l'attribution des tâches; la participation à la résolution de problèmes ou aux prises de décisions; les modes de communication; les habitudes d'entraide; la disponibilité pour le soutien émotionnel ou pour s'engager dans des relations affectives et des rapports intimes; les habitudes et les rituels

## Résultats escomptés (objectifs) et critères d'évaluation

- La famille exprime ses sentiments spontanément et correctement.
- Chaque membre de la famille participe à un processus de résolution de problèmes visant la recherche de solutions adéquates à la situation ou à la crise.
- La famille oriente son énergie vers la planification de la résolution de la crise.
- La famille comprend la maladie ou le trauma, le mode de traitement et le pronostic.
- La famille respecte les solutions du patient face à la situation.
- La famille encourage le patient à progresser vers l'autonomie.

## Interventions

### PRIORITÉ Nº 1 – Évaluer les facteurs favorisants pour chaque membre de la famille

- Rechercher la physiopathologie, la maladie, le trauma ou la crise de croissance présente.
- Préciser le stade de développement de la famille (mariage, naissance d'un enfant, départ des enfants de la maison, etc.).

- Noter les composantes de la famille : parent(s), enfant(s), famille élargie.
- Préciser les modes de communication ayant cours dans la famille : Les membres expriment-ils leurs sentiments ? Le font-ils librement ? Qui parle à qui ? Qui prend les décisions ? Au nom de qui ? Qui visite le patient ? Quand ? Quelle est l'interaction entre les membres de la famille ? **Ces précisions permettent de déterminer non seulement les faiblesses ou les aspects préoccupants qui existent au sein de la famille, mais aussi les forces que celle-ci peut utiliser pour résoudre le problème.**
- Apprécier la distanciation entre les membres de la famille : Partagent-ils la même identité familiale et manquent-ils d'individualité ? Semblent-ils émotionnellement distants, sans liens les uns avec les autres ?
- Recueillir des données sur les attentes quant aux rôles des membres de la famille : Quel est le rôle du patient (protecteur, gagne-pain) et comment la maladie influe-t-elle sur les rôles des autres ?
- Déceler les « règles familiales » : par exemple, ne pas parler des problèmes des adultes (argent, maladie) devant les enfants.
- Apprécier l'aptitude des parents à jouer leur rôle et les attentes quant à ce rôle.
- Observer comment la famille oriente son énergie : Concentre-t-elle ses efforts à la résolution des problèmes avec ténacité, ou y travaille-t-elle sporadiquement ?
- Rechercher les expressions qui trahissent un sentiment de désespoir ou d'impuissance (par exemple : « Je ne sais pas quoi faire ») **afin d'apprécier l'ampleur de la détresse.**
- Noter les facteurs culturels et religieux **qui peuvent influer sur les perceptions et les attentes des membres de la famille.**
- Inventorier les réseaux de soutien dont dispose le patient à l'extérieur de la famille.

### PRIORITÉ N° 2 – Aider la famille à faire face à la situation ou à la crise

- Faire preuve de chaleur, d'attention et de respect envers les membres de la famille.
- Reconnaître les difficultés de la famille. **Il faut rappeler à la famille que les conflits sont normaux jusqu'à un certain point, et qu'ils peuvent favoriser la croissance.**

- Permettre l'expression de la colère et conserver une attitude d'acceptation. **Cette attitude préserve une saine distance entre l'infirmière et la famille.**
- Souligner l'importance d'un dialogue ouvert et permanent entre les membres de la famille **qui permet de poursuivre le processus de résolution des problèmes.**
- Fournir aux membres de la famille les renseignements dont ils ont besoin, tant verbalement que par écrit.
- Renforcer l'enseignement au besoin.
- Aider la famille à préciser les stratégies d'adaptation efficaces déjà utilisées et l'inciter à s'en servir à nouveau.
- Inciter les membres de la famille à prendre contact souvent et régulièrement.
- Inviter la famille à participer à des rencontres de l'équipe multidisciplinaire ou à des thérapies de groupe, au besoin.
- Intéresser la famille à des activités communautaires.

**PRIORITÉ N° 3 – Donner un enseignement visant le mieux-être de la famille**

- Recommander l'emploi de techniques de maîtrise du stress (expression appropriée des sentiments, exercices de relaxation, etc.).
- Fournir du matériel pédagogique contenant des conseils **susceptibles d'aider la famille à résoudre la crise actuelle.**
- Diriger la famille vers les services appropriés (cours sur l'éducation des enfants, groupes de soutien, associations d'entraide pour le soutien des familles aux prises avec une maladie ou un handicap, membres du clergé, counseling psychologique, thérapie familiale, etc.).
- Amener la famille à reconnaître les situations génératrices de peur ou d'anxiété.

§ Consulter les diagnostics infirmiers Peur et Anxiété.

- Élaborer le plan de congé avec la famille et fixer ensemble les objectifs à moyen et à long terme. **Cette mesure incite la famille à poursuivre activement les objectifs et à appliquer les stratégies recommandées.**
- Inventorier les organismes communautaires (popote roulante, services de soins à domicile, groupe de soutien pour traumatisés, société du cancer, association d'anciens combattants, etc.) qui sont susceptibles d'aider la famille dans l'immédiat et à long terme.

## Données essentielles à consigner

### Évaluations (initiale et subséquentes)

- Inscrire les données d'évaluation, notamment la composition de la famille, son stade de développement et ses attentes quant aux rôles.
- Noter les modes de communication de la famille.

### Planification

- Rédiger le plan thérapeutique infirmier et inscrire le nom de chacun des intervenants.
- Rédiger le plan d'enseignement.

### Application et vérification des résultats

- Noter la réaction de chacun aux interventions et à l'enseignement, ainsi que les mesures qui ont été prises.
- Noter les objectifs atteints ou les progrès accomplis vers l'atteinte des objectifs.
- Noter les modifications apportées au plan thérapeutique infirmier.

### Plan de congé

- Noter les besoins à long terme du patient, le nom des responsables des mesures à prendre et les demandes de consultation.

## Exemples tirés des CRSI (NOC) et des CISI (NIC)

- RÉSULTAT : Fonctionnement de la famille
- INTERVENTION : Protection de la dynamique familiale

**DYNAMIQUE FAMILIALE**

# MOTIVATION À AMÉLIORER LA DYNAMIQUE FAMILIALE

*Taxinomie II : Relations et rôle – Classe 2 : Relations familiales (00159)*

*[Mode fonctionnel de santé de Gordon : Relation et rôle]*

*Diagnostic proposé en 2002*

**DÉFINITION** Mode de fonctionnement familial qui assure le bien-être des membres et qui peut être renforcé.

## Caractéristiques

### DONNÉES SUBJECTIVES

- Volonté d'améliorer la dynamique familiale
- Communication adéquate
- Relations généralement positives, en interdépendance avec la collectivité ; les tâches familiales sont accomplies
- Degré d'énergie familiale permettant aux membres d'accomplir les activités de la vie quotidienne

### DONNÉES OBJECTIVES

- Relations familiales répondant aux besoins physiques, sociaux et psychologiques des membres de la famille
- Activités assurant la sécurité et la croissance des membres de la famille
- Rôles familiaux flexibles et appropriés aux étapes de développement
- Manifestation de respect entre les membres de la famille
- Frontières du système familial maintenues
- Résilience familiale manifeste
- Équilibre entre l'autonomie et la cohésion familiale

## Résultats escomptés (objectifs) et critères d'évaluation

- La famille exprime ses sentiments spontanément et correctement.
- La famille exprime sa volonté d'améliorer la dynamique familiale.
- Chaque membre de la famille participe au processus de résolution de problèmes visant à améliorer la communication familiale.
- La famille respecte les frontières imposées par ses membres.

## Interventions

### PRIORITÉ Nº 1 – Évaluer la situation familiale actuelle

- Déterminer les composantes de la famille : parent(s), enfant(s), homme ou femme, famille élargie. **De nos jours, la famille peut prendre diverses formes : famille biologique, famille nucléaire, famille monoparentale, famille recomposée, commune familiale et ménage homosexuel. Il pourrait être plus facile de définir une famille en déterminant les caractéristiques de l'affection, des liens émotionnels forts, du sentiment d'appartenance et de la solidité des liens.**
- Observer les membres actifs de la famille (parents, enfants, homme ou femme, famille élargie) **pour désigner ceux dont l'engagement est nécessaire et dont on doit tenir compte dans le cadre de l'élaboration du plan thérapeutique infirmier visant à améliorer le fonctionnement de la famille.**
- Préciser le stade de développement de la famille (célibataire, jeune adulte, jeunes mariés, famille avec jeunes enfants, famille avec adolescents, enfants adultes, troisième âge, etc.). **Les tâches peuvent varier considérablement entre les divers groupes culturels ; cette information fournit un cadre de référence pour l'élaboration d'un plan visant à améliorer la dynamique familiale.**
- Observer les modes de communication ayant cours dans la famille : Les membres expriment-ils leurs sentiments ? Le font-ils librement ? Qui parle à qui ? Qui prend les décisions ? Au nom de qui ? Qui visite le patient ? Quand ? Quelle est l'interaction entre les membres de la famille ? **Ces précisions permettent de déterminer non seulement les faiblesses ou les aspects préoccupants qui existent au sein de la famille, mais aussi les forces que celle-ci peut utiliser dans le cadre de l'amélioration de la communication.**
- Apprécier la distanciation entre les membres de la famille : Partagent-ils la même identité familiale et manquent-ils d'individualité ? Semblent-ils émotionnellement proches ? **Les personnes doivent se respecter et les frontières doivent être claires pour que les membres de la famille soient libres de répondre d'eux-mêmes.**
- Déceler les « règles familiales » qui sont acceptées. **Les membres d'une famille interagissent d'une certaine manière et adoptent des comportements qu'ils considèrent comme**

**acceptables. Les règles d'une famille fonctionnelle sont constructives et répondent aux besoins de tous ses membres.**

- Observer comment la famille oriente son énergie. **Les efforts visant la résolution des problèmes et des divergences d'opinions peuvent être déployés avec ténacité, ou de façon sporadique et inefficace.**
- Noter les facteurs culturels et religieux qui peuvent influer sur les interactions des membres de la famille. **Les attentes découlant des croyances socioéconomiques peuvent varier entre les différentes cultures. Par exemple, la vision traditionnelle du mariage et de la vie familiale peut être fortement teintée de catholicisme chez les Italo-Américains et les Latino-Américains. Dans certaines cultures, le père est considéré comme le symbole de l'autorité et la mère reste à la maison. Ces valeurs peuvent produire des familles fonctionnelles tout autant que des familles dysfonctionnelles, et la situation peut changer en fonction des facteurs de stress et des circonstances (ex. : situation financière, naissance ou départ d'un membre de la famille, croissance personnelle).**

## PRIORITÉ Nº 2 – Aider la famille à améliorer ses interactions

- Établir une relation infirmière-famille **en faisant preuve de chaleur et d'attention, ce qui permet aux membres de la famille d'exprimer leurs pensées, leurs idées et leurs sentiments ouvertement et sans avoir peur de se faire juger.**
- Reconnaître la réalité et les difficultés possibles de la situation du patient. **Il faut rappeler à la famille que les conflits sont normaux jusqu'à un certain point, et qu'ils peuvent favoriser la croissance.**
- Souligner l'importance d'un dialogue ouvert et permanent entre les membres de la famille **qui facilite l'expression honnête et ouverte des sentiments et des opinions et qui permet de poursuivre le processus de résolution des problèmes.**
- Aider la famille à préciser les stratégies d'adaptation efficaces déjà utilisées et l'inciter à s'en servir à nouveau, ce **qui lui permet de reconnaître des réussites passées et de regagner confiance dans ses capacités d'apprentissage et d'amélioration des interactions familiales.**
- Reconnaître les différends entre les membres de la famille à l'aide d'un dialogue ouvert sur la manière dont ils se sont

produits, ce **qui permet de montrer qu'on les accepte et de voir comment on peut s'en servir pour rapprocher la famille.**

- Déterminer les compétences parentales qui ont déjà été utilisées avec efficacité et proposer de nouvelles manières de faire face aux comportements difficiles, **ce qui permet aux membres de la famille de se rendre compte qu'une partie de ce qu'ils ont accompli jusqu'à maintenant a été utile et les encourage à acquérir de nouvelles aptitudes afin d'aborder les interactions familiales plus efficacement.**

## PRIORITÉ N° 3 – Favoriser le mieux-être de la famille

- Recommander l'emploi de techniques de maîtrise du stress. **Les exercices de relaxation, la visualisation et d'autres techniques semblables sont utiles, car elles permettent la diminution de l'anxiété et l'accroissement de la capacité de faire face au stress de la vie.**
- Inciter les membres de la famille à participer à des activités de renversement des rôles, **car elles leur permettent de mieux comprendre les sentiments et le point vue de l'autre.**
- Inciter les membres de la famille à participer à l'élaboration d'objectifs et à la planification pour l'avenir. **Quand une personne participe au processus de prise de décisions, elle s'engage plus solidement à mener à terme le plan établi afin d'améliorer les interactions familiales.**
- Fournir du matériel pédagogique et des renseignements **susceptibles d'aider les membres de la famille à élaborer des relations positives.**
- Amener la famille à reconnaître les situations génératrices de peur ou d'anxiété. **En y pensant à l'avance, on peut prendre des mesures pour prévenir les conflits et les conséquences qui en découlent.**
- Diriger la famille vers les cours et les groupes de soutien appropriés. **Les groupes de soutien à la famille, les associations d'entraide, le counseling psychologique et les organismes religieux peuvent fournir de nouveaux renseignements visant à aider les membres de la famille à améliorer leurs interactions.**

## Données essentielles à consigner

### *Évaluations (initiale et subséquentes)*

- Inscrire les données d'évaluation, notamment la composition de la famille, son stade de développement et ses attentes quant aux rôles.
- Noter les modes de communication de la famille.

### *Planification*

- Rédiger le plan thérapeutique infirmier et inscrire le nom de chacun des intervenants.
- Rédiger le plan d'enseignement.

### *Application et vérification des résultats*

- Noter les réactions de chacun aux interventions et à l'enseignement, ainsi que les mesures qui ont été prises.
- Noter les objectifs atteints ou les progrès accomplis vers l'atteinte des objectifs.
- Noter les modifications apportées au plan thérapeutique infirmier.

### *Plan de congé*

- Noter les besoins à long terme des membres de la famille et le nom des responsables des mesures à prendre.
- Noter les demandes de consultation.

## Exemples tirés des CRSI (NOC) et des CISI (NIC)

- RÉSULTAT : Fonctionnement de la famille
- INTERVENTION : Protection de la dynamique familiale

**DYSFONCTIONNEMENT NEUROVASCULAIRE**

# RISQUE DE DYSFONCTIONNEMENT NEUROVASCULAIRE PÉRIPHÉRIQUE

*Taxinomie II : Sécurité/protection – Classe 2 : Lésions (00086)*

*[Mode fonctionnel de santé de Gordon : Activité et exercice]*

*Diagnostic proposé en 1992*

**DÉFINITION** Risque de trouble circulatoire, sensoriel ou moteur dans un membre.

## Facteurs de risque

- Fracture
- Compression mécanique (garrot, plâtre, orthèse, pansement ou dispositif de contention, par exemple)
- Chirurgie orthopédique
- Traumatisme
- Immobilisation
- Brûlures
- Obstruction vasculaire

**Remarque :** Il ne peut y avoir de signes ni de symptômes (caractéristiques) lorsqu'on diagnostique un risque de problème, car celui-ci n'existe pas encore ; les interventions infirmières sont donc axées sur la prévention.

## Résultats escomptés (objectifs) et critères d'évaluation

- Les sensations et les mouvements dans les membres restent dans les limites de la normale du patient.
- Le patient connaît les facteurs de risque qui s'appliquent à sa situation.
- Le patient adopte les comportements recommandés en cas de complication.
- Le patient collabore aux mesures de prévention.
- Le patient connaît les signes et les symptômes qu'il doit signaler au médecin.

## Interventions

### PRIORITÉ N° 1 – Évaluer les risques d'atteinte neurovasculaire

- Noter les facteurs de risque s'appliquant à la situation du patient (antécédents de problèmes aux membres, immobilisation ou paralysie, durée et évolution de la maladie, etc.).

- Noter s'il y a formation d'œdème et, le cas échéant, inscrire l'endroit où il est situé et le degré de tuméfaction. Mesurer le membre atteint et le membre indemne, et comparer les deux.
- Noter la position de l'appareil d'élongation, du plâtre ou de l'orthèse.
- Passer en revue le traitement médicamenteux (en cours ou qui vient d'être terminé) et noter si le patient a pris des anticoagulants ou des agents vasoactifs.

**PRIORITÉ N° 2 – Prévenir la détérioration du membre atteint et maximiser la circulation**

- Enlever les bijoux qui se trouvent sur le membre atteint.
- Éviter de recourir aux dispositifs de contention. S'il faut absolument y recourir, placer un petit coussin entre le membre atteint et le dispositif et examiner régulièrement le membre.
- Examiner régulièrement le membre atteint sur toute sa longueur **afin de déceler les premiers signes d'œdème.** Noter l'aspect et l'étendue de l'hématome, le cas échéant.
- Évaluer régulièrement la force et la qualité du pouls périphérique en aval de la lésion au moyen de la palpation ou de l'examen Doppler. **Dans certains cas, le pouls est palpable même si la circulation est bloquée par un caillot mou, au travers duquel les battements se laissent percevoir ; l'irrigation des grosses artères peut continuer même si la compression d'une loge a provoqué un collapsus circulatoire dans les veinules et les artérioles du muscle.**
- Évaluer le retour capillaire, la couleur de la peau et la température du membre vulnérable, et comparer avec le membre indemne. **Les pouls périphériques, le remplissage capillaire, la couleur de la peau et la sensibilité peuvent être normaux même en présence du syndrome compartimental, car la circulation superficielle n'est habituellement pas touchée.**
- Faire un examen neurovasculaire en prenant soin de noter toute altération motrice ou sensorielle. Demander au patient de dire où il a mal ou ressent une gêne, de signaler les engourdissements et les picotements, ainsi que les douleurs associées à l'effort ou au repos (changements athéroscléreux).

§ Consulter, au besoin, le diagnostic infirmier Irrigation tissulaire inefficace.

- Vérifier la sensibilité du nerf péronier en pinçant ou en piquant la membrane dorsale qui relie le gros orteil et le deuxième orteil, et évaluer la capacité de placer les orteils en dorsiflexion, si besoin est (si le patient a une fracture de la jambe, par exemple).
- Examiner les tissus contigus aux bords du plâtre pour voir s'il y a des zones rugueuses ou des points de compression. Si le patient se plaint d'une « sensation de brûlure » sous le plâtre, en rechercher la cause.
- Vérifier régulièrement la position de l'anneau de soutien de l'attelle ou de l'écharpe. Le replacer correctement s'il s'est déplacé.
- Maintenir le membre atteint surélevé, à moins que cela ne soit contre-indiqué en raison d'un diagnostic confirmé de syndrome compartimental. **Lorsqu'il y a compression d'une loge, l'élévation du membre entrave le débit artériel, ce qui réduit l'irrigation.**
- Appliquer des sacs de glace autour de la lésion ou de la fracture, au besoin.
- Procéder à un examen approfondi si des signes d'ischémie apparaissent soudainement dans le membre (baisse de la température cutanée, pâleur, exacerbation de la douleur).
- Noter l'apparition soudaine des signes et des symptômes suivants : douleur démesurée par rapport à la nature de la lésion ou douleur accrue à la mobilisation passive du membre ; paresthésie ; tension ou sensibilité musculaire accompagnée d'érythème ; changement dans la qualité du pouls en aval de la lésion. Placer le membre en position neutre et ne pas le surélever. Signaler immédiatement ces symptômes au médecin **afin de permettre une intervention rapide.**
- Pratiquer des ouvertures dans le plâtre ou le couper, relâcher l'élongation ou les dispositifs de contention, si besoin est, afin d'atténuer la compression.
- Vérifier régulièrement l'état du patient en cas de compression interne d'une loge. **On peut ainsi évaluer l'efficacité du traitement et intervenir rapidement en cas de problème.**
- Préparer le patient à l'intervention chirurgicale (fibulectomie ou aponévrotomie, par exemple) effectuée **pour atténuer la compression ou rétablir la circulation.**

- Prendre les mesures nécessaires (matelasser les appareils, changer la position du patient, etc.) **pour atténuer la compression.**
- Inciter le patient à faire bouger régulièrement les doigts ou les orteils et les articulations en aval de la lésion. L'inciter à se lever et à marcher dès que possible.
- Procéder à un examen approfondi si le patient présente une douleur à la pression, de l'œdème ou une douleur à la dorsiflexion du pied (signe d'Homans).
- Utiliser un arceau de lit pour éviter que les couvertures exercent une pression sur le membre atteint.
- Mettre au patient un bas antithrombose (bas élastique ou de compression pneumatique) au besoin.
- Évaluer régulièrement l'hémoglobine, l'hématocrite et les épreuves de coagulation (temps de Quick, etc.).
- Administrer les solutions intraveineuses et les dérivés sanguins nécessaires, **afin de maintenir le volume circulant et l'irrigation des tissus.**
- Administrer les anticoagulants prescrits si le patient présente une thrombose vasculaire.

**PRIORITÉ N° 3 – Donner un enseignement visant le mieux-être du patient**

- Expliquer au patient les principes d'un bon alignement corporel et lui dire quand il est indiqué de surélever les membres.
- Expliquer au patient qu'il ne doit pas porter de vêtements serrés et qu'il ne doit pas trop plier ni croiser les jambes. Lui montrer comment utiliser les bas antithrombose.
- Expliquer au patient les règles de sécurité à respecter pour les applications chaudes ou froides, au besoin.
- Expliquer au patient et à la personne clé les mesures à prendre pour éviter les lésions aux pieds : chaussures bien ajustées, chaussettes qui ne plissent pas, etc.
- Montrer au patient les exercices à faire **pour maintenir la circulation dans les membres,** et lui recommander de continuer à les faire après sa sortie du centre hospitalier.

## Données essentielles à consigner

### *Évaluations (initiale et subséquentes)*

- Inscrire les facteurs de risque s'appliquant à la situation du patient ainsi que la nature de la lésion.

- Inscrire les données d'évaluation (résultats de la comparaison entre le membre atteint et le membre indemne) et les caractéristiques de la douleur.

### *Planification*

- Rédiger le plan thérapeutique infirmier et inscrire le nom de chacun des intervenants.
- Rédiger le plan d'enseignement.

### *Application et vérification des résultats*

- Noter les réactions du patient aux interventions et à l'enseignement, ainsi que les mesures qui ont été prises.
- Noter les objectifs atteints ou les progrès accomplis vers l'atteinte des objectifs.
- Noter les modifications apportées au plan thérapeutique infirmier.

### *Plan de congé*

- Inscrire les besoins à long terme du patient, le nom des responsables des mesures à prendre et les demandes de consultation.

## Exemples tirés des CRSI (NOC) et des CISI (NIC)

- RÉSULTAT : Perfusion tissulaire périphérique
- INTERVENTION : Conduite à tenir en cas d'altération de la sensibilité périphérique

# DYSRÉFLEXIE AUTONOME

*Taxinomie II : Adaptation/tolérance au stress – Classe 3 : Réactions neurocomportementales au stress (00009)*

*[Mode fonctionnel de santé de Gordon : Activité et exercice]*

*Diagnostic proposé en 1988*

**DÉFINITION** ■ Non-inhibition des influx du système nerveux sympathique face à un stimulus nocif, constituant une menace pour la vie d'une personne atteinte d'une lésion de la moelle épinière à la hauteur de D7 ou au-dessus.

## Facteurs favorisants

- Distension vésicale ou intestinale; [pose d'une sonde vésicale, obstruction ou irrigation de la sonde]
- Irritation cutanée
- Manque de connaissances du patient et de la personne qui le soigne
- [Excitation sexuelle]
- [Extrême de température]

## Caractéristiques

### DONNÉES SUBJECTIVES

- Céphalées (douleur diffuse dans différentes parties de la tête, ne se limitant pas à une zone d'innervation définie)
- Paresthésie; frissons; vision trouble; douleur thoracique; goût métallique dans la bouche; congestion nasale
- Réflexe pilomoteur (chair de poule quand la peau devient fraîche)

### DONNÉES OBJECTIVES

- Hypertension paroxystique (brusque élévation de la pression artérielle se produisant périodiquement, avec une pression systolique supérieure à 140 mm Hg et une pression diastolique supérieure à 90 mm Hg)
- Bradycardie ou tachycardie (fréquence cardiaque inférieure à 60 ou supérieure à 100 battements/min)
- Transpiration abondante (au-dessus de la lésion)
- Taches érythémateuses (au-dessus de la lésion), pâleur (au-dessous de la lésion)
- Syndrome de Claude Bernard-Horner (contraction de la pupille, ptose partielle de la paupière, énophtalmie; parfois, perte de la sudation sur le côté atteint du visage); congestion conjonctivale

## Résultats escomptés (objectifs) et critères d'évaluation

- Le patient connaît les facteurs de risque.
- Le patient reconnaît les signes et les symptômes du syndrome.
- Le patient maîtrise les techniques préventives et curatives.
- Le patient consulte un médecin en temps opportun afin de prévenir les épisodes de dysréflexie.

## Interventions

**PRIORITÉ N° 1 – Évaluer les facteurs de risque déterminants**

- Rechercher des signes de distension vésicale, de spasmes vésicaux, de calculs ou d'infection.
- Rechercher des signes de distension intestinale, de fécalome et de problèmes liés au programme de rééducation intestinale.
- Inspecter la peau et les tissus aux divers points de pression, surtout après que le patient a été longtemps en position assise.
- Retirer le patient ou lui demander de se retirer des endroits où les températures sont excessives et où il y a des courants d'air.
- Examiner attentivement le patient pendant les interventions ou les examens diagnostiques exigeant la manipulation de la vessie ou des intestins.

**PRIORITÉ N° 2 – Dépister rapidement les problèmes et intervenir sans délai**

- Recueillir des données sur les plaintes et les symptômes associés au problème (céphalées aiguës, douleurs thoraciques, vision trouble, rougeur du visage, nausées, goût métallique dans la bouche, syndrome de Claude Bernard-Horner).
- Éliminer le plus possible les facteurs déclenchants (distension vésicale et intestinale, pression continue aux points d'appui, extrêmes de température, courants d'air, etc.).
- Surélever la tête du lit à un angle de 45° ou installer le patient en position assise **afin d'abaisser la pression artérielle.**

- Mesurer fréquemment les signes vitaux lors des épisodes aigus. **Il faut continuer à mesurer la pression artérielle de temps à autre, une fois que les symptômes ont disparu, afin de vérifier l'efficacité des interventions.**
- Administrer les médicaments prescrits, au besoin, **pour bloquer la transmission des influx nerveux autonomes, normaliser la fréquence cardiaque et réduire l'hypertension.** Administrer les antihypertenseurs à l'enfant et mesurer attentivement les doses **afin de prévenir des crises d'épilepsie et de conserver la pression artérielle dans les écarts désirés.**
- Appliquer une pommade d'anesthésique local au rectum.
- Enlever les fécalomes une fois que les symptômes ont disparu **afin d'éliminer le problème sans créer de nouveaux symptômes.**

**PRIORITÉ Nº 3 – Donner un enseignement visant le mieux-être du patient**

- Expliquer au patient et à la personne clé dans sa vie les signes précurseurs du syndrome de dysréflexie et les mesures préventives à prendre.
- Montrer au patient et à sa famille les techniques de soins vésicaux et intestinaux, de soins des plaies, de prévention des escarres de décubitus et des infections.
- Montrer à un membre de la famille ou à la personne qui s'occupe du patient à mesurer la pression artérielle lors des épisodes aigus.
- Revoir les directives concernant l'usage et le mode d'administration correct des médicaments, au besoin.
- Dresser avec le patient et sa famille une liste des personnes à appeler en cas d'urgence (médecin, infirmière spécialisée en réadaptation, responsable des soins à domicile, etc.). Leur recommander de laisser cette liste à portée de la main.

§ Consulter le diagnostic infirmier Risque de dysréflexie autonome.

## Données essentielles à consigner

### *Évaluations (initiale et subséquentes)*

- Noter les données d'évaluation, notamment les épisodes antérieurs, les facteurs déclenchants ainsi que les signes et les symptômes du patient.

### *Planification*

- Rédiger le plan thérapeutique infirmier et inscrire le nom de chacun des intervenants.
- Rédiger le plan d'enseignement.

### *Application et vérification des résultats*

- Noter les réactions du patient aux interventions, les mesures qui ont été prises et le degré de compréhension du patient relativement à l'enseignement.
- Noter les objectifs atteints ou les progrès accomplis vers l'atteinte des objectifs.
- Noter les modifications apportées au plan thérapeutique infirmier.

### *Plan de congé*

- Noter les besoins à long terme du patient et le nom des responsables des mesures à prendre.

## Exemples tirés des CRSI (NOC) et des CISI (NIC)

- RÉSULTAT : État neurologique : système nerveux autonome
- INTERVENTION : Conduite à tenir en cas de dysréflexie

**DYSRÉFLEXIE**

# RISQUE DE DYSRÉFLEXIE AUTONOME

*Taxinomie II : Adaptation/tolérance au stress – Classe 3 : Réactions neurocomportementales au stress (00010)*

*[Mode fonctionnel de santé de Gordon : Activité et exercice]*

*Diagnostic proposé en 1998 par le groupe de recherche pour le développement et la classification des diagnostics infirmiers (NDEC) ; révision effectuée en 2000*

**DÉFINITION** ■ Risque de réaction non contrôlée du système nerveux sympathique, après récupération d'un choc spinal, menaçant la vie d'un blessé de la moelle épinière au niveau de D6 ou au-dessus (a été observée chez des personnes atteintes d'une lésion de D7 et de D8).

## Facteurs de risque

### *Stimuli musculosquelettiques et cutanés*

- Stimulations cutanées (ex. : escarres, ongles incarnés, pansements, brûlures, éruptions) ; coups de soleil ; plaies
- Pression sur les protubérances osseuses ou les organes génitaux ; exercices d'amplitude des mouvements ; spasmes
- Fractures ; os hétérotrophe

### *Stimuli gastro-intestinaux*

- Constipation ; difficulté à déféquer ; fécalome ; distension abdominale ; hémorroïdes
- Stimulation digitale ; suppositoires ; lavement
- Maladie gastro-intestinale, reflux gastro-œsophagien, ulcères gastriques ; lithiases biliaires

### *Stimuli urologiques*

- Distension vésicale ; spasmes
- Dyssynergie du sphincter du détrusor

- Manœuvre instrumentale ou chirurgie ; calculs
- Infection du tractus urinaire ; cystite ; urétrite ; épididymite

### *Stimuli thermorégulateurs*

- Fluctuation de la température corporelle ; température ambiante extrême

### *Stimuli situationnels*

- Changement de position ; intervention chirurgicale
- Vêtements serrés (ex. : ceinture, chaussettes, souliers)
- Réactions aux médicaments (ex. : décongestifs, sympathomimétiques, vasoconstricteurs, arrêt des stupéfiants)

### *Stimuli neurologiques*

- Stimulus douloureux ou irritant en bas de la blessure

### *Stimuli cardiopulmonaires*

- Embolie pulmonaire ; thrombose veineuse profonde

### *Stimuli liés à la reproduction [et à la sexualité]*

- Relations sexuelles, éjaculation
- Menstruation ; grossesse ; travail et accouchement ; kyste ovarien

**Remarque** : Il ne peut y avoir de signes ni de symptômes (caractéristiques) lorsqu'on diagnostique un risque de problème, car celui-ci n'existe pas encore ; les interventions infirmières sont donc axées sur la prévention.

## Résultats escomptés (objectifs) et critères d'évaluation

- Le patient connaît les facteurs de risque.
- Le patient maîtrise les techniques préventives et curatives.
- Le patient ne présente aucun épisode de dysréflexie.

## Interventions

**PRIORITÉ N° 1 – Évaluer les facteurs de risque**

- Rechercher la présence de facteurs déclenchants d'ordre urologique (distension vésicale, calculs ou infections), d'ordre gastro-intestinal (distension intestinale, hémorroïdes, stimulation digitale), d'ordre cutané (escarres de décubitus, température ambiante extrême, changement de pansement), d'ordre génital (activité sexuelle, menstruation, grossesse ou accouchement) et autres facteurs (embolie pulmonaire, réaction à un médicament, thrombose veineuse profonde).

### PRIORITÉ N° 2 – Prévenir l'apparition du problème

- Mesurer régulièrement les signes vitaux ; noter les changements dans la pression artérielle, la fréquence cardiaque et la température, surtout en période de stress physique, **afin de cerner les tendances et d'intervenir au moment opportun.**
- Enseigner au patient et à la personne clé les mesures de prévention qui s'imposent (soins intestinaux réguliers, protection adéquate de la peau et des tissus, changements de position réguliers, température adéquate, etc.).
- Montrer à toutes les personnes qui s'occupent du patient les techniques appropriées de soins vésicaux et intestinaux ainsi que les soins dont le patient aura besoin à court terme et à long terme pour prévenir les lésions cutanées. **La dysréflexie est le plus souvent associée à ces problèmes.**
- Administrer les médicaments antihypertenseurs prescrits au patient à risque qui reçoit déjà, régulièrement, une dose d'entretien, **et chez qui on ne peut pas éliminer un stimuli nocif (une plaie de pression sur le sacrum, une fracture ou une douleur postopératoire aiguë, par exemple).**

§ Consulter le diagnostic infirmier Dysréflexie autonome.

### PRIORITÉ N° 3 – Donner un enseignement visant le mieux-être du patient

- Expliquer au patient et à la personne clé les signes précurseurs du syndrome de dysréflexie (congestion, anxiété, troubles visuels, goût métallique dans la bouche, augmentation de la pression artérielle ou hypertension, céphalée pulsatile intense, diaphorèse et bouffées vasomotrices au-dessus de l'endroit atteint, bradycardie, irrégularités cardiaques). **Les signes précurseurs peuvent apparaître rapidement (en quelques minutes) et nécessitent une intervention rapide.**
- Revoir les directives concernant l'usage et le mode d'administration correct des médicaments prévus.
- Dresser avec le patient et sa famille une liste des personnes à appeler en cas d'urgence (leur recommander de garder le numéro de téléphone d'un professionnel de la santé à portée de la main).

# Données essentielles à consigner

## *Évaluations (initiale et subséquentes)*

- Inscrire les données d'évaluation, notamment les épisodes antérieurs, les facteurs déclenchants ainsi que les signes et les symptômes du patient.

## *Planification*

- Rédiger le plan thérapeutique infirmier et inscrire le nom de chacun des intervenants.
- Rédiger le plan d'enseignement.

## *Application et vérification des résultats*

- Noter les réactions du patient aux interventions, les mesures qui ont été prises et le degré de compréhension du patient relativement à l'enseignement.
- Noter les objectifs atteints ou les progrès accomplis vers l'atteinte des objectifs.
- Noter les modifications apportées au plan thérapeutique infirmier.

## *Plan de congé*

- Noter les besoins à long terme du patient et le nom des responsables des mesures à prendre.

# Exemples tirés des CRSI (NOC) et des CISI (NIC)

- RÉSULTAT : Maîtrise des risques
- INTERVENTION : Conduite à tenir en cas de dysréflexie

# ÉCHANGES GAZEUX PERTURBÉS

*Taxinomie II : Élimination – Classe 4 : Système respiratoire (00030)*

*[Mode fonctionnel de santé de Gordon : Activité et exercice]*

*Diagnostic proposé en 1980 ; révisions effectuées en 1996 et en 1998 par le groupe de recherche pour le développement et la classification des diagnostics infirmiers (NDEC)*

**DÉFINITION** ■ Excès ou manque d'oxygénation, ou d'élimination du gaz carbonique au niveau de la membrane alvéolo-capillaire (préciser s'il s'agit d'une hypercapnie ou d'une hypoxémie). [Cette réaction peut se présenter seule à la suite d'un problème médical, mais elle peut aussi découler d'un dégagement inefficace des voies respiratoires ou d'un mode de respiration inefficace.]

## Facteurs favorisants

- Déséquilibre ventilation-perfusion [altération du débit sanguin (embolie pulmonaire, augmentation de la résistance vasculaire), angiospasme, insuffisance cardiaque, choc hypovolémique, par exemple]
- Altération de la membrane alvéolo-capillaire [syndrome de détresse respiratoire aiguë de l'adulte, par exemple ; problèmes chroniques (pneumoconiose, syndrome respiratoire restrictif, bronchopneumopathie chronique obstructive*, asbestose, silicose, médicaments inhibant la respiration, traumatisme crânien, etc.)]
- [Altération de l'apport en oxygène (mal d'altitude)]
- [Altération de la capacité de fixation de l'oxygène dans le sang (drépanocytose ou autre forme d'anémie, intoxication à l'oxyde de carbone)]

* BPCO ou, au Québec, MPOC (maladie pulmonaire obstructive chronique).

## Caractéristiques

### DONNÉES SUBJECTIVES

- Dyspnée
- Troubles de la vision
- Céphalées au réveil
- [Crainte d'un malheur imminent]

### DONNÉES OBJECTIVES

- Confusion ; [baisse de l'acuité mentale]
- Agitation, irritabilité
- Somnolence, [léthargie]
- Anomalie des valeurs des gaz du sang artériel et du pH ; hypoxie ou hypoxémie ; hypercapnie ; diminution des concentrations de gaz carbonique
- Cyanose (uniquement chez le nouveau-né)
- Coloration anormale de la peau (pâle, grisâtre)
- Anomalie de la fréquence, du rythme ou de l'amplitude respiratoires ; battements des ailes du nez
- Tachycardie [apparition d'arythmies]
- Diaphorèse
- [Polyglobulie]

## Résultats escomptés (objectifs) et critères d'évaluation

- Le patient ne présente aucun signe de détresse respiratoire (voir les caractéristiques), la ventilation s'est améliorée et l'oxygénation des tissus par les gaz artériels se situe dans les limites de la normale.
- Le patient comprend les facteurs reliés au problème et les interventions thérapeutiques connexes.
- Le patient participe au traitement (exercices de respiration, toux efficace, utilisation de l'oxygénothérapie, etc.) selon ses capacités et dans la mesure où la situation le permet.

## Interventions

### PRIORITÉ Nº 1 – Évaluer les facteurs d'étiologie ou d'influence

- Noter la présence des facteurs d'étiologie énumérés ci-dessus.

§ Consulter les diagnostics infirmiers Dégagement inefficace des voies respiratoires et Mode de respiration inefficace.

**PRIORITÉ N° 2 – Évaluer le degré de perturbation**

- Mesurer la fréquence et l'amplitude respiratoires.
- Noter l'utilisation des muscles accessoires et la respiration avec les lèvres pincées.
- Noter le siège de la pâleur ou de la cyanose: périphérique (ongles), centrale (péribuccale) ou générale (peau bleutée partout).
- Ausculter les poumons à la recherche de bruits adventices ou d'une diminution des bruits respiratoires.
- Recueillir des données sur le degré de conscience, les changements dans l'état mental, le sommeil, l'agitation et les céphalées au lever.
- Mesurer les signes vitaux en y incluant le rythme cardiaque.
- Étudier les résultats de l'oxymétrie auriculaire afin de vérifier le degré d'oxygénation et de la spirométrie (capacité vitale) **afin de déterminer s'il y a insuffisance respiratoire.**
- Étudier les radiographies thoraciques et les résultats des examens de laboratoire pertinents (gaz artériels, numération globulaire, etc.).
- Mesurer le degré d'énergie et la tolérance à l'activité.
- Noter les répercussions de la maladie sur l'estime de soi ou l'image corporelle du patient.

**PRIORITÉ N° 3 – Corriger les carences existantes**

- Surélever la tête du lit ou installer le patient dans une position appropriée tout en lui fournissant les appareils d'appoint appropriés.
- Aspirer les sécrétions, au besoin, **afin de maintenir les voies respiratoires libres.**
- Changer souvent le patient de position **afin de favoriser l'écoulement des sécrétions.**
- Inciter le patient à pratiquer des exercices de respiration profonde et de toux en utilisant la spirométrie d'incitation, la physiothérapie respiratoire ou un respirateur à pression positive intermittente, au besoin, **afin de favoriser une amplitude thoracique optimale.**

- Fournir une oxygénothérapie complémentaire à la plus basse concentration possible, en tenant compte des résultats des examens de laboratoire et des symptômes du patient.
- Surveiller l'apparition de signes de narcose due au dioxyde de carbone (ex. : changement du degré de conscience, variations des concentrations en $O_2$ et en $CO_2$ des gaz du sang, bouffées vasomotrices, diminution de la fréquence respiratoire, céphalées), **qui peuvent survenir chez le patient qui reçoit une oxygénothérapie depuis longtemps.**
- Maintenir un équilibre satisfaisant entre les ingesta et les excreta **afin de favoriser la mobilisation des sécrétions. Il faut toutefois éviter de trop hydrater le patient.**
- Administrer les sédatifs avec discernement, **car ils ont un effet dépressif sur la fonction respiratoire.**
- Inciter le patient à se reposer suffisamment et à choisir des activités convenant à son taux de tolérance **afin de réduire la consommation d'oxygène.**
- Créer un climat de calme et de repos.
- Répondre avec pertinence aux questions du patient et discuter avec lui de ses préoccupations.
- Administrer les médicaments prescrits (corticostéroïdes, antibiotiques, bronchodilatateurs, expectorants, anticoagulants) **afin de traiter le problème sous-jacent.**
- Prendre note des effets thérapeutiques et indésirables du traitement médicamenteux, ainsi que des interactions médicamenteuses.
- Prendre les mesures appropriées pour réduire le plus possible les pertes sanguines dues aux interventions (épreuves diagnostiques, hémodialyse, etc.).
- Collaborer aux procédés diagnostiques et aux interventions thérapeutiques, au besoin (transfusion, phlébotomie, bronchoscopie, etc.), **afin d'améliorer la fonction respiratoire et la capacité de fixation de l'oxygène.**
- Superviser le fonctionnement des appareils et des dispositifs servant à fournir un soutien ventilatoire mécanique ($FIO_2$, volume courant, quotient respiratoire, inspiration profonde périodique, pression expiratoire positive, etc.).
- Réduire au minimum les éléments allergènes ou polluants du milieu ambiant **afin d'éviter leurs effets irritants sur les voies respiratoires.**

**PRIORITÉ Nº 4 – Donner un enseignement visant le mieux-être du patient**

- Passer en revue les facteurs de risque, notamment les facteurs reliés à l'environnement et au milieu de travail, **afin de les prévenir et de les maîtriser.**
- Expliquer les répercussions du tabagisme sur la maladie ou l'état du patient.
- Inciter le patient et la personne clé dans sa vie à cesser de fumer ou à s'inscrire à un programme antitabagisme, au besoin, **afin d'améliorer la fonction pulmonaire.**
- Expliquer les raisons justifiant l'utilisation des tests d'allergies, le cas échéant.
- Revoir les particularités du traitement médicamenteux prescrit et proposer au patient des moyens d'en atténuer les effets secondaires.
- Montrer au patient comment utiliser les techniques de relaxation et de réduction du stress, au besoin.
- Insister auprès du patient sur l'importance d'un repos suffisant tout en l'incitant à choisir des activités dans les limites de ses capacités.
- Expliquer au patient les mesures à prendre pour réduire sa consommation d'oxygène (s'asseoir pour effectuer ses tâches, prendre de petits repas, ralentir son rythme, ne pas se déplacer inutilement).
- Examiner avec le patient ses tâches professionnelles **afin de préciser si des changements sont nécessaires ou s'il a besoin de se recycler.**
- Discuter des mesures à prendre pour que le patient reçoive l'oxygénothérapie prescrite en toute sécurité à domicile, le cas échéant.
- Fournir une liste des services auprès desquels le patient peut se procurer l'oxygène et les appareils dont il a besoin.
- Diriger le patient vers les services pertinents (service de soins à domicile, popote roulante, etc.) **afin de favoriser l'autonomie.**

## Données essentielles à consigner

### *Évaluations (initiale et subséquentes)*

- Inscrire les caractéristiques du problème de soins infirmiers présenté par le patient et les données obtenues lors de l'évaluation initiale, notamment la fréquence respiratoire, les caractéristiques des bruits respiratoires, la fréquence, la quantité et l'apparence des sécrétions, la présence de cyanose, les résultats des examens de laboratoire et le degré de conscience du patient.
- Noter les affections susceptibles d'entraver l'apport d'oxygène.

### *Planification*

- Rédiger le plan thérapeutique infirmier et inscrire le nom de chacun des intervenants.
- Noter le réglage du respirateur et le nombre de litres d'oxygène administrés.
- Rédiger le plan d'enseignement.

### *Application et vérification des résultats*

- Noter les réactions du patient au traitement et à l'enseignement, ainsi que les mesures qui ont été prises.
- Noter les objectifs atteints ou les progrès accomplis vers l'atteinte des objectifs.
- Noter les modifications apportées au plan thérapeutique infirmier.

### *Plan de congé*

- Inscrire les besoins à long terme du patient et le nom des responsables des mesures à prendre.
- Noter les services communautaires qui peuvent fournir du matériel au patient à domicile.
- Noter les demandes de consultation.

## Exemples tirés des CRSI (NOC) et des CISI (NIC)

- RÉSULTAT : État respiratoire : échanges gazeux
- INTERVENTION : Surveillance de l'état respiratoire

ÉLAN VITAL

# PERTE D'ÉLAN VITAL

*Taxinomie II : Croissance/développement – Classe 1 : Croissance (00101)*

*[Mode fonctionnel de santé de Gordon : Nutrition et métabolisme]*

*Diagnostic proposé en 1998*

**DÉFINITION** ■ Détérioration fonctionnelle progressive de nature physique et cognitive ; diminution importante de la capacité de vivre avec des maladies affectant plusieurs systèmes, de faire face aux problèmes qui en découlent et de prendre en charge ses soins.

## Facteurs favorisants

- Maladie dépressive ; apathie
- Fatigue
- [Maladie grave ou dégénérative]
- [Vieillissement]

## Caractéristiques

### DONNÉES SUBJECTIVES

- Manque d'appétit, absence de sensation de faim ou refus de manger, rapportés par la personne
- Perte d'intérêt pour certains plaisirs servant d'exutoires, par exemple la nourriture, le sexe, le travail, les amis, la famille, les loisirs ou les divertissements, exprimée par la personne
- Difficulté à accomplir des tâches simples liées aux soins personnels
- Modification de l'humeur : la personne exprime de la tristesse, dit qu'elle n'a pas le moral
- Désir de mourir, exprimé par la personne

### DONNÉES OBJECTIVES

- Apport nutritionnel inférieur aux besoins métaboliques; consomme peu ou pas de nourriture à la plupart des repas (c'est-à-dire moins de 75 % de ce qui est requis à chaque repas ou presque); anorexie: ne mange pas aux repas
- Perte de poids (diminution de la masse corporelle par rapport au poids initial de base): perte de poids involontaire de 5 % en un mois, perte de poids involontaire de 10 % en 6 mois
- Détérioration physique (détérioration des fonctions corporelles): fatigue, déshydratation, incontinence urinaire et fécale
- Détérioration cognitive (détérioration des opérations mentales): réactions inappropriées aux stimuli de l'environnement, difficulté à raisonner, à prendre des décisions, à juger, à mémoriser et à se concentrer, diminution de la perception
- Apathie se manifestant par un manque visible de sentiments ou d'émotions lors des activités de la vie quotidienne et dans ses rapports avec son entourage
- Diminution de la participation aux activités de la vie quotidienne auxquelles la personne âgée prenait plaisir; négligence quant aux soins personnels: négligence quant aux soins d'hygiène ou à l'apparence; négligence quant à son domicile ou à ses responsabilités financières
- Diminution des capacités de socialisation ou isolement: diminution notable des tentatives pour établir des relations ou participer à des relations de coopération et d'interdépendance (ex.: diminution de la communication verbale avec le personnel soignant, la famille ou les amis), par rapport au comportement antérieur
- Exacerbations fréquentes de troubles chroniques (pneumonie et infection des voies urinaires, par exemple)

## Résultats escomptés (objectifs) et critères d'évaluation

- Le patient comprend les facteurs qui nuisent à son bien-être.
- Le patient connaît les mesures à prendre pour remédier à son problème.
- Le patient adopte les conduites recommandées pour améliorer son état.

## Interventions

### PRIORITÉ Nº 1 – Évaluer les facteurs favorisants

- Évaluer la façon dont le patient perçoit les facteurs favorisants ; noter depuis quand le problème existe, si le patient se plaint ou non de problèmes physiques, s'il s'isole.
- Analyser avec le patient les situations, actuelles ou passées, susceptibles de contribuer au problème, notamment les changements de rôle et les pertes, **afin de cerner les facteurs de stress qui influent sur la situation présente.**
- Rechercher les signes de malnutrition et les facteurs qui contribuent à l'incapacité ou au refus de manger (nausées chroniques, perte d'appétit, défaut d'accès à la nourriture ou à la cuisine, prothèses dentaires mal ajustées, problèmes d'argent, etc.).
- Noter si le patient présente des déficits cognitifs ou sensoriels et apprécier leurs effets sur sa capacité d'effectuer ses soins personnels.
- Évaluer les comportements, les connaissances et les aptitudes du patient en matière de maintien de la santé, de maîtrise de l'environnement et de sécurité.
- Vérifier si le domicile du patient est adéquat et sûr, si les personnes qui s'occupent du patient le font correctement, si le patient est ou risque d'être victime de négligence ou de mauvais traitements.

### PRIORITÉ Nº 2 – Évaluer la gravité du problème

- Effectuer les évaluations physiques ou psychosociales qui s'imposent **afin de déterminer l'ampleur des facteurs qui contribuent à la perte d'élan vital.**
- Pratiquer l'écoute active auprès du patient ou de la personne clé dans sa vie lorsqu'ils parlent de leur perception du problème.
- Inventorier les réseaux de soutien que le patient utilise ou a déjà utilisés.

### PRIORITÉ Nº 3 – Aider le patient à atteindre un degré de bien-être acceptable

- Élaborer avec le patient et la personne clé dans sa vie un plan d'action visant à satisfaire les besoins immédiats du patient (sécurité physique, hygiène, nutrition, soutien affectif) et leur fournir l'aide dont ils ont besoin pour appliquer ce plan.

- Explorer les stratégies d'adaptation qui se sont avérées efficaces pour le patient dans le passé et la possibilité de les utiliser dans la situation actuelle. Aider le patient à trouver de nouvelles stratégies.
- Aider le patient à se fixer des objectifs qui l'aideront à faire face à sa situation. Inciter la personne clé dans sa vie à prendre part à la planification à long terme. **Ce faisant, on accroît la motivation à l'égard des objectifs et du plan thérapeutique infirmier, ce qui optimise les résultats.**

**PRIORITÉ N° 4 – Donner un enseignement visant le mieux-être du patient**

- Diriger le patient vers d'autres ressources (travailleur social, ergothérapeute, soins à domicile, aide à domicile, service de placement, conseiller spirituel, etc.), **afin de l'aider à s'adapter et à résoudre les problèmes et de réduire le risque d'accident.**
- Inciter le patient à rencontrer des gens, dans les limites de ses capacités, **afin de le stimuler et d'atténuer son sentiment d'isolement.**
- Aider le patient à trouver une raison de vivre ou à commencer à faire face à la possibilité de la mort ; lui fournir le soutien dont il a besoin. **Ainsi, le patient a davantage le sentiment de maîtriser la situation.**

## Données essentielles à consigner

### *Évaluations (initiale et subséquentes)*

- Inscrire les données d'évaluation, notamment le poids actuel du patient, ses habitudes alimentaires, la façon dont il se perçoit et dont il perçoit la nourriture et l'acte de manger, ce qui le pousse à ne pas manger, les réactions des personnes clés dans sa vie ainsi que le soutien qu'il reçoit.
- Noter la capacité du patient d'accomplir les activités de la vie quotidienne, de participer à ses soins et de satisfaire ses propres besoins.

### *Planification*

- Rédiger le plan thérapeutique infirmier et inscrire le nom de chacun des intervenants.
- Rédiger le plan d'enseignement.

### *Application et vérification des résultats*

- Noter les réactions du patient aux interventions et à l'enseignement, les mesures qui ont été prises, le degré de bien-être du patient et son poids à chaque semaine.
- Noter les objectifs atteints ou les progrès accomplis vers l'atteinte des objectifs.
- Noter les modifications apportées au plan thérapeutique infirmier.

### *Plan de congé*

- Noter les besoins à long terme du patient ainsi que le nom des responsables des mesures à prendre.
- Noter les ressources communautaires et les groupes de soutien qui pourraient aider le patient et la personne clé dans sa vie.
- Noter les demandes de consultation.

## Exemples tirés des CRSI (NOC) et des CISI (NIC)

- RÉSULTAT : Élan vital
- INTERVENTION : Gestion de l'humeur

# ÉLIMINATION URINAIRE ALTÉRÉE

*Taxinomie II : Élimination – Classe 1 : Système urinaire (00016)*

*[Mode fonctionnel de santé de Gordon : Élimination]*

*Diagnostic proposé en 1973*

**DÉFINITION** Perturbation dans l'élimination urinaire.

## Facteurs favorisants

- Causes multiples incluant : trouble sensorimoteur ; obstruction anatomique ; infection des voies urinaires ; [traumatisme mécanique ; déséquilibre liquidien ou volumique ; altération de l'état liquidien ou des volumes circulants ; facteurs psychogènes ; dérivation chirurgicale]

## Caractéristiques

### DONNÉES SUBJECTIVES

- Mictions fréquentes
- Retard à la miction
- Dysurie
- Nycturie, [énurésie]
- Miction impérieuse

### DONNÉES OBJECTIVES

- Incontinence
- Rétention

## Résultats escomptés (objectifs) et critères d'évaluation

- Le patient comprend son état.
- Le patient connaît les facteurs reliés au problème.

§ Consulter le diagnostic infirmier Rétention urinaire ou les diagnostics d'incontinence, selon le cas.

- Le patient retrouve un mode d'élimination normal.
- Le patient participe à des mesures destinées à remédier au problème ou à le compenser.
- Le patient adopte des conduites ou des techniques visant la prévention de l'infection urinaire.
- Le patient maîtrise les soins de la sonde ou de la stomie et ceux du dispositif de dérivation urinaire.

## Interventions

### PRIORITÉ Nº 1 – Évaluer les facteurs favorisants

- S'enquérir des problèmes physiques susceptibles de jouer un rôle : intervention chirurgicale (dérivation urinaire, etc.) ; déficience neurologique (sclérose en plaques, paraplégie, quadriplégie, maladie d'Alzheimer, etc.) ; maladie de la prostate ; grossesse récente ou multiple ; maladie cardiovasculaire ;

traumatisme pelvien ; utilisation d'une pince d'incontinence **(qui peut entraîner un traumatisme urétral).**

- Rechercher si le problème est dû à un dysfonctionnement neurologique ou à la désorientation (maladie d'Alzheimer, par exemple).
- Préciser le type de problème d'élimination urinaire à partir du diagnostic médical. **(Par exemple, dans les affections neurologiques ou démyélinisantes comme la sclérose en plaques, le problème pourrait être une incapacité de stocker l'urine, de vider la vessie ou les deux.)**
- Inspecter la stomie de la dérivation urinaire à la recherche d'œdème, de signes de cicatrisation et de mucosités coagulées.
- Noter l'âge et le sexe du patient. **Les infections des voies urinaires sont plus répandues chez les femmes et chez les hommes âgés.**
- Superviser le traitement médicamenteux.
- Noter l'usage de médicaments potentiellement néphrotoxiques (aminosides ou tétracyclines, par exemple), surtout chez les patients qui prennent des immunosuppresseurs.
- Noter l'usage de médicaments susceptibles de provoquer une rétention (atropine ou belladonne, par exemple).
- S'assurer que la gonorrhée n'est pas en cause en présence d'une urétrite avec écoulement pénien sans bactériurie.
- Collaborer aux tests d'immunofluorescence **afin de diagnostiquer les infections bactériennes du rein ou de la prostate.**
- Revoir les résultats des examens de laboratoire concernant l'hyperparathyroïdie, l'altération de la fonction rénale et la présence d'une infection.
- Tamiser toutes les urines pour recueillir les calculs rénaux. Les décrire et les envoyer au laboratoire pour analyse.

### PRIORITÉ N° 2 – Évaluer le degré d'invalidité et dans quelle mesure un autre problème s'interpose

- Noter les modes d'élimination antérieurs du patient et comparer avec sa situation actuelle.
- Noter les problèmes de mictions fréquentes, de miction impérieuse, de brûlures mictionnelles, d'incontinence, de nycturie et d'énurésie, ainsi que le volume et la force du jet mictionnel.

- Palper la vessie **afin d'évaluer la rétention.**
- Recueillir des données sur la douleur : noter sa gravité, son siège et la présence de spasmes vésicaux.
- S'enquérir de l'apport liquidien quotidien habituel du patient (quantité et types de boissons, consommation de caféine).
- Noter l'état de la peau et des muqueuses ainsi que la couleur de l'urine, **afin d'évaluer le degré d'hydratation.**

**PRIORITÉ N° 3 – Collaborer au traitement ou à la prévention de l'altération de l'élimination urinaire**

§ Consulter le diagnostic infirmier Rétention urinaire ou les diagnostics d'incontinence, selon le cas.

- Inciter le patient à boire de 3000 à 4000 mL de liquides par jour (selon la tolérance du cœur), notamment du jus de canneberge. **Cela permet de maintenir la fonction rénale, de prévenir l'infection et la formation de cristaux urinaires, d'éviter l'encroûtement autour de la sonde ou de purger le dispositif de dérivation urinaire.**
- Aider le patient à adopter des habitudes d'élimination au besoin.
- Conseiller au patient d'uriner dans un bain de siège après une intervention chirurgicale à la région périnéale. **(L'eau tiède aide à relâcher les muscles et soulage les tissus douloureux ; elle facilite donc la miction.)**
- Rechercher les signes d'infection : urine trouble, hématurie, odeur nauséabonde. Envoyer les échantillons d'urine au laboratoire (échantillon d'urine par mi-jet) pour les urocultures et les antibiogrammes, au besoin.
- Inviter le patient à verbaliser ses peurs ou ses inquiétudes (interruption de l'activité sexuelle, incapacité de travailler, etc.). **La possibilité de s'exprimer ouvertement permet au patient de faire face à ses sentiments et d'amorcer le processus de résolution de son problème.**
- Superviser la prise de médicaments comme les antibactériens (les doses uniques sont de plus en plus souvent prescrites dans les cas d'infection des voies urinaires), les sulfamides, les antispasmodiques, etc., **afin de noter les réactions du patient et de déceler la nécessité de modifier le traitement.**
- Expliquer les interventions chirurgicales et le traitement médical aux patients souffrant d'un adénome prostatique, d'un cancer de la vessie ou de la prostate, etc.

**PRIORITÉ Nº 4 – Collaborer au traitement des altérations chroniques de l'élimination urinaire**

- Installer une sonde à demeure avec système de drainage en circuit fermé **afin de prévenir une augmentation du volume de la vessie. Il vaut mieux utiliser une autre méthode, si possible (sondage intermittent, médicaments, manœuvres de miction, condom urinaire, par exemple).**
- Utiliser une sonde et des produits sans latex **pour réduire les risques de réaction allergique au latex.**
- Examiner fréquemment la vessie à la recherche d'une distension ou d'un regorgement **afin de prévenir les complications entraînées par une infection et la dysréflexie autonome.**
- Donner au patient de la vitamine C pour maintenir un milieu acide dans la vessie et de la Mandélamine (sur ordonnance) **afin de prévenir la bactériurie.**
- Respecter un horaire régulier d'évacuation de la vessie ou de vidage du sac collecteur **afin de prévenir les accidents.**
- Procéder à un entretien régulier du sac collecteur et enseigner au patient ayant subi une dérivation comment reconnaître et traiter des problèmes tels que l'encroûtement par les sels alcalins, une mauvaise installation du dispositif, des urines nauséabondes, une infection des voies urinaires, etc.

**PRIORITÉ Nº 5 – Donner un enseignement visant le mieux-être du patient**

- Garder la région périnéale propre et sèche **afin de réduire les risques d'infection et les ruptures de l'épiderme.**
- Conseiller aux femmes atteintes d'une infection des voies urinaires de boire beaucoup de liquides, d'uriner tout de suite après les rapports sexuels, de s'essuyer de l'avant vers l'arrière, de traiter rapidement toute infection vaginale et de prendre des douches plutôt que des bains **afin de prévenir la réinfection.**
- Inciter la personne clé dans la vie du patient à participer aux soins courants et lui expliquer quelles sont les complications exigeant une consultation médicale (par exemple l'allergie au latex).
- Montrer au patient comment appliquer et entretenir correctement le dispositif de dérivation urinaire et comment éliminer les odeurs désagréables : boire beaucoup de liquides,

éviter les aliments et les médicaments produisant une odeur forte, mettre du vinaigre blanc ou du désodorisant dans le sac.

- Indiquer au patient porteur d'un dispositif de dérivation urinaire où il peut se procurer le matériel dont il a besoin et quels programmes ou organismes offrent de l'aide financière **aux utilisateurs de ce type de matériel.**
- Recommander aux patients ayant subi une urétéro-sigmoïdostomie d'éviter les aliments flatulents. **La flatulence peut provoquer une incontinence urinaire.**
- Recommander au patient d'utiliser une sonde en silicone s'il doit la porter en permanence ou pour une longue durée.
- Montrer au patient comment placer la tubulure de drainage et le sac collecteur **de façon à faciliter l'écoulement et à prévenir le reflux.**
- Diriger le patient et la personne clé dans sa vie vers les services communautaires appropriés (stomothérapeute, groupe de soutien, sexologue, infirmière clinicienne en psychiatrie, etc.) **afin de les aider à s'adapter à l'altération fonctionnelle et au changement de l'image corporelle du patient.**

## Données essentielles à consigner

### *Évaluations (initiale et subséquentes)*

- Inscrire les données d'évaluation, notamment les modes de miction actuels et antérieurs, la nature du problème et ses conséquences sur le mode de vie du patient.

### *Planification*

- Rédiger le plan thérapeutique infirmier et inscrire le nom de chacun des intervenants.
- Rédiger le plan d'enseignement.

### *Application et vérification des résultats*

- Noter les réactions du patient aux interventions et à l'enseignement, ainsi que les mesures qui ont été prises.
- Noter les objectifs atteints ou les progrès accomplis vers l'atteinte des objectifs.
- Noter les modifications apportées au plan thérapeutique infirmier.

***Plan de congé***

- Noter les besoins à long terme du patient et le nom des responsables des mesures à prendre.
- Noter les ressources existantes et les demandes de consultation.
- Noter les besoins du patient en matière d'équipement ainsi que les services qui peuvent le lui procurer.

## Exemples tirés des CRSI (NOC) et des CISI (NIC)

- RÉSULTAT : Élimination urinaire
- INTERVENTION : Régularisation de l'élimination urinaire

ÉLIMINATION URINAIRE

# MOTIVATION À AMÉLIORER SON ÉLIMINATION URINAIRE

*Taxinomie II : Élimination – Classe 1 : Système urinaire (00166)*

*[Mode fonctionnel de santé de Gordon : Élimination]*

*Diagnostic proposé en 2002*

**DÉFINITION** Ensemble de comportements permettant de satisfaire les besoins d'élimination et pouvant être renforcés.

## Caractéristiques

### DONNÉES SUBJECTIVES

- Volonté d'améliorer les habitudes d'élimination urinaire
- Choix de la bonne position pour la vidange de la vessie

### DONNÉES OBJECTIVES

- Urine jaune clair et inodore
- Densité urinaire dans les limites de la normale

- Diurèse dans les limites de la normale en tenant compte de l'âge et d'autres facteurs
- Apport de liquides répondant aux besoins quotidiens

## Résultats escomptés (objectifs) et critères d'évaluation

- Le patient comprend son état et l'incidence qu'il peut avoir sur ses habitudes d'élimination.
- Le patient a un mode d'élimination normal et sa diurèse est dans les limites de la normale.
- Le patient adapte son environnement pour qu'il réponde à ses besoins.

## Interventions

### PRIORITÉ Nº 1 – Évaluer l'état du patient et les stratégies d'adaptation qu'il utilise

- S'enquérir des problèmes physiques (intervention chirurgicale, accouchement, grossesse récente ou multiple, traumatisme pelvien, accident vasculaire cérébral, trouble mental ou émotionnel, maladie de la prostate, etc.) **qui peuvent avoir une incidence sur les habitudes d'élimination du patient.**
- Préciser les habitudes d'élimination antérieures du patient et les comparer à la situation actuelle. Passer le journal du patient en revue, s'il en a tenu un, **ce qui permet de recueillir des renseignements de base pour une comparaison future.**
- Prendre note des habitudes d'élimination, du moment des mictions, de la couleur de l'urine et des quantités excrétées, au besoin (par exemple, à la suite d'une opération ou d'un accouchement), **afin d'observer le retour à la normale de l'élimination.**
- Interroger le patient sur les méthodes de traitement qu'il utilise (par exemple, en limitant ou en augmentant son apport liquidien, en adoptant un horaire d'élimination régulier).
- Déterminer la quantité de liquides que le patient consomme habituellement chaque jour. **Tant les quantités consommées que les boissons choisies ont une incidence sur la régularisation de l'élimination.**

- Noter l'état de la peau et des muqueuses ainsi que la couleur de l'urine, **afin d'évaluer le degré d'hydratation.**

**PRIORITÉ Nº 2 – Aider le patient à adopter de meilleures habitudes d'élimination urinaire**

- Inciter le patient à boire, notamment de l'eau et du jus de canneberge, **afin de maintenir la fonction rénale et de prévenir l'infection.**
- Établir un horaire régulier de consommation de liquides **afin de favoriser des habitudes de miction prévisibles.** Limiter l'apport liquidien deux à trois heures avant le coucher **afin de diminuer le nombre de mictions pendant la nuit.**
- Aider le patient à modifier ses habitudes. **Le patient peut avoir besoin de renseignements supplémentaires pour augmenter ses chances de réussite, notamment en ce qui a trait aux signaux et aux envies impérieuses d'uriner, à l'établissement d'un horaire de miction (intervalles plus longs ou plus courts) et aux méthodes de relaxation et de distraction. Lui conseiller de se tenir debout ou de s'asseoir bien droit pendant la miction pour faire en sorte que la vessie soit complètement vide, ou de renforcer les muscles du plancher pelvien au moyen d'exercices.**
- Fournir le matériel et les dispositifs d'aide nécessaires (par exemple, en plaçant la sonnette d'appel près du patient, en mettant la chaise d'aisances, l'urinal ou le bassin hygiénique à sa portée, en surélevant le siège des toilettes ou en facilitant ses déplacements) **si le patient est frêle ou s'il a de la difficulté à se déplacer.**
- Modifier le régime alimentaire ou faire des recommandations à cet effet, au besoin. **Par exemple, conseiller au patient de réduire sa consommation de boissons contenant de la caféine, car la caféine produit un effet irritant sur la vessie ; ou lui recommander de perdre du poids, ce qui réduit les symptômes d'hyperactivité de la vessie et d'incontinence grâce à la diminution de la pression sur la vessie.**
- Modifier le régime thérapeutique au besoin (par exemple, en administrant les diurétiques le matin **afin de réduire le nombre de mictions nocturnes**). Réduire ou éliminer l'utilisation de somnifères, si possible, **car le patient risque d'être trop endormi pour ressentir le besoin d'uriner ou y réagir.**

**PRIORITÉ Nº 3 – Favoriser le mieux-être du patient**

- Inciter le patient à poursuivre un programme qui favorise son élimination et déterminer si certaines modifications doivent y être apportées pour répondre à ses besoins (par exemple, porter des culottes d'incontinence pour adultes pour les longues sorties ou quand l'accès aux toilettes est limité), **ce qui favorise la résolution de problèmes de manière proactive tout en soutenant les efforts de régularisation des activités.**
- Expliquer au patient, à la personne clé dans sa vie et aux personnes qui en prennent soin les signaux dont le patient a besoin, tels son horaire régulier de miction, l'emplacement des toilettes, un éclairage adéquat, des indications ou un code de couleurs sur les portes, **pour lui permettre de rester continent, surtout quand il se trouve dans un environnement qu'il ne connaît pas bien.**
- Passer en revue les signes et les symptômes des complications urinaires et la nécessité de respecter les rendez-vous de suivi, **ce qui favorise une prise en charge en temps opportun et permet de limiter ou de prévenir les conséquences néfastes.**

## Données essentielles à consigner

### *Évaluations (initiale et subséquentes)*

- Inscrire les données d'évaluation de même que les stratégies d'adaptation qu'utilise le patient.

### *Planification*

- Rédiger le plan thérapeutique infirmier et inscrire le nom de chacun des intervenants.
- Rédiger le plan d'enseignement.

### *Application et vérification des résultats*

- Noter les réactions du patient au plan de traitement et aux interventions, ainsi que les mesures qui ont été prises.
- Noter les objectifs atteints ou les progrès accomplis vers l'atteinte des objectifs.
- Noter les modifications apportées au plan thérapeutique infirmier.

### *Plan de congé*

- Noter les ressources existantes, les besoins du patient en matière d'équipement ainsi que les services qui peuvent le lui procurer.

## Exemples tirés des CRSI (NOC) et des CISI (NIC)

- RÉSULTAT : Élimination urinaire
- INTERVENTION : Régularisation de l'élimination urinaire

# ENTRETIEN INEFFICACE DU DOMICILE

*Taxinomie II : Promotion de la santé – Classe 2 : Prise en charge de la santé (00098)*

*[Mode fonctionnel de santé de Gordon : Activité et exercice]*

*Diagnostic proposé en 1980*

**DÉFINITION** ■ Inaptitude à maintenir sans aide un milieu sûr et propice à la croissance personnelle.

## Facteurs favorisants

- Maladie ou traumatisme subi par la personne ou un membre de sa famille
- Manque d'organisation ou de planification dans la famille
- Manque d'argent
- Dysfonctionnement cognitif ou émotionnel
- Absence de modèles
- Ignorance des ressources du quartier
- Manque de connaissances
- Réseaux de soutien inadéquats

## Caractéristiques

### DONNÉES SUBJECTIVES

- Difficulté à entretenir la maison convenablement
- Assistance demandée par les membres de la famille pour l'entretien du domicile
- Endettement ou crise financière

### DONNÉES OBJECTIVES

- Accumulation de poussière, de déchets alimentaires ou d'ordures
- Vaisselle, vêtements ou linge de maison sales ou manquants
- Surmenage des membres de la famille (épuisés, anxieux)
- Problèmes chroniques d'hygiène, d'infestations ou d'infections
- Odeurs nauséabondes
- Température ambiante inadéquate
- Manque d'équipement ou d'aides techniques
- Présence de vermine ou de rongeurs

## Résultats escomptés (objectifs) et critères d'évaluation

- Le patient connaît les facteurs préjudiciables à la sécurité du milieu.
- Le patient explique comment il prévoit éliminer les risques pour la santé et la sécurité.
- Le patient adopte de nouvelles habitudes favorisant la création et le maintien d'un milieu propice à sa santé et à sa croissance.
- Le patient recourt efficacement aux services d'aide nécessaires.

## Interventions

### PRIORITÉ N° 1 – Évaluer les facteurs favorisants

- Préciser le degré d'invalidité et son origine.
- Apprécier le degré de fonctionnement sur les plans cognitif, affectif et physique.
- Recueillir des données sur les connaissances du patient en matière d'hygiène et de sécurité du milieu de vie.

- S'enquérir de l'environnement domestique du patient **afin d'apprécier sa capacité de se prendre en charge et de déceler les risques pour sa santé et sa sécurité.**
- Inventorier les réseaux de soutien du patient et de la personne clé dans sa vie.
- Estimer le coût des biens et des services nécessaires au patient pour répondre à ses besoins actuels.

**PRIORITÉ N° 2 – Aider le patient et la personne clé dans sa vie à créer et à maintenir un milieu sûr, propice à la croissance**

- Assurer la coordination des activités des divers intervenants.
- Prendre des dispositions pour que des intervenants procèdent à des visites d'évaluation du domicile du patient, au besoin.
- Préparer avec le patient et la personne clé dans sa vie un plan visant à maintenir un milieu de vie propre et sain (partage des tâches domestiques entre les membres de la famille, recours à un service d'aide ménagère, à un exterminateur, etc.).
- Dresser avec le patient et la personne clé dans sa vie la liste de l'équipement dont ils ont besoin (élévateur, chaise d'aisances, barre d'appui, etc.) et des endroits où ils pourront se le procurer **de manière à satisfaire les besoins du patient.**
- Inventorier les sources d'aide pertinentes (services de soins à domicile, conseils sur l'établissement d'un budget, aide familiale, popote roulante, physiothérapie, ergothérapie, services sociaux, etc.).
- Inventorier les possibilités d'aide financière.

**PRIORITÉ N° 3 – Donner un enseignement visant le mieux-être du patient**

- Déceler dans le milieu de vie du patient **les dangers pour la santé.** Expliquer au patient que l'amélioration de la qualité de son milieu de vie nécessite une planification à long terme.
- Prévoir au plan d'action des périodes de répit pour la famille ou les personnes qui s'occupent du patient, **afin de prévenir l'épuisement et le stress dus à leur rôle.**
- Inventorier les ressources communautaires et les réseaux de soutien dont dispose le patient (famille élargie, voisins, etc.).

§ Consulter les différents diagnostics Déficit de soins personnels et les diagnostics Connaissances insuffisantes, Stratégies d'adaptation inefficaces, Stratégies d'adaptation familiale compromises et Risque d'accident.

## Données essentielles à consigner

### *Évaluations (initiale et subséquentes)*

- Inscrire les données d'évaluation, notamment les facteurs personnels et environnementaux ainsi que les réseaux de soutien existants et ceux que le patient utilise.

### *Planification*

- Rédiger le plan thérapeutique infirmier et inscrire le nom de chacun des intervenants, les réseaux de soutien ainsi que les ressources communautaires susceptibles d'aider le patient.
- Rédiger le plan d'enseignement.

### *Application et vérification des résultats*

- Noter les réactions du patient et de la personne clé dans sa vie aux interventions et à l'enseignement, ainsi que les mesures qui ont été prises.
- Noter les objectifs atteints ou les progrès accomplis vers l'atteinte des objectifs.
- Noter les modifications apportées au plan thérapeutique infirmier.

### *Plan de congé*

- Inscrire les besoins à long terme du patient et le nom des responsables des mesures à prendre.
- Noter les demandes de consultation, les besoins du patient en matière d'équipement ainsi que les ressources auxquelles il peut recourir.

## Exemples tirés des CRSI (NOC) et des CISI (NIC)

- RÉSULTAT : Soins personnels : activités de la vie quotidienne (AVQ)
- INTERVENTION : Aide dans l'organisation et l'entretien du domicile

ÉQUILIBRE HYDRIQUE

# MOTIVATION À AMÉLIORER SON ÉQUILIBRE HYDRIQUE

*Taxinomie II: Nutrition – Classe 5: Hydratation (00160)*

*[Mode fonctionnel de santé de Gordon: Nutrition et métabolisme]*

*Diagnostic proposé en 2002*

**DÉFINITION** ■ Ensemble de comportements permettant de maintenir l'équilibre entre le volume hydrique et la composition chimique des liquides organiques pour satisfaire les besoins physiques, et pouvant être renforcé.

## Caractéristiques

### DONNÉES SUBJECTIVES

- Volonté d'améliorer l'équilibre hydrique
- Soif normale

### DONNÉES OBJECTIVES

- Poids stable
- Muqueuses humides
- Apport adéquat d'aliments et de liquides permettant de répondre aux besoins quotidiens
- Urine jaune clair et densité urinaire dans les limites de la normale
- Bonne turgescence tissulaire
- Équilibre entre la diurèse et l'apport liquidien
- Aucun signe d'œdème ni de déshydratation

## Résultats escomptés (objectifs) et critères d'évaluation

- Le volume liquidien est maintenu à un niveau fonctionnel: diurèse adéquate, signes vitaux stables, muqueuses humides et bonne turgescence de la peau.

- Le patient adopte des mesures visant la surveillance du déficit liquidien.
- Le patient n'a pas soif.
- Le patient ne présente pas de signes d'excès de volume liquidien (ex. : absence d'œdème et de bruits pulmonaires adventices).

## Interventions

**PRIORITÉ N° 1 – Évaluer les facteurs favorisant le déséquilibre liquidien et les manières dont le patient le traite**

- Prendre note de toute maladie susceptible de créer un déficit liquidien : 1) diagnostics ou processus morbides pouvant provoquer des déséquilibres (ex. : traitement aux diurétiques, hyperglycémie ; rectocolite, bronchopneumopathie chronique obstructive*, brûlures, cirrhose du foie, vomissements, diarrhée, hémorragie ; climat chaud et humide, période d'exercice prolongée ; surexcitation, fièvre ; effet diurétique de la caféine ou de l'alcool) ; 2) excès de volume liquidien (ex. : insuffisance rénale, insuffisance cardiaque, accident vasculaire cérébral, lésions cérébrales, insuffisance surrénalienne, polydipsie psychogène, stress aigu, intervention chirurgicale, anesthésie, perfusion intraveineuse rapide ou excessive de liquides). L'équilibre hydrique de l'organisme est assuré par l'ingesta (aliments et liquides), l'excreta (par les reins, le tractus gastro-intestinal, la peau et les poumons) et les mécanismes hormonaux de régulation. **L'équilibre est maintenu à l'intérieur d'écarts de valeurs assez étroits, et un déséquilibre peut facilement être causé par de nombreux facteurs.**
- Déterminer les effets de l'âge du patient et de son stade de développement. **Chez les personnes âgées, l'organisme contient moins d'eau que chez les adultes plus jeunes, le réflexe de la soif est affaibli et l'efficacité des mécanismes de compensation est diminuée (les reins retiennent moins bien l'eau et le sodium, par exemple). Les nourrissons et les enfants présentent un pourcentage d'eau corporelle totale et une vitesse du métabolisme relativement élevés, mais ils n'ont pas la capacité de contrôler la quantité de liquides qu'ils ingèrent.**

---

* BPCO ou, au Québec, MPOC (maladie pulmonaire obstructive chronique).

- Apprécier les facteurs environnementaux qui pourraient avoir une incidence sur l'équilibre hydrique. **Les personnes dont la mobilité est réduite, celles dont l'acuité visuelle est diminuée ou celles qui sont alitées ne peuvent pas facilement répondre à leurs propres besoins et peuvent hésiter à demander de l'aide. Les personnes dont l'environnement de travail est contraignant et celles qui travaillent à l'extérieur peuvent également éprouver de la difficulté à répondre à leurs besoins liquidiens.**
- Mesurer les signes vitaux (ex. : la température, la pression artérielle, la fréquence cardiaque), le degré d'humidité des muqueuses et de la peau et la quantité d'urine éliminée. Peser le patient au besoin. **Ces mesures de l'équilibre hydrique doivent se trouver dans les limites de la normale pour le patient quand il est en santé.**

### PRIORITÉ N° 2 – Prévenir les déséquilibres

- Surveiller les ingesta et les excreta (fréquence urinaire ou des changements de couches, par exemple), au besoin, en tenant compte des pertes insensibles (environnement chaud, oxygénothérapie ou trachéostomie permanente, par exemple) et des sources cachées d'apport (ex. : aliments à forte teneur en eau) **afin d'obtenir un bilan hydrique précis.**
- Peser le patient et comparer son poids à des mesures récentes, **ce qui permet de recueillir des données de base pour la surveillance future.**
- Estimer avec le patient ses besoins liquidiens et établir avec lui un horaire de remplacement liquidien. **La participation active du patient à la planification de ses soins augmente les chances d'observance du régime thérapeutique.**
- Inciter le patient à boire régulièrement (ex. : prendre des liquides entre les repas, boire plus quand il fait chaud ou quand il fait de l'exercice) **pour favoriser un apport optimal et maintenir l'équilibre hydrique.**
- En cas de restriction liquidienne, offrir à boire tout au long d'une période de 24 heures **afin d'éviter que le volume hydrique monte et descende, ce qui cause la soif.**
- Administrer les médicaments prescrits et discuter avec le patient de leur utilisation judicieuse (ex. : antiémétiques, antidiarrhéiques, antipyrétiques et diurétiques). **Il peut être**

**nécessaire d'avoir recours aux médicaments pour empêcher un déséquilibre hydrique quand une personne devient malade.**

### PRIORITÉ N° 3 – Favoriser le mieux-être du patient

- Expliquer au patient les facteurs et les situations qui pourraient entraîner un déséquilibre hydrique dans son cas (comme la prévention des crises d'hyperglycémie) **pour que le patient et la personne clé dans sa vie puissent prendre les mesures appropriées.**
- Expliquer au patient comment répondre à ses besoins liquidiens particuliers (en apportant une bouteille d'eau quand il fait du sport ou en divisant son apport liquidien sur 24 heures s'il est soumis à une restriction liquidienne, par exemple) **pour qu'il arrive à gérer son apport liquidien.**
- Recommander au patient de réduire sa consommation d'alcool et de boissons contenant de la caféine, le cas échéant, ce **qui contre leurs effets diurétiques indésirables et la déshydratation qui peut en découler.**
- Montrer au patient et à la personne clé dans sa vie comment mesurer et inscrire les ingesta et les excreta si cette évaluation fait partie du traitement à domicile, ce **qui leur permet de surveiller l'état du patient et d'adapter le traitement pour qu'il réponde à ses besoins changeants.**
- Peser le patient selon un horaire régulier **pour surveiller les variations de l'état hydrique.**
- Proposer au patient des mesures à prendre pour corriger les déséquilibres, le cas échéant, ce **qui l'incitera à prendre ses soins en charge.**
- Passer en revue les besoins et les restrictions alimentaires et proposer des succédanés du sel inoffensifs, au besoin, **ce qui permet de prévenir la rétention liquidienne et la formation d'œdème.**
- Passer en revue avec le patient les particularités reliées à la prise des médicaments prescrits et expliquer les interactions potentielles et les effets secondaires possibles qui pourraient causer un déséquilibre hydrique.
- Expliquer au patient les signes et les symptômes indiquant qu'il doit prévenir immédiatement le médecin ou qu'il a besoin d'un examen plus approfondi et d'un suivi **afin de prévenir les complications et de permettre une prise en charge précoce.**

## Données essentielles à consigner

### *Évaluations (initiale et subséquentes)*

- Inscrire les données d'évaluation, notamment les facteurs empêchant le patient de maintenir l'équilibre entre les pertes et les apports liquidiens.
- Enregistrer sur les feuilles prévues à cette fin le dosage des ingesta et des excreta, le bilan hydrique, les changements de poids et les signes vitaux.
- Inscrire les résultats des examens de laboratoire.

### *Planification*

- Rédiger le plan thérapeutique infirmier et inscrire le nom de chacun des intervenants.
- Rédiger le plan d'enseignement.

### *Application et vérification des résultats*

- Noter les réactions du patient au traitement et à l'enseignement, ainsi que les mesures qui ont été prises.
- Noter les objectifs atteints ou les progrès accomplis vers l'atteinte des objectifs.
- Noter les modifications apportées au plan thérapeutique infirmier.

### *Plan de congé*

- Inscrire les besoins à long terme du patient et le nom des responsables des mesures à prendre.
- Noter les demandes de consultation.

## Exemples tirés des CRSI (NOC) et des CISI (NIC)

- RÉSULTAT : Équilibre hydrique
- INTERVENTION : Surveillance de l'équilibre hydrique

# ERRANCE [sporadique ou continuelle]

*Taxinomie II : Activité/repos – Classe 2 : Activité/exercice (00154)*

*[Mode fonctionnel de santé de Gordon : Activité et exercice]*

*Diagnostic proposé en 2000*

**DÉFINITION** ■ Déplacements sans but ou répétitifs, selon un parcours compliqué, souvent incompatible avec les délimitations du périmètre de circulation ou avec les obstacles, et comportant des dangers pour la personne.

## Facteurs favorisants

- Atteintes cognitives, particulièrement déficits de la mémoire pour les faits récents et anciens, désorientation, troubles visuo-perceptifs et constructifs, troubles du langage (principalement de type expressif)
- Atrophie corticale
- Antécédents (ex. : personnalité sociable et extravertie, démence)
- Séparation de personnes et de lieux familiers
- État émotionnel, particulièrement frustration, anxiété, ennui ou dépression (agitation)
- État ou besoin physiologique (ex. : faim, soif, douleur, envie d'uriner, constipation)
- Environnement social ou physique trop ou peu stimulant ; sédation
- Moment de la journée

## Caractéristiques

### DONNÉES OBJECTIVES

- Déplacements fréquents ou incessants d'un endroit à l'autre, avec retours fréquents aux mêmes lieux
- Déplacements continuels dans le but de retrouver des personnes « absentes » ou des lieux inaccessibles ; comportements de personnes qui scrutent, qui cherchent, qui sont en quête de quelque chose
- Déplacements aléatoires ; déambulation agitée ou d'un pas rythmé ; déambulations pendant de longues périodes sans destination apparente
- Déambulations dans des endroits non autorisés ou privés ; empiètement sur la propriété d'autrui
- Déplacements ayant pour résultat le départ non intentionnel d'un lieu
- Incapacité de localiser des points de repère dans un endroit familier ; tendance à se perdre
- Déplacements qui ne peuvent être facilement arrêtés ou réorientés ; déambulation derrière le soignant ou dans son sillage
- Hyperactivité
- Périodes de déambulation alternant avec des périodes d'inactivité, assis, debout ou couché

## Résultats escomptés (objectifs) et critères d'évaluation

- Le patient ne présente pas de blessure et ne fait pas de sorties imprévues.
- La personne clé dans la vie du patient modifie l'environnement pour accroître la sécurité du patient.
- La personne clé laisse le plus d'autonomie possible au patient.

## Interventions

### PRIORITÉ Nº 1 – Évaluer le degré de l'atteinte et le stade du processus morbide

- Interroger le patient pour déterminer s'il a déjà souffert de pertes de mémoire et de changements cognitifs.
- Prendre note des résultats des examens pour confirmer le diagnostic et le type de démence.

- Apprécier l'état mental du patient pendant le jour et la nuit en notant les moments où le patient est le plus confus et ceux où il dort.
- Observer l'utilisation que fait le patient des dispositifs d'aide dont il a besoin comme les lunettes, les appareils auditifs, les cannes.
- Déterminer la fréquence et les habitudes d'errance du patient **pour établir les risques qu'il court et les mesures de sécurité à prendre.**
- Préciser la raison qui pousse le patient à errer, si possible (par exemple, il cherche un objet qu'il a perdu, il veut rentrer chez lui, il s'ennuie, il a besoin d'activité, il a faim ou soif, il ressent un malaise).
- Demander au patient s'il est victime d'illusions provoquées par des ombres, l'éclairage ou des bruits.

**PRIORITÉ N° 2 – Aider le patient et la personne qui en prend soin à faire face à la situation**

- Établir une routine quotidienne structurée, **ce qui diminue les comportements d'errance et réduit le stress imposé à la personne qui prend soin du patient.**
- Inciter le patient à participer aux activités de la famille et aux tâches habituelles, comme de plier les vêtements propres, d'écouter de la musique, de faire des promenades à l'extérieur. **L'activité et l'exercice peuvent réduire l'anxiété et l'agitation.**
- Amener régulièrement le patient aux toilettes.
- Fournir au patient un endroit sécuritaire où il peut errer loin des dangers (tels l'eau chaude, la cuisinière, les escaliers) et des autres patients bruyants. Placer les meubles et les autres éléments du décor **de manière à faciliter l'errance.**
- S'assurer que les portes sont munies d'alarmes et que ces dernières sont en fonction. Installer des verrous difficiles à ouvrir sur les portes et les fenêtres **pour éviter des sorties dangereuses.**
- Orienter le patient dans la réalité le jour comme la nuit. **(Le patient peut être réveillé à tout moment et être incapable de déterminer si c'est le jour ou la nuit.)**
- S'asseoir avec le patient pour lui parler. Allumer la télévision, la radio ou mettre de la musique.
- Éviter les activités trop stimulantes ou l'installation d'un nouveau compagnon de chambre pendant les périodes de repos quand le patient séjourne en établissement.

- Utiliser une alarme à pression sur le lit ou le fauteuil **pour alerter le personnel soignant quand le patient se déplace.**
- Éviter d'utiliser des dispositifs de contention ou d'administrer des sédatifs pour mettre fin au comportement d'errance, **car ces méthodes peuvent augmenter l'agitation, la privation sensorielle et les chutes, et aggraver les comportements d'errance.**
- Affecter les mêmes personnes aux soins du patient, dans la mesure du possible.
- Installer le patient dans une chambre qui se trouve près du poste de surveillance ; vérifier régulièrement où se trouve le patient.

**PRIORITÉ N° 3 – Donner un enseignement visant le mieux-être du patient**

- Préciser les problèmes qui peuvent être corrigés et aider le patient et la personne clé dans sa vie à obtenir l'aide et les ressources dont ils ont besoin. **(Ainsi, ils sont incités à résoudre les problèmes pour améliorer la situation plutôt que de l'accepter telle quelle.)**
- Informer les voisins de l'état du patient et leur demander de communiquer avec la famille ou la police s'ils voient le patient seul à l'extérieur. **L'aide du voisinage peut prévenir ou réduire le risque que le patient se perde ou se blesse.**
- Faire appel aux ressources de la collectivité, comme le service Sécu-Retour de la Société Alzheimer du Canada, **pour faciliter l'identification, le repérage et le retour en toute sécurité d'une personne atteinte d'errance.**
- Aider le patient et la personne clé dans sa vie à élaborer un plan thérapeutique infirmier quand le problème est en progression.
- Adresser le patient aux ressources offertes dans sa collectivité, comme les programmes de soins de jour, les groupes de soutien, etc.

§ Consulter les diagnostics infirmiers suivants : Confusion aiguë, Trouble de la perception sensorielle, Risque d'accident et Risque de chute.

## Données essentielles à consigner

### *Évaluations (initiale et subséquentes)*

- Inscrire les données d'évaluation, notamment les craintes du patient, la participation de la famille et le réseau de soutien, de même que la disponibilité des ressources.

### Planification

- Rédiger le plan thérapeutique infirmier et inscrire le nom de chacun des intervenants.
- Rédiger le plan d'enseignement.

### Application et vérification des résultats

- Noter les réactions du patient et de la personne clé dans sa vie aux interventions, ainsi que les mesures qui ont été prises.
- Noter les objectifs atteints ou les progrès accomplis vers l'atteinte des objectifs.
- Noter les modifications apportées au plan thérapeutique infirmier.

### Plan de congé

- Noter les besoins à long terme du patient et le nom des responsables des mesures à prendre.
- Noter les demandes de consultation.

## Exemples tirés des CRSI (NOC) et des CISI (NIC)

- RÉSULTAT : Maîtrise des risques
- INTERVENTION : Conduite à tenir en cas de fugue

**ESPOIR**

# PERTE D'ESPOIR

*Taxinomie II : Perception de soi – Classe 1 : Conception de soi (00124)*

*[Mode fonctionnel de santé de Gordon : Perception de soi et concept de soi]*

*Diagnostic proposé en 1986*

**DÉFINITION** État subjectif dans lequel une personne ne voit que peu ou pas de solutions ou de choix personnels valables et est incapable de mobiliser ses forces pour son propre compte.

## Facteurs favorisants

- Réduction prolongée des activités entraînant l'isolement
- Affaiblissement ou dégradation de la condition physique
- Stress prolongé; abandon
- Perte de la foi en des valeurs transcendantes ou en Dieu

## Caractéristiques

### DONNÉES SUBJECTIVES

- Indices verbaux (sur un mode dépressif: « je ne peux pas », soupirs); [sentiment que les choses ne peuvent s'améliorer, que son problème ne se résoudra jamais]

### DONNÉES OBJECTIVES

- Passivité, diminution de l'expression verbale
- Diminution de l'intensité affective
- Manque d'initiative
- Baisse de la réaction aux stimuli, [inhibition des fonctions cognitives, difficulté à prendre des décisions, altération des opérations de la pensée; régression]
- Indifférence manifeste (se détourne de la personne qui parle); yeux fermés; haussement d'épaules quand on lui parle
- Perte d'appétit, augmentation ou diminution du sommeil
- Manque de collaboration aux soins, se laisse soigner passivement
- [Repli sur soi]
- [Manque d'intérêt pour les personnes clés dans sa vie (enfants, conjoint)]
- [Crises de colère]

## Résultats escomptés (objectifs) et critères d'évaluation

- Le patient verbalise ses sentiments.
- Le patient utilise des mécanismes d'adaptation pour neutraliser son désespoir.
- Le patient accomplit ses soins personnels et les activités de la vie quotidienne dans la mesure de ses capacités.

- Le patient amorce des changements de comportement en se fixant des objectifs à court terme et en augmentant graduellement leur degré de difficulté.
- Le patient participe aux activités de loisirs de son choix.

## Interventions

### PRIORITÉ Nº 1 – Évaluer les facteurs favorisants

- Passer en revue le profil familial, social et physiologique du patient (antécédents de faibles capacités d'adaptation, troubles de nature familiale, problèmes affectifs, problèmes de langue ou de culture **créant un sentiment d'isolement**, maladie récente ou de longue durée du patient ou d'un membre de sa famille, nombreux traumatismes d'ordre social ou physiologique subis par le patient ou sa famille).
- Analyser la situation familiale, sociale et physiologique actuelle du patient (diagnostic récent de maladie chronique ou mortelle, problèmes de langue ou de culture, absence d'un réseau de soutien, perte récente d'emploi, perte de la foi, récents traumatismes multiples).
- Rechercher les stratégies d'adaptation et les mécanismes de défense utilisés.

### PRIORITÉ Nº 2 – Évaluer le degré de désespoir

- Noter les comportements indiquant que le patient a perdu espoir (voir les caractéristiques précitées).
- Relever les stratégies d'adaptation utilisées dans le passé par le patient. Noter sa perception de leur taux d'efficacité, autrefois et maintenant.
- Observer comment le patient utilise les mécanismes de défense (utiles ou non) : augmentation du sommeil, usage de drogues ou de médicaments, maladie, troubles de l'appétit, déni, oubli, rêverie, inefficacité des tentatives d'organisation, exploitation de sa propre méthode de fixation d'objectifs, régression.

### PRIORITÉ Nº 3 – Aider le patient à reconnaître ses sentiments et à faire face à ses problèmes (comme il les perçoit)

- Établir une relation thérapeutique avec le patient et lui témoigner du respect. **Le patient sent alors qu'il peut parler de ses sentiments en toute confiance, qu'il est compris et écouté.**

- Expliquer en détail toutes les interventions.
- Faire participer le patient à la planification des soins. Répondre à ses questions avec franchise. **Cela favorise l'établissement d'une relation thérapeutique et d'un lien de confiance.**
- Inviter le patient à verbaliser et à explorer ses sentiments et ses perceptions (colère, sentiment d'impuissance, confusion, découragement, isolement, chagrin, etc.).
- Donner à un enfant l'occasion d'exprimer ses sentiments en jouant (par exemple, en fournissant des marionnettes ou du matériel de dessin à un enfant d'âge préscolaire ou en permettant à un adolescent de parler avec ses amis), **ce qui permet de recueillir des renseignements sur ses perceptions et de donner une direction aux stratégies d'adaptation.**
- Parler d'espoir au patient et inciter les personnes clés dans sa vie ainsi que le personnel soignant à se montrer optimistes. **Le patient est parfois incapable de voir les aspects positifs de sa situation.**
- Aider le patient à se fixer des objectifs à court terme; lui proposer des moyens de les atteindre et des mesures à prendre en cas de crise. **On aide ainsi le patient à faire face à la situation par étapes successives, ce qui augmente ses chances de réussite et renforce son sentiment de maîtrise de la situation.**
- Discuter avec le patient des choix qui s'offrent à lui et inventorier avec lui des moyens susceptibles de l'aider à maîtriser la situation. Corriger ses idées fausses.
- Prévenir les situations susceptibles de créer chez le patient un sentiment d'isolement ou d'impuissance.
- Permettre au patient de fixer l'heure, le lieu et la fréquence des séances de thérapie, **afin de lui donner le sentiment de maîtriser la situation.** Faire participer les membres de la famille à la thérapie, au besoin.
- Aider le patient à prendre conscience des choses qu'il peut changer et de celles qu'il ne peut pas changer.
- Inciter le patient à prendre des risques dans des situations où il est susceptible de réussir.
- Guider le patient dans l'adoption de mécanismes d'adaptation qu'il pourra utiliser efficacement **afin de neutraliser son désespoir.**

- Inciter le patient à accroître progressivement et de façon structurée son activité physique, **afin qu'il se sente mieux dans sa peau.**
- Montrer au patient des exercices de relaxation et d'imagerie mentale, et l'inciter à les pratiquer.

**PRIORITÉ N° 4 – Donner un enseignement visant le mieux-être du patient**

- Féliciter le patient lorsqu'il prend des initiatives qui l'aideront à surmonter son désespoir. **On encourage ainsi le patient à persévérer dans ses actions.**
- Sensibiliser le patient et sa famille aux facteurs ou aux situations qui provoquent un sentiment de désespoir. **Ils sont ainsi mieux disposés à les éviter ou à les modifier.**
- Expliquer les premiers signes de désespoir (remise à plus tard, besoin accru de sommeil, réduction de l'activité physique et de la participation aux activités sociales ou familiales) et en discuter avec le patient.
- Aider le patient à intégrer la perte dans sa vie, le cas échéant. **Cela facilite le travail de deuil et lui permet de vider ses émotions.**
- Inciter le patient et sa famille à se créer des réseaux de soutien dans le quartier.
- Aider le patient à prendre conscience de sa dimension spirituelle, à la nourrir et à la cultiver.

§ Consulter le diagnostic infirmier Détresse spirituelle.

- Intégrer le patient à un groupe de soutien avant que la thérapie individuelle prenne fin **pour éviter de causer une interruption dans le processus thérapeutique.**
- Diriger le patient vers d'autres sources d'aide, au besoin (infirmière spécialisée en psychiatrie, psychiatre, travailleur social, etc.).

## Données essentielles à consigner

### *Évaluations (initiale et subséquentes)*

- Inscrire les données d'évaluation, notamment le degré de perturbation, l'utilisation de stratégies d'adaptation et le recours aux réseaux de soutien.

### Planification

- Rédiger le plan thérapeutique infirmier et inscrire le nom de chacun des intervenants.
- Rédiger le plan d'enseignement.

### Application et vérification des résultats

- Noter les réactions du patient aux interventions et à l'enseignement, ainsi que les mesures qui ont été prises.
- Noter les objectifs atteints ou les progrès accomplis vers l'atteinte des objectifs.
- Noter les modifications apportées au plan thérapeutique infirmier.

### Plan de congé

- Inscrire les besoins à long terme du patient ou ses objectifs de changement ainsi que le nom des responsables des mesures à prendre.
- Noter les demandes de consultation.

## Exemples tirés des CRSI (NOC) et des CISI (NIC)

- RÉSULTAT : Maîtrise de la dépression
- INTERVENTION : Insufflation d'espoir

**ESTIME DE SOI**

# DIMINUTION CHRONIQUE DE L'ESTIME DE SOI

*Taxinomie II : Perception de soi – Classe 2 : Estime de soi (00119)*

*[Mode fonctionnel de santé de Gordon : Perception de soi et concept de soi]*

*Diagnostic proposé en 1988 ; révision effectuée en 1996*

**DÉFINITION** Dévalorisation de longue date et entretien de sentiments négatifs vis-à-vis de soi-même ou de ses capacités.

## Facteurs favorisants

- N'ont pas encore été répertoriés
- [Fixation à un stade de développement antérieur]
- [Critiques constantes contre sa personne ou ses capacités pendant son enfance]
- [Vulnérabilité personnelle]
- [Choix de vie perpétuant l'échec; difficulté à bien fonctionner en société ou au travail]
- [Sentiment d'avoir été abandonné par la personne clé; acceptation d'une situation de violence dangereuse à la maison]
- [Troubles physiques ou mentaux chroniques; comportement antisocial]

## Caractéristiques

### DONNÉES SUBJECTIVES (persistantes ou chroniques)

- Autodépréciation se manifestant dans ses propos
- Expression de honte ou de culpabilité
- Sentiment d'être incapable de faire face aux événements
- Tergiversations incessantes; rejet des remarques positives à son égard et amplification des remarques négatives

### DONNÉES OBJECTIVES

- Peur d'essayer de nouvelles choses (persistante ou chronique)
- Échecs fréquents dans sa vie professionnelle et personnelle
- Docilité exagérée et caractère influençable
- Regard fuyant
- Timidité et passivité; indécision
- Besoin exagéré d'être rassuré

## Résultats escomptés (objectifs) et critères d'évaluation

- Le patient se rend compte de ses jugements négatifs face à lui-même.
- Le patient comprend les raisons du problème.
- Le patient participe au programme thérapeutique visant sa revalorisation.

- Le patient adopte des conduites et de nouvelles habitudes visant une meilleure estime de soi.
- Le patient dit avoir une meilleure estime de soi par rapport à sa situation actuelle.
- Le patient rehausse son estime de soi en participant à des activités familiales ou communautaires.

## Interventions

### PRIORITÉ Nº 1 – Évaluer les facteurs favorisants

- Rechercher les facteurs de la situation actuelle qui contribuent à la perturbation de l'estime de soi (par exemple, crise familiale, défigurement, isolement social), et noter l'âge et le niveau de développement du patient.
- Préciser le contenu du monologue intérieur dévalorisant du patient. Noter comment le patient perçoit l'opinion des autres à son sujet.
- Apprécier dans quelle mesure le patient peut trouver du soutien auprès de sa famille ou de la personne clé dans sa vie.
- Décrire la dynamique familiale actuelle et passée.
- Observer le langage corporel (non verbal) du patient (mouvements nerveux, regard fuyant, etc.). **Toute incohérence entre la communication verbale et non verbale doit être clarifiée.**
- Apprécier la participation et la coopération du patient au programme thérapeutique (vérifier, par exemple, s'il prend correctement ses antidépresseurs, ses neuroleptiques, etc.).
- Noter dans quelle mesure le patient désire se faire aider et apporter des changements.
- Prêter attention au concept de soi du patient en relation avec sa culture et ses croyances religieuses.

### PRIORITÉ Nº 2 – Aider le patient à rehausser son estime de soi dans sa situation actuelle

- Établir une relation thérapeutique avec le patient. Se montrer attentive, écouter le patient, le féliciter de ses efforts, entretenir une communication ouverte et recourir aux techniques de l'écoute active et de l'utilisation du « je ». **On crée ainsi un climat de confiance dans lequel le patient peut être ouvert et honnête envers lui-même et l'infirmière.**

- S'occuper des problèmes de santé ou de sécurité pour lesquels le patient consulte.
- Accepter la façon dont le patient perçoit ou voit la situation. Se garder de menacer son estime de soi.
- Amener le patient à prendre conscience que le développement de l'estime de soi n'est pas seulement une question rationnelle; **il doit s'informer et réfléchir au lieu de se contenter d'accepter ou de réagir s'il veut acquérir le respect de lui-même.**
- Discuter avec le patient de la façon dont il se perçoit par rapport à la situation et relever ses idées fausses et ses propos de dénigrement de soi: raisonnement autoréférentiel (le patient croit que les autres ne voient que ses faiblesses et ses limites), filtrage (le patient choisit de ne voir que les choses négatives), dramatisation (le patient s'attend toujours au pire). **Le fait de parler ouvertement de ces questions est propice au changement.**
- Souligner au patient qu'il doit éviter de se comparer aux autres. L'inciter à voir ses points forts.
- Demander au patient de dresser une liste de ses réussites et de ses forces actuelles et passées.
- Utiliser les messages au «je» plutôt que la louange **afin d'aider le patient à cultiver l'estime de soi en s'appuyant sur ses propres forces.**
- Expliquer au patient les effets de ses comportements (intention positive) et les possibilités qui s'offrent à lui et à la personne clé.
- Aider le patient à surmonter son sentiment d'impuissance.

§ Consulter le diagnostic infirmier Sentiment d'impuissance.

- Fixer des limites aux comportements agressifs ou néfastes (passage à l'acte, idées suicidaires, rumination, etc.).
- Se mettre à la place du patient (empathie, et non pitié).
- Féliciter le patient pour ses progrès. **Les renforcements positifs l'amèneront à élaborer des stratégies d'adaptation.**
- Laisser le patient progresser à son propre rythme. **L'adaptation à un changement de l'image de soi dépend de la signification profonde que le patient lui attribue, du degré de perturbation de son mode de vie et de la durée de la maladie ou du problème.**
- Introduire graduellement des expériences quotidiennes propices à l'amélioration du concept de soi du patient **afin de**

**l'aider à faire face aux événements, aux changements et à son sentiment d'impuissance.**

- Inciter le patient à participer à des activités, à faire de l'exercice et à rencontrer des gens **pour qu'il se sente mieux et retrouve son énergie.**

**PRIORITÉ N° 3 – Donner un enseignement visant le mieux-être du patient**

- Discuter des inexactitudes dans la perception de soi du patient avec lui et la personne clé dans sa vie.
- Préparer le patient aux changements ou aux événements prévisibles, dans la mesure du possible.
- Organiser les activités quotidiennes et les activités de soins.
- Souligner l'importance d'une apparence soignée et d'une bonne hygiène personnelle et conseiller le patient, au besoin (par exemple, lui proposer un cours où il apprendra à se mettre en valeur). **Les gens se sentent mieux dans leur peau quand ils ont une apparence soignée.**
- Aider le patient à formuler des objectifs qu'il peut réaliser à court terme. Lui faire des commentaires positifs chaque fois qu'il montre, par ses paroles ou son comportement, qu'il a une meilleure estime de soi. **On augmente ainsi ses chances de réussite et sa motivation à continuer ses efforts.**
- Adresser le patient à un orienteur professionnel ou à un conseiller en placement ; le diriger vers les services d'éducation appropriés **afin de l'aider à développer ses habiletés professionnelles et sociales.**
- L'encourager à participer à des cours, à des activités ou à des loisirs qu'il aime ou qu'il aimerait essayer.
- Insister sur le fait que la situation actuelle n'est qu'une brève période difficile dans la vie du patient et de la personne clé, et insister sur la nécessité de faire des efforts et de recevoir de l'aide **afin de renforcer les nouveaux comportements du patient et de favoriser sa croissance personnelle.**
- Recommander au patient de s'inscrire à des cours **où il apprendra les habiletés nécessaires pour rehausser son estime de soi (séances d'affirmation de soi et de pensée positive, techniques de communication, etc.).**
- Diriger le patient vers un conseiller, un thérapeute, un groupe de soutien en santé mentale ou un autre type de groupe spécialisé, au besoin.

## Données essentielles à consigner

### *Évaluations (initiale et subséquentes)*

- Inscrire les données d'évaluation, notamment les premiers souvenirs de critiques du patient (envers soi et envers les autres) et les échecs qui ont suivi ou ont déclenché le problème.
- Noter les effets de ces événements sur les interactions du patient avec les autres et sur son style de vie.
- Noter les problèmes de santé et de sécurité du patient.
- Noter son degré de motivation à l'égard des changements à apporter.

### *Planification*

- Rédiger le plan thérapeutique infirmier et inscrire le nom de chacun des intervenants.
- Rédiger le plan d'enseignement.

### *Application et vérification des résultats*

- Noter les réactions du patient aux interventions et à l'enseignement, ainsi que les mesures qui ont été prises.
- Noter les objectifs atteints ou les progrès accomplis vers l'atteinte des objectifs.
- Noter les modifications apportées au plan thérapeutique infirmier.

### *Plan de congé*

- Noter les besoins à long terme du patient et le nom des responsables des mesures à prendre.
- Noter les demandes de consultation.

## Exemples tirés des CRSI (NOC) et des CISI (NIC)

- RÉSULTAT : Estime de soi
- INTERVENTION : Amélioration de l'estime de soi

## ESTIME DE SOI

# DIMINUTION SITUATIONNELLE DE L'ESTIME DE SOI

*Taxinomie II: Perception de soi – Classe 2: Estime de soi (00120)*

*[Mode fonctionnel de santé de Gordon: Perception de soi et concept de soi]*

*Diagnostic proposé en 1988; révisions effectuées en 1996 et en 2000*

**DÉFINITION** ▪ Développement d'une perception négative de sa propre valeur en réaction à une situation (à préciser).

## Facteurs favorisants

- Changements liés à une étape de développement (à préciser); [passage d'un stade de développement à un autre, adolescence, vieillesse]
- Perturbation d'une fonction; perturbation de l'image corporelle
- Perte (à préciser) [par exemple, perte de sa santé, d'une partie de son corps, ou de son autonomie fonctionnelle; détérioration de la mémoire, déficit cognitif]
- Changement de rôle social (à préciser)
- Échecs, rejets; manque de reconnaissance, de récompenses; [sentiment d'avoir été abandonné par un proche]
- Comportement en contradiction avec les valeurs

## Caractéristiques

### DONNÉES SUBJECTIVES

- Sentiment que sa valeur personnelle est menacée par la situation présente
- Expression de sentiments d'impuissance et d'incompétence
- Sentiment d'être incapable de faire face aux événements

### DONNÉES OBJECTIVES

- Autodépréciation se manifestant dans ses propos
- Comportement indécis, manque d'affirmation de soi

## Résultats escomptés (objectifs) et critères d'évaluation

- Le patient connaît les facteurs ayant déclenché la situation actuelle.
- Le patient reconnaît les sentiments et la dynamique à la base d'une perception de soi négative.
- Le patient exprime des jugements positifs sur lui-même.
- Le patient adopte des conduites propices à l'amélioration de l'estime de soi.
- Le patient participe aux activités ou au programme thérapeutique visant la correction des facteurs déclenchants de la crise.

## Interventions

### PRIORITÉ N° 1 – Évaluer les facteurs favorisants

- Rechercher les facteurs de la situation actuelle qui contribuent à la perturbation de l'estime de soi (par exemple, crise familiale, défigurement).
- Préciser l'estime de soi de base du patient et l'image qu'il se fait de lui-même sur les plans existentiel, physique et psychologique.
- Apprécier l'intensité de la menace que le patient perçoit en relation avec la crise.
- Évaluer la maîtrise que le patient a (ou a le sentiment d'avoir) sur lui-même et la situation.
- Apprécier la conscience du patient quant à sa responsabilité à l'égard de la situation à surmonter, de sa croissance personnelle, etc.
- Observer la dynamique familiale et le réseau de soutien du patient.
- Être attentive au concept de soi du patient en relation avec sa culture et ses croyances religieuses.
- Noter où le patient situe le pouvoir d'agir et de décider (interne ou externe).

- S'enquérir des stratégies d'adaptation utilisées antérieurement et susceptibles de s'appliquer à l'épisode actuel.
- Noter les attitudes négatives et les propos de dénigrement de soi.
- Observer le langage corporel (non verbal) du patient. **Toute incohérence entre la communication verbale et non verbale doit être clarifiée.**
- Évaluer le risque de comportement autodestructeur ou suicidaire.

§ Consulter le diagnostic infirmier Risque de suicide, au besoin.

- Préciser les stratégies d'adaptation antérieures face à la maladie ou à des événements perturbants de la vie. **(Les stratégies adoptées antérieurement peuvent permettre de prédire les résultats possibles dans la situation actuelle.)**

**PRIORITÉ N° 2 – Aider le patient à faire face à la perte ou au changement et à retrouver son estime de soi**

- Collaborer au traitement du problème sous-jacent, si possible. **Par exemple, dans le cas d'un traumatisme crânien léger, la restructuration cognitive et l'amélioration de la mémoire contribuent souvent à rétablir l'estime de soi du patient.**
- Inviter le patient à exprimer ses sentiments et ses anxiétés. **L'aider à surmonter sa perte.**
- Pratiquer l'écoute active lorsque le patient parle de ses inquiétudes ou de ses pensées négatives, sans passer de commentaires ni porter de jugements.
- Inventorier les forces et les atouts du patient, ainsi que les aspects de sa personne qui peuvent être mis en valeur. Renforcer ses traits positifs, ses capacités, son image de soi.
- Aider le patient à prendre conscience de la part de responsabilité qui lui incombe dans la résolution de la situation actuelle.
- Aider le patient à prendre conscience du pouvoir qu'il a sur la situation ou de son manque de pouvoir.
- Inciter le patient à appliquer les techniques de résolution de problèmes, à élaborer un plan d'action et à se fixer des objectifs. **Ce faisant, on accroît son degré de motivation, ce qui maximise les résultats.**
- Faire sentir au patient qu'on le sait capable de s'adapter à la situation qu'il vit.

- Mobiliser les réseaux de soutien.
- Fournir au patient la possibilité de mettre en pratique de nouvelles stratégies d'adaptation, notamment en lui offrant de plus en plus d'occasions de socialiser.
- Inciter le patient à utiliser les techniques de visualisation, d'imagerie mentale et de relaxation pour acquérir une image positive de lui-même.
- Commenter les comportements indiquant que le patient se déprécie en utilisant le « je » **afin de lui donner un autre point de vue.**
- Inciter le patient à participer à la prise de décisions concernant ses soins, dans la mesure du possible.

**PRIORITÉ N° 3 – Donner un enseignement visant le mieux-être du patient**

- Inciter le patient à planifier des objectifs à long terme afin d'apporter les changements nécessaires à son mode de vie. **Cela accentue l'idée qu'il s'agit d'un processus continu.**
- Appuyer les efforts que fait le patient pour demeurer autonome dans ses activités quotidiennes et pour prendre en charge son régime thérapeutique. **Les personnes sûres d'elles-mêmes sont davantage portées à se percevoir de façon positive et confiante.**
- Conseiller au patient de participer à des séances de thérapie ou de joindre un groupe de soutien, si besoin est.
- Associer la famille élargie ou la personne clé dans la vie du patient à la planification du traitement. **On augmente ainsi les chances qu'elles soutiennent adéquatement le patient.**
- Fournir au patient les informations qui l'aideront à apporter les changements nécessaires.
- Conseiller au patient de participer à des activités communautaires ou de groupe (séances d'affirmation de soi, bénévolat, groupes de soutien, etc.).

## Données essentielles à consigner

### *Évaluations (initiale et subséquentes)*

- Inscrire les données d'évaluation, notamment la crise ayant déclenché le problème, la façon dont le patient la perçoit et dans quelle mesure elle empêche le patient d'avoir le mode de vie ou les relations personnelles souhaités.

### Planification

- Rédiger le plan thérapeutique infirmier et inscrire le nom de chacun des intervenants.
- Rédiger le plan d'enseignement.

### Application et vérification des résultats

- Noter les réactions du patient aux interventions et à l'enseignement, les mesures qui ont été prises et les changements à apporter.
- Noter les objectifs atteints ou les progrès accomplis vers l'atteinte des objectifs.
- Noter les modifications apportées au plan thérapeutique infirmier.

### Plan de congé

- Noter les besoins à long terme du patient et le nom des responsables des mesures à prendre.
- Inscrire les demandes de consultation.

## Exemples tirés des CRSI (NOC) et des CISI (NIC)

- RÉSULTAT : Estime de soi
- INTERVENTION : Amélioration de l'estime de soi

**ESTIME DE SOI**

# RISQUE DE DIMINUTION SITUATIONNELLE DE L'ESTIME DE SOI

*Taxinomie II : Perception de soi – Classe 2 : Estime de soi (00153)*

*[Mode fonctionnel de santé de Gordon : Perception de soi et concept de soi]*

*Diagnostic proposé en 2000*

**DÉFINITION** Risque de développement d'une perception négative de sa propre valeur en réaction à une situation (à préciser).

## Facteurs de risque

- Changements liés à une étape de développement (à préciser)
- Perturbation de l'image corporelle; perturbation d'une fonction (à préciser); perte (à préciser)
- Changement de rôle social (à préciser)
- Antécédents de maltraitance, de négligence ou d'abandon
- Attentes personnelles irréalistes
- Comportement en contradiction avec les valeurs
- Manque de reconnaissance, de récompenses; échecs, rejets
- Diminution du pouvoir, de l'emprise sur son environnement
- Maladie (à préciser)

**Remarque**: Il ne peut y avoir de signes ni de symptômes (caractéristiques) lorsqu'on diagnostique un risque de problème, car celui-ci n'existe pas encore; les interventions infirmières sont donc axées sur la prévention.

## Résultats escomptés (objectifs) et critères d'évaluation

- Le patient connaît les facteurs pouvant déclencher une baisse de l'estime de soi.
- Le patient se voit comme une personne de valeur et importante qui fonctionne bien tant sur le plan interpersonnel que professionnel.
- Le patient montre qu'il a confiance en lui en se fixant des objectifs réalistes et en participant activement aux activités de la vie.

## Interventions

### PRIORITÉ Nº 1 – Évaluer les facteurs favorisants

- Rechercher les facteurs de la situation actuelle qui contribuent à la perturbation de l'estime de soi.
- Préciser l'estime de soi de base du patient et l'image qu'il se fait de lui-même sur les plans existentiel, physique et psychologique.
- Apprécier l'intensité de la menace provenant de la situation actuelle perçue par le patient.

- Évaluer la maîtrise que le patient a (ou a le sentiment d'avoir) sur lui-même et la situation.
- Apprécier la conscience du patient quant à sa responsabilité à l'égard de la situation à surmonter, de sa croissance personnelle, etc.
- Observer la dynamique familiale et le réseau de soutien du patient.
- Noter le concept de soi du patient en relation avec sa culture et ses croyances religieuses.
- Noter les attitudes négatives et les propos de dénigrement de soi, **qui font que le patient perçoit la situation comme désespérée et difficile.**
- Chercher à savoir si le patient exprime des sentiments autodestructeurs ou suicidaires et noter les comportements qui indiquent qu'il a des pensées de ce type.
- Observer le langage corporel (non verbal) du patient. **Toute incohérence entre la communication verbale et non verbale doit être clarifiée.**
- Préciser les stratégies d'adaptation antérieures face à la maladie ou à des événements perturbants de la vie. **(Les stratégies adoptées antérieurement peuvent permettre de prédire les résultats possibles dans la situation actuelle.)**

§ Consulter les diagnostics infirmiers Diminution situationnelle de l'estime de soi et Diminution chronique de l'estime de soi, s'il y a lieu, pour d'autres interventions.

## Données essentielles à consigner

### *Évaluations (initiale et subséquentes)*

- Inscrire les données d'évaluation, notamment les expressions de manque d'estime de soi, et noter les effets des événements sur les interactions du patient avec les autres et sur son style de vie.
- Noter le type et la durée de la situation (problème situationnel ou devenant chronique).

### *Planification*

- Rédiger le plan thérapeutique infirmier et inscrire le nom de chacun des intervenants.
- Rédiger le plan d'enseignement.

### *Application et vérification des résultats*

- Noter les réactions du patient aux interventions et à l'enseignement, les mesures qui ont été prises et les changements à apporter.
- Noter les objectifs atteints ou les progrès accomplis vers l'atteinte des objectifs.
- Noter les modifications apportées au plan thérapeutique infirmier.

### *Plan de congé*

- Noter les besoins à long terme du patient et le nom des responsables des mesures à prendre.
- Inscrire les demandes de consultation.

## Exemples tirés des CRSI (NOC) et des CISI (NIC)

- RÉSULTAT : Estime de soi
- INTERVENTION : Amélioration de l'estime de soi

# FATIGUE

*Taxinomie II : Activité/repos – Classe 3 : Équilibre énergétique (00093)*

*[Mode fonctionnel de santé de Gordon : Activité et exercice]*

*Diagnostic proposé en 1988 ; révision effectuée en 1998 par le groupe de recherche pour le développement et la classification des diagnostics infirmiers (NDEC)*

**DÉFINITION** ■ Sensation accablante et prolongée d'épuisement réduisant la capacité habituelle de travail physique et mental.

## Facteurs favorisants

### *Facteurs psychologiques*

- Stress ; anxiété ; mode de vie ennuyeux ; maladie dépressive

### *Facteurs environnementaux*

- Bruit ; sources d'éclairage ; humidité ; température

### *Facteurs situationnels*

- Emploi ; événements entraînant des conséquences négatives

### *Facteurs physiques*

- Augmentation de l'effort physique ; manque de sommeil
- Grossesse ; maladies ; malnutrition ; anémie
- Mauvais état physique
- [Altération des paramètres biochimiques (ex. : médicaments, sevrage de drogues, chimiothérapie)]

## Caractéristiques

### DONNÉES SUBJECTIVES

- Expression verbale d'un manque d'énergie accablant et constant ; incapacité de poursuivre ses activités habituelles ou de maintenir le degré d'activité physique habituel

- Sentiment d'avoir besoin d'un supplément d'énergie pour accomplir les activités courantes ; besoin de repos accru
- Lassitude ; incapacité de rétablir le degré d'énergie même après une période de sommeil
- Sentiment de culpabilité devant l'incapacité d'assumer ses responsabilités
- Baisse de la libido
- Plaintes plus fréquentes de problèmes d'ordre physique

### DONNÉES OBJECTIVES

- Léthargie ou apathie ; somnolence
- Difficulté à se concentrer
- Perte d'intérêt pour l'entourage, introversion
- Baisse de rendement, [risque d'accident]

## Résultats escomptés (objectifs) et critères d'évaluation

- Le patient se sent plus énergique.
- Le patient trouve les causes de sa fatigue et des solutions personnelles à son problème.
- Le patient accomplit les activités de la vie quotidienne.
- Le patient participe aux activités qu'il désire dans la mesure de ses capacités.
- Le patient collabore au plan de traitement recommandé.

## Interventions

### PRIORITÉ N° 1 – Évaluer les facteurs favorisants

- Noter les médicaments utilisés par le patient. La fatigue est un effet secondaire des bêtabloquants et de la chimiothérapie.
- Noter la présence de problèmes de santé physique ou mentale (sclérose en plaques, lupus, douleur chronique, hépatite, sida, dépression majeure, anxiété, etc.).
- Prendre note du stade de la maladie, de l'état nutritionnel et du bilan hydrique du patient.
- Apprécier la capacité du patient de participer à des activités et noter son degré de mobilité.
- Noter les caractéristiques des troubles du sommeil chez le patient, le cas échéant.

- Noter les changements dans les habitudes de vie, l'accroissement des responsabilités ou des exigences des autres, les conflits au travail, etc.
- Recueillir des données sur les facteurs psychologiques et les traits de personnalité susceptibles d'influer sur la sensation de fatigue.
- Recueillir des données sur les croyances du patient quant aux causes de la fatigue et aux moyens de la soulager.
- Évaluer dans quelle mesure le refus d'agir provient d'un sentiment acquis d'impuissance, ce qui contribuerait à perpétuer le cycle fatigue – trouble de fonctionnement – anxiété – fatigue.

**PRIORITÉ N° 2 – Déterminer le degré de fatigue et son incidence sur la vie du patient**

- Utiliser un test pour mesurer le degré de fatigue (l'échelle de Piper, par exemple) **afin de recueillir des données sur les signes de fatigue, son intensité, sa durée et sa signification émotionnelle.**
- Noter les moments de la journée où le patient se sent le plus et le moins énergique. **Cette précision peut aider à déterminer les moments les plus propices aux différentes activités.**
- Discuter avec le patient des changements et des limites que sa fatigue entraîne dans son mode de vie.
- Poser des questions au parent ou au soignant concernant des changements précis survenus chez un enfant ou une personne âgée, **car ces patients peuvent être incapables d'exprimer leurs sentiments et de rapporter des renseignements importants.**
- Inventorier les services et les réseaux de soutien auxquels le patient peut recourir, et noter ceux qu'il utilise.
- Vérifier si le patient reçoit l'assistance et les aides techniques dont il a besoin.
- Mesurer la réaction physiologique du patient à l'activité (modification de la pression artérielle, de la fréquence cardiaque et respiratoire, etc.).

**PRIORITÉ N° 3 – Aider le patient à réagir efficacement à la fatigue tout en respectant ses capacités**

- Admettre que la fatigue dont se plaint le patient est réelle et qu'elle a des répercussions sur sa qualité de vie (**par exemple, le patient atteint de sclérose en plaques est**

**plus sujet à la fatigue intense après une dépense énergétique minimale et a besoin d'une période de récupération prolongée ; de même, le patient ayant souffert de la poliomyélite accumule rapidement de la fatigue s'il ne se ménage pas et s'il ne se repose pas dès que la fatigue commence à se faire sentir).**

- Fixer des objectifs d'activité réalistes en accord avec le patient, **afin d'accroître sa motivation à l'égard des résultats souhaités.**
- Prévoir des périodes de repos dans le plan thérapeutique infirmier.
- Organiser l'horaire des activités en les fixant aux moments où le patient se sent le plus énergique, **afin d'accroître sa participation.**
- Faire participer le patient et la personne clé dans sa vie à la planification de l'horaire de soins.
- Inciter le patient à faire tout ce qu'il peut (accomplir ses soins personnels, marcher, se lever seul du fauteuil, etc.).
- Montrer au patient des façons de ménager son énergie (accomplir les activités de la vie quotidienne en position assise plutôt que debout, rassembler tout le matériel nécessaire avant de commencer l'activité, etc.).
- Compléter les soins personnels du patient, au besoin.
- Garder le lit en position basse et désencombrer la pièce afin de faciliter les déplacements du patient.
- Fournir au patient l'aide dont il a besoin pour marcher.
- Organiser le milieu environnant de façon à réduire la fatigue. **La température et le degré d'humidité ont un lien avec l'épuisement (surtout chez les patients atteints de sclérose en plaques).**
- Fournir des activités de loisirs en évitant toutefois l'excès ou l'insuffisance de stimulation (sur les plans cognitif et sensoriel). **Les troubles de l'attention peuvent réduire la capacité de ne pas se laisser distraire par d'autres stimuli.**
- Indiquer au patient divers moyens de favoriser un sommeil reposant.

§ Consulter le diagnostic infirmier Habitudes de sommeil perturbées.

- Montrer au patient des techniques de maîtrise du stress, si besoin est (visualisation, relaxation, rétroaction biologique, etc.).
- Diriger le patient vers un physiothérapeute ou un ergothérapeute qui lui fournira un programme quotidien d'activités

et d'exercices **afin de maintenir ou d'accroître la force et le tonus musculaires et d'améliorer son bien-être.**

**PRIORITÉ N° 4 – Donner un enseignement visant le mieux-être du patient**

- Discuter avec le patient du programme thérapeutique qu'on a prescrit pour son problème sous-jacent (maladie physique ou psychologique, par exemple). Aider le patient et la personne clé dans sa vie à comprendre le lien qui existe entre ce problème et la fatigue.
- Élaborer avec le patient et la personne clé dans sa vie un plan d'activités et d'exercices qui respecte les capacités du patient. Souligner la nécessité d'allouer assez de temps pour terminer chacune des activités.
- Montrer au patient comment mesurer sa réaction à l'effort et lui expliquer les signes et les symptômes **qui indiquent la nécessité d'un changement de degré d'activité.**
- Inciter le patient à appliquer des mesures de santé globales (alimentation équilibrée, apport liquidien adéquat, suppléments de vitamines ou de fer, etc.).
- Fournir le supplément d'oxygène prescrit si le patient souffre d'anémie ou d'hypoxémie. **Ces troubles réduisent l'oxygène disponible pour les cellules et contribuent à la fatigue.**
- Recommander au patient d'établir un ordre de priorité dans ses objectifs et ses activités et d'apprendre à dire « non » **afin de l'amener à développer sa confiance en soi.**
- Expliquer au patient les manifestations du syndrome de l'épuisement professionnel (*burnout*), le cas échéant.
- Rechercher avec le patient des stratégies d'adaptation appropriées. **Cette tâche l'aidera à se sentir maître de la situation et à augmenter son estime de soi.**
- Inventorier les groupes de soutien et les services communautaires auxquels le patient peut recourir.
- Diriger le patient vers un service de counseling ou de psychothérapie, au besoin.
- Obtenir des services d'aide susceptibles de répondre aux besoins quotidiens du patient (popote roulante, services d'aide ménagère à domicile, etc.).

## Données essentielles à consigner

### *Évaluations (initiale et subséquentes)*

- Noter les manifestations de fatigue et autres données d'évaluation.
- Noter le degré d'affaiblissement du patient et les répercussions de la fatigue sur son mode de vie.
- Noter les attentes du patient et de la personne clé dans sa vie à l'égard des capacités et de la maladie du patient.

### *Planification*

- Rédiger le plan thérapeutique infirmier et inscrire le nom de chacun des intervenants.
- Rédiger le plan d'enseignement.

### *Application et vérification des résultats*

- Noter les réactions du patient aux interventions et à l'enseignement, ainsi que les mesures qui ont été prises.
- Noter les objectifs atteints ou les progrès accomplis vers l'atteinte des objectifs.
- Noter les modifications apportées au plan thérapeutique infirmier.

### *Plan de congé*

- Inscrire les besoins du patient à sa sortie, le plan de soins, les mesures à prendre et le nom des responsables de ces mesures.

## Exemples tirés des CRSI (NOC) et des CISI (NIC)

- RÉSULTAT : Endurance
- INTERVENTION : Limitation de la dépense énergétique

**FAUSSE ROUTE**

# RISQUE DE FAUSSE ROUTE (risque d'aspiration)

*Taxinomie II : Sécurité/protection – Classe 2 : Lésions (00039)*

*[Mode fonctionnel de santé de Gordon : Nutrition et métabolisme]*

*Diagnostic proposé en 1988*

**DÉFINITION** ■ Risque d'inhaler des sécrétions gastriques ou oropharyngées, des solides ou des liquides dans la trachée et les bronches [à cause d'une dysfonction ou de l'absence des mécanismes de protection normaux].

## Facteurs de risque

- Diminution du degré de conscience
- Inhibition de la toux et du réflexe pharyngé
- Problèmes de déglutition [parce que l'épiglotte et les cordes vocales ne peuvent bouger pour fermer la trachée]
- Intervention chirurgicale ou traumatisme au visage, à la bouche ou au cou ; mâchoires immobilisées par des fils métalliques
- Situation où il est contre-indiqué de surélever le haut du corps (faiblesse, paralysie)
- [Hernie hiatale ou autre maladie de l'œsophage touchant les valvules de l'estomac]
- Retard de la vidange gastrique ; diminution du transit gastro-intestinal ; augmentation de la pression intragastrique ; augmentation du contenu résiduel de l'estomac
- Trachéostomie ou intubation endotrachéale ; [ballonnet de la sonde trop gonflé ou mal gonflé]
- Intubation gastro-intestinale ; gavage ou administration rapide de médicaments

**Remarque** : Il ne peut y avoir de signes ni de symptômes (caractéristiques) lorsqu'on diagnostique un risque de problème, car celui-ci n'existe pas encore ; les interventions infirmières sont donc axées sur la prévention.

## Résultats escomptés (objectifs) et critères d'évaluation

- Le patient n'inhale aucune substance : respiration silencieuse, bruits respiratoires normaux et sécrétions claires et inodores.
- Le patient connaît les facteurs favorisants ou les facteurs de risque.
- Le patient maîtrise les techniques visant la prévention ou le traitement de la fausse route.

## Interventions

### PRIORITÉ Nº 1 – Évaluer les facteurs favorisants

- Noter le degré de conscience du patient et tout déficit cognitif.
- Préciser le degré de faiblesse neuromusculaire (syndrome de Guillain et Barré, sclérose latérale amyotrophique, etc.) en tenant compte, le cas échéant, des groupes de muscles touchés, du degré d'affaiblissement et de la nature de la faiblesse (aiguë ou chronique).
- Mesurer la quantité de sécrétions pulmonaires.
- Décrire la consistance des sécrétions pulmonaires ainsi que la force des réflexes pharyngé et tussigène.
- Vérifier s'il y a œdème au cou ou au visage après une intervention chirurgicale à la tête ou au cou, ou si la trachée ou les bronches sont atteintes (brûlures à la partie supérieure du torse, brûlure chimique).
- Rédiger des notes d'observation précises sur l'alimentation par voie digestive, étant donné les risques de régurgitation et de mauvaise mise en place de la sonde.
- Recueillir des données sur les habitudes de vie du patient (consommation d'alcool, de tabac et d'autres drogues altérant le degré de conscience et influant sur les muscles servant au réflexe pharyngé et à la déglutition).

### PRIORITÉ Nº 2 – Aider le patient à corriger les facteurs qui peuvent entraîner la fausse route (aspiration)

- Vérifier l'emploi du masque à oxygène chez les patients qui risquent de vomir. (Ne pas utiliser le masque à oxygène pour les patients comateux.)
- Laisser des ciseaux ou une pince coupante en permanence au chevet du patient ayant les mâchoires immobilisées par des fils métalliques ou portant des bandages à la mâchoire **afin de lui permettre de couper les fils ou de relâcher la tension des bandes en cas d'urgence.**
- Garder un appareil d'aspiration en bon état au chevet du patient.
- Aspirer les sécrétions de la cavité buccale, du nez et du tube de trachéostomie ou de la canule trachéale, au besoin. Éviter de déclencher une réaction nauséeuse en procédant à l'aspiration ou aux soins buccodentaires.
- Aider le patient à exécuter le drainage postural **afin de rendre mobiles les sécrétions épaisses entravant la déglutition.**

- Ausculter souvent les bruits respiratoires (surtout si le patient tousse fréquemment ou ne tousse pas du tout), **afin de déceler la présence de sécrétions ou une fausse route (aspiration) silencieuse.**
- Surélever la tête du lit le plus haut possible lorsque le patient mange et boit et lors des gavages.
- Donner au patient des aliments mous (comme des plats en sauce, des poudings, des ragoûts).
- Inciter le patient à manger lentement et à mâcher longuement.
- Donner au patient des aliments semi-solides ; éviter les purées (qui accroissent les risques de fausse route) et les aliments qui engendrent des mucosités (lait) **afin de favoriser l'effort de déglutition.**
- Donner au patient des liquides assez chauds ou très froids. Ajouter des agents épaississants aux liquides, si besoin est. **La déglutition se fait en partie par l'activation des thermorécepteurs de la bouche.**
- S'abstenir de faire descendre les aliments solides avec des liquides.
- S'assurer que la sonde d'alimentation est bien placée.
- Mesurer le contenu résiduel de l'estomac, au besoin, **afin d'éviter la suralimentation.**
- Déterminer la meilleure position pour le nourrisson ou l'enfant (par exemple, en surélevant la tête du lit à 30° et en plaçant l'enfant sur le côté droit après qu'il a mangé **parce que la position verticale favorise le dégagement des voies respiratoires et que le fait d'être tourné sur le côté droit diminue le risque d'écoulement dans la trachée**).
- Administrer les médicaments oraux sous forme d'élixir ou écraser les comprimés, au besoin.
- Adresser le patient à un orthophoniste, **afin qu'il lui prescrive des exercices de renforcement de la musculature et des méthodes visant à améliorer la déglutition.**

### PRIORITÉ N° 3 – Donner un enseignement visant le mieux-être du patient

- Passer en revue les facteurs de risque ou d'aggravation s'appliquant au patient.
- Informer le patient des effets de la fausse route (aspiration) sur les poumons.

- Informer le patient des mesures de sécurité à prendre lors de l'alimentation par voie buccale ou par sonde.

§ Consulter le diagnostic infirmier Trouble de la déglutition.

- Montrer au patient ou à un membre de sa famille (si possible) la technique d'aspiration des sécrétions, surtout si le patient a des sécrétions buccales constantes ou abondantes, **afin d'assurer la sécurité du patient et d'accroître son autonomie.**
- Demander au patient d'éviter les facteurs susceptibles d'augmenter la pression intra-abdominale (vêtements serrés, effort, exercices fatigants, etc.), **ce qui peut ralentir la digestion et augmenter le risque de régurgitation.**

## Données essentielles à consigner

### *Évaluations (initiale et subséquentes)*

- Inscrire les données d'évaluation susceptibles de constituer des facteurs de risque de fausse route (aspiration).
- Noter la position de la sonde gastrique et les données physiques observées.

### *Planification*

- Noter les interventions visant à prévenir l'aspiration ou à réduire les facteurs de risque et inscrire le nom de chacun des intervenants.

### *Application et vérification des résultats*

- Inscrire les réactions du patient aux interventions et à l'enseignement, ainsi que les mesures qui ont été prises.
- Noter les aliments et les liquides que le patient avale facilement et ceux qu'il avale avec difficulté.
- Noter la quantité et la fréquence des ingesta.
- Noter les objectifs atteints ou les progrès accomplis vers l'atteinte des objectifs.
- Noter les modifications apportées au plan thérapeutique infirmier.

### *Plan de congé*

- Inscrire les besoins à long terme du patient et le nom des responsables des mesures à prendre.

## Exemples tirés des CRSI (NOC) et des CISI (NIC)

- RÉSULTAT : Maîtrise des risques
- INTERVENTION : Prévention des fausses routes (de l'aspiration)

# HYPERTHERMIE

*Taxinomie II : Sécurité/protection – Classe 6 : Thermorégulation (00007)*

*[Mode fonctionnel de santé de Gordon : Nutrition et métabolisme]*

*Diagnostic proposé en 1986*

**DÉFINITION** ■ **Élévation de la température corporelle au-dessus des limites de la normale.**

## Facteurs favorisants

- Exposition à un milieu chaud ; vêtements inadéquats
- Effort violent ; déshydratation
- Incapacité totale ou partielle de transpirer
- Prise de médicaments ou anesthésie
- Augmentation du métabolisme ; maladie ou traumatisme

## Caractéristiques

### DONNÉES SUBJECTIVES

- [Céphalées]

### DONNÉES OBJECTIVES

- Augmentation de la température corporelle au-dessus de la normale
- Peau rouge, chaude au toucher
- Augmentation de la fréquence respiratoire, tachycardie ; [pression artérielle instable]
- Convulsions ; [rigidité musculaire ou contractions involontaires de faisceaux musculaires]
- [Confusion]

## Résultats escomptés (objectifs) et critères d'évaluation

- Le patient ne présente aucun signe de complications (lésion cérébrale ou neurologique irréversible, insuffisance rénale aiguë, etc.).
- Le patient connaît les causes sous-jacentes à l'hyperthermie ou les facteurs d'influence, l'envergure du traitement ainsi que les signes et les symptômes exigeant une évaluation plus approfondie ou une intervention.
- Le patient mesure avec précision sa température corporelle.
- Le patient applique des mesures favorisant la normothermie.
- Le patient n'a pas de convulsions.
- La température centrale du corps est dans les limites de la normale.

## Interventions

### PRIORITÉ N° 1 – Évaluer les facteurs favorisants

- Relever les causes sous-jacentes : production excessive de chaleur (hyperthyroïdie ou hyperthermie maligne) ; mauvaise dispersion de la chaleur (insolation, déshydratation ou dysfonction du système nerveux autonome secondaire à une section complète de la moelle) ; dysfonctionnement de l'hypothalamus (infection du système nerveux central, lésion cérébrale ou surdose médicamenteuse) ; infection.
- Noter l'âge du patient et son stade de développement. **Les très jeunes enfants sont particulièrement sujets aux coups de chaleur. Par ailleurs, certaines personnes sont incapables de reconnaître les symptômes de l'hyperthermie et d'y réagir.**

### PRIORITÉ N° 2 – Évaluer le degré d'hyperthermie et ses effets

- Prendre la température centrale. **Les températures rectale et tympanique donnent l'estimation la plus juste de la température centrale ; on peut toutefois prendre la température abdominale chez le nouveau-né prématuré.**
- Noter le degré de conscience et d'orientation, les réactions aux stimuli, la réaction pupillaire, la présence de postures inhabituelles ou de convulsions **afin d'évaluer la réaction neurologique.**
- Prendre note de la pression artérielle et des paramètres hémodynamiques d'examens effractifs, le cas échéant (pression

artérielle moyenne, pression veineuse centrale, pression artérielle pulmonaire ou pression capillaire pulmonaire). **Il peut se produire à la fois une hypertension centrale et une hypotension périphérique ou orthostatique.**

- Mesurer la fréquence et le rythme cardiaques. **Des arythmies et des variations dans l'électrocardiogramme peuvent survenir à cause d'un déséquilibre électrolytique, de la déshydratation, de l'action spécifique des catécholamines ou des effets directs de l'hyperthermie sur le sang et les tissus cardiaques.**
- Noter les caractéristiques de la respiration. **On peut noter une hyperventilation au début, puis l'effort ventilatoire peut ensuite être entravé par des convulsions ou une augmentation du métabolisme basal (choc et acidose).**
- Rechercher les bruits adventices tels que les craquements (râles) par l'auscultation des bruits respiratoires.
- Mesurer et noter tous les excreta : urine **(l'hypotension, la déshydratation, un choc et la nécrose des tissus peuvent provoquer une oligurie et une insuffisance rénale)** ; vomissements et diarrhée **(qui augmentent les pertes hydro-électrolytiques)** ; plaies et fistules ; pertes insensibles.
- Noter la présence ou l'absence de transpiration lorsque l'organisme transfère sa chaleur au milieu ambiant par évaporation, radiation ou conduction et convection. **L'évaporation est diminuée par une forte humidité et une température ambiante élevée, ainsi que par l'incapacité de transpirer ou un dysfonctionnement des glandes sudoripares (syndrome de section complète de la moelle, fibrose kystique, déshydratation, vasoconstriction, etc.).**
- Étudier les résultats des examens de laboratoire : gaz artériels, dosages des électrolytes et des enzymes cardiaques et hépatiques **(qui peuvent révéler une dégénérescence des tissus)**, glycémie, analyses d'urine **(la nécrose des tissus peut entraîner une myoglobinurie, une protéinurie et une hémoglobinurie)**, coagulogramme **(qui peut révéler une coagulation intravasculaire disséminée).**

**PRIORITÉ Nº 3 – Collaborer à l'application des mesures visant à réduire la température corporelle et à rétablir le fonctionnement organique normal**

- Administrer les antipyrétiques prescrits par voie orale ou rectale (aspirine, acétaminophène, etc.).

- Refroidir la surface de la peau par les mesures suivantes : découvrir le patient **(déperdition de chaleur par radiation et conduction)** ; garder la pièce fraîche ou utiliser un ventilateur **(déperdition de chaleur par convection)** ; donner des bains d'eau tiède ou fraîche ou humecter avec de l'alcool **(déperdition de chaleur par évaporation et conduction)** ; placer des sacs de glace près de l'aine et des aisselles **(parce que ce sont des zones de forte circulation sanguine)** ; utiliser une couverture réfrigérante. **En pédiatrie, on préférera un bain d'eau tiède à la friction à l'alcool, qu'on ne pratique plus parce qu'elle peut accroître la constriction des vaisseaux périphériques et la dépression du système nerveux central (bouffées de chaleur) ; le bain d'eau tiède est également préférable aux bains ou aux immersions dans l'eau glacée, qui peuvent augmenter les frissons et, par conséquent, l'hyperthermie.** Dans les cas d'hyperthermie maligne, on peut procéder au lavage des cavités corporelles avec de l'eau glacée **afin d'abaisser la température centrale.**
- Administrer les médicaments anticonvulsivants et myorelaxants prescrits (chlorpromazine, diazépam, etc.) **afin de maîtriser les tremblements et de prévenir les convulsions.**
- Administrer une oxygénothérapie complémentaire **afin de compenser la consommation accrue d'oxygène.**
- Envelopper les membres avec des serviettes de bain pendant l'emploi d'une couverture réfrigérante **afin de réduire les frissons.**
- Débrancher la couverture réfrigérante lorsque la température centrale n'est plus qu'à 1 ou 2 °C de la température désirée. **La température continue à baisser toute seule.**
- Assurer la sécurité du patient par les mesures suivantes : maintenir la liberté des voies aériennes ; matelasser les ridelles ; protéger la peau contre le froid si une couverture réfrigérante est utilisée ; observer les mesures de sécurité requises pour la manipulation du matériel, etc.
- Administrer les médicaments prescrits **pour le traitement des causes sous-jacentes** : antibiotiques (**infection**), myorésolutifs à action centrale (**hyperthermie maligne**) ou adrénolytiques bêta (**basedowisme aigu**).
- Remplacer les pertes de liquides et d'électrolytes, selon l'ordonnance, **afin de maintenir le volume sanguin circulant et l'irrigation tissulaire.**

- Recommander au patient de garder le lit **afin de réduire ses besoins métaboliques et sa consommation d'oxygène.**
- Donner une diète à forte teneur énergétique par voie orale, par gavage ou par alimentation parentérale **afin de répondre aux besoins métaboliques accrus du patient.**

**PRIORITÉ Nº 4 – Donner un enseignement visant le mieux-être du patient**

- Revenir sur les causes précises de l'hyperthermie : processus morbide sous-jacent (basedowisme aigu, etc.), facteurs environnementaux (insolation, etc.), suites d'une anesthésie (hyperthermie maligne).
- Dresser une liste des facteurs sur lesquels le patient peut agir, le cas échéant. **Il peut corriger un processus morbide sous-jacent avec des médicaments visant à équilibrer la sécrétion thyroïdienne ; il peut se protéger contre une trop longue exposition à la chaleur (vêtements adéquats, baisse d'activités, sorties seulement aux heures où la température est plus fraîche) ; il peut s'enquérir de ses antécédents familiaux (l'hyperthermie maligne qui suit une anesthésie est souvent un trait familial).**
- Expliquer au patient qu'il est important d'augmenter son apport liquidien **afin de prévenir la déshydratation.**
- Indiquer au patient les signes et les symptômes de l'hyperthermie (rougeur de la peau, élévation de la température corporelle, augmentation des fréquences respiratoire et cardiaque), **afin qu'il sache reconnaître une hyperthermie** exigeant une intervention rapide.
- Recommander au patient d'éviter les bains chauds et les saunas, si sa situation l'exige **(patient souffrant d'une maladie cardiaque, femme enceinte si le développement du fœtus risque d'être atteint ou si le travail cardiaque de la mère risque d'être augmenté).**

## Données essentielles à consigner

### *Évaluations (initiale et subséquentes)*

- Noter les données d'évaluation, notamment la température, les signes vitaux et l'état mental.

### *Planification*

- Rédiger le plan thérapeutique infirmier et inscrire le nom de chacun des intervenants.
- Rédiger le plan d'enseignement.

### *Application et vérification des résultats*

- Noter les réactions du patient aux interventions et à l'enseignement, ainsi que les mesures qui ont été prises.
- Noter les objectifs atteints ou les progrès accomplis vers l'atteinte des objectifs.
- Noter les modifications apportées au plan thérapeutique infirmier.

### *Plan de congé*

- Inscrire les demandes de consultation et le nom des responsables des mesures à prendre.

## Exemples tirés des CRSI (NOC) et des CISI (NIC)

- RÉSULTAT : Thermorégulation
- INTERVENTION : Régulation de la température

# HYPOTHERMIE

*Taxinomie II : Sécurité/protection – Classe 6 : Thermorégulation (00006)*

*[Mode fonctionnel de santé de Gordon : Nutrition et métabolisme]*

*Diagnostic proposé en 1986 ; révision effectuée en 1988*

**DÉFINITION** Réduction de la température corporelle au-dessous des limites de la normale.

## Facteurs favorisants

- Exposition à un milieu frais ou froid [séjour prolongé à l'extérieur (chez un sans-abri, par exemple), immersion dans l'eau froide, hypothermie provoquée, circulation extracorporelle]
- Vêtements inadéquats
- Évaporation cutanée dans un milieu frais

- Incapacité de grelotter ou réduction du frissonnement
- Vieillesse [ou très jeune âge]
- Maladie ou traumatisme [débilitants], lésion de l'hypothalamus
- Malnutrition ; ralentissement du métabolisme ; inactivité
- Consommation d'alcool ; prise de médicaments [ou surdose de drogues ou de médicaments] causant une vasodilatation

## Caractéristiques

### DONNÉES OBJECTIVES

- Baisse de la température corporelle au-dessous de la normale
- Frissons ; horripilation (chair de poule)
- Peau froide
- Pâleur
- Remplissage capillaire lent ; lit unguéal cyanosé
- Hypertension ; tachycardie
- [Température centrale de 35 °C : tachypnée, confusion légère, frissons]
- [Température centrale de 35 à 34 °C : bradycardie ou tachycardie, hyperexcitabilité du myocarde ou arythmies, rigidité musculaire, grelottements, léthargie ou confusion, coordination réduite]
- [Température centrale de 34 à 30 °C : hypoventilation, bradycardie, rigidité généralisée, acidose métabolique, coma]
- [Température centrale de 30 °C : pas de signes vitaux apparents, non-réaction de la fréquence cardiaque au traitement médicamenteux, coma, cyanose, pupilles dilatées, apnée, absence de réflexes, absence de frissons (apparence de mort)]

## Résultats escomptés (objectifs) et critères d'évaluation

- Le patient ne souffre d'aucune des complications suivantes : insuffisance cardiaque, infection pulmonaire, insuffisance respiratoire, phénomène thromboembolique.
- Le patient connaît les causes sous-jacentes ou les facteurs d'influence sur lesquels il peut agir.

- Le patient comprend les interventions visant la prévention de l'hypothermie.
- Le patient mesure avec précision sa température corporelle.
- Le patient applique des mesures favorisant la normothermie.
- La température centrale est dans les limites de la normale.

## Interventions

### PRIORITÉ Nº 1 – Évaluer les facteurs favorisants

- Relever les causes sous-jacentes (exposition au froid, immersion dans l'eau froide, anesthésie préopératoire, plaie ouverte, éviscération, transfusion rapide de plusieurs unités de sang froid, traitement contre l'hyperthermie).
- Noter les facteurs déterminants : âge du patient (nouveau-né prématuré, enfant, personne âgée) ; problèmes médicaux concomitants ou coexistants (lésion du tronc cérébral, immersion dans l'eau froide, septicémie, hypothyroïdie, intoxication éthylique, etc.) ; régime alimentaire ; habitudes de vie, rapports sociaux (personne âgée isolée, patient souffrant d'un déficit cognitif et vivant seul, etc.).

### PRIORITÉ Nº 2 – Prévenir une baisse plus prononcée de la température corporelle

- Enlever les vêtements mouillés. Veiller à ce que les solutions d'antiseptiques ou d'irrigation ne s'accumulent pas sous le patient en salle d'opération.
- Envelopper le patient dans des couvertures chaudes ou le vêtir chaudement. **S'il s'agit d'un patient qu'on installe pour une intervention chirurgicale, ne laisser à découvert que le champ opératoire.**
- Exclure l'usage des lampes chauffantes et des bouillottes. **(Le réchauffement de surface peut causer un choc de réchauffement dû à la vasodilatation superficielle.)**
- Donner au patient des liquides chauds s'il est capable d'avaler.
- Réchauffer le sang à transfuser, au besoin.
- Éliminer les courants d'air dans la pièce.

### PRIORITÉ Nº 3 – Évaluer les effets de l'hypothermie

- Mesurer la température centrale avec un thermomètre conçu pour les basses températures (moins de 34 °C).

- Apprécier l'effort respiratoire du patient. **La fréquence et le volume courant sont réduits lorsque la vitesse du métabolisme est diminuée et qu'il y a acidose respiratoire.**
- Rechercher la présence de bruits adventices en auscultant les poumons. **L'œdème pulmonaire, l'infection des voies respiratoires et l'embolie pulmonaire sont des complications possibles de l'hypothermie.**
- Mesurer la fréquence et le rythme cardiaques. **L'hypothermie réduit le fonctionnement du stimulateur cardiaque naturel et peut entraîner une bradycardie (l'atropine est sans effet), une fibrillation auriculaire, un bloc auriculoventriculaire et une tachycardie ventriculaire. Quant à la fibrillation ventriculaire, elle se produit généralement lorsque la température centrale est de 28 °C ou moins.**
- Noter la présence d'hypotension. **Elle peut être provoquée par la vasoconstriction et la transsudation des liquides à travers les capillaires lésés par le froid.**
- Mesurer la diurèse. **Un faible débit sanguin et une diurèse osmotique hypothermique peuvent entraîner une oligurie ou une insuffisance rénale.**
- Relever les effets de l'hypothermie sur le système nerveux central (changements d'humeur, léthargie, amnésie, insensibilité totale, etc.) et périphérique (paralysie à 31 °C, pupilles dilatées à 30 °C, tracé plat de l'électroencéphalogramme à 20 °C).
- Étudier les résultats des examens de laboratoire : gaz artériels **(acidose respiratoire et métabolique)**, dosages des électrolytes, numération globulaire **(augmentation de l'hématocrite, diminution du nombre de globules blancs)**, dosages des enzymes cardiaques **(un déséquilibre électrolytique, la libération de catécholamines en réaction au froid, l'hypoxie ou l'acidose peuvent provoquer un infarctus du myocarde)**, coagulogramme, glycémie, profil pharmacologique **(effets cumulatifs des médicaments)**.

### PRIORITÉ Nº 4 – Rétablir la température normale du corps et le fonctionnement normal de l'organisme

- Collaborer aux mesures visant à favoriser le réchauffement en profondeur du milieu interne : administration de solutés intraveineux chauds, lavage des cavités du corps avec des solutions chaudes (lavage gastrique, péritonéal, vésical) ou circulation extracorporelle, au besoin.

- Réchauffer le patient à un rythme maximal de 1 °C par heure **afin de prévenir une brusque vasodilatation, une augmentation des besoins métaboliques du cœur et de l'hypotension (état de choc dû au réchauffement).**
- Réchauffer la surface corporelle : emmitoufler le patient dans des couvertures chaudes, l'installer dans une pièce chaude ou près d'une source de chaleur radiante ou utiliser des appareils chauffants électroniques. Couvrir la tête, le cou et le thorax du patient, en laissant au besoin les membres découverts **afin de maintenir la vasoconstriction périphérique. Il ne faut pas procéder au réchauffement de surface avant le réchauffement du milieu interne dans les cas d'hypothermie grave, car on peut provoquer une nouvelle baisse de température en déviant le sang froid vers le cœur et créer en plus un choc de réchauffement dû à la vasodilatation superficielle.**
- Changer le patient de position, appliquer des lotions ou des lubrifiants et veiller à ce que la surface cutanée ne soit pas en contact direct avec l'appareil de chauffage ou la couverture chauffante **afin de protéger la peau et les tissus. Une circulation altérée peut entraîner de graves lésions tissulaires.**
- Créer un climat de calme autour du patient.
- Déplacer le patient doucement. **Des mouvements brusques peuvent provoquer une fibrillation si le cœur est hypothermique.**
- Procéder à la réanimation cardiorespiratoire, au besoin, en commençant par des pressions équivalant à la moitié d'une fréquence cardiaque normale. **Une grave hypothermie ralentit la conduction, et un cœur hypothermique peut ne pas réagir aux médicaments, à la stimulation électrique ou à la défibrillation.**
- Maintenir la liberté des voies respiratoires. Collaborer à la mise en place d'une intubation, au besoin.
- Faire inhaler de l'oxygène chaud et humide, au besoin.
- Débrancher la couverture chauffante lorsque la température atteint 1 à 2 °C de moins que la température désirée **afin d'éviter l'hyperthermie.**
- Administrer les solutés intraveineux avec prudence **afin d'éviter toute surcharge cardiaque lorsque les vaisseaux reprendront leur diamètre. Le cœur hypothermique est lent à compenser un volume accru.**

- Surveiller l'application du traitement médicamenteux et des suppléments. **Lorsque le réchauffement se produit et que le fonctionnement des organes revient à la normale, les anomalies endocriniennes sont corrigées et les tissus deviennent plus sensibles aux effets des médicaments déjà administrés.**
- Immerger les mains et les pieds du patient dans de l'eau tiède ou appliquer des compresses tièdes une fois que sa température corporelle s'est stabilisée.
- Recommander au patient de faire des exercices d'amplitude des mouvements, lui fournir des bas de soutien, le changer de position, lui faire pratiquer des exercices de toux et de respiration profonde, enlever les vêtements serrés et les dispositifs de contention **afin de réduire la stase circulatoire.**
- Donner au patient une alimentation bien équilibrée et à forte teneur énergétique par voie orale ou par gavage **afin de réapprovisionner ses réserves de glycogène et de rétablir son équilibre nutritionnel.**

**PRIORITÉ Nº 5 – Donner un enseignement visant le mieux-être du patient**

- Informer le patient et la personne clé dans sa vie de toutes les interventions visant à le réchauffer.
- Revoir les causes précises de l'hypothermie avec le patient.
- Indiquer au patient les premiers signes et symptômes de l'hypothermie (changement dans l'état mental, somnolence, incoordination motrice, troubles de l'élocution, etc.), **afin qu'il sache reconnaître le problème et intervenir rapidement.**
- Inventorier les facteurs sur lesquels le patient peut agir, le cas échéant : température ambiante fraîche ou froide, risques d'hypersensibilité aux températures froides, etc.

## Données essentielles à consigner

### *Évaluations (initiale et subséquentes)*

- Inscrire les données d'évaluation, notamment le degré d'atteinte des systèmes et des appareils, la fréquence respiratoire, le tracé de l'électrocardiogramme, le remplissage capillaire et le degré de conscience.
- Enregistrer la température sur la feuille graphique prévue à cette fin.

### Planification

- Rédiger le plan thérapeutique infirmier et inscrire le nom de chacun des intervenants.
- Rédiger le plan d'enseignement.

### Application et vérification des résultats

- Noter les réactions du patient aux interventions et à l'enseignement, ainsi que les mesures qui ont été prises.
- Noter les objectifs atteints ou les progrès accomplis vers l'atteinte des objectifs.
- Noter les modifications apportées au plan thérapeutique infirmier.

### Plan de congé

- Inscrire les besoins à long terme du patient et le nom des responsables des mesures à prendre.

## Exemples tirés des CRSI (NOC) et des CISI (NIC)

- RÉSULTAT : Thermorégulation
- INTERVENTION : Traitement de l'hypothermie

# IDENTITÉ PERSONNELLE PERTURBÉE

*Taxinomie II : Perception de soi – Classe 1 : Conception de soi (00121)*

*[Mode fonctionnel de santé de Gordon : Perception de soi et concept de soi]*

*Diagnostic proposé en 1978*

**DÉFINITION** ▪ Incapacité de faire la distinction entre le moi et le non-moi.

## Facteurs favorisants

- N'ont pas encore été répertoriés
- [Syndrome cérébral organique]
- [Troubles de différenciation du moi (cas de schizophrénie, par exemple)]
- [Panique, dissociation mentale]
- [Changement de nature biochimique]

## Caractéristiques

- N'ont pas encore été répertoriées

### DONNÉES SUBJECTIVES

- [Confusion quant au sentiment de sa propre identité, au but ou au sens de la vie, à l'identité sexuelle]

### DONNÉES OBJECTIVES

- [Difficulté à prendre des décisions]
- [Limites du moi mal définies]

§ [Consulter le diagnostic infirmier Anxiété, pour connaître d'autres caractéristiques.]

## Résultats escomptés (objectifs) et critères d'évaluation

- Le patient prend conscience que son identité personnelle est en danger.

- Le patient se sent moins anxieux ou fait des projets d'avenir.
- Le patient accepte les changements qui se sont produits.
- Le patient affirme son identité (objectif à long terme).

## Interventions

### PRIORITÉ N° 1 – Évaluer les facteurs favorisants

- Demander au patient comment il perçoit l'ampleur de la perturbation et comment il y réagit.
- Préciser si la perturbation s'est manifestée brusquement. **Un changement soudain semble plus dangereux.**
- Recueillir des données sur la perturbation de l'image corporelle. **L'image corporelle est à la base de l'identité personnelle.**
- Noter les signes physiques de panique.

§ Consulter le diagnostic infirmier Anxiété.

- Noter l'âge du patient. **Plus il est âgé, plus il risque d'avoir de la difficulté à accepter la perturbation de son identité.**
- Recueillir des données sur les réseaux de soutien dont dispose le patient et sur l'utilisation qu'il en fait. Noter la réaction de sa famille ou des personnes clés dans sa vie.
- Noter le repli sur soi, les comportements automatiques, la régression à un stade de développement antérieur ou la désorganisation générale des comportements, de même que les comportements d'automutilation chez les adolescents ou les adultes, les retards de développement, une préférence pour les jeux solitaires, l'autostimulation chez les enfants.
- Noter les hallucinations et les idées délirantes.
- Apprécier la perception qu'a le patient de la réalité. **Garder à l'esprit le fait que le patient peut avoir une vision déformée de la réalité.**

### PRIORITÉ N° 2 – Aider le patient à faire face à la perturbation

- Prendre le temps d'écouter le patient, l'inviter à exprimer ses sentiments de façon appropriée, y compris sa colère et son agressivité.
- Créer un climat de calme.
- Appliquer les principes d'intervention en situation de crise **afin de rétablir l'équilibre, dans la mesure du possible.**

- Élaborer avec le patient des stratégies lui permettant de faire face à la perturbation de son identité **afin d'atténuer l'anxiété et de rehausser l'image de soi et l'estime de soi.**
- Proposer au patient des activités qui l'aideront à retrouver son identité (rétroaction visuelle à l'aide d'un miroir, stimulation tactile, etc.).
- Donner au patient des occasions de prendre des décisions simples et lui proposer des tâches concrètes et des activités calmes.
- Laisser le patient faire face à la situation en progressant par petites étapes, **car il peut être incapable d'affronter le problème global s'il est trop stressé.**
- Élaborer avec le patient un programme d'exercices.
- Inciter le patient à participer à son programme d'exercices. (Il peut commencer par la marche, qui constitue un excellent exercice de départ.)
- Fournir au patient une aide concrète, au besoin (l'aider à accomplir les activités de la vie quotidienne, à se nourrir, etc.).
- Saisir toutes les occasions qui se présentent de promouvoir la croissance du patient. **Il faut bien comprendre que le patient a de la difficulté à apprendre lorsqu'il est en état de dissociation.**
- Maintenir l'orientation dans la réalité sans toutefois heurter le patient, **afin qu'il ne soit pas sur la défensive, ce qui l'empêcherait de voir les possibilités qui s'offrent à lui.**
- Utiliser l'humour judicieusement, au moment opportun.
- Expliquer au patient les possibilités de solution à son problème d'identité sexuelle (thérapie ou chirurgie si le patient est un transsexuel, etc.).

§ Consulter les diagnostics infirmiers Image corporelle perturbée et Détresse spirituelle, de même que les diagnostics ayant trait à l'estime de soi.

**PRIORITÉ N° 3 – Donner un enseignement visant le mieux-être du patient**

- Fournir au patient des informations exactes et précises sur la perturbation dont il souffre et ses répercussions possibles.
- Amener le patient et la personne clé dans sa vie à reconnaître la perturbation et à en tenir compte dans leurs projets d'avenir (port d'un bracelet d'identité si le patient est

sujet à la confusion, ou modification du mode de vie en fonction du changement de sexe d'un transsexuel, par exemple).

- Diriger le patient vers les groupes de soutien pertinents (counseling sexuel, psychothérapie, centre de jour, etc.).

## Données essentielles à consigner

### *Évaluations (initiale et subséquentes)*

- Inscrire les données d'évaluation et le degré de perturbation.
- Noter la nature de la perturbation de l'identité et la façon dont le patient la perçoit.

### *Planification*

- Rédiger le plan thérapeutique infirmier et inscrire le nom de chacun des intervenants.
- Rédiger le plan d'enseignement.

### *Application et vérification des résultats*

- Noter les réactions du patient aux interventions et à l'enseignement, ainsi que les mesures qui ont été prises.
- Noter les objectifs atteints ou les progrès accomplis vers l'atteinte des objectifs.
- Noter les modifications apportées au plan thérapeutique infirmier.

### *Plan de congé*

- Noter les besoins à long terme du patient et le nom des responsables des mesures à prendre.
- Noter les demandes de consultation.

## Exemples tirés des CRSI (NOC) et des CISI (NIC)

- RÉSULTAT : Identité
- INTERVENTION : Amélioration de l'estime de soi

# IMAGE CORPORELLE PERTURBÉE

*Taxinomie II : Perception de soi – Classe 3 : Image corporelle (00118)*

*[Mode fonctionnel de santé de Gordon : Perception de soi et concept de soi]*

*Diagnostic proposé en 1973 ; révision effectuée en 1998 (par un petit groupe de travail en 1996)*

**DÉFINITION** ■ Confusion [ou insatisfaction] dans la représentation mentale du moi physique.

## Facteurs favorisants

- Facteurs biophysiques ; traumatisme ou blessure ; chirurgie ; [mutilation, grossesse] ; traitement d'une maladie [changement causé par des agents biochimiques (médicaments), sujétion à un appareil]
- Facteurs psychosociaux
- Facteurs culturels ou spirituels
- Facteurs cognitifs et perceptuels ; changements liés au développement
- [Importance accordée à une partie du corps ou au fonctionnement corporel compte tenu de l'âge, du sexe, du stade de développement ou des besoins humains fondamentaux]
- [Changements dus au vieillissement]

## Caractéristiques

### DONNÉES SUBJECTIVES

- Expression de sentiments ou de perceptions reflétant une altération dans la représentation de l'apparence, de la morphologie ou de la fonction ; changement dans le mode de vie
- Peur du rejet ou de la réaction d'autrui

- Focalisation sur la force, le fonctionnement ou l'apparence antérieurs
- Sentiments négatifs vis-à-vis du corps (sentiments d'abandon, de désespoir ou d'impuissance, par exemple)
- [Sentiment de dépersonnalisation ou idées de grandeur]
- Inquiétude face au changement ou à la perte
- Refus de vérifier la nature réelle du changement
- Insistance sur les forces restantes, exagération des réalisations
- Personnification de la partie malade ou manquante en lui donnant un nom
- Dépersonnalisation de la partie malade ou manquante en la nommant par un pronom démonstratif impersonnel (« cela »)

### DONNÉES OBJECTIVES

- Perte d'une partie du corps
- Changement touchant un organe ou une fonction
- Réaction non verbale à un changement réel ou perçu touchant la morphologie ou une fonction : comportements de surveillance, d'évitement ou de prise de conscience du corps
- Refus de regarder et de toucher la partie du corps atteinte
- Traumatisme à la partie non fonctionnelle du corps
- Changement dans l'aptitude à évaluer la relation spatiale entre le corps et l'environnement
- Intégration au moi d'objets signifiants (voiture, moto, etc.)
- Dissimulation ou exhibition de la partie du corps atteinte (intentionnellement ou non)
- Changement dans l'engagement social
- [Agressivité ; seuil de frustration bas]

## Résultats escomptés (objectifs) et critères d'évaluation

- Le patient s'accepte dans cette situation (maladie évolutive chronique, amputation, perte d'autonomie, gain pondéral, effets secondaires du traitement médicamenteux, par exemple).
- Le patient s'adapte à sa nouvelle image corporelle, diminuant ainsi son anxiété.

- Le patient comprend les changements corporels qu'il subit.
- Le patient intègre correctement le changement d'image corporelle dans le concept de soi sans perdre l'estime de soi.
- Le patient poursuit activement sa croissance personnelle tout en cherchant de l'information.
- Le patient reconnaît être responsable de lui-même.
- Le patient utilise correctement les appareils adaptés ou les prothèses nécessaires.

# Interventions

## PRIORITÉ Nº 1 – Évaluer les facteurs favorisants

- Rechercher dans la maladie ou dans la situation actuelle du patient des données susceptibles d'avoir un lien avec la perturbation de l'image de soi et consulter les autres diagnostics infirmiers pertinents. (Si la perturbation de l'image corporelle est reliée à un déficit neurologique résultant d'un accident vasculaire cérébral, consulter le diagnostic infirmier Négligence de l'hémicorps ; si le patient souffre d'une douleur intense continuelle, consulter le diagnostic infirmier Douleur chronique ; si son désir ou son fonctionnement sexuels sont perturbés, consulter le diagnostic infirmier Dysfonctionnement sexuel.)
- Déterminer si l'état est permanent et s'il n'y a plus d'espoir que la situation change. (Consulter d'autres diagnostics infirmiers comme Diminution chronique de l'estime de soi ou Risque de perturbation de l'attachement parent-enfant.)
- Rechercher les effets physiques et mentaux du problème sur l'état émotionnel du patient (maladie du système endocrinien, traitement aux corticostéroïdes, etc.).
- Interroger le patient sur ses connaissances relatives à sa maladie ou à la situation actuelle.
- Rechercher les comportements révélateurs du degré d'anxiété du patient et les comparer avec l'échelle présentée au diagnostic infirmier Anxiété, à la page 137. Noter tout changement à caractère émotionnel.
- Reconnaître les comportements révélant un souci démesuré du corps et de son fonctionnement.
- Demander au patient de se décrire et d'indiquer comment il se croit perçu par les autres.
- Noter les aspects positifs et négatifs des informations données par le patient.

- Discuter avec le patient du sens qu'il accorde à la perte ou au changement. **Une perte bénigne peut avoir des conséquences importantes, comme le port d'une sonde urinaire ou le recours aux lavements. Un changement fonctionnel comme l'immobilisation peut être plus difficile à accepter pour certains patients qu'une altération de leur apparence. Les parents ont parfois de la difficulté à accepter qu'un enfant ait une cicatrice permanente au visage.**
- Utiliser des techniques de communication appropriées au stade de développement pour déterminer l'expression exacte de l'image corporelle chez un enfant (en utilisant des marionnettes ou un dialogue constructif avec un tout-petit, par exemple). **Les aptitudes propres au stade de développement doivent guider le type d'interaction utilisé pour obtenir des données précises.**
- Noter les signes de chagrin et les signes de dépression grave ou prolongée, **afin de déterminer si le patient a besoin de counseling et de médicaments.**
- Noter l'origine ethnique du patient, ainsi que ses perceptions et préoccupations d'ordre culturel ou religieux.
- Relever les répercussions sociales de la maladie (maladie transmissible sexuellement, stérilité, affection chronique, etc.).
- Prendre note des interactions du patient avec la personne clé dans sa vie. **Il se peut que les membres de la famille renforcent inconsciemment les perturbations de l'image corporelle, ou que la situation offre au patient des avantages secondaires qui l'empêchent de faire des progrès.**

**PRIORITÉ N° 2 – Déterminer la capacité d'adaptation du patient**

- Enregistrer les progrès du patient par rapport à son niveau actuel d'adaptation.
- Relever les commentaires et les réactions du patient face à sa situation. **Les réactions à une situation donnée dépendent des stratégies d'adaptation de l'individu et de ses expériences personnelles, et elles varient d'une personne à l'autre.**
- Noter le repli sur soi et le recours au déni. **Il peut s'agir d'une réaction normale à la situation ou d'un signe d'une maladie mentale comme la schizophrénie.**

§ Consulter le diagnostic infirmier Déni non constructif.

- Noter l'usage d'alcool ou de toute substance créant l'accoutumance, **car cela est susceptible d'indiquer une difficulté d'adaptation au changement.**
- Noter les stratégies d'adaptation utilisées dans le passé et s'enquérir de leur efficacité.
- Noter les ressources individuelles, familiales et communautaires.

**PRIORITÉ N° 3 – Aider le patient et la personne clé dans sa vie à accepter ou à régler les problèmes de concept de soi liés à l'image corporelle**

- Adopter une attitude compréhensive à l'égard du patient.
- Créer un climat de confiance.
- Visiter fréquemment le patient **afin de lui montrer qu'il est digne d'intérêt.**
- Faire preuve de disponibilité en écoutant le patient et en répondant à ses questions.
- Choisir avec le patient des correctifs aux problèmes sous-jacents à la maladie ou à la situation actuelle **afin de favoriser une guérison et une adaptation optimales.**
- Offrir de l'aide au patient dans ses soins personnels, au besoin, tout en favorisant son autonomie et en reconnaissant ses capacités.
- S'abstenir de porter des jugements moraux sur les efforts et les progrès du patient lors des interventions reliées à son concept de soi (par exemple, s'abstenir de dire : « Vous devriez faire plus de progrès », « Vous êtes faible », « Vous ne faites pas de votre mieux », etc.).
- Discuter avec le patient de sa peur de la mutilation, du pronostic ou du rejet.
- Accepter la dépendance, le chagrin et l'hostilité du patient.
- Inviter le patient à parler des conflits susceptibles de surgir. Procéder à des mises en situation **afin de lui montrer des façons de faire face à ces conflits.**
- Inciter le patient et la personne clé dans sa vie à se communiquer leurs sentiments.
- Reconnaître que le fait de réagir à un changement d'apparence est un réflexe normal et universel chez l'être humain.
- Rechercher des solutions personnalisées en évitant les stéréotypes.

- Avertir les membres de l'équipe soignante qu'il est important de maîtriser leur expression faciale et leur comportement non verbal lorsque l'apparence du patient est touchée. **Le patient doit se sentir accepté et ne pas avoir l'impression d'inspirer de la répulsion.**
- Inciter les membres de la famille à traiter le patient comme une personne normale, et non comme un invalide.
- Inciter le patient à regarder ou à toucher la partie atteinte, **afin qu'il commence à intégrer les changements dans son image corporelle.**
- Accepter le recours au déni et le refus de participer aux soins. (Si le patient refuse de regarder la colostomie au début du traitement, par exemple, l'infirmière peut lui dire : « Je vais maintenant changer le pansement de votre colostomie » et procéder aux soins.) **On accorde ainsi au patient le temps d'accepter la situation.**
- Fixer des limites précises aux conduites inadaptées du patient.
- Rechercher avec le patient des conduites acceptables et **susceptibles d'aider à son rétablissement.**
- Donner au patient des informations exactes.
- Renforcer les enseignements précédents.
- Discuter avec le patient des possibilités de prothèses, de chirurgie reconstructive, d'ergothérapie, de physiothérapie ou d'autres traitements, selon le cas.
- Proposer au patient des vêtements ou des produits cosmétiques **qui dissimulent les altérations corporelles et améliorent son apparence.**
- Informer le patient contagieux des raisons justifiant les mesures d'isolement.
- Prendre le temps de s'asseoir, d'écouter le patient en isolement préventif et de parler avec lui, **afin de diminuer son sentiment de solitude.**

**PRIORITÉ Nº 4 – Donner un enseignement visant le mieux-être du patient**

- Commencer le counseling et les traitements dès que possible (rétroaction biologique, relaxation, etc.), **afin de lui offrir rapidement et continûment tout le soutien dont il a besoin.**
- Fournir de l'information au patient selon ses capacités d'assimilation (**il est plus facile d'intégrer une petite quantité**

**d'information à la fois).** Corriger les idées fausses. Renforcer les explications données par les autres membres de l'équipe de soins.

- Inciter le patient à participer à la prise des décisions qui le concernent et à la résolution des problèmes.
- Inciter le patient à intégrer le plan de traitement aux activités de la vie quotidienne (faire de l'exercice en vaquant aux travaux ménagers, par exemple). **Cette mesure favorise la persévérance dans le programme thérapeutique.**
- Aider le patient à planifier les modifications à apporter à ses activités et à son milieu de vie et de travail.
- Rechercher avec le patient des stratégies lui permettant de reconnaître ses sentiments ou d'exprimer ses émotions.
- Féliciter le patient pour ses initiatives d'amélioration (maquillage, port d'une prothèse, etc.).
- Diriger le patient vers un groupe de soutien.

## Données essentielles à consigner

### *Évaluations (initiale et subséquentes)*

- Inscrire les données d'évaluation, notamment les comportements inadaptés, les changements émotionnels, l'étape du processus de deuil et le degré d'autonomie.
- Noter les blessures physiques, les pansements, l'utilisation d'un équipement de survie (ventilateur, appareil de dialyse, par exemple).
- Décrire la signification de la perte ou du changement pour le patient.
- Noter les réseaux de soutien dont peut disposer le patient (personne clé dans sa vie, amis, groupes, etc.).

### *Planification*

- Rédiger le plan thérapeutique infirmier et inscrire le nom de chacun des intervenants.
- Rédiger le plan d'enseignement.

### *Application et vérification des résultats*

- Noter les réactions du patient aux interventions et à l'enseignement, ainsi que les mesures qui ont été prises.
- Noter les objectifs atteints ou les progrès accomplis vers l'atteinte des objectifs.
- Noter les modifications apportées au plan thérapeutique infirmier.

### *Plan de congé*

- Noter les besoins à long terme du patient et le nom des responsables des mesures à prendre.
- Noter les demandes de consultation (centre de réadaptation, services communautaires, etc.).

## Exemples tirés des CRSI (NOC) et des CISI (NIC)

- RÉSULTAT : Image corporelle
- INTERVENTION : Amélioration de l'image corporelle

**IMMOBILITÉ**

# RISQUE DE SYNDROME D'IMMOBILITÉ

*Taxinomie II : Activité/repos – Classe 2 : Activité/exercice (00040)*

*[Mode fonctionnel de santé de Gordon : Activité et exercice]*

*Diagnostic proposé en 1988*

**DÉFINITION** ■ Risque de détérioration des fonctions organiques due à une inactivité musculosquelettique prescrite ou inévitable.

Note des auteures : Selon NANDA, les complications de l'immobilité comprennent les escarres de décubitus, la constipation, la stase des sécrétions pulmonaires, la thrombose, l'infection des voies urinaires, la rétention urinaire, une perte de force ou d'endurance, l'hypotension orthostatique, une diminution de l'amplitude des mouvements articulaires, la désorientation, une perturbation de l'image corporelle et un sentiment d'impuissance.

## Facteurs de risque

- Douleur violente [douleur chronique]
- Paralysie, [autre atteinte neuromusculaire]

- Immobilisation mécanique ou prescrite
- Altération du degré de conscience
- [Maladie physique ou mentale chronique]

**Remarque** : Il ne peut y avoir de signes ni de symptômes (caractéristiques) lorsqu'on diagnostique un risque de problème, car celui-ci n'existe pas encore ; les interventions infirmières sont donc axées sur la prévention.

## Résultats escomptés (objectifs) et critères d'évaluation

- Le patient maintient ou retrouve une élimination efficace.
- Le patient ne présente aucun signe ni symptôme d'infection.
- Le patient maintient ou retrouve un fonctionnement optimal sur les plans cognitif, neurosensoriel et locomoteur.
- Le patient reste orienté dans la réalité.
- Le patient possède des moyens lui assurant la maîtrise du problème et de ses répercussions.
- Le patient intègre la nouvelle réalité à son concept de soi sans nier son estime de soi.
- La peau et les tissus ne présentent pas de lésion, la cicatrisation s'effectue dans le temps requis.
- La peau est chaude et sèche, l'irrigation périphérique est adéquate, les signes vitaux sont stables, les pouls périphériques sont palpables.

## Interventions

### PRIORITÉ Nº 1 – Évaluer les probabilités de complications

- Déceler les problèmes particuliers à la situation, y compris les risques de problème, notamment l'âge du patient, l'utilisation d'un fauteuil roulant ou d'un dispositif de contention. **(Un soignant faisant preuve d'âgisme risque d'hésiter à entreprendre la mobilisation hâtive d'une personne âgée.)**
- Inventorier les services et les réseaux de soutien dont peut disposer le patient et noter ceux qu'il utilise.
- S'enquérir de la nature du problème : aigu ou de courte durée ; permanent ou de longue durée.
- Apprécier la capacité du patient et de sa famille de prendre en charge les soins sur une période prolongée en fonction de leur compréhension de la situation.

## PRIORITÉ N° 2 – Déterminer les interventions préventives ou curatives appropriées

***Tissu cutané***

- Inspecter régulièrement la peau couvrant les saillies osseuses.
- Changer la position du patient aussi souvent que cela est nécessaire, **afin de soulager la compression aux points d'appui.**
- Donner des soins cutanés tous les jours et au besoin, en prenant soin de sécher la peau complètement après le nettoyage et de la masser doucement avec une lotion afin de stimuler la circulation.
- Utiliser des dispositifs visant à réduire la pression (matelas alvéolé, matelas d'eau, coussins, etc.).
- Recueillir des données sur l'état nutritionnel du patient et noter son apport nutritionnel.
- Donner de l'enseignement au patient sur ses besoins alimentaires, les changements de position et la propreté, ou renforcer l'enseignement déjà donné.

§ Consulter le diagnostic infirmier Atteinte à l'intégrité des tissus et les diagnostics d'atteinte à l'intégrité de la peau.

***Élimination***

- Inciter le patient à adopter un régime alimentaire équilibré, comprenant des fruits et des légumes riches en fibres **pour que les selles aient une consistance adéquate et passent facilement dans le côlon.** Le patient doit également boire suffisamment de liquides (notamment 250 mL de jus de canneberge par jour) **afin de réduire le risque d'infection des voies urinaires.**
- Maximiser la mobilité le plus tôt possible, en utilisant les aides techniques pertinentes.
- Interroger le patient sur les caractéristiques de son élimination intestinale **afin de savoir s'il a besoin de laxatifs émollients ou de cathartiques augmentant la masse fécale.**
- Appliquer un programme de rééducation vésicale ou intestinale, au besoin.
- Noter la diurèse et les caractéristiques de l'élimination urinaire. Surveiller les signes d'infection.

§ Consulter les diagnostics infirmiers suivants : Constipation, Diarrhée, Incontinence fécale, Élimination urinaire altérée et Rétention urinaire.

***Respiration***

- Noter les bruits respiratoires et les caractéristiques des sécrétions, **afin de déceler précocement les complications (ex. : pneumonie).**
- Changer la position du patient, lui faire exécuter des exercices de toux et de respiration profonde à intervalles réguliers, **afin de faciliter l'évacuation des sécrétions et de prévenir l'atélectasie.**
- Aspirer les sécrétions au besoin **afin de dégager les voies respiratoires.**
- Conseiller au patient d'utiliser un spiromètre d'incitation.
- Montrer au patient comment appliquer les techniques de drainage postural.
- Montrer aux membres de la famille et au personnel soignant les techniques de toux saccadée et les exercices diaphragmatiques ou les aider à les appliquer, **afin de maximiser la ventilation en cas de lésion de la moelle épinière.**
- Conseiller au patient de ne pas fumer.
- Inscrire le patient à un programme antitabagisme, au besoin.

§ Consulter les diagnostics infirmiers Dégagement inefficace des voies respiratoires et Mode de respiration inefficace.

***Irrigation tissulaire***

- Prendre les températures centrale et cutanée. Rechercher les signes d'une altération de la circulation (cyanose) ou d'une altération de la conscience, **afin de déceler les problèmes d'oxygénation.**
- Recueillir régulièrement des données sur les fonctions circulatoire et nerveuse dans les régions atteintes. Noter tout changement dans la température, la couleur de la peau, les sensations et le mouvement.
- Appliquer des mesures de soutien vasculaire (bas élastiques, bandages élastiques, bas de compression pneumatique) **afin d'améliorer le retour veineux.**
- Mesurer la pression artérielle avant, pendant et après une activité et, si possible, en position assise, debout et couchée, **pour vérifier la réaction et la tolérance du patient à l'activité.**
- Collaborer aux changements de position du patient. Surélever graduellement la tête. Proposer au patient l'utilisation d'une table basculante, si besoin est, **afin de réduire les risques de problèmes associés à l'hypotension orthostatique.**

- Maintenir un bon alignement corporel.
- Faire porter au patient des vêtements amples **afin de prévenir la congestion vasculaire.**
- Réduire l'emploi des dispositifs de contention.

§ Consulter les diagnostics infirmiers Irrigation tissulaire inefficace et Risque de dysfonctionnement neurovasculaire périphérique.

***Mobilité et énergie***

- Appliquer des exercices d'amplitude des mouvements.
- Inciter le patient à participer activement au programme d'exercices de renforcement musculaire en physiothérapie ou en ergothérapie.
- Maximiser la participation du patient à ses soins personnels.
- Organiser le rythme des activités de façon à augmenter graduellement la force ou l'endurance du patient.
- Appliquer des orthèses, au besoin.
- Recueillir des données permettant d'établir un lien entre la douleur et le problème de mobilité.
- Appliquer un programme personnalisé de traitement de la douleur.
- Limiter et surveiller étroitement l'utilisation de dispositifs de contention et immobiliser le patient aussi peu que possible. Retirer les dispositifs de contention régulièrement et aider le patient à faire ses exercices d'amplitude des mouvements.

§ Consulter les diagnostics infirmiers Mobilité physique réduite, Douleur aiguë, Douleur chronique et les diagnostics d'intolérance à l'activité.

***Sensations et perceptions***

- Fournir au patient des indicateurs l'aidant à s'orienter par rapport au temps, aux lieux et aux personnes (horloge, calendrier, etc.).
- Offrir au patient des stimuli d'intensité appropriée (musique, télévision, radio, horloge, calendrier, effets personnels, visites, etc.).
- Inciter le patient à s'adonner à des loisirs et à des activités divertissantes, et à adopter un programme d'exercices régulier (qui respecte sa tolérance à l'effort).
- Suggérer au patient d'utiliser des moyens favorisant le sommeil ou de respecter ses rituels du coucher habituels **afin**

**d'obtenir un sommeil réparateur qui lui procurera le sentiment d'être reposé.**

§ Consulter les diagnostics infirmiers suivants : Trouble de la perception sensorielle, Habitudes de sommeil perturbées, Isolement social et Activités de loisirs insuffisantes.

***Concept de soi : maîtrise de la situation***

- Expliquer tous les procédés de soins.
- Fixer des objectifs de concert avec le patient et la personne clé dans sa vie. On favorise ainsi leur sentiment de maîtrise de la situation et leur motivation à poursuivre les objectifs.
- Faire en sorte que le patient soit soigné par les mêmes personnes, dans la mesure du possible.
- Fournir au patient des moyens de communiquer adéquatement ses besoins (système d'appel, bloc-notes, tableau d'illustrations ou de lettres, interprète, etc.).
- Créer un climat propice à l'expression des sentiments.
- Inviter le patient à poser des questions.

§ Consulter les diagnostics infirmiers suivants : Sentiment d'impuissance, Communication verbale altérée, Diminution de l'estime de soi (chronique ou situationnelle) et Exercice inefficace du rôle.

***Image corporelle***

- Fournir au patient verbalement et par écrit des informations justes sur les changements corporels qu'il subit.
- Inciter le patient à regarder les changements et à en discuter afin de l'aider à les accepter.
- Favoriser les interactions du patient avec ses pairs et la reprise de ses activités normales en fonction de ses capacités.

§ Consulter les diagnostics infirmiers suivants : Image corporelle perturbée, Diminution situationnelle de l'estime de soi, Isolement social et Identité personnelle perturbée.

**PRIORITÉ N° 3 – Donner un enseignement visant le mieux-être du patient**

- Fournir au patient les informations pertinentes sur les sujets qui le préoccupent et sur ses besoins personnels.
- Inciter le patient à participer à un programme d'exercices régulier comprenant des exercices isométriques et isotoniques, ainsi que des exercices actifs et passifs de mobilisation articulaire afin de limiter les conséquences de l'immobilité et de maximiser le fonctionnement.

- Passer en revue les signes et les symptômes exigeant une évaluation ou une intervention médicale afin d'assurer une intervention au bon moment.
- Inventorier les services communautaires susceptibles d'offrir un soutien au patient (aide financière, maintien à domicile, soins de répit, transport).
- Diriger le patient vers les services de réadaptation ou de soins à domicile appropriés.
- Dresser une liste des endroits où le patient pourra trouver les aides techniques ou le matériel dont il aura besoin.

## Données essentielles à consigner

### *Évaluations (initiale et subséquentes)*

- Inscrire les données d'évaluation, notamment les problèmes particuliers au patient, son degré de fonctionnement et d'autonomie ainsi que les réseaux de soutien et les ressources dont il peut disposer.

### *Planification*

- Rédiger le plan thérapeutique infirmier et inscrire le nom de chacun des intervenants.
- Rédiger le plan d'enseignement.

### *Application et vérification des résultats*

- Noter les réactions du patient aux interventions et à l'enseignement, ainsi que les mesures qui ont été prises.
- Noter tout changement dans les capacités fonctionnelles.
- Noter les objectifs atteints ou les progrès accomplis vers l'atteinte des objectifs.
- Noter les modifications apportées au plan thérapeutique infirmier.

### *Plan de congé*

- Noter les besoins à long terme du patient et le nom des responsables des mesures à prendre.
- Noter les demandes de consultation ainsi que les services qui peuvent procurer au patient l'équipement dont il a besoin.

## Exemples tirés des CRSI (NOC) et des CISI (NIC)

- RÉSULTAT : Conséquences physiologiques de l'immobilité
- INTERVENTION : Limitation de la dépense énergétique

# INADAPTATION À UN CHANGEMENT DANS L'ÉTAT DE SANTÉ

*Taxinomie II : Adaptation/tolérance au stress – Classe 2 : Stratégies d'adaptation (00070)*

*[Mode fonctionnel de santé de Gordon : Adaptation et tolérance au stress]*

*Diagnostic proposé en 1986 ; révision effectuée en 1998 par le groupe de recherche pour le développement et la classification des diagnostics infirmiers (NDEC)*

**DÉFINITION** ■ Incapacité de modifier son mode de vie ou ses comportements conformément à un changement dans l'état de santé.

## Facteurs favorisants

- Absence d'encouragement pour maintenir de nouvelles croyances et habitudes
- Attitudes négatives vis-à-vis des comportements liés à la santé
- Hyperémotivité
- Manque d'optimisme
- Manque d'enthousiasme pour changer ses comportements
- Nombreux facteurs de stress
- Refus de changer son comportement
- [Incapacité physique ou difficulté d'apprentissage]

## Caractéristiques

### DONNÉES SUBJECTIVES

- Déni d'un changement dans l'état de santé
- Sentiment d'incapacité à bien maîtriser la situation

### DONNÉES OBJECTIVES

- Incapacité d'agir de manière à prévenir d'autres problèmes de santé

- Manifestation de non-acceptation d'un changement dans l'état de santé

## Résultats escomptés (objectifs) et critères d'évaluation

- Le patient montre un intérêt accru pour ses soins personnels et y participe de plus en plus.
- Le patient assume de plus en plus la responsabilité de ses besoins personnels, dans la mesure du possible.
- Le patient connaît les situations stressantes lui causant des difficultés d'adaptation.
- Le patient élabore des stratégies visant la résolution de chacune des situations stressantes décelées.
- Le patient commence à changer son mode de vie, facilitant ainsi son adaptation à la situation actuelle.
- Le patient utilise les réseaux de soutien appropriés.

## Interventions

**PRIORITÉ N° 1 – Évaluer le degré de changement dans l'état de santé**

- Procéder à une évaluation physique et psychosociale sommaire **afin de déterminer l'importance des limites imposées par le problème actuel.**
- Écouter les explications du patient concernant son incapacité ou son peu d'enthousiasme à s'adapter à ses problèmes de santé actuels.
- Inventorier avec le patient les réseaux de soutien (famille, Église, groupes et organismes) connus et utilisés actuellement et antérieurement, **pour qu'il retienne les ressources valables.**
- Explorer les émotions liées à l'incapacité de s'adapter chez le patient et chez la personne clé dans sa vie (anxiété accablante, peur, colère, inquiétude, déni passif ou actif, etc.).
- Noter l'interaction entre un enfant et ses parents ou la personne soignante **(à cet âge, les comportements d'adaptation sont peu développés ; les principales personnes soignantes offrent leur soutien à l'enfant et lui servent de modèles de rôles).**
- Déterminer si l'enfant réussit bien à l'école, s'il s'éloigne des membres de sa famille et de ses amis ou s'il adopte des comportements violents envers lui-même ou les autres.

**PRIORITE N° 2 – Déterminer les facteurs favorisants liés à l'inadaptation à un changement dans l'état de santé**

- Écouter le point du vue du patient concernant les facteurs favorisants de son incapacité actuelle de s'adapter à un changement dans son état de santé. Noter le moment où cela s'est produit ainsi que les problèmes d'ordre physique et les problèmes d'isolement social qui ont suivi.
- Explorer les difficultés du patient à utiliser les ressources disponibles.
- Recueillir des informations auprès de sources diverses (dossiers de santé, témoignages de personnes clés, notes des consultants, etc.) **afin d'avoir une meilleure connaissance de la situation actuelle. Lorsqu'il subit un stress physique et émotionnel important, le patient est parfois incapable d'évaluer avec exactitude les événements qui ont mené au problème actuel.**

**PRIORITE N° 3 – Aider le patient à mieux s'adapter au changement**

- Réunir l'équipe multidisciplinaire **afin de déterminer les facteurs d'influence probables (inviter le patient et les services auxiliaires à participer à la réunion) et de planifier la conduite à tenir.**
- Discuter avec le patient des situations de vie et des changements de rôle antérieurs ayant contribué à l'acquisition de ses stratégies d'adaptation.
- Discuter avec le patient des ressources qu'il a utilisées pour s'adapter à des changements dans d'autres situations (changement de carrière, services de soutien psychosocial, etc.) et les évaluer avec lui.
- Féliciter le patient pour ses efforts d'adaptation (« Vous avez fait votre possible »). Atténuer le sentiment de culpabilité ou la réaction défensive. Fournir des renseignements aux amis d'un adolescent quand la maladie ou une blessure altère l'image corporelle **(les amis constituent le principal système de soutien à cet âge).**
- Expliquer au patient, s'il y a lieu, la maladie dont il souffre, ses causes et son évolution, et l'inviter à poser des questions **afin d'améliorer sa compréhension de la situation.**
- Appliquer le plan d'action élaboré conjointement avec le patient **afin de répondre à ses besoins immédiats, tels**

**que la sécurité physique et l'hygiène, le soutien émotionnel par les spécialistes et les personnes clés, etc. On dispose ainsi d'un point de départ pour faire face à la situation actuelle, pour planifier le suivi et pour évaluer les progrès.**

- Inventorier les stratégies d'adaptation utilisées par le patient dans le passé et qui pourraient contribuer à améliorer la situation actuelle. Inviter le patient à améliorer les stratégies existantes et à en trouver de nouvelles si nécessaire.
- Inviter la personne clé dans la vie du patient à participer à la planification à long terme de stratégies visant à répondre aux besoins affectifs, psychologiques, physiques et sociaux de celui-ci.
- Créer un climat de compréhension propice à la communication **afin de favoriser une gestion réaliste des sentiments liés au changement dans l'état de santé.**
- Utiliser les techniques de communication thérapeutique : écoute active, acceptation inconditionnelle, silences, emploi du « je ».
- Résoudre avec le patient toute frustration engendrée par le quotidien. **En se concentrant sur les sources mineures de frustration, le patient est capable de voir le changement dans une perspective moins menaçante et de régler les choses les unes à la suite des autres.**

**PRIORITE N° 4 – Donner un enseignement visant le mieux-être du patient**

- Faire ressortir les éléments de la situation actuelle reconnus comme positifs par le patient. **Il faut se concentrer sur le présent, la peur du futur pouvant être trop accablante.**
- Intégrer d'autres services dans le plan thérapeutique infirmier à long terme (ergothérapie, réadaptation professionnelle), au besoin.
- Expliquer au patient et à la personne clé dans sa vie la nécessité de se redonner le pouvoir d'agir et de décider, et discuter des moyens d'acquérir plus d'autonomie.
- Montrer à la personne clé dans la vie du patient des méthodes qui permettent de satisfaire les besoins actuels de celui-ci.

§ Consulter les diagnostics infirmiers relatifs aux déficits s'appliquant au patient.

- Établir un horaire de séances d'enseignement adapté aux besoins du patient.

- Fournir au patient une rétroaction avant et après les séances d'enseignement (autocathétérisme, exercices d'amplitude des mouvements articulaires, soin des plaies, communication thérapeutique, etc.) **afin de favoriser la mémorisation des informations**, l'acquisition d'habiletés et la confiance en soi.

## Données essentielles à consigner

### *Évaluations (initiale et subséquentes)*

- Inscrire les raisons du changement dans l'état de santé et l'importance du changement.
- Noter le point de vue du patient et de la personne clé sur la situation.
- Noter l'effet de l'incapacité de s'adapter sur la maladie ou l'état de santé du patient.

### *Planification*

- Consigner au dossier le plan thérapeutique infirmier visant l'adaptation, les interventions permettant de l'appliquer et les réactions du patient à ces interventions.
- Rédiger le plan d'enseignement.

### *Application et vérification des résultats*

- Noter les réactions du patient aux interventions et à l'enseignement, ainsi que les mesures qui ont été prises.
- Noter les objectifs atteints ou les progrès accomplis vers l'atteinte des objectifs.
- Noter les modifications apportées au plan thérapeutique infirmier.

### *Plan de congé*

- Inscrire les services dont le patient ou la personne clé dans sa vie peuvent disposer et les demandes de consultation.

## Exemples tirés des CRSI (NOC) et des CISI (NIC)

- RÉSULTAT : Acceptation de son propre état de santé
- INTERVENTION : Amélioration de la capacité d'adaptation

INADAPTATION

# SYNDROME D'INADAPTATION À UN CHANGEMENT DE MILIEU

*Taxinomie II : Adaptation/tolérance au stress – Classe 1 : Réactions post-traumatiques (00114)*

*[Mode fonctionnel de santé de Gordon : Relation et rôle]*

*Diagnostic proposé en 1992 ; révision effectuée en 2000*

**DÉFINITION** ■ Perturbations physiologiques et psychosociales résultant d'un changement de milieu.

## Facteurs favorisants

- Pertes passées, récentes et actuelles
- Sentiment d'impuissance
- Réseau de soutien inadéquat
- Manque de préparation avant un déménagement imminent ; caractère imprévisible de l'expérience
- Isolement de la famille ou des amis ; barrière linguistique
- Perturbation de l'équilibre psychosocial ; stratégie d'adaptation passive
- Diminution de l'état de santé physique

## Caractéristiques

### DONNÉES SUBJECTIVES

- Anxiété (ex. : séparation) ; colère
- Insécurité ; manque de confiance ; appréhension
- Sentiment de solitude ; dépression
- Refus de changer de milieu ; inquiétude à propos du changement de milieu
- Troubles du sommeil

### DONNÉES OBJECTIVES

- Mutation temporaire ou définitive ; mutation volontaire ou involontaire
- Verbalisation accrue [plus fréquente] des besoins

- Pessimisme ; frustration
- Augmentation des symptômes physiques ou des maladies (ex. : troubles gastro-intestinaux, perte ou prise de poids)
- Repli sur soi ; sentiment de solitude, d'aliénation ; [comportement hostile, explosion de colère]
- Perte d'identité, d'estime de soi, sentiment de dévalorisation ; dépendance
- [Augmentation de la confusion ou trouble cognitif]

## Résultats escomptés (objectifs) et critères d'évaluation

- Le patient dit comprendre les raisons justifiant le changement de milieu.
- Le patient exprime une gamme d'émotions naturelle dans les circonstances, et a moins peur.
- Le patient participe aux activités habituelles et à des activités spéciales ou sociales dans la mesure de ses capacités.
- Le patient dit qu'il accepte la situation.
- Le changement de milieu se fait sans heurt.

## Interventions

**PRIORITÉ Nº 1 – Évaluer le degré de stress ressenti ou vécu par le patient et déterminer si sa sécurité ou celle des autres est en jeu**

- Demander au patient comment il perçoit le changement et à quoi il s'attend ; noter l'âge du patient. **(Un enfant peut être traumatisé par un changement d'école ou la perte de ses amis ; les personnes âgées peuvent être touchées par la perte d'une maison qu'elles habitent depuis longtemps, d'un voisinage et de leur réseau de soutien.)**
- Observer le patient et noter s'il a une attitude de défense, s'il semble méfiant ou paranoïaque, ou s'il est irritable. Demander aux personnes clés dans sa vie ou au personnel soignant quelles sont ses réactions habituelles et comparer. **Ces comportements peuvent aggraver temporairement la détérioration mentale (blocage cognitif) et altérer davantage la communication (blocage social).**
- Vérifier si le patient vit une situation stressante ou ressent de la fatigue, des douleurs ou des malaises physiques « nouveaux ».

- Apprécier dans quelle mesure on peut compter sur la famille et les personnes clés dans la vie du patient.
- Inventorier les services et les réseaux de soutien existants et noter ceux que le patient utilise.
- Vérifier s'il y a des problèmes ou des conflits d'ordre culturel ou religieux.

**PRIORITÉ N° 2 – Aider le patient à faire face à la situation ou aux changements**

- Inviter le patient à visiter les lieux avant son transfert, si possible. **On lui fournit l'occasion de se familiariser avec les nouveaux lieux et on contribue à réduire la peur de l'inconnu.**
- Familiariser le patient avec les lieux et les horaires. Lui présenter les membres du personnel soignant, ses compagnons de chambre et les autres pensionnaires. Lui donner des informations franches et claires au sujet des différentes activités.
- Encourager le patient à exprimer librement ses sentiments. Ne pas nier la réalité. Se montrer optimiste face à l'adaptation au changement de milieu.
- Souligner les forces du patient et les mécanismes d'adaptation efficaces qu'il a déjà utilisés. **Miser sur ces atouts pour aider le patient à s'adapter.**
- Inciter le patient et la famille à personnaliser la chambre avec des photos, des objets personnels, etc. **On favorise ainsi le sentiment d'appartenance et le sentiment de posséder son propre espace.**
- Déterminer l'emploi du temps habituel du patient et essayer le plus possible de l'accorder avec l'horaire de l'établissement, **afin de faire sentir au patient qu'il est important.**
- Proposer au patient des passe-temps (artisanat, musique, etc.). **La participation aux activités lui fournit l'occasion de rencontrer des gens et réduit le risque d'isolement.**
- Installer le patient dans une chambre à un lit, au besoin, et faire participer les personnes clés dans sa vie ou les membres de sa famille aux soins, aux repas, etc.
- Encourager les marques d'affection et le toucher, à moins que le patient ne soit paranoïaque ou trop agité. **Les marques d'affection aident le patient à se sentir accepté.**
- Si le patient est agressif, lui imposer des limites calmement mais fermement. Exercer une surveillance et protéger les autres patients, **afin d'assurer la sécurité de tous.**

- Rester calme et isoler le patient dans un endroit tranquille pour le laisser se calmer, **afin de l'empêcher de s'énerver au point de prendre panique et de devenir violent.**

**PRIORITÉ N° 3 – Donner un enseignement visant le mieux-être du patient**

- Si possible, faire participer le patient à l'élaboration du plan thérapeutique infirmier, **afin de renforcer son autonomie et d'accroître sa motivation à atteindre les objectifs.**
- Expliquer au patient qu'il est important d'avoir un bon régime alimentaire, de se reposer et de faire de l'exercice **afin d'assurer son bien-être physique.**
- Faire participer le patient à des activités de détente, dans la mesure de ses capacités.
- Inciter le patient à participer à des activités de loisirs, à s'adonner à des passe-temps ou à rencontrer des gens, selon ses besoins. **On incite ainsi le patient à exprimer sa créativité, ce qui stimule son esprit.**
- Inciter le patient à se prendre en main et à améliorer ses stratégies d'adaptation afin de favoriser son sentiment de maîtrise et d'estime de soi.

## Données essentielles à consigner

### *Évaluations (initiale et subséquentes)*

- Inscrire les données d'évaluation, la façon dont le patient perçoit la situation ou les changements qu'il vit, ainsi que les attitudes particulières notées.
- Noter les données relatives à la sécurité.

### *Planification*

- Rédiger le plan thérapeutique infirmier et inscrire le nom de chacun des intervenants.
- Rédiger le plan d'enseignement.

### *Application et vérification des résultats*

- Noter les réactions du patient aux interventions (y compris à l'isolement) et à l'enseignement, ainsi que les mesures qui ont été prises.
- Inscrire les objectifs atteints ou les progrès accomplis vers l'atteinte des objectifs.
- Noter les modifications apportées au plan thérapeutique infirmier.

### Plan de congé

- Inscrire les besoins à long terme du patient, les demandes de consultation ainsi que le nom des responsables des mesures à prendre.

## Exemples tirés des CRSI (NOC) et des CISI (NIC)

- RÉSULTAT : Adaptation psychosociale : transition de la vie
- INTERVENTION : Amélioration des stratégies d'adaptation

**INADAPTATION**

# RISQUE DE SYNDROME D'INADAPTATION À UN CHANGEMENT DE MILIEU

*Taxinomie II : Adaptation/tolérance au stress – Classe 1 : Réactions post-traumatiques (00149)*

*[Mode fonctionnel de santé de Gordon : Relation et rôle]*

*Diagnostic proposé en 2000*

**DÉFINITION** ■ **Risque de perturbations physiologiques et psychosociales résultant d'un changement de milieu.**

## Facteurs de risque

- Transfert supposant un changement modéré ou important d'environnement (ex. : physique, ethnique, culturel)
- Mutation temporaire ou définitive ; mutation volontaire ou involontaire
- Absence d'un réseau ou d'un groupe de soutien adéquat ; absence de préparation au départ
- Stratégie d'adaptation passive ; sentiment d'impuissance
- Capacité cognitive modérée (ex. : conscience du changement)
- Caractère imprévisible de l'expérience
- Diminution de l'état de santé physique ou psychosociale
- Pertes passées, récentes et actuelles

**Remarque**: Il ne peut y avoir de signes ni de symptômes (caractéristiques) lorsqu'on diagnostique un risque de problème, car celui-ci n'existe pas encore; les interventions infirmières sont donc axées sur la prévention.

## Résultats escomptés (objectifs) et critères d'évaluation

- Le patient dit comprendre les raisons justifiant le changement de milieu.
- Le patient exprime ses sentiments et ses inquiétudes ouvertement et de la manière appropriée.
- Le changement de milieu se fait sans heurt.

## Interventions

### PRIORITÉ Nº 1 – Évaluer les facteurs favorisants

- Évaluer les pertes réelles et potentielles que le patient vivra en relation avec le changement de milieu; noter l'âge, le stade de développement, le rôle dans la famille et l'état de santé physique et émotionnelle du patient.
- Demander au patient comment il perçoit le changement et à quoi il s'attend; noter l'âge du patient. **(Un enfant peut être traumatisé par un changement d'école ou la perte de ses amis; les personnes âgées peuvent être touchées par la perte d'une maison qu'elles habitent depuis longtemps, d'un voisinage et de leur réseau de soutien.)**
- Prendre note du fait que le changement de milieu sera temporaire (ex.: dans un établissement de soins prolongés pour des traitements de réadaptation), à long terme ou permanent (ex.: départ de la maison familiale, placement dans un établissement de soins).
- Évaluer les ressources et les stratégies d'adaptation dont disposent le patient et les personnes qui en prennent soin. Apprécier dans quelle mesure on peut compter sur la famille et la personne clé dans la vie du patient.
- Déterminer les problèmes de sécurité qui peuvent être en cause.

### PRIORITÉ Nº 2 – Prévenir ou réduire la réaction négative au changement

§ Consulter le diagnostic infirmier Syndrome d'inadaptation à un changement de milieu pour d'autres interventions et les données essentielles à consigner.

# INCONTINENCE FÉCALE

*Taxinomie II : Élimination – Classe 2 : Système gastro-intestinal (00014)*

*[Mode fonctionnel de santé de Gordon : Élimination]*

*Diagnostic proposé en 1975 ; révision effectuée en 1998 par le groupe de recherche pour le développement et la classification des diagnostics infirmiers (NDEC)*

**DÉFINITION** Changement dans les habitudes d'élimination intestinale caractérisé par l'émission involontaire de selles.

## Facteurs favorisants

- Difficultés associées à l'utilisation des toilettes ; déficit cognitif ; immobilité ; facteurs liés à l'environnement (ex. : toilettes inaccessibles)
- Habitudes alimentaires ; médicaments ; abus de laxatifs
- Stress
- Lésions colorectales
- Vidange incomplète des intestins ; fécalome ; diarrhées chroniques
- Diminution de la tonicité musculaire générale ; pression abdominale ou intestinale anormalement élevée
- Altération de la capacité du réservoir rectal
- Anomalie du sphincter anal ; perte de maîtrise du sphincter rectal ; altération des nerfs moteurs périphériques de la défécation ou des nerfs situés au-dessus du centre sacré

## Caractéristiques

### DONNÉES SUBJECTIVES

- Sensation de plénitude rectale mais incapacité d'expulser des selles formées (exprimées par la personne)
- Sensation de besoin urgent
- Incapacité de retenir une défécation
- Absence de sensation de plénitude rectale

**DONNÉES OBJECTIVES**

- Écoulement continu de selles molles
- Taches de selles sur les vêtements ou dans le lit
- Odeur fécale
- Peau périanale rouge
- Incapacité de reconnaître un besoin urgent de déféquer ou manque d'attention à une forte envie de déféquer

## Résultats escomptés (objectifs) et critères d'évaluation

- Le patient connaît les facteurs reliés au problème.
- Le patient connaît les mesures à prendre.
- Le patient participe au traitement visant la maîtrise du problème d'incontinence.
- Le patient recouvre et conserve des habitudes d'élimination intestinale régulières.

## Interventions

**PRIORITÉ Nº 1 – Évaluer les facteurs favorisants**

- Rechercher les facteurs physiopathologiques présents (sclérose en plaques, déficit cognitif aigu ou chronique, lésion de la moelle épinière, accident vasculaire cérébral, occlusion intestinale, rectocolite hémorragique).
- Noter les heures d'incontinence, les caractéristiques de l'incontinence, ainsi que les événements la précédant ou la déclenchant.
- Rechercher un fécalome ou l'absence de réflexe anal interne, **qui peuvent être des facteurs favorisants.**
- Passer en revue le traitement médicamenteux du patient **afin de déterminer s'il entraîne des effets secondaires ou des interactions indésirables.**
- Rechercher la présence de sang occulte dans les selles (méthode au gaïac).
- Palper l'abdomen **afin de vérifier s'il y a un ballonnement, des masses ou des points sensibles.**

**PRIORITÉ N° 2 – Évaluer les habitudes d'élimination actuelles du patient**

- Noter les caractéristiques des selles (couleur, odeur, consistance, quantité, forme et fréquence), **afin de disposer d'un point de comparaison.**
- Inciter le patient ou la personne clé à noter à quelles heures il est incontinent **afin de rechercher les liens qui existent entre l'incontinence et les repas, les activités et le comportement du patient.**
- Ausculter l'abdomen **afin de vérifier la présence, le siège et les caractéristiques des bruits abdominaux.**

**PRIORITÉ N° 3 – Favoriser la maîtrise ou le traitement de l'incontinence**

- Collaborer au plan de traitement des facteurs favorisants (voir la liste des facteurs favorisants et des caractéristiques).
- Établir un programme d'élimination intestinale : défécation à des heures régulières, suppositoires ou stimulation digitale. Appliquer le programme quotidiennement au début, puis l'appliquer un jour sur deux, selon le mode d'élimination habituel ou le volume des selles.
- Mener le patient à la salle de bain ou l'installer sur la chaise d'aisances ou sur le bassin hygiénique à des heures précises, en tenant compte de ses besoins et des caractéristiques de l'incontinence **afin de maximiser les chances de succès du programme de rééducation intestinale.**
- Inciter le patient à adopter une alimentation riche en fibres et en cellulose et à éliminer les aliments qui causent la diarrhée, la constipation ou la flatulence.
- Inciter le patient à boire des liquides chauds après les repas.
- Inciter le patient à boire suffisamment de liquides (au moins 2000 à 2400 mL par jour).
- Fournir au patient et à la personne clé dans sa vie les informations dont ils ont besoin sur le régime alimentaire.
- Administrer un laxatif émollient ou un cathartique augmentant la masse fécale, selon l'ordonnance.
- Donner des soins cutanés autour de la région anale **afin de prévenir l'excoriation.**
- Préparer un programme d'exercices individuel incluant les muscles du périnée **afin d'augmenter le tonus et la force musculaires.**

- Fournir au patient des culottes d'incontinence ou tout autre moyen d'assistance jusqu'à ce que le problème d'incontinence soit résolu.
- Montrer au patient **comment accroître la pression intra-abdominale pendant la défécation** (en contractant les muscles abdominaux, en se penchant vers l'avant lorsqu'il est sur la chaise d'aisances et en appliquant une pression manuelle sur l'abdomen) et **comment stimuler le péristaltisme (en massant l'abdomen de gauche à droite).**

§ Consulter le diagnostic infirmier Diarrhée si l'incontinence est due à la diarrhée, et Constipation si l'incontinence est due à un fécalome.

**PRIORITÉ Nº 4 – Donner un enseignement visant le mieux-être du patient**

- Inciter le patient à continuer à appliquer les mesures efficaces adaptées à ses besoins.
- Conseiller au patient de prendre des cathartiques ou des laxatifs émollients, si cela est indiqué, **pour qu'il puisse déféquer à heures fixes.**
- Dresser une liste des aliments qui favorisent la régularité de l'élimination fécale.
- Fournir un soutien émotionnel au patient ou à la personne clé dans sa vie, surtout si l'incontinence se prolonge ou devient chronique.
- Conseiller au patient de tenir compte de son programme d'élimination dans l'organisation de ses activités sociales (éviter les excursions de quatre heures s'il doit aller aux toilettes toutes les trois heures et qu'il ne pourra pas le faire, par exemple) **afin de favoriser le fonctionnement social et de maximiser les chances de succès du programme de rééducation intestinale.**

## Données essentielles à consigner

### *Évaluations (initiale et subséquentes)*

- Inscrire les données d'évaluation, notamment les habitudes actuelles d'élimination, les résultats de l'examen physique, les caractéristiques des selles et les interventions essayées.

### Planification

- Rédiger le plan thérapeutique infirmier et inscrire le nom de chacun des intervenants.
- Rédiger le plan d'enseignement.

### Application et vérification des résultats

- Noter les réactions du patient et de la personne clé dans sa vie aux interventions et à l'enseignement, ainsi que les mesures qui ont été prises.
- Noter les changements survenus dans le mode d'élimination et les caractéristiques des selles.
- Noter les objectifs atteints ou les progrès accomplis vers l'atteinte des objectifs.
- Noter les modifications apportées au plan thérapeutique infirmier.

### Plan de congé

- Inscrire les besoins à long terme du patient et le nom des responsables des mesures à prendre.
- Noter le programme de rééducation intestinale suivi par le patient au moment de son départ.

## Exemples tirés des CRSI (NOC) et des CISI (NIC)

- RÉSULTAT : Continence intestinale
- INTERVENTION : Traitement de l'incontinence fécale

# INCONTINENCE URINAIRE À L'EFFORT

*Taxinomie II : Élimination – Classe 1 : Système urinaire (00017)*

*[Mode fonctionnel de santé de Gordon : Élimination]*

*Diagnostic proposé en 1986*

**DÉFINITION** Écoulement d'urine de moins de 50 mL se produisant lorsque la pression abdominale augmente.

## Facteurs favorisants

- Dégénérescence des muscles et des structures de soutien du bassin associée au vieillissement [ex. : fermeture incomplète du sphincter de l'urètre, déficit en œstrogènes]
- Forte pression intra-abdominale (obésité, utérus gravide, etc.)
- Faiblesse du sphincter vésical ; distension vésicale excessive entre les mictions
- Faiblesse des muscles et des structures de soutien du bassin [efforts à la défécation dus à une constipation chronique, par exemple]
- [Dégénérescence des nerfs, déficits vasculaires, chirurgie, radiothérapie]

## Caractéristiques

### DONNÉES SUBJECTIVES

- Fuite d'urine lorsqu'il y a augmentation de la pression intra-abdominale [toux, éternuement, soulèvement d'un objet, exercices aérobiques, changement de position, etc.]
- Mictions impérieuses ou fréquentes (intervalles inférieurs à deux heures)

### DONNÉES OBJECTIVES

- Fuite d'urine lorsqu'il y a augmentation de la pression intra-abdominale

## Résultats escomptés (objectifs) et critères d'évaluation

- Le patient comprend son état et les interventions visant la rééducation vésicale.
- Le patient met en pratique des techniques ou des conduites visant le raffermissement de la musculature du périnée.
- Le patient demeure continent lors d'une augmentation de la pression intra-abdominale.

## Interventions

### PRIORITÉ Nº 1 – Évaluer les facteurs favorisants

- Rechercher les facteurs d'ordre physiologique à l'origine de l'augmentation de la pression intra-abdominale (obésité, utérus gravide, etc.). Noter les antécédents déterminants (multiparité, traumatisme chirurgical de la vessie ou du bassin, etc.).

- Recueillir des données sur l'écoulement d'urine à la toux ou à l'éternuement, le tonus musculaire et les soutiens du bassin au repos, la capacité d'amorcer ou d'arrêter le jet de miction, le bombement du périnée lorsque le patient force. Adresser le patient à un urologue qui recherchera la présence d'une faiblesse du sphincter ou d'une hypermotilité.
- Procéder aux examens par ultrasons ou à un cathétérisme **afin de rechercher la présence d'un résidu postmictionnel.**
- Préparer le patient à passer les examens diagnostiques pertinents (cystoscopie, cystométrie, etc.).

**PRIORITÉ N° 2 – Évaluer le degré d'invalidité et dans quelle mesure un autre problème s'interpose**

- Noter le mode d'élimination urinaire du patient, les heures où il urine, la quantité produite et les stimuli entraînant l'incontinence. Passer en revue le bilan des excreta, le cas échéant.
- Préparer le patient pour les examens requis (cystoscopie, cystométrogramme, etc.) et y collaborer.
- S'enquérir des effets de l'incontinence sur l'estime de soi et le style de vie du patient (y compris sa vie sociale et sa sexualité).
- S'enquérir des méthodes d'autotraitement du patient (réduction de la consommation de liquides, utilisation de protections absorbantes, etc.).
- Rechercher la présence d'une incontinence fonctionnelle ou d'une incontinence par besoin impérieux. (Y a-t-il des signes d'irritabilité de la vessie, de réduction de la capacité de la vessie ou de surdistension vésicale ?)

**PRIORITÉ N° 3 – Collaborer au traitement ou à la prévention de l'incontinence**

- Collaborer au traitement médical du problème urinaire causant l'incontinence (intervention chirurgicale, traitement médicamenteux, rétroaction biologique, etc.).
- Conseiller au patient de déclencher et d'arrêter le jet d'urine deux ou trois fois à chaque miction **afin de renforcer les muscles du périnée.**

- Inciter le patient à pratiquer régulièrement des exercices visant à augmenter la force et le tonus du périnée (exercices de Kegel ou utilisation de cônes vaginaux). Associer ces exercices à la rétroaction biologique **afin d'améliorer la rééducation vésicale, au besoin.**
- Incorporer au programme d'exercices des redressements assis **afin d'accroître le tonus des muscles abdominaux.**
- Demander au patient d'uriner au moins toutes les trois heures pendant le jour **afin de réduire la pression sur la vessie.** Lui recommander de retarder volontairement ses mictions, si possible, **pour qu'il parvienne finalement à un intervalle de trois à quatre heures entre les mictions.**
- Demander au patient de ne pas consommer de liquides deux à trois heures avant le coucher **afin de réduire l'incontinence nocturne.**

**PRIORITÉ N° 4 – Donner un enseignement visant le mieux-être du patient**

- Inciter le patient à restreindre sa consommation de café, de thé et d'alcool. **Leur effet diurétique peut entraîner une distension de la vessie et augmenter les risques d'incontinence.**
- Conseiller au patient d'utiliser des protections absorbantes ou des culottes d'incontinence, selon ses besoins. Apprécier son degré d'activité, la quantité d'urine perdue par incontinence, sa taille, sa dextérité et ses capacités cognitives **afin de lui suggérer les produits les plus appropriés.**
- Insister auprès du patient sur l'importance de l'hygiène du périnée après les mictions et sur la nécessité de changer souvent la protection absorbante ou la culotte d'incontinence **afin de prévenir l'irritation et l'infection.** Lui recommander d'appliquer un émollient à base d'huile **afin de protéger sa peau contre l'irritation.**
- Conseiller au patient de remplacer les exercices aérobiques par de la natation, de la bicyclette ou des exercices non aérobiques **afin d'éviter une augmentation de la pression intra-abdominale.**
- Diriger le patient vers un service ou un groupe de soutien pour une cure d'amaigrissement si l'obésité constitue un facteur d'influence.
- Insister auprès du patient sur les précautions à prendre si on lui a prescrit des sympathomimétiques **pour renforcer le tonus au repos du col de la vessie et de l'urètre proximal.**

## Données essentielles à consigner

### *Évaluations (initiale et subséquentes)*

- Inscrire les données d'évaluation, notamment le mode d'incontinence et les facteurs d'ordre physiologique présents.
- Noter les répercussions de l'incontinence sur le style de vie et l'estime de soi du patient.
- Noter dans quelle mesure le patient comprend son état.

### *Planification*

- Rédiger le plan thérapeutique infirmier et inscrire le nom de chacun des intervenants.
- Rédiger le plan d'enseignement.

### *Application et vérification des résultats*

- Noter les réactions du patient aux interventions et à l'enseignement, ainsi que les mesures qui ont été prises et les résultats qui ont été obtenus.
- Noter les objectifs atteints ou les progrès accomplis vers l'atteinte des objectifs.
- Noter les modifications apportées au plan thérapeutique infirmier.

### *Plan de congé*

- Inscrire les besoins à long terme du patient, les demandes de consultation et le nom des responsables des mesures à prendre.

## Exemples tirés des CRSI (NOC) et des CISI (NIC)

- RÉSULTAT : Continence urinaire
- INTERVENTION : Exercice des muscles pelviens

# INCONTINENCE URINAIRE COMPLÈTE (vraie)

*Taxinomie II : Élimination – Classe 1 : Système urinaire (00021)*

*[Mode fonctionnel de santé de Gordon : Élimination]*

*Diagnostic proposé en 1986*

**DÉFINITION** ■ Écoulement continu et imprévisible d'urine.

## Facteurs favorisants

- Neuropathie inhibant la transmission du réflexe indiquant que la vessie est pleine [c'est-à-dire la transmission de l'influx nerveux des terminaisons nerveuses jusqu'à la vessie]
- Dysfonctionnement neurologique provoquant le déclenchement de la miction à des moments imprévisibles [lésion cérébrale, par exemple]
- Contraction indépendante du fonctionnement réflexe du détrusor à la suite d'une intervention chirurgicale
- Neuropathie ou traumatisme rachidien [destruction des neurones sensitifs ou moteurs situés au bas de la moelle épinière]
- Trouble anatomique (fistule)

## Caractéristiques

### DONNÉES SUBJECTIVES

- Écoulement continu d'urine se produisant à des moments imprévisibles en l'absence de distension, de contractions non inhibées ou de spasmes de la vessie
- Nycturie
- Absence de sensation de plénitude périnéale ou vésicale
- Non-conscience de l'écoulement urinaire

### DONNÉES OBJECTIVES

- Incontinence réfractaire aux traitements

## Résultats escomptés (objectifs) et critères d'évaluation

- Le patient connaît les facteurs reliés à son problème.
- Le patient applique rigoureusement un régime d'élimination vésicale adapté à ses besoins.
- Le patient met en pratique des conduites et des techniques visant la maîtrise de l'incontinence et la prévention des complications.
- Le patient tient compte de son régime d'élimination vésicale dans la planification de ses activités sociales.

## Interventions

**PRIORITÉ Nº 1 – Évaluer les facteurs favorisants**

- Demander au patient s'il perçoit l'écoulement urinaire.
- Noter tout antécédent médical de problème neurologique, de traumatisme neuromusculaire consécutif à une intervention chirurgicale ou à la radiothérapie, ou de fistules, et s'enquérir de leurs effets.
- Rechercher les signes de rétention urinaire chronique concomitante (au moyen de la palpation de la vessie, de l'échographie, du cathétérisme pour mesurer les résidus).
- Exécuter ou collaborer à l'exécution des interventions et des tests (cystoscopie, cystométrie, etc.) **visant à poser le diagnostic médical ou à vérifier l'indication d'une intervention chirurgicale.**

**PRIORITÉ Nº 2 – Évaluer le degré d'invalidité et dans quelle mesure un autre problème s'interpose**

- Installer le patient sur les toilettes toutes les deux heures et noter soigneusement à quelle heure il a uriné ou a été incontinent **afin de déterminer son mode d'élimination.**
- Apprécier les répercussions du problème sur le style de vie et l'estime de soi du patient.
- Recueillir des données sur l'état de la peau, notamment **sur les régions érythémateuses et les excoriations.**
- Relever dans les documents de soins infirmiers les interventions antérieures ayant pallié efficacement les problèmes d'altération de l'élimination urinaire.

**PRIORITÉ Nº 3 – Collaborer à la prévention ou au traitement de l'incontinence**

- Conseiller au patient de consommer au moins 1500 à 2000 mL de liquides par jour.
- Inciter le patient à boire des liquides à heures fixes (avec et entre les repas) **afin de rendre les mictions prévisibles.**
- Recommander au patient de ne pas consommer de liquides deux à trois heures avant le coucher **afin de réduire l'énurésie.**
- Installer le patient sur les toilettes aux heures de miction enregistrées au dossier et 30 minutes avant les heures

d'incontinence enregistrées au dossier **afin d'établir un horaire d'élimination adapté.**

- Faire couler de l'eau chaude sur le périnée, laisser couler l'eau dans l'évier ou masser le bas du ventre **afin de stimuler le réflexe de miction. Ces méthodes peuvent s'avérer inefficaces si le réflexe de miction est altéré.**
- Reporter l'heure de miction de 30 minutes à la fois dès que le patient redevient continent, jusqu'à ce qu'on atteigne un intervalle de 3 à 4 heures entre les mictions **afin d'adapter l'horaire d'élimination aux besoins du patient.**
- Utiliser un condom urinaire ou un dispositif adapté pendant le jour.
- Installer des piqués absorbants sur le lit pendant la nuit si le patient ne peut tolérer un dispositif externe.
- Établir un horaire de cathétérisme intermittent, au besoin.

**PRIORITÉ N° 4 – Donner un enseignement visant le mieux-être du patient**

- Fixer avec le patient des heures régulières de miction **afin d'établir avec lui un programme d'élimination.**
- Conseiller au patient de porter des sous-vêtements garnis de protections absorbantes, au besoin. **Cette mesure favorise la confiance en soi lors des contacts sociaux.**
- Insister auprès du patient sur l'importance d'une bonne hygiène du périnée après chaque miction.
- Conseiller au patient d'appliquer sur son périnée un émollient à base d'huile **afin de protéger la peau contre l'irritation.** (Lui recommander d'utiliser des produits sans alcool.)
- Faire la démonstration de techniques d'autocathétérisme intermittent à l'aide d'une sonde droite de petit calibre, au besoin.
- Montrer au patient comment entretenir sa sonde, **afin de prévenir l'infection.**
- Recommander au patient d'utiliser une sonde en silicone s'il doit porter une sonde à demeure et si les autres tentatives de rééducation vésicale ont échoué.
- Recommander au patient de vérifier lui-même la perméabilité de sa sonde et de prévenir le reflux d'urine, **afin de réduire les risques d'infection.**
- Conseiller au patient de boire des jus acidifiants **afin d'empêcher la prolifération des bactéries et leur adhérence à la paroi vésicale.**

## Données essentielles à consigner

### *Évaluations (initiale et subséquentes)*

- Noter le mode d'élimination actuel du patient.
- Noter les données d'évaluation, notamment les répercussions de l'incontinence sur le style de vie et l'estime de soi du patient.

### *Planification*

- Rédiger le plan thérapeutique infirmier et inscrire le nom de chacun des intervenants.
- Rédiger le plan d'enseignement.

### *Application et vérification des résultats*

- Noter les réactions du patient aux interventions et à l'enseignement, ainsi que les mesures qui ont été prises.
- Noter les objectifs atteints ou les progrès accomplis vers l'atteinte des objectifs.
- Noter les modifications apportées au plan thérapeutique infirmier.

### *Plan de congé*

- Noter le plan de soins, les besoins à long terme du patient et le nom des responsables des mesures à prendre.
- Noter les demandes de consultation.

## Exemples tirés des CRSI (NOC) et des CISI (NIC)

- RÉSULTAT : Continence urinaire
- INTERVENTION : Traitement de l'incontinence urinaire

# INCONTINENCE URINAIRE FONCTIONNELLE

*Taxinomie II : Élimination – Classe 1 : Système urinaire (00020)*

*[Mode fonctionnel de santé de Gordon : Élimination]*

*Diagnostic proposé en 1986 ; révision effectuée en 1998 par le groupe de recherche pour le développement et la classification des diagnostics infirmiers (NDEC)*

**DÉFINITION** ■ Incapacité pour une personne habituellement continente d'atteindre les toilettes à temps pour éviter la perte involontaire d'urine.

## Facteurs favorisants

- Problème associé à l'environnement [ex. : mauvais éclairage ou incapacité de repérer la salle de bain]
- Déficit neuromusculaire
- Faiblesse de la musculature pelvienne
- Déficit visuel ou cognitif
- Facteurs psychologiques; [réticence à utiliser la sonnette d'appel ou le bassin hygiénique]
- [Production accrue d'urine]

## Caractéristiques

### DONNÉES SUBJECTIVES

- Sensation du besoin d'uriner
- [Mictions abondantes]

### DONNÉES OBJECTIVES

- Perte d'urine avant d'atteindre les toilettes; temps nécessaire pour se rendre aux toilettes supérieur au temps écoulé entre la sensation du besoin et la perte involontaire d'urine
- Capacité de vider complètement la vessie
- Incontinence seulement au lever matinal (chez certains patients)

## Résultats escomptés (objectifs) et critères d'évaluation

- Le patient comprend son état et connaît les mesures de prévention de l'incontinence.
- Le patient modifie son environnement physique en fonction de ses besoins.
- Le patient élimine des quantités d'urine adéquates.
- Le patient urine à des moments et à des endroits acceptables.

## Interventions

**PRIORITÉ Nº 1 – Évaluer les facteurs favorisants**

- Rechercher des signes indiquant un retard volontaire de la miction.
- Prendre note des antécédents de problèmes de santé, de prise de médicaments ou de substances qui augmentent le débit urinaire et altèrent le tonus vésical (diabète sucré, prolapsus vésical, diurétiques, alcool, caféine, etc.).
- Procéder à un dépistage colorimétrique du glucose dans l'urine (Clinitest). **La glycosurie peut provoquer une polyurie et entraîner une surdistension de la vessie.**
- Calculer l'écart entre le temps nécessaire au patient pour se rendre aux toilettes et le temps écoulé entre l'envie pressante d'uriner et la perte involontaire d'urine.
- Relever tout antécédent de problème de santé ou de prise de médicaments **qui pourraient altérer l'état mental ou le sens de l'orientation spatiale du patient ou sa capacité de reconnaître le besoin impérieux d'uriner et d'en saisir la signification.**
- Examiner l'environnement physique du patient **afin de déceler ce qui peut l'empêcher d'arriver à temps à la salle de bain ou d'utiliser les toilettes adéquatement (lieu étranger, mauvais éclairage, manque de dextérité, chaise d'aisances ou siège des toilettes inconfortable, déambulateur mal adapté, absence de barres d'appui, distance des toilettes, etc.).**

**PRIORITÉ Nº 2 – Évaluer le degré d'invalidité et dans quelle mesure un autre problème s'interpose**

- Aider le patient à noter dans un carnet le bilan de ses excreta. Noter la fréquence et les heures des épisodes d'incontinence et de continence. Passer en revue le bilan des excreta, le cas échéant.
- Mesurer ou estimer la quantité d'urine éliminée ou perdue par incontinence.
- Rechercher dans l'urine des signes de bactériurie (urine trouble, etc.).
- Apprécier les répercussions de l'incontinence sur le style de vie (y compris la vie sociale et sexuelle) et l'estime de soi du patient.

**PRIORITÉ N° 3 – Collaborer au traitement ou à la prévention de l'incontinence**

- Administrer le matin les diurétiques prescrits **afin de réduire la nycturie.**
- Inciter le patient à réduire ou à éliminer l'usage des somnifères, si possible, **car la sédation peut l'empêcher de reconnaître le besoin d'uriner ou d'y réagir.**
- Procurer au patient des moyens de demander de l'aide (système d'appel, etc.).
- Conseiller au patient de porter des vêtements faciles à défaire : vêtements à fermeture velcro, jupes amples, culottes sans fourche (peut aussi ne pas en porter), bretelles ou tailles élastiques aux pantalons pour remplacer les ceintures, etc. **Cette précaution lui permet de passer rapidement aux toilettes une fois qu'il a ressenti le besoin d'uriner.**
- Placer des veilleuses **pour marquer le trajet menant à la salle de bain.**
- Montrer clairement l'emplacement de la salle de bain (bon éclairage, panneaux indicateurs, couleur de la porte, etc.) **afin que le patient désorienté puisse la trouver facilement.**
- Désencombrer le trajet menant à la salle de bain (carpettes, meubles, etc.).
- Lever le siège de la chaise d'aisances et celui des toilettes.
- Laisser au chevet du patient une chaise d'aisances, un urinal ou un bassin hygiénique, selon ses besoins.
- Établir un horaire de mictions régulières aux trois heures **afin de diminuer la distension vésicale.**
- Demander au patient de ne pas boire de liquides deux ou trois heures avant le coucher **afin de réduire la nycturie.**
- Montrer au patient des exercices de renforcement du périnée.
- Entreprendre un programme de rééducation vésicale, au besoin.

**PRIORITÉ N° 4 – Donner un enseignement visant le mieux-être du patient**

- Discuter avec le patient de la nécessité de réagir immédiatement au besoin impérieux d'uriner.
- Inciter le patient à restreindre sa consommation de café, de thé et d'alcool **à cause de leur effet diurétique et de leur influence sur le mode d'élimination urinaire.**

- Dresser une liste des aliments, des liquides et des suppléments contenant du potassium consommés par le patient. **Une carence en potassium peut affecter le tonus vésical.**
- Insister auprès du patient sur l'importance de l'hygiène du périnée après la miction.
- Adopter une attitude respectueuse **afin d'aider le patient à surmonter sa gêne face à son besoin d'aide ou à l'utilisation du bassin hygiénique.**
- Inviter le patient à participer à l'élaboration du plan thérapeutique infirmier.

§ Consulter les diagnostics infirmiers Incontinence urinaire réflexe, Incontinence urinaire à l'effort, Incontinence urinaire complète (vraie) ou Incontinence urinaire par besoin impérieux.

## Données essentielles à consigner

### *Évaluations (initiale et subséquentes)*

- Inscrire les données d'évaluation, notamment le mode d'élimination urinaire et les répercussions de l'incontinence sur les habitudes de vie et l'estime de soi du patient.

### *Planification*

- Rédiger le plan thérapeutique infirmier et inscrire le nom de chacun des intervenants.
- Rédiger le plan d'enseignement.

### *Application et vérification des résultats*

- Noter les réactions du patient aux interventions et à l'enseignement, ainsi que les mesures qui ont été prises.
- Noter les objectifs atteints ou les progrès accomplis vers l'atteinte des objectifs.
- Noter les modifications apportées au plan thérapeutique infirmier.

### *Plan de congé*

- Inscrire les besoins à long terme du patient et le nom des responsables des mesures à prendre.
- Noter les demandes de consultation.

## Exemples tirés des CRSI (NOC) et des CISI (NIC)

- RÉSULTAT : Continence urinaire
- INTERVENTION : Rappel de l'horaire des mictions

# INCONTINENCE URINAIRE PAR BESOIN IMPÉRIEUX

*Taxinomie II : Élimination – Classe 1 : Système urinaire (00019)*

*[Mode fonctionnel de santé de Gordon : Élimination]*

*Diagnostic proposé en 1986*

**DÉFINITION** ■ Écoulement involontaire d'urine peu après qu'une forte envie d'uriner s'est fait sentir.

## Facteurs favorisants

- Diminution de la capacité vésicale (antécédents de maladie pelvienne inflammatoire, d'intervention chirurgicale à l'abdomen, port d'une sonde vésicale à demeure, etc.)
- Irritation des récepteurs de la paroi vésicale provoquant un spasme (peut être occasionnée par une infection de la vessie, [une urétrite atrophique, une vaginite], l'alcool, la caféine, une augmentation de l'apport liquidien, une augmentation de la concentration urinaire, une surdistension de la vessie)
- [Médicaments comme les diurétiques, les sédatifs et les anticholinergiques]
- [Constipation ou fécalome]
- [Mobilité réduite ; trouble psychologique tel l'état dépressif ; changement du degré de conscience ou confusion (accident vasculaire cérébral, démence, maladie de Parkinson)]

## Caractéristiques

### DONNÉES SUBJECTIVES

- Miction impérieuse
- Mictions fréquentes (intervalles inférieurs à deux heures)
- Contractions ou spasmes vésicaux
- Nycturie (plus de deux fois par nuit)

### DONNÉES OBJECTIVES

- Incapacité d'arriver à temps aux toilettes
- Faibles émissions d'urine (moins de 100 mL) ou émissions abondantes (plus de 550 mL)

## Résultats escomptés (objectifs) et critères d'évaluation

- Le patient comprend son état.
- Le patient met en pratique des conduites ou des techniques visant la maîtrise ou la correction de l'incontinence.
- Le patient urine toutes les trois ou quatre heures en quantités suffisantes à chaque fois.
- L'intervalle de temps entre le besoin impérieux d'uriner et la perte involontaire d'urine s'accroît.

## Interventions

### PRIORITÉ Nº 1 – Évaluer les facteurs favorisants

- Rechercher les signes et les symptômes d'infection vésicale (urine trouble et malodorante, bactériurie, etc.).
- Demander au patient s'il consomme des substances irritantes pour la vessie. **Une consommation importante d'alcool ou de caféine augmente la diurèse ou la concentration urinaire.**
- Rechercher dans les antécédents du patient la présence d'habitudes ancrées ou de problèmes de santé susceptibles de réduire la capacité vésicale (salpingite aiguë, chirurgie à l'abdomen, port d'une sonde urétrale à demeure, mictions volontaires fréquentes, etc.).
- Noter les facteurs influant sur la capacité de réagir au besoin impérieux d'uriner (mobilité réduite, emploi de sédatifs, etc.).

- Procéder à un dépistage colorimétrique du glucose dans l'urine (Clinitest). **La glycosurie peut provoquer une polyurie et entraîner une surdistension de la vessie.**
- Rechercher la présence d'une incontinence fonctionnelle concomitante.

§ Consulter le diagnostic infirmier Incontinence urinaire fonctionnelle.

- Palper la vessie **afin de vérifier s'il y a surdistension.**
- Palper la vessie, procéder à un examen par ultrasons ou mettre en place une sonde urétrale **afin de s'assurer qu'il n'y a pas de résidus postmictionnels abondants.**
- Préparer le patient aux examens diagnostiques pertinents (analyse d'urine, cystométrie, etc.).

**PRIORITÉ N° 2 – Évaluer le degré d'invalidité et dans quelle mesure un autre problème s'interpose**

- Mesurer la diurèse en notant tout particulièrement les quantités inférieures à 100 mL ou supérieures à 550 mL.
- Noter la fréquence et le degré des besoins impérieux d'uriner.
- Calculer le temps écoulé entre les premiers signes d'avertissement du besoin d'uriner et la perte d'urine.
- Apprécier les effets de l'incontinence sur le style de vie (y compris la vie sociale et sexuelle) et l'estime de soi du patient.

**PRIORITÉ N° 3 – Collaborer au traitement ou à la prévention de l'incontinence**

- Augmenter l'apport liquidien de 1500 à 2000 mL par jour.
- Inciter le patient à boire des liquides à heures fixes (avec et entre les repas) **afin de rendre les mictions prévisibles.**
- Procurer au patient dont la mobilité est réduite des moyens de demander de l'aide (système d'appel), placer une chaise d'aisances à son chevet, un urinal ou un bassin hygiénique à sa portée.
- Demander au patient d'augmenter volontairement et graduellement les intervalles entre les mictions jusqu'à ce qu'ils atteignent de deux à quatre heures.
- Établir un horaire de mictions en fonction du mode d'élimination urinaire habituel du patient **afin qu'il reprenne ses habitudes.**

- Demander au patient de serrer les muscles du périnée avant de se lever du lit. **Cette mesure aide à prévenir l'écoulement d'urine dû au changement dans la pression abdominale.**
- Conseiller au patient de déclencher et d'arrêter le jet d'urine deux fois ou plus à chaque miction **afin de renforcer les muscles du périnée.**
- Inciter le patient à pratiquer régulièrement des exercices de rééducation des muscles du périnée (exercices de Kegel ou utilisation de cônes vaginaux). Associer ces exercices à la rétroaction biologique **afin d'augmenter l'efficacité de la rééducation**, au besoin.
- Réveiller, si nécessaire, le patient durant la nuit pour le faire uriner **afin de garder le même intervalle entre les mictions.**

## PRIORITÉ N° 4 – Donner un enseignement visant le mieux-être du patient

- Inciter le patient à restreindre sa consommation de café, de thé et d'alcool à cause de leurs effets irritants sur la vessie.
- Conseiller au patient d'utiliser des protections absorbantes ou des culottes d'incontinence, au besoin, en tenant compte de son degré d'activité, de la quantité d'urine perdue par incontinence, de sa taille, de sa dextérité et de ses capacités cognitives.
- Recommander au patient de porter des vêtements amples ou spécialement adaptés **pour qu'il puisse réagir rapidement au besoin d'uriner.**
- Insister auprès du patient sur l'importance de l'hygiène du périnée après chaque miction **afin de prévenir l'irritation de la peau.**
- Indiquer au patient les signes et les symptômes de complications urinaires et lui expliquer la nécessité du suivi médical.
- Administrer les anticholinergiques prescrits **de façon à donner au patient plus de temps pour bloquer les impulsions de l'arc réflexe dans la région du sacrum.**
- Discuter avec le patient de la possibilité de subir une intervention chirurgicale ou de recevoir un traitement de stimulation électronique **pour augmenter les contractions vésicales ou pour inhiber l'activité excessive du détrusor.**

## Données essentielles à consigner

### *Évaluations (initiale et subséquentes)*

- Inscrire les données d'évaluation, notamment le mode d'incontinence et ses répercussions sur les habitudes de vie et l'estime de soi du patient.

### *Planification*

- Rédiger le plan thérapeutique infirmier et inscrire le nom de chacun des intervenants.
- Rédiger le plan d'enseignement.

### *Application et vérification des résultats*

- Noter les réactions du patient aux interventions et à l'enseignement, ainsi que les mesures qui ont été prises.
- Noter les objectifs atteints ou les progrès accomplis vers l'atteinte des objectifs.
- Noter les modifications apportées au plan thérapeutique infirmier.

### *Plan de congé*

- Noter les besoins du patient après sa sortie, les demandes de consultation et le nom des responsables des mesures à prendre.

## Exemples tirés des CRSI (NOC) et des CISI (NIC)

- RÉSULTAT : Continence urinaire
- INTERVENTION : Entraînement en vue d'acquérir des habitudes d'élimination urinaire

**INCONTINENCE URINAIRE**

# RISQUE D'INCONTINENCE URINAIRE PAR BESOIN IMPÉRIEUX

*Taxinomie II : Élimination – Classe 1 : Système urinaire (00022)*

*[Mode fonctionnel de santé de Gordon : Élimination]*

*Diagnostic proposé en 1998 par le groupe de recherche pour le développement et la classification des diagnostics infirmiers (NDEC)*

**DÉFINITION** ■ Risque de pertes involontaires d'urine associées à une sensation forte, soudaine et impérieuse du besoin d'uriner.

## Facteurs de risque

- Effets des traitements médicamenteux, de la caféine, de l'alcool
- Contractilité exacerbée du muscle détrusor liée à une cystite, une urétrite, une tumeur, un calcul rénal
- Atteinte du système nerveux central au-dessus du centre protubérantiel de la miction
- Relâchement du sphincter lisse
- Comportements d'élimination urinaire inadéquats
- Capacité vésicale faible

**Remarque**: Il ne peut y avoir de signes ni de symptômes (caractéristiques) lorsqu'on diagnostique un risque de problème, car celui-ci n'existe pas encore; les interventions infirmières sont donc axées sur la prévention.

## Résultats escomptés (objectifs) et critères d'évaluation

- Le patient connaît les facteurs de risque et les mesures à prendre.
- Le patient met en pratique des conduites visant à prévenir l'apparition du problème.

## Interventions

### PRIORITÉ N° 1 – Évaluer les facteurs de risque

- Noter si le patient utilise des substances susceptibles d'irriter la vessie (par exemple, une consommation importante d'alcool ou de caféine entraîne une augmentation du débit urinaire ou une concentration de l'urine).
- Rechercher dans les antécédents du patient la présence d'habitudes ancrées ou de problèmes de santé susceptibles de réduire la capacité vésicale (mobilité réduite, emploi de sédatifs, etc.).

- Noter les facteurs susceptibles d'influer sur la capacité de réagir au besoin impérieux d'uriner (mobilité réduite, emploi de sédatifs, etc.).
- Préparer le patient aux examens diagnostiques utiles (analyse d'urine, cystométrie, etc.) **pour évaluer le mode d'élimination urinaire et déterminer le problème en cause,** et y collaborer.

**PRIORITÉ Nº 2 – Prévenir l'apparition du problème**

- Mesurer la diurèse en notant particulièrement les quantités inférieures à 100 mL ou supérieures à 550 mL.
- Noter l'apport liquidien ainsi que la fréquence et le degré du besoin impérieux d'uriner.
- Apprécier dans quelle mesure le patient comprend son problème et en évaluer les effets sur son style de vie (y compris la vie sociale et sexuelle) et son estime de soi.
- Inciter le patient à boire des liquides à heures fixes (avec et entre les repas) **afin de rendre les mictions prévisibles.**
- Établir un horaire de mictions en fonction du mode d'élimination urinaire habituel du patient.
- Procurer au patient dont la mobilité est réduite des moyens de demander de l'aide (système d'appel, chaise d'aisances à son chevet, urinal ou bassin hygiénique à sa portée).
- Demander au patient de serrer les muscles du périnée avant de se lever du lit, **afin de prévenir la perte d'urine causée par le changement de la pression abdominale.**
- Conseiller au patient de déclencher et d'arrêter le jet d'urine deux fois ou plus à chaque miction **afin de renforcer les muscles du périnée en les exerçant.**
- Inciter le patient à pratiquer régulièrement des exercices de rééducation des muscles du périnée (exercices de Kegel ou utilisation de cônes vaginaux). Associer ces exercices à la rétroaction biologique **afin de favoriser la rééducation,** au besoin.

**PRIORITÉ Nº 3 – Donner un enseignement visant le mieux-être du patient**

- Inciter le patient à restreindre sa consommation de café, de thé et d'alcool **à cause de leurs effets irritants.**

- Recommander au patient de porter des vêtements amples ou spécialement adaptés **pour qu'il puisse réagir rapidement au besoin d'uriner.**
- Insister auprès du patient sur l'importance de l'hygiène du périnée après chaque miction, **afin de réduire le risque d'infection urinaire par voie ascendante.**
- Expliquer à la patiente comment appliquer une crème vaginale à base d'hormones (œstrogènes conjugués – Premarine), au besoin, **afin de renforcer les tissus urétraux.**

## Données essentielles à consigner

### *Évaluations (initiale et subséquentes)*

- Inscrire les données d'évaluation, notamment les facteurs de risque et le mode d'élimination urinaire.

### *Planification*

- Rédiger le plan thérapeutique infirmier et inscrire le nom de chacun des intervenants.
- Rédiger le plan d'enseignement.

### *Application et vérification des résultats*

- Noter les réactions du patient aux interventions et à l'enseignement, ainsi que les mesures qui ont été prises.
- Noter les objectifs atteints ou les progrès accomplis vers l'atteinte des objectifs.
- Noter les modifications apportées au plan thérapeutique infirmier.

### *Plan de congé*

- Inscrire les besoins du patient après sa sortie, les demandes de consultation et le nom des responsables des mesures à prendre.

## Exemples tirés des CRSI (NOC) et des CISI (NIC)

- RÉSULTAT : Continence urinaire
- INTERVENTION : Entraînement en vue d'acquérir des habitudes d'élimination urinaire

# INCONTINENCE URINAIRE RÉFLEXE

*Taxinomie II : Élimination – Classe 1 : Système urinaire (00018)*

*[Mode fonctionnel de santé de Gordon : Élimination]*

*Diagnostic proposé en 1986 ; révision effectuée en 1998 par le groupe de recherche pour le développement et la classification des diagnostics infirmiers (NDEC)*

**DÉFINITION** ■ Perte involontaire d'urine se produisant à des intervalles relativement prévisibles lorsque la vessie atteint un volume déterminé.

## Facteurs favorisants

- Dommages tissulaires causés par des cystites radiques, des maladies vésicales infectieuses ou une chirurgie pelvienne
- Altération neurologique au-dessus du centre sacré ou protubérantiel de la miction

## Caractéristiques

### DONNÉES SUBJECTIVES

- Absence de sensation de plénitude vésicale, de sensation du besoin d'uriner, de sensation durant la miction
- Sensation d'un besoin d'uriner sans inhibition volontaire de la contraction vésicale
- Sensations associées à une vessie pleine, telles que transpiration, agitation et gêne abdominale

### DONNÉES OBJECTIVES

- Schéma d'élimination prévisible
- Incapacité d'inhiber ou d'amorcer volontairement la miction
- Vidange complète de la vessie avec lésion au-dessus du centre protubérantiel de la miction
- Vidange incomplète de la vessie avec lésion au-dessus du centre sacré de la miction

## Résultats escomptés (objectifs) et critères d'évaluation

- Le patient comprend son état et connaît les facteurs favorisants.
- Le patient applique rigoureusement un régime d'élimination vésicale adapté à ses besoins.
- Le patient met en pratique des conduites et des techniques visant la maîtrise de l'incontinence et la prévention des complications.
- Le patient urine à des moments et à des endroits acceptables.

## Interventions

**PRIORITÉ N° 1 – Évaluer le degré d'invalidité et dans quelle mesure un autre problème s'interpose**

- Rechercher la cause de l'incontinence. **On se référera à la liste des facteurs favorisants au début du diagnostic.**
- Rechercher des signes de rétention urinaire concomitante.
- Apprécier la capacité du patient de sentir la plénitude vésicale et l'écoulement urinaire.
- Consulter le bilan des excreta du patient ou noter la fréquence et l'heure des mictions.
- Noter le lien entre les mictions et la consommation de liquides et de médicaments, le cas échéant.
- Mesurer la quantité éliminée à chaque miction, **car l'incontinence survient souvent lorsque la vessie atteint un certain volume.**
- Apprécier la capacité du patient de manipuler un sac collecteur ou d'utiliser une sonde.
- Adresser le patient à un urologue ou à un autre spécialiste pour examen du sphincter vésical et du volume de la vessie.

**PRIORITÉ N° 2 – Collaborer au traitement de l'incontinence**

- Inciter le patient à boire un minimum de 1500 à 2000 mL de liquides par jour. **Établir un horaire strict de consommation de liquides (heures fixes, avec et entre les repas) afin de rendre les mictions prévisibles.**
- Recommander au patient de ne pas prendre de liquides deux à trois heures avant le coucher **afin de réduire les mictions durant le sommeil.**

- Installer le patient sur les toilettes ou lui demander de s'y rendre un peu avant l'heure habituelle d'incontinence **afin de stimuler le réflexe de miction.**
- Faire couler de l'eau chaude sur le périnée, laisser couler l'eau dans l'évier ou masser le bas du ventre et les cuisses **afin de stimuler le réflexe de miction.**
- Réveiller le patient la nuit à heures fixes **afin de garder le même intervalle entre les mictions** ou lui installer un dispositif externe, selon le cas.
- Montrer au patient comment appliquer un sac collecteur externe ou pratiquer un autocathétérisme intermittent à l'aide d'une sonde de petit calibre, au besoin.
- Établir l'horaire des cathétérismes en fonction de l'horaire d'activités du patient.
- Mesurer le résidu urinaire ou le volume urinaire recueilli par cathétérisme **afin de déterminer à quelle fréquence vider la vessie.**

**PRIORITÉ N° 3 – Donner un enseignement visant le mieux-être du patient**

- Inciter le patient à poursuivre un horaire régulier d'élimination urinaire.
- Conseiller au patient d'utiliser des protections absorbantes ou des culottes d'incontinence pendant le jour et lors d'activités sociales, au besoin, en tenant compte de son degré d'activité, de la quantité d'urine perdue par incontinence, de sa dextérité et de ses capacités cognitives.
- Insister auprès du patient sur l'importance de l'hygiène du périnée après les mictions et sur la nécessité de changer fréquemment la protection absorbante ou la culotte d'incontinence.
- Inciter le patient à restreindre sa consommation de café, de thé et d'alcool. **Leur effet diurétique peut rendre les mictions imprévisibles.**
- Montrer au patient les techniques d'asepsie et d'entretien de la sonde urétrale **pour réduire les risques d'infection.**
- Indiquer au patient les signes et les symptômes de complications urinaires et lui expliquer l'importance du suivi médical.

## Données essentielles à consigner

### *Évaluations (initiale et subséquentes)*

- Inscrire les données d'évaluation, notamment le degré d'invalidité du patient et les effets de l'incontinence sur ses habitudes de vie.

### *Planification*

- Rédiger le plan thérapeutique infirmier et inscrire le nom de chacun des intervenants.
- Rédiger le plan d'enseignement.

### *Application et vérification des résultats*

- Noter les réactions du patient aux interventions et à l'enseignement ainsi que les mesures qui ont été prises.
- Noter les objectifs atteints ou les progrès accomplis vers l'atteinte des objectifs.
- Noter les modifications apportées au plan thérapeutique infirmier.

### *Plan de congé*

- Inscrire les besoins à long terme du patient et le nom des responsables des mesures à prendre.
- Noter les ressources existantes, l'équipement dont le patient a besoin ainsi que les services qui peuvent le lui procurer.

## Exemples tirés des CRSI (NOC) et des CISI (NIC)

- RÉSULTAT : Continence urinaire
- INTERVENTION : Entraînement en vue d'acquérir des habitudes d'élimination urinaire

**INFECTION**

# RISQUE D'INFECTION

*Taxinomie II : Sécurité/protection – Classe 1 : Infection (00004)*

*[Mode fonctionnel de santé de Gordon : Perception et prise en charge de la santé]*

*Diagnostic proposé en 1986*

**DÉFINITION** ■ Risque de contamination par des organismes pathogènes.

## Facteurs de risque

- Défenses primaires insuffisantes (rupture de l'épiderme, traumatisme tissulaire, diminution de l'activité ciliaire, stase des liquides biologiques, modification du pH des sécrétions, altération du péristaltisme)
- Défenses secondaires insuffisantes (baisse du taux d'hémoglobine, leucopénie, suppression de la réaction inflammatoire) et immunosuppression
- Immunité acquise insuffisante ; destruction des tissus avec exposition prolongée à l'air ambiant
- Maladie chronique ; malnutrition ; traumatisme
- Interventions et examens effractifs
- Agents pharmaceutiques [y compris les antibiotiques]
- Rupture des membranes amniotiques
- Manque de connaissances sur la façon d'éviter l'exposition à des agents pathogènes

**Remarque** : Il ne peut y avoir de signes ni de symptômes (caractéristiques) lorsqu'on diagnostique un risque de problème, car celui-ci n'existe pas encore ; les interventions infirmières sont donc axées sur la prévention.

## Résultats escomptés (objectifs) et critères d'évaluation

- Le patient comprend les facteurs de risque s'appliquant à sa situation.
- Le patient connaît les mesures de prévention ou de réduction de l'infection.
- Le patient adopte des techniques et de nouvelles habitudes favorisant la sécurité de son environnement.
- Le patient est afébrile ; la guérison de la plaie s'effectue normalement ; il n'y a pas d'écoulement purulent ni d'érythème.

## Interventions

### PRIORITÉ Nº 1 – Évaluer les facteurs de risque

- Noter les facteurs de risque d'infection (sensibilité anormalement élevée aux infections, atteinte à l'intégrité de la peau, exposition à un environnement nocif, etc.).
- Rechercher les signes localisés d'infection au point d'insertion de la ligne de perfusion intraveineuse, autour des points de suture, autour de l'incision ou de la plaie, etc.
- Recueillir des données sur l'état de la peau autour des broches, des fils métalliques ou des pinces, sur les signes d'inflammation et sur l'écoulement, le cas échéant.
- Relever tout signe et symptôme de septicémie (infection disséminée) : fièvre, frissons, diaphorèse, baisse du degré de conscience, hémocultures positives.
- Prélever les échantillons de tissus ou de liquides pour les examens microscopiques, les cultures et les antibiogrammes.

### PRIORITÉ Nº 2 – Réduire ou corriger les facteurs de risque existants

- Exiger de tout le personnel soignant une application rigoureuse des techniques de lavage des mains chaque fois qu'un nouveau traitement est amorcé ou chaque fois qu'on passe à un nouveau patient. **Le lavage des mains constitue une défense de première ligne contre les infections croisées et nosocomiales.**
- Réglementer les visites (personnel soignant, parents, amis, etc.) auprès d'un patient ayant une sensibilité anormalement élevée aux infections.
- Appliquer les mesures pertinentes à l'isolement requis (isolement de contact, de protection, etc.), **afin de réduire les risques d'infections croisées.**
- Effectuer le lavage de la peau à l'aide d'un savon antimicrobien ou montrer au patient comment y procéder, s'il doit subir une opération (chirurgie orthopédique, chirurgie plastique, etc.).
- Utiliser des techniques d'asepsie strictes pour procéder aux interventions effractives (perfusion intraveineuse, mise en place d'une sonde urétrale, aspiration pulmonaire, etc.).
- Nettoyer les plaies et les points d'insertion avec une solution antiseptique, chaque jour et au besoin.

- Changer les pansements au besoin.
- Placer un arceau de lit entre la peau excoriée et toute autre surface **afin d'éviter tout contact direct.**
- Porter des gants lors des soins des plaies afin de réduire les risques d'auto-inoculation ou de transmission de maladie virale (herpès, sida, etc.).
- Couvrir les pansements ou les plâtres avec un plastique pendant l'usage du bassin hygiénique **afin de prévenir la contamination des plaies dans la région du périnée ou du bassin.**
- Inciter le patient à se lever dès qu'il le peut, à respirer profondément, à tousser et à changer de position **afin de liquéfier et de rendre mobiles les sécrétions pulmonaires.**
- Superviser l'utilisation des appareils d'appoint (respirateur à pression positive intermittente, etc.), **afin de prévenir la pneumonie.**
- Donner au patient suffisamment de liquides pour répondre à ses besoins.
- Conseiller au patient d'uriner en position assise ou debout et procéder à un cathétérisme, au besoin, **afin d'éviter la distension de la vessie.**
- Donner les soins du cathéter et du périnée. **Cette mesure réduit les risques d'infection urinaire par voie ascendante.**
- Collaborer aux interventions thérapeutiques (drainage d'une plaie ou d'une articulation, incision et drainage d'un abcès, bronchoscopie, etc.).
- Suivre de près l'application du traitement médicamenteux (antimicrobiens, goutte-à-goutte intraveineux dans le siège d'une ostéomyélite, hypodermoclyse, antibiotiques topiques, etc.) **afin d'évaluer l'efficacité du traitement et de rechercher des effets indésirables.**
- Administrer l'antibiothérapie et les vaccins préventifs prescrits.

**PRIORITÉ Nº 3 – Donner un enseignement visant le mieux-être du patient**

- Discuter avec le patient de ses besoins nutritionnels, d'un programme d'exercice approprié et de son besoin de repos.

- Montrer au patient et à la personne clé dans sa vie les mesures à prendre pour protéger la peau, soigner les lésions et prévenir la contamination.
- Insister sur la nécessité de prendre les antibiotiques tel qu'il est indiqué, notamment de prendre la dose prescrite et de poursuivre l'antibiothérapie jusqu'à la fin. Si le patient interrompt prématurément l'antibiothérapie sous prétexte qu'il se sent mieux, l'infection peut réapparaître.
- Expliquer au patient qu'il ne doit pas prendre d'antibiotiques sans l'ordonnance du médecin, ni prendre des « restes » d'antibiotiques sans l'approbation du médecin. **La mauvaise utilisation des antibiotiques peut entraîner des surinfections ou l'apparition de souches bactériennes résistantes aux antibiotiques.**
- Expliquer le rôle du tabagisme dans les infections des voies respiratoires.
- Inciter le patient à se protéger lors de ses relations sexuelles (sexualité sans risque) s'il a plusieurs partenaires.
- Inciter le patient souffrant d'une maladie sexuellement transmissible à en informer ses partenaires **afin de prévenir la propagation de la maladie.**
- Inciter le patient à s'inscrire à des programmes communautaires d'éducation sanitaire **sur la propagation et la prévention des maladies transmissibles.**
- Informer le patient des services communautaires pertinents à sa situation.
- Inciter les parents à faire vacciner leurs enfants. Inciter le patient adulte à recevoir ses vaccins de rappel.
- Intégrer à l'enseignement préopératoire des informations sur la façon de réduire les risques d'infection postopératoire (techniques de respiration pour prévenir la pneumonie, soins de la plaie et protection du pansement, éloignement des autres patients souffrant d'une infection, etc.).
- Revoir les directives concernant l'antibiothérapie préventive, s'il y a lieu (avant un travail dentaire chez un patient ayant des antécédents de rhumatisme articulaire aigu, par exemple).
- Inventorier les ressources dont le patient dispose (programme de désintoxication ou de réadaptation, programme de distribution de seringues ou de condoms, etc.).

§ Consulter les diagnostics infirmiers suivants : Risque de syndrome d'immobilité, Entretien inefficace du domicile et Maintien inefficace de l'état de santé.

## Données essentielles à consigner

### *Évaluations (initiale et subséquentes)*

- Inscrire les facteurs de risque présents, y compris les antibiothérapies reçues dans le passé et celle qui est en cours.
- Décrire la plaie et les points d'insertion ainsi que les caractéristiques de l'écoulement ou des sécrétions corporelles.
- Noter les signes et les symptômes d'infection.

### *Planification*

- Rédiger le plan thérapeutique infirmier et inscrire le nom de chacun des intervenants.
- Rédiger le plan d'enseignement.

### *Application et vérification des résultats*

- Noter les réactions du patient aux interventions et à l'enseignement, ainsi que les mesures qui ont été prises.
- Noter les objectifs atteints ou les progrès accomplis vers l'atteinte des objectifs.
- Noter les modifications apportées au plan thérapeutique infirmier.

### *Plan de congé*

- Noter les besoins du patient à son congé, les demandes de consultation et le nom des responsables des mesures à prendre.

## Exemples tirés des CRSI (NOC) et des CISI (NIC)

- RÉSULTAT : État immunitaire
- INTERVENTION : Protection contre les infections

INTÉGRITÉ DE LA PEAU

# ATTEINTE À L'INTÉGRITE DE LA PEAU

*Taxinomie II : Sécurité/protection – Classe 2 : Lésions (00046)*

*[Mode fonctionnel de santé de Gordon : Nutrition et métabolisme]*

*Diagnostic proposé en 1975 ; révision effectuée en 1998 (par un petit groupe de travail en 1996)*

**DÉFINITION** Altération du derme et de l'épiderme. [Solution de continuité dans les téguments, l'organe multifonctionnel le plus important de l'organisme.]

## Facteurs favorisants

### *Facteurs extrinsèques*

- Température ambiante trop basse ou trop élevée
- Substance chimique ; irradiation ; traitement médicamenteux
- Immobilisation physique
- Humidité ; moiteur ; [excrétions ou sécrétions]
- Facteur mécanique (forces de cisaillement, pression, contention)
- [Traumatisme : accident ou chirurgie]

### *Facteurs intrinsèques*

- Altération de l'état nutritionnel (obésité, maigreur), du métabolisme et de l'hydratation
- Proéminence osseuse
- Facteur lié au développement
- Altération de la turgescence de la peau ; [présence d'œdème]
- Altération de la circulation ; de la sensibilité ; de la pigmentation
- Déficit immunitaire
- Facteur psychogène
- Extrêmes d'âge (nouveau-né, personne âgée)

## Caractéristiques

### DONNÉES SUBJECTIVES

- [Plaintes de démangeaisons, de douleur, d'engourdissement à la région atteinte ou autour]

### DONNÉES OBJECTIVES

- Rupture de l'épiderme
- Destruction des couches cutanées (derme)
- Invasion des structures corporelles

## Résultats escomptés (objectifs) et critères d'évaluation

- Le patient maintient un état nutritionnel et un bien-être physique optimaux.
- Le patient participe aux mesures de prévention et au traitement.
- Le patient exprime un meilleur sentiment d'estime de soi.
- Le patient manifeste des comportements dénotant une bonne maîtrise de la situation.
- Les lésions, les plaies ou les escarres de décubitus guérissent dans un délai raisonnable et sans complications.

## Interventions

### PRIORITÉ N° 1 – Évaluer les facteurs favorisants

- Prendre note des problèmes de santé sous-jacents et des facteurs qui y sont reliés (cancer de la peau ou autre, sclérodermie, lupus, psoriasis, acné, diabète, risques professionnels, traitement aux corticostéroïdes, antécédents familiaux, traumatisme, intervention chirurgicale, amputation, radiothérapie, maladie transmissible, etc.).
- Noter la présence d'un affaiblissement général, d'une réduction de la mobilité, de changements cutanés ou musculaires associés à l'âge ou à une maladie chronique, d'un problème d'incontinence ou de soins personnels.
- Recueillir des données sur l'irrigation sanguine et la sensibilité de la région atteinte.
- Recueillir des données sur l'état nutritionnel du patient.

- Noter les endroits susceptibles de subir une lésion consécutive à la malnutrition (points de pression chez le patient émacié ou âgé, par exemple) ainsi que les situations à risque (emploi d'un dispositif de contention, immobilité prolongée, etc.).
- Prendre note des taux d'hémoglobine, d'hématocrite, de glycémie et de protéinémie.

## PRIORITÉ Nº 2 – Évaluer la gravité du problème

- Recueillir des données sur le contexte entourant l'apparition du problème, notamment l'âge du patient, la date du premier épisode, la durée et le siège de la première lésion, les caractéristiques des lésions et tout changement s'étant produit.
- Noter tout changement dans la couleur, la texture et la turgescence de la peau ainsi que dans la couleur des zones à faible pigmentation (sclérotique, conjonctive, lit unguéal, muqueuse buccale, langue, paume des mains et plante des pieds).
- Palper les lésions cutanées et en noter la taille, la forme, la consistance, la texture, la température et le degré d'hydratation.
- Mesurer la profondeur de la lésion ou de l'atteinte des téguments, de l'épiderme, du derme et des tissus sous-jacents.
- Mesurer la longueur, la largeur et la profondeur des ulcères. Noter l'étendue des sillons, le cas échéant.
- Inspecter la peau autour de la lésion à la recherche d'érythème, d'induration ou de macération.
- Photographier les lésions, au besoin. **Ces photographies serviront de points de repère pour suivre l'évolution de la plaie.**
- Noter les caractéristiques des odeurs émanant de la peau ou du siège de la lésion.
- Évaluer les ulcères à l'aide d'une grille d'évaluation standard. **Tous les intervenants pourront ainsi utiliser la même terminologie pour consigner les données relatives à l'évolution de la situation.**

## PRIORITÉ Nº 3 – Déterminer les répercussions du problème

- Recueillir des données sur l'attitude du patient et de la personne clé dans sa vie face au problème (valeurs culturelles, stigmatisation, etc.). Noter les idées fausses, **ce qui permet**

**de déterminer les sujets à inclure dans le plan d'enseignement et les consultations nécessaires.**

- Recueillir des données sur l'état émotionnel du patient et noter tout problème ou risque de problème d'ordre sexuel.
- Noter la présence de troubles de la vue, de l'ouïe ou du langage. **La peau constituant un important véhicule de communication pour les personnes souffrant de tels troubles, toute atteinte à son intégrité peut influer sur leurs réactions.**

**PRIORITÉ Nº 4 – Aider le patient à corriger ou à réduire son problème et favoriser une cicatrisation optimale**

- Inspecter la peau quotidiennement et décrire les lésions et les changements observés dans les notes de l'infirmière.
- Mesurer ou photographier la plaie périodiquement et observer étroitement le patient à la recherche de signes de complications au cours de la cicatrisation de la plaie (infection, déchirure, etc.) **afin de surveiller la cicatrisation.**
- Garder la région atteinte propre, panser la plaie avec soin, soutenir l'incision (en utilisant des bandages Steri-strip, en exerçant une légère pression sur la plaie pendant la toux, etc.), appliquer les mesures d'asepsie, stimuler la circulation autour des lésions et inciter le patient à maintenir un bon état de santé général **afin de favoriser les mécanismes de cicatrisation naturels.**
- Collaborer au débridement de la plaie ou au traitement fibrinolytique par des enzymes, au besoin (brûlures, escarres de décubitus graves, etc.).
- Soigner les plaies ouvertes ou purulentes et les stomies de façon appropriée (pansements occlusifs, bandages de protection, dispositifs de drainage et mesures de protection de la peau), selon les besoins, **afin de protéger la plaie ou les tissus environnants.**
- Laisser les lésions ou la plaie à l'air libre ou les exposer à la lumière, au besoin.
- S'abstenir le plus possible d'utiliser des vêtements et de la literie faits de matières plastiques (alaise en caoutchouc, protecteurs de draps doublés de plastique, etc.). Changer les draps dès qu'ils sont mouillés ou froissés. **L'humidité augmente le risque de lésion.**
- Élaborer un horaire de changement de position adapté aux besoins du patient, lui en expliquer les raisons et décider avec lui des heures et des positions en fonction de ses autres

activités **afin d'approfondir sa compréhension et d'accroître sa participation aux soins.**

- Utiliser le matériel approprié (matelas à gonflement alternatif, lit hydrostatique, peau de mouton, etc.) **pour prévenir les escarres de décubitus et améliorer la circulation dans les tissus atteints.**
- Inciter le patient à se lever et à faire des exercices dès qu'il le peut. **Cette mesure améliore la circulation et réduit les risques associés à l'immobilité.**
- Prélever des échantillons des écoulements de la plaie aux fins d'analyse, au besoin, **afin de déterminer le traitement requis.**
- Accroître l'apport protéinique **afin de favoriser la cicatrisation et de maintenir un état de santé optimal.**
- Évaluer régulièrement les résultats des examens de laboratoire **afin d'apprécier l'évolution de l'état du patient.**
- Inviter, au besoin, un spécialiste de la peau à participer à l'élaboration d'un plan thérapeutique infirmier **si les plaies sont graves ou guérissent mal.**

## PRIORITÉ N° 5 – Donner un enseignement visant le mieux-être du patient

- Expliquer les divers rôles de la peau et l'importance des mesures d'hygiène dans le maintien d'un bon fonctionnement cutané.
- Expliquer l'importance d'un dépistage précoce des changements cutanés et des complications.
- Donner au patient et à la personne clé dans sa vie les informations nécessaires à l'observance du traitement médical.
- Élaborer avec le patient un programme de soins préventifs et de traitement de soutien quotidien, **afin d'accroître son observance et de maximiser les résultats.**
- Indiquer les mesures à prendre pour éviter la propagation des maladies transmissibles et la réinfection.
- S'assurer que les vêtements et les souliers ne sont pas trop serrés. Expliquer au patient qu'il devrait porter des chaussettes doublées qui amortissent les chocs ou des semelles intérieures qui réduisent la pression **si sa sensibilité ou sa circulation sont diminuées.**
- Indiquer les mesures de sécurité à appliquer lors de l'utilisation d'appareils ou de dispositifs (coussin chauffant, dispositifs pour stomies, coussinets protecteurs des attelles, etc.).

- Inviter le patient à parler de ses sentiments et des répercussions de son état sur son concept de soi ou son estime de soi, le cas échéant.

§ Consulter les diagnostics infirmiers Image corporelle perturbée et Diminution situationnelle de l'estime de soi.

- Guider le patient dans les étapes du processus de deuil et l'amener à faire face aux sentiments que son état suscite.
- Montrer par des comportements non verbaux (toucher, expression du visage, ton de la voix) qu'on accepte le patient.
- Montrer au patient les techniques de réduction du stress et autres techniques **visant à dissiper son sentiment d'impuissance et à accroître sa maîtrise de la situation.**
- Diriger le patient vers une diététicienne ou vers un spécialiste du diabète, au besoin, **pour favoriser la guérison et prévenir la réapparition des ulcères.**

## Données essentielles à consigner

### *Évaluations (initiale et subséquentes)*

- Décrire les caractéristiques des lésions ou du problème du patient. Utiliser une grille d'évaluation pour décrire les ulcères.
- Inscrire les facteurs favorisants.

### *Planification*

- Rédiger le plan thérapeutique infirmier et inscrire le nom de chacun des intervenants.
- Rédiger le plan d'enseignement.

### *Application et vérification des résultats*

- Noter les réactions du patient aux interventions et à l'enseignement, ainsi que les mesures qui ont été prises.
- Noter les objectifs atteints ou les progrès accomplis vers l'atteinte des objectifs.
- Noter les modifications apportées au plan thérapeutique infirmier.

### *Plan de congé*

- Noter les besoins à long terme du patient et le nom des responsables des mesures à prendre.
- Noter les ressources communautaires et préciser les demandes de consultation.

## Exemples tirés des CRSI (NOC) et des CISI (NIC)

- RÉSULTAT : Intégrité des tissus : peau et muqueuses
- INTERVENTION : Soins de la peau : traitements topiques

INTÉGRITÉ DE LA PEAU

# RISQUE D'ATTEINTE À L'INTÉGRITÉ DE LA PEAU

*Taxinomie II : Sécurité/protection – Classe 2 : Lésions (00047)*

*[Mode fonctionnel de santé de Gordon : Nutrition et métabolisme]*

*Diagnostic proposé en 1975 ; révision effectuée en 1998 (par un petit groupe de travail en 1996)*

**DÉFINITION** Situation dans laquelle une personne présente un risque de lésion cutanée.

**Remarque :** Le risque doit être évalué à l'aide de l'outil approprié (ex. : échelle de Braden).

## Facteurs de risque

### *Facteurs extrinsèques*

- Substance chimique ; irradiation
- Température ambiante trop basse ou trop élevée
- Immobilisation physique
- Facteur mécanique (forces de cisaillement, pression, contention)
- Excrétions et sécrétions ; humidité ; moiteur
- Traitement médicamenteux

### *Facteurs intrinsèques*

- Altération de l'état nutritionnel (obésité, maigreur) ; du métabolisme ; [de l'hydratation]
- Proéminence osseuse

- Facteur lié au développement
- Altération de la turgescence de la peau ; [présence d'œdème]
- Altération de la circulation ; de la sensibilité ; de la pigmentation
- Déficit immunitaire
- Facteur psychogène
- Extrêmes d'âge (nouveau-né, personne âgée)

**Remarque** : Il ne peut y avoir de signes ni de symptômes (caractéristiques) lorsqu'on diagnostique un risque de problème, car celui-ci n'existe pas encore ; les interventions infirmières sont donc axées sur la prévention.

## Résultats escomptés (objectifs) et critères d'évaluation

- Le patient connaît les facteurs de risque s'appliquant à sa situation.
- Le patient comprend le traitement ou la thérapie.
- Le patient adopte des conduites et des techniques visant la prévention des ruptures de l'épiderme.

## Interventions

### PRIORITÉ N° 1 – Évaluer les facteurs de risque

- Noter l'état d'affaiblissement général, la réduction de la mobilité, les modifications de la peau et de la masse musculaire associées à l'âge, à la malnutrition ou à une maladie chronique, l'incontinence, les problèmes de soins personnels, les médicaments, le traitement, etc.
- Étudier les résultats des examens de laboratoire se rapportant aux facteurs de risque (hémoglobine, hématocrite, glucose sanguin, albumine, protéines totales, etc.).

### PRIORITÉ N° 2 – Maintenir l'intégrité de la peau à un degré optimal

- Manipuler doucement les bébés (surtout les prématurés). **L'épiderme des bébés et des très jeunes enfants est très mince, car la couche sous-cutanée se développe avec le temps.**
- Utiliser un savon doux non asséchant, sécher la peau délicatement mais complètement et la lubrifier avec une lotion ou un émollient, au besoin.

- Masser délicatement les proéminences osseuses et réduire les frictions lors des déplacements.
- Changer le patient de position régulièrement, qu'il soit alité ou assis dans un fauteuil, et lui faire exécuter des exercices articulaires actifs et passifs.
- Vêtir et couvrir suffisamment le patient.
- Protéger le patient contre les courants d'air **afin de prévenir la vasoconstriction.**
- S'assurer que les draps sont doux, toujours secs, sans plis ni miettes.
- Utiliser des coussinets protecteurs, des oreillers, un lit hydrostatique, etc., **afin d'améliorer la circulation et de diminuer ou d'éliminer la pression constante.**
- Inspecter régulièrement la peau, notamment aux points de pression.
- Noter les régions où la peau est rougie ou pâle et, le cas échéant, amorcer immédiatement le traitement, **afin de prévenir l'apparition de lésions.**
- Superviser l'application des mesures de sécurité nécessaires lorsque le patient marche ou suit un traitement susceptible de léser la peau (bas et souliers de la bonne taille, emploi prudent des lampes et des coussins chauffants, mise en place des dispositifs de contention, etc.).

**PRIORITÉ N° 3 – Donner un enseignement visant le mieux-être du patient**

- Insister sur l'importance d'une inspection régulière de la peau et de soins cutanés efficaces dans la prévention des problèmes.
- Souligner l'importance d'une bonne alimentation et d'un apport liquidien suffisant **pour demeurer en santé et conserver une peau saine.**
- Inciter le patient à poursuivre un programme régulier d'exercices (actifs ou passifs) **afin d'améliorer sa circulation.**
- Recommander au patient de garder les pieds surélevés lorsqu'il est assis **afin d'améliorer le retour veineux et de prévenir la formation d'œdème.**
- Inciter le patient à réduire sa consommation de tabac ou à cesser de fumer. **Le tabagisme provoque une vasoconstriction.**

- Conseiller au patient d'utiliser de la glace, un colloïde dans le bain ou une lotion **afin de réduire les démangeaisons irritantes.**
- Recommander au patient de garder ses ongles courts ou de porter des gants lorsqu'il éprouve de fortes démangeaisons **afin de réduire les risques de lésions cutanées.**
- Expliquer au patient qu'il est important de ne pas s'exposer au soleil dans certaines situations (lupus érythémateux disséminé, usage de tétracycline ou de psychotropes, radiothérapie, etc.).
- Expliquer au patient les risques de cancer liés à une trop longue exposition au soleil.
- Expliquer au patient diabétique ou atteint d'un trouble neurologique l'importance des soins cutanés, surtout aux pieds.
- Effectuer des évaluations régulières avec un outil approprié, comme l'échelle de Braden, **pour déterminer si le degré de risque a changé et s'il est nécessaire de modifier le plan thérapeutique infirmier.**

## Données essentielles à consigner

### *Évaluations (initiale et subséquentes)*

- Inscrire les données d'évaluation, notamment les facteurs de risque s'appliquant au patient.

### *Planification*

- Rédiger le plan thérapeutique infirmier et inscrire le nom de chacun des intervenants.
- Rédiger le plan d'enseignement.

### *Application et vérification des résultats*

- Noter les réactions du patient aux interventions et à l'enseignement, ainsi que les mesures qui ont été prises.
- Noter les objectifs atteints ou les progrès accomplis vers l'atteinte des objectifs.
- Noter les modifications apportées au plan thérapeutique infirmier.

### *Plan de congé*

- Noter les besoins à long terme du patient, les demandes de consultation et le nom des responsables des mesures à prendre.

## Exemples tirés des CRSI (NOC) et des CISI (NIC)

- RÉSULTAT : Maîtrise des risques
- INTERVENTION : Limitation des pressions sur le corps

INTÉGRITÉ DES TISSUS

# ATTEINTE À L'INTÉGRITÉ DES TISSUS

*Taxinomie II : Sécurité/protection – Classe 2 : Lésions (00044)*

*[Mode fonctionnel de santé de Gordon : Nutrition et métabolisme]*

*Diagnostic proposé en 1986 ; révision effectuée en 1998 (par un petit groupe de travail en 1996)*

**DÉFINITION** ■ Lésions des muqueuses, de la cornée, des téguments ou des tissus sous-cutanés.

## Facteurs favorisants

- Troubles circulatoires
- Déficit ou excès nutritionnel, [dysfonctionnement métabolique, endocrinien]
- Déficit ou excès liquidien
- Manque de connaissances
- Altération de la mobilité physique
- Agent irritant, agent chimique (y compris les excrétions corporelles, les sécrétions, les médicaments), [infection] ; irradiation (y compris la radiothérapie)
- Facteur thermique (extrêmes de température)
- Facteur mécanique (pression, cisaillement, frottement), [intervention chirurgicale]
- [Infection]

# Caractéristiques

### DONNÉES OBJECTIVES

- Lésion ou destruction des tissus (cornée, muqueuses, téguments, tissus sous-cutanés)

# Résultats escomptés (objectifs) et critères d'évaluation

- Le patient comprend le problème et les facteurs qui y sont reliés.
- Le patient choisit les interventions lui convenant le mieux.
- Le patient adopte des conduites ou de nouvelles habitudes favorisant sa guérison et la prévention des complications ou de la réapparition du problème.
- La plaie ou la lésion guérit rapidement.

# Interventions

### PRIORITÉ N° 1 – Évaluer les facteurs favorisants

- Revoir le profil actuel du patient à la recherche des causes possibles du problème : risques liés au travail, à la pratique d'un sport ou aux activités de la vie quotidienne ; antécédents familiaux, problème de santé, emploi de prothèses ou d'orthèses (membre artificiel, œil artificiel, lentilles cornéennes, prothèses dentaires, canule trachéale, sonde de Foley, dilatateur œsophagien, etc.).
- Noter les mauvaises pratiques de santé (manque d'hygiène personnelle, usage fréquent de lavements, mauvaise alimentation, pratiques sexuelles à risque, mauvaise hygiène buccodentaire) ; les problèmes affectifs ou psychologiques ; les pratiques culturelles ou religieuses.
- Recueillir des données sur le milieu de vie passé et présent du patient à son domicile et au travail ainsi que sur les voyages qu'il a effectués récemment. **Les risques de contracter certaines maladies ou de s'exposer à certains polluants semblent plus élevés dans certaines régions ou dans certains quartiers.**
- Rechercher les facteurs génétiques ou socioculturels.
- Noter les signes d'atteinte d'un autre organe ou tissu. **L'écoulement d'une fistule à travers les téguments et les tissus sous-cutanés pourrait entraîner une infection osseuse.**

- Recueillir des données sur l'irrigation sanguine et l'innervation du tissu atteint.

### PRIORITÉ Nº 2 – Évaluer le degré d'atteinte

- Tracer un portrait global de la situation : durée de l'épisode actuel, durée du premier épisode et circonstances entourant son apparition, nombre d'épisodes, siège des épisodes antérieurs, caractéristiques des lésions et des épisodes (comment le problème commence, comment il disparaît, autres symptômes concomitants), changements ou différences d'une lésion ou d'un épisode à l'autre.
- Noter la taille (largeur et profondeur), la couleur, l'odeur, le siège, la température, la texture et la consistance des plaies ou des lésions, si possible. (L'ampleur des lésions des muqueuses ou des tissus sous-cutanés peut être impossible à discerner par la simple observation.) **On dispose ainsi d'un point de référence.**
- Noter toute autre caractéristique distinctive du tissu enflammé (exsudat, tissu de granulation, cyanose ou pâleur, peau tendue et luisante, etc.).
- Collaborer aux procédés diagnostiques (cultures, examen endoscopique, tomographie, biopsie, etc.) **afin de déterminer la gravité de l'atteinte.**
- Apprécier les effets psychologiques du problème sur le patient et sa famille.

### PRIORITÉ Nº 3 – Aider le patient à corriger ou à réduire l'atteinte et à favoriser la guérison

- Modifier ou éliminer les facteurs contribuant au problème, si possible. Collaborer au traitement du problème médical sous-jacent, s'il y a lieu.
- Inspecter la lésion ou la plaie quotidiennement, à la recherche de changements (signes d'infection ou de complications, cicatrisation, etc.), **afin d'intervenir au moment opportun et de modifier le plan thérapeutique infirmier si nécessaire.**
- Recommander au patient une alimentation équilibrée fournissant un apport énergétique et protéique adéquat, et lui donner des suppléments de vitamines ou de minéraux, au besoin, **afin de favoriser la guérison.**
- Prévoir de bonnes périodes de repos et de sommeil paradoxal (périodes suffisamment longues de sommeil ininterrompu ; mesures de bien-être ; pas ou peu de caféine, d'alcool et de médicaments nuisant au sommeil paradoxal).

- Changer fréquemment la position du patient et lui faire faire le plus tôt possible des exercices actifs et passifs, avec ou sans aide, **afin d'améliorer la circulation et de diminuer la pression sur les tissus.**
- Procurer au patient des aides techniques (pansement oculaire, humidificateur, coussinets protecteurs, matelas à gonflement alternatif ou matelas d'eau, attelles, pansements, eau, dentifrice, etc.) **afin d'augmenter son confort et de favoriser la guérison.**
- Utiliser la technique d'asepsie pour nettoyer la lésion, y appliquer un médicament et la panser, **afin de réduire les risques d'infection croisée.**
- Prélever des échantillons des exsudats ou des lésions pour culture et antibiogramme, au besoin.
- Étudier les résultats des examens de laboratoire (numération globulaire, ionogramme, glycémie, etc.) **à la recherche de changements indiquant une amélioration de l'état de la plaie ou de la lésion, de signes d'infection ou de complications.**
- Organiser un environnement sûr pour les patients ayant des problèmes visuels.

## PRIORITÉ N° 4 – Donner un enseignement visant le mieux-être du patient

- Inviter le patient à exprimer ses sentiments face à son état.
- Rechercher avec le patient et sa famille des mécanismes d'adaptation efficaces et les inciter à les mettre en pratique.
- Expliquer au patient qu'il est important de signaler le plus rapidement possible tout changement dans son état ou tout malaise physique inhabituel **afin de dépister les complications.**
- Souligner l'importance d'un apport nutritionnel et liquidien suffisant.
- Montrer au patient les techniques d'asepsie pour les changements de pansements et la façon de se débarrasser des pansements souillés, **afin de prévenir la propagation d'agents infectieux.**
- Revoir la thérapeutique médicale prescrite (application topique de crèmes ou de pommades, vaporisation, irrigation ou trempage).
- Indiquer au patient les changements qu'il devra apporter dans ses habitudes, son travail ou son milieu de vie **pour**

**tenir compte des limites que lui impose son état ou pour ne pas s'exposer aux facteurs de risque.**

- Diriger le patient vers les services communautaires ou gouvernementaux pertinents (ministère de la Santé et des Services sociaux, Commission de la santé et de la sécurité du travail, Institut pour les aveugles, etc.).

§ Consulter les diagnostics infirmiers pertinents, selon la situation du patient : Atteinte à l'intégrité de la peau, Atteinte de la muqueuse buccale, Risque de blessure en périopératoire, Mobilité physique réduite, Mobilité réduite au lit, Trouble de la perception sensorielle (visuelle), Irrigation tissulaire inefficace, Risque de trauma ou Risque d'infection.

## Données essentielles à consigner

### *Évaluations (initiale et subséquentes)*

- Inscrire les données d'évaluation, notamment le tableau global de la situation, les caractéristiques de la plaie ou de la lésion et les signes d'atteinte d'un autre organe ou tissu.
- Noter les effets du problème sur le fonctionnement et les habitudes de vie du patient.

### *Planification*

- Rédiger le plan thérapeutique infirmier et inscrire le nom de chacun des intervenants.
- Rédiger le plan d'enseignement.

### *Application et vérification des résultats*

- Noter les réactions du patient aux interventions et à l'enseignement, ainsi que les mesures qui ont été prises.
- Noter les objectifs atteints ou les progrès accomplis vers l'atteinte des objectifs.
- Noter les modifications apportées au plan thérapeutique infirmier.

### *Plan de congé*

- Noter les besoins à long terme du patient et le nom des responsables des mesures à prendre.
- Noter les demandes de consultation.

## Exemples tirés des CRSI (NOC) et des CISI (NIC)

- RÉSULTAT : Intégrité des tissus : peau et muqueuses
- INTERVENTION : Soins d'une plaie

# INTERACTIONS SOCIALES PERTURBÉES

*Taxinomie II : Relations et rôle – Classe 3 : Performance dans l'exercice du rôle (00052)*

*[Mode fonctionnel de santé de Gordon : Relation et rôle]*

*Diagnostic proposé en 1986*

**DÉFINITION** Rapports sociaux insuffisants, excessifs ou inefficaces.

## Facteurs favorisants

- Manque de connaissances sur la façon d'engendrer une bonne réciprocité, ou inaptitude à le faire
- Obstacles à la communication [traumatisme crânien, accident vasculaire cérébral ou autre trouble neurologique affectant la capacité de communiquer]
- Perturbation du concept de soi
- Absence de personne clé ou de pairs
- Mobilité physique réduite [affection neuromusculaire, par exemple]
- Isolement thérapeutique
- Disparités socioculturelles
- Obstacles environnementaux
- Altération des opérations de la pensée

## Caractéristiques

### DONNÉES SUBJECTIVES

- Malaise en société
- Incapacité de recevoir ou d'exprimer un sentiment satisfaisant d'appartenance, de la sollicitude, de l'intérêt, ou de partager des souvenirs communs
- Changement dans la nature des interactions entre le patient et sa famille

### DONNÉES OBJECTIVES

- Malaise en société
- Incapacité de recevoir ou d'exprimer un sentiment satisfaisant d'appartenance, de la sollicitude, de l'intérêt, ou de partager des souvenirs communs
- Conduites inefficaces dans les interactions sociales
- Interactions dysfonctionnelles avec les pairs, la famille ou autrui

## Résultats escomptés (objectifs) et critères d'évaluation

- Le patient est conscient des facteurs provoquant ou aggravant la perturbation de ses interactions sociales.
- Le patient reconnaît les sentiments entraînant de mauvaises interactions sociales.
- Le patient désire faire et effectue des changements positifs dans sa conduite en société et ses relations interpersonnelles.
- Le patient s'accorde des renforcements positifs pour les changements effectués.
- Le patient se crée un réseau de soutien social efficace et utilise de façon appropriée les ressources à sa disposition.

## Interventions

### PRIORITÉ N° 1 – Évaluer les facteurs favorisants

- Interroger le patient et la personne clé dans sa vie sur la vie sociale antérieure du patient et remonter suffisamment dans le temps pour déterminer à quel moment son comportement social ou la nature de ses relations a changé. Par exemple, le problème peut découler de la perte ou d'une longue maladie de la personne chère; de l'échec d'une relation; de la perte d'un emploi, d'embarras pécuniaires ou de la perte d'une position politique (de pouvoir); d'un changement de place dans la hiérarchie familiale (chômage, vieillesse, maladie); d'une mauvaise adaptation à un stade de développement (mariage, naissance ou adoption d'un enfant, par exemple).

- Relever les facteurs ethniques, culturels ou religieux qui entrent en jeu dans le problème du patient, **car ces facteurs influent sur le choix de comportements sociaux.**
- Revoir les antécédents médicaux du patient et noter les agents stressants dus à une maladie physique ou prolongée (accident vasculaire cérébral, cancer, sclérose en plaques, traumatisme crânien, maladie d'Alzheimer, etc.), à une maladie mentale (schizophrénie, etc.), à des médicaments ou à des drogues, à un accident débilitant.
- Préciser les modes de relations dans la famille et ses comportements sociaux. S'enquérir des conduites que les parents attendent des enfants et noter si le patient répète lui-même le scénario imposé par ses parents. **(Cette situation peut engendrer des comportements dociles ou rebelles.)**
- Observer le patient lors de ses interactions avec sa famille ou la personne clé dans sa vie et noter le scénario prédominant.
- Inviter le patient à parler de son malaise en société; noter les causes de ce malaise ou les situations qui le déclenchent, ainsi que les obstacles qui empêchent le patient de recourir aux réseaux de soutien.
- Noter les effets de la perturbation sur la situation socio-économique du patient et sur ses pratiques religieuses ou culturelles.

## PRIORITÉ N° 2 – Évaluer le degré de perturbation

- Inviter le patient à parler de ses problèmes et de la façon dont il les perçoit. Pratiquer l'écoute active afin de savoir s'il présente des signes de désespoir; s'il a un sentiment d'impuissance, de peur, d'anxiété, de chagrin, de colère; s'il a l'impression que personne ne l'aime ou ne peut l'aimer; s'il a des problèmes d'identité sexuelle; s'il ressent de la haine, générale ou dirigée vers une personne ou un objet précis.

- Observer les comportements sociaux et interpersonnels du patient et les décrire en termes objectifs, en notant sa façon de s'exprimer et son langage corporel tant en milieu de soins que dans sa vie quotidienne (si possible) : en famille, au travail, dans sa vie sociale et ses loisirs.
- Interroger le patient sur la façon dont il utilise ses stratégies d'adaptation et ses mécanismes de défense, **car elle influe sur la capacité de socialiser.**
- Interroger le patient et sa famille pour savoir si celui-ci présente des comportements autodestructeurs ou destructeurs envers autrui.

§ Consulter les diagnostics infirmiers Risque de violence envers soi/[violence réelle] ou Risque de violence envers les autres/[violence réelle].

- Consulter la famille du patient, la personne clé dans sa vie, ses amis, ses chefs spirituels, ses collègues de travail, au besoin, **afin de leur demander s'ils ont noté des changements de comportement chez lui.**

**PRIORITÉ N° 3 – Aider le patient et la personne clé dans sa vie à reconnaître les perturbations dans les interactions sociales et interpersonnelles, et à adopter des changements positifs**

- Établir une relation thérapeutique : respect pour le patient, écoute active, climat de sécurité propice aux confidences.
- Demander au patient d'énumérer les comportements qui le rendent mal à l'aise. Une fois ces comportements reconnus, le patient peut choisir de les modifier.
- Demander à la famille du patient ou à la personne clé dans sa vie d'énumérer les comportements du patient qui les rendent mal à l'aise.
- Dresser une liste des comportements négatifs observés par le personnel soignant, les collègues de travail du patient, etc.
- Comparer les listes et noter les points communs. Aider le patient à établir un ordre de priorité parmi les comportements à changer.
- Rechercher avec le patient des moyens de changer ses interactions ou ses comportements sociaux (en fonction de la liste de priorités dressée auparavant) et lui faire appliquer ces nouveaux comportements dans des jeux de rôle.
- Mettre en scène différentes situations sociales dans des jeux de rôle effectués au sein d'une thérapie de groupe, dans des

conditions sécurisantes. Demander au groupe de noter les comportements positifs et négatifs du patient, de discuter de ces comportements et des changements nécessaires. Permuter les rôles et discuter des conséquences. Inviter la famille du patient ou la personne clé dans sa vie à participer, au besoin. **Ces mesures augmentent l'aisance du patient à l'égard des nouveaux comportements.**

- Donner au patient un renforcement positif lorsqu'il adopte des comportements sociaux satisfaisants, **afin de l'encourager à maintenir ces comportements et à poursuivre ses efforts.**
- Participer à des rencontres multidisciplinaires afin d'évaluer les progrès du patient. Inviter à ces rencontres le personnel soignant, les membres de la famille, la personne clé dans sa vie et le groupe de thérapie.
- Travailler avec le patient à atténuer les concepts de soi négatifs fondamentaux, **car ceux-ci l'empêchent d'avoir des interactions sociales positives.**
- Inciter le patient atteint d'un trouble neurologique à avoir des interactions individuelles et de groupe, si possible.
- Orienter le patient vers une thérapie familiale, au besoin, **car il n'est pas seul en cause dans les comportements sociaux et les relations interpersonnelles.**

### PRIORITÉ Nº 4 – Donner un enseignement visant le mieux-être du patient

- Conseiller au patient de tenir un journal où il notera quotidiennement ses interactions sociales, le bien-être ou le malaise qu'il a ressenti, les causes possibles de ces sentiments ou les facteurs déclenchants. **Cet exercice amène le patient à reconnaître qu'il est responsable de ses comportements.**
- Guider le patient dans l'acquisition d'un savoir-faire social par le jeu de rôle et le renforcement positif. L'inciter à appliquer le savoir-faire acquis dans des situations sociales réelles avec une personne qui l'accompagne pour le soutenir. Lui faire des commentaires positifs pendant les interactions avec lui.
- Inventorier les programmes communautaires susceptibles de favoriser l'adoption des comportements positifs que le patient essaie d'acquérir.
- Inciter le patient à suivre des cours, à lire, à participer à des conférences ou à des groupes d'entraide **afin d'atténuer les**

**concepts de soi négatifs qui perturbent ses interactions sociales.**

- Conseiller au patient de poursuivre sa thérapie familiale ou individuelle aussi longtemps que celle-ci favorisera sa croissance et l'adoption de changements positifs. **Il faut faire attention toutefois à ce que la thérapie ne devienne pas une béquille.**
- Prévoir un suivi auprès du patient une fois que la relation thérapeutique sera terminée **afin de renforcer les comportements positifs.**
- Diriger le patient vers une infirmière spécialisée en soins psychiatriques s'il a besoin d'une aide supplémentaire.

## Données essentielles à consigner

### *Évaluations (initiale et subséquentes)*

- Inscrire les données d'évaluation, notamment la nature des échanges sociaux et les caractéristiques du comportement du patient.
- Noter les perceptions et les réactions des autres.

### *Planification*

- Rédiger le plan thérapeutique infirmier et inscrire le nom de chacun des intervenants.
- Rédiger le plan d'enseignement.

### *Application et vérification des résultats*

- Noter les réactions du patient aux interventions et à l'enseignement, ainsi que les mesures qui ont été prises.
- Noter les objectifs atteints ou les progrès accomplis vers l'atteinte des objectifs.
- Noter les modifications apportées au plan thérapeutique infirmier.

### *Plan de congé*

- Noter les besoins à long terme du patient, les demandes de consultation et le nom des responsables des mesures à prendre.
- Noter les ressources communautaires auxquelles le patient peut recourir.

## Exemples tirés des CRSI (NOC) et des CISI (NIC)

- RÉSULTAT : Aptitude aux relations sociales
- INTERVENTION : Amélioration de la socialisation

**INTERPRÉTATION DE L'ENVIRONNEMENT**

# SYNDROME D'INTERPRÉTATION ERRONÉE DE L'ENVIRONNEMENT

*Taxinomie II : Perceptions/cognition – Classe 2 : Orientation (00127)*

*[Mode fonctionnel de santé de Gordon : Cognition et perception]*

*Diagnostic proposé en 1994*

**DÉFINITION** ■ Désorientation face aux personnes, aux lieux, au temps et aux circonstances depuis plus de trois à six mois, nécessitant l'application de mesures de protection.

## Facteurs favorisants

- Démence (maladie d'Alzheimer, démence vasculaire, maladie de Pick, démence liée au sida)
- Maladie de Parkinson
- Maladie de Huntington
- Dépression
- Alcoolisme

## Caractéristiques

### DONNÉES SUBJECTIVES

- [Perte de l'emploi ou de la capacité d'exercer son rôle social en raison d'une mémoire défaillante]

**DONNÉES OBJECTIVES**

- Désorientation constante dans des endroits tant familiers que nouveaux
- État confusionnel chronique
- Incapacité de suivre des indications ou des instructions simples
- Incapacité de raisonner et de se concentrer ; lenteur à répondre aux questions
- Perte de l'emploi ou de la capacité d'exercer son rôle social en raison d'une mémoire défaillante

## Résultats escomptés (objectifs) et critères d'évaluation

- Le patient ne se blesse pas.
- La personne qui s'occupe du patient connaît les problèmes et les besoins du patient en matière de sécurité.
- La personne qui s'occupe du patient modifie les activités et le milieu de vie de façon à s'assurer que le patient est à l'abri du danger.

## Interventions

**PRIORITÉ N° 1 – Déterminer les facteurs favorisants**

- Discuter des antécédents du patient et de l'évolution de son problème. Noter le moment où le problème a commencé, les projets du patient et les antécédents de blessures ou d'accidents.
- Demander aux personnes clés dans la vie du patient de décrire les changements de comportement qui se sont produits chez celui-ci. Il faut prendre soin de noter les difficultés et les problèmes, ainsi que tous les troubles d'ordre physique particuliers (perte d'agilité, amplitude limitée des mouvements, perte d'équilibre, baisse de l'acuité visuelle, etc.).
- Déceler les sources de danger dans le milieu de vie du patient et déterminer dans quelle mesure le patient est conscient du danger.

### PRIORITÉ N° 2 – Créer un milieu sûr et rassurant pour le patient

- S'efforcer d'avoir toujours le même personnel auprès du patient.
- Inciter les personnes clés dans la vie du patient à participer à la planification, **afin de favoriser l'adhésion au plan thérapeutique infirmier.**
- Noter les habitudes de vie antérieures et actuelles du patient (sommeil, alimentation, soins personnels, etc.) afin d'en tenir compte dans le plan thérapeutique infirmier.
- Établir un horaire structuré qui favorise à la fois l'activité et le repos.
- Faire en sorte que le patient n'ait pas à prendre plusieurs décisions de suite **pour conserver son énergie sur le plan émotionnel.**
- Parler au patient en termes simples et concrets.
- Ne permettre qu'un certain nombre de visiteurs à la fois.
- Orienter le patient à l'aide de stimuli simples (calendrier affichant un seul jour à la fois, décorations soulignant les principales fêtes de l'année, etc.).
- Verrouiller les endroits non surveillés et les cages d'escaliers.
- Déconseiller au patient de fumer ou le surveiller lorsqu'il fume.
- Demeurer auprès du patient pendant les activités quotidiennes (le surveiller lorsqu'il utilise la cuisinière ou des ustensiles tranchants, l'aider à choisir des vêtements appropriés à l'environnement et à la saison, par exemple).
- Ranger les médicaments et les substances toxiques dans un endroit fermé à clé.
- Distraire le patient lorsqu'il devient agité ou dangereux.
- Recourir à des symboles au lieu de parler si le patient a de la difficulté à comprendre (trouble de l'audition, etc.), **afin d'améliorer la communication.**
- Fixer des étiquettes portant son nom sur les vêtements et les affaires personnelles du patient, ou lui faire porter un bracelet d'identité **pour qu'on puisse l'identifier s'il fait une fugue ou s'il se perd.**
- Tenir compte des résultats des évaluations cognitives lors de la planification des soins.

§ Consulter les diagnostics infirmiers Risque de trauma et Confusion chronique.

**PRIORITÉ N° 3 – Aider la personne qui s'occupe du patient à faire face à la situation**

- Apprécier dans quelle mesure les membres de la famille sont capables de s'occuper du patient à domicile en permanence, en tenant compte des responsabilités et de la disponibilité de chacun.
- Discuter avec les membres de la famille de l'importance de se garder du temps pour soi, de prendre du répit.

§ Consulter le diagnostic infirmier Tension dans l'exercice du rôle de l'aidant naturel.

**PRIORITÉ N° 4 – Donner un enseignement visant le mieux-être du patient**

- Fournir toute l'information nécessaire sur la maladie, le pronostic et les besoins particuliers du patient.
- Déterminer avec les membres de la famille s'ils ont besoin d'une consultation en génétique.
- Élaborer un plan de congé qui aidera la famille à prendre soin du patient à domicile. Inventorier les services de soins de répit auxquels la famille peut recourir.
- Diriger le patient et la famille vers les ressources pertinentes (centre de jour pour adultes, service d'aide domestique, groupes de soutien, etc.), **afin de fournir de l'aide et de favoriser la résolution des problèmes.**

## Données essentielles à consigner

### *Évaluations (initiale et subséquentes)*

- Inscrire les données d'évaluation, notamment le degré de perturbation.

### *Planification*

- Rédiger le plan thérapeutique infirmier et inscrire le nom de chacun des intervenants.
- Rédiger le plan d'enseignement.

### *Application et vérification des résultats*

- Noter les réactions du patient au programme thérapeutique et aux interventions, ainsi que les mesures qui ont été prises.
- Noter les objectifs atteints ou les progrès accomplis vers l'atteinte des objectifs.
- Noter les modifications apportées au plan thérapeutique infirmier.

### *Plan de congé*

- Noter les besoins à long terme et le nom des responsables des mesures à prendre.
- Noter les demandes de consultation.

## Exemples tirés des CRSI (NOC) et des CISI (NIC)

- RÉSULTAT : Capacités cognitives
- INTERVENTION : Orientation dans la réalité

# INTOLÉRANCE À L'ACTIVITÉ [préciser le degré]

*Taxinomie II : Activité/repos – Classe 4 : Réponses cardiovasculaires/respiratoires (00092)*

*[Mode fonctionnel de santé de Gordon : Activité et exercice]*

*Diagnostic proposé en 1982*

**DÉFINITION** Manque d'énergie physique ou psychique qui empêche une personne de poursuivre ou de mener à bien les activités quotidiennes requises ou désirées.

## Facteurs favorisants

- Faiblesse générale
- Sédentarité
- Alitement ou immobilisation
- Déséquilibre entre l'apport et les besoins en oxygène
- [Déficit cognitif, état affectif ; processus morbide sous-jacent, maladie dépressive]
- [Douleur, vertiges, stress extrême]

## Caractéristiques

### DONNÉES SUBJECTIVES

- Fatigue ou faiblesse
- Malaise ou dyspnée d'effort
- [Verbalisation d'un manque de goût ou d'intérêt pour réaliser une activité]

### DONNÉES OBJECTIVES

- Fréquence cardiaque ou pression artérielle anormales après une activité
- Modifications électrocardiographiques indiquant des arythmies ou une ischémie
- [Pâleur, cyanose]

## Échelle d'évaluation du degré d'intolérance à l'activité (Gordon, 1987)

- *Niveau I :* peut marcher d'un pas normal sur une surface plane aussi longtemps qu'il le désire ; peut monter un étage ou plus, mais est alors plus essoufflé que la normale.
- *Niveau II :* peut marcher une distance de 150 mètres sur une surface plane sans problème ; peut monter un étage lentement sans s'arrêter.
- *Niveau III :* ne peut marcher plus de 15 mètres sur une surface plane sans devoir s'arrêter ; est incapable de monter un étage sans s'arrêter.
- *Niveau IV :* dyspnée et fatigue au repos.

## Résultats escomptés (objectifs) et critères d'évaluation

- Le patient énumère les facteurs négatifs influant sur sa tolérance à l'activité.
- Le patient élimine ou réduit les effets des facteurs diminuant sa tolérance à l'activité, dans la mesure du possible.
- Le patient applique les mesures recommandées pour améliorer sa tolérance à l'activité.
- Le patient participe de bon gré aux activités nécessaires ou désirées.

- Le patient signale une augmentation mesurable de sa tolérance à l'activité.
- Le patient présente une amélioration des signes physiologiques d'intolérance: le pouls, la respiration et la pression artérielle restent dans ses limites normales.

## Interventions

**PRIORITÉ N° 1 – Déterminer les facteurs favorisants**

- Rechercher la présence de facteurs qui contribuent à la fatigue (maladie aiguë ou chronique, insuffisance cardiaque, hypothyroïdie, cancer et traitements contre le cancer, etc.).
- Apprécier le degré de déficit et les limites actuelles du patient en fonction de son état habituel. **On dispose ainsi d'un point de référence.**
- Noter les plaintes de faiblesse, de fatigue, d'insomnie, de douleur ou de difficulté à accomplir les tâches.
- Mesurer les signes vitaux avant, pendant et après l'effort **afin d'évaluer la réaction à l'activité. Noter le degré de fatigue du patient.**
- Apprécier l'aptitude du patient à se tenir debout et à se déplacer **afin de déterminer le degré d'assistance et l'équipement dont il a besoin.**
- Faire la distinction entre les besoins d'activité du patient et ses désirs (est à peine capable de monter à pied jusqu'à l'étage suivant, mais aimerait jouer au racquetball, par exemple).
- Rechercher les facteurs affectifs et psychologiques qui influent sur l'état actuel du patient (**le stress et un état dépressif peuvent exacerber les effets d'une maladie ou, encore, l'état dépressif peut être engendré par l'obligation de demeurer inactif**).
- Noter les facteurs reliés au traitement, comme les effets indésirables et les interactions des médicaments.

**PRIORITÉ N° 2 – Aider le patient à prendre des mesures à l'égard des facteurs contribuant à sa fatigue, compte tenu de ses capacités**

- Mesurer régulièrement les signes vitaux et recueillir des données sur les opérations de la pensée. Noter les perturbations de la pression artérielle, de la fréquence cardiaque et de la fréquence respiratoire ; noter également les changements de couleur de la peau (pâleur, cyanose) et la confusion.

- Doser l'activité du patient **de façon à prévenir l'épuisement.** Si une activité entraîne une altération physiologique indésirable, en réduire l'intensité ou la cesser.
- Administrer de l'oxygène ou des médicaments, au besoin, et observer les réactions du patient.
- Augmenter graduellement l'intensité des exercices ou des activités ; enseigner au patient **comment ménager ses forces** (s'arrêter et se reposer pendant trois minutes lors d'une promenade de dix minutes, s'asseoir au lieu de rester debout quand il se brosse les cheveux, etc.).
- Prévoir dans le plan thérapeutique infirmier des périodes de repos entre les activités **afin de réduire la fatigue.**
- Créer un climat d'encouragement en étant toutefois consciente de la difficulté de la situation pour le patient. **Cette attitude aide à atténuer la frustration et à canaliser l'énergie du patient.**
- Encourager le patient à exprimer les sentiments qui contribuent à son problème ou qui en résultent.
- Inciter le patient et la personne clé dans sa vie à participer le plus possible à la planification des activités.
- Rester présente pendant les activités **afin de veiller à ce que le patient ne s'épuise pas.**
- Assister le patient dans la pratique de ses activités **afin de le protéger contre les accidents.**
- Fournir au patient les aides techniques nécessaires (béquilles, déambulateur, fauteuil roulant, etc.) et s'assurer qu'il les utilise correctement.
- Appliquer des mesures de soulagement de la douleur, **afin de faciliter sa participation aux activités.**

§ Consulter les diagnostics infirmiers Douleur aiguë et Douleur chronique.

- Diriger le patient vers des spécialistes d'autres disciplines, au besoin (physiatre, conseiller psychologique ou psychothérapeute, ergothérapeute, physiothérapeute, spécialiste en loisirs, etc.), **afin de lui proposer un programme thérapeutique personnalisé.**

**PRIORITÉ Nº 3 – Donner un enseignement visant le mieux-être du patient**

- Planifier un maximum d'activités en tenant compte des capacités du patient.

- Tenir compte des attentes du patient, de la personne clé dans sa vie et des membres de l'équipe soignante dans l'établissement des objectifs. Explorer les conflits possibles.
- Montrer au patient et à la personne clé comment évaluer la réaction à l'activité et leur indiquer les signes et les symptômes **signifiant qu'il faut réduire le degré d'activité.**
- Planifier une augmentation progressive du degré d'activité en fonction de la tolérance du patient.
- Informer le patient de ses progrès quotidiens ou hebdomadaires **pour entretenir sa motivation.**
- Informer le patient des mesures de sécurité et lui demander d'en faire la démonstration, **afin de prévenir les accidents.**
- Informer le patient du lien qui existe entre son style de vie et sa tolérance à l'activité (alimentation, apport liquidien, santé mentale, etc.).
- Inciter le patient à garder une attitude positive et à utiliser des techniques de relaxation, de visualisation et d'imagerie mentale, selon les besoins, **afin d'accroître son sentiment de bien-être.**
- Inciter le patient à participer à des activités sociales et récréatives qui pourraient l'aider dans sa situation.

§ Consulter le diagnostic infirmier Activités de loisirs insuffisantes.

## Données essentielles à consigner

### *Évaluations (initiale et subséquentes)*

- Inscrire le degré d'intolérance à l'activité en se référant à l'échelle d'évaluation présentée à la page 528.
- Noter les facteurs reliés au problème.
- Noter les plaintes du patient.

### *Planification*

- Rédiger le plan thérapeutique infirmier et inscrire le nom de chacun des intervenants.
- Rédiger le plan d'enseignement.

### *Application et vérification des résultats*

- Noter les réactions du patient aux interventions et à l'enseignement, ainsi que les mesures qui ont été prises.
- Noter dans quelle mesure le patient comprend le plan d'enseignement.

- Noter les objectifs atteints ou les progrès accomplis vers l'atteinte des objectifs.
- Noter les modifications apportées au plan thérapeutique infirmier.

***Plan de congé***

- Inscrire les demandes de consultation.
- Noter les besoins à long terme du patient et le nom des responsables des mesures à prendre.

## Exemples tirés des CRSI (NOC) et des CISI (NIC)

- RÉSULTAT : Tolérance à l'activité
- INTERVENTION : Limitation de la dépense énergétique

**INTOLÉRANCE À L'ACTIVITÉ**

# RISQUE D'INTOLÉRANCE À L'ACTIVITÉ

*Taxinomie II : Activité/repos – Classe 4 : Réponses cardiovasculaires/respiratoires (00094)*

*[Mode fonctionnel de santé de Gordon : Activité et exercice]*

*Diagnostic proposé en 1982*

**DÉFINITION** Situation dans laquelle une personne risque de manquer d'énergie physique ou psychologique pour poursuivre ou mener à bien les activités quotidiennes requises ou désirées.

## Facteurs de risque

- Antécédents d'intolérance
- Problèmes circulatoires ou respiratoires
- Mauvaise forme physique
- Inexpérience de l'activité
- [Maladie évolutive ou débilitante telle que le cancer ou la sclérose en plaques ; interventions chirurgicales importantes]

- [Répugnance à exécuter une activité ou incapacité de l'exécuter]

**Remarque**: Il ne peut y avoir de signes ni de symptômes (caractéristiques) lorsqu'on diagnostique un risque de problème, car celui-ci n'existe pas encore; les interventions infirmières sont donc axées sur la prévention.

## Résultats escomptés (objectifs) et critères d'évaluation

- Le patient établit un lien entre son état de santé et le risque d'intolérance à l'activité.
- Le patient participe à un programme de conditionnement physique ou de réadaptation.
- Le patient trouve d'autres façons de maintenir le degré d'activité qu'il désire (marcher dans un centre commercial s'il fait mauvais temps, par exemple).
- Le patient connaît les malaises ou les symptômes exigeant un nouvel examen médical.

## Interventions

**PRIORITÉ N° 1 – Évaluer les facteurs influant sur la situation actuelle**

- Rechercher les facteurs qui entravent actuellement l'activité du patient (âge, problèmes osseux, climat, température, etc.).
- Noter les diagnostics médicaux et les traitements susceptibles d'empêcher le patient de fonctionner au degré souhaité.
- Noter les valeurs initiales du degré d'activité et de l'état physique. **(On dispose ainsi d'un point de référence pour évaluer les progrès.)**

**PRIORITÉ N° 2 – Déterminer de nouvelles façons de garder le patient actif compte tenu des contraintes actuelles**

- Appliquer un programme d'exercices physiques de concert avec le patient et les membres de l'équipe multidisciplinaire (physiothérapeute, ergothérapeute, physiatre, infirmière clinicienne, conseiller en réadaptation, etc.). **La coordination de toutes les interventions augmente les chances de réussite.**

- Appliquer un programme de conditionnement physique adapté et inciter le patient à faire partie d'un groupe d'activités **afin de prévenir ou de limiter la détérioration de son état.**
- Montrer au patient comment exécuter correctement les activités non familières et lui proposer d'autres méthodes d'exécution des activités familières **afin de préserver son énergie et de favoriser sa sécurité.**

**PRIORITÉ N° 3 – Donner un enseignement visant le mieux-être du patient**

- Expliquer le lien entre la maladie ou une affection débilitante et l'intolérance à certaines activités.
- Informer le patient des facteurs susceptibles de provoquer une intolérance à l'activité.
- Aider le patient ou la personne clé dans sa vie à planifier les changements nécessaires.
- Nommer et expliquer chacun des symptômes nécessitant une consultation médicale **afin de permettre une intervention au bon moment.**
- Diriger le patient vers les services qui lui procureront l'aide ou l'équipement nécessaires, **afin de préserver son degré d'activité.**

## Données essentielles à consigner

### *Évaluations (initiale et subséquentes)*

- Noter les facteurs de risque s'appliquant au patient.
- Inscrire le taux actuel de tolérance à l'activité et les facteurs qui entravent l'activité.

### *Planification*

- Inscrire le choix de traitement, notamment les programmes de physiothérapie et d'exercices ainsi que les autres mesures de traitement et les aides techniques.
- Inscrire les changements prévus dans le mode de vie du patient, le nom des responsables des mesures à prendre, ainsi que le suivi prévu.

### *Application et vérification des résultats*

- Noter les réactions du patient aux interventions et à l'enseignement, ainsi que les mesures qui ont été prises.

- Noter les objectifs atteints ou les progrès accomplis vers l'atteinte des objectifs.
- Noter les modifications apportées au plan thérapeutique infirmier.

### *Plan de congé*

- Inscrire les demandes de consultation relativement au suivi médical.

## Exemples tirés des CRSI (NOC) et des CISI (NIC)

- RÉSULTAT : Endurance
- INTERVENTION : Limitation de la dépense énergétique

**INTOXICATION**

# RISQUE D'INTOXICATION

*Taxinomie II : Sécurité/protection – Classe 4 : Dangers environnementaux (00037)*

*[Mode fonctionnel de santé de Gordon : Perception et prise en charge de la santé]*

*Diagnostic proposé en 1980*

**DÉFINITION** ■ Risque d'entrer accidentellement en contact avec des substances dangereuses en quantités suffisantes pour provoquer une intoxication [ou effets néfastes d'un médicament sur ordonnance ou d'une drogue].

## Facteurs de risque

### *Facteurs intrinsèques (personnels)*

- Vue affaiblie
- Manque de connaissances sur les mesures de sécurité ou sur les médicaments et les drogues
- Imprudence ; [habitudes dangereuses, négligence, manque de surveillance]

- Manque d'argent
- Absence de dispositifs de sécurité sur le lieu de travail
- Problèmes cognitifs ou émotionnels; [facteurs reliés au comportement]
- [Groupes d'âge à risque: jeune enfant, personne âgée]
- [Maladie chronique, invalidité]
- [Croyances ou pratiques culturelles ou religieuses]

### *Facteurs extrinsèques (environnementaux)*

- Réserves importantes de médicaments à la maison
- Médicaments rangés dans des armoires non fermées à clé, à la portée d'un enfant ou d'une personne désorientée
- Accès facile à des drogues illégales pouvant contenir des produits toxiques
- Peinture écaillée ou murs décrépis dans un endroit fréquenté par un jeune enfant
- Produits dangereux laissés à la portée d'un enfant ou d'une personne désorientée
- Contact sans protection avec des métaux lourds ou des produits chimiques
- Présence de peinture, de vernis, etc., dans des contenants non scellés ou dans une pièce mal aérée
- Contamination chimique de l'eau et de la nourriture
- Présence de plantes toxiques
- Présence de polluants dans l'atmosphère, [proximité de produits chimiques industriels, direction des vents dominants]
- [Marge de sécurité thérapeutique de certains médicaments (activité thérapeutique par rapport à la toxicité, demi-vie, méthode de captation et de dégradation dans l'organisme, état fonctionnel des organes)]
- [Consommation de nombreux suppléments de phytothérapie ou surdose d'un supplément]

**Remarque**: Il ne peut y avoir de signes ni de symptômes (caractéristiques) lorsqu'on diagnostique un risque de problème, car celui-ci n'existe pas encore; les interventions infirmières sont donc axées sur la prévention.

## Résultats escomptés (objectifs) et critères d'évaluation

- Le patient comprend les dangers d'intoxication encourus.
- Le patient connaît les risques susceptibles d'entraîner une intoxication accidentelle.
- Le patient élimine les risques environnementaux présents.
- Le patient adopte les mesures et les nouvelles habitudes nécessaires à la création d'un environnement sûr.

## Interventions

### PRIORITÉ N° 1 – Évaluer les facteurs de risque

- Recueillir des données sur les facteurs de risque intrinsèques et extrinsèques, notamment la présence d'allergènes et de polluants susceptibles d'influer sur l'état du patient.
- S'enquérir des connaissances du patient sur les risques pour la sécurité posés par les médicaments, les drogues et l'environnement, et apprécier son aptitude à prendre les précautions nécessaires.
- Demander au patient s'il consomme des drogues légales ou illégales comme de l'alcool, de la marijuana, de l'héroïne, des médicaments en vente libre ou vendus sur ordonnance, etc.
- Étudier les résultats des épreuves de laboratoire et des épreuves de dépistage de substances toxiques, au besoin.

### PRIORITÉ N° 2 – Aider le patient à corriger les facteurs susceptibles d'entraîner une intoxication accidentelle

- Discuter avec le patient de la raison d'être des capuchons de sécurité et de l'importance de garder sous clé les médicaments, les produits de nettoyage, la peinture, les solvants, etc.
- Administrer les médicaments à l'enfant en lui expliquant bien qu'il ne s'agit pas de bonbons. Refermer les contenants immédiatement après en avoir retiré la dose courante, **ce qui réduit le risque d'ingestion accidentelle.**
- Souligner l'importance de surveiller les bébés et les enfants, de même que les personnes qui sont atteintes d'un déficit cognitif.
- Appliquer un code de couleurs pour les médicaments que doit prendre une personne souffrant d'une déficience visuelle.

- S'assurer qu'une personne clé responsable ou une infirmière en santé communautaire supervise le traitement médicamenteux du patient à domicile. **Si celui-ci souffre d'une déficience cognitive ou visuelle, il peut s'avérer nécessaire de préparer les doses de médicaments à sa place.**
- Inciter le patient à jeter les médicaments périmés ou inutilisés de façon appropriée (c'est-à-dire dans un endroit désigné pour les déchets toxiques, et non dans l'évier ou les toilettes).
- Signaler les infractions aux règlements sur la santé et la sécurité aux autorités compétentes (ministère de la Santé et des Services sociaux, Commission de la santé et de la sécurité du travail).
- Réparer, remplacer ou corriger tout ce qui présente un risque pour la sécurité dans la maison (solvants gardés dans des bouteilles de boisson gazeuse, peinture écaillée, murs décrépis, etc.).

**PRIORITÉ N° 3 – Donner un enseignement visant le mieux-être du patient**

- Recommander au patient de s'inscrire à un programme communautaire visant à **aider les gens à reconnaître et à éliminer les facteurs de risque présents dans leur environnement.**
- Revoir avec le patient ou la personne clé dans sa vie les caractéristiques liées à l'administration des médicaments, notamment les effets secondaires et les interactions médicamenteuses possibles.
- Expliquer au patient les possibilités de mauvais usage, les interactions médicamenteuses et les risques de surdose reliés à l'emploi des médicaments en vente libre (consommation de mégadoses de vitamines, d'analgésiques, etc.).
- Informer le patient des risques dans la nature, tant à la ville qu'à la campagne : végétaux vénéneux (sumac vénéneux), tiques, abeilles. Conseiller aux personnes sensibles de toujours garder à portée de la main une trousse contenant une seringue remplie d'épinéphrine ou un nébuliseur d'épinéphrine **qu'elles pourront utiliser sur-le-champ, au besoin.**
- Recommander une analyse périodique de l'eau du puits ou de la source d'eau **afin de déceler d'éventuels contaminants.**

- Prendre note des sources de contamination possibles (eaux d'égouts, effluents industriels, eaux de ruissellement agricole, etc.).
- Revoir avec le patient les règlements pertinents du ministère de la Santé et des Services sociaux, de la Commission de la santé et de la sécurité du travail et du service de santé de son lieu de travail.
- Relever les indices de qualité de l'air à partir des sources d'information disponibles (taux de pollen dans l'air, de $CO_2$, etc.).
- Fournir au patient une liste de numéros de téléphone d'urgence **en cas d'intoxication** et lui conseiller de la conserver près du téléphone.
- Recommander aux parents de placer des autocollants de sécurité sur les médicaments et les produits chimiques **pour mettre les enfants en garde contre ces produits dangereux.**
- Enseigner les premiers soins ou s'assurer que le patient ou la personne clé dans sa vie disposent d'un guide sur les soins à donner en cas d'accident.
- Conseiller au patient de ne pas utiliser de sirop d'ipéca à la maison, **car il pourrait être mal administré et causer des effets néfastes.**
- Diriger les toxicomanes vers des services de désintoxication ou de réadaptation, des services de counseling ou de psychothérapie, ou des groupes de soutien.
- Inciter le patient à s'informer sur les mesures d'urgence (cours de réanimation cardiorespiratoire, cours de premiers soins, programme de sécurité offert par les services communautaires, moyens de communiquer avec des services d'urgence, etc.).

## Données essentielles à consigner

### *Évaluations (initiale et subséquentes)*

- Inscrire les facteurs de risque intrinsèques et extrinsèques décelés.

### *Planification*

- Rédiger le plan thérapeutique infirmier et inscrire le nom de chacun des intervenants.
- Rédiger le plan d'enseignement.

### *Application et vérification des résultats*

- Noter les réactions du patient aux interventions et à l'enseignement, ainsi que les mesures qui ont été prises.
- Noter les objectifs atteints ou les progrès accomplis vers l'atteinte des objectifs.
- Noter les modifications apportées au plan thérapeutique infirmier.

### *Plan de congé*

- Noter les besoins à long terme du patient et le nom des responsables des mesures à prendre.
- Noter les demandes de consultation.

## Exemples tirés des CRSI (NOC) et des CISI (NIC)

- RÉSULTAT : Maîtrise des risques : consommation de drogues
- INTERVENTION : Surveillance : sécurité

# IRRIGATION TISSULAIRE INEFFICACE (préciser : cérébrale, cardiopulmonaire, gastro-intestinale, périphérique, rénale)

*Taxinomie II : Activité/repos – Classe 4 : Réponses cardiovasculaires/respiratoires (00024)*

*[Mode fonctionnel de santé de Gordon : Activité et exercice]*

*Diagnostic proposé en 1980 ; révision effectuée en 1998 (par un petit groupe de travail en 1996)*

**DÉFINITION** ■ Diminution de la nutrition et de l'oxygénation cellulaires, consécutive à une diminution de la circulation du sang dans les capillaires. [L'irrigation sanguine des tissus et le débit cardiaque sont normalement directement reliés. Toutefois, l'irrigation tissulaire peut être insuffisante sans qu'il y ait diminution du débit cardiaque.]

## Facteurs favorisants

- Interruption de la circulation artérielle ou veineuse
- Problèmes d'échanges gazeux
- Hypervolémie, hypovolémie
- Réduction mécanique de la circulation veineuse ou artérielle
- Diminution du taux d'hémoglobine
- Altération de l'affinité de l'hémoglobine pour l'oxygène; intoxication enzymatique
- Diminution du transport de l'oxygène à travers la membrane alvéolaire ou capillaire
- Inadéquation du rapport ventilation/circulation
- Hypoventilation

## Caractéristiques

### *Irrigation cérébrale*

#### DONNÉES OBJECTIVES

- Altération de la conscience; troubles de l'élocution
- Changement des comportements; [agitation]; changement des réponses motrices; faiblesse ou paralysie des membres
- Changement des réflexes pupillaires
- Dysphagie

### *Irrigation cardiopulmonaire*

#### DONNÉES SUBJECTIVES

- Douleur thoracique
- Dyspnée
- Sensation de « mort imminente »

#### DONNÉES OBJECTIVES

- Arythmies
- Temps de remplissage capillaire supérieur à 3 secondes
- Altération significative de la fréquence respiratoire
- Utilisation des muscles respiratoires accessoires; rétraction de la partie inférieure du thorax; battement des ailes du nez
- Bronchospasmes
- Gaz du sang artériel anormaux
- [Hémoptysie]

### *Irrigation gastro-intestinale*

#### DONNÉES SUBJECTIVES

- Nausée
- Douleur abdominale ou sensibilité au toucher

#### DONNÉES OBJECTIVES

- Diminution ou absence de bruits intestinaux
- Distension abdominale
- [Méléna]

### *Irrigation périphérique*

#### DONNÉES SUBJECTIVES

- Claudication

#### DONNÉES OBJECTIVES

- Altération des téguments (cheveux, ongles, sudation)
- Changement dans la température cutanée
- Modifications de la couleur de la peau ; pâleur de la peau ; pâleur des membres inférieurs en position surélevée, persistant lorsqu'on baisse la jambe
- Altération de la sensibilité
- Changement de la pression artérielle aux extrémités ; diminution des pouls artériels ou absence de pouls ; souffles
- Œdème
- Cicatrisation lente des plaies
- Signe de Homans positif

### *Irrigation rénale*

#### DONNÉES OBJECTIVES

- Altération significative de la tension artérielle
- Oligurie ou anurie ; hématurie
- Augmentation du rapport d'urée et de créatinine sériques

## Résultats escomptés (objectifs) et critères d'évaluation

- Le patient connaît son état, le traitement, les effets secondaires des médicaments et les circonstances nécessitant une consultation médicale.

- Le patient adopte des conduites ou de nouvelles habitudes visant l'amélioration de sa circulation (abandon de l'usage du tabac, techniques de relaxation, programme d'exercices, régime alimentaire plus équilibré, etc.).
- L'irrigation tissulaire s'accroît suffisamment pour les besoins du patient : peau chaude et sèche, pouls périphériques forts et bien frappés, signes vitaux dans la normale du patient, vigilance et orientation, ingesta et excreta équilibrés, absence d'œdème, absence de douleur et de malaise.

## Interventions

### PRIORITÉ Nº 1 – Évaluer les facteurs favorisants

- Déceler les facteurs en cause chez le patient : antécédent ou risque de formation d'un thrombus ou d'une embole, fracture, maladie de Raynaud ou de Léo Buerger. **Certaines maladies touchent tous les systèmes et appareils de l'organisme (lupus érythémateux disséminé (LED), maladie d'Addison, insuffisance cardiaque, phéochromocytome et autres déséquilibres endocriniens, septicémie, etc.).**
- Noter les changements liés à une altération de la circulation générale ou périphérique : changement dans l'état mental et dans les signes vitaux ou la pression artérielle orthostatique ; douleur ; changements cutanés, tissulaires ou organiques ; signes de déséquilibre métabolique, etc.
- Rechercher les signes d'infection, surtout lorsque le système immunitaire est déficient.
- Examiner le patient à la recherche de signes d'embolie pulmonaire : brusque apparition d'une douleur thoracique, cyanose, détresse respiratoire, hémoptysie, diaphorèse, hypoxie, anxiété, agitation.

### PRIORITÉ Nº 2 – Noter le degré de dysfonctionnement ou d'atteinte organique

- Recueillir des données sur la durée du problème, sa fréquence et les facteurs déclenchants et aggravants.
- Noter les valeurs habituelles (pression artérielle, poids, degré de conscience, gaz du sang artériel et autres résultats de laboratoire pertinents, par exemple). **On peut ainsi comparer avec les valeurs actuelles.**
- S'enquérir des répercussions du problème sur le fonctionnement et le style de vie du patient.

### *Irrigation cérébrale*

- Noter toute altération de la personnalité, les changements d'ordre visuel ou sensorimoteur, les céphalées, les étourdissements, l'altération de l'état mental, etc.
- Noter les antécédents de périodes brèves ou intermittentes de confusion ou de voile noir (*blackout*). **Cela indique une possibilité d'accidents ischémiques transitoires.**
- S'enquérir de la façon dont la personne clé dans la vie du patient perçoit la situation.

### *Irrigation cardiopulmonaire*

- Obtenir une description détaillée des douleurs thoraciques ou d'angine, en insistant sur les facteurs déclenchants et les changements dans les caractéristiques des épisodes de douleur.
- Noter la présence de dyspnée, de cyanose ou d'hémoptysie et en évaluer l'intensité.
- Mesurer le rythme cardiaque et noter les dysrythmies.
- Noter les valeurs initiales des gaz artériels, des concentrations d'électrolytes, de l'urée, de la créatinine et des enzymes cardiaques.

### *Irrigation gastro-intestinale*

- Noter les plaintes de nausées ou de vomissements, le siège et la nature de la douleur.
- Ausculter les bruits intestinaux.
- Mesurer la circonférence de l'abdomen et noter toute augmentation. Noter le tour de taille habituel du patient.
- Examiner les selles et noter les changements ou la présence de sang.
- Observer étroitement le patient à la recherche de signes de péritonite, de colite ischémique et d'infarctus mésentérique.

### *Irrigation périphérique*

- Dresser le profil de la douleur : circonstances d'apparition (avec ou sans activité) ; effets (changements de température ou de couleur) ; manifestations (paresthésie) ; moment d'apparition (heure du jour ou de la nuit) ; facteurs déclenchants (chaleur, etc.).
- Mesurer la circonférence des membres, au besoin. **Cette mesure est utile pour déceler un œdème du membre atteint.**

- Observer la texture des membres inférieurs à la recherche d'œdème et d'ulcérations.
- Noter le remplissage capillaire, la présence ou l'absence de pouls et leur symétrie.
- Apprécier la qualité des bruits auscultés sous le niveau de l'obstruction dans les membres.
- Noter toute sensibilité du mollet (signe de Homans), tout œdème et toute rougeur, car ces signes peuvent indiquer la formation d'un thrombus.
- Étudier les résultats des examens de laboratoire, notamment le temps de coagulation et les concentrations d'hémoglobine et d'hématocrite.
- Examiner le patient à la recherche de signes de choc ou de septicémie.
- Noter la présence de saignements ou de signes de coagulation intravasculaire disséminée.

### *Irrigation rénale*

- Noter le mode d'élimination urinaire habituel du patient et le comparer à son mode actuel.
- Noter les caractéristiques de l'urine ; mesurer sa densité.
- Étudier les résultats des examens de laboratoire : urée, créatinine, protéinurie, densité de l'urine, électrolytes sanguins, etc.
- Noter l'état mental du patient. **Il peut être altéré par une augmentation des taux d'urée ou de créatinine.**
- Mesurer la pression artérielle et comparer avec les valeurs habituelles du patient. **Une diminution des taux de filtration glomérulaire peut augmenter la rénine et élever la pression artérielle.**
- Noter la présence, le siège, l'intensité et la durée de la douleur.
- Noter la présence d'œdème déclive ou généralisé.

## PRIORITÉ N° 3 – Réduire ou corriger les facteurs d'étiologie ; maximiser l'irrigation tissulaire

### *Irrigation cérébrale*

- Surélever la tête du lit (à 10°, par exemple) et maintenir la tête et le cou du patient dans la ligne médiane du corps **afin de favoriser la circulation et le retour veineux.**
- Administrer les médicaments prescrits (corticostéroïdes, diurétiques, anticoagulants, etc.).

- Collaborer à l'application des mesures d'hypothermie prescrites **dans le but de diminuer les besoins métaboliques et les besoins en oxygène.**
- Préparer le patient pour l'intervention chirurgicale, le cas échéant. **Il peut s'agir d'une endartériectomie carotidienne ou de l'exonération d'un hématome ou d'une masse intracrânienne.**

§ Consulter le diagnostic infirmier Capacité adaptative intracrânienne diminuée.

### *Irrigation cardiopulmonaire*

- Mesurer les signes vitaux; noter les valeurs hémodynamiques, les bruits du cœur et le rythme cardiaque.
- Créer un climat calme et reposant, **afin que le patient conserve son énergie et qu'il réduise ses besoins en oxygène.**
- Recommander au patient d'éviter les activités qui augmentent le travail cardiaque (effort à la défécation, par exemple). Discuter des mesures de prévention de la constipation.
- Administrer les médicaments prescrits (antiarythmiques, fibrinolytiques, etc.).
- Noter les signes d'ischémie secondaires à la prise de médicaments.

§ Consulter le diagnostic infirmier Débit cardiaque diminué.

### *Irrigation gastro-intestinale*

- Diminuer la pression gastro-intestinale et mesurer périodiquement les excreta.
- Donner au patient de petites portions d'aliments et de liquides faciles à digérer, selon sa tolérance.
- Inciter le patient à se reposer après les repas **afin de maximiser la circulation sanguine vers l'estomac.**
- Préparer le patient pour l'intervention chirurgicale, le cas échéant. **Il peut s'agir d'une urgence chirurgicale comme une résection, un pontage par greffe, une endartériectomie mésentérique, etc.**

§ Consulter le diagnostic infirmier Alimentation déficiente.

### *Irrigation périphérique*

- Faire exécuter au patient des exercices passifs ou actifs d'amplitude des mouvements (exercices de Buerger et de Buerger-Allen).

- Inciter le patient à marcher dès que possible, **afin de favoriser le retour veineux.**
- Conseiller au patient de ne pas rester assis ou debout pendant de longues périodes, de porter des vêtements amples et de ne pas croiser les jambes.
- Surélever les jambes lorsque le patient est assis, en évitant que les hanches ou les genoux ne forment un angle aigu.
- Interdire au patient de plier les genoux lorsqu'il est au lit ; surélever tout le pied du lit, au besoin.
- Procurer au patient un matelas à gonflement alternatif, une peau de mouton ou un arceau **afin de protéger ses membres.**
- Surélever la tête du lit pendant la nuit **afin d'accroître la circulation sanguine par gravité.**
- Recommander au patient de porter des bas de soutien ou des bandes Ace aux membres inférieurs avant de se lever, **afin de prévenir la stase veineuse.**
- Utiliser du ruban micropore au lieu du sparadrap.
- Ne pas masser les jambes **lorsqu'il y a risque d'embolie.**
- Appliquer avec prudence les bouillottes ou les coussins chauffants. **L'ischémie peut rendre les tissus moins sensibles. De plus, la chaleur augmente les besoins métaboliques des tissus déjà atteints.**
- Observer étroitement la circulation au-dessus et au-dessous du plâtre, le cas échéant ; appliquer de la glace et surélever le membre, au besoin, **afin de réduire l'œdème.**
- Inciter le patient à arrêter de fumer ou à réduire sa consommation de tabac.
- Collaborer aux interventions médicales **visant à améliorer la circulation périphérique** (sympathectomie, greffe veineuse, etc.), ou y préparer le patient.
- Observer étroitement le patient à la recherche de signes de choc si celui-ci a subi une sympathectomie.
- Administrer les médicaments prescrits (vasodilatateurs coronariens et périphériques, papavérine, hypolipédémiants, anticoagulants, etc.). **La réaction au médicament, la demi-vie du médicament et les concentrations toxiques peuvent être modifiées par une diminution de l'irrigation tissulaire.**
- Déceler tout signe de saignements si le patient reçoit des médicaments fibrinolytiques.

### *Irrigation rénale*

- Mesurer les signes vitaux; noter la présence de douleur.
- Mesurer les excreta toutes les heures. **Les ingesta seront aussi calculés et comparés aux excreta.**
- Peser le patient tous les jours.
- Administrer les médicaments prescrits (anticoagulants, corticostéroïdes, etc.).
- Imposer les restrictions alimentaires nécessaires tout en fournissant un apport énergétique suffisant pour répondre aux besoins de l'organisme. **(La réduction de l'apport en protéines diminue la concentration d'azote uréique dans le sang.)**
- Fournir un soutien psychologique au patient et à la personne clé dans sa vie, car l'évolution de la maladie et son traitement (dialyse) peuvent être longs.

**PRIORITÉ N° 4 – Donner un enseignement visant le mieux-être du patient**

- Expliquer au patient les facteurs de risque d'athérosclérose et les conséquences possibles de cette maladie, **afin qu'il fasse des choix éclairés et qu'il adopte les comportements souhaités.**
- Inviter le patient à parler de ses sentiments face au pronostic ou aux effets à long terme de la maladie.
- Discuter des changements d'habitudes nécessaires et des façons d'intégrer le traitement aux activités de la vie quotidienne.
- Inciter le patient à cesser de fumer et à participer à un programme antitabagisme. **(Le tabagisme entraîne une vasoconstriction et peut aggraver les problèmes d'irrigation tissulaire.)**
- Inciter le patient à apprendre et à utiliser des techniques de relaxation et à faire de l'exercice **pour atténuer sa tension.**
- Expliquer au patient les changements ou les restrictions alimentaires nécessaires (réduction du cholestérol ou des triglycérides, diète à forte ou à faible teneur en protéines, élimination du seigle de l'alimentation en cas de thromboangéite oblitérante, etc.).
- Expliquer au patient dont la circulation est altérée les soins aux membres atteints, l'hygiène corporelle et les soins des pieds.

- Conseiller au patient d'éviter l'usage des médicaments provoquant une vasoconstriction.
- Conseiller au patient qui souffre de varices ou de thrombophlébite de ne pas se masser les mollets **afin de prévenir l'embolie**.
- Insister fortement auprès du patient qui prend des anticoagulants sur la nécessité d'éviter l'aspirine, l'alcool et certains médicaments en vente libre tels que les vitamines contenant de la vitamine K et les huiles minérales.
- Revoir les particularités du traitement médical et les mesures de sécurité à appliquer (utilisation d'un rasoir électrique lorsque le patient prend des anticoagulants, par exemple).
- Expliquer au patient qu'il ne doit pas s'exposer au froid sans se protéger ; lui conseiller de s'habiller chaudement et de porter des vêtements en fibres naturelles, qui retiennent la chaleur plus efficacement.
- Donner au patient l'enseignement préopératoire pertinent à la situation.
- Diriger le patient vers des groupes de soutien ou des services de counseling.

## Données essentielles à consigner

### *Évaluations (initiale et subséquentes)*

- Inscrire les données d'évaluation, notamment la nature, la gravité et la durée du problème ainsi que ses conséquences sur l'autonomie et le mode de vie du patient.
- Noter les caractéristiques de la douleur, les facteurs déclenchants et les mesures de soulagement qui s'avèrent efficaces pour le patient.
- Noter les signes vitaux, le rythme cardiaque et les arythmies.
- Noter les pouls et la pression artérielle, notamment au-dessus et au-dessous de la lésion présumée.
- Noter les ingesta et les excreta, ainsi que le poids, au besoin.

### *Planification*

- Rédiger le plan thérapeutique infirmier et inscrire le nom de chacun des intervenants.
- Rédiger le plan d'enseignement.

### *Application et vérification des résultats*

- Noter les réactions du patient aux interventions et à l'enseignement, ainsi que les mesures qui ont été prises.
- Noter les objectifs atteints et les progrès accomplis vers l'atteinte des objectifs.
- Noter les modifications apportées au plan thérapeutique infirmier.

### *Plan de congé*

- Noter les besoins à long terme du patient, les demandes de consultation et le nom des responsables des mesures à prendre.
- Noter les ressources auxquelles le patient peut recourir.

## Exemples tirés des CRSI (NOC) et des CISI (NIC)

### *Irrigation cérébrale*

- RÉSULTAT : Perfusion tissulaire cérébrale
- INTERVENTION : Amélioration de la perfusion cérébrale

### *Irrigation cardiopulmonaire*

- RÉSULTAT : Perfusion tissulaire cardiaque
- INTERVENTION : Soins cardiaques

### *Irrigation gastro-intestinale*

- RÉSULTAT : Perfusion tissulaire : organes abdominaux
- INTERVENTION : Assistance nutritionnelle

### *Irrigation périphérique*

- RÉSULTAT : Perfusion tissulaire périphérique
- INTERVENTION : Soins circulatoires : insuffisance artérielle

### *Irrigation rénale*

- RÉSULTAT : Élimination urinaire
- INTERVENTION : Traitement d'un déséquilibre hydroélectrolytique

# ISOLEMENT SOCIAL

*Taxinomie II : Bien-être – Classe 3 :*
*Bien-être au sein de la société (00053)*
*[Mode fonctionnel de santé de Gordon : Relation et rôle]*

*Diagnostic proposé en 1982*

**DÉFINITION** Solitude que la personne considère comme imposée par autrui et qu'elle perçoit comme négative ou menaçante.

## Facteurs favorisants

- Facteurs contribuant à l'absence de relations personnelles satisfaisantes, tels que :
  – Retard dans l'accomplissement des tâches liées au développement
  – Intérêts révélant un manque de maturité
  – Altération de l'apparence physique ou de l'état mental
  – Altération du bien-être
  – Valeurs ou comportements sociaux non acceptés
  – Ressources personnelles insuffisantes
  – Incapacité de s'engager dans des relations personnelles satisfaisantes
  – [Accident ou événement traumatisant entraînant une souffrance physique ou émotionnelle]

## Caractéristiques

### DONNÉES SUBJECTIVES

- Solitude considérée comme imposée par autrui
- Sentiment d'être rejeté
- Expression de valeurs acceptables dans son cercle personnel mais inacceptables dans la culture dominante
- Incapacité de répondre aux attentes d'autrui
- Sentiment d'être différent des autres
- Absence de but significatif dans la vie ou but inadéquat

- Intérêts incompatibles avec l'âge ou le stade de développement
- Sentiment d'insécurité en public

**DONNÉES OBJECTIVES**

- Absence de soutien de la part de personnes considérées comme importantes (famille, amis, groupe)
- État d'ennui et de tristesse
- Intérêts ou activités inappropriés à l'âge et au stade de développement
- Hostilité dans la voix, dans le comportement
- Handicap physique ou mental ou signes d'altération du bien-être
- Humeur taciturne, repli sur soi, regard fuyant
- Concentration sur ses propres pensées ; gestes répétitifs et dénués de sens
- Tendance à s'isoler ou à se cantonner dans sa sousculture
- Comportements jugés inacceptables dans le groupe culturel dominant

## Résultats escomptés (objectifs) et critères d'évaluation

- Le patient connaît les facteurs reliés à son isolement et les mesures pour y remédier.
- Le patient souhaite se lier avec d'autres personnes.
- Le patient participe aux activités ou aux programmes souhaités ou dans les limites de ses capacités.
- Le patient a une plus haute opinion de sa propre valeur.

## Interventions

**PRIORITÉ Nº 1 – Évaluer les facteurs favorisants**

- Rechercher la présence des facteurs favorisants précités.
- Noter si le patient appartient à un groupe à risque (personne âgée ; femme ; adolescent ; membre d'une minorité ethnique ; personne défavorisée par manque d'argent ou d'instruction ; victime d'une maladie physique, mentale ou chronique, etc.).

- Déceler les obstacles aux contacts sociaux (immobilité physique, déficits sensoriels, confinement au domicile, incontinence, etc.).
- Relever les facteurs personnels susceptibles de contribuer au sentiment d'impuissance du patient (perte du conjoint ou d'un parent, par exemple).
- Écouter attentivement ce que le patient dit au sujet de l'isolement. **Il est important de faire la distinction entre l'isolement et une solitude acceptable ou voulue.**
- Interroger le patient sur la perception qu'il a de lui-même et de sa capacité de maîtriser la situation, sur son degré d'espoir et sur sa capacité d'adaptation.
- Inventorier les réseaux de soutien sur lesquels le patient peut compter, y compris le réseau formé par la famille élargie.
- Noter si le patient consomme des médicaments ou des drogues.
- Déceler les comportements **qui peuvent renforcer le cercle vicieux de l'isolement** (le patient dort trop, rêvasse beaucoup, consomme des drogues, par exemple).
- S'enquérir des antécédents du patient et des événements traumatisants qui se sont produits dans le passé.

§ Consulter le diagnostic infirmier Syndrome post-traumatique.

**PRIORITÉ N° 2 – Aider le patient à atténuer son sentiment d'isolement**

- Établir une relation thérapeutique avec le patient, **afin de créer un climat de confiance lui permettant de se sentir à l'aise pour parler ouvertement de sujets délicats.**
- Noter le moment où les troubles physiques ou mentaux ont commencé et l'endroit où le patient sera soigné. Préciser si la maladie est chronique ou évolutive.
- Accorder du temps au patient et inventorier les autres ressources auxquelles on peut recourir (bénévoles, travailleur social, aumônier, etc.).
- Élaborer un plan d'action avec le patient : dresser une liste de personnes-ressources, l'encourager à prendre des risques, à planifier son budget, à consulter un médecin, etc.
- Présenter le patient à des personnes ayant les mêmes intérêts que lui et à d'autres personnes susceptibles de lui

procurer un soutien. **Cela lui offre des modèles et l'encourage à résoudre ses problèmes.**

- Donner au patient un renforcement positif lorsqu'il fait un pas vers les autres, **afin de l'encourager à poursuivre ses efforts.**
- Inscrire le patient dans un foyer protégé, au besoin.
- Rechercher avec le patient des solutions aux problèmes causés par un isolement temporaire ou imposé (mesures d'isolement contre la contagion, notamment si le patient présente une sensibilité anormalement élevée aux infections, par exemple).
- Inciter le patient à recevoir des visiteurs, si possible, et à avoir des contacts téléphoniques **afin de maintenir des liens sociaux.**
- Veiller à ce que l'environnement du patient soit stimulant (rideaux ouverts, photos, télévision, radio, etc.).
- Inciter le patient à participer à des activités de son choix se déroulant dans un environnement qu'il ne juge pas menaçant.
- Offrir au patient les services d'un interprète, des journaux ou des émissions de radio en langue étrangère, au besoin.

**PRIORITÉ N° 3 – Donner un enseignement visant le mieux-être du patient**

- Enseigner au patient les habiletés nécessaires (techniques de résolution de problèmes, communication, savoir-faire social, estime de soi, activités de la vie quotidienne, etc.).
- Inciter le patient à s'inscrire aux cours dont il peut avoir besoin et l'aider à le faire (séances d'affirmation de soi, formation professionnelle, éducation sexuelle, etc.).
- Expliquer au patient la distinction entre l'isolement et la solitude, et l'inciter à ne pas se laisser glisser dans un état qu'il ne souhaite pas.
- Conseiller au patient des mesures visant à corriger et à prévenir certaines causes du problème (services aux personnes âgées, centres de jour, services offerts par l'église locale, contacts téléphoniques quotidiens, partage du domicile avec une autre personne, adoption d'un animal domestique, etc.).
- Adresser le patient à des thérapeutes **qui pourront l'aider à surmonter sa perte, à se rebâtir une vie sociale, etc.**

- Conseiller aux enfants et aux adolescents de participer à des programmes ou à des activités **visant à favoriser leur aptitude à socialiser et les contacts avec leurs pairs.**

## Données essentielles à consigner

### Évaluations (initiale et subséquentes)

- Inscrire les données d'évaluation, notamment les facteurs déclenchants, les répercussions du problème sur le mode de vie du patient, ses relations et son fonctionnement.
- Noter la façon dont le patient perçoit sa situation.

### Planification

- Rédiger le plan thérapeutique infirmier et inscrire le nom de chacun des intervenants.
- Rédiger le plan d'enseignement.

### Application et vérification des résultats

- Noter les réactions du patient aux interventions et à l'enseignement, ainsi que les mesures qu'il a prises.
- Noter les objectifs atteints et les progrès accomplis vers l'atteinte des objectifs.
- Noter les modifications apportées au plan thérapeutique infirmier.

### Plan de congé

- Noter les besoins à long terme du patient, les demandes de consultation et le nom des responsables des mesures à prendre.
- Noter les ressources existantes.

## Exemples tirés des CRSI (NOC) et des CISI (NIC)

- RÉSULTAT : Participation sociale
- INTERVENTION : Amélioration de la socialisation

LOISIRS

# ACTIVITÉS DE LOISIRS INSUFFISANTES

*Taxinomie II : Activité/repos – Classe 2 : Activité /exercice (00097)*

*[Mode fonctionnel de santé de Gordon : Activité et exercice]*

*Diagnostic proposé en 1980*

**DÉFINITION** Baisse d'intérêt pour les activités de loisirs ou impossibilité d'en avoir [en raison de facteurs internes ou externes relevant ou non de la volonté].

## Facteurs favorisants

- Milieu offrant peu de possibilités de loisirs (séjour prolongé en centre hospitalier ; traitements longs et fréquents ; [confinement au domicile])
- [Handicap physique, alitement, fatigue, douleur]
- [Problème relié au développement ou à un événement particulier, manque de ressources]
- [Trouble psychologique (maladie dépressive, etc.)]

## Caractéristiques

### DONNÉES SUBJECTIVES

- Plaintes de la personne :
  - Ennui : aimerait avoir quelque chose à faire, à lire, etc.
  - Impossibilité de s'adonner à son passe-temps favori à l'hôpital [ou à la maison]
  - [Altération des capacités ; handicap]

### DONNÉES OBJECTIVES

- [Épuisement affectif (affect plat) ; désintérêt]
- [Agitation ; larmes]
- [Léthargie ; repli sur soi]
- [Animosité]

- [Excès de table ou manque d'intérêt pour la nourriture; perte ou gain de poids]

## Résultats escomptés (objectifs) et critères d'évaluation

- Le patient adopte les stratégies d'adaptation appropriées à sa propre réaction psychologique (perte d'espoir et sentiment d'impuissance, colère, dépression, etc.).
- Le patient s'engage dans des activités divertissantes tout en respectant ses limites personnelles.

## Interventions

### PRIORITÉ Nº 1 – Évaluer les facteurs favorisants

- Recueillir des données sur les possibilités de loisirs offertes dans le milieu du patient.
- Noter les répercussions de l'invalidité ou de la maladie sur le mode de vie du patient.
- Comparer le degré d'activité actuel du patient avec celui d'avant la maladie.
- Relever les facteurs susceptibles d'empêcher le patient de participer ou de s'intéresser aux activités offertes. **La maladie dépressive, les problèmes de mobilité, l'isolement de protection et la privation sensorielle peuvent interférer avec la pratique de l'activité souhaitée.**

### PRIORITÉ Nº 2 – Encourager le patient à chercher des solutions

- Reconnaître la réalité du besoin du patient et tenir compte de ses sentiments, **afin d'établir une relation thérapeutique.**
- Créer un climat propice à l'expression des sentiments.
- Passer en revue les activités, les passe-temps et les loisirs que le patient préférait avant l'apparition du problème.
- Prendre les mesures nécessaires pour remédier aux troubles concomitants tels que la maladie dépressive, l'immobilité, etc.
- Offrir des activités aussi bien physiques qu'intellectuelles.
- Inciter le patient à diversifier ses activités (musique, émissions culturelles ou d'information, lecture ou cassettes audio,

visites, jeux, artisanat et passe-temps, périodes de repos ou de calme). **Le patient tirera plus de plaisir d'une activité qui présente un intérêt à ses yeux.**

- Faire valoir les intérêts du patient en ce qui concerne l'horaire et la fréquence des longs traitements de façon à ce qu'on tienne compte de ses besoins de relaxation et de divertissement.
- Inciter le patient à collaborer à la planification de l'horaire des activités obligatoires et facultatives. **S'il préfère regarder son émission favorite à la télévision à l'heure du bain, le bain peut être reporté après. Le patient se sent ainsi plus maître de la situation.**
- Consulter le patient pour tout changement à l'horaire des activités. **Il est important que le personnel soignant se montre fiable aux yeux du patient.**
- Sortir le patient de son cadre habituel (le changer de pièce ou l'amener à l'extérieur, si possible).
- Dresser une liste de ce dont le patient aura besoin pour se déplacer (fauteuil roulant, déambulateur, transport adapté, aide de bénévoles, etc.).
- Procéder périodiquement à des changements dans le décor du patient alité pour une longue période, après l'avoir consulté. (De nouveaux tableaux d'affichage à chaque saison, un changement de couleur, le réaménagement du mobilier ou l'affichage de photos ou d'images peuvent le stimuler.)
- Proposer des activités au patient (s'occuper d'oiseaux ou de poissons, aménager un terrarium, faire du jardinage dans un bac à fleurs, etc.); **favoriser sa participation en lui demandant de nommer les espèces d'oiseaux, de choisir les graines à donner, etc.**
- Permettre les expressions d'agressivité sans toutefois tolérer les passages à l'acte. **La possibilité d'exprimer sa colère et son désespoir constitue un pas vers la résolution du problème. Un comportement destructeur nuit à l'estime de soi et empêche de résoudre ses problèmes.**
- Consulter l'ergothérapeute au besoin **pour aider le patient à déterminer les aides techniques dont il a besoin ainsi que les activités qui pourraient l'aider dans sa situation, et à se procurer l'équipement nécessaire.**

**PRIORITÉ Nº 3 – Donner un enseignement visant le mieux-être du patient**

- Explorer les possibilités d'activités utiles à partir des talents et des aptitudes du patient.
- Diriger le patient vers les groupes de soutien, les clubs de loisirs ou les organismes de services appropriés.

§ Consulter les diagnostics infirmiers Sentiment d'impuissance et Isolement social.

## Données essentielles à consigner

### *Évaluations (initiale et subséquentes)*

- Inscrire les données d'évaluation, notamment les obstacles qui empêchent le patient de pratiquer les activités désirées.
- Noter les activités choisies par le patient.

### *Planification*

- Rédiger le plan thérapeutique infirmier et inscrire le nom de chacun des intervenants.

### *Application et vérification des résultats*

- Noter les réactions du patient aux interventions et à l'enseignement, ainsi que les mesures qui ont été prises.
- Noter les objectifs atteints ou les progrès accomplis vers l'atteinte des objectifs.
- Noter les modifications apportées au plan thérapeutique infirmier.

### *Plan de congé*

- Noter les besoins à long terme du patient et le nom des responsables des mesures à prendre.
- Noter les demandes de consultation et les ressources communautaires auxquelles le patient peut recourir.

## Exemples tirés des CRSI (NOC) et des CISI (NIC)

- RÉSULTAT : Participation à des loisirs
- INTERVENTION : Thérapie récréationnelle

# MAINTIEN INEFFICACE DE L'ÉTAT DE SANTÉ

*Taxinomie II : Promotion de la santé – Classe 2 : Prise en charge de la santé (00099)*

*[Mode fonctionnel de santé de Gordon : Perception et prise en charge de la santé]*

*Diagnostic proposé en 1982*

**DÉFINITION** ■ Situation dans laquelle une personne ne sait pas où trouver de l'aide pour se maintenir en santé, est incapable d'en chercher ou ne sait pas quelle conduite tenir face aux services d'aide. [Si ce diagnostic infirmier est la conséquence d'un autre problème de soins infirmiers (Connaissances insuffisantes, Prise en charge inefficace du programme thérapeutique, Confusion chronique, Communication verbale altérée, Opérations de la pensée perturbées, Stratégies d'adaptation inefficaces, Stratégies d'adaptation familiale compromises, Retard de la croissance et du développement, etc.) et si un même facteur favorisant est décelé, nous recommandons d'intégrer les interventions relatives au Maintien inefficace de l'état de santé dans le diagnostic infirmier prioritaire.]

## Facteurs favorisants

- Incapacité de communiquer ou perturbation importante de la capacité de communiquer (communication écrite, verbale ou gestuelle)
- Tâches développementales inachevées
- Inaptitude à formuler une opinion délibérée et réfléchie
- Trouble de perception ou déficit cognitif (retard plus ou moins important sur le plan de la motricité globale ou fine)
- Stratégies d'adaptation individuelle inefficaces ; chagrin (deuil) dysfonctionnel ; détresse spirituelle
- Stratégies d'adaptation familiale inefficaces (absence de soutien)
- Manque de ressources matérielles ; [manque de soutien psychosocial]

## Caractéristiques

**DONNÉES SUBJECTIVES**

- Intérêt pour l'amélioration des comportements propices à la santé
- Manque de ressources matérielles, financières ou autres
- Dysfonctionnement du réseau de soutien
- Incapacité d'assumer la responsabilité des pratiques sanitaires de base touchant un ou plusieurs modes fonctionnels de santé
- [Comportements compulsifs rapportés]

**DONNÉES OBJECTIVES**

- Manque de connaissances manifeste sur les pratiques sanitaires de base
- Incapacité d'assumer la responsabilité des pratiques sanitaires de base touchant un ou plusieurs modes fonctionnels de santé
- Manque d'adaptation manifeste face aux changements personnels ou environnementaux
- Manque de ressources matérielles, financières ou autres
- Dysfonctionnement du réseau de soutien
- [Comportements compulsifs observés]

## Résultats escomptés (objectifs) et critères d'évaluation

- Le patient connaît les comportements propices au maintien de la santé.
- Le patient connaît les facteurs contribuant à la situation actuelle.
- Le patient assume la responsabilité de ses propres besoins en matière de soins de santé, dans la mesure du possible.
- Le patient modifie ses habitudes en fonction de ses objectifs de santé.
- La famille du patient fait face adéquatement à la situation actuelle et lui apporte son soutien au besoin.

## Interventions

**PRIORITÉ Nº 1 – Évaluer les facteurs favorisants**

- Apprécier le degré de dépendance ou d'autonomie du patient et les incapacités liées au développement. **Ce degré**

**peut aller d'une dépendance complète (dysfonctionnement) ou partielle à une relative autonomie.**

- Apprécier les capacités de communication du patient et lui fournir un interprète, au besoin.
- S'enquérir de la nature du problème : maladie évolutive, problème de santé de longue durée, poussée évolutive, complications d'une maladie chronique, etc. **Ce type de problèmes peut nécessiter des interventions plus soutenues ou de longue durée.**
- Rechercher des signes de toxicomanie (consommation d'alcool, de narcotiques, etc.).
- Noter dans quelle mesure le patient est désireux et capable de répondre à ses besoins relativement au maintien de sa santé et à l'exécution des activités de la vie quotidienne.
- Noter le milieu de vie du patient (établissement de soins de longue durée, confinement au domicile, sans domicile, etc.).
- Recueillir des données sur les changements récents dans les habitudes de vie du patient (perte du conjoint entraînant une incapacité de s'occuper des besoins de sa famille en matière de santé, par exemple).
- Recueillir des données sur les connaissances, les habiletés et les comportements du patient en matière de maintien de la santé, d'environnement et de sécurité **afin d'évaluer son degré d'adaptation.**
- Recueillir des données sur l'environnement du patient **afin de déterminer s'il est propice à l'adaptation.**
- Noter de quelle façon le patient utilise les services professionnels (les utilise bien, les utilise mal, ne les utilise pas du tout).

**PRIORITÉ N° 2 – Aider le patient à appliquer et à prendre en charge les pratiques sanitaires voulues**

- Élaborer avec le patient et la personne clé dans sa vie un plan d'activités de la vie quotidienne. **Adapter le plan et individualiser les soins en fonction des problèmes du patient.**
- Prendre le temps d'écouter le patient et la personne clé dans sa vie exprimer leurs inquiétudes.
- Encourager le patient à **adopter et à maintenir de saines habitudes en matière de santé et préciser les stratégies d'adaptation qui pourraient s'avérer efficaces en cas de maladie évolutive.**

- Inviter le patient à socialiser et à cultiver ses rapports sociaux bénéfiques **afin de prévenir la régression.**
- Établir un réseau de communication et des modalités de coordination efficaces entre l'équipe du centre hospitalier et celle du centre de services communautaires, **afin d'assurer la continuité des soins.**
- Faire appel aux compétences de spécialistes de diverses disciplines, si possible ou si cela est indiqué (conseillers en pneumologie, en psychiatrie, en toxicomanie ou en diététique, stomothérapeute, etc.).
- Prendre note du degré d'observance de la thérapeutique médicale prescrite, **afin de modifier le plan thérapeutique infirmier au besoin.**

**PRIORITÉ N° 3 – Donner un enseignement visant le mieux-être du patient**

- Discuter avec le patient de ses besoins en matière de soins de santé.
- Fournir une petite quantité d'informations à chaque rencontre, surtout si le patient est âgé. Dans la mesure du possible, laisser le patient parcourir les nouveaux documents à son rythme **afin qu'il puisse les comprendre et les mémoriser.**
- Établir de concert avec le patient et la personne clé dans sa vie un plan thérapeutique infirmier à domicile comprenant des objectifs axés sur le maintien de la santé. En donner une copie à toutes les personnes qui participent à la planification **pour référence ou évaluation ultérieure.**
- Montrer au patient et à la personne clé dans sa vie des techniques de maîtrise du stress.
- Conseiller au patient de participer à un programme d'exercices **bien adapté à ses besoins, à ses capacités et à son milieu de vie.**
- Relever les signes et les symptômes exigeant une évaluation plus approfondie et un suivi.
- Diriger le patient vers les services communautaires de soutien dont il a besoin (aide ménagère, auxiliaire familiale, popote roulante, soins infirmiers spécialisés, clinique du nourrisson, services de santé pour personnes âgées, etc.).
- Diriger le patient vers des services sociaux **s'il a besoin d'aide financière ou juridique, ou s'il a des problèmes de logement.**

- Diriger le patient vers les groupes de soutien appropriés (association de personnes âgées, Croix-Rouge, Alcooliques anonymes ou Narcomanes anonymes).
- Effectuer les démarches d'admission du patient dans une unité de soins palliatifs s'il est en phase terminale de maladie.

## Données essentielles à consigner

### *Évaluations (initiale et subséquentes)*

- Inscrire les données d'évaluation, notamment les capacités du patient, la participation de la famille, ainsi que le soutien et les ressources sur lesquels le patient peut compter.

### *Planification*

- Rédiger le plan thérapeutique infirmier et inscrire le nom de chacun des intervenants.
- Rédiger le plan d'enseignement.

### *Application et vérification des résultats*

- Noter les réactions du patient et de la personne clé dans sa vie au plan thérapeutique infirmier, aux interventions et à l'enseignement, ainsi que les mesures qui ont été prises.
- Noter les objectifs atteints et les progrès accomplis.
- Noter les modifications apportées au plan thérapeutique infirmier.

### *Plan de congé*

- Inscrire les besoins à long terme du patient et le nom des responsables des mesures à prendre.
- Noter les demandes de consultation.

## Exemples tirés des CRSI (NOC) et des CISI (NIC)

- RÉSULTAT : Comportement de promotion de la santé
- INTERVENTION : Orientation dans le réseau de la santé et de la sécurité sociale

MARCHE

# DIFFICULTÉ À LA MARCHE

*Taxinomie II : Activité/repos – Classe 2 : Activité/exercice (00088)*

*[Mode fonctionnel de santé de Gordon : Activité et exercice]*

*Diagnostic proposé en 1998*

**DÉFINITION** ■ Restriction de la capacité de se déplacer de façon autonome dans l'espace habituel de marche.

## Facteurs favorisants

- N'ont pas encore été répertoriés
- [Affection musculaire ou articulaire qui altère la capacité de marcher]

## Caractéristiques

### DONNÉES SUBJECTIVES OU OBJECTIVES

- Difficulté à parcourir les distances requises, à descendre ou à monter une pente, à marcher sur des surfaces inégales, à franchir les bordures de trottoir, à monter des marches
- [Préciser le degré d'autonomie. L'échelle d'évaluation du degré de fonctionnement figure dans le diagnostic infirmier Mobilité physique réduite.]

## Résultats escomptés (objectifs) et critères d'évaluation

- Le patient est capable de se déplacer à son gré dans son environnement, dans les limites de ses capacités ou au moyen des aides appropriées.
- Le patient dit comprendre sa situation, les facteurs de risque et les précautions à prendre.

## Interventions

### PRIORITÉ Nº 1 – Évaluer les facteurs favorisants

- Déterminer les facteurs qui contribuent à la difficulté à marcher (âge avancé, maladie aiguë, faiblesse ou maladie chronique, intervention chirurgicale récente, traumatisme, arthrite, lésion cérébrale, trouble visuel, douleur, fatigue, déficit cognitif, etc.).
- Apprécier la capacité du patient de suivre des directives. Noter les réactions comportementales et émotionnelles susceptibles d'influer sur la situation.

### PRIORITÉ Nº 2 – Évaluer les capacités fonctionnelles du patient

- Déterminer le niveau de fonctionnement du patient à l'aide de l'échelle d'évaluation présentée au diagnostic Mobilité physique réduite (échelle de 0 à 4). Noter si la difficulté est temporaire ou permanente.
- Noter les réactions comportementales et émotionnelles que le problème de mobilité suscite chez le patient et chez la personne clé dans sa vie.

### PRIORITÉ Nº 3 – Aider le patient à retrouver une façon de marcher autonome, efficace et sûre

- Collaborer au traitement du problème qui entraîne la dysfonction, selon la situation du patient.
- Consulter un physiothérapeute ou un ergothérapeute, au besoin, **pour élaborer un programme de mobilité et de marche adapté ainsi que pour déterminer les appareils d'appoint dont le patient a besoin.**
- Montrer au patient comment se servir des appareils d'appoint (déambulateur, canne, béquilles, prothèses, etc.).
- Établir un horaire d'exercice et de marche qui laisse suffisamment de périodes de repos au patient, **afin de réduire la fatigue.**
- Laisser au patient tout le temps dont il a besoin pour accomplir les activités qui exigent des habiletés motrices. Hausser le degré de difficulté des exercices si le patient est capable de faire davantage.
- Prendre les mesures de sécurité qui s'imposent, selon la situation du patient, y compris la modification de l'environnement pour prévenir les chutes.

**PRIORITÉ N° 4 – Donner un enseignement visant le mieux-être du patient**

- Inciter le patient et la personne clé dans sa vie à participer aux soins; les aider à trouver des moyens de combler les déficits du patient, **afin de réduire le risque d'accident**.
- Indiquer au patient les endroits où il pourra se procurer et faire entretenir les appareils et l'équipement dont il a besoin, **afin de maximiser sa mobilité**.
- Informer le patient et la personne clé dans sa vie des mesures de sécurité qui s'imposent (désencombrement des passages, bon éclairage, main courante, etc.), **afin de réduire le risque de chute.**

## Données essentielles à consigner

### *Évaluations (initiale et subséquentes)*

- Inscrire les données d'évaluation, notamment le niveau de fonctionnement du patient et sa capacité de participer à certaines activités.

### *Planification*

- Rédiger le plan thérapeutique infirmier et inscrire le nom de chacun des intervenants.
- Rédiger le plan d'enseignement.

### *Application et vérification des résultats*

- Noter les réactions du patient aux interventions et à l'enseignement ainsi que les mesures qui ont été prises.
- Noter les objectifs atteints ou les progrès accomplis vers l'atteinte des objectifs.
- Noter les modifications apportées au plan thérapeutique infirmier.

### *Plan de congé*

- Noter les besoins du patient à long terme ou à sa sortie du centre hospitalier, ainsi que le nom des responsables des mesures à prendre.
- Noter les demandes de consultation.
- Noter les endroits où le patient peut se procurer et faire entretenir les appareils dont il a besoin.

## Exemples tirés des CRSI (NOC) et des CISI (NIC)

- RÉSULTAT : Déplacement : marche
- INTERVENTION : Thérapie par l'exercice : marche

# MÉCANISMES DE PROTECTION INEFFICACES

*Taxinomie II : Sécurité/protection – Classe 2 : Lésions (00043)*

*[Mode fonctionnel de santé de Gordon : Perception et prise en charge de la santé]*

*Diagnostic proposé en 1990*

**DÉFINITION** ■ Baisse de l'aptitude à se protéger de menaces internes ou externes telles que la maladie ou les accidents.

## Facteurs favorisants

- Extrêmes d'âge
- Mauvaise alimentation
- Abus d'alcool
- Hémogramme anormal (leucopénie, thrombopénie, anémie, facteurs de coagulation anormaux)
- Traitement médicamenteux (anticancéreux, corticostéroïdes, immunothérapie, anticoagulants, thrombolytiques)
- Traitements (chirurgie, irradiation)
- Maladie (cancer, affection immunitaire, etc.)

## Caractéristiques

### DONNÉES SUBJECTIVES

- Altérations neurosensorielles
- Frissons
- Prurit

- Insomnie ; fatigue ; faiblesse
- Anorexie

## DONNÉES OBJECTIVES

- Déficit immunitaire
- Mauvaise cicatrisation
- Temps de coagulation anormal
- Réaction inadaptée au stress
- Transpiration [inadéquate]
- Dyspnée ; toux
- Agitation ; immobilité
- Désorientation
- Escarres de décubitus

### *Note des auteures*

Il semble que ce diagnostic infirmier ait été conçu pour réunir sous une même rubrique un ensemble de diagnostics différents afin de faciliter la planification des soins lorsque plusieurs variables sont présentes.

Les résultats escomptés, les critères d'évaluation et les interventions dépendent des facteurs d'étiologie particuliers au patient, tels que les suivants.

- **Extrêmes d'âge** : il peut tout aussi bien s'agir d'une température corporelle anormale, d'une thermorégulation inefficace, d'opérations de la pensée perturbées ou d'un trouble de la perception sensorielle que d'un risque de trauma, de suffocation ou d'intoxication. Il peut également s'agir d'un déséquilibre du volume liquidien.
- **Mauvaise alimentation** : ce facteur peut être à l'origine de problèmes tels qu'une alimentation déficiente, un risque d'infection, des opérations de la pensée perturbées, un risque de trauma, des stratégies d'adaptation inefficaces ou une dynamique familiale perturbée.
- **Abus d'alcool** : l'abus d'alcool peut être situationnel ou chronique et entraîner des problèmes allant d'un mode de respiration inefficace, un débit cardiaque diminué ou un déficit de volume liquidien à une alimentation déficiente, une alimentation excessive, une infection, un risque de trauma, des opérations de la pensée perturbées, des problèmes d'adaptation et une dynamique familiale perturbée.

- **Hémogramme anormal:** cette étiologie permet d'envisager la possibilité d'un déficit de volume liquidien, d'une irrigation tissulaire inefficace, d'échanges gazeux perturbés, d'une intolérance à l'activité ou d'un risque d'infection.
- **Pharmacothérapie, traitement et problèmes de santé:** ces facteurs peuvent être à l'origine d'un risque d'infection, d'un déséquilibre du volume liquidien, d'une atteinte à l'intégrité de la peau ou des tissus, d'une douleur, de problèmes nutritionnels, d'une fatigue et d'une perturbation émotionnelle.

Nous conseillons à la lectrice de consulter les diagnostics infirmiers liés aux facteurs favorisants reconnus et aux problèmes particuliers du patient pour trouver les objectifs du patient, les résultats escomptés et les interventions appropriées.

## Exemples tirés des CRSI (NOC) et des CISI (NIC)

- RÉSULTAT: Orientation
- INTERVENTION: Soins postanesthésiques

**MÉMOIRE**

# TROUBLES DE LA MÉMOIRE

*Taxinomie II: Perceptions/cognition – Classe 4: Cognition (00131)*

*[Mode fonctionnel de santé de Gordon: Cognition et perception]*

*Diagnostic proposé en 1994*

**DÉFINITION** ■ Oubli de bribes d'informations ou d'aptitudes acquises. Les troubles de la mémoire peuvent avoir des causes physiopathologiques ou situationnelles et être temporaires ou permanents.

## Facteurs favorisants

- Hypoxie aiguë ou chronique
- Anémie
- Diminution du débit cardiaque
- Déséquilibre hydroélectrolytique
- Perturbations neurologiques [lésion ou commotion cérébrale, par exemple]
- Surabondance de stimuli environnementaux; [état maniaque, état crépusculaire, événement traumatisant]
- [Toxicomanie; effets de médicaments]
- [Âge avancé]

## Caractéristiques

### DONNÉES SUBJECTIVES

- Oublis signalés par le patient
- Incapacité de se rappeler des événements récents ou lointains, des informations factuelles [ou des personnes, des choses et des lieux familiers]

### DONNÉES OBJECTIVES

- Oublis observés par autrui
- Incapacité de déterminer si une activité a été accomplie
- Incapacité d'apprendre ou de mémoriser de nouvelles habiletés ou informations
- Incapacité d'appliquer les habiletés acquises
- Oubli d'accomplir une activité au moment habituel

## Résultats escomptés (objectifs) et critères d'évaluation

- Le patient est conscient de ses problèmes de mémoire.
- Le patient utilise des stratégies qui l'aident à se rappeler les choses essentielles, si possible.
- Le patient accepte les limites imposées par son état.
- Le patient se sert efficacement des ressources qui sont à sa disposition.

## Interventions

**PRIORITÉ Nº 1 – Évaluer les facteurs favorisants et le degré de perturbation**

- Relever les facteurs physiques et biochimiques susceptibles de contribuer aux troubles de la mémoire.
- Collaborer aux tests cognitifs et en étudier les résultats.
- Apprécier les habiletés du patient, y compris sa capacité d'accomplir ses soins personnels et sa capacité de conduire une voiture.
- Demander au patient et à sa famille comment ils perçoivent le problème (par exemple, les oublis constituent pour eux un problème d'ordre pratique, ou ils considèrent que les troubles de mémoire et de concentration influent négativement sur les rôles et les responsabilités). **Cette précision permet de déterminer les répercussions du problème.**

**PRIORITÉ Nº 2 – Maximiser les capacités fonctionnelles du patient**

- Recourir aux techniques de rééducation mnémonique appropriées (calendrier, listes, jeux de mémoire, aides à la mémoire, ordinateur, etc.).
- Encourager le patient et la famille à participer à des séances où ils s'exercent ensemble à se remémorer des souvenirs personnels, à donner libre cours aux réminiscences, à situer géographiquement des lieux, etc.
- Inciter le patient à exprimer ses sentiments (frustration, impuissance, etc.). L'aider à se concentrer sur ses progrès et sur les choses qu'il peut maîtriser, **afin d'atténuer son sentiment d'impuissance ou son désespoir**.
- Proposer au patient des activités d'apprentissage, en insistant sur la nécessité de doser ses efforts et de se reposer suffisamment **afin de prévenir la fatigue**.
- Observer le comportement du patient et l'aider à utiliser des techniques de réduction du stress **afin d'atténuer la frustration**.
- Adapter les méthodes d'enseignement et les interventions en fonction des capacités fonctionnelles du patient et de ses possibilités de progrès.
- Apprécier les effets des médicaments qu'on a prescrits au patient pour améliorer son attention, sa concentration, sa mémoire et son humeur, ainsi que pour modifier ses réactions émotionnelles, et noter sa réaction à ces médicaments.

**Cette vérification permet de juger si la qualité de vie du patient s'améliore, compte tenu des effets secondaires et du coût des médicaments.**

**PRIORITÉ Nº 3 – Donner un enseignement visant le mieux-être du patient**

- Aider le patient et la personne clé dans sa vie à utiliser des stratégies de compensation **qui peuvent améliorer leur vie quotidienne et réduire les risques d'accident** (planification des repas, liste d'épicerie, agenda où ils inscriront les tâches quotidiennes à accomplir, liste affichée à la porte d'entrée pour rappeler par exemple d'éteindre les lumières et la cuisinière avant de sortir, etc.).
- Diriger le patient et sa famille vers les services pertinents (counseling, programme de rééducation, parrainage au travail, groupes de soutien, aide financière, etc.) et les inciter à utiliser ces services, **pour mieux faire face aux problèmes persistants ou difficiles.**
- Aider le patient à accepter les limites fonctionnelles que son état lui impose (la perte de son permis de conduire, par exemple) et à trouver les ressources **qui l'aideront à satisfaire ses besoins afin de maximiser son autonomie.**

## Données essentielles à consigner

### *Évaluations (initiale et subséquentes)*

- Inscrire les données d'évaluation, les résultats des tests et la façon dont le patient et sa famille perçoivent le problème.
- Noter l'incidence du problème sur le mode de vie et l'autonomie du patient.

### *Planification*

- Rédiger le plan thérapeutique infirmier et inscrire le nom de chacun des intervenants.
- Rédiger le plan d'enseignement.

### *Application et vérification des résultats*

- Noter les réactions du patient et de sa famille aux interventions et à l'enseignement, ainsi que les mesures qui ont été prises.
- Noter les objectifs atteints ou les progrès accomplis vers l'atteinte des objectifs.
- Noter les modifications apportées au plan thérapeutique infirmier.

### *Plan de congé*

- Noter les besoins à long terme du patient et le nom des responsables des mesures à prendre.
- Noter les demandes de consultation.

## Exemples tirés des CRSI (NOC) et des CISI (NIC)

- RÉSULTAT : Mémoire
- INTERVENTION : Entraînement de la mémoire

# MOBILITÉ PHYSIQUE RÉDUITE

*Taxinomie II : Activité/repos – Classe 2 : Activité/exercice (00085)*

*[Mode fonctionnel de santé de Gordon : Activité et exercice]*

*Diagnostic proposé en 1973 ; révision effectuée en 1998 par le groupe de recherche pour le développement et la classification des diagnostics infirmiers (NDEC)*

**DÉFINITION** ■ Restriction de la capacité de se mouvoir de façon autonome qui affecte tout le corps ou l'une ou plusieurs de ses extrémités.

## Facteurs favorisants

- Mode de vie sédentaire ou inactivité ou mauvaise condition physique ; endurance cardiovasculaire limitée
- Diminution de la force, de la maîtrise ou de la masse musculaire ; raideur articulaire ou contractures ; atteinte à l'intégrité des os
- Intolérance à l'activité, diminution de la force et de l'endurance
- Douleur ou inconfort
- Troubles neuromusculaires ou musculosquelettiques

- Troubles de la perception sensorielle ou déficit cognitif; retard du développement
- État dépressif ou anxiété
- Malnutrition partielle ou générale; altération du métabolisme cellulaire; indice de masse corporelle au-dessus du 75e percentile, selon l'âge
- Manque de connaissances sur les bienfaits de l'activité physique; valeurs culturelles se rapportant aux activités préconisées selon l'âge; environnement physique inadéquat ou réseau de soutien insuffisant
- Restriction des mouvements imposée; médication
- Réticence à effectuer des mouvements

## Caractéristiques

### DONNÉES SUBJECTIVES

- [Plaintes de douleur ou d'inconfort lors d'un mouvement]

### DONNÉES OBJECTIVES

- Amplitude limitée des mouvements; réduction de la motricité globale ou de la motricité fine; difficulté à se tourner
- Mouvement ralenti; mouvements saccadés ou non coordonnés, diminution du temps de réaction
- Changements dans la démarche (ex.: diminution de la vitesse de la marche et de la distance parcourue, difficulté à engager le mouvement de la marche, marche à petits pas, marche traînante, balancement latéral exagéré pendant la marche)
- Instabilité posturale pendant les activités de la vie quotidienne
- Dyspnée d'effort; tremblements
- Tendance à utiliser des comportements de substitution (intérêt accru pour les activités des autres, comportement visant à dominer les autres, focalisation sur les activités antérieures à la maladie ou au handicap, par exemple)

### *Échelle suggérée pour l'évaluation de l'autonomie fonctionnelle*

0 – Est complètement autonome.

1 – Doit utiliser des aides techniques.

2 – A besoin d'aide, de surveillance ou d'enseignement.

3 – A besoin de l'aide de quelqu'un et d'aides techniques.

4 – Est dépendant, ne participe pas.

## Résultats escomptés (objectifs) et critères d'évaluation

- Le patient participe de plein gré à des activités.
- Le patient comprend la situation, les facteurs de risque, le traitement prescrit et les mesures de sécurité à respecter.
- Le patient applique des techniques ou des conduites favorisant la reprise de ses activités.
- Le patient maintient ou augmente la force et le fonctionnement de la partie corporelle atteinte ou compensatoire.
- L'appareil locomoteur du patient demeure fonctionnel et sa peau est intacte : absence de contractures, de pied tombant, d'escarres de décubitus, etc.

## Interventions

### PRIORITÉ Nº 1 – Évaluer les facteurs favorisants

- Prendre note du problème de santé entraînant l'immobilité (sclérose en plaques, arthrite, maladie de Parkinson, hémiplégie, paraplégie, dépression, etc.).
- Noter toute situation susceptible de restreindre les mouvements : intervention chirurgicale, fracture, amputation, intubation (drain thoracique, sonde, etc.).
- Apprécier le degré de douleur à partir de la description du patient.
- S'enquérir de la façon dont le patient perçoit ses besoins en matière d'activité et d'exercice.
- Noter la baisse d'agilité motrice liée à l'âge.
- Apprécier le degré d'altération sensorielle ou cognitive du patient et sa capacité de suivre des directives.

### PRIORITÉ Nº 2 – Évaluer les capacités fonctionnelles

- Mesurer le degré d'immobilité à partir de l'échelle présentée ci-dessus.
- Noter les mouvements du patient lorsque celui-ci ne se sait pas observé, **afin de s'assurer qu'il y a concordance entre les capacités qu'il croit avoir et celles qu'il possède réellement.**
- Noter les réactions émotionnelles et comportementales aux problèmes entraînés par l'immobilité. **Les sentiments de frustration et d'impuissance peuvent nuire à l'atteinte des objectifs.**

- Noter la présence de complications dues à l'immobilité (pneumonie, problèmes d'élimination, contractures, escarres de décubitus, anxiété, etc.).

§ Consulter le diagnostic infirmier Risque de syndrome d'immobilité.

**PRIORITÉ N° 3 – Favoriser le retour à un niveau de fonctionnement optimal et prévenir les complications**

- Aider le patient à s'installer le plus confortablement possible et à changer régulièrement de position en fonction de ses besoins. **Cette mesure s'applique également au patient en fauteuil roulant.**
- Recommander au patient de se servir des ridelles, du trapèze ou du rouleau trochantérien **pour changer de position ou se déplacer.**
- Soutenir la partie ou l'articulation atteinte à l'aide d'oreillers, de coussinets ou d'appuis-pieds ; fournir des souliers orthopédiques, utiliser un matelas à gonflement alternatif ou un lit hydrostatique, etc. **Ces mesures permettent de maintenir une position adéquate et de prévenir les escarres de décubitus.**
- Collaborer au traitement du problème qui cause la douleur et la dysfonction.
- Administrer les analgésiques prescrits avant une activité, au besoin, **afin de permettre la participation et un effort maximal.**
- Donner des soins cutanés régulièrement **afin de prévenir les escarres de décubitus.**
- Établir un horaire d'activités qui laisse suffisamment de périodes de repos au patient pendant le jour, **afin de réduire sa fatigue**. Laisser au patient tout le temps dont il a besoin pour accomplir les activités qui exigent des habiletés motrices.
- Inciter le patient à participer à ses soins personnels ainsi qu'à des activités récréatives et à des travaux manuels. **Cette mesure rehausse son concept de soi et favorise son autonomie.**
- Proposer au patient des techniques d'économie d'énergie pour les activités de la vie quotidienne. **Ces techniques réduisent la fatigue et maximisent la participation du patient.**

- Examiner les mouvements du patient lorsqu'il se sait observé et lorsqu'il ne se sait pas observé, lui signaler les différences et lui expliquer les méthodes qui permettront de régler les problèmes décelés.
- Appliquer les mesures de sécurité qui s'imposent selon la situation du patient (modifier l'environnement et prévenir les chutes, par exemple).
- Consulter un physiothérapeute ou un ergothérapeute, au besoin, **pour élaborer un programme d'exercices adapté et pour déterminer les appareils d'appoint dont le patient a besoin.**
- Inciter le patient à maintenir un apport liquidien et alimentaire adéquat, **afin de favoriser son bien-être et de maximiser son énergie.**

**PRIORITÉ Nº 4 – Donner un enseignement visant le mieux-être du patient**

- Inciter le patient et la personne clé dans sa vie à participer le plus possible à la prise de décisions. **On accroît ainsi leur motivation, ce qui optimise les résultats.**
- Informer le patient des mesures de sécurité qui s'appliquent à sa situation (emploi des coussins chauffants, blocage du fauteuil roulant avant un déplacement, désencombrement de la pièce, fixation des tapis, etc.).
- Faire participer le patient et la personne clé dans sa vie aux soins et leur montrer des moyens de remédier aux problèmes entraînés par l'immobilité.
- Montrer au patient à se servir des appareils d'appoint, au besoin (déambulateur, orthèse, prothèse, etc.). Fournir une liste des endroits où le patient pourra se procurer et faire entretenir les appareils et l'équipement dont il a besoin. **Ces mesures favorisent l'autonomie du patient et contribuent à prévenir les accidents.**
- Passer en revue les besoins nutritionnels du patient. Déterminer les suppléments dont il pourrait avoir besoin.

## Données essentielles à consigner

### *Évaluations (initiale et subséquentes)*

- Inscrire les données d'évaluation initiale, notamment le niveau de fonctionnement et la capacité de participer à certaines activités.

### Planification

- Rédiger le plan thérapeutique infirmier et inscrire le nom de chacun des intervenants.
- Rédiger le plan d'enseignement.

### Application et vérification des résultats

- Noter les réactions du patient aux interventions et à l'enseignement, ainsi que les mesures qui ont été prises.
- Noter les objectifs atteints ou les progrès accomplis vers l'atteinte des objectifs.
- Noter les modifications apportées au plan thérapeutique infirmier.

### Plan de congé

- Noter les besoins du patient à long terme ou à sa sortie du centre hospitalier, ainsi que le nom des responsables des mesures à prendre.
- Noter les demandes de consultation.
- Noter l'endroit où le patient peut se procurer et faire entretenir les aides techniques dont il a besoin.

## Exemples tirés des CRSI (NOC) et des CISI (NIC)

- RÉSULTAT : Degré de mobilité
- INTERVENTION : Thérapie par l'exercice : maîtrise musculaire

# MOBILITÉ RÉDUITE AU LIT

*Taxinomie II : Activité/repos – Classe 2 : Activité/exercice (00091)*

*[Mode fonctionnel de santé de Gordon : Activité et exercice]*

*Diagnostic proposé en 1998*

**DÉFINITION** ■ Restriction de la capacité de la personne alitée de changer de position de façon autonome.

## Facteurs favorisants

- N'ont pas encore été répertoriés
- [Altération neuromusculaire]
- [Douleur ou malaises]

## Caractéristiques

### DONNÉES SUBJECTIVES

- [Plaintes d'une difficulté à se mouvoir]

### DONNÉES OBJECTIVES

- Difficulté à se tourner; à passer du décubitus dorsal à la position assise au bord du lit ou vice versa; à sortir du lit ou à changer sa position dans le lit; à passer du décubitus dorsal au décubitus ventral ou vice versa; à passer du décubitus ventral à la position assise, jambes allongées, ou vice versa.

## Résultats escomptés (objectifs) et critères d'évaluation

- Le patient est disposé à participer à un programme de mobilité ou participe à un tel programme.
- Le patient comprend la situation, les facteurs de risque, le traitement prescrit et les mesures de sécurité à respecter.
- Le patient connaît les techniques et les conduites qui lui permettent de changer de position sans risque.
- Le patient maintient ou augmente la force et le fonctionnement de la partie corporelle atteinte ou compensatoire.
- L'appareil locomoteur du patient demeure fonctionnel et sa peau est intacte : absence de contractures, de pied tombant, d'escarres de décubitus, etc.

## Interventions

### PRIORITÉ Nº 1 – Évaluer les facteurs favorisants

- Prendre note du problème de santé qui entraîne l'immobilité (sclérose en plaques, maladie de Parkinson, hémiplégie, paraplégie, tétraplégie, fractures ou polytraumatisme, maladie mentale, dépression, etc.).
- Noter les facteurs de risque présents dans le contexte (intervention chirurgicale, plâtres, amputation, traction, douleur,

âge avancé ou affaiblissement, dépression, aggravation de l'immobilité, traumatisme crânien, démence, brûlures, etc.).

- Apprécier le degré d'altération sensorielle ou cognitive du patient et sa capacité de suivre des directives.

**PRIORITÉ N° 2 – Évaluer les capacités fonctionnelles du patient**

- Mesurer le niveau de fonctionnement du patient à partir d'une échelle de 1 à 4 :
  1 – Doit utiliser des aides techniques.
  2 – A besoin d'aide, de surveillance ou d'enseignement.
  3 – A besoin de l'aide de quelqu'un et d'aides techniques.
  4 – Est dépendant, ne participe pas.
- Noter les réactions émotionnelles et comportementales aux problèmes entraînés par l'immobilité.
- Noter la présence de complications dues à l'immobilité.

**PRIORITÉ N° 3 – Favoriser le retour à un niveau de fonctionnement optimal et prévenir les complications**

- Faire participer un physiothérapeute ou un ergothérapeute à l'établissement d'un programme d'exercices et au choix des appareils d'appoint dont le patient a besoin.
- Tourner fréquemment le patient, s'assurer que l'alignement corporel est correct et utiliser les dispositifs de soutien nécessaires.
- Enseigner les techniques de déplacement appropriées aux personnes qui s'occupent du patient.
- Inspecter la peau à la recherche de rougeurs ou de plissements. Donner des soins cutanés régulièrement.
- Aider le patient à s'installer sur le bassin hygiénique et en position assise lorsque cela est possible, **afin de faciliter l'élimination**.
- Administrer les analgésiques prescrits avant une activité, au besoin, **afin de permettre une participation maximale du patient**.
- Évaluer périodiquement la capacité du patient d'accomplir ses soins personnels, **afin d'adapter les soins en conséquence**.
- Aider le patient à se laver, à utiliser les toilettes et à manger.
- Fournir au patient des occasions de se divertir, selon ses capacités.
- S'assurer que la sonnette d'appel est à la portée du patient.

- Trouver des méthodes appropriées pour communiquer avec le patient.
- Préserver l'intégrité des extrémités (coussinets, exercices, etc.).

**PRIORITÉ N° 4 – Donner un enseignement visant le mieux-être du patient**

- Inciter le patient et la personne clé dans sa vie à collaborer à l'établissement de l'horaire des activités. **On accroît ainsi leur adhésion au plan thérapeutique infirmier, ce qui maximise les résultats.**
- Encourager le patient à continuer de faire des exercices **afin de conserver ou d'accroître la force et la maîtrise de ses muscles.**
- Indiquer au patient les endroits où il peut se procurer les appareils dont il a besoin. Lui montrer comment utiliser et entretenir ces appareils.

## Données essentielles à consigner

### *Évaluations (initiale et subséquentes)*

- Inscrire les données d'évaluation initiale, notamment le niveau de fonctionnement du patient et sa capacité d'accomplir certaines activités.

### *Planification*

- Rédiger le plan thérapeutique infirmier et inscrire le nom de chacun des intervenants.

### *Application et vérification des résultats*

- Noter les réactions du patient aux interventions et à l'enseignement, ainsi que les mesures qui ont été prises.
- Noter les objectifs atteints ou les progrès accomplis vers l'atteinte des objectifs.
- Noter les modifications apportées au plan thérapeutique infirmier.

### *Plan de congé*

- Noter les besoins du patient à long terme ou à sa sortie du centre hospitalier, ainsi que le nom des responsables des mesures à prendre.
- Noter les demandes de consultation.
- Noter les endroits où le patient peut se procurer et faire entretenir les appareils dont il a besoin.

## Exemples tirés des CRSI (NOC) et des CISI (NIC)

- RÉSULTAT : Positionnement corporel autonome
- INTERVENTION : Soins à un patient alité

# MOBILITÉ RÉDUITE EN FAUTEUIL ROULANT

*Taxinomie II : Activité/repos – Classe 2 : Activité/exercice (00089)*

*[Mode fonctionnel de santé de Gordon : Activité et exercice]*

*Diagnostic proposé en 1998*

**DÉFINITION** ■ Restriction de la capacité de manœuvrer un fauteuil roulant de façon autonome dans un environnement donné.

## Facteurs favorisants

- N'ont pas encore été répertoriés

## Caractéristiques

- Difficulté à manœuvrer un fauteuil roulant à commande manuelle ou électrique sur une surface uniforme ou inégale, sur une pente ascendante ou descendante
- Difficulté à manœuvrer un fauteuil roulant pour franchir les bordures de trottoir

**Remarque** : Préciser le degré d'autonomie (§ consulter le diagnostic infirmier Mobilité physique réduite).

## Résultats escomptés (objectifs) et critères d'évaluation

- Le patient se déplace de façon sûre et autonome.
- Le patient connaît et utilise les ressources appropriées.

- La personne qui s'occupe du patient s'assure que celui-ci peut se déplacer sans risque chez lui et à l'extérieur de chez lui.

## Interventions

**PRIORITÉ Nº 1 – Évaluer les facteurs favorisants**

- Prendre note du problème qui contribue à l'immobilité (sclérose latérale amyotrophique, lésion de la moelle épinière, infirmité motrice cérébrale spastique, lésion cérébrale, etc.) et déterminer le niveau de fonctionnement ainsi que les capacités du patient.
- Examiner les endroits fréquentés par le patient et repérer les éléments qui en rendent l'accès difficile ou dangereux (sols inégaux, absence de rampes, montée ou descente trop abrupte, embrasures de porte trop étroites, etc.).
- Vérifier si le patient a accès à des transports privés ou publics et si ceux-ci sont appropriés.

**PRIORITÉ Nº 2 – Favoriser le retour à un niveau de fonctionnement optimal et prévenir les complications**

- Déterminer si l'utilisation du fauteuil roulant donne au patient une mobilité qui maximise son fonctionnement.
- S'assurer que le patient ne court pas de risque d'accident lorsqu'il est en fauteuil roulant (s'assurer que toutes les parties du corps sont soutenues, que le fauteuil est doté des dispositifs nécessaires pour changer de position et effectuer un transfert, que la hauteur du siège est réglée adéquatement, par exemple).
- Noter si les surfaces où le patient doit passer sont planes ; communiquer avec les services appropriés si des modifications s'imposent. Désobstruer les passages.
- Déterminer les modifications à apporter à l'environnement domestique, professionnel, scolaire ou récréatif du patient, et faire les recommandations qui s'imposent auprès des autorités.
- Déterminer si le patient a besoin de quelqu'un pour l'aider, et évaluer les capacités des personnes qui s'en occupent. Leur fournir au besoin de l'information et du soutien.
- Observer le patient lorsqu'il utilise les commandes du fauteuil roulant **afin de s'assurer que le fauteuil est doté de l'équipement approprié à son état et à ses capacités.**

- Surveiller les effets négatifs de l'immobilité (contractures, atrophie musculaire, thrombose veineuse profonde, escarres de décubitus, etc.).

**PRIORITÉ N° 3 – Donner un enseignement visant le mieux-être du patient**

- Indiquer au patient les fournisseurs d'équipement médical **qui pourront adapter son fauteuil roulant à sa taille et installer l'équipement spécial dont il a besoin (commande par inspirations-expirations, par mouvement de la tête, etc.).**
- Encourager le patient et la personne clé dans sa vie à prendre part au plus grand nombre de décisions possible. **On accroît ainsi leur adhésion au plan thérapeutique infirmier, ce qui optimise les résultats.**
- Inciter le patient et la personne clé à participer aux soins et leur montrer des moyens de remédier aux problèmes entraînés par l'immobilité, **afin d'augmenter leur autonomie.**
- Expliquer au patient et à la personne clé les mesures de sécurité à respecter et leur en faire la démonstration.
- Diriger le patient et la personne clé vers les groupes de soutien appropriés ou vers des groupes qui font la promotion de l'autonomie et de l'intégration des personnes handicapées. **Cela donne au patient et à la personne clé l'occasion de rencontrer des gens qui vivent la même situation qu'eux et de recevoir le soutien dont ils ont besoin pour faire face à la situation.**
- Informer le patient des services communautaires **qui peuvent lui fournir une aide continue.**

## Données essentielles à consigner

### *Évaluations (initiale et subséquentes)*

- Inscrire les données d'évaluation initiale, notamment le niveau de fonctionnement du patient et sa capacité de participer à certaines activités.

### *Planification*

- Rédiger le plan thérapeutique infirmier et inscrire le nom de chacun des intervenants.
- Rédiger le plan d'enseignement.

### *Application et vérification des résultats*

- Noter les réactions du patient aux interventions et à l'enseignement, ainsi que les mesures qui ont été prises.

### *Plan de congé*

- Noter les besoins du patient à long terme ou à sa sortie du centre hospitalier, ainsi que le nom des responsables des mesures à prendre.
- Noter les demandes de consultation.
- Noter les endroits où le patient peut se procurer et faire entretenir l'équipement dont il a besoin.

## Exemples tirés des CRSI (NOC) et des CISI (NIC)

- RÉSULTAT : Déplacement : fauteuil roulant
- INTERVENTION : Positionnement en fauteuil roulant

MORT SUBITE DU NOURRISSON

# RISQUE DE SYNDROME DE MORT SUBITE DU NOURRISSON

*Taxinomie II : Sécurité/protection – Classe 2 : Lésions (00156)*

*[Mode fonctionnel de santé de Gordon : Perception et prise en charge de la santé]*

*Diagnostic proposé en 2002*

**DÉFINITION** Présence de facteurs de risque de mort subite du nourrisson chez un enfant de moins de un an. [Le syndrome de mort subite du nourrisson (SMSN) désigne la mort soudaine d'un bébé de moins de un an, qui demeure inexpliquée même après une enquête approfondie comprenant une autopsie et un examen des circonstances du décès de même que des antécédents du nourrisson. Le SMSN est une sous-division de la mort subite et inattendue de la première enfance qui désigne le décès soudain et inattendu d'un nourrisson pour des causes naturelles ou non.]

## Facteurs favorisants

### *Facteurs modifiables*

- Absence ou retard des soins prénatals
- Nourrisson couché en position ventrale ou latérale
- Surface de repos trop molle et parsemée d'objets
- Nourrisson trop couvert ou exposé à une température ambiante trop élevée
- Nourrisson exposé à la fumée de tabac durant la période prénatale ou postnatale

### *Facteurs potentiellement modifiables*

- Jeune âge de la mère
- Faible poids à la naissance; prématurité

### *Facteurs non modifiables*

- Sexe masculin
- Ethnie (ex.: mère afro-américaine ou amérindienne)
- Saison: risque accru durant les mois d'automne et d'hiver
- Risque accru chez le nourrisson âgé de deux à quatre mois

**Remarque**: Il ne peut y avoir de signes ni de symptômes (caractéristiques) lorsqu'on diagnostique un risque de problème, car celui-ci n'existe pas encore; les interventions infirmières sont donc axées sur la prévention.

## Résultats escomptés (objectifs) et critères d'évaluation

- La mère dit connaître les facteurs qu'elle peut modifier.
- La mère apporte des changements à son environnement pour prévenir la mort du nourrisson par d'autres facteurs.
- La mère adopte les soins prénatals et postnatals recommandés par le médecin.

## Interventions

**PRIORITÉ N° 1 – Évaluer les facteurs favorisants**

- Rechercher les facteurs de risque reliés à la situation. **Déterminer les facteurs modifiables ou potentiellement modifiables qui peuvent être corrigés. Le SMSN est la cause la**

**plus fréquente de décès survenant entre l'âge de deux semaines et un an, le risque étant accru entre le deuxième et le quatrième mois.**

- Déterminer l'origine ethnique et les antécédents culturels de la famille. **Même si le SMSN est présent dans toutes les parties du monde, les nourrissons afro-américains courent deux fois plus de risque et les bébés amérindiens presque trois fois plus de risque d'en mourir que les bébés de race blanche.**
- Noter si la mère a fumé pendant sa grossesse ou si elle fume actuellement. **On sait que le tabagisme a une incidence négative tant avant qu'après la naissance. Certaines études indiquent une augmentation du risque de SMSN chez les bébés dont la mère fume.**
- Évaluer l'étendue des soins prénatals et établir dans quelle mesure la mère suit les recommandations qu'elle a reçues relativement aux soins. **Dans tous les cas, les soins prénatals sont importants pour donner à tous les nourrissons la meilleure chance de commencer leur vie en santé.**
- Prendre note de la consommation d'alcool et d'autres drogues ou médicaments pendant et après la grossesse, **ce qui peut avoir une incidence néfaste sur le développement du fœtus. Le traitement médicamenteux doit avoir le moins d'effets néfastes possibles. (Remarque : Le bébé né d'une mère amérindienne qui a bu de l'alcool au cours des trois mois précédant la conception et jusqu'au premier trimestre court six fois plus de risque de SMSN que celui dont la mère n'a pas consommé d'alcool.)**

### PRIORITÉ N° 2 – Inciter la mère à adopter des comportements qui réduisent le risque de SMSN

- Conseiller à la mère de coucher son bébé sur le dos pour la nuit comme pour la sieste. **Des études indiquent que moins de bébés meurent du SMSN quand ils sont couchés sur le dos.**
- Informer toutes les personnes qui prennent soin du bébé de l'importance de coucher celui-ci dans la position appropriée. **Toute personne qui prend soin du bébé pendant son sommeil doit savoir qu'il est important que celui-ci dorme sur le dos.**
- Inciter les parents à prévoir des moments où le bébé pourra rester couché sur le ventre pendant une période d'éveil, **ce qui favorise le renforcement des muscles du dos et du**

**cou du bébé pendant que ses parents sont près de lui et qu'il ne dort pas.**

- Encourager la mère à respecter les soins prénatals et les soins qui suivent immédiatement la naissance et que le médecin a recommandés, à se présenter aux rendez-vous de suivi du bébé et à suivre le programme de vaccination. Fournir des renseignements sur les signes d'accouchement prématuré et les moyens à prendre pour éviter les problèmes dans la mesure du possible. **La prématurité cause de nombreux problèmes au nouveau-né ; en préservant la santé du bébé, on évite des problèmes qui pourraient augmenter le risque de SMSN. La vaccination des enfants les empêche d'attraper de nombreuses maladies qui peuvent menacer leur vie.**
- Inciter la mère à nourrir son bébé au sein, si possible. Lui conseiller de s'asseoir sur une chaise la nuit pour allaiter. **L'allaitement maternel comporte de nombreux avantages sur les plans immunitaire, nutritionnel et psychosocial, favorisant ainsi la santé du nourrisson. Bien que l'allaitement maternel ne protège pas contre le SMSN, les bébés en santé sont moins susceptibles de souffrir de nombreux problèmes et de diverses maladies. Des études indiquent qu'on doit tenir compte du risque que la mère s'endorme en allaitant dans son lit et que son bébé meure étouffé accidentellement.**
- Discuter des problèmes liés au fait de dormir avec son bébé et des risques concernant la mort soudaine et inattendue d'un nourrisson causée par son emprisonnement accidentel sous un adulte endormi ou par suffocation lorsque le bébé s'enfonce dans un sofa ou au fauteuil coussiné. **Le fait de dormir avec son bébé ou de le coucher dans un emplacement non sécuritaire produit un environnement de sommeil dangereux qui fait courir à l'enfant un risque élevé de mort subite.**
- Prendre note des croyances culturelles concernant le partage d'un lit avec son bébé. **Il est plus fréquent que les bébés allaités dorment avec leur mère, surtout si celle-ci est jeune, célibataire, que son revenu est peu élevé et qu'elle fait partie d'un groupe ethnique minoritaire. D'autres études sont nécessaires pour étendre notre compréhension des habitudes de partage du lit et des avantages et des risques qui en découlent.**

**PRIORITÉ N° 3 – Favoriser le bien-être de la mère et du bébé (enseignement et directives au moment du congé)**

- Discuter avec les parents des faits connus sur le SMSN. **Corriger les idées fausses et aider à réduire le degré d'anxiété.**
- Éviter de trop habiller ou de trop couvrir un bébé pendant son sommeil. **Un bébé qui porte plus de deux couches de vêtements pendant qu'il dort court six fois plus de risque de SMSN que celui qui porte moins de couches de vêtements.**
- Coucher un bébé sur un matelas ferme dans une couchette sécuritaire. **Éviter les matelas mous, les sofas, les coussins, les lits d'eau et les autres surfaces molles. Même si cette mesure n'empêche pas le SMSN, elle permet de réduire les risques de suffocation.**
- Retirer les couvertures molletonnées et lâches de la surface de sommeil en s'assurant que rien ne couvre la tête ni le visage du bébé pendant son sommeil, **ce qui réduit les risques de suffocation.**
- Discuter de la possibilité d'utiliser un moniteur d'apnée. **On ne recommande pas l'utilisation des moniteurs d'apnée pour prévenir le SMSN, mais ils peuvent être utiles pour surveiller d'autres problèmes médicaux.**
- Déconseiller aux parents de surveiller fréquemment le bébé, **car cette mesure n'empêche pas le SMSN de survenir. Les parents qui surveillent fréquemment leur bébé deviennent fatigués, ce qui crée de la tension et de l'anxiété.**
- Suggérer qu'une infirmière de la santé publique visite les nouvelles mamans au moins une ou deux fois après leur congé. **Des chercheurs ont découvert que les bébés amérindiens dont la mère avait reçu la visite d'une infirmière couraient 80 % moins de risque de mourir du SMSN que ceux dont la mère n'avait pas reçu la visite d'une infirmière.**
- Diriger les parents vers les programmes de sensibilisation au SMSN et les inciter à consulter un professionnel de la santé si leur bébé montre des signes de maladie ou s'il présente des comportements qui les inquiètent. **Les parents peuvent ainsi obtenir des renseignements et du soutien afin de réduire les risques et de corriger les problèmes qui peuvent l'être. Les professionnels de la santé prendront en charge les maladies et les autres troubles.**

## Données essentielles à consigner

### Évaluations (initiale et subséquentes)

- Noter les données de base et le degré d'anxiété et d'inquiétude des parents.

### Planification

- Rédiger le plan thérapeutique infirmier et inscrire le nom de chacun des intervenants.
- Rédiger le plan d'enseignement.

### Application et vérification des résultats

- Noter les réactions des parents aux interventions et à l'enseignement, ainsi que les mesures qui ont été prises.
- Noter les objectifs atteints ou les progrès accomplis vers l'atteinte des objectifs.
- Noter les modifications apportées au plan thérapeutique infirmier.

### Plan de congé

- Noter les besoins à long terme et les mesures à prendre.
- Noter le réseau de soutien disponible, inscrire les demandes de consultation et le nom des responsables des mesures à prendre.

## Exemples tirés des CRSI (NOC) et des CISI (NIC)

- RÉSULTAT : Détection des risques
- INTERVENTION : Inventaire des risques

MUQUEUSE BUCCALE

# ATTEINTE DE LA MUQUEUSE BUCCALE

*Taxinomie II : Sécurité/protection – Classe 2 : Lésions (00045)*

*[Mode fonctionnel de santé de Gordon : Nutrition et métabolisme]*

*Diagnostic proposé en 1982 ; révision effectuée en 1998 par le groupe de recherche pour le développement et la classification des diagnostics infirmiers (NDEC)*

**DÉFINITION** ■ Rupture des couches tissulaires des lèvres et de la cavité buccale.

## Facteurs favorisants

- État pathologique de la cavité buccale (irradiation de la tête ou du cou) ; fissure palatine ; perte des structures de soutien
- Traumatisme
- Facteurs mécaniques (ex. : appareils dentaires inadaptés, appareils orthodontiques, sonde endotrachéale, sonde nasogastrique, chirurgie buccodentaire et maxillaire)
- Facteurs chimiques (alcool, tabac, aliments acides, utilisation régulière d'inhalateurs)
- Chimiothérapie ; immunodépression ; diminution de l'immunité ; thrombopénie ; infection ; radiothérapie
- Déshydratation, malnutrition ou manque de vitamines
- Diète absolue depuis plus de 24 heures
- Absence de salive ou diminution de la sécrétion salivaire ; respiration par la bouche
- Mauvaise hygiène buccale ; obstacles à l'hygiène buccale ; obstacles au suivi chez le dentiste
- Effets secondaires des médicaments
- Stress ; maladie dépressive
- Diminution des taux d'hormones (femme) ; perte de tissus conjonctifs, adipeux ou osseux, associée au vieillissement

## Caractéristiques

### DONNÉES SUBJECTIVES

- Xérostomie (bouche sèche)
- Douleur ou gêne buccale
- Sensation de mauvais goût, sensation de diminution ou d'absence de goût ; sensation de difficulté à manger ou à avaler

### DONNÉES OBJECTIVES

- Langue saburrale ; langue atrophiée, lisse et sensible ; langue déformée en surface
- Pâleur de la muqueuse et des gencives

- Stomatite ; hyperémie ; hyperplasie des gencives avec saignement ; macroplasie ; vésicules, nodules ou papules
- Taches, plaques blanches, taches spongieuses ou exsudat blanchâtre (lait caillé) ; lésions ou ulcères buccaux ; fissures ; chéilite ; desquamation ; muqueuse dénudée
- Œdème
- Halitose, [carie dentaire]
- Rétraction des gencives (déchaussement de plus de 4 mm)
- Exsudat ou écoulement purulent ; présence d'agents pathogènes
- Amygdales hypertrophiques
- Rougeurs ou taches bleuâtres (ex. : hémangiomes)
- Élocution difficile

## Résultats escomptés (objectifs) et critères d'évaluation

- Le patient connaît les facteurs reliés au problème.
- Le patient choisit des mesures précises visant la promotion d'une saine muqueuse buccale.
- Le patient applique des techniques visant le recouvrement ou le maintien de l'intégrité de la muqueuse buccale.
- Le patient signale ou manifeste une diminution des signes et des symptômes notés dans les caractéristiques.

## Interventions

### PRIORITÉ Nº 1 – Déterminer les facteurs favorisants

- Noter la présence de tout problème de santé ou traumatisme (herpès, gingivite, fractures, cancer, tout problème entraînant un affaiblissement généralisé).
- Recueillir des données sur l'état nutritionnel du patient (apports alimentaire et liquidien) et noter les changements récents.
- Noter l'usage de tabac (y compris la chique) et d'alcool.
- Noter les caractéristiques des dents (ébréchées, acérées, etc.) et l'ajustement de la prothèse dentaire ou autre prothèse, le cas échéant.
- S'enquérir de la consommation de médicaments et des effets secondaires susceptibles d'altérer la muqueuse buccale.

- S'enquérir des allergies à des aliments, à des médicaments ou à d'autres substances.
- Apprécier la capacité du patient d'accomplir ses soins personnels et vérifier s'il dispose de l'aide et de l'équipement dont il a besoin.
- Recueillir des données sur l'hygiène buccodentaire du patient : type de mesures d'hygiène utilisées (brossage, emploi de la soie dentaire, etc.), fréquence d'application, visites chez le dentiste, etc.

**PRIORITÉ N° 2 – Corriger les problèmes actuels ou en évolution**

- Inspecter régulièrement la cavité buccale à la recherche de plaies, de lésions et de saignements. Recommander au patient de faire cette inspection régulièrement, par exemple chaque fois qu'il se nettoie la bouche et les dents.
- Inciter le patient à prendre suffisamment de liquides **pour prévenir la déshydratation.**
- Utiliser un vaporisateur ou un humidificateur **afin d'augmenter le taux d'humidité, au besoin.**
- Conseiller au patient de s'abstenir de prendre des aliments ou des liquides irritants, trop froids ou trop chauds, et de consommer des aliments mous ou en purée, au besoin.
- Recommander au patient d'éviter l'alcool et le tabac, **qui peuvent accroître l'irritation de la muqueuse buccale.**
- Donner au patient de la gomme à mâcher, des bonbons acidulés, etc., **afin de stimuler la sécrétion salivaire.**
- Lubrifier les lèvres et la muqueuse buccale.
- Utiliser avec prudence les tiges glycérinées et citronnées, **car elles peuvent irriter la muqueuse si elle est lésée.**
- Inciter le patient à se gargariser souvent, surtout avant les repas. **Selon la cause du problème, on peut utiliser une dilution d'eau oxygénée ou de perborate de sodium à 2 % (s'il y a infection), du chlorure de sodium, du bicarbonate de soude ou des solutions alcalines.**
- Inciter le patient à appliquer des soins d'hygiène buccodentaire après les repas et au coucher, et compléter les soins au besoin.
- Inciter le patient à se nettoyer les dents et la langue avec une brosse à poils doux, une petite éponge ou un cotontige, et compléter les soins au besoin, **afin de réduire l'irritation des muqueuses et des gencives.**

- Donner des pastilles anesthésiques ou des analgésiques comme de la lidocaïne (xylocaïne visqueuse), selon l'ordonnance, **afin de réduire l'inconfort ou la douleur.**
- Administrer les antibiotiques prescrits **en cas d'infection.**
- Changer la position du tube endotrachéal toutes les huit heures ou au besoin **afin de diminuer la pression sur les tissus.**
- Assurer au patient un apport nutritionnel suffisant lorsque le facteur de malnutrition est présent.

**PRIORITÉ Nº 3 – Donner un enseignement visant le mieux-être du patient**

- S'enquérir des habitudes d'hygiène buccodentaire actuelles du patient.
- Informer le patient des soins buccodentaires appropriés **afin de lui permettre d'améliorer son hygiène, au besoin, et de l'inciter à conserver ses bonnes habitudes.**
- Expliquer aux parents les bonnes mesures d'hygiène et les soins buccodentaires appropriés pour les bébés et les enfants (par exemple, l'utilisation sécuritaire des sucettes, le brossage des dents et des gencives, les risques associés à la consommation de boissons sucrées et de bonbons, la reconnaissance et le traitement du muguet), **ce qui favorise l'adoption à un jeune âge de bonnes habitudes de soins buccodentaires et permet de traiter à temps les problèmes.**
- Expliquer les soins d'hygiène buccodentaire particuliers requis pendant et après une maladie ou après un traumatisme ou une intervention chirurgicale (comme dans les cas de fente labiale ou palatine), **afin de favoriser la guérison.**
- Préciser si le patient a besoin d'aides techniques **pour appliquer seul ses soins d'hygiène buccodentaire** et lui en expliquer l'utilisation, le cas échéant.
- Pratiquer l'écoute active lorsque le patient exprime ses inquiétudes face à son apparence, et lui donner des informations précises et justes sur les traitements possibles et leurs conséquences.
- Rechercher les effets du problème sur l'estime de soi et l'image corporelle du patient : retrait des activités sociales habituelles, changement dans ses relations avec autrui, expression d'un sentiment d'impuissance, etc.
- Passer en revue les particularités reliées au traitement médicamenteux, notamment l'emploi d'anesthésiques locaux.

- Inciter le patient à adopter et à maintenir de bonnes habitudes en matière de santé physique et mentale. **Une altération de la réponse immunitaire peut toucher la muqueuse buccale.**
- Renseigner le patient sur les aliments **qui peuvent l'aider à corriger les carences, à réduire l'irritation ou l'affection des gencives et à prévenir la carie dentaire.**
- Souligner l'importance de ne pas donner un biberon de lait à un enfant au moment de le mettre au lit. Suggérer aux parents d'utiliser plutôt une sucette ou de mettre de l'eau dans le biberon de nuit **afin de prévenir la carie du biberon.**
- Recommander au patient de passer régulièrement un examen dentaire.
- Diriger le patient vers les ressources communautaires appropriées : clinique dentaire dont le prix des services est réduit, popote roulante, aide domestique, etc.

## Données essentielles à consigner

### *Évaluations (initiale et subséquentes)*

- Inscrire les résultats des divers examens de la muqueuse buccale.
- Inscrire les habitudes d'hygiène buccodentaire et les facteurs qui interfèrent avec celle-ci.

### *Planification*

- Rédiger le plan thérapeutique infirmier et inscrire le nom de chacun des intervenants.
- Rédiger le plan d'enseignement.

### *Application et vérification des résultats*

- Noter les réactions du patient aux interventions et à l'enseignement, ainsi que les mesures qui ont été prises.
- Noter les objectifs atteints ou les progrès accomplis vers l'atteinte des objectifs.
- Noter les modifications apportées au plan thérapeutique infirmier.

### *Plan de congé*

- Noter les besoins à long terme du patient et le nom des responsables des mesures à prendre.

- Noter les demandes de consultation et les services auprès desquels le patient peut se procurer les aides techniques dont il a besoin.

## Exemples tirés des CRSI (NOC) et des CISI (NIC)

- RÉSULTAT : Santé buccodentaire
- INTERVENTION : Rétablissement de la santé buccodentaire

# NAUSÉE

*Taxinomie II : Bien-être – Classe 1 : Bien-être physique (00134)*

*[Mode fonctionnel de santé de Gordon : Nutrition et métabolisme]*

*Diagnostic proposé en 1998 ; révision effectuée en 2002*

**DÉFINITION** Sensation subjective et désagréable, survenant par vagues, ressentie dans la gorge, l'épigastre ou l'abdomen et pouvant entraîner l'envie ou l'urgence de vomir.

## Facteurs favorisants

### *Facteurs liés aux traitements*

- Irritation gastrique : médicaments (aspirine, anti-inflammatoires non stéroïdiens, stéroïdes, antibiotiques), alcool, fer et transfusion sanguine
- Distension gastrique : évacuation gastrique ralentie à la suite de l'administration de produits pharmacologiques (ex. : narcotiques, agents anesthésiants)
- Médicaments (ex. : analgésiques, antiviral contre le VIH, aspirine, opiacés, agents de chimiothérapie)
- Toxines (ex. : radiothérapie)

### *Facteurs biophysiques*

- Troubles biochimiques (ex. : urémie, acidocétose diabétique, grossesse)
- Douleur cardiaque ; cancer de l'estomac ou tumeurs abdominales (ex. : cancer pelvien ou colorectal) ; tumeurs locales (ex. : neurinome du nerf auditif, tumeur cérébrale primaire ou secondaire, métastase osseuse à la base du crâne)
- Toxines (ex. : peptides sécrétés par une tumeur, métabolites abdominaux causés par un cancer)
- Maladie de l'œsophage ou du pancréas ; extension de la capsule du foie ou de la rate

- Distension gastrique causée par un retard de l'évacuation gastrique, une obstruction pylorique, une distension biliaire ou génito-urinaire, une stase à la partie supérieure de l'intestin, une compression externe de l'estomac, du foie, de la rate ou une augmentation de volume d'un autre organe qui ralentit le fonctionnement de l'estomac (syndrome de compression gastrique), ou causée par un excès alimentaire
- Irritation gastrique attribuable à une inflammation pharyngée ou péritonéale
- Mal des transports, syndrome de Ménière ou labyrinthite
- Facteurs physiques (ex. : augmentation de la pression intracrânienne, méningite)

### *Facteurs situationnels*

- Facteurs psychologiques (ex. : douleur, peur, anxiété, odeurs nauséabondes, dégoût, stimulation visuelle désagréable)

## Caractéristiques

### DONNÉES SUBJECTIVES

- Plaintes de nausées (« mal de cœur »)

### DONNÉES OBJECTIVES

- Aversion pour la nourriture
- Salivation augmentée ; goût aigre dans la bouche
- Augmentation des mouvements de déglutition, haut-le-cœur

## Résultats escomptés (objectifs) et critères d'évaluation

- Le patient n'a pas de nausées.
- Le patient surmonte la nausée chronique : son apport alimentaire est adéquat.
- Le patient maintient ou retrouve son poids.

## Interventions

### PRIORITÉ N° 1 – Évaluer les facteurs favorisants

- Rechercher la présence de troubles gastro-intestinaux (ulcères gastroduodénaux, cholécystite, gastrite, ingestion de certains aliments, etc.). **Il est parfois suffisant d'apporter des changements au régime alimentaire pour réduire la fréquence des nausées.**

- Noter les affections ou les situations qui peuvent être à l'origine des nausées (grossesse, traitement contre le cancer, infarctus du myocarde, hépatite, septicémie, effets toxiques d'un médicament, causes neurogènes telles que la stimulation du système vestibulaire, traumatisme ou tumeur du système nerveux central, etc.). **Ces renseignements facilitent la détermination des interventions et du traitement nécessaires pour maîtriser l'affection sous-jacente.**
- Rechercher les situations que le patient juge anxiogènes, menaçantes ou répugnantes (« cela me donne la nausée »), **ce qui peut permettre au patient de limiter son exposition à ces situations ou d'entreprendre un traitement prophylactique.**
- Noter les facteurs psychologiques, notamment ceux d'origine culturelle (le patient mange un aliment qui, dans sa culture, est considéré comme répugnant, par exemple).
- Déterminer si la nausée est légère et de courte durée (nausées du matin du premier trimestre de la grossesse, gastroentérite durant 24 heures, etc.) ou si elle est importante et prolongée (traitement contre le cancer, vomissements de la grossesse, etc.). **On peut ainsi prévoir la gravité des effets sur l'équilibre hydroélectrolytique et sur l'état nutritionnel.**
- Vérifier les signes vitaux, surtout ceux des personnes âgées, et noter les signes de déshydratation. **La nausée peut survenir en présence d'hypotension orthostatique ou de déficit du volume liquidien.**

### PRIORITÉ Nº 2 – Favoriser le bien-être et l'apport nutritionnel du patient

- Administrer les médicaments prescrits pour prévenir et soulager la nausée ; surveiller la réaction du patient. **Ces médicaments peuvent produire de la somnolence. (Les personnes âgées sont plus sujettes aux effets secondaires, comme une somnolence excessive, des mouvements extrapyramidaux.)**
- Offrir au patient des aliments secs tels que du pain grillé, des craquelins ou des céréales, au lever si les nausées surviennent le matin ou, au besoin, tout au long de la journée.

- Inciter le patient à boire des liquides avant ou après les repas plutôt que durant les repas.
- Incorporer aux repas et aux collations les aliments préférés du patient lorsque cela est possible (par exemple, des boissons gazéifiées non irritantes et sans caféine, de la gélatine, du sorbet), **afin de réduire l'acidité gastrique et d'améliorer son apport nutritionnel.** Éviter les aliments irritants, très sucrés, frits ou très gras, **qui peuvent aggraver les nausées et être plus difficiles à digérer.**
- Conseiller au patient de prendre plusieurs petits repas par jour. Lui recommander d'éviter les repas copieux, **afin de ne pas surcharger son estomac.**
- Inciter le patient à manger et à boire lentement ainsi qu'à bien mastiquer. **La digestion en sera facilitée.**
- S'assurer que l'environnement du patient est propre et tranquille, et que les odeurs sont agréables. Éviter les odeurs désagréables dans la mesure du possible (fortes odeurs de nourriture, de fumée, de parfum, etc.), **car elles peuvent stimuler ou aggraver les nausées.**
- Donner des soins buccodentaires réguliers **pour nettoyer la cavité buccale et atténuer la sensation d'avoir un « mauvais goût » dans la bouche, le cas échéant.**
- Conseiller au patient de sucer des glaçons, des bonbons acidulés ou durs ; de boire des liquides froids et clairs (boissons gazeuses qui ne sont pas des colas, par exemple). **Cela fournit un certain apport liquidien ou nutritionnel.**
- Inciter le patient à prendre des respirations lentes et profondes, **afin de favoriser la relaxation et de permettre au patient de penser à autre chose.**
- Inviter le patient à se divertir (musique, visites d'amis ou de proches, télévision, etc.) **afin de se distraire des sensations désagréables de la nausée.**
- Administrer les antiémétiques prescrits avec les médicaments anticancéreux **afin de réduire les effets secondaires de ces médicaments.**
- Explorer la possibilité de recourir à l'acupuncture (installer au poignet du patient un élastique muni d'une bille dure qui exerce une pression sur le point d'acupuncture approprié, par exemple). **Certains patients aux prises avec des nausées chroniques apprécient cette mesure parce qu'elle est efficace et dénuée d'effet sédatif.**
- Établir l'horaire de chimiothérapie **de façon à ne pas nuire à l'apport alimentaire du patient.**

**PRIORITÉ N° 3 – Donner un enseignement visant le mieux-être du patient**

- Revoir avec le patient les facteurs qui entraînent la nausée ainsi que les mesures de prévention du problème, **ce qui permet de recueillir les renseignements nécessaires pour que le patient prenne son traitement en charge.**
- Expliquer au patient le mode d'utilisation des antiémétiques, leurs effets secondaires et leurs effets indésirables, **ce qui augmente la sécurité du patient et l'efficacité du traitement.**
- Suggérer au patient de préparer et de congeler des repas à l'avance **en prévision des jours où ses nausées seront trop fortes pour qu'il puisse cuisiner.**
- Expliquer au patient les complications possibles et déterminer s'il a besoin d'un suivi médical ou d'un traitement non traditionnel. **Un dépistage précoce des complications et une intervention au moment opportun sont susceptibles de réduire le risque de complications graves telles que la déshydratation.**
- Revoir avec le patient les signes de déshydratation et insister sur la nécessité de remplacer les pertes de liquides ou d'électrolytes (avec des produits comme Gatorade ou Pédialyte), **ce qui permet de réduire les risques de complications éventuellement graves.**

## Données essentielles à consigner

### *Évaluations (initiale et subséquentes)*

- Inscrire les données d'évaluation initiale, notamment les facteurs qui causent la nausée chez le patient.
- Noter le poids et les signes vitaux initiaux.
- Noter les préférences alimentaires du patient.

### *Planification*

- Rédiger le plan thérapeutique infirmier et inscrire le nom de chacun des intervenants.
- Rédiger le plan d'enseignement.

### *Application et vérification des résultats*

- Noter les réactions du patient aux interventions et à l'enseignement, ainsi que les mesures qui ont été prises.
- Noter les objectifs atteints ou les progrès accomplis vers l'atteinte des objectifs.

- Noter les modifications apportées au plan thérapeutique infirmier.

***Plan de congé***

- Noter les besoins du patient à long terme ainsi que le nom des responsables des mesures à prendre.
- Noter les demandes de consultation.

## Exemples tirés des CRSI (NOC) et des CISI (NIC)

- RÉSULTAT : Gravité des symptômes
- INTERVENTION : Conduite à tenir en cas de nausée

# NÉGLIGENCE DE L'HÉMICORPS

*Taxinomie II : Perceptions/cognition – Classe 1 : Attention (00123)*

*[Mode fonctionnel de santé de Gordon : Cognition et perception]*

*Diagnostic proposé en 1986*

**DÉFINITION** État dans lequel une personne ne perçoit pas un côté de son corps ou n'y porte pas attention.

## Facteurs favorisants

- Conséquences d'une perturbation de la perception sensorielle (hémianopsie [homonyme], monophtalmie, [ou extinction visuelle], par exemple)
- Maladie ou traumatisme neurologique
- [Irrigation sanguine insuffisante au cerveau]

## Caractéristiques

**DONNÉES SUBJECTIVES**

- [Sensation que la partie du corps ne lui appartient pas]

### DONNÉES OBJECTIVES

- Indifférence persistante aux stimuli touchant le côté atteint
- Soins personnels inadéquats [incapacité d'accomplir de façon satisfaisante les activités de la vie quotidienne]
- [Incapacité de prendre une] position de protection ou des précautions du côté atteint
- Ne regarde pas le côté atteint; [ne touche pas le côté atteint]
- Laisse des aliments dans son assiette du côté atteint
- [N'utilise pas le côté atteint à moins qu'on le lui rappelle]

## Résultats escomptés (objectifs) et critères d'évaluation

- Le patient est conscient de l'altération de sa perception sensorielle.
- Le patient verbalise une perception positive et réaliste de soi tout en tenant compte du dysfonctionnement.
- Le patient choisit des mesures d'adaptation ou de protection appropriées à sa situation.
- Le patient accomplit ses soins personnels dans la mesure de ses capacités.
- Le patient adopte les conduites et les habitudes nécessaires à sa sécurité physique.

## Interventions

### PRIORITÉ N° 1 – Évaluer la gravité de l'altération de la perception sensorielle et le degré d'invalidité qui en résulte

- Mesurer l'acuité visuelle et le champ de vision.
- Recueillir des données sur la perception sensorielle du patient (réaction aux stimuli chauds ou froids, capacité de faire la distinction entre les objets pointus et non pointus, etc.). Apprécier la conscience du mouvement et la sensibilité proprioceptive.
- Observer attentivement les comportements du patient **afin de déterminer la gravité du problème.**
- Préciser dans quelle mesure le patient est capable de faire la distinction entre la gauche et la droite.
- Noter les signes physiques de négligence (le patient néglige la position du membre atteint, il présente des irritations ou des lésions cutanées, par exemple).

- Recueillir des données sur la façon dont le patient fonctionne malgré le problème et comparer ces observations avec la perception qu'il a de ses capacités.
- Inviter le patient à verbaliser ses sentiments **afin de déterminer le sens qu'il donne à la perte, au dysfonctionnement ou au changement, et de l'amener à en saisir les effets sur l'exécution des activités de la vie quotidienne.**

**PRIORITÉ N° 2 – Favoriser un bien-être optimal et la sécurité de l'environnement du patient**

- S'approcher du patient du côté non atteint pendant la phase aiguë en lui expliquant qu'un côté de son corps est négligé, et le lui répéter aussi souvent que nécessaire.
- Orienter le patient dans son environnement physique.
- Éliminer les stimuli inutiles de l'environnement du patient pendant la prestation des soins.
- Inciter le patient à faire une rotation complète de la tête et des yeux, et à « balayer » la pièce du regard **pour compenser la perte de champ visuel.**
- Placer dans le champ visuel du patient la table de chevet et les objets dont il aura besoin (système d'appel, mouchoirs de papier, etc.).
- Placer les meubles et les appareils de façon à ce qu'ils ne bloquent pas le chemin du patient. Laisser la porte grande ouverte ou la fermer complètement.
- Enlever les articles susceptibles de constituer un danger pour la sécurité (tabouret, carpette, etc.).
- Assurer un bon éclairage.
- Examiner régulièrement la partie atteinte : position, alignement anatomique, points de pression, état de la peau (irritation cutanée, lésions, etc.), irrigation tissulaire (œdème déclive, etc.). **(En raison du risque de blessures et d'escarres, il est nécessaire d'observer le patient de près pour intervenir au bon moment.)**
- Appliquer les mesures appropriées **afin de protéger la partie atteinte contre les pressions, les lésions et les brûlures** et aider le patient à appliquer lui-même ces mesures.

**PRIORITÉ N° 3 – Donner un enseignement visant le mieux-être du patient**

- Toucher le patient souvent pendant les soins.
- Inciter le patient à regarder et à manipuler la partie atteinte, **afin d'accroître sa conscience de cette partie de son corps.**

- Amener le membre atteint au centre du lit **de façon à ce que le patient le voie pendant les soins.**
- Fournir une stimulation tactile à chaque côté du corps séparément au lieu de stimuler les deux côtés en même temps.
- Faire manipuler au patient des objets de poids, de texture et de taille variés.
- Montrer au patient comment placer délicatement le membre atteint et lui conseiller de regarder régulièrement comment il est installé. Utiliser des aide-mémoire visuels. **S'il néglige complètement un côté du corps, l'installer dans une position qui améliore sa perception.**
- Amener le patient à accepter le membre ou le côté atteint en tant que partie de lui, même s'il n'a plus l'impression qu'il lui appartient.
- Utiliser un miroir pour aider le patient à rectifier sa position. **Cela lui est plus facile s'il voit les deux côtés du corps.**
- Utiliser des termes descriptifs pour désigner les parties du corps. Par exemple, ne pas dire « levez la jambe gauche ou la jambe droite », mais « levez cette jambe » (en la montrant) ou « levez la jambe atteinte ».
- Indiquer au patient, lors des déplacements, où se trouvent les parties atteintes.
- Reconnaître et accepter les périodes de découragement, de chagrin et de colère. **Lorsque le patient exprime ouvertement ses sentiments, il est mieux disposé à y faire face et à progresser.**
- Amener le patient à admettre que la dysfonction est bien réelle et qu'il doit la compenser.
- Répondre au déni du patient par des commentaires réalistes.
- Inciter les membres de la famille et les personnes clés dans la vie du patient à le traiter normalement, et non comme un invalide, et à le faire participer aux activités familiales.
- Assister le patient dans les activités de la vie quotidienne en maximisant son potentiel d'autonomie. Compléter les soins d'hygiène à la partie atteinte, au besoin.
- Placer les objets accessoires (télévision, photos, brosse à cheveux, par exemple) du côté atteint, après la phase aiguë et une fois que le patient commence à franchir la ligne médiane, afin de l'inciter à faire des efforts.

- Diriger le patient vers les services de réadaptation **pour accroître son autonomie** ; l'inciter à recourir à ces services.
- Trouver les autres ressources dont le patient pourrait avoir besoin (popote roulante, services de soins à domicile, etc.) **pour maximiser son autonomie et lui permettre de retourner dans son milieu.**

## Données essentielles à consigner

### *Évaluations (initiale et subséquentes)*

- Inscrire les données d'évaluation, notamment la gravité de l'altération sensorielle, le degré d'invalidité, ses conséquences sur l'autonomie du patient et sur sa capacité de vaquer aux activités de la vie quotidienne.

### *Planification*

- Rédiger le plan thérapeutique infirmier et inscrire le nom de chacun des intervenants.
- Rédiger le plan d'enseignement.

### *Application et vérification des résultats*

- Noter les réactions du patient aux interventions et à l'enseignement, ainsi que les mesures qui ont été prises.
- Noter les objectifs atteints ou les progrès accomplis vers l'atteinte des objectifs.
- Noter les modifications apportées au plan thérapeutique infirmier.

### *Plan de congé*

- Noter les besoins à long terme du patient, les demandes de consultation et le nom des responsables des mesures à prendre.
- Noter les ressources à la disposition du patient.

## Exemples tirés des CRSI (NOC) et des CISI (NIC)

- RÉSULTAT : Soins personnels : activités de la vie quotidienne (AVQ)
- INTERVENTION : Conduite à tenir en cas de négligence de l'hémicorps

# NON-OBSERVANCE (préciser) [Non-respect du programme de traitement]

*Taxinomie II : Principes de vie – Classe 3 : Congruence entre les valeurs/croyances/actes (00079)*

*[Mode fonctionnel de santé de Gordon : Perception et prise en charge de la santé]*

*Diagnostic proposé en 1973 ; révision effectuée en 1998 (par un petit groupe de travail en 1996)*

**DÉFINITION** ■ Comportement de la personne ou de l'aidant naturel non en accord avec le programme de traitement ou de promotion de la santé convenu entre la personne (ou la famille ou la collectivité) et le professionnel de la santé.

Dans le cas d'une entente sur le régime thérapeutique, le comportement de la personne ou de l'aidant naturel peut être partiellement conforme ou non conforme et peut compromettre les résultats cliniques escomptés.

## Facteurs favorisants

### *Facteurs liés au plan thérapeutique infirmier*

- Durée
- Personnes clés ; coûts ; intensité ; complexité

### *Facteurs personnels*

- Capacités personnelles et liées au stade de développement ; connaissances et capacités liées au programme thérapeutique proposé ; motivation
- Système de valeurs du patient ; croyances sur la santé, influences culturelles, valeurs spirituelles
- [Altération des opérations de la pensée (dépression, paranoïa, etc.)]
- [Difficulté à changer de comportement (toxicomanie)]
- [Situation procurant des bénéfices secondaires au patient]

### *Facteurs liés au système de santé*

- Couverture sociale ; souplesse du cadre financier

- Crédibilité du soignant; relation soignant-soigné; continuité et régularité du suivi; remboursement du suivi et des soins éducatifs; capacité relationnelle et éducationnelle du soignant
- Accessibilité et commodité des soins; degré de satisfaction à l'égard des soins

### *Facteurs liés au réseau de soutien*

- Participation au programme de santé; valeur sociale accordée au programme thérapeutique
- Croyances des personnes clés

## Caractéristiques

### DONNÉES SUBJECTIVES

- Propos indiquant que le patient ou la personne clé dans sa vie n'adhère pas au programme thérapeutique [impression que la maladie n'est pas grave ou que le risque n'est pas grand, doute sur l'efficacité du traitement, refus de se conformer à la thérapeutique prescrite ou d'en accepter les effets secondaires et les exigences]

### DONNÉES OBJECTIVES

- Comportement indiquant que le patient n'adhère pas au programme thérapeutique
- Résultats d'examens anormaux (ex.: paramètres physiologiques, marqueurs biologiques)
- Absence de progrès
- Apparition de complications ou exacerbation des symptômes
- Non-respect des rendez-vous
- [Impossibilité de fixer des objectifs communs ou de les atteindre]
- [Déni]

## Résultats escomptés (objectifs) et critères d'évaluation

- Le patient participe à l'élaboration des objectifs et du plan de traitement.

- Le patient montre une bonne connaissance de son problème de santé et une compréhension adéquate de la thérapeutique.
- Le patient choisit son degré d'observance en se fondant sur des informations justes et exactes.
- Le patient utilise les ressources appropriées.
- Le patient accomplit des progrès vers l'atteinte des objectifs.

## Interventions

**PRIORITÉ N° 1 – Déterminer la raison pour laquelle le patient n'observe pas le traitement, enfreint les directives ou manque de discipline**

- S'enquérir auprès du patient et de la personne clé dans sa vie de leur perception de la situation (problème de santé ou traitement).
- Accueillir avec ouverture d'esprit les plaintes et les commentaires du patient.
- Noter la langue parlée, lue et comprise par le patient.
- Comparer le stade de développement du patient au stade de développement normal à son âge.
- Recueillir des données sur le degré d'anxiété du patient, sa capacité d'agir et de décider, son sentiment d'impuissance, etc.
- Noter la durée de la maladie. **Les patients tendent à devenir passifs et dépendants lorsqu'ils souffrent depuis longtemps d'une maladie débilitante.**
- Explorer le système de valeurs du patient et de la personne clé dans sa vie : valeurs culturelles et religieuses, croyances sur la santé.
- Noter les caractéristiques sociales du patient, les facteurs d'influence démographiques et scolaires, son type de personnalité.
- Rechercher la signification psychologique de la conduite du patient (réaction de déni, de colère, etc.). **Noter les bénéfices secondaires que le patient retire de sa situation (sur les plans familial, scolaire, professionnel et juridique). Ceux-ci peuvent influer sur la non-observance sans qu'il en ait conscience.**
- Inventorier les réseaux de soutien et les ressources qui sont à la disposition du patient, et noter ceux auxquels il recourt.

- Observer l'attitude des infirmières et des autres intervenants envers le patient. (Se sont-ils investis dans l'adhésion du patient au traitement ou dans sa guérison ? Quelle est la conduite du patient et de l'infirmière lorsque celui-ci s'est créé une réputation de « non-observance » ?) **Par leur attitude, certains intervenants facilitent l'adhésion au traitement, tandis que d'autres, plus critiques, peuvent empêcher le patient de voir les progrès accomplis.**

**PRIORITÉ N° 2 – Aider le patient et la personne clé dans sa vie à élaborer des stratégies visant à régler efficacement le problème**

- Établir une relation infirmière-patient significative. **Cette mesure crée un climat de confiance qui permet au patient et à la personne clé dans sa vie d'exprimer librement leurs points de vue et leurs préoccupations.**
- Demander au patient s'il est prêt à s'engager dans l'établissement conjoint d'objectifs. **Le patient est plus susceptible de collaborer lorsqu'il a participé à l'établissement des objectifs.**
- Passer en revue les stratégies du plan de traitement. Établir un ordre de priorité des interventions prévues au plan thérapeutique infirmier en fonction des objectifs de soins et des intérêts du patient. **Cela permet de déterminer les priorités et de se concentrer sur la résolution des aspects problématiques.**
- Établir une entente avec le patient quant à sa participation aux soins, **afin d'accroître son engagement envers le suivi.**
- Inciter le patient à effectuer ses soins personnels et les compléter au besoin.
- Admettre l'évaluation que le patient fait de ses forces et de ses faiblesses tout en travaillant avec lui à accroître ses capacités.
- Élaborer des plans d'intervention à long terme et communiquer avec les personnes qui assureront la continuité des soins après la sortie du patient, **afin de favoriser le lien de confiance et de faciliter la poursuite des objectifs.**
- Fournir des informations au patient et lui expliquer où et comment en trouver, **afin de favoriser son autonomie et de l'aider à prendre des décisions éclairées.**
- Transmettre les informations en quantités assimilables et varier les méthodes de communication (verbale, écrite et audiovisuelle) tout en tenant compte des capacités du patient. **Cette façon de faire facilite l'apprentissage.**

- Demander au patient de reformuler les directives ou les informations qu'il a reçues, **afin de s'assurer qu'il les a bien comprises et bien interprétées.**
- Respecter le choix ou le point de vue du patient, même s'il semble autodestructeur. S'abstenir de heurter les croyances du patient **afin de maintenir le dialogue.**
- Établir des objectifs progressifs ou modifier les activités thérapeutiques prévues au plan de traitement, au besoin (un patient souffrant d'une maladie pulmonaire chronique obstructive qui fume un paquet de cigarettes par jour peut accepter de réduire sa consommation, par exemple). **Cette mesure peut améliorer la qualité de vie du patient et l'encourager à poursuivre des objectifs plus élevés.**

**PRIORITÉ N° 3 – Donner un enseignement visant le mieux-être du patient**

- Insister sur l'importance de la connaissance et de la compréhension des raisons de la thérapeutique ou des médicaments et expliquer au patient les conséquences de ses actes ou de ses choix.
- Élaborer pour le patient un système d'autosurveillance **qui lui donnera le sentiment d'être maître de la situation, lui permettra de suivre ses progrès et l'aidera à faire des choix.**
- Proposer au patient des ressources **qui l'encourageront à atteindre les résultats souhaités.** Inciter le patient à poursuivre ses efforts, surtout s'il commence à en ressentir les bienfaits.
- Diriger le patient vers un conseiller, un thérapeute ou tout autre service approprié.

§ Consulter les diagnostics infirmiers Stratégies d'adaptation inefficaces ou Stratégies d'adaptation familiale compromises, Connaissances insuffisantes et Anxiété.

## Données essentielles à consigner

### *Évaluations (initiale et subséquentes)*

- Inscrire les données d'évaluation, notamment la dérogation par rapport au plan de traitement prescrit et les raisons fournies par le patient en ses propres mots.
- Noter les conséquences de la non-observance jusqu'à maintenant.

### *Planification*

- Rédiger le plan thérapeutique infirmier et inscrire le nom de chacun des intervenants.
- Rédiger le plan d'enseignement.

### *Application et vérification des résultats*

- Noter les réactions du patient aux interventions et à l'enseignement, ainsi que les mesures qui ont été prises.
- Noter les objectifs atteints ou les progrès accomplis vers l'atteinte des objectifs.
- Noter les modifications apportées au plan thérapeutique infirmier.

### *Plan de congé*

- Noter les besoins à long terme du patient et le nom des responsables des mesures à prendre.
- Noter les demandes de consultation.

## Exemples tirés des CRSI (NOC) et des CISI (NIC)

- RÉSULTAT : Observance
- INTERVENTION : Détermination d'objectifs communs

# OPÉRATIONS DE LA PENSÉE PERTURBÉES

*Taxinomie II : Perceptions/cognition – Classe 4 : Cognition (00130)*

*[Mode fonctionnel de santé de Gordon : Cognition et perception]*

*Diagnostic proposé en 1973 ; révision effectuée en 1996*

**DÉFINITION** Perturbation des opérations et des activités cognitives.

## Facteurs favorisants

- N'ont pas encore été répertoriés
- [Changements physiologiques, vieillesse, hypoxie, traumatisme crânien, malnutrition, infection]
- [Altérations biochimiques, médicaments, toxicomanie]
- [Privation de sommeil]
- [Conflits psychologiques, perturbation émotionnelle, trouble mental]

## Caractéristiques

### DONNÉES SUBJECTIVES

- [Délire de relation, hallucinations, idées délirantes]

### DONNÉES OBJECTIVES

- Interprétation erronée de l'environnement
- Troubles de la mémoire, mémoire déficiente [désorientation spatiotemporelle face aux circonstances et aux événements, incapacité de reconnaître les personnes, altération de la mémoire immédiate ou ancienne]
- Hypervigilance ou hypovigilance
- Discordances cognitives, [baisse de l'aptitude à comprendre les idées, à prendre des décisions, à résoudre des problèmes,

à abstraire, à conceptualiser, à calculer; difficulté à ordonner ses idées]
- Distractivité, [baisse de la durée de l'attention]
- Égocentrisme
- [Fabulation]
- [Comportement social inadapté]

## Résultats escomptés (objectifs) et critères d'évaluation

- Le patient reconnaît les changements qui se sont opérés dans ses pensées ou son comportement.
- Le patient comprend les facteurs reliés au problème dans la mesure de ses connaissances ou de ses capacités.
- Le patient choisit des mesures correctives appropriées à la situation.
- Le patient adopte des conduites ou de nouvelles habitudes favorisant le maintien de son état mental actuel.
- Le patient conserve son orientation dans la réalité.

## Interventions

### PRIORITÉ N° 1 – Évaluer les facteurs favorisants

- Rechercher les facteurs favorisants: il peut s'agir d'un syndrome cérébral aigu ou chronique (accident vasculaire cérébral récent, maladie d'Alzheimer), d'une hypertension intracrânienne, d'une infection, de malnutrition, d'une privation sensorielle, de délire, etc.
- S'informer si le patient consomme des médicaments ou des drogues (médicaments sur ordonnance et en vente libre, drogues illicites) **qui pourraient altérer les opérations de la pensée et la perception sensorielle. L'horaire d'administration des médicaments peut aussi contribuer au problème du patient.**
- Recueillir des données sur l'apport et l'état nutritionnels du patient.
- Étudier les résultats des examens de laboratoire **afin de déceler des anomalies (alcalose métabolique, hypokaliémie, concentrations élevées d'ammoniac, signes d'infection, etc.).**

**PRIORITÉ N° 2 – Évaluer le degré de perturbation**

- Apprécier l'état mental du patient en fonction de son âge et de sa capacité de développement, et préciser le degré de perturbation de la capacité de réflexion, de la mémoire (des faits anciens et des faits récents), de l'orientation spatiotemporelle, de la capacité de reconnaître les personnes et de la capacité d'introspection et de discrimination.
- Noter les signes de manque d'attention et de distractivité du patient et apprécier sa capacité de prendre des décisions et de résoudre des problèmes. **On peut ainsi déterminer sa capacité de participer à la planification et à l'exécution des soins.**
- Prendre note des écarts entre le développement normal d'un enfant de cet âge et son stade de développement actuel.
- Mesurer la capacité du patient de comprendre et de se faire comprendre ; s'il est incapable de communiquer verbalement, trouver d'autres moyens de communication.
- Noter si le patient a une tenue négligée, une élocution lente ou encore une dysarthrie.
- Noter l'apparition de paranoïa et d'idées délirantes, d'hallucinations.
- Interroger la personne clé dans la vie du patient sur sa capacité de réflexion habituelle, ses changements de comportement, la durée du problème et tout autre élément pertinent **afin d'établir son profil et ses antécédents**.
- Mesurer le degré d'anxiété du patient face à la situation.
- Collaborer à l'évaluation de fonctions particulières, au besoin.

**PRIORITÉ N° 3 – Prévenir l'aggravation du problème et maximiser le degré de fonctionnement du patient**

- Collaborer au traitement visant à remédier aux problèmes sous-jacents ; il peut s'agir d'anorexie (mentale ou autre), d'une augmentation de la pression intracrânienne, de troubles du sommeil, d'un déséquilibre biochimique, etc. **La cognition s'améliore souvent après le traitement du problème.**
- Trouver des moyens par lesquels le patient peut s'exprimer s'il est incapable de communiquer verbalement.
- Mesurer et inscrire les signes vitaux périodiquement, selon les besoins.

- Procéder aux vérifications neurologiques prescrites et comparer les résultats avec les valeurs initiales ; noter tout changement ou toute diminution du degré de conscience (léthargie, confusion, somnolence ou irritabilité) ; noter tout changement dans la capacité de communiquer. **Le dépistage précoce de ces changements permet d'effectuer à l'avance des modifications au plan thérapeutique infirmier.**
- Réorienter le patient dans le temps et l'espace et lui nommer les personnes qu'il ne reconnaît pas, au besoin. **L'incapacité de conserver son orientation est un signe d'aggravation.**
- Demander au patient d'écrire son nom de temps à autre ; garder ses signatures pour les comparer et signaler les différences.
- Noter les comportements indiquant un risque de violence et prendre les mesures appropriées.
- Mettre en place les mesures de sécurité nécessaires (ridelles, coussinets protecteurs, etc.). Prendre les précautions qui s'imposent en cas de crises convulsives.
- Prévoir une alternance de périodes de repos et d'activité, **afin de stimuler le patient sans le fatiguer indûment.**
- Relever les particularités du traitement médicamenteux du patient. S'assurer que le médecin est informé de tous les médicaments pris par le patient et noter les interactions et les effets cumulatifs possibles.
- Inciter la famille ou la personne clé dans la vie du patient à participer à sa réorientation et à le tenir informé (sur les dernières nouvelles, les réunions familiales, etc.).
- Consulter les services appropriés de réadaptation (programme de rééducation cognitive, orthophoniste, services psychosociaux, rétroaction biologique, conseiller, etc.).

**PRIORITÉ Nº 4 – Créer un cadre thérapeutique et aider le patient et la personne clé dans sa vie à élaborer des stratégies d'adaptation (surtout s'il souffre d'un trouble irréversible)**

- Donner de l'information à la personne clé dans la vie du patient et prévoir du temps pour répondre à ses questions.
- Créer un climat calme et agréable autour du patient et l'aborder avec douceur et sérénité. **Le patient peut réagir nerveusement ou agressivement si on le fait sursauter ou s'il est soumis à une stimulation excessive.**
- Donner au patient des directives faciles à comprendre, en utilisant des mots courts et des phrases simples.

- Écouter le patient avec respect **afin de lui montrer qu'il est digne d'intérêt.**
- Orienter le patient dans la réalité et l'environnement (horloges, calendriers, articles personnels, décorations soulignant les principales fêtes de l'année).
- Présenter la réalité de façon brève et concise, et ne pas contester les réflexions illogiques **afin de ne pas provoquer de réactions de défense.**
- Se garder de provoquer le patient, de le critiquer, de le contredire ou de l'affronter **afin de ne pas déclencher une réaction de lutte ou de fuite.**
- Respecter la volonté du patient : ne pas le forcer à pratiquer une activité ni à communiquer. **Le patient pourrait se sentir menacé et se replier sur lui-même ou se rebeller.**
- Respecter la personnalité du patient et son espace personnel.
- Utiliser le toucher avec discernement. **Il ne faut toutefois pas oublier que le toucher est important, tant sur le plan physique que psychologique.**
- S'assurer que le patient a un régime alimentaire bien équilibré qui tient compte de ses goûts. L'inciter à manger. Créer un environnement agréable et lui laisser suffisamment de temps pour manger. **Ces mesures améliorent l'apport alimentaire et le bien-être du patient.**
- Laisser au patient le temps nécessaire pour répondre aux questions ou aux commentaires et prendre des décisions simples.
- Guider le patient et la personne clé dans sa vie dans le processus de deuil si celui-ci a perdu une partie de ses capacités ou de sa personnalité (à cause de la maladie d'Alzheimer, par exemple).
- Inciter le patient à participer à des groupes ou des activités de resocialisation, si possible.

**PRIORITÉ Nº 5 – Donner un enseignement visant le mieux-être du patient**

- Chercher avec le patient le traitement ou le programme de réadaptation qui lui conviendra le mieux, **afin de préserver ses acquis et d'augmenter ses chances de progresser.**
- Insister sur l'importance de la collaboration au traitement.
- Favoriser la socialisation du patient en tenant compte de ses capacités.
- Déceler les problèmes liés à l'âge auxquels il est possible de remédier, et aider le patient et la personne clé dans sa vie à trouver l'assistance et les services dont ils ont besoin. **On**

**les incite ainsi à se concentrer sur l'amélioration de la situation au lieu de se résigner à la condition présente.**

- Élaborer un plan thérapeutique infirmier avec le patient et la personne clé dans sa vie si le problème est évolutif ou de longue durée.
- Diriger le patient vers les services communautaires pertinents (centre de jour, groupe de soutien, centre de désintoxication [alcool, drogues], etc.).

§ Consulter les diagnostics infirmiers Confusion aiguë, Deuil anticipé ou Deuil dysfonctionnel, Trouble de la perception sensorielle, Irrigation tissulaire inefficace et les diagnostics de déficit de soins personnels.

## Données essentielles à consigner

### *Évaluations (initiale et subséquentes)*

- Inscrire les données d'évaluation, notamment la nature du problème, le degré de fonctionnement actuel et antérieur ainsi que les répercussions du problème sur l'autonomie et le mode de vie du patient.

### *Planification*

- Rédiger le plan thérapeutique infirmier et inscrire le nom de chacun des intervenants.
- Rédiger le plan d'enseignement.

### *Application et vérification des résultats*

- Noter les réactions du patient aux interventions et à l'enseignement, ainsi que les mesures qui ont été prises.
- Noter les objectifs atteints ou les progrès accomplis vers l'atteinte des objectifs.
- Noter les modifications apportées au plan thérapeutique infirmier.

### *Plan de congé*

- Noter les besoins à long terme du patient, les demandes de consultation et le nom des responsables des mesures à prendre.
- Noter les ressources auxquelles le patient peut recourir.

## Exemples tirés des CRSI (NOC) et des CISI (NIC)

- RÉSULTAT : Maîtrise des altérations de la pensée
- INTERVENTION : Conduite à tenir face à une démence

PERCEPTION SENSORIELLE

# TROUBLE DE LA PERCEPTION SENSORIELLE (préciser : visuelle, auditive, kinesthésique, gustative, tactile, olfactive)

*Taxinomie II : Perceptions/cognition – Classe 3 : Sensation/perception (00122)*

*[Mode fonctionnel de santé de Gordon : Cognition et perception]*

*Diagnostic proposé en 1978 ; révisions effectuées en 1980 et en 1998 (par un petit groupe de travail en 1996)*

**DÉFINITION** ■ Réaction diminuée, exagérée, anormale ou inadéquate à un changement dans la quantité ou le schéma des stimuli que reçoivent les sens.

## Facteurs favorisants

- Excès ou insuffisance de stimuli externes :
  - [Isolement thérapeutique (isolement de protection, soins intensifs, alitement, traction, incubateur, etc.)]
  - [Isolement social (placement en établissement, confinement au domicile, vieillesse, maladie chronique, agonie, séparation d'avec le nouveau-né) ; stigmatisation (maladie ou arriération mentale) ; deuil]
  - [Bruit excessif en milieu de travail ou autour du patient (unité de soins intensifs avec appareils d'assistance, etc.)]
- Altération de la réception, de la transmission ou de l'intégration sensorielles :
  - [Maladie, traumatisme ou déficit neurologiques]
  - [Altération des organes des sens]
  - [Incapacité de communiquer, de comprendre, de parler ou de répondre]
  - [Privation de sommeil]
  - [Douleur (membre fantôme)]
- Déséquilibre électrolytique ; déséquilibre biochimique pour les distorsions sensorielles (ex. : illusions, hallucinations)

[taux élevés d'azote ou d'ammoniac, hypoxie]; [drogues, par exemple stimulants ou dépresseurs, neuroleptiques]

- Stress psychologique [rétrécissement des champs de perception dû à l'anxiété]
- Perception sensorielle altérée

## Caractéristiques

### DONNÉES SUBJECTIVES

- Changement dans l'acuité sensorielle [photosensibilité, hypoesthésie ou hyperesthésie, sens du goût diminué ou altéré, incapacité de situer la position des parties du corps (sensibilité proprioceptive), déformations visuelles ou auditives]
- [Distorsion de la douleur (excès ou absence)]

### DONNÉES OBJECTIVES

- Changement dans l'acuité sensorielle
- Perturbation des réactions habituelles aux stimuli [brusques sautes d'humeur, hyperémotivité, anxiété ou panique, incoordination motrice, perte d'équilibre ou chutes (maladie de Ménière)]
- Perturbation de l'aptitude à résoudre les problèmes, [manque de concentration]
- Désorientation spatiotemporelle ou incapacité de reconnaître les personnes
- Altération des modes de communication
- Changement de comportement
- Agitation, irritabilité
- Hallucinations; [illusions]; [idées bizarres]

## Résultats escomptés (objectifs) et critères d'évaluation

- Le patient retrouve son niveau cognitif habituel.
- Le patient adopte des mesures visant le traitement de ses déficiences sensorielles.
- Le patient est conscient de la surcharge ou de la privation sensorielle.
- Le patient décèle les facteurs externes contribuant à l'altération de sa perception sensorielle.

- Le patient utilise efficacement et judicieusement les ressources à sa disposition.
- Le patient ne se blesse pas.

## Interventions

**PRIORITÉ N° 1 – Évaluer les facteurs favorisants et le degré de perturbation**

- Déceler les facteurs sous-jacents des altérations de la perception sensorielle.
- Recueillir des données sur les risques de perte ou d'altération sensorielle (augmentation de la pression intra-oculaire après une opération à l'œil) ; sur les signes d'intoxication médicamenteuse (halos autour des lumières et tintements d'oreilles) ; sur les troubles de l'oreille moyenne et interne (perturbation du sens de l'équilibre).
- Étudier les résultats des examens de laboratoire (électrolytes sériques, profil biochimique, gaz artériels, concentrations sériques de médicaments).
- Apprécier dans quelle mesure le patient est capable de parler et de répondre à des directives simples.
- Procéder à des tests **afin d'évaluer la fonction sensorielle du patient** : test de sensibilité à la température avec du chaud et du froid ; test de sensibilité à la douleur avec une épingle de sûreté ; test de repérage des parties et des mouvements du corps ; test d'acuité visuelle et auditive.
- Noter si le patient se plaint d'avoir froid. **Cette sensation peut révéler une diminution de la circulation périphérique ou du catabolisme cellulaire.**
- Apprécier la réaction du patient aux stimuli douloureux **afin de déterminer si elle est appropriée au stimuli et si elle est immédiate ou différée.**
- Relever les réactions comportementales du patient (illusions, hallucinations, idées délirantes, repli sur soi, agressivité, larmes, réactions affectives inadaptées, confusion, désorientation, etc.).
- S'enquérir de la perception qu'a le patient de son problème ou des changements survenus.
- Interroger la personne clé dans la vie du patient sur les changements survenus et sur la réaction du patient à ces changements.

**PRIORITÉ N° 2 – Favoriser la normalisation de la réaction aux stimuli**

- Mesurer le degré d'altération sensorielle et noter le nombre de sens atteints.
- Écouter le patient parler de sa privation sensorielle et tenir compte de ses explications dans la planification des soins.
- Fournir au patient les moyens de communication dont il a besoin.
- Assigner toujours le même personnel soignant auprès du patient, dans la mesure du possible, et demander au personnel de porter une plaque d'identité ou de se présenter **afin de créer autour du patient un climat de stabilité.**
- Inciter le patient à partager ses activités avec d'autres et à parler de ses émotions, **afin de prévenir la privation sensorielle et de réduire la confusion.**
- Répondre au patient par des commentaires réalistes **afin de l'aider à faire la distinction entre la réalité et ses désirs ou ses perceptions altérées.**
- Situer le patient en l'informant de l'heure et de la date, du lieu, du personnel soignant et des événements, au besoin (surtout s'il présente un trouble visuel).
- Expliquer au patient les interventions et les activités prévues, les sensations qu'il pourrait ressentir et les résultats escomptés.
- S'abstenir de discuter de ses problèmes personnels et de ceux des autres patients à proximité du patient. **Il risque de mal interpréter ce qu'il entend et de croire qu'on parle de lui.**
- Éliminer le plus possible les bruits et les stimuli inutiles (signaux d'alarme, signaux audibles des appareils de monitorage, etc.).
- Organiser l'environnement du patient de façon à ce qu'il ne soit pas dérangé pendant ses périodes de repos et de sommeil.
- Disposer le lit, les articles personnels et le plateau-repas de façon à ce que le patient puisse tirer profit de sa vision résiduelle. **On accroît ainsi son autonomie tout en réduisant le risque d'accident.**
- Décrire les aliments servis lorsque le patient ne peut pas voir et l'aider à manger, au besoin.
- Parler au patient comateux ou souffrant d'un déficit visuel pendant la prestation des soins **afin de lui fournir une stimulation auditive et de prévenir le sursaut.**

- Toucher le patient pendant la prestation des soins **afin de lui offrir des contacts humains et un moyen de communiquer. Le toucher constitue un élément important des soins et répond à un besoin psychologique de base.**
- Fournir au patient des stimulations sensorielles variées, notamment des odeurs, des sons, des stimulations tactiles avec divers objets, des effets visuels, des changements de décor, etc.
- Inciter la personne clé dans la vie du patient à apporter des objets familiers, à lui parler et à le toucher souvent.
- Fournir au patient des activités récréatives à la mesure de ses capacités (télévision, radio, conversations, livres imprimés en gros caractères ou livres-cassettes, etc.).

§ Consulter le diagnostic infirmier Activités de loisirs insuffisantes.

- Demander aux spécialistes concernés de fournir au patient d'autres formes de stimulation comme la musicothérapie, la rééducation sensorielle ou une thérapie de remotivation.
- Inciter le patient à utiliser les ressources ou les orthèses nécessaires (correcteurs auditifs, aides visuelles informatisées ou lunettes avec fil de plomb pour l'équilibre, etc.). **Ces aides sont utiles pour augmenter la perception sensorielle.**
- Surveiller avec soin l'emploi des sédatifs, surtout chez les personnes âgées.

## PRIORITÉ Nº 3 – Prévenir les accidents ou les complications

- Placer le système d'appel à portée de la main du patient et s'assurer qu'il sait où il se trouve et comment s'en servir.
- Appliquer les mesures de sécurité nécessaires (monter les ridelles, abaisser le lit, aider le patient à marcher, surveiller l'emploi des coussins chauffants, des lumières, des sacs de glace, etc.) **afin de protéger le patient contre les accidents.**
- Inscrire bien en vue au chevet du patient le déficit sensoriel dont il souffre **afin d'en informer le personnel soignant.**
- Désencombrer le trajet d'un patient qui est atteint d'un déficit visuel (meubles, objets, etc.). Poser des barres d'appui et placer les meubles de manière à ce que le patient puisse s'y appuyer **afin de l'aider à ne pas perdre l'équilibre.**
- Faire marcher le patient en l'aidant ou au moyen d'aides techniques **afin qu'il améliore son équilibre.**

- Expliquer au patient dans quelle direction on le déplace **afin qu'il puisse situer son corps dans l'espace.**
- Restreindre les activités susceptibles d'augmenter la pression intra-oculaire, au besoin: effectuer de brusques mouvements de tête, se frotter les yeux, se pencher, utiliser le bassin hygiénique **(cette action exige parfois un effort supérieur à celui nécessaire pour se rendre aux toilettes).**
- Superviser le traitement médicamenteux postopératoire **afin de prévenir l'augmentation de la pression intra-oculaire** (antiémétiques, myotiques, sympathomimétiques, bloquants bêta-adrénergiques).

§ Consulter les diagnostics infirmiers Risque d'accident et Risque de trauma.

**PRIORITÉ Nº 4 – Donner un enseignement visant le mieux-être du patient**

- Seconder le patient et la personne clé dans sa vie dans l'apprentissage de stratégies d'adaptation efficaces et des conduites à tenir face à un trouble sensoriel, ce qui permet de prévoir les besoins relatifs à la sécurité en fonction des déficits sensoriels du patient et de son niveau de développement.
- Rechercher de nouvelles façons de faire face aux déficits sensoriels (techniques de compensation, par exemple).
- Planifier les soins avec le patient, lui fournir les explications nécessaires et faire participer la personne clé dans sa vie, dans la mesure du possible. **Ce faisant, on améliore la motivation du patient et la continuité des soins, ce qui optimise les résultats.**
- Passer en revue les mesures de sécurité à domicile pertinentes aux déficits du patient.
- Discuter des particularités du traitement médicamenteux et expliquer les effets toxiques possibles, tant des médicaments sur ordonnance que des médicaments en vente libre. **Le dépistage précoce des effets secondaires permet d'intervenir à temps ou de modifier sans délai le traitement médicamenteux.**
- Montrer au patient comment utiliser et entretenir les prothèses et les orthèses visant à pallier un déficit sensoriel. Lui indiquer les ressources ou les programmes qui fournissent et qui entretiennent ces aides.
- Fournir au patient des occasions constructives de socialiser.

§ Consulter le diagnostic infirmier Isolement social.

- Inciter le patient à sortir de son lit ou de sa chambre pour ses activités.
- Diriger le patient vers les services d'aide pertinents (Institut national canadien pour les aveugles, Société canadienne de l'ouïe, groupes de soutien locaux, programmes de dépistage, etc.).

§ Consulter les diagnostics infirmiers suivants : Anxiété, Opérations de la pensée perturbées, Négligence de l'hémicorps, Confusion aiguë et Confusion chronique.

## Données essentielles à consigner

### *Évaluations (initiale et subséquentes)*

- Inscrire les données d'évaluation, notamment le déficit dont souffre le patient, les symptômes qui y sont associés et le point de vue du patient et des personnes clés dans sa vie.
- Noter les aides techniques dont le patient a besoin.

### *Planification*

- Rédiger le plan thérapeutique infirmier et inscrire le nom de chacun des intervenants.
- Rédiger le plan d'enseignement.

### *Application et vérification des résultats*

- Noter les réactions du patient aux interventions et à l'enseignement, ainsi que les mesures qui ont été prises.
- Noter les objectifs atteints ou les progrès accomplis vers l'atteinte des objectifs.
- Noter les modifications apportées au plan thérapeutique infirmier.

### *Plan de congé*

- Noter les besoins à long terme du patient ainsi que le nom des responsables des mesures à prendre.
- Noter les ressources existantes ainsi que les demandes de consultation.

## Exemples tirés des CRSI (NOC) et des CISI (NIC)

### *Perception auditive*

- RÉSULTAT : Comportement de compensation de la déficience auditive

- INTERVENTION : Amélioration de la communication : déficience auditive

### *Perception visuelle*

- RÉSULTAT : Comportement de compensation de la déficience visuelle
- INTERVENTION : Amélioration de la communication : déficience visuelle

### *Perception gustative ou olfactive*

- RÉSULTAT : Maîtrise des altérations de la pensée
- INTERVENTION : Assistance nutritionnelle

### *Perception kinesthésique*

- RÉSULTAT : Équilibre
- INTERVENTION : Promotion de la mécanique corporelle

### *Perception tactile*

- RÉSULTAT : Fonction sensorielle cutanée
- INTERVENTION : Conduite à tenir face à une altération de la sensibilité périphérique

# PEUR [préciser l'objet]

*Taxinomie II : Adaptation/tolérance au stress – Classe 2 : Stratégies d'adaptation (00148)*

*[Mode fonctionnel de santé de Gordon : Perception de soi et concept de soi]*

*Diagnostic proposé en 1980 ; révision effectuée en 2000*

**DÉFINITION** ■ Réaction à la perception d'une menace [réelle ou imaginaire] consciemment reconnue comme un danger.

## Facteurs favorisants

- Dispositions naturelles, innées (ex. : réactions à un bruit soudain, à la hauteur, à la douleur, à une perte d'appui) ;

comportement inné de soulagement (neurotransmetteurs) ; stimulus phobique
- Réaction acquise (ex. : conditionnement, apprentissage imitatif découlant de l'identification aux autres)
- Manque de familiarisation avec une ou plusieurs expériences environnementales
- Séparation d'avec le réseau de soutien dans une situation potentiellement stressante (ex. : hospitalisation, interventions médicales, traitements)
- Barrière linguistique ; déficit sensoriel

## Caractéristiques

### DONNÉES SUBJECTIVES

- Facteurs cognitifs : capacité de nommer l'objet de la peur ; perception du stimulus comme une menace
- Facteurs physiologiques : anorexie, nausée, fatigue, bouche sèche, [palpitations]
- Appréhension ; nervosité ; peur ; état d'alarme ; panique ; terreur ; épouvante
- Diminution de la confiance en soi
- Tension accrue ; frayeur

### DONNÉES OBJECTIVES

- Facteurs cognitifs : diminution de la concentration, de la capacité d'apprentissage et de la capacité à résoudre des problèmes
- Facteurs comportementaux : état de qui-vive, comportement de fuite [lutte] ou agression ; impulsivité ; concentration sur la source de la peur
- Facteurs physiologiques : augmentation de la fréquence cardiaque ; vomissements ; diarrhée ; tension musculaire ; accélération de la fréquence respiratoire et essoufflement ; augmentation de la pression systolique ; pâleur ; transpiration abondante ; pupille dilatée

## Résultats escomptés (objectifs) et critères d'évaluation

- Le patient parle de ses peurs.
- Le patient fait la distinction entre les peurs saines et les peurs malsaines.

- Le patient juge la situation avec justesse.
- Le patient dit se sentir en sécurité.
- Le patient utilise des stratégies d'adaptation efficaces (la résolution de problèmes, par exemple) et se sert efficacement des ressources à sa disposition.
- Le patient participe activement au traitement.
- Le patient manifeste une gamme de sentiments appropriée.
- Le patient a moins peur.

## Interventions

**PRIORITÉ N° 1 – Évaluer le degré de peur du patient et dans quelle mesure le danger perçu est réel**

- Noter comment le patient et la personne clé dans sa vie perçoivent la situation et comment cette situation influe sur leur vie.
- Noter le degré de peur (le patient est « paralysé par la peur », est incapable d'accomplir ses activités, par exemple).
- Observer les réactions verbales et non verbales du patient et les comparer **afin de noter les dissonances et toute mauvaise interprétation de la situation.**
- Noter les signes de déni ou de dépression.
- Prendre note des déficits sensoriels du patient (déficience auditive, par exemple). Ces troubles altèrent la perception sensorielle et influent sur l'interprétation de la situation.
- Noter le degré de concentration et le centre de préoccupation du patient.
- Noter les expériences subjectives relatées par le patient (il peut s'agir d'illusions, d'hallucinations, etc.).
- Apprécier le risque de violence et demeurer vigilante.
- Mesurer les signes vitaux et noter les réactions physiologiques du patient face à la situation.
- Recueillir des données sur la dynamique familiale.

§ Consulter les diagnostics infirmiers suivants : Dynamique familiale perturbée, Motivation d'une famille à améliorer ses stratégies d'adaptation, Stratégies d'adaptation familiale compromises ou Stratégies d'adaptation familiale invalidantes et Anxiété.

**PRIORITÉ N° 2 – Aider le patient et la personne clé dans sa vie à faire face à la peur ou à la situation**

- Rester auprès du patient ou prendre des dispositions pour qu'il ne reste pas seul. **Le sentiment d'abandon peut exacerber la peur.**
- Appliquer les techniques d'écoute active lorsque le patient parle de ses inquiétudes.
- Fournir des informations au patient sous forme verbale et écrite. Parler de manière simple et concrète. **On améliore ainsi la compréhension et la rétention de l'information.**
- Reconnaître que les sentiments de peur, de douleur ou de désespoir sont normaux, et donner au patient la « permission » de les exprimer librement ou au moment opportun.
- Accorder au patient la possibilité de poser des questions et y répondre avec franchise. **Cette attitude favorise l'établissement d'une relation thérapeutique et d'un lien de confiance.**
- Fournir au patient les informations objectives qu'on possède sur la situation et le laisser libre d'en disposer à sa guise. Accepter le point de vue du patient sur la situation. **Il faut limiter les situations conflictuelles susceptibles d'engendrer une réaction de peur qui perturberait le raisonnement.**
- Renforcer le plus possible chez le patient le sentiment qu'il est maître de la situation et l'amener à reconnaître et à accepter les choses qui ne dépendent pas de sa volonté. **On renforce ainsi son sens de l'attribution interne.**
- Inciter le patient à prendre contact avec une personne ayant surmonté une situation similaire à la sienne. **On lui propose ainsi un modèle. Le patient sera plus enclin à croire une personne ayant vécu la même chose que lui.**

**PRIORITÉ N° 3 – Enseigner au patient comment utiliser ses propres réactions pour la résolution de problèmes**

- Reconnaître que la peur est un mécanisme de protection.
- Fixer les responsabilités du patient dans la solution du problème. Souligner toutefois que l'infirmière sera là pour l'aider. **On augmente ainsi son sentiment de maîtrise de la situation.**
- Inventorier les ressources internes et externes dont le patient peut disposer (connaissance des stratégies d'adaptation efficaces utilisées auparavant, utilisation de ces stratégies, personnes clés capables de fournir un soutien, etc.).

- Expliquer les interventions en tenant compte de la capacité de compréhension du patient et de ce qu'il est capable de supporter. **Il ne faut pas oublier que le patient ne veut pas nécessairement tout savoir.**
- Expliquer le lien entre la maladie et les symptômes.
- Revoir avec le patient le mode d'administration des anxiolytiques prescrits, le cas échéant.

**PRIORITÉ Nº 4 – Donner un enseignement visant le mieux-être du patient**

- Seconder le patient dans la recherche de stratégies visant à faire face à la réalité.
- Montrer au patient des techniques de relaxation, de visualisation et d'imagerie mentale.
- Aider le patient à élaborer un programme d'exercices qui respecte ses capacités et l'inciter à y participer activement **afin qu'il y trouve un sain exutoire à l'énergie engendrée par ses sentiments et qu'il apprenne à se détendre.**
- Prendre des dispositions pour contourner les déficits sensoriels (parler clairement et distinctement, utiliser délicatement le toucher, selon la situation, etc.).
- Diriger le patient vers des groupes de soutien ou des organismes communautaires **afin qu'il obtienne une aide soutenue, au besoin.**

## Données essentielles à consigner

### *Évaluations (initiale et subséquentes)*

- Noter les données d'évaluation, notamment les facteurs favorisant l'apparition du problème.
- Décrire les manifestations de peur.

### *Planification*

- Rédiger le plan thérapeutique infirmier et inscrire le nom de chacun des intervenants.
- Rédiger le plan d'enseignement.

### *Application et vérification des résultats*

- Noter les réactions du patient aux interventions et à l'enseignement, ainsi que les mesures qui ont été prises.
- Noter les objectifs atteints ou les progrès accomplis vers l'atteinte des objectifs.
- Noter les modifications apportées au plan thérapeutique infirmier.

### *Plan de congé*

- Noter les besoins à long terme du patient et le nom des responsables des mesures à prendre.
- Noter les demandes de consultation.

## Exemples tirés des CRSI (NOC) et des CISI (NIC)

- RÉSULTAT : Maîtrise de l'anxiété
- INTERVENTION : Diminution de l'anxiété

**POST-TRAUMATIQUE**

# SYNDROME POST-TRAUMATIQUE [préciser le stade]

*Taxinomie II : Adaptation/tolérance au stress – Classe 1 : Réactions post-traumatiques (00141)*

*[Mode fonctionnel de santé de Gordon : Adaptation et tolérance au stress]*

*Diagnostic proposé en 1986 ; révision effectuée en 1998 par le groupe de recherche pour le développement et la classification des diagnostics infirmiers (NDEC)*

**DÉFINITION** Réponse inadaptée et prolongée à un trauma ou à un événement accablant.

### *[Stades*

- **Forme aiguë** : commence dans les six mois qui suivent le traumatisme et ne dure pas plus de six mois.
- **Forme chronique** : dure plus de six mois.
- **Forme différée** : période de latence de six mois ou plus avant l'apparition de symptômes.]

## Facteurs favorisants

- Événement hors du registre de l'expérience humaine habituelle

- Menaces ou blessures graves à l'encontre de sa propre personne ou d'êtres chers ; accidents graves ; accidents de voiture ou accidents industriels
- Maltraitance physique et psychosociale ; viol
- Témoin de mutilation, de mort violente ou d'autres horreurs ; événement tragique causant plusieurs morts
- Catastrophes naturelles ou d'origine humaine ; destruction subite de son habitation ou de sa communauté ; épidémies
- Guerre ; conflit armé ; prisonnier de guerre ou victime d'actes criminels tels que la torture

## Caractéristiques

### DONNÉES SUBJECTIVES

- Pensées intrusives, rêves répétitifs ; cauchemars ; réminiscences (*flashbacks*)
- Palpitations ; céphalées ; [perte d'intérêt dans les activités habituelles, perte du sentiment d'intimité et baisse de la libido]
- Perte d'espoir ; honte
- [Verbalisation excessive de l'événement traumatisant, expression d'un sentiment de culpabilité pour avoir survécu ou pour ce qu'il a fait pour survivre]
- Irritabilité gastrique ; [modification de l'appétit ; troubles du sommeil ou insomnie ; fatigue chronique ou grande fatigabilité]

### DONNÉES OBJECTIVES

- Anxiété ; peur
- Vigilance excessive ; réaction de sursaut exagérée ; irritabilité neurosensorielle ; irritabilité
- Chagrin ; sentiment de culpabilité
- Difficulté de concentration ; état dépressif
- Colère ou rage ; agressivité
- Évitement ; refoulement ; sentiment d'aliénation ; déni ; sentiment de détachement ; amnésie d'ordre psychogène ; sensation d'engourdissement
- Troubles de l'humeur ; [grande impulsivité et irritabilité, réactions explosives] ; crises de panique ; sentiment d'horreur
- Toxicomanie ; comportement compulsif
- Énurésie (chez l'enfant)

- [Difficulté dans les relations interpersonnelles; dépendance envers les autres; échec professionnel ou scolaire]

## Résultats escomptés (objectifs) et critères d'évaluation

- Le patient exprime ses sentiments et ses réactions sans faire de projection.
- Le patient s'exprime en des termes dénotant une image de soi positive.
- Le patient se sent moins anxieux et a moins peur lors du retour des souvenirs du traumatisme.
- Le patient compose avec ses réactions émotionnelles d'une façon personnelle.
- Le patient apporte les changements appropriés à son comportement et à son mode de vie (il parle de son expérience avec d'autres, il cherche et trouve du soutien auprès de son entourage, il change d'emploi ou déménage, etc.).
- Le patient ne signale aucune manifestation physique (comme la douleur ou la fatigue chronique).

§ Pour d'autres résultats, consulter le diagnostic infirmier Syndrome du traumatisme de viol si l'événement traumatisant est un viol.

## Interventions

**PRIORITÉ Nº 1 – Évaluer les facteurs favorisants et la réaction du patient**

***Forme aiguë***

- Recueillir des données sur le traumatisme physique ou psychologique et rechercher les symptômes liés au stress (torpeur, céphalées, gêne respiratoire, nausées, palpitations, etc.) qui y sont associés.
- Relever les réactions psychologiques: colère, choc, anxiété aiguë, confusion, déni.
- Noter les comportements du patient: rit ou pleure, est calme ou agité, est en état d'excitation (hystérique), refuse de croire ce qui est arrivé ou se blâme, etc.
- Noter les changements sur le plan affectif.
- Apprécier les connaissances du patient sur la situation.
- Mesurer le degré d'anxiété reliée à la situation.

- Déterminer dans quelle mesure la menace existe encore (contact du patient avec son agresseur et les complices de celui-ci, etc.).
- Recueillir des données sur les aspects sociaux du traumatisme ou de l'événement (défigurement, trouble chronique, invalidité permanente, etc.).
- Noter l'origine ethnique du patient, ses perceptions et ses croyances culturelles et religieuses face à l'événement (perçu comme un châtiment de Dieu, par exemple).
- Préciser le degré de désorganisation.
- Demander au patient si l'événement a réactivé des situations préexistantes ou coexistantes (physiques ou psychologiques). **Cela influe sur la façon dont il perçoit le traumatisme.**
- S'enquérir des changements dans les relations interpersonnelles du patient (famille, amis, collègues de travail, personnes clés, etc.). **Les personnes qui entourent le patient ne savent peut-être pas comment réagir face à la situation (par exemple, elles peuvent montrer une sollicitude excessive ou, au contraire, s'éloigner).**
- Noter le repli sur soi et le recours au déni.
- Noter l'usage de substances toxiques et les comportements compulsifs (le patient fume cigarette sur cigarette ou mange beaucoup trop, par exemple).
- Noter les signes d'augmentation de l'anxiété (silence, bégaiement, agitation, etc.). **Une augmentation de l'anxiété peut signaler un risque de violence.**
- Noter les expressions verbales et non verbales de culpabilité et d'autoaccusation lorsque le patient a survécu à un événement traumatique où il y a eu des morts.
- Noter la phase du processus de deuil et les signes de chagrin pour soi et les autres.
- Déceler les réactions phobiques face à des objets (couteaux, etc.) ou à des situations courantes (répondre à un étranger qui sonne à la porte, marcher dans une foule, etc.).

***Forme chronique (les interventions suivantes s'ajoutent aux précédentes)***

- Relever les plaintes de troubles somatiques qui perdurent (nausées, anorexie, insomnie, tension musculaire, céphalées, etc.). Recueillir des données supplémentaires si les symptômes changent.

- Noter la présence de douleur chronique ou de symptômes de douleur exagérés par rapport au degré de traumatisme physique.
- Déceler les signes de maladie dépressive grave et prolongée ; noter la présence de reviviscences, de souvenirs et de cauchemars intrusifs.
- Préciser le degré de dysfonctionnement des mécanismes d'adaptation (usage de substances chimiques, abus d'alcool ou de drogues) et en apprécier les conséquences.

### PRIORITÉ N° 2 – Aider le patient à faire face à la situation

***Forme aiguë***

- Installer le patient dans un endroit calme où il se sentira en sécurité, **afin de le rassurer.**
- Demeurer auprès du patient.
- Collaborer à la collecte des informations nécessaires aux rapports judiciaires, au besoin.
- Prendre note des plaintes de malaises physiques du patient. **Les réactions émotionnelles du patient peuvent l'empêcher de se rendre compte qu'il a des blessures physiques.**
- Rechercher des personnes pouvant offrir un soutien au patient.
- Demeurer auprès du patient. L'écouter lorsqu'il raconte l'événement traumatisant ou qu'il parle de ses inquiétudes (même s'il se répète). Respecter le silence s'il ne veut pas parler. **Cette attitude fournit un soutien psychologique au patient.**
- Créer autour du patient un climat facilitant l'expression spontanée de ses sentiments, de ses peurs (y compris de ses inquiétudes face à ses relations avec la personne clé dans sa vie ou face aux réactions de celle-ci) et de son expérience ou de ses sensations (sentiment d'avoir frôlé la mort, par exemple).
- Aider un enfant à exprimer ses sentiments sur l'événement au moyen de techniques appropriées à son stade de développement (par exemple, le jeu pour un jeune enfant, les histoires et les marionnettes pour un enfant d'âge préscolaire, un groupe d'amis pour un adolescent). **Les enfants expriment plus souvent par le jeu ce qu'ils n'arrivent pas à dire précisément.**
- Assister le patient dans le règlement des problèmes d'ordre pratique (logement temporaire, aide financière, annonce aux membres de la famille, etc.).

- Amener le patient à déceler les forces du moi et à les utiliser de façon constructive pour faire face à la situation, **afin de renforcer son concept de soi et d'atténuer son sentiment d'impuissance.**
- Laisser le patient passer à travers la situation de la façon qui lui convient. **Il peut se replier sur lui-même ou refuser de parler; il ne faut pas essayer de forcer les choses.**
- Prendre note des expressions de peur des foules ou des gens.

***Forme chronique***

- Écouter le patient chaque fois qu'il exprime ses inquiétudes. **Il peut avoir besoin de parler encore de l'événement.**
- Laisser le patient exprimer librement ses sentiments (continuation de la phase de crise). Il ne faut pas le forcer à exprimer ses sentiments trop rapidement ni le rassurer inopportunément. **Le patient peut avoir l'impression que l'infirmière ne comprend pas sa douleur ni son angoisse. Il peut aussi être déprimé. Des phrases comme « vous ne pouvez pas comprendre, vous n'y étiez pas » constituent une défense, une façon de repousser les autres.**
- Inciter le patient à parler de son expérience, à exprimer ses sentiments de peur et de perte, sa colère, son chagrin.

§ Consulter le diagnostic infirmier Deuil dysfonctionnel.

- Vérifier et surveiller les habitudes de sommeil des enfants et des adultes. Les troubles du sommeil et les cauchemars peuvent se manifester, ce qui retarde la résolution du problème et altère les stratégies d'adaptation.
- Inciter le patient à prendre conscience de ses sentiments et de ses réactions, et à les accepter.
- Inciter le patient à utiliser la situation dans un but de croissance personnelle.
- Accepter le rythme de progression du patient.
- Permettre au patient d'exprimer sa colère envers son agresseur ou la situation d'une façon qui soit acceptable.
- Garder la discussion sur un plan pratique et émotionnel; **ne pas intellectualiser l'expérience, car cela permettrait au patient d'éviter de prendre conscience de ses sentiments.**
- Soutenir le patient face au stress engendré par l'événement et ses conséquences, par sa comparution devant un tribunal, par ses relations avec la personne clé dans sa vie, etc.

- Veiller à ce que le patient ait les services de conseillers ou de thérapeutes consciencieux et professionnels, et utiliser des traitements comme la psychothérapie associée au traitement médicamenteux, la thérapie implosive, l'immersion, l'hypnose, le rolfing, le travail mnémonique, la restructuration cognitive, la physiothérapie ou l'ergothérapie.
- Expliquer l'usage des médicaments. **Du lithium peut être prescrit pour réduire les explosions de colère ; des psychotropes à faible dose peuvent être prescrits lorsque le patient a perdu le contact avec la réalité.**

**PRIORITÉ N° 3 – Donner un enseignement visant le mieux-être du patient**

- Amener le patient à reconnaître et à analyser ses sentiments pendant qu'il suit une thérapie.
- Informer le patient des réactions susceptibles de se produire à chaque phase et lui faire savoir que ces réactions sont normales **afin de diminuer la peur de l'inconnu. Il faut donner ces explications en utilisant des termes neutres : « Il se peut que... »**
- Rechercher avec le patient les facteurs qui auraient pu le rendre vulnérable et qu'il pourrait changer **pour se protéger à l'avenir. Il faut éviter les jugements de valeur.**
- Discuter avec le patient des changements qu'il compte apporter à son mode de vie et de la façon dont ils peuvent favoriser son rétablissement. **Cette réflexion aide le patient à évaluer la justesse du plan thérapeutique infirmier.**
- Montrer au patient des techniques de maîtrise du stress.
- Expliquer au patient que la réapparition de réactions, de pensées et de sentiments est normale aux périodes dites « anniversaires » de l'événement et lui montrer la conduite à tenir en pareil cas.
- Conseiller à la personne clé dans la vie du patient d'avoir recours à un groupe de soutien **qui l'aidera à saisir la réalité du patient.**
- Inciter le patient à consulter un psychiatre s'il est excessivement violent, inconsolable, ou ne semble pas s'adapter. **La participation à un groupe peut également se révéler utile.**

- Diriger le patient vers des services de counseling familial ou conjugal, au besoin.

§ Consulter les diagnostics infirmiers suivants : Sentiment d'impuissance, Stratégies d'adaptation inefficaces, Deuil anticipé ou Deuil dysfonctionnel.

## Données essentielles à consigner

### *Évaluations (initiale et subséquentes)*

- Inscrire les données d'évaluation, notamment la dysfonction actuelle et les réactions du patient à l'événement sur les plans comportemental et émotionnel.
- Faire une description précise de l'événement traumatique.
- Noter les réactions de la famille ou de la personne clé dans la vie du patient.

### *Planification*

- Rédiger le plan thérapeutique infirmier et inscrire le nom de chacun des intervenants.
- Rédiger le plan d'enseignement.

### *Application et vérification des résultats*

- Noter les réactions du patient aux interventions et à l'enseignement, ainsi que les mesures qui ont été prises.
- Noter les changements d'ordre émotionnel.
- Noter les objectifs atteints ou les progrès accomplis vers l'atteinte des objectifs.
- Noter les modifications apportées au plan thérapeutique infirmier.

### *Plan de congé*

- Noter les besoins à long terme du patient et le nom des responsables des mesures à prendre.
- Noter les demandes de consultation.

## Exemples tirés des CRSI (NOC) et des CISI (NIC)

- RÉSULTAT : Maîtrise de la peur
- INTERVENTION : Élargissement du réseau de soutien

POST-TRAUMATIQUE

# RISQUE DE SYNDROME POST-TRAUMATIQUE

*Taxinomie II : Adaptation/tolérance au stress – Classe 1 : Réactions post-traumatiques (00145)*

*[Mode fonctionnel de santé de Gordon : Adaptation et tolérance au stress]*

*Diagnostic proposé en 1998 par le groupe de recherche pour le développement et la classification des diagnostics infirmiers (NDEC)*

**DÉFINITION** ■ **Risque de réaction inadaptée et prolongée à un événement traumatisant ou accablant.**

## Facteurs de risque

- Profession (ex. : policier, pompier, sauveteur, personnel de prison et de maison de correction, personnel des services d'urgence, personnel d'unités psychiatriques [et les membres de leurs familles])
- Perception de l'événement ; sens exagéré des responsabilités ; diminution de l'amour-propre
- Situation de survivant
- Soutien social inadéquat ; milieu peu aidant ; éloignement du domicile, déportation
- Durée de l'événement

**Remarque** : Il ne peut y avoir de signes ni de symptômes (caractéristiques) lorsqu'on diagnostique un risque de problème, car celui-ci n'existe pas encore ; les interventions infirmières sont donc axées sur la prévention.

## Résultats escomptés (objectifs) et critères d'évaluation

- Le patient ne présentera pas d'anxiété grave.
- Le patient compose avec ses réactions émotionnelles d'une façon personnelle.

- Le patient ne signale aucune manifestation physique (comme la douleur, les cauchemars ou les « retours en arrière », la fatigue chronique).

## Interventions

**PRIORITÉ N° 1 – Évaluer les facteurs favorisants et la réaction de la victime**

- Noter la profession de la victime (policier, pompier, service des urgences, etc.).
- Apprécier les degrés de connaissances et d'anxiété du patient au regard de la possibilité que se reproduise la situation ou que survienne une situation similaire.
- Déterminer comment les expériences passées du patient peuvent influer sur la situation actuelle.
- Noter si le patient fait des commentaires indiquant qu'il se sent responsable (« J'aurais dû être plus prudent... », « J'aurais dû retourner la chercher... », etc.).
- Noter les situations qui se sont produites récemment et qui pourraient contribuer au problème, par exemple un changement de domicile provoqué par un événement dramatique (maladie ou accident, feu, inondation, tornade, tremblement de terre, etc.).
- Noter les stratégies d'adaptation du patient.
- Déterminer la disponibilité et l'utilité du réseau de soutien social, familial, communautaire, etc. **(Remarque : Les membres de la famille sont également à risque.)**

**PRIORITÉ N° 2 – Aider le patient à faire face à la situation**

- Informer les personnes à risque au sujet des signes et des symptômes de la réaction post-traumatique, surtout si celle-ci est susceptible de se produire dans leur milieu de travail ou de vie.
- Déterminer les forces du patient et en discuter avec lui (lui faire remarquer que sa famille démontre beaucoup de sollicitude, qu'il gère habituellement bien le stress, par exemple). Discuter également des aspects plus difficiles de sa situation (parler avec lui de sa tendance à se tourner vers l'alcool ou la drogue, du fait qu'il a été témoin d'un meurtre, par exemple).
- Discuter avec le patient des stratégies d'adaptation qu'il a déjà utilisées dans le passé face à des événements traumatisants.

- Évaluer la façon dont le patient perçoit la situation et ce qu'elle signifie pour lui (policier ou parent enquêtant sur la mort d'un enfant, etc.).
- Fournir du soutien émotionnel au patient et lui tenir compagnie **afin de l'aider à renforcer ses capacités d'adaptation.**
- Inciter le patient à exprimer ses sentiments. Noter si les sentiments exprimés concordent avec les événements vécus. **L'absence de concordance peut indiquer la présence d'un conflit plus profond et nuire à la résolution du problème.**
- Rechercher les signes et les symptômes de réaction au stress (cauchemars, impression de revivre l'accident, manque d'appétit, irritabilité, engourdissement et pleurs, perturbation des relations interpersonnelles, etc.). **Ces réactions sont normales peu après l'événement traumatisant. Toutefois, si elles persistent et se prolongent, elles peuvent révéler la présence d'un problème de stress post-traumatique.**

**PRIORITÉ N° 3 – Donner un enseignement visant le mieux-être du patient**

- Installer le patient dans un endroit calme où il se sentira en sécurité et **dans lequel il pourra faire face à l'événement traumatisant.**
- Encourager le patient à prendre conscience de ses sentiments et à les exprimer le plus souvent possible. **L'aider à prendre conscience des changements qui se produisent dans sa capacité de gérer le stress.**
- Inciter le patient à apprendre des techniques de réduction du stress **afin de favoriser l'acceptation de sa situation.**
- Recommander au patient de participer aux séances d'analyse qui sont parfois offertes après un événement traumatisant. **La possibilité de faire face à la situation le plus tôt possible après l'événement peut favoriser le rétablissement et prévenir l'aggravation de la réaction.**
- Dresser avec le patient la liste des ressources qui peuvent l'aider. **Le patient dispose ainsi d'un soutien auquel il peut recourir au besoin.**
- Diriger le patient vers des services de counseling familial ou individuel, au besoin.

## Données essentielles à consigner

### *Évaluations (initiale et subséquentes)*

- Inscrire les facteurs de risque ainsi que les réactions comportementales et émotionnelles du patient.
- Noter la façon dont le patient perçoit l'événement et ce qu'il signifie pour lui.

### *Planification*

- Rédiger le plan thérapeutique infirmier et inscrire le nom de chacun des intervenants.
- Rédiger le plan d'enseignement.

### *Application et vérification des résultats*

- Noter les réactions du patient aux interventions et à l'enseignement, ainsi que les mesures qui ont été prises.
- Noter les objectifs atteints ou les progrès accomplis vers l'atteinte des objectifs.

### *Plan de congé*

- Noter les besoins à long terme du patient et le nom des responsables des mesures à prendre.
- Noter les demandes de consultation.

## Exemples tirés des CRSI (NOC) et des CISI (NIC)

- RÉSULTAT : Travail de deuil
- INTERVENTION : Intervention en situation de crise

**PRISE EN CHARGE DU PROGRAMME THÉRAPEUTIQUE**

# MOTIVATION À AMÉLIORER LA PRISE EN CHARGE DE SON PROGRAMME THÉRAPEUTIQUE

*Taxinomie II : Promotion de la santé – Classe 2 : Prise en charge de la santé (00162)*

*[Mode fonctionnel de santé de Gordon : Perception et prise en charge de la santé]*

*Diagnostic proposé en 2002*

**DÉFINITION** Façon d'organiser les modalités de traitement d'une maladie et de ses séquelles et de les intégrer dans la vie quotidienne permettant d'atteindre certains objectifs de santé et pouvant être renforcée.

## Caractéristiques

### DONNÉES SUBJECTIVES

- Désir de prendre en charge le plan de traitement de la maladie et le programme de prévention des séquelles
- Verbalisation de difficultés minimes ou d'absence de difficultés dans l'organisation et l'intégration d'une ou de plusieurs modalités du traitement d'une maladie ou de la prévention des complications
- Description de la diminution des facteurs de risque pouvant exacerber la maladie ou ses séquelles

### DONNÉES OBJECTIVES

- Choix approprié d'activités quotidiennes permettant d'atteindre les buts du traitement ou du programme de prévention
- Absence d'aggravation des symptômes de la maladie

## Résultats escomptés (objectifs) et critères d'évaluation

- Le patient prend son programme thérapeutique en charge.
- Le patient effectue une prise en charge proactive en prévoyant l'évolution de la maladie et les risques de complications possibles et en planifiant les interventions appropriées.
- Le patient connaît les ressources qui sont à sa disposition et les utilise.
- Le patient ne présente pas de complications ni d'aggravation évitables de la maladie ou des séquelles.

## Interventions

### PRIORITÉ Nº 1 – Évaluer les raisons qui motivent le patient à continuer de s'améliorer

- Apprécier les connaissances et la compréhension du patient concernant son programme thérapeutique. Noter ses objectifs en matière de santé. **On vérifie ainsi la précision et l'exhaustivité de la base de connaissances du patient afin de combler ses besoins d'apprentissage futurs.**

- Noter les attentes du patient à l'égard de la nécessité d'un traitement à long terme et des changements prévus.
- Discuter avec le patient des ressources qu'il utilise actuellement **afin de vérifier si des changements s'imposent (s'il a besoin d'utiliser davantage le service de soins à domicile, ou s'il devrait se faire aider par un coordonnateur de suivi en raison de la complexité ou de la durée de son programme thérapeutique).**

**PRIORITÉ Nº 2 – Aider le patient et la personne clé dans sa vie à élaborer un plan répondant aux exigences du patient**

- Préciser les étapes que le patient et la personne clé devront franchir pour atteindre les objectifs de soins. **La compréhension de ces étapes favorise leur participation et augmente les chances que les objectifs soient atteints.**
- Accepter la façon dont le patient perçoit ses forces et ses limites tout en travaillant avec lui pour améliorer ses capacités. **Ce faisant, on favorise l'estime de soi et la confiance en soi dont le patient a besoin pour persévérer.**
- Informer le patient et la personne clé dans sa vie de façon à ce qu'ils puissent trouver et utiliser des ressources par eux-mêmes. **Si le patient et la personne clé dans sa vie consultent des sources d'information non traditionnelles ou non sûres (Internet, par exemple), ils doivent se montrer prudents et vérifier la fiabilité de la source d'information consultée avant d'en faire quelque utilisation que ce soit.**
- Reconnaître les efforts et les capacités du patient ; le féliciter de ses progrès, **afin de l'encourager dans sa démarche pour atteindre les objectifs fixés.**

**PRIORITÉ Nº 3 – Favoriser le mieux-être du patient**

- Encourager le patient et la personne clé dans sa vie à prendre part aux décisions et à exercer un rôle actif dans la planification et la prise en charge des tâches et des responsabilités qui se sont ajoutées au programme thérapeutique.
- Aider le patient et la personne clé dans sa vie à appliquer des stratégies qui leur permettront de suivre les progrès du patient et ses réactions au programme thérapeutique. **Ils peuvent ainsi voir venir les difficultés et les résoudre avant qu'elles deviennent des problèmes.**

- Diriger le patient vers les services communautaires ou un groupe de soutien, au besoin, **ce qui lui donne des occasions de trouver des modèles de rôles, d'acquérir de nouvelles aptitudes, de prévoir et de résoudre les difficultés avant qu'elles deviennent des problèmes, etc.**

## Données essentielles à consigner

### *Évaluations (initiale et subséquentes)*

- Inscrire les données d'évaluation, notamment la dynamique de la situation du patient.
- Noter les forces du patient et ses nouveaux besoins.

### *Planification*

- Rédiger le plan thérapeutique infirmier et inscrire le nom de chacun des intervenants.
- Rédiger le plan d'enseignement.

### *Application et vérification des résultats*

- Noter les réactions du patient aux interventions et à l'enseignement, ainsi que les mesures qu'il a prises.
- Noter les objectifs atteints ou les progrès accomplis vers l'atteinte des objectifs.
- Noter les changements apportés au plan thérapeutique infirmier.

### *Plan de congé*

- Noter les objectifs à court terme et à long terme du patient et le nom des responsables des mesures à prendre.
- Noter les ressources existantes et les demandes de consultation.

## Exemples tirés des CRSI (NOC) et des CISI (NIC)

- RÉSULTAT : Contrôle des symptômes
- INTERVENTION : Orientation dans le réseau de la santé et de la sécurité sociale

# PRISE EN CHARGE DU PROGRAMME THÉRAPEUTIQUE

## PRISE EN CHARGE EFFICACE DU PROGRAMME THÉRAPEUTIQUE

*Taxinomie II : Promotion de la santé – Classe 2 : Prise en charge de la santé (00082)*
*[Mode fonctionnel de santé de Gordon : Perception et prise en charge de la santé]*

*Diagnostic proposé en 1994*

**DÉFINITION** ■ Façon d'organiser les modalités de traitement d'une maladie et de ses séquelles et de les intégrer dans la vie quotidienne permettant d'atteindre certains objectifs de santé.

## Caractéristiques

### DONNÉES SUBJECTIVES

- Désir de prendre en charge le plan de traitement de la maladie et le programme de prévention des séquelles
- Volonté d'empêcher la progression de la maladie et d'en prévenir les séquelles

### DONNÉES OBJECTIVES

- Choix approprié d'activités quotidiennes permettant d'atteindre les buts du traitement ou du programme de prévention
- Symptômes de la maladie restant dans les limites prévues

## Résultats escomptés (objectifs) et critères d'évaluation

- Le patient comprend son programme thérapeutique.
- Le patient trouve des façons efficaces d'intégrer le programme thérapeutique dans ses habitudes de vie.

- Le patient connaît les services qui sont à sa disposition et les utilise.
- Le patient ne présente pas de complications ou d'aggravation évitables.

## Interventions

### PRIORITÉ Nº 1 – Évaluer la situation et les besoins du patient

- Apprécier les connaissances et la compréhension du patient à l'égard de son état et de ses besoins thérapeutiques. Noter ses objectifs en matière de santé.
- Noter comment le patient compte s'adapter au traitement et aux changements prévus.
- Noter les traitements qu'on ajoute au programme thérapeutique actuel du patient et déterminer l'information dont lui et la personne clé dans sa vie ont besoin au sujet de ces traitements.
- Discuter avec le patient des ressources qu'il utilise actuellement **afin de vérifier si des changements s'imposent (s'il a besoin d'utiliser davantage le service de soins à domicile, ou s'il devrait se faire aider par un coordonnateur de suivi en raison de la complexité ou de la durée de son programme thérapeutique).**

### PRIORITÉ Nº 2 – Aider le patient et la personne clé dans sa vie à trouver des stratégies qui les aideront à répondre aux nouvelles exigences du programme thérapeutique

- Préciser les étapes que le patient et la personne clé devront franchir pour atteindre les objectifs de soins.
- Accepter la façon dont le patient perçoit ses forces et ses limites tout en travaillant avec lui pour améliorer ses capacités. **Ce faisant, on favorise l'estime de soi et la confiance en soi dont le patient a besoin pour persévérer.**
- Informer le patient et la personne clé dans sa vie de façon à ce qu'ils puissent trouver et utiliser des ressources par eux-mêmes. **Si le patient ou la personne clé dans sa vie consultent des sources d'information non traditionnelles ou non sûres (Internet, par exemple), ils doivent se montrer prudents et vérifier la fiabilité de la source d'information consultée avant d'en faire quelque utilisation que ce soit.**

- Reconnaître les efforts et les capacités du patient ; le féliciter de ses progrès, **afin de l'encourager dans sa démarche pour atteindre les objectifs fixés.**

**PRIORITÉ N° 3 – Donner un enseignement visant le mieux-être du patient**

- Encourager le patient et la personne clé dans sa vie à prendre part aux décisions et à exercer un rôle actif dans la planification et la prise en charge des tâches et des responsabilités qui se sont ajoutées au programme thérapeutique.
- Donner au patient les coordonnées d'une personne à qui il pourra faire appel ou qui ira le voir à domicile durant la période du suivi.
- Aider le patient et la personne clé dans sa vie à appliquer des stratégies qui leur permettront de suivre les progrès du patient et ses réactions au programme thérapeutique. **Ils peuvent ainsi voir venir les difficultés et les résoudre avant qu'elles ne deviennent des problèmes.**
- Mobiliser toutes les ressources possibles, y compris la famille et l'entourage du patient, les services sociaux, les services d'aide financière, etc.
- Diriger le patient vers les services communautaires, au besoin.

## Données essentielles à consigner

### *Évaluations (initiale et subséquentes)*

- Inscrire les données d'évaluation, notamment la dynamique de la situation du patient.
- Noter les forces du patient et ses nouveaux besoins.

### *Planification*

- Rédiger le plan thérapeutique infirmier et inscrire le nom de chacun des intervenants.
- Rédiger le plan d'enseignement.

### *Application et vérification des résultats*

- Noter les réactions du patient aux interventions et à l'enseignement, ainsi que les mesures qu'il a prises.
- Noter les objectifs atteints ou les progrès accomplis vers l'atteinte des objectifs.
- Noter les changements apportés au plan thérapeutique infirmier.

### *Plan de congé*

- Noter les objectifs à court terme et à long terme du patient et le nom des responsables des mesures à prendre.
- Noter les ressources existantes et les demandes de consultation.

## Exemples tirés des CRSI (NOC) et des CISI (NIC)

- RÉSULTAT : Contrôle des symptômes
- INTERVENTION : Orientation dans le réseau de la santé et de la sécurité sociale

PRISE EN CHARGE DU PROGRAMME THÉRAPEUTIQUE

# PRISE EN CHARGE INEFFICACE DU PROGRAMME THÉRAPEUTIQUE

*Taxinomie II : Promotion de la santé – Classe 2 : Prise en charge de la santé (00078)*

*[Mode fonctionnel de santé de Gordon : Perception et prise en charge de la santé]*

*Diagnostic proposé en 1992*

**DÉFINITION** Façon d'organiser les modalités de traitement d'une maladie et de ses séquelles et de les intégrer dans la vie quotidienne ne permettant pas d'atteindre certains objectifs de santé.

## Facteurs favorisants

- Complexité du système de soins ou du programme thérapeutique
- Conflits décisionnels
- Difficultés économiques
- Fardeau trop lourd pour la personne ou sa famille
- Conflit familial
- Habitudes familiales concernant la santé

- Points de repère insuffisants ou inadéquats
- Manque de connaissances
- Méfiance à l'égard du plan de traitement ou du personnel soignant
- Perception de la gravité du problème, du risque pour soi, des obstacles et des bénéfices
- Sentiment d'impuissance
- Manque de soutien social

## Caractéristiques

### DONNÉES SUBJECTIVES

- Désir de prendre en charge le plan de traitement de la maladie et le programme de prévention des séquelles
- Difficulté à organiser ou à intégrer un ou plusieurs aspects du plan de traitement de la maladie et de ses effets ou du programme de prévention des complications
- Absence de mesures visant à intégrer le programme thérapeutique dans les habitudes quotidiennes ou à empêcher la progression de la maladie et à en prévenir les séquelles

### DONNÉES OBJECTIVES

- Mode de vie ne permettant pas d'atteindre les buts du traitement ou du programme de prévention
- Exacerbation (prévisible ou non) des symptômes de la maladie

## Résultats escomptés (objectifs) et critères d'évaluation

- Le patient accepte d'apporter les changements nécessaires pour atteindre les objectifs convenus.
- Le patient dit connaître les facteurs qui l'empêchent de prendre en charge efficacement son programme thérapeutique.
- Le patient participe à la recherche de solutions pour contrer les facteurs qui l'empêchent d'intégrer son programme thérapeutique dans ses habitudes de vie.
- Le patient change ses comportements ou son mode de vie de façon à respecter son programme thérapeutique.
- Le patient connaît et utilise les ressources qui sont à sa disposition.

## Interventions

**PRIORITÉ Nº 1 – Déterminer les facteurs favorisants**

- S'assurer que le patient comprend bien sa maladie et le traitement qu'il doit suivre.
- Déterminer les objectifs et les pratiques du patient et de sa famille en matière de santé.
- S'enquérir de la façon dont le patient perçoit son programme thérapeutique et de ses attentes.
- Inventorier les ressources existantes (aide, prestation de soins, soins de répit) et noter lesquelles le patient utilise.

**PRIORITÉ Nº 2 – Aider le patient ou les personnes clés dans sa vie à élaborer des stratégies qui leur permettront de mieux prendre en charge le programme thérapeutique**

- Appliquer les méthodes de communication thérapeutique **afin d'aider le patient à résoudre ses problèmes.**
- Vérifier si le patient a participé ou non à l'établissement des objectifs.
- Préciser les étapes que le patient devra franchir pour atteindre les objectifs souhaités.
- Conclure une entente avec le patient relativement à sa participation aux soins.
- Accepter la façon dont le patient perçoit ses forces et ses limites tout en travaillant avec lui pour améliorer ses capacités. Lui faire sentir qu'on a confiance dans sa capacité de faire face et de s'adapter à sa situation.
- Soutenir le patient dans ses efforts par des renforcements positifs, **afin de l'inciter à persévérer.**
- Donner de l'information au patient et lui montrer où et comment trouver lui-même l'information dont il a besoin. Répéter souvent les directives déjà données et la raison pour laquelle il faut les suivre. Utiliser diverses méthodes pédagogiques (mise en situation, démonstration pratique, matériel écrit, etc.).

**PRIORITÉ Nº 3 – Donner un enseignement visant le mieux-être du patient**

- Expliquer pourquoi il est important de bien comprendre les raisons du traitement ou de la pharmacothérapie.
- S'assurer que le patient comprend les conséquences de ses décisions.

- Inciter le patient et les personnes qui s'en occupent à participer à la planification des soins et à l'évaluation. **On augmente ainsi leur motivation, ce qui optimise les résultats.**
- Aider le patient à élaborer des stratégies de suivi du programme thérapeutique, **afin de favoriser un dépistage précoce des changements et d'inciter le patient à faire le nécessaire avant que ces changements ne deviennent des problèmes.**
- Mobiliser toutes les ressources possibles (famille, personnes clés, soutien social, aide financière, etc.).
- Adresser le patient à des services de counseling ou de thérapie (de groupe ou individuelle), au besoin.
- Prendre contact avec un service de soins à domicile **qui pourra s'occuper de l'évaluation, du suivi et de l'enseignement au patient lorsqu'il sera de retour chez lui.**

## Données essentielles à consigner

### *Évaluations (initiale et subséquentes)*

- Inscrire les données d'évaluation, notamment la dynamique de la situation du patient et la façon dont il perçoit ses problèmes et ses besoins.
- Noter les forces et les limites du patient.
- Noter les ressources existantes et celles que le patient utilise.

### *Planification*

- Rédiger le plan thérapeutique infirmier et inscrire le nom de chacun des intervenants.
- Rédiger le plan d'enseignement.

### *Application et vérification des résultats*

- Noter les réactions du patient aux interventions et à l'enseignement, ainsi que les mesures qui ont été prises.
- Noter les objectifs atteints et les progrès accomplis vers l'atteinte des objectifs.
- Noter les modifications apportées au plan thérapeutique infirmier.

### *Plan de congé*

- Noter les besoins à long terme du patient ainsi que le nom des responsables des mesures à prendre.

- Noter les ressources existantes et les demandes de consultation.

## Exemples tirés des CRSI (NOC) et des CISI (NIC)

- RÉSULTAT : Prise en charge du traitement face à la maladie ou aux blessures
- INTERVENTION : Aide au changement amorcé par le patient

**PRISE EN CHARGE DU PROGRAMME THÉRAPEUTIQUE**

# PRISE EN CHARGE INEFFICACE DU PROGRAMME THÉRAPEUTIQUE PAR UNE COLLECTIVITÉ

*Taxinomie II : Promotion de la santé – Classe 2 : Prise en charge de la santé (00081)*

*[Mode fonctionnel de santé de Gordon : Perception et prise en charge de la santé]*

*Diagnostic proposé en 1994*

**DÉFINITION** ■ Façon d'organiser les modalités du traitement d'une maladie et de ses séquelles et de les intégrer dans les activités communautaires ne permettant pas d'atteindre certains objectifs de santé.

## Facteurs favorisants

- N'ont pas encore été répertoriés
- [Mesures de sécurité insuffisantes pour les membres de la collectivité]
- [Incertitude économique]
- [Absence de soins de santé]
- [Environnement insalubre]
- [Information non accessible à tous les membres de la collectivité]

- [Collectivité ne possédant pas les moyens de répondre aux besoins de reconnaissance, d'association, de sécurité et d'appartenance de ses membres]

## Caractéristiques

### DONNÉES SUBJECTIVES

- [Incapacité des membres de la collectivité ou des organismes publics de répondre aux besoins thérapeutiques de toute la collectivité]
- [Ressources des membres de la collectivité et des organismes publics trop limitées pour qu'ils puissent répondre aux besoins thérapeutiques de toute la collectivité]

### DONNÉES OBJECTIVES

- Manque de programmes thérapeutiques et de personnes chargées de prodiguer les soins aux membres de la collectivité
- Absence de porte-parole des droits des membres de la collectivité
- Activités communautaires insuffisantes [pour les soins médicaux et la prévention primaires et] pour la prévention secondaire et tertiaire
- Symptômes de maladies dépassant la norme prévue pour le nombre de personnes et le type de population ; augmentation inattendue de la morbidité
- Services de santé insuffisants [ou trop difficiles à obtenir] en regard de l'incidence et de la prévalence de la maladie
- Indisponibilité des ressources de soins pour le traitement
- [Incapacité des membres de la collectivité de collaborer et de former des coalitions afin de mettre sur pied des programmes de traitement de la maladie et de ses séquelles]

## Résultats escomptés (objectifs) et critères d'évaluation

- La collectivité connaît les facteurs négatifs et positifs qui influent sur les programmes thérapeutiques communautaires destinés à atteindre les objectifs en matière de santé.
- La collectivité participe à la recherche de solutions destinées à contrer les facteurs qui l'empêchent d'organiser et d'intégrer des programmes communautaires.

- La collectivité signale des symptômes se rapprochant de la norme en ce qui concerne l'incidence et la prévalence de la maladie.

## Interventions

**PRIORITÉ Nº 1 – Déterminer les facteurs favorisants**

- Inventorier les services de soins communautaires qui existent pour faire face à la maladie et à ses séquelles.
- Prendre note des commentaires des membres de la collectivité au sujet du fonctionnement inefficace ou inadéquat de la collectivité.
- Rechercher les raisons de l'augmentation inattendue de la maladie dans la collectivité.
- Noter les forces et les limites des ressources communautaires et apprécier dans quelle mesure la collectivité est prête à faire des efforts pour changer.
- Relever l'effet des facteurs favorisants sur les activités communautaires.
- Noter dans quelle mesure la collectivité connaît et comprend le programme thérapeutique.

**PRIORITÉ Nº 2 – Aider la collectivité à élaborer des stratégies qui amélioreront le fonctionnement et la gestion communautaires**

- Stimuler l'esprit de coopération dans la collectivité sans négliger l'individualité de ses membres ou de ses groupes.
- Faire participer la collectivité à l'établissement des objectifs de soins et établir un ordre de priorité parmi les objectifs à atteindre **afin de faciliter la planification.**
- Chercher conjointement avec les services sociaux et les services de santé publique **des façons de résoudre les problèmes et de satisfaire les besoins exprimés et prévus.**
- Reconnaître les populations à risque ou mal desservies **afin de les faire participer activement à la démarche de résolution de problèmes.**
- Élaborer un plan d'enseignement ou créer un service de relations publiques **afin de sensibiliser les membres de la collectivité à l'importance des programmes de traitement ou de prévention.**

**PRIORITÉ Nº 3 – Donner un enseignement visant le mieux-être de la collectivité**

- Aider la collectivité à élaborer un plan d'action qui lui permettra de faire une évaluation continue de ses besoins, de son fonctionnement et du plan lui-même. **La collectivité sera ainsi mieux préparée à satisfaire ses besoins et à résoudre les problèmes.**
- Inciter les membres de la collectivité à se regrouper et à former des associations avec d'autres collectivités et avec la société dans son ensemble **afin de favoriser la planification à long terme en fonction des besoins et des problèmes prévus.**

## Données essentielles à consigner

### *Évaluations (initiale et subséquentes)*

- Inscrire les données d'évaluation, notamment les points de vue des membres de la collectivité.

### *Planification*

- Rédiger le plan d'action et inscrire le nom de chacun des intervenants.
- Rédiger le plan d'enseignement.

### *Application et vérification des résultats*

- Noter les réactions de la collectivité au plan et aux interventions, ainsi que les mesures qui ont été prises.
- Noter les objectifs atteints ou les progrès accomplis vers l'atteinte des objectifs.
- Noter les modifications apportées au plan d'action.

### *Plan de congé*

- Noter les objectifs à long terme de la collectivité et le nom des responsables des mesures à prendre.
- Noter les demandes de consultation.

## Exemples tirés des CRSI (NOC) et des CISI (NIC)

- RÉSULTAT : Compétence de la collectivité
- INTERVENTION : Promotion de la santé dans la collectivité

**PRISE EN CHARGE DU PROGRAMME THÉRAPEUTIQUE**

# PRISE EN CHARGE INEFFICACE DU PROGRAMME THÉRAPEUTIQUE PAR LA FAMILLE

*Taxinomie II: Promotion de la santé – Classe 2: Prise en charge de la santé (00080)*

*[Mode fonctionnel de santé de Gordon: Perception et prise en charge de la santé]*

*Diagnostic proposé en 1994*

**DÉFINITION** Façon d'organiser les modalités du traitement d'une maladie et de ses séquelles et de les intégrer dans les habitudes familiales ne permettant pas d'atteindre certains objectifs de santé.

## Facteurs favorisants

- Complexité du système de soins de santé
- Complexité du programme thérapeutique
- Conflits décisionnels
- Difficultés économiques
- Fardeau trop lourd pour la personne ou la famille
- Conflits familiaux

## Caractéristiques

### DONNÉES SUBJECTIVES

- Difficultés à organiser et à intégrer dans les habitudes familiales les modalités de traitement ou de prévention; [incapacité de prendre en charge le programme thérapeutique]
- Désir de prendre en charge le plan de traitement de la maladie et le programme de prévention des séquelles
- Reconnaissance du fait que la famille n'a pris aucune mesure pour empêcher la progression de la maladie et prévenir l'apparition de séquelles

**DONNÉES OBJECTIVES**

- Activités familiales ne permettant pas d'atteindre les objectifs du programme de traitement ou de prévention
- Exacerbation (prévisible ou non) des symptômes de la maladie d'un membre de la famille
- Manque de vigilance face à la maladie et à ses séquelles

## Résultats escomptés (objectifs) et critères d'évaluation

- La famille connaît les facteurs qui l'empêchent de prendre en charge efficacement le programme thérapeutique.
- La famille participe à la recherche de solutions pour contrer ces facteurs.
- La famille accepte d'apporter les changements nécessaires pour atteindre les objectifs convenus concernant le programme de traitement ou de prévention.
- La famille modifie son mode de vie de façon à respecter le programme thérapeutique.

## Interventions

**PRIORITÉ Nº 1 – Déterminer les facteurs favorisants**

- Prendre note de la façon dont la famille perçoit les efforts qu'elle a faits jusqu'à maintenant.
- Apprécier les activités de la famille à l'aide d'un instrument d'évaluation qui comprend les dimensions suivantes : fréquence et efficacité des interactions familiales, stimulation de l'autonomie, adaptation aux changements des besoins, hygiène de vie, capacité de résoudre des problèmes, liens avec la collectivité.
- Prendre note des objectifs de la famille en matière de santé et apprécier l'entente entre les différents membres. **(La présence de conflits nuit à la résolution des problèmes.)**
- Vérifier si les membres de la famille comprennent bien le programme thérapeutique et noter l'importance que celui-ci revêt à leurs yeux.
- Inventorier les ressources existantes et celles que la famille utilise.

**PRIORITÉ N° 2 – Aider la famille à trouver des stratégies qui lui permettront de mieux prendre en charge le programme thérapeutique**

- Fournir de l'information à la famille **afin de l'aider à mieux comprendre l'importance du programme thérapeutique.**
- Amener les membres de la famille à reconnaître les activités familiales qui sont inappropriées. Les aider à prendre conscience de leurs besoins et de leurs comportements, tant individuels que collectifs, **afin qu'ils améliorent continuellement leurs interactions.**
- Élaborer conjointement avec les membres de la famille un plan d'action qui leur permettra de surmonter la complexité du programme thérapeutique ou du système de soins et de faire face aux autres facteurs favorisants. **On augmente ainsi leur motivation, ce qui optimise les résultats.**
- Inventorier les services communautaires **qui pourront aider la famille à combler ses lacunes**, en tenant compte de trois stratégies de soutien : l'information, la résolution de problèmes et la création d'un réseau d'aide.

**PRIORITÉ N° 3 – Donner un enseignement visant le mieux-être de la famille**

- Aider la famille à établir les critères qui lui permettront de faire elle-même une évaluation continue de sa situation, de l'efficacité de ses comportements et de ses progrès. **La famille est ainsi mieux disposée à prévoir ses besoins.**
- Effectuer la planification conjointement avec les services de santé et les services sociaux et communautaires appropriés et diriger la famille vers ces services. **Les problèmes comportent souvent de multiples facettes qui nécessitent l'intervention de plusieurs services ou personnes.**
- Diriger les membres de la famille vers une personne-ressource ou un chargé de suivi qui pourra leur fournir une aide individuelle **(les soutenir, les aider à résoudre leurs problèmes, coordonner les soins, etc.).**

§ Consulter, au besoin, le diagnostic infirmier Tension dans l'exercice du rôle de l'aidant naturel et les diagnostics de prise en charge inefficace du programme thérapeutique.

# Données essentielles à consigner

## *Évaluations (initiale et subséquentes)*

- Noter les données d'évaluation, notamment la nature du problème, le degré de perturbation, les valeurs familiales, les objectifs de la famille en matière de santé, et le taux de participation et d'engagement de chacun des membres de la famille.
- Noter les ressources existantes et celles que la famille utilise.

## *Planification*

- Rédiger le plan thérapeutique infirmier et inscrire le nom de chacun des intervenants.
- Rédiger le plan d'enseignement.

## *Application et vérification des résultats*

- Noter les réactions de la famille aux interventions et à l'enseignement, ainsi que les mesures qui ont été prises.
- Noter les objectifs atteints ou les progrès accomplis vers l'atteinte des objectifs.
- Noter les modifications apportées au plan thérapeutique infirmier.

## *Plan de congé*

- Noter les besoins à long terme de la famille, les mesures à prendre et le nom des responsables de ces mesures.
- Noter les demandes de consultation.

# Exemples tirés des CRSI (NOC) et des CISI (NIC)

- RÉSULTAT : Participation de la famille aux soins professionnels
- INTERVENTION : Mobilisation des ressources familiales

# RÉACTION ALLERGIQUE AU LATEX

*Taxinomie II: Sécurité/protection – Classe 5: Processus défensifs (00041)*

*[Mode fonctionnel de santé de Gordon: Nutrition et métabolisme]*

*Diagnostic proposé en 1998*

**DÉFINITION** ■ Réaction allergique aux produits composés de latex naturel.

## Facteurs favorisants

- Absence d'immunité à l'allergène [bien que cela s'applique également à l'eczéma de contact, la réaction immédiate de type I est une vraie réaction allergique]

## Caractéristiques

### *Réactions de type I*

- Apparition immédiate, dans l'heure qui suit le contact avec des protéines de latex (peut menacer la vie de la personne)
- Urticaire de contact évoluant vers des symptômes généralisés
- Œdème des lèvres, de la langue, de la luette ou de la gorge
- Essoufflement, gêne respiratoire, wheezing, bronchospasme menant à un arrêt respiratoire
- Hypotension, syncope, arrêt cardiaque
- Peuvent également comprendre:
  - des caractéristiques orofaciales: œdème de la sclérotique ou des paupières; érythème ou prurit des yeux; larmoiement; congestion nasale, prurit ou érythème; rhinorrhée; érythème facial; prurit facial; démangeaison orale
  - des caractéristiques gastro-intestinales: douleur abdominale; nausée
  - des caractéristiques généralisées: rougeurs, inconfort général; œdème généralisé; plaintes accentuées d'une sensation de chaleur corporelle généralisée; agitation

### *Réactions de type IV*

- Apparition tardive (plusieurs heures)
- Eczéma de contact ; irritation
- Réaction de sensibilité aux additifs de fabrication ([exposition aux produits chimiques utilisés dans les manufactures de latex], thiurames, carbamates) causant un inconfort
- Rougeurs

### *Réactions à l'allergène*

- Érythème
- [Bosses sèches, croûteuses et dures]
- Crevasses ou gerçures de la peau
- Phlyctènes

## Résultats escomptés (objectifs) et critères d'évaluation

- Le patient ne présente aucun signe de réaction allergique.
- Le patient connaît les risques associés à son allergie et les mesures à prendre pour éviter l'exposition au latex.
- Le patient reconnaît les signes et les symptômes qui nécessitent une intervention rapide.

## Interventions

### PRIORITÉ Nº 1 – Évaluer les facteurs favorisants

- Déterminer les personnes ou les groupes à risque (ceux qui ont des antécédents d'allergies, d'eczéma ou d'autres dermites) : les personnes régulièrement exposées aux produits de latex, comme les professionnels de la santé, les policiers, les pompiers, les techniciens ambulanciers ; les personnes qui manipulent des aliments (restaurants, épiceries et cafétérias) ; les coiffeurs, le personnel d'entretien, le personnel d'usines où on fabrique des produits contenant du latex ; les personnes qui présentent une anomalie du tube neural (spina bifida, par exemple) ou une affection urologique congénitale qui nécessite de fréquentes interventions chirurgicales ou de fréquents sondages (exstrophie vésicale, par exemple).
- Vérifier si le patient a été exposé au latex récemment, par exemple en gonflant des ballons (possibilité de réaction

aiguë à la poudre utilisée) ou en utilisant des condoms (auquel cas les deux partenaires peuvent être touchés).

- Noter si le test par piqûre (intradermoréaction) est positif. **(La sensibilité des IgE révélée par ce test démontre l'activation du système immunitaire se traduisant par la réaction de type I.)**
- Effectuer un test de provocation ou un test épicutané, selon le cas, en appliquant des gants en latex contre la peau du patient pendant 15 minutes **(l'apparition d'urticaire, de démangeaisons et de rougeurs indique une hypersensibilité)** ou collaborer au test RAST (*radioallergosorbent test*) et noter les réactions du patient. **Ce test est le seul qui soit sûr pour le patient ayant déjà présenté une réaction de type I.**

**PRIORITÉ Nº 2 – Prendre les mesures nécessaires pour atténuer la réaction allergique et éviter l'exposition à l'allergène**

- Prendre note des symptômes actuels du patient ; noter les plaintes d'éruptions cutanées, d'urticaire, de démangeaisons, d'irritation oculaire, d'œdème, de diarrhée, de nausée ou de sensation de faiblesse.
- Inspecter la peau (les signes d'allergie se trouvent habituellement sur les mains, mais ils peuvent également se trouver ailleurs) et rechercher les bosses sèches, dures et croûteuses ainsi que les fissures horizontales que peuvent causer les substances chimiques utilisées dans la composition des produits de latex (poudre dans les gants, condoms, etc.).
- Collaborer au traitement de l'eczéma de contact ou de la réaction de type IV, qui est la réaction la plus répandue (laver la peau atteinte avec de l'eau et un savon doux, appliquer un onguent à base de corticostéroïdes si nécessaire et s'assurer que le patient ne s'expose pas au latex, par exemple). Expliquer au patient que les gants de latex constituent la cause la plus courante de ce type de réaction, mais qu'il existe de nombreux autres produits qui contiennent du latex et qui peuvent aggraver son état.
- Rechercher les signes de réaction systémique, **car la réaction de type IV peut évoluer et dégénérer en réaction anaphylactique (réaction de type I).** Surveiller tout particulièrement l'apparition de troubles respiratoires, la respiration sifflante, l'hypotension, la tachycardie, les dysrythmies **(signes d'une réaction anaphylactique qui peut aboutir à un arrêt cardiaque)**.

- Administrer le traitement prescrit si une réaction de type I se produit : antihistaminiques, adrénaline (épinéphrine), liquides intraveineux, corticostéroïdes, oxygène ou ventilation mécanique, selon le cas.
- Poser une affiche signalant l'allergie du patient et en faire mention dans son dossier. Recommander au patient de porter un bracelet d'alerte médicale et de mentionner son allergie chaque fois qu'il consulte un professionnel de la santé.
- Inspecter régulièrement l'environnement du patient pour s'assurer qu'il ne contient pas de produits à base de latex.

**PRIORITÉ Nº 3 – Donner un enseignement visant le mieux-être du patient**

- Insister sur la nécessité d'intervenir de toute urgence en cas de réaction de type I.
- Informer le patient, la personne clé dans sa vie et la famille des signes d'une réaction allergique et du traitement d'urgence, **afin de les sensibiliser au problème et de s'assurer qu'ils réagiront rapidement en cas d'urgence.**
- S'assurer que le lieu de travail du patient est inspecté et que des recommandations sont faites pour éviter une nouvelle exposition.
- S'assurer qu'on a à sa disposition les produits suivants sans latex : gants (en caoutchouc), tubulures (en PVC), ruban adhésif, thermomètres, électrodes, canules d'oxygène de même que gommes à effacer et élastiques, au besoin.
- Diriger le patient vers les services qui pourront **l'aider et l'informer.**

## Données essentielles à consigner

### *Évaluations (initiale et subséquentes)*

- Inscrire les données d'évaluation, notamment les antécédents d'exposition au latex et la fréquence d'exposition.
- Noter les signes et les symptômes ainsi que leur gravité.

### *Planification*

- Rédiger le plan thérapeutique infirmier et inscrire le nom de chacun des intervenants.
- Rédiger le plan d'enseignement.

### *Application et vérification des résultats*

- Noter les réactions du patient aux interventions et à l'enseignement ainsi que les mesures qui ont été prises.
- Noter les objectifs atteints ou les progrès accomplis vers l'atteinte des objectifs.
- Noter les modifications apportées au plan thérapeutique infirmier.

### *Plan de congé*

- Noter les besoins du patient à sa sortie, les demandes de consultation et le nom des responsables des mesures à prendre.

## Exemples tirés des CRSI (NOC) et des CISI (NIC)

- RÉSULTAT : Contrôle de la réponse d'hypersensibilité immunitaire
- INTERVENTION : Précautions lors de l'emploi de dérivés du latex

RÉACTION ALLERGIQUE

# RISQUE DE RÉACTION ALLERGIQUE AU LATEX

*Taxinomie II : Sécurité/protection – Classe 5 : Processus défensifs (00042)*

*[Mode fonctionnel de santé de Gordon : Nutrition et métabolisme]*

*Diagnostic proposé en 1998*

**DÉFINITION** ■ Risque de réaction allergique aux produits composés de latex naturel.

## Facteurs de risque

- Antécédents de réactions à des produits contenant du latex naturel (ballons, préservatifs ou condoms, gants de caoutchouc)

- Allergies aux bananes, aux avocats, aux fruits tropicaux, aux kiwis, aux marrons, aux plantes telles que le poinsettia
- Antécédents d'allergie et d'asthme
- Professions nécessitant un contact quotidien avec du latex naturel (médecins, infirmières, dentistes, etc.)
- Affections associées à des sondages vésicaux continus ou intermittents
- Interventions chirurgicales nombreuses, particulièrement dès le plus jeune âge (ex.: spina bifida)

**Remarque**: Il ne peut y avoir de signes ni de symptômes (caractéristiques) lorsqu'on diagnostique un risque de problème, car celui-ci n'existe pas encore; les interventions infirmières sont donc axées sur la prévention.

## Résultats escomptés (objectifs) et critères d'évaluation

- Le patient connaît les facteurs de risque qui existent dans son environnement et les évite.
- Le patient apporte à son mode de vie des changements qui réduisent le risque d'exposition.
- Le patient connaît les ressources qui peuvent l'aider à se créer un environnement sans latex.
- Le patient consulte les personnes appropriées, au besoin, pour prévenir la réaction allergique ou les complications.

## Interventions

### PRIORITÉ N° 1 – Évaluer les facteurs favorisants

- Déterminer les personnes ou les groupes à risque (ceux qui ont des antécédents d'allergies, d'eczéma ou d'autres dermites): les personnes régulièrement exposées aux produits de latex comme les professionnels de la santé, les policiers, les pompiers, les techniciens ambulanciers; les personnes qui travaillent dans le secteur de l'alimentation ou de la restauration, les coiffeurs, le personnel d'entretien, le personnel d'usines où on fabrique des produits contenant du latex; les personnes qui présentent une anomalie du tube neural (spina bifida, etc.) ou une affection urologique congénitale qui nécessite de fréquentes interventions chirurgicales ou de fréquents sondages (l'exstrophie vésicale, par exemple).

- Vérifier si le patient risque d'être exposé au latex par le contact de sondes, de tubulures ou d'autres objets dans le milieu de soins. **Selon les informations les plus récentes, il semble que des milliers d'articles médicaux contiennent du latex.**

**PRIORITÉ N° 2 – Aider le patient à éliminer les facteurs de risque**

- Expliquer au patient la nécessité d'éviter l'exposition au latex. Recommander au patient et à sa famille d'inspecter leur environnement et d'éliminer tous les objets domestiques ou médicaux qui contiennent du latex. Les aider au besoin.
- Remplacer les objets contenant du latex par leurs équivalents sans latex (gants de caoutchouc, tubulures en PVC, ruban adhésif sans latex, thermomètre sans latex, etc.).
- Fournir au patient et à la personne qui s'en occupe une liste de produits et d'articles sans latex.
- Vérifier si l'établissement de soins possède des politiques et une procédure au sujet de la sécurité des travailleurs et des patients et au sujet des risques associés à l'utilisation de produits à base de latex.
- Appliquer une hygiène rigoureuse des mains. Par exemple, se laver les mains immédiatement après avoir enlevé les gants **(on réduit ainsi les effets du latex contenu dans la poudre qui se trouve à l'intérieur des gants).**

**PRIORITÉ N° 3 – Donner un enseignement visant le mieux-être du patient**

- Informer le patient et les personnes qui s'en occupent au sujet des risques de réaction allergique au latex et des types de réactions possibles.
- Expliquer les mesures à prendre en cas de réaction et les moyens d'éviter l'exposition aux produits contenant du latex.
- Adresser le patient à un allergologue **au besoin**. Effectuer le test de provocation ou le test épicutané en appliquant des gants sur la peau du patient **(l'apparition d'urticaire, de démangeaisons ou de rougeurs indique une hypersensibilité).**

## Données essentielles à consigner

### *Évaluations (initiale et subséquentes)*

- Inscrire les données d'évaluation, notamment les antécédents d'exposition au latex et la fréquence d'exposition.

### *Planification*

- Rédiger le plan thérapeutique infirmier et inscrire le nom de chacun des intervenants.
- Rédiger le plan d'enseignement.

### *Application et vérification des résultats*

- Noter les réactions du patient aux interventions et à l'enseignement ainsi que les mesures qui ont été prises.

### *Plan de congé*

- Noter les besoins du patient à sa sortie ainsi que les demandes de consultation.

## Exemples tirés des CRSI (NOC) et des CISI (NIC)

- RÉSULTAT : Contrôle de la réponse d'hypersensibilité immunitaire
- INTERVENTION : Précautions lors de l'emploi de dérivés du latex

# RECHERCHE D'UN MEILLEUR NIVEAU DE SANTÉ (préciser les comportements)

*Taxinomie II : Promotion de la santé – Classe 2 : Prise en charge de la santé (00084)*

*[Mode fonctionnel de santé de Gordon : Perception et prise en charge de la santé]*

*Diagnostic proposé en 1988*

**DÉFINITION** ■ Volonté d'une personne, dont l'état de santé est stable, de rechercher activement des façons de modifier son hygiène de vie et son milieu afin d'améliorer son niveau de santé. (Un état de santé stable se définit comme suit: la personne a adopté les mesures de prévention de la maladie appropriées à son âge, elle se dit en bonne ou en excellente santé et, le cas échéant, les signes et les symptômes de sa maladie sont stabilisés.)

## Caractéristiques

### DONNÉES SUBJECTIVES

- Désir d'atteindre un meilleur état de santé (exprimé par la personne)
- Désir de mieux maîtriser ses pratiques en matière de santé (exprimé par la personne)
- Inquiétudes face aux effets de son milieu actuel sur son état de santé (exprimées par la personne)
- Manque de connaissances sur la façon d'utiliser les services de santé communautaire (exprimé par la personne)
- [Désir (exprimé) d'éliminer les comportements de codépendance]

### DONNÉES OBJECTIVES

- Désir d'atteindre un meilleur état de santé (observé)
- Désir de mieux maîtriser ses pratiques en matière de santé (observé)
- Manque de connaissances sur les comportements propices à la santé, ignorance des ressources communautaires axées sur l'amélioration de la santé (observés)

## Résultats escomptés (objectifs) et critères d'évaluation

- Le patient désire expressément changer certaines habitudes de vie (qu'il précise).
- Le patient participe à l'élaboration du plan de changement.
- Le patient consulte les services communautaires appropriés à ses besoins de changement.

## Interventions

**PRIORITÉ Nº 1 – Évaluer les habitudes ou les aspects de sa vie que le patient souhaite changer**

- Parler avec le patient de ses préoccupations **afin de déceler les problèmes sous-jacents (problèmes physiques, affectifs, agents stressants et facteurs extrinsèques tels que la pollution et autres risques pour la santé).**
- Inventorier les stratégies d'adaptation auxquelles le patient a déjà eu recours pour changer un comportement ou une habitude.
- Mesurer (à l'aide de tests et de questionnaires) les connaissances de base et les habiletés du patient en matière de comportements propices à la santé **afin de faciliter l'élaboration du plan d'action.**
- Analyser les résultats de l'évaluation avec le patient et la personne clé dans sa vie.
- Relever les comportements associés à des habitudes ou à de mauvaises pratiques sanitaires et choisir les mesures à prendre pour les changer.

**PRIORITÉ Nº 2 – Aider le patient à préparer un plan de promotion de sa santé**

- Explorer avec le patient et la personne clé dans sa vie les aspects de la santé sur lesquels chacun a le pouvoir d'agir.
- Procéder avec le patient à une démarche systématique de résolution de problèmes **afin de déterminer les possibilités de changements et de décider des mesures à prendre pour obtenir l'amélioration désirée.**
- Informer le patient de l'état de santé recherché et des préoccupations en matière de santé en lui fournissant des documents écrits, en lui présentant du matériel audiovisuel, etc. **L'utilisation de différents moyens de communication favorise l'acquisition et la rétention de l'information.**
- Fournir au patient l'occasion de mettre en pratique de nouvelles conduites en matière de santé, après les lui avoir expliquées.
- Utiliser les techniques de communication thérapeutique **afin de fournir au patient un soutien dans l'application des changements désirés.**

**PRIORITÉ N° 3 – Donner un enseignement visant le mieux-être du patient**

- Reconnaître les efforts que le patient fait pour améliorer sa santé et en tenir compte lors de la planification.
- Inciter le patient à utiliser les techniques de relaxation, de méditation, de visualisation et d'imagerie mentale, **afin de l'aider à gérer le stress.**
- Informer le patient des pratiques sanitaires reliées aux changements souhaités (autoexamen des seins, immunisations, examens médicaux et dentaires réguliers, saine alimentation, programme d'exercices, etc.).
- Diriger un enfant ou un membre de la famille vers des ressources en santé pour la vaccination et les soins de santé de base et lui permettre d'acquérir des aptitudes de surveillance et de promotion de la santé (ex. : comment assurer une bonne hydratation, prendre la température), **ce qui peut favoriser la prise en charge à long terme des problèmes de santé.**
- Diriger le patient vers les services communautaires susceptibles de le conseiller relativement à l'objet de ses préoccupations : diététicienne ou programme d'amaigrissement, programme antitabagisme, Alcooliques anonymes, groupes d'entraide, cours sur l'affirmation de soi, cours sur l'art d'être parent, infirmière clinicienne spécialisée, psychiatre, etc.

## Données essentielles à consigner

### *Évaluations (initiale et subséquentes)*

- Inscrire les données d'évaluation, notamment les préoccupations du patient et les facteurs de risque.
- Noter les changements souhaités par le patient.

### *Planification*

- Rédiger le plan thérapeutique infirmier et inscrire le nom de chacun des intervenants.
- Rédiger le plan d'enseignement.

### *Application et vérification des résultats*

- Noter les réactions du patient au plan d'amélioration de la santé, aux interventions et à l'enseignement, et les mesures qui ont été prises.

- Noter les objectifs atteints ou les progrès accomplis vers l'atteinte des objectifs.
- Noter les modifications apportées au plan thérapeutique infirmier.

### *Plan de congé*

- Inscrire les besoins à long terme du patient et le nom des responsables des mesures à prendre.
- Noter les demandes de consultation.

## Exemples tirés des CRSI (NOC) et des CISI (NIC)

- RÉSULTAT : Recherche d'un meilleur état de santé
- INTERVENTION : Aide au changement amorcé par le patient

**RESPIRATION**

# MODE DE RESPIRATION INEFFICACE

*Taxinomie II : Activité/repos – Classe 4 : Réponses cardiovasculaires/respiratoires (00032)*

*[Mode fonctionnel de santé de Gordon : Activité et exercice]*

*Diagnostic proposé en 1980 ; révisions effectuées en 1996 et en 1998 par le groupe de recherche pour le développement et la classification des diagnostics infirmiers (NDEC)*

**DÉFINITION** ■ L'inspiration et l'expiration sont insuffisantes pour maintenir une ventilation adéquate.

## Facteurs favorisants

- Altération neuromusculaire ; lésion de la moelle épinière ; absence de maturité neurologique
- Altération musculosquelettique ; déformation osseuse ; déformation de la cage thoracique
- Anxiété
- Douleur

- Déficit cognitif ou troubles de la perception
- Baisse d'énergie ou fatigue ; muscles respiratoires affaiblis
- Position du corps ; obésité
- Hyperventilation ; syndrome d'hypoventilation ; [altération du rapport $O_2/CO_2$ normal (oxygénothérapie dans un cas de bronchopneumopathie chronique obstructive*, par exemple)]

## Caractéristiques

### DONNÉES SUBJECTIVES

- Essoufflement

### DONNÉES OBJECTIVES

- Dyspnée ; orthopnée
- Fréquence respiratoire :

| | |
|---|---|
| – Adultes (14 ans ou plus) | ≤ 11 ou [>] 24 |
| – Enfants de 1 à 4 ans | < 20 ou > 30 |
| de 5 à 14 ans | < 14 ou > 25 |
| – Nourrissons [0 à 12 mois] | < 25 ou > 60 |

- Amplitude respiratoire :

| | |
|---|---|
| – Adultes | < 200 mL ou > 500 mL au repos |
| – Nourrissons | 6 à 8 mL/kg |

- Rapport inspiration-expiration ; prolongement de la phase expiratoire ; respiration avec les lèvres pincées
- Diminution de la ventilation par minute ; diminution de la capacité vitale (CV)
- Diminution de la pression inspiratoire-expiratoire
- Utilisation des muscles respiratoires accessoires ; adoption de la position assise, une main sur chaque genou, penché en avant
- Mouvements thoraciques altérés ; [modes de respiration paradoxaux]
- Battement des ailes du nez ; [grognement]
- Augmentation du diamètre antéropostérieur du thorax

---

* BPCO ou, au Québec, MPOC (maladie pulmonaire obstructive chronique).

## Résultats escomptés (objectifs) et critères d'évaluation

- Le patient présente un mode de respiration normal et efficace.
- Le patient ne présente pas de cyanose ni d'autres signes et symptômes d'hypoxie, et les valeurs des gaz artériels sont dans les limites normales.
- Le patient connaît les facteurs reliés au problème et modifie en conséquence son mode de vie.
- Le patient adopte des stratégies d'adaptation efficaces.

## Interventions

### PRIORITÉ Nº 1 – Évaluer les facteurs favorisants

- Ausculter les poumons **afin de déterminer les caractéristiques des bruits respiratoires et de vérifier s'il y a des sécrétions.**
- Noter la fréquence et l'amplitude respiratoires ainsi que le mode de respiration : tachypnée, dyspnée de Cheyne-Stokes, autres irrégularités.
- Collaborer aux procédés diagnostiques (épreuves fonctionnelles respiratoires, études sur le sommeil, etc.) **visant à déterminer la présence et la gravité de maladies pulmonaires.**
- Étudier les résultats des radiographies **afin de connaître la gravité des troubles aigus ou chroniques.**
- Étudier les résultats des examens de laboratoire : gaz artériels, dépistage de la toxicomanie, épreuves fonctionnelles respiratoires.
- Noter les signes de réaction émotionnelle (respiration haletante, pleurs, fourmillements dans les doigts, peur, anxiété, etc.). **L'hyperventilation peut être en cause.**
- Recueillir des données sur les caractéristiques d'une douleur concomitante, le cas échéant, **qui peut limiter l'effort respiratoire.**

### PRIORITÉ Nº 2 – Prendre des mesures pour remédier aux facteurs reliés au problème

- Administrer de l'oxygène à basse concentration en suivant le protocole établi pour les cas d'affection pulmonaire, de détresse respiratoire ou de cyanose.

- Aspirer les sécrétions des voies respiratoires, au besoin.
- Collaborer à la bronchoscopie ou à l'intubation thoracique, au besoin.
- Remonter la tête du lit, au besoin, **afin de permettre une inspiration maximale.**
- Montrer au patient les techniques de respiration lente et profonde ainsi que la technique de respiration avec les lèvres pincées **afin de l'aider à maîtriser la situation.**
- Demander au patient de respirer dans un sac de papier pour corriger l'hyperventilation.
- Garder une attitude calme face au patient et à la personne clé dans sa vie, **afin d'atténuer leur anxiété.**
- Inciter le patient à utiliser les techniques de relaxation.
- Prendre des mesures pour soulager la peur ou l'anxiété.

§ Consulter les diagnostics infirmiers Peur et Anxiété.

- Inciter le patient à adopter une position confortable. Le changer souvent de position si l'immobilité constitue un facteur d'influence.
- Exercer une légère pression sur la cage thoracique durant les exercices de toux ou de respiration profonde, au besoin.
- Administrer les analgésiques prescrits **afin de favoriser la respiration profonde et la toux.**

§ Consulter les diagnostics infirmiers Douleur aiguë ou Douleur chronique.

- Conseiller la marche au patient, à moins d'indication contraire.
- Conseiller au patient de prendre des repas légers sans aliments gazogènes **qui peuvent provoquer un ballonnement abdominal.**
- Fournir au patient des dispositifs d'appoint tels que le spiromètre d'incitation **afin de l'aider à respirer plus profondément.**
- Superviser l'emploi du respirateur ou du stimulateur diaphragmatique, du lit oscillant ou du moniteur d'apnée **lorsqu'une altération neuromusculaire est présente.**
- Garder le matériel d'urgence dans un endroit facilement accessible et s'assurer qu'il contient des tubes endotrachéaux de toutes les tailles (ex. : pour les bébés, les enfants, les adolescents et les adultes).

**PRIORITÉ N° 3 – Donner un enseignement visant le mieux-être du patient**

- Spécifier les facteurs d'influence et les stratégies d'adaptation susceptibles d'y être reliées.
- Montrer au patient des techniques de maîtrise volontaire de la fréquence respiratoire si l'étiologie n'est pas connue.
- Conseiller au patient de maximiser l'effort par une bonne posture et un emploi efficace de la musculature respiratoire accessoire.
- Montrer au patient des exercices respiratoires : respiration diaphragmatique et abdominale, inspiration contre résistance (spirométrie d'incitation, etc.), respiration avec les lèvres pincées.
- Recommander au patient d'utiliser des techniques de conservation d'énergie.
- Conseiller au patient de toujours conserver un rythme régulier dans ses activités.
- Inciter le patient à se reposer suffisamment entre les activités, **afin de réduire la fatigue.**
- Expliquer le lien entre le tabagisme et la fonction respiratoire.
- Inciter le patient et la personne clé dans sa vie à entreprendre un programme d'abandon du tabac. Les diriger vers les services appropriés.
- Montrer au patient comment utiliser correctement l'oxygénothérapie à domicile et lui enseigner les règles de sécurité à respecter.
- Diriger le patient vers un groupe de soutien ou l'adresser à des personnes qui ont vécu les mêmes problèmes que lui.

## Données essentielles à consigner

### *Évaluations (initiale et subséquentes)*

- Inscrire les antécédents pertinents.
- Décrire le mode de respiration, noter les bruits respiratoires et l'utilisation de la musculature accessoire.
- Inscrire les résultats des examens de laboratoire.
- Noter les caractéristiques de la respiration, la quantité de sécrétions recueillies par le drain thoracique, l'emploi de ventilation assistée, le réglage du respirateur, etc.

### Planification

- Rédiger le plan thérapeutique infirmier et inscrire le nom de chacun des intervenants.
- Rédiger le plan d'enseignement.

### Application et vérification des résultats

- Noter les réactions du patient aux interventions et à l'enseignement, ainsi que les mesures qui ont été prises.
- Noter le savoir-faire et le degré d'autonomie du patient.
- Noter les objectifs atteints ou les progrès accomplis vers l'atteinte des objectifs.
- Noter les modifications apportées au plan thérapeutique infirmier.

### Plan de congé

- Noter les besoins à long terme du patient, les demandes de consultation, les mesures entreprises et les ressources existantes.

## Exemples tirés des CRSI (NOC) et des CISI (NIC)

- RÉSULTAT : État respiratoire : ventilation
- INTERVENTION : Amélioration de la ventilation

# RESPIRATION SPONTANÉE ALTÉRÉE

*Taxinomie II : Activité/repos – Classe 4 : Réponses cardiovasculaires/respiratoires (00033)*

*[Mode fonctionnel de santé de Gordon : Activité et exercice]*

*Diagnostic proposé en 1992*

**DÉFINITION** Diminution des réserves énergétiques rendant la personne incapable de maintenir une respiration suffisante pour assurer ses besoins vitaux.

## Facteurs favorisants

- Facteurs métaboliques ; [augmentation du métabolisme (infection, par exemple), carences nutritionnelles, épuisement des réserves énergétiques]
- Fatigue des muscles respiratoires
- [Diamètre, résistance des voies respiratoires ; difficulté à mobiliser ses sécrétions]

## Caractéristiques

### DONNÉES SUBJECTIVES

- Dyspnée
- Appréhension

### DONNÉES OBJECTIVES

- Accélération du métabolisme
- Augmentation de la fréquence cardiaque
- Augmentation de l'agitation
- Diminution de la collaboration
- Intensification de l'usage des muscles respiratoires accessoires
- Diminution du volume courant
- Diminution de la $PO_2$; diminution de la $SaO_2$
- Augmentation de la $PCO_2$

## Résultats escomptés (objectifs) et critères d'évaluation

- Le patient recouvre ou maintient un mode de respiration efficace grâce au respirateur ; il ne présente pas de tirage, il n'utilise pas sa musculature accessoire et il ne présente pas de cyanose ni aucun autre signe d'hypoxie.
- Le patient collabore au sevrage (le cas échéant) dans les limites de ses capacités.
- La personne qui s'occupera du patient à domicile fait une démonstration pratique des mesures à prendre pour maintenir la fonction respiratoire du patient.
- Les valeurs des gaz du sang artériel et de la saturation en oxygène sont dans les limites de la normale.

## Interventions

**PRIORITÉ N° 1 – Évaluer le degré de perturbation**

- Rechercher les causes de l'insuffisance respiratoire **afin de déterminer les capacités respiratoires et les besoins futurs du patient ainsi que le mode d'assistance respiratoire qui lui conviendra le mieux.**
- Apprécier le mode de respiration spontanée du patient en notant la fréquence, l'amplitude et le rythme respiratoires, la symétrie des mouvements thoraciques et l'utilisation des muscles accessoires **afin de juger de l'efficacité du travail ventilatoire.**
- Ausculter les bruits respiratoires et noter s'ils sont audibles ou non, s'ils sont égaux des deux côtés et s'il y a des bruits adventices.
- Demander un dosage des gaz du sang artériel et certaines épreuves fonctionnelles respiratoires, si besoin est.
- Examiner les résultats des radiographies thoraciques, de la résonance magnétique nucléaire et de la scanographie.
- Noter la réaction du patient à l'inhalothérapie (bronchodilatateurs, oxygénothérapie complémentaire, ventilation à pression positive intermittente, etc.).

**PRIORITÉ N° 2 – Fournir ou maintenir l'assistance respiratoire nécessaire**

- Observer le mode de respiration général du patient. Noter la fréquence respiratoire en prenant soin de distinguer les respirations spontanées des respirations assistées.
- Administrer les sédatifs prescrits **afin de synchroniser les respirations et de réduire le travail ventilatoire ainsi que la dépense énergétique.**
- Compter les respirations du patient pendant une minute complète et comparer ce chiffre avec le rythme désiré ou le rythme du ventilateur.
- S'assurer que la respiration du patient est synchronisée avec le respirateur. **Cette synchronisation réduit le travail ventilatoire et maximise l'apport d'oxygène.**
- Gonfler correctement le manchon de la canule trachéale ou endotrachéale en utilisant la technique appropriée. Vérifier le manchon toutes les quatre à huit heures et chaque fois qu'il est dégonflé ou regonflé, **afin de prévenir les risques associés au gonflement excessif ou insuffisant.**

- S'assurer que le tubage ventilatoire n'est pas obstrué (tortillement, accumulation d'eau, etc.). Vider l'eau au besoin, en faisant attention de ne pas évacuer le contenu vers le patient ou vers le réservoir, **ce qui causerait une contamination et créerait un milieu propice à la prolifération bactérienne.**
- S'assurer que l'alarme du respirateur fonctionne bien. Ne jamais la fermer, même pour procéder à une aspiration. Si l'alarme se déclenche, mais qu'on est incapable d'en trouver la raison et de corriger le problème, débrancher le respirateur et procéder à la ventilation manuellement. S'assurer qu'on peut entendre la sonnerie d'alarme depuis le poste des infirmières.
- Vérifier régulièrement le réglage du respirateur et le modifier au besoin en fonction de la maladie principale du patient et des résultats des examens diagnostiques.
- S'assurer que la ligne d'oxygénothérapie est branchée dans la bonne sortie ou sur le bon réservoir ; vérifier l'indicateur d'oxygène ou procéder périodiquement à une analyse.
- Noter le volume courant (de 10 à 15 mL/kg). S'assurer que le spiromètre fonctionne bien et vérifier l'affichage informatisé du volume fourni. Noter tout changement dans l'apport d'oxygène **afin de savoir s'il y a une altération de la compliance pulmonaire ou une fuite.**
- Vérifier régulièrement la pression des voies respiratoires **afin de détecter tout signe de complication ou un mauvais fonctionnement du matériel.**
- Apprécier régulièrement le quotient respiratoire (inspiration-expiration).
- Assurer une ventilation alvéolaire maximale ; vérifier l'intervalle des respirations profondes périodiques (elles sont habituellement une fois et demie à deux fois le volume courant), **afin de prévenir l'atélectasie et d'aider à mobiliser les sécrétions.**
- Noter le degré d'humidité et la température de l'air inspiré ; maintenir une bonne hydratation **pour liquéfier les sécrétions et faciliter leur évacuation.**
- Ausculter périodiquement les bruits respiratoires. Vérifier si le patient a des râles ou des ronflements fréquents que la toux ou l'aspiration ne font pas disparaître, **car cela peut indiquer que des complications apparaissent (atélectasie, pneumonie, bronchospasme aigu, œdème pulmonaire).**

- Procéder à l'aspiration des voies respiratoires au besoin **afin d'évacuer les sécrétions.**
- Noter tout changement dans la symétrie thoracique, **car cela peut indiquer que la sonde endotrachéale est mal placée ou qu'un barotraumatisme apparaît.**
- Garder le ballon de réanimation au chevet du patient et procéder à une ventilation manuelle au besoin (lorsqu'il faut débrancher temporairement pour procéder à une aspiration ou réparer un bris de matériel, par exemple).
- Administrer les médicaments prescrits pour améliorer la perméabilité des voies respiratoires et les échanges gazeux. Suivre de près la réaction du patient.

**PRIORITÉ N° 3 – Préparer le patient au sevrage et l'aider durant le processus**

- Estimer dans quelle mesure le patient est prêt physiquement et psychologiquement à être sevré. Recueillir des données sur la respiration, noter les signes d'infection et d'insuffisance cardiaque, et apprécier l'état nutritionnel.
- Expliquer au patient le déroulement du sevrage, son programme personnalisé de sevrage et à quoi il doit s'attendre. **Cela atténue la peur de l'inconnu.**
- Installer le patient dans des positions **qui diminuent la dyspnée et qui améliorent l'oxygénation.**
- Remonter la tête du lit ou installer le patient dans un fauteuil orthopédique, si possible.
- Aider le patient à « maîtriser » sa respiration lorsqu'on fait une tentative de sevrage ou lorsqu'on interrompt temporairement l'assistance respiratoire pour effectuer une intervention ou une activité.
- Montrer au patient comment respirer lentement et profondément, lui enseigner la respiration abdominale ou la respiration avec les lèvres pincées, l'aider à trouver une position confortable et lui montrer comment faire des exercices de relaxation **afin de maximiser la fonction respiratoire.**
- Aider le patient à s'exercer à tousser efficacement et à évacuer ses sécrétions.
- Créer un climat de calme et de tranquillité autour du patient et lui donner toute son attention, **afin de l'aider à se détendre. La détente réduit les besoins en oxygène et la consommation d'énergie.**

- Faire participer les personnes clés dans la vie du patient ou sa famille, si cela est indiqué. Lui proposer des divertissements. **Ces mesures aident le patient à se concentrer sur autre chose que sa respiration.**
- Montrer au patient comment ménager ses forces durant les soins **pour réduire la consommation d'oxygène et la fatigue.**
- Reconnaître les efforts du patient et l'en féliciter. Lui donner espoir quant à sa capacité de se passer (ne serait-ce que partiellement) du ventilateur. **Une telle attitude peut accroître la motivation du patient et ainsi maximiser les résultats.**

**PRIORITÉ Nº 4 – Préparer le patient qui doit rester sous ventilateur à sa sortie du centre hospitalier**

- S'assurer que les dispositions nécessaires ont été prises pour l'hébergement du patient après sa sortie (retour à la maison, admission permanente ou temporaire dans un centre de soins de longue durée, etc.).
- Déterminer le matériel dont le patient aura besoin. Trouver les organismes qui peuvent fournir et entretenir ce matériel et prendre des dispositions pour qu'il soit livré au domicile du patient avant que celui-ci ait quitté le centre hospitalier.
- Évaluer le domicile du patient : grandeur des pièces, largeur des cadres de portes, disposition des meubles, nombre de prises électriques et sorte de prises, **afin de déterminer les changements à apporter.**
- Se procurer des écriteaux indiquant qu'il est interdit de fumer, que le patient pourra afficher chez lui. Recommander aux membres de la famille de ne pas fumer.
- Demander aux personnes clés dans la vie du patient ou à sa famille d'informer les services publics et le service des incendies qu'il y a un respirateur à la maison.
- Expliquer comment fonctionne le respirateur, comment l'entretenir et quelles sont les mesures de sécurité à respecter ; donner de la documentation écrite sur ces sujets. **Le patient et son entourage consulteront cette documentation à la maison, ce qui pourra les rassurer.**
- Faire une démonstration pratique de la façon correcte de manipuler et de nettoyer la canule.
- Montrer aux personnes clés dans la vie du patient et aux personnes qui s'occupent du patient diverses techniques de physiothérapie respiratoire, au besoin.

- Fournir aux personnes clés dans la vie du patient ou aux membres de sa famille des occasions d'appliquer les techniques de physiothérapie respiratoire apprises. Créer des mises en situation où ils seront appelés à intervenir en situation d'urgence **afin de les rendre plus confiants dans leur capacité de se tirer d'affaire.**
- Indiquer quels sont les signes et les symptômes qui nécessitent une évaluation ou une intervention médicale rapide. **Un traitement en temps opportun peut prévenir l'aggravation d'un problème.**
- Féliciter les personnes clés dans la vie du patient ou sa famille pour leurs efforts, **afin de les encourager à maintenir les comportements désirés.**
- Faire une liste des noms et des numéros de téléphone des personnes ou des services à joindre en cas de besoin. Adresser le patient à des personnes qui ont utilisé un respirateur à domicile. **L'accès à des ressources 24 heures sur 24 atténue le sentiment d'isolement et augmente les chances que le patient obtienne l'information souhaitée au moment opportun.**

**PRIORITÉ Nº 5 – Donner un enseignement visant le mieux-être du patient**

- Expliquer au patient l'effet de certaines activités sur son état respiratoire et rechercher avec lui quelle serait la meilleure façon de maximiser les efforts de sevrage.
- Appliquer un programme d'exercices spécialisé **visant à renforcer la musculature respiratoire du patient et à améliorer son endurance.**
- Protéger le patient des sources d'infection (vérifier l'état de santé des visiteurs, de la personne qui partage sa chambre, du personnel soignant, etc.).
- Recommander au patient de joindre un groupe de soutien **qui pourra l'aider et l'épauler** ; le présenter à des personnes qui ont des problèmes similaires **afin de lui proposer des modèles.**
- Conseiller aux personnes qui s'occupent du patient de s'accorder des moments de répit **afin qu'elles puissent répondre à leurs propres besoins et se ressourcer.**
- Discuter avec le patient et ses proches de l'arrêt éventuel du traitement : moment, circonstances, etc.
- Présenter au patient des personnes qui dépendent d'un respirateur et qui s'en tirent bien **afin qu'il entrevoie son avenir avec confiance.**

- Diriger le patient vers les autres services pertinents (conseiller spirituel, etc.).

## Données essentielles à consigner

### *Évaluations (initiale et subséquentes)*

- Inscrire les données initiales et les changements qui se sont produits ultérieurement dans la fonction respiratoire.
- Inscrire les résultats des examens diagnostiques.
- Noter les facteurs de risque auxquels le patient est exposé et ses problèmes particuliers.

### *Planification*

- Rédiger le plan thérapeutique infirmier et inscrire le nom de chacun des intervenants.
- Rédiger le plan d'enseignement.

### *Application et vérification des résultats*

- Noter les réactions du patient et des personnes clés aux interventions et à l'enseignement, ainsi que les mesures qui ont été prises.
- Noter dans quelle mesure les personnes clés dans la vie du patient ou les membres de sa famille sont capables de lui donner les soins nécessaires ainsi que l'aide dont ils ont besoin.
- Noter les objectifs atteints ou les progrès accomplis vers l'atteinte des objectifs.
- Noter les modifications apportées au plan thérapeutique infirmier.

### *Plan de congé*

- Inscrire le plan de congé, les demandes de consultation et le nom des responsables des mesures à prendre.
- Noter l'équipement dont le patient a besoin et l'endroit où il peut se le procurer.
- Noter les services qui sont à la disposition des personnes qui s'occupent du patient.

## Exemples tirés des CRSI (NOC) et des CISI (NIC)

- RÉSULTAT : État respiratoire : ventilation
- INTERVENTION : Ventilation mécanique

# RÉTABLISSEMENT POSTOPÉRATOIRE RETARDÉ

*Taxinomie II : Activité/repos – Classe 2 : Activité/exercice (00100)*

*[Mode fonctionnel de santé de Gordon : Activité et exercice]*

*Diagnostic proposé en 1998*

**DÉFINITION** ■ Augmentation du nombre de jours requis en postopératoire afin que la personne commence à accomplir les activités propres à entretenir sa vie, sa santé et son bien-être.

## Facteurs favorisants

- N'ont pas encore été répertoriés

## Caractéristiques

### DONNÉES SUBJECTIVES

- Perception de la nécessité de prolonger la convalescence
- Douleur ou malaise ; fatigue
- Perte d'appétit, avec ou sans nausées
- Report de la reprise du travail

### DONNÉES OBJECTIVES

- Interruption du processus de guérison de la plaie opératoire (rougeur, induration, drainage, immobilité, etc.)
- Difficulté à se mouvoir ; aide requise pour les soins personnels

## Résultats escomptés (objectifs) et critères d'évaluation

- Le patient effectue les soins personnels souhaitables.
- Le patient signale avoir suffisamment d'énergie pour reprendre ses activités personnelles et professionnelles.
- La plaie chirurgicale est entièrement guérie.

## Interventions

**PRIORITÉ N° 1 – Évaluer les facteurs favorisants**

- Noter l'ampleur des lésions tissulaires et l'état de santé général.
- Prendre note de la maladie ou du problème sous-jacent (cancer de la peau ou autre cancer, brûlures, diabète, traitement stéroïdien, polytraumatisme, infections, radiothérapie, etc.), **qui peuvent entraver le processus de guérison ou le rétablissement du patient.**
- Rechercher les signes d'infection locale ou systémique (odeur dégagée par la plaie, fièvre, etc.).
- Évaluer la circulation et la sensation dans la région touchée **(altération possible du débit sanguin ou des tissus nerveux).**
- Déterminer l'état nutritionnel du patient et prendre note de son apport alimentaire actuel.
- Noter l'attitude du patient à l'égard de son état (valeurs culturelles, préjugés envers sa maladie, manque de motivation pour reprendre ses activités ou son rôle habituels).

**PRIORITÉ N° 2 – Évaluer l'incidence du retard dans le rétablissement postopératoire**

- Noter depuis combien de temps le patient est hospitalisé et comparer avec la durée prévue compte tenu du type d'intervention chirurgicale et de l'état du patient.
- Recueillir des données sur l'énergie du patient et sur sa capacité actuelle de participer aux activités de la vie quotidienne. Comparer ces données avec le degré de fonctionnement habituel du patient.
- Déterminer si le patient reçoit de l'aide en temps normal à la maison et qui lui fournit cette aide. Évaluer la disponibilité et l'aptitude de cette personne.
- Demander une évaluation psychologique de l'état émotionnel du patient; noter les problèmes que la situation actuelle risque d'entraîner.

**PRIORITÉ N° 3 – Favoriser un rétablissement optimal**

- Examiner régulièrement les incisions ou les plaies et noter les changements (évaluation de la profondeur ou de la cicatrisation de la plaie, présence et type d'écoulement, signes de nécrose, etc.).

- Surveiller les signes de complications (infection, déhiscence, etc.).
- Collaborer aux soins de la plaie s'il y a lieu (débridement, application de pansements occlusifs, soins particuliers à certaines blessures, soins de protection cutanée pour les plaies ouvertes ou purulentes, etc.).
- Consulter un spécialiste du traitement des plaies ou un stomothérapeute, au besoin, **pour résoudre les problèmes de cicatrisation.**
- Éviter d'utiliser des produits de plastique ou de latex. **(Le patient pourrait y être sensible.)**
- S'assurer que le patient reçoit une alimentation optimale et un apport en protéines adéquat, **afin d'obtenir un bilan azoté positif qui favorisera la cicatrisation et améliorera l'état de santé général du patient.**
- Encourager le patient à marcher et à faire de l'exercice régulièrement **afin d'activer sa circulation, d'améliorer sa force et de réduire les risques associés à l'immobilité.**
- Recommander au patient d'alterner les périodes de repos et les périodes d'activité **afin de prévenir la fatigue.**
- Administrer les médicaments prescrits (infection tenace qui nécessite une antibiothérapie intraveineuse, douleur chronique, etc.).
- Inciter le patient à suivre le traitement médical prescrit et à effectuer les soins de suivi, **afin qu'il puisse surveiller le processus de guérison et signaler sans tarder les signes de complications.**

**PRIORITÉ Nº 4 – Donner un enseignement visant le mieux-être du patient**

- Expliquer de façon réaliste le processus de rétablissement au patient et à la personne clé dans sa vie et s'enquérir de leurs attentes. **Les gens ont souvent tendance à sous-estimer l'énergie et le temps nécessaires pour se rétablir ainsi que le rôle qu'ils jouent dans le processus de guérison.**
- Inciter le patient et la personne clé dans sa vie à participer à l'établissement d'objectifs réalistes et par étapes, **afin de renforcer leur motivation et de réduire les frustrations susceptibles de nuire au processus de guérison.**
- Adresser le patient à un physiothérapeute ou à un ergothérapeute, au besoin, **qui déterminera les aides techniques dont le patient a besoin pour maximiser son autonomie dans les activités de la vie quotidienne.**

- Indiquer au patient les endroits où il peut se procurer les aides techniques dont il a besoin, ainsi que les pansements et les autres produits nécessaires au traitement des plaies.
- Consulter une diététicienne pour élaborer **une diète qui répondra aux besoins nutritionnels particuliers, à la situation et aux ressources du patient.**
- S'enquérir de la situation du patient à la maison (lui demander s'il vit seul, si la salle de bain ou sa chambre à coucher sont à l'étage, s'il a de l'aide, etc.). **Cette recherche permet de déterminer ce dont le patient aura besoin à son domicile (installer la chambre à coucher au rez-de-chaussée, se procurer une chaise d'aisances pour la durée du rétablissement, se procurer un système d'appel d'urgence, par exemple).**
- Discuter avec le patient et la famille de la nécessité d'un hébergement temporaire, au besoin (centre de convalescence, de réadaptation, etc.).
- Inventorier les ressources communautaires dont le patient a besoin (infirmière visiteuse, agence de soins à domicile, popote roulante, soins de répit, etc.). **Ce faisant, on facilite la transition entre le centre hospitalier et le domicile.**
- Diriger le patient vers des services de counseling ou de soutien. **Après son congé, le patient a parfois besoin qu'on l'aide à surmonter son découragement et à faire face aux changements qui sont survenus dans sa vie.**

## Données essentielles à consigner

### *Évaluations (initiale et subséquentes)*

- Inscrire les données d'évaluation, notamment les préoccupations du patient, la participation de la famille ainsi que le soutien et les ressources dont le patient dispose.

### *Planification*

- Rédiger le plan thérapeutique infirmier et inscrire le nom de chacun des intervenants.
- Rédiger le plan d'enseignement.

### *Application et vérification des résultats*

- Noter les réactions du patient et des personnes clés dans sa vie aux interventions et à l'enseignement, ainsi que les mesures qui ont été prises.

- Noter les objectifs atteints ou les progrès accomplis vers l'atteinte des objectifs.
- Noter les modifications apportées au plan thérapeutique infirmier.

***Plan de congé***

- Inscrire les besoins à long terme du patient et le nom des responsables des mesures à prendre.
- Noter les demandes de consultation.

## Exemples tirés des CRSI (NOC) et des CISI (NIC)

- RÉSULTAT : Soins personnels : activités de la vie quotidienne (AVQ)
- INTERVENTION : Aide aux soins personnels

# RÉTENTION URINAIRE [aiguë ou chronique]

*Taxinomie II : Élimination – Classe 1 : Système urinaire (00023)*

*[Mode fonctionnel de santé de Gordon : Élimination]*

*Diagnostic proposé en 1986*

**DÉFINITION** ■ Vidange incomplète de la vessie.

## Facteurs favorisants

- Pression urétrale élevée due à la faiblesse du détrusor [ou à son absence]
- Inhibition de l'arc réflexe
- Sphincter puissant ; blocage [adénome prostatique ou œdème périnéal, par exemple]
- [Épuisement d'effet de l'arc réflexe]
- [Infection]
- [Affection neurologique ou traumatisme]

- [Usage de médicaments ayant pour effet secondaire la rétention (anticholinergiques, psychotropes, antihistaminiques, opiacés, etc.)]

## Caractéristiques

### DONNÉES SUBJECTIVES

- Sensation de plénitude vésicale
- Fuite mictionnelle
- Dysurie

### DONNÉES OBJECTIVES

- Distension vésicale
- Mictions fréquentes et de faible importance ou absence de mictions
- Urine résiduelle [150 mL ou plus]
- Incontinence par regorgement
- [Réduction du jet mictionnel]

## Résultats escomptés (objectifs) et critères d'évaluation

- Le patient comprend les facteurs reliés au problème et il choisit les interventions appropriées à sa situation.
- Le patient adopte des techniques et des conduites visant la réduction ou la prévention de la rétention.
- Le patient a des mictions en quantités suffisantes, sans globe vésical palpable ; les résidus postmictionnels sont inférieurs à 50 mL ; il n'y a pas de fuites mictionnelles ni de regorgement.

## Interventions

### *Rétention aiguë*

#### PRIORITÉ N° 1 – Évaluer les facteurs favorisants

- Noter la présence d'un processus morbide **(affection neurologique, infection, calculs, etc.)**.
- Rechercher les effets secondaires des médicaments (psychotropes, anesthésiques, opiacés, sédatifs, antihistaminiques, etc.).

- Déceler le degré d'anxiété du patient (**il peut être gêné d'uriner devant quelqu'un, par exemple**).
- Examiner le patient à la recherche de fécalome, d'œdème au siège de l'opération, d'œdème périnéal post-partum, d'un tampon vaginal ou rectal, d'une hypertrophie de la prostate ou d'autres facteurs **qui pourraient obstruer l'urètre.**
- Noter l'apport liquidien quotidien habituel.

**PRIORITÉ Nº 2 – Évaluer le degré d'invalidité et dans quelle mesure un autre problème s'interpose**

- Demander au patient s'il a eu une élimination importante d'urine dans les dernières six à huit heures.
- Palper la hauteur de la vessie.
- Noter la quantité et la nature des liquides récemment ingérés.
- Vérifier si le patient éprouve une sensation de plénitude vésicale et si cela le dérange.

**PRIORITÉ Nº 3 – Collaborer aux interventions visant à traiter ou à prévenir l'incontinence**

- Administrer les médicaments appropriés pour soulager la douleur; prendre les mesures nécessaires **pour atténuer l'enflure ou traiter l'affection sous-jacente.**
- Conseiller au patient de s'asseoir droit sur le bassin hygiénique ou la chaise d'aisances ou de se tenir debout **afin de lui faire prendre une position fonctionnelle.**
- Assurer l'intimité du patient.
- Faire inhaler au patient de l'essence de wintergreen, frotter l'intérieur des cuisses, faire couler l'eau du robinet ou verser de l'eau chaude sur le périnée **afin de stimuler l'arc réflexe.**
- Enlever les obstacles, si possible (fécalome, etc.). Préparer le patient à une intervention d'envergure, le cas échéant (chirurgie, prostatectomie, etc.).
- Recourir au cathétérisme intermittent ou à demeure **afin de soulager la rétention aiguë.**
- Vider la vessie lentement à l'aide d'une sonde droite en faisant des temps d'arrêt; augmenter progressivement la vidange de 200 mL entre chaque temps d'arrêt **afin de prévenir l'hématurie ou l'affaissement de la vessie.**
- Noter tout signe d'infection et envoyer des échantillons d'urine au laboratoire pour urocultures.

- Assécher l'œdème ou enrayer la constipation, au besoin, **afin de prévenir les rechutes** (appliquer de la glace sur le périnée, administrer des laxatifs émollients ou des purgatifs, changer la médication ou le dosage, etc.).
- Demander au médecin de modifier l'ordonnance lorsque celle-ci constitue un facteur d'étiologie ou d'influence.

**PRIORITÉ N° 4 – Donner un enseignement visant le mieux-être du patient**

- Conseiller au patient de signaler immédiatement les problèmes **pour qu'ils soient traités le plus rapidement possible.**
- Insister sur l'importance d'un apport liquidien adéquat.

### *Rétention chronique*

**PRIORITÉ N° 1 – Évaluer les facteurs favorisants**

- Prendre note des diagnostics (hypertrophie de la prostate, cicatrisation, formation de calculs à répétition, etc.) **qui pourraient indiquer une atrophie du détrusor et une surdistension chronique due à un obstacle à l'évacuation de la vessie.**
- Préciser si les impulsions sensorielles et motrices sont faibles ou absentes (accident vasculaire cérébral, lésion de la moelle épinière, diabète, etc.).
- Noter l'apport liquidien habituel du patient.
- Déceler la présence d'effets secondaires lorsque le patient prend des psychotropes, des antihistaminiques, des anticholinergiques, etc.
- Tamiser l'urine **à la recherche de calculs.**

**PRIORITÉ N° 2 – Évaluer le degré d'invalidité et dans quelle mesure un autre problème s'interpose**

- Mesurer la quantité d'urine évacuée et les résidus postmictionnels.
- S'enquérir de la fréquence et de l'heure des fuites d'urine et des mictions.
- Noter le volume et la force du jet mictionnel.
- Palper la hauteur de la vessie.
- Déceler la présence de spasmes vésicaux.
- Noter les conséquences du problème sur le fonctionnement et les habitudes de vie du patient.

**PRIORITÉ N° 3 – Collaborer aux interventions visant à traiter ou à prévenir l'incontinence**

- Recommander au patient d'uriner selon un horaire fixe.
- Montrer la méthode de Credé au patient et à la personne clé dans sa vie, **afin de faciliter le vidage de la vessie.**
- Conseiller au patient d'utiliser la manœuvre de Valsalva **afin d'accroître la pression intra-abdominale, au besoin.**
- Établir un programme régulier de miction ou d'autocathétérisme **afin de prévenir le reflux et d'accroître la pression rénale.**

**PRIORITÉ N° 4 – Donner un enseignement visant le mieux-être du patient**

- Établir un horaire régulier pour l'évacuation de la vessie, peu importe si l'évacuation se fait par mictions ou par cathétérisme.
- Montrer au patient et à la personne clé dans sa vie des techniques de cathétérisme.
- Insister auprès du patient sur l'importance d'un apport liquidien adéquat en lui conseillant notamment de boire des jus de fruits acidifiants ou de prendre de la vitamine C ou de la Mandelamine (sur ordonnance) **afin de prévenir la bactériurie et la formation de calculs.**
- Expliquer au patient les signes et les symptômes de complications exigeant une évaluation ou une intervention médicale.

## Données essentielles à consigner

### *Évaluations (initiale et subséquentes)*

- Inscrire les données d'évaluation, notamment la nature du problème, le degré d'invalidité et la présence ou l'absence d'incontinence.

### *Planification*

- Rédiger le plan thérapeutique infirmier et inscrire le nom de chacun des intervenants.
- Rédiger le plan d'enseignement.

### *Application et vérification des résultats*

- Noter les réactions du patient aux interventions.

- Noter les objectifs atteints ou les progrès accomplis vers l'atteinte des objectifs.
- Noter les modifications apportées au plan thérapeutique infirmier.

### *Plan de congé*

- Noter les besoins à long terme du patient, les demandes de consultation et le nom des responsables des mesures à prendre.

## Exemples tirés des CRSI (NOC) et des CISI (NIC)

- RÉSULTAT: Élimination urinaire
- INTERVENTION: Traitement de la rétention urinaire

**RÔLE**

# EXERCICE INEFFICACE DU RÔLE

*Taxinomie II: Relations et rôle – Classe 3: Performance dans l'exercice du rôle (00055)*

*[Mode fonctionnel de santé de Gordon: Relation et rôle]*

*Diagnostic proposé en 1978; révisions effectuées en 1996 et en 1998*

**DÉFINITION** ■ Inadéquation du comportement et de l'expression personnelle au regard de l'environnement, des normes et des attentes du milieu. [Remarque: Il existe une typologie des rôles, sur les plans social, personnel (ami, famille, couple, parent, communauté) et domestique, sur les plans de l'intimité (sexualité, établissement de relations), des activités physiques et de loisirs, de la conduite personnelle, de la socialisation (transitions entre les stades de développement), de la participation à la vie communautaire et de la religion.]

## Facteurs favorisants

### *Facteurs sociaux*

- Socialisation inadéquate sur le plan des rôles (ex. : modèles, attentes, responsabilités)
- Jeune âge ; stade de développement
- Manque de ressources ; condition socioéconomique faible ; pauvreté
- Stress et conflit ; exigences de l'horaire de travail
- Conflit familial ; violence familiale
- Réseau de soutien inadéquat ; manque d'encouragement
- Liens insuffisants ou inadéquats avec le système de santé

### *Facteurs cognitifs*

- Connaissance insuffisante du rôle et des habiletés requises ; modèles de référence inexistants ou inadéquats
- Préparation insuffisante à l'accomplissement du rôle (ex. : la personne n'a pas été préparée au changement de rôle, n'a pas pu acquérir les compétences minimales, n'a pas eu l'occasion de s'y exercer ou n'a pas reçu la « validation » nécessaire) ; manque d'occasions de s'exercer à son rôle
- Degré de scolarité ; changements liés au développement de la personne
- Changement de rôle
- Attentes irréalistes par rapport au rôle

### *Facteurs physiologiques*

- Altération de la santé (ex. : santé physique, image corporelle, estime de soi, santé mentale, santé psychosociale, cognition, mode d'apprentissage, santé neurologique) ; fatigue ; douleur ; piètre estime de soi ; dépression
- Consommation abusive de drogues ou d'alcool

## Caractéristiques

### DONNÉES SUBJECTIVES

- Perception ambivalente du rôle ; changement dans la façon dont la personne perçoit son rôle, dans la façon dont les autres le perçoivent, dans la façon d'assumer ses responsabilités habituelles ou dans la capacité de reprendre le rôle
- Manque d'occasions d'exercer son rôle

- Insatisfaction quant au rôle ; surmenage ; déni du rôle
- Discrimination [de la part des autres] ; sentiment d'impuissance

### DONNÉES OBJECTIVES

- Manque de connaissances sur le rôle ; habiletés et compétences inadéquates au regard du rôle ; difficulté d'adaptation au changement ou aux transitions ; attentes inappropriées par rapport au développement
- Manque de confiance en soi ; manque de motivation ; prise en charge individuelle inadéquate ; difficulté d'adaptation
- Manque de soutien pour accomplir le rôle
- Tension due aux exigences du rôle ; conflit de rôles ; confusion de rôles ; ambivalence ; [incapacité d'exercer son rôle]
- Incertitude ; anxiété ou dépression ; pessimisme
- Violence familiale ; harcèlement ; conflit avec le système social

## Résultats escomptés (objectifs) et critères d'évaluation

- Le patient s'accepte dans son nouveau rôle tout en ayant une perception réaliste de lui-même.
- Le patient comprend les attentes quant à son rôle et les obligations en découlant.
- Le patient discute avec sa famille ou la personne clé dans sa vie des changements entraînés par la situation et des limites imposées par ces changements.
- Le patient élabore des plans réalistes pour s'adapter à son nouveau rôle ou aux changements dans l'exercice de son rôle.

## Interventions

### PRIORITÉ N° 1 – Évaluer les facteurs favorisants

- Déceler le type de perturbation dans l'exercice du rôle : liée au développement (passage de l'adolescence à l'âge adulte) ; liée à une situation (passage de l'état d'époux à l'état de père, identité sexuelle) ; ou liée au passage de la santé à la maladie.
- Situer le rôle du patient dans la constellation familiale.

- Rechercher comment le patient perçoit son fonctionnement en tant qu'homme ou femme dans sa vie de tous les jours.
- Noter comment le patient perçoit son fonctionnement sexuel (perte de la capacité d'avoir un enfant après une hystérectomie, etc.).
- Recueillir des données sur les facteurs culturels associés au rôle sexuel du patient.
- Discuter avec le patient de sa perception de la situation présente ou de ses inquiétudes face à celle-ci. **Il peut penser que son rôle actuel convient mieux au sexe opposé (le rôle passif de patient peut sembler moins menaçant pour une femme).**
- Discuter avec la personne clé dans la vie du patient de ses attentes et de son point de vue sur la situation.

**PRIORITÉ N° 2 – Aider le patient à faire face à la situation présente**

- Discuter avec le patient de la façon dont il perçoit la situation.
- Garder une attitude positive envers le patient et lui donner le plus souvent possible l'occasion de prendre des initiatives. **Cette mesure rehausse l'image de soi du patient et renforce sa motivation à l'égard des objectifs.**
- Donner au patient une appréciation réaliste de la situation et faire preuve d'optimisme.
- Élaborer avec le patient et la personne clé dans sa vie des stratégies d'adaptation aux changements dans l'exercice du rôle en faisant référence aux crises de transition antérieures et en tenant compte des attentes d'ordre culturel et des défis que pose la confrontation à des croyances et à des valeurs différentes. **On aide ainsi les personnes concernées à faire face à leurs différences (ex. : parents qui se montrent réticents devant leur adolescent qui essaie de s'éloigner d'eux, une tâche propre à ce stade de développement).**
- Admettre que le problème entraîné par le changement de rôle est réel et aider le patient à exprimer ses sentiments de colère, de tristesse et de chagrin. L'inciter à voir les bons côtés de la situation et à exprimer ses sentiments.
- Créer un climat de compréhension dans lequel le patient se sentira à l'aise pour discuter de ses inquiétudes face à la

sexualité. **L'embarras peut entraver la discussion de sujets délicats.**

§ Consulter les diagnostics infirmiers Dysfonctionnement sexuel et Habitudes sexuelles perturbées.

- Trouver au patient un modèle sur lequel il pourra s'appuyer. Le sensibiliser aux exigences de son rôle à l'aide de matériel écrit et audiovisuel.
- Utiliser les techniques de répétition de rôle **afin d'aider le patient à acquérir de nouvelles habiletés lui permettant de s'adapter aux changements.**

**PRIORITÉ N° 3 – Donner un enseignement visant le mieux-être du patient**

- Fournir des informations au patient lui expliquant les changements susceptibles de se produire dans les exigences de son rôle. **Le patient peut ainsi s'impliquer dans ces changements éventuels.**
- Accepter le patient dans son nouveau rôle. L'encourager et le féliciter lorsqu'il atteint un de ses objectifs, **afin de renforcer sa motivation et de favoriser la poursuite de ses efforts.**
- Diriger le patient vers un groupe de soutien, un orienteur professionnel, un atelier sur la compétence parentale, un conseiller ou un psychothérapeute, selon ses besoins, **afin de soutenir ses progrès de façon continue.**

§ Consulter les diagnostics infirmiers qui ont trait à l'estime de soi et au rôle parental.

## Données essentielles à consigner

### *Évaluations (initiale et subséquentes)*

- Inscrire les données d'évaluation, notamment une description détaillée de la crise ou de la situation sous-jacente au problème et la façon dont le patient perçoit le changement de rôle.
- Noter les attentes de la personne clé dans la vie du patient.

### *Planification*

- Rédiger le plan thérapeutique infirmier et inscrire le nom de chacun des intervenants.
- Rédiger le plan d'enseignement.

### *Application et vérification des résultats*

- Noter les réactions du patient aux interventions et à l'enseignement, ainsi que les mesures qui ont été prises.
- Noter les objectifs atteints ou les progrès accomplis vers l'atteinte des objectifs.
- Noter les modifications apportées au plan thérapeutique infirmier.

### *Plan de congé*

- Noter les besoins à long terme du patient et le nom des responsables des mesures à prendre.
- Noter les demandes de consultation.

## Exemples tirés des CRSI (NOC) et des CISI (NIC)

- RÉSULTAT : Exercice du rôle
- INTERVENTION : Amélioration du rôle

RÔLE DE L'AIDANT NATUREL

# TENSION DANS L'EXERCICE DU RÔLE DE L'AIDANT NATUREL

*Taxinomie II : Relations et rôle – Classe 1 : Rôles de l'aidant naturel (00061)*

*[Mode fonctionnel de santé de Gordon : Relation et rôle]*

*Diagnostic proposé en 1992 ; révisions effectuées en 1998 et en 2000 par le groupe de recherche pour le développement et la classification des diagnostics infirmiers (NDEC)*

**DÉFINITION** ■ Difficulté à exercer son rôle de soignant.

## Facteurs favorisants

### *État de santé de la personne soignée*

- Gravité et chronicité de la maladie
- Évolution imprévisible de la maladie ou santé instable
- Augmentation des soins requis ou de l'état de dépendance

- Problèmes de comportement ; problèmes psychologiques ou cognitifs
- Toxicomanie ou codépendance

### Facteurs liés à l'aidant naturel

- Retour à domicile d'une personne nécessitant des soins importants [naissance prématurée, anomalie congénitale, par exemple]
- Changements imprévus dans la situation de soins ; responsabilité des soins assumée 24 heures sur 24 ; soins à prodiguer trop complexes ou trop nombreux
- Modification incessante des activités ; nombre d'années d'aide

### État de santé de l'aidant naturel

- Problèmes physiques, psychologiques ou cognitifs
- Incapacité de répondre à ses propres attentes et à celles des autres ; exigences démesurées à l'égard de soi
- Stratégies d'adaptation insuffisantes
- Toxicomanie ou codépendance

### Facteurs socioéconomiques

- Antagonisme entre les diverses obligations de l'aidant naturel
- Éloignement de la famille, des amis et des collègues de travail ; isolement social
- Manque de loisirs

### Facteurs relationnels

- Attentes irréalistes de la personne soignée à l'égard de l'aidant
- Antécédents de mésentente
- État mental de la personne âgée inhibant les échanges verbaux
- Violence physique ou verbale

### Dynamique familiale

- Antécédents de stratégies d'adaptation familiale limitées, de problèmes familiaux

### Facteurs liés aux ressources

- Milieu physique inadapté aux exigences des soins (ex. : logement, température, sécurité)

- Matériel inadéquat pour donner les soins ; moyens de transport déficients
- Ressources financières insuffisantes
- Manque d'expérience de l'aidant naturel, manque de temps, d'énergie physique, de force émotionnelle, de soutien
- Manque d'intimité pour l'aidant naturel
- Manque d'information ; difficulté d'accès aux ressources communautaires ; services communautaires inadéquats (ex. : ressources permettant d'assurer du répit, moyens de divertissement insuffisants) ; manque d'assistance et de soutien (officiel et informel)
- Manque de maturité de l'aidant naturel

[**Note des auteures** : Ce problème peut en englober beaucoup d'autres, actuels ou potentiels, tels que : activités de loisirs insuffisantes ; habitudes de sommeil perturbées ; fatigue ; anxiété ; stratégies d'adaptation inefficaces ; stratégies d'adaptation familiale compromises et stratégies d'adaptation familiale invalidantes ; conflit décisionnel ; déni non constructif ; deuil anticipé ; perte d'espoir ; sentiment d'impuissance ; détresse spirituelle ; maintien inefficace de l'état de santé ; entretien inefficace du domicile ; habitudes sexuelles perturbées ; motivation d'une famille à améliorer ses stratégies d'adaptation ; dynamique familiale perturbée ; isolement social. Il faut donc procéder à la collecte de données de façon à définir et à préciser les besoins particuliers de la personne. Les divers problèmes décelés pourront ensuite être rassemblés sous le diagnostic Tension dans l'exercice du rôle de l'aidant naturel.]

## Caractéristiques

### DONNÉES SUBJECTIVES

***Facteurs liés à l'aidant naturel***

- Appréhension face à l'éventualité de placer la personne soignée dans un établissement de soins
- Appréhension face à l'avenir, qu'il s'agisse de la santé de la personne soignée ou des capacités de l'aidant à donner les soins
- Appréhension concernant la prise en charge de la personne soignée en cas de maladie ou de décès de l'aidant

***État de santé de l'aidant naturel – physique***

- Troubles gastro-intestinaux (ex. : douleurs gastriques, vomissements, diarrhées, épisodes récidivants d'ulcères gastriques)
- Modification du poids, éruptions cutanées, céphalées, hypertension, maladies cardiovasculaires, diabète, fatigue

***État de santé de l'aidant naturel – émotionnel***

- Sentiments dépressifs ; colère ; stress ; frustration ; augmentation de la nervosité
- Perturbation du sommeil
- Manque de temps pour prendre soin de soi

***État de santé de l'aidant naturel – socioéconomique***

- Changement dans les activités de loisirs ; refus de promotion professionnelle

***Relations entre l'aidant naturel et la personne soignée***

- Difficulté à être le témoin de l'épreuve que traverse la personne soignée
- Chagrin ou incertitude concernant la modification des relations avec la personne soignée

***Dynamique familiale – facteurs liés à l'aidant naturel***

- Inquiétudes concernant les membres de la famille

## DONNÉES OBJECTIVES

***Facteurs liés à l'aidant naturel***

- Difficulté à réaliser les activités requises ; incapacité de mener à bien les tâches se rapportant aux soins à donner
- Préoccupation pour les soins usuels
- Altération des activités de soins

***État de santé de l'aidant naturel – émotionnel***

- Impatience ; augmentation de la labilité émotionnelle ; somatisation
- Perturbation des stratégies d'adaptation

***État de santé de l'aidant naturel – socioéconomique***

- Faible productivité au travail ; détérioration de la vie sociale

***Dynamique familiale***

- Conflit familial

## Résultats escomptés (objectifs) et critères d'évaluation

- L'aidant naturel trouve en lui la force de faire face à la situation.
- L'aidant naturel donne à la personne soignée la possibilité de faire face à la situation à sa manière.
- L'aidant naturel se montre plus compréhensif à l'égard de la personne soignée et a des attentes plus réalistes envers elle.
- L'aidant naturel change son comportement ou son mode de vie de façon à surmonter et à résoudre les éléments qui posent un problème.
- L'aidant naturel dit se sentir mieux et être capable de faire face à la situation.

## Interventions

### PRIORITÉ N° 1 – Évaluer le degré de dysfonctionnement

- Recueillir des données sur l'état physique de la personne soignée et sur ses conditions de vie.
- Apprécier le fonctionnement actuel de l'aidant (heures de sommeil, apport nutritionnel, apparence physique, façon de se comporter).
- Noter si l'aidant prend des médicaments sur ordonnance ou en vente libre, ou s'il consomme de l'alcool pour faire face à la situation.
- Déceler les problèmes de sécurité touchant l'aidant et la personne soignée.
- Apprécier les interventions de l'aidant naturel et la façon dont elles sont perçues par la personne soignée (par exemple, l'aidant peut être surprotecteur, essayer de se rendre utile alors que la personne soignée le juge inefficace, ou avoir des attentes irréalistes à l'égard de la personne soignée). **On peut observer de l'incompréhension et des conflits.**
- S'enquérir du genre d'activités sociales et communautaires auxquelles l'aidant naturel participe et à quelle fréquence.
- Noter les services et les réseaux de soutien utilisés et leur efficacité.

**PRIORITÉ N° 2 – Évaluer les facteurs favorisants du dysfonctionnement**

- Noter les situations qui comportent des risques (ex. : personne âgée entièrement dépendante en ce qui a trait à ses soins ou famille comptant plusieurs jeunes enfants dont un a besoin de beaucoup de soins en raison d'un trouble physique ou d'un retard de développement) et **qui peuvent exiger un changement de rôle entraînant un stress supplémentaire ou nécessiter des compétences parentales très étendues.**
- Déterminer le niveau de connaissances de l'aidant et de la personne soignée. Noter les idées fausses et les lacunes, **qui peuvent nuire à leurs efforts pour faire face à la maladie ou au problème.**
- Préciser les liens qui unissent l'aidant naturel et la personne soignée (mari et femme, amants, mère et fille, frère et sœur ou amis, par exemple).
- Déterminer dans quelle mesure l'aidant et la personne soignée sont proches l'un de l'autre.
- Noter l'état physique et mental de la personne soignée ainsi que la complexité du programme thérapeutique qu'elle doit suivre.
- Préciser le degré de responsabilité qu'assume l'aidant, sa contribution aux soins ainsi que la durée prévue des soins.
- Noter le stade de développement de l'aidant, ses capacités et ses autres obligations.
- Utiliser un questionnaire d'évaluation du degré de stress, si besoin est, **pour définir plus en détail les capacités de l'aidant.**
- Noter les facteurs d'ordre culturel qui influent sur l'aidant, **afin de préciser ses attentes et celles de la personne soignée, de la famille et de l'entourage.**
- Vérifier si l'aidant a des tendances à la codépendance.
- Inventorier les sources de soutien et les services auxquels l'aidant peut recourir.
- Vérifier s'il y a des conflits entre l'aidant, la personne soignée et la famille et, le cas échéant, en évaluer la gravité.
- Vérifier si la personne soignée a ou avait avant sa maladie des comportements susceptibles de rendre ses soins difficiles ou de nuire à sa guérison.

**PRIORITÉ N° 3 – Amener l'aidant à explorer ses sentiments et à faire face à ses problèmes**

- Établir une relation thérapeutique avec l'aidant ; faire preuve d'empathie et de respect, et lui témoigner une acceptation inconditionnelle.
- Reconnaître que la situation est difficile pour l'aidant et la famille.
- Discuter avec l'aidant de son point de vue sur la situation et de ses préoccupations.
- Inciter l'aidant à reconnaître et à exprimer ses sentiments. Discuter avec lui des réactions normales en pareille situation, sans toutefois lui donner de faux espoirs.
- Discuter avec l'aidant de ses projets de vie, de la façon dont il se perçoit et de ses attentes envers lui-même, **afin de relever les perceptions et les attentes irréalistes, ainsi que les possibilités de compromis.**
- Discuter avec l'aidant des répercussions des changements de rôles qu'entraîne la situation et de sa capacité d'y faire face.

**PRIORITÉ N° 4 – Proposer à l'aidant des stratégies qui lui permettront de mieux faire face à la situation**

- Relever les forces de l'aidant et celles de la personne soignée.
- Discuter avec l'aidant des stratégies qui pourraient l'aider à coordonner les soins à donner avec ses autres obligations (travail, éducation des enfants, entretien de la maison, etc.).
- Inciter les membres de la famille à se réunir, si besoin est, **pour échanger des informations et s'entendre sur un mode de collaboration aux activités de soins.**
- Recommander à l'aidant des cours qui pourraient lui être utiles (cours de premiers soins ou de réanimation cardiorespiratoire, par exemple) et l'adresser à des spécialistes (physiothérapeute ou stomathérapeute, par exemple).
- Proposer des services d'aide (aide financière ou juridique, soins de répit, etc.).
- Expliquer à la famille comment réagir face au passage à l'acte et aux comportements violents ou confus, et faire une démonstration pratique des méthodes à appliquer pour ce faire. **Cette mesure réduit les risques d'accident pour l'aidant naturel et la personne soignée.**

- Indiquer les services, les appareils et les aides adaptées **qui pourraient accroître l'autonomie de la personne soignée et réduire les risques d'accident.**
- Nommer une personne-ressource ou une infirmière **qui assurera la coordination des soins, fournira du soutien et aidera à résoudre les problèmes.**

**PRIORITÉ N° 5 – Donner un enseignement visant le mieux-être de l'aidant naturel**

- Conseiller l'aidant dans la planification des changements qu'il faudra éventuellement apporter (services de soins à domicile, réservation d'une place dans un centre de soins de longue durée, etc.).
- Expliquer à l'aidant les méthodes de maîtrise du stress et lui montrer comment les appliquer.
- Expliquer à l'aidant qu'il est important de penser à soi (poursuivre les activités qui lui permettent de s'épanouir, rester à l'écoute de ses propres besoins, avoir des passe-temps, entretenir sa vie sociale, etc.).
- Inciter l'aidant à se joindre à un groupe de soutien.
- Recommander à l'aidant de suivre un cours ou de consulter un thérapeute, si besoin est.
- Diriger l'aidant vers un programme de réadaptation en plusieurs étapes, si besoin est, afin de l'outiller **pour faire face à un problème de codépendance qui réduirait son degré de fonctionnement.**
- Adresser l'aidant à un conseiller ou à un psychothérapeute, si besoin est.
- Suggérer des lectures pertinentes **pour que l'aidant puisse parfaire ses connaissances à son rythme** et l'inciter à discuter de ses lectures.

## Données essentielles à consigner

### *Évaluations (initiale et subséquentes)*

- Inscrire les données d'évaluation, notamment le degré de fonctionnement et le degré d'incapacité de la personne soignée ainsi que la façon dont l'aidant perçoit la situation.
- Noter les facteurs de risque.

### *Planification*

- Rédiger le plan thérapeutique infirmier et inscrire le nom de chacun des intervenants.

- Inscrire les ressources nécessaires, notamment les aides adaptées et le matériel dont l'aidant a besoin pour la personne soignée et l'endroit où il peut se les procurer.
- Rédiger le plan d'enseignement.

### *Application et vérification des résultats*

- Noter les réactions de l'aidant et de la personne soignée aux interventions et à l'enseignement, ainsi que les mesures qui ont été prises.
- Noter les ressources intérieures dont disposent l'aidant et la personne soignée, ainsi que les changements de comportements et de mode de vie à apporter.
- Inscrire les objectifs atteints ou les progrès accomplis vers l'atteinte des objectifs.
- Noter les modifications apportées au plan thérapeutique infirmier.

### *Plan de congé*

- Prévoir des stratégies qui permettront de poursuivre la mise en application des changements nécessaires.
- Inscrire les demandes de consultation (aide, évaluation, etc.).

## Exemples tirés des CRSI (NOC) et des CISI (NIC)

- RÉSULTAT : Perturbations du mode de vie de l'aidant naturel
- INTERVENTION : Soutien à un aidant naturel

**RÔLE DE L'AIDANT NATUREL**

# RISQUE DE TENSION DANS L'EXERCICE DU RÔLE DE L'AIDANT NATUREL

*Taxinomie II : Relations et rôle – Classe 1 : Rôles de l'aidant naturel (00062)*

*[Mode fonctionnel de santé de Gordon : Relation et rôle]*

*Diagnostic proposé en 1992*

**DÉFINITION** ■ L'aidant naturel est susceptible d'éprouver de la difficulté à exercer son rôle de soignant.

## Facteurs de risque

- Gravité de la maladie de la personne soignée ; problèmes psychologiques ou cognitifs de la personne soignée ; toxicomanie ou codépendance
- Retour à domicile d'un membre de la famille nécessitant des soins importants ; naissance prématurée, anomalie congénitale
- Évolution imprévisible de la maladie ou santé instable de la personne soignée
- Longueur de la période de soins ; inexpérience de l'aidant naturel ; soins à donner trop complexes ou trop nombreux ; antagonisme entre les diverses obligations de l'aidant naturel
- Problème de santé de l'aidant naturel
- Difficultés liées au fait que l'aidant naturel est une femme ou le conjoint
- Responsabilités trop lourdes compte tenu de l'âge de l'aidant naturel (jeune adulte devant s'occuper d'un parent d'âge mûr, par exemple) ; retard de développement ou retard mental de la personne soignée ou de l'aidant naturel
- Présence de facteurs de stress situationnel normaux tels que : perte importante ; malheur ou crise ; situation économique précaire ; événement familial majeur (naissance, hospitalisation, départ ou retour à la maison, mariage, divorce, nouvel emploi ou chômage, retraite, décès)
- Milieu physique mal adapté aux exigences des soins (logement, moyens de transport, services communautaires, équipements)
- Isolement de l'aidant naturel ou de la famille
- Manque de répit et de loisirs pour l'aidant naturel
- Stratégies d'adaptation familiale insuffisantes ou dysfonctionnement de la famille avant la maladie
- Stratégies d'adaptation insuffisantes de l'aidant naturel
- Mésentente de longue date entre la personne soignée et l'aidant naturel

- Comportements déviants et bizarres de la personne soignée
- Violence physique ou verbale

**Remarque**: Il ne peut y avoir de signes ni de symptômes (caractéristiques) lorsqu'on diagnostique un risque de problème, car celui-ci n'existe pas encore; les interventions infirmières sont donc axées sur la prévention.

## Résultats escomptés (objectifs) et critères d'évaluation

- L'aidant naturel connaît les facteurs de risque qui s'appliquent à sa situation et les mesures de prévention à mettre en pratique.
- L'aidant naturel adopte des comportements préventifs ou modifie son style de vie de façon à empêcher l'apparition d'incapacités fonctionnelles.
- L'aidant naturel utilise à bon escient les ressources qui sont à sa disposition.
- L'aidant naturel se dit satisfait de la situation actuelle.

## Interventions

### PRIORITÉ N° 1 – Évaluer les facteurs qui risquent de détériorer la situation

- Noter les situations qui présentent des risques (ex.: personne âgée entièrement dépendante en ce qui a trait à ses soins ou famille comptant plusieurs jeunes enfants dont un a besoin de beaucoup de soins en raison d'un trouble physique ou d'un retard de développement) et **qui peuvent exiger un changement de rôle entraînant un stress supplémentaire ou nécessiter des compétences parentales très étendues.**
- Préciser les liens qui unissent l'aidant naturel et la personne soignée (mari et femme, amants, mère et fille, ou amis, par exemple).
- Déterminer dans quelle mesure l'aidant et la personne soignée sont proches l'un de l'autre.
- Noter l'état physique et mental de la personne soignée ainsi que le programme thérapeutique qu'elle doit suivre.
- Préciser le degré de responsabilité qu'assume l'aidant, sa contribution aux soins ainsi que la durée prévue des soins.

- Noter le stade de développement de l'aidant, ses capacités et ses autres obligations.
- Utiliser un questionnaire d'évaluation du niveau de stress, si besoin est, **pour définir plus en détail les capacités de l'aidant.**
- Relever les forces de l'aidant et de la personne soignée et discuter de leurs limites.
- Évaluer les risques d'accident pour l'aidant et la personne soignée.
- Discuter avec l'aidant et la personne soignée de leur façon de voir la situation et de leurs inquiétudes.
- Inventorier les sources de soutien et les services auxquels l'aidant a recours.
- Vérifier si l'aidant a des tendances à la codépendance.

**PRIORITÉ N° 2 – Proposer à l'aidant des stratégies qui lui permettront de mieux faire face à la situation**

- Discuter avec l'aidant des stratégies qui pourraient l'aider à coordonner les soins à donner avec ses autres obligations (travail, éducation des enfants, entretien de la maison, etc.).
- Inciter les membres de la famille à se réunir, si besoin est, **pour échanger des informations et s'entendre sur un mode de collaboration aux activités de soins.**
- Recommander à l'aidant de suivre des cours (cours de premiers soins ou de réanimation cardiorespiratoire, par exemple) et l'adresser à un spécialiste (physiothérapeute ou stomathérapeute, par exemple) **pour qu'il reçoive la formation nécessaire.**
- Proposer des services d'aide (aide financière ou juridique, soins de répit, etc.).
- Indiquer les services, les appareils et les aides adaptées **afin d'accroître l'autonomie de la personne soignée et de réduire les risques d'accident.**
- Nommer une personne-ressource ou une infirmière **qui coordonnera les soins, apportera du soutien à la famille et l'aidera à résoudre ses problèmes au fur et à mesure que le besoin s'en fait sentir.**
- Expliquer à la famille comment réagir face au passage à l'acte et aux comportements violents ou confus, et faire une démonstration pratique des méthodes à appliquer pour ce faire.

- Amener l'aidant à reconnaître les comportements de codépendance (lui faire remarquer lorsqu'il fait quelque chose à la place d'un autre alors que celui-ci est capable de le faire) et à comprendre les effets négatifs de ces comportements.

**PRIORITÉ N° 3 – Donner un enseignement visant le mieux-être de l'aidant naturel**

- Expliquer à l'aidant qu'il est important de penser à soi (poursuivre les activités qui lui permettent de s'épanouir, rester à l'écoute de ses propres besoins, avoir des passe-temps, entretenir sa vie sociale, etc.), **afin d'améliorer ou de maintenir sa qualité de vie.**
- Expliquer à l'aidant les méthodes de maîtrise du stress et lui montrer comment les appliquer.
- Inciter l'aidant à se joindre à un groupe de soutien.
- Suggérer des lectures pertinentes et inciter l'aidant à discuter de ses lectures.
- Conseiller l'aidant dans la planification des changements qu'il faudra éventuellement apporter (service de soins à domicile, réservation d'une place dans un centre de soins de longue durée, etc.).
- Recommander à l'aidant de suivre un cours ou de consulter un thérapeute, si besoin est.
- Diriger l'aidant vers un programme de réadaptation en plusieurs étapes, si besoin est, **afin de l'outiller pour faire face à un problème de codépendance qui réduirait son degré de fonctionnement.**
- Adresser l'aidant à un conseiller ou à un psychothérapeute, si besoin est.

## Données essentielles à consigner

### *Évaluations (initiale et subséquentes)*

- Inscrire les facteurs de risque et la façon dont l'aidant perçoit la situation.
- Noter les réactions de la famille et de la personne soignée.

### *Planification*

- Inscrire le plan de traitement et le nom des responsables des différentes activités.
- Rédiger le plan d'enseignement.

### *Application et vérification des résultats*

- Noter les réactions de l'aidant et de la personne soignée aux interventions et à l'enseignement, ainsi que les mesures qui ont été prises.
- Noter les objectifs atteints ou les progrès accomplis vers l'atteinte des objectifs.
- Noter les modifications apportées au plan thérapeutique infirmier.

### *Plan de congé*

- Noter les besoins à long terme de l'aidant et de la personne soignée et le nom des responsables des mesures à prendre.
- Inscrire les demandes de consultation (aide, évaluation).

## Exemples tirés des CRSI (NOC) et des CISI (NIC)

- RÉSULTAT : Capacités d'endurance de l'aidant naturel à donner des soins
- INTERVENTION : Soutien à un aidant naturel

**RÔLE PARENTAL**

# CONFLIT FACE AU RÔLE PARENTAL

*Taxinomie II : Relations et rôle – Classe 1 : Rôles de l'aidant naturel (00064)*

*[Mode fonctionnel de santé de Gordon : Relation et rôle]*

*Diagnostic proposé en 1988*

**DÉFINITION** Situation de crise entraînant de la confusion et des contradictions dans le rôle parental.

## Facteurs favorisants

- Séparation d'avec un enfant à cause d'une maladie chronique [ou d'un handicap]

- Parents intimidés par les mesures effractives ou restrictives imposées à l'enfant (intubation, isolement, etc.), par les centres de soins spécialisés, par les règlements
- Soins à domicile à un enfant ayant besoin de traitements spéciaux (moniteur d'apnée, drainage postural, alimentation parentérale, etc.)
- Changement dans la situation matrimoniale
- Interruption de la vie familiale due à l'administration de soins à domicile (traitements, personnel soignant, manque de répit)

## Caractéristiques

### DONNÉES SUBJECTIVES

- Peur d'être incapable de pourvoir aux besoins physiques et affectifs de l'enfant pendant qu'il est hospitalisé ou à la maison (exprimée par l'un des parents ou les deux)
- Inquiétude exprimée par les parents face aux changements dans leur rôle parental, le fonctionnement, les communications et la santé de la famille
- Crainte exprimée par les parents de perdre la mainmise sur les décisions touchant leur enfant
- Sentiments de culpabilité, de colère, de peur, d'anxiété ou de frustration face aux effets de la maladie de l'enfant sur la dynamique familiale (exprimés par les parents)

### DONNÉES OBJECTIVES

- Perturbation observable dans la façon habituelle de s'occuper de l'enfant
- Réticences à participer aux activités usuelles de soins, même avec des encouragements et du soutien
- Sentiments de culpabilité, de colère, de peur, d'anxiété ou de frustration face aux effets de la maladie de l'enfant sur la dynamique familiale (manifestés par les parents)

## Résultats escomptés (objectifs) et critères d'évaluation

- Les parents comprennent la situation, leur rôle et celui de leur enfant.

- Les parents expriment leurs sentiments par rapport à la maladie ou à la situation de l'enfant et à ses répercussions sur la vie familiale.
- Les parents adoptent les conduites appropriées à leur rôle parental.
- Les parents assument les soins à l'enfant de façon appropriée.
- Les parents règlent efficacement les perturbations familiales.

## Interventions

### PRIORITÉ N° 1 – Évaluer les facteurs favorisants

- Analyser la situation, la façon dont les parents la perçoivent, leurs inquiétudes face aux circonstances et la façon dont ils perçoivent leur rôle.
- Examiner la situation des parents, notamment leur âge, leur maturité, la stabilité de leur relation et l'ensemble de leurs responsabilités. (Un nombre grandissant de personnes âgées donnent des soins à temps complet à certains de leurs petits-enfants en bas âge dont les parents sont incapables de s'occuper ou dans l'impossibilité de le faire.)
- Apprécier le degré de connaissances des parents sur les stades de développement et leurs attentes quant à l'avenir **afin de déceler les idées fausses et de découvrir leurs forces.**
- Noter les stratégies d'adaptation actuellement utilisées et la façon dont chacun a fait face aux problèmes par le passé. **On dispose ainsi de points de référence pour évaluer la capacité d'adaptation de chacun des parents.**
- Déceler les problèmes de toxicomanie (alcool et autres drogues, y compris les médicaments sur ordonnance) ; **ils sont susceptibles de rendre le parent incapable de faire face au problème ou de le résoudre.**
- Demander aux parents s'ils disposent d'une famille élargie ou d'autres réseaux de soutien et dans quelle mesure ils y ont recours ; se renseigner sur leurs ressources financières.
- Recourir à des instruments d'évaluation de la relation parent-enfant si une évaluation plus poussée s'impose.

**PRIORITÉ N° 2 – Aider les parents à faire face à la crise actuelle**

- Inciter les parents à exprimer librement leurs sentiments (y compris les sentiments négatifs de colère et d'agressivité), tout en fixant des limites aux comportements inadaptés.
- Reconnaître que leur situation est difficile et qu'il est normal pour eux de se sentir dépassés et impuissants. Les encourager à rencontrer des parents qui ont vécu une situation semblable avec un enfant et qui s'en sont bien sortis.
- Fournir des informations sur la situation et donner des renseignements techniques s'il y a lieu **afin de répondre aux besoins des parents et de corriger les idées fausses.**
- Favoriser la participation des parents à la prise de décisions ou aux soins, dans la mesure du possible ou s'ils le désirent, **afin de renforcer chez eux le sentiment qu'il est possible d'agir sur la situation.**
- Favoriser les interactions et la communication entre les parents et les enfants.
- Conseiller aux parents et aux enfants d'utiliser les techniques d'affirmation de soi ou de relaxation **pour mieux faire face à la situation ou à la crise.**
- Enseigner aux parents comment administrer correctement les médicaments prescrits.
- Recommander aux parents de s'allouer des périodes de répit **afin d'améliorer leur bien-être émotionnel.**

**PRIORITÉ N° 3 – Donner un enseignement visant le mieux-être des parents**

- Conseiller aux parents d'avoir recours au counseling préventif **afin de les inciter à prévoir leurs besoins futurs.**
- Encourager les parents à se fixer des objectifs communs qui soient réalistes.
- Proposer aux parents de participer à des séances d'information portant sur leurs besoins particuliers (cours sur l'éducation des enfants, utilisation et réparation du matériel, etc.).
- Diriger les parents vers les services communautaires pertinents (soins à domicile, soins de répit, services sociaux, soins psychiatriques, thérapie familiale, clinique du nourrisson, services de soutien spécialisés, etc.).

§ Consulter, pour d'autres interventions, le diagnostic infirmier Exercice du rôle parental perturbé.

## Données essentielles à consigner

### *Évaluations (initiale et subséquentes)*

- Inscrire les données d'évaluation, notamment les circonstances particulières, les inquiétudes des parents, leurs perceptions et leurs attentes.

### *Planification*

- Rédiger le plan thérapeutique infirmier et inscrire le nom de chacun des intervenants.
- Rédiger le plan d'enseignement.

### *Application et vérification des résultats*

- Noter les réactions des parents aux interventions et à l'enseignement, ainsi que les mesures qui ont été prises.
- Noter les objectifs atteints ou les progrès accomplis vers l'atteinte des objectifs.
- Noter les modifications apportées au plan thérapeutique infirmier.

### *Plan de congé*

- Noter les besoins à long terme des parents et le nom des responsables des mesures à prendre.
- Noter les demandes de consultation.

## Exemples tirés des CRSI (NOC) et des CISI (NIC)

- RÉSULTAT : Rôle parental
- INTERVENTION : Amélioration du rôle parental

**RÔLE PARENTAL**

# EXERCICE DU RÔLE PARENTAL PERTURBÉ

*Taxinomie II : Relations et rôle – Classe 1 : Rôles de l'aidant naturel (00056)*

*[Mode fonctionnel de santé de Gordon : Relation et rôle]*

*Diagnostic proposé en 1978 ; révision effectuée en 1998 par le groupe de recherche pour le développement et la classification des diagnostics infirmiers (NDEC)*

**DÉFINITION** ■ Inaptitude d'un parent ou de son substitut à créer, à conserver ou à rétablir un environnement qui favorise au maximum la croissance et le développement de l'enfant. [Remarque : Il est important de répéter que l'adaptation au rôle parental fait partie de l'évolution normale vers la maturité, ce qui se traduit pour l'infirmière en activités de prévention des problèmes et de promotion de la santé.]

## Facteurs favorisants

### *Facteurs sociaux*

- Présence de stress (ex. : problèmes financiers ou juridiques, crise récente, changement de milieu culturel, [changement de pays, de groupe culturel dans le même pays]) ; chômage ou problèmes liés à l'emploi ; difficultés financières ; déménagements ; milieu familial défavorisé
- Manque de cohésion de la famille ; problèmes conjugaux, baisse de satisfaction (dans la relation) ; changement dans la cellule familiale
- Tension ou surcharge dans l'exercice du rôle ; famille monoparentale ; absence de participation du père de l'enfant
- Grossesse non désirée ou non planifiée ; absence de modèle parental ou modèle parental inadéquat ; piètre estime de soi
- Milieu socioéconomique pauvre ; pauvreté ; manque de ressources, d'accès aux ressources, de moyens de transport ; absence de soutien social
- Difficulté à s'organiser pour faire garder l'enfant ; rôle parental peu valorisé ; incapacité de placer les besoins de l'enfant avant ses propres besoins
- Manque d'aptitude à résoudre les problèmes ; stratégies d'adaptation inadéquates
- Isolement social
- Antécédents de mauvais traitements envers l'enfant ; victime de mauvais traitements ; difficultés juridiques

### *Facteurs cognitifs*

- Manque de connaissances sur le maintien de la santé de l'enfant, sur les compétences parentales, sur le développement de l'enfant ; incapacité de reconnaître les signaux du nourrisson et d'agir en conséquence

- Attentes irréalistes face à soi, au nourrisson ou au conjoint
- Niveau ou réussite scolaire faible ; fonctionnement cognitif déficient ; manque de réceptivité cognitive quant au rôle parental
- Manque d'aptitudes à communiquer
- Préférence pour les punitions corporelles

### *Facteurs physiopathologiques*

- Maladie physique

### *Facteurs liés au nourrisson ou à l'enfant*

- Naissance prématurée ; naissance multiple ; enfant issu d'une grossesse non planifiée ou non désirée ; enfant de sexe non désiré
- Maladies
- Séparation des parents et du nourrisson à la naissance
- Tempérament difficile ; incompatibilité du caractère avec les attentes parentales
- Handicap ou retard du développement ; altération des capacités perceptuelles ; hyperactivité avec déficit de l'attention

### *Facteurs psychologiques*

- Parents jeunes, particulièrement les adolescents
- Soins prénatals absents ou tardifs ; travail ou accouchement difficile ; grossesse multiple ; grossesses nombreuses ou rapprochées
- Manque de sommeil ou perturbation du sommeil ; maladie dépressive
- Séparation d'avec le nourrisson ou l'enfant
- Antécédents de toxicomanie
- Déficience ; antécédents de maladies mentales

## Caractéristiques

### DONNÉES SUBJECTIVES

#### *Parents*

- Incapacité de répondre aux besoins de l'enfant (exprimée par les parents) ; absence d'autorité sur l'enfant (exprimée par les parents)

- Commentaires négatifs sur l'enfant
- Sentiment de frustration face à l'incapacité de remplir leur rôle (exprimé par les parents)

### DONNÉES OBJECTIVES

***Nourrisson ou enfant***

- Accidents fréquents ou maladies fréquentes ; retard dans le développement ou marasme
- Résultats scolaires faibles ; retard du développement cognitif
- Inaptitude à la socialisation ; troubles de comportement
- Antécédents de traumatismes ou de violence physique et psychologique
- Manque d'attachement
- Anxiété face à une séparation
- Fugue

***Parents***

- Relation mère-enfant déficiente ; relation parent-enfant inadéquate ; marques d'affection quasi inexistantes ; insécurité ou manque d'attachement au nourrisson
- Maintien inadéquat de la santé de l'enfant ; milieu de vie présentant des risques d'accident ; organisation inadéquate du gardiennage ; stimulation visuelle, tactile et auditive inadéquate
- Capacités insuffisantes ou inappropriées pour prendre soin d'un enfant ; manque de cohérence dans les soins ou comportement inconsistant face à l'enfant
- Inflexibilité face aux besoins de l'enfant et aux circonstances
- Punitions fréquentes ; rejet de l'enfant ou hostilité envers l'enfant ; mauvais traitements ou négligence envers l'enfant ; abandon

## Résultats escomptés (objectifs) et critères d'évaluation

- Les parents sont bien renseignés sur leur rôle.
- Les parents ont des attentes réalistes face à l'exercice du rôle parental.
- Les parents acceptent la situation.

- Les parents connaissent leurs points forts ainsi que les méthodes ou les ressources leur permettant de répondre à leurs besoins.
- Les parents montrent de l'attachement à leur enfant.

## Interventions

### PRIORITÉ Nº 1 – Évaluer les facteurs favorisants

- Noter la composition de la constellation familiale : deux parents, famille monoparentale, famille élargie ou enfant vivant avec un membre de la parenté, comme un grand-parent.
- Préciser le stade de développement de la famille (arrivée d'un nouveau bébé, adolescent, enfant qui quitte la maison ou y revient, etc.).
- Analyser les relations familiales et préciser les besoins de chaque membre. Si la sécurité de l'enfant est menacée, signaler le cas aux autorités compétentes et prendre les mesures juridiques ou professionnelles qui s'imposent.
- Apprécier l'aptitude des parents à exercer leur rôle, en tenant compte des forces et des faiblesses de chaque parent sur les plans intellectuel, affectif et physique. **Les parents qui présentent des faiblesses marquées auront besoin de plus d'enseignement ou d'aide.**
- Observer les marques d'attachement entre la mère (le parent) et l'enfant.

§ Consulter le diagnostic infirmier Risque de perturbation de l'attachement parent-enfant.

- Noter les problèmes de l'enfant **qui pourraient nuire à l'attachement ou à la capacité du parent de s'en occuper** (malformation congénitale, hyperactivité, etc.).
- Relever les handicaps physiques. **Ils sont susceptibles de rendre le parent incapable de s'occuper de l'enfant ou d'altérer son aptitude à le faire (déficience visuelle ou auditive, tétraplégie, dépression grave, etc.).**
- Dresser la liste des réseaux de soutien, des membres de la famille élargie et des services sur lesquels les parents peuvent compter, et apprécier l'efficacité de ces ressources.
- S'informer sur la présence des parents à la maison et noter si l'enfant manque de surveillance (longues heures de travail, travail à l'extérieur de la ville, multiples responsabilités comme le fait de travailler et d'étudier en même temps, etc.).

**PRIORITÉ Nº 2 – Développer l'aptitude des parents à exercer leur rôle**

- Créer un climat propice à l'épanouissement des relations et à la satisfaction des besoins de chacun. **L'apprentissage est plus efficace quand la personne se sent en sécurité.**
- Prendre le temps d'écouter les parents parler de leurs préoccupations.
- Faire ressortir les aspects positifs de la situation en se montrant optimiste face aux capacités du parent et aux possibilités d'amélioration.
- Noter l'attitude du personnel soignant envers le parent ou l'enfant et face à son problème ou à son invalidité. Par exemple, il est important pour un parent handicapé de se sentir traité comme un être humain à part entière et non en fonction de clichés. **Les attitudes négatives peuvent empêcher d'obtenir des résultats positifs.**
- Inviter le parent à exprimer ses sentiments (impuissance, colère, déception, etc.). Fixer des limites aux comportements inacceptables.
- Admettre que la situation est difficile et faire sentir au parent que ses sentiments sont normaux. **Cette attitude favorise le sentiment d'acceptation.**
- Déceler l'étape du processus de deuil où se situent les parents et leur laisser le temps d'exprimer leurs sentiments et de faire face à la « perte », si l'enfant est né avec un handicap ou s'il ne répond pas aux attentes des parents (si c'est une fille plutôt qu'un garçon, si le bébé a la tête déformée ou des marques de naissance, par exemple).
- Inviter les parents à assister à des cours sur l'éducation des enfants **pour qu'ils apprennent des techniques de communication et de résolution de problèmes.**
- Insister sur la fonction de parent plutôt que sur le rôle de père ou de mère. En raison de son sexe, chaque parent exerce son rôle différemment; toutefois, certaines fonctions, comme la protection de l'enfant, peuvent être exercées par les deux parents.

**PRIORITÉ Nº 3 – Donner un enseignement visant le mieux-être des parents**

- Intéresser tous les membres de la famille disponibles à la démarche d'apprentissage.
- Fournir des renseignements pertinents sur la situation, y compris des informations sur la gestion du temps, l'art de

fixer des limites et les techniques de réduction du stress, **afin de faciliter l'application du plan d'action et l'adoption de nouveaux comportements.**

- Créer des réseaux de soutien appropriés à la situation (famille élargie, amis, travailleur social, service de soins à domicile, etc.).
- Inciter le parent à planifier son temps et à épargner ses forces de façon constructive. **Il sera ainsi mieux disposé à agir efficacement au moment où des difficultés surviendront.**
- Inciter les parents à trouver des façons positives de répondre à leurs propres besoins (aller au restaurant, se réserver du temps pour faire les choses qui les intéressent ou pour se voir en tête-à-tête, sortir avec des amis, etc.). **Ces stratégies favorisent le bien-être et aident à prévenir l'épuisement.**
- Diriger les parents vers un groupe de soutien ou une thérapie appropriée.
- Inventorier les services communautaires susceptibles de répondre aux besoins des parents et de l'enfant (service de garderie, etc.) **afin qu'ils obtiennent du soutien et des périodes de répit.**

§ Consulter les autres diagnostics infirmiers pertinents: Stratégies d'adaptation inefficaces, Stratégies d'adaptation familiale compromises, Dynamique familiale perturbée, les diagnostics de risque de violence, les diagnostics ayant trait à l'estime de soi, etc.

## Données essentielles à consigner

### *Évaluations (initiale et subséquentes)*

- Inscrire les données d'évaluation initiale, notamment le degré de compétence parentale, les écarts par rapport à ce qu'on attend normalement des parents, la composition de la famille et le stade de développement de chacun de ses membres.
- Noter les réseaux de soutien et les services communautaires auxquels la famille peut recourir et ceux auxquels elle a déjà eu recours.

### *Planification*

- Rédiger le plan thérapeutique infirmier et inscrire le nom de chacun des intervenants.
- Rédiger le plan d'enseignement.

### *Application et vérification des résultats*

- Noter les réactions des parents et de l'enfant aux interventions et à l'enseignement, ainsi que les mesures qui ont été prises.
- Noter les objectifs atteints ou les progrès accomplis vers l'atteinte des objectifs.
- Noter les modifications apportées au plan thérapeutique infirmier.

### *Plan de congé*

- Noter les besoins à long terme des parents et de l'enfant ainsi que le nom des responsables des mesures à prendre.
- Noter les demandes de consultation.

## Exemples tirés des CRSI (NOC) et des CISI (NIC)

- RÉSULTAT : Exercice du rôle
- INTERVENTION : Amélioration du rôle parental

**RÔLE PARENTAL**

# MOTIVATION À AMÉLIORER L'EXERCICE DU RÔLE PARENTAL

*Taxinomie II : Relations et rôle – Classe 1 : Rôles de l'aidant naturel (00164)*

*[Mode fonctionnel de santé de Gordon : Relation et rôle]*

*Diagnostic proposé en 2002*

**DÉFINITION** ■ Ensemble d'actions procurant aux enfants et à d'autres personnes dépendantes un environnement stimulant pour la croissance et le développement, et pouvant être renforcé.

## Caractéristiques

### DONNÉES SUBJECTIVES

- Volonté de devenir un meilleur parent

- Satisfaction des enfants ou des autres personnes dépendantes concernant leur milieu familial

**DONNÉES OBJECTIVES**

- Manifestation de soutien émotionnel et tacite des enfants ou des autres personnes dépendantes ; signes évidents de lien ou d'attachement
- Satisfaction des besoins physiques et émotionnels des enfants ou des personnes dépendantes
- Attentes réalistes des enfants ou des personnes dépendantes

## Résultats escomptés (objectifs) et critères d'évaluation

- Les parents possèdent les renseignements appropriés et ont des attentes réalistes concernant le rôle parental.
- Les parents connaissent leurs points forts, leurs besoins propres ainsi que les méthodes et les ressources leur permettant de répondre à ces besoins.
- Les parents démontrent un attachement approprié et adoptent les comportements propres à leur rôle.

## Interventions

**PRIORITÉ N° 1 – Évaluer la volonté et les raisons qui motivent l'amélioration du rôle**

- Noter la composition de la constellation familiale : deux parents, famille monoparentale, famille élargie ou enfant vivant avec un membre de la parenté, comme un grand-parent. **La compréhension de la composition familiale permet de recueillir des renseignements sur le besoin qu'éprouvent les membres de la famille à améliorer leurs relations.**
- Préciser le stade de développement de la famille (arrivée d'un nouveau bébé, adolescent, enfant qui quitte la maison ou y revient, retraite, etc.). **Ces crises existentielles provoquent des changements au sein de la famille qui peuvent donner l'occasion d'améliorer les aptitudes parentales et les relations familiales.**

- Analyser les relations familiales et préciser les besoins de chaque membre. Noter les inquiétudes face aux circonstances, comme en cas d'anomalie congénitale, de maladie ou d'hyperactivité. **La famille est un système, et quand ses membres prennent une décision pour améliorer les aptitudes parentales, ce changement touche l'ensemble du système. La détermination des besoins, des situations particulières et des relations peut aider les membres de la famille à élaborer un plan visant à apporter des changements efficaces.**
- Apprécier l'aptitude des parents à exercer leur rôle, en tenant compte des forces et des faiblesses de chaque parent sur les plans intellectuel, affectif et physique, **ce qui permet à l'infirmière de déterminer les sujets sur lesquels les parents ont besoin de formation et d'information et qui serviront de base au plan d'amélioration des aptitudes parentales.**
- Observer les marques d'attachement entre le parent et l'enfant, en tenant compte des antécédents culturels qui peuvent avoir une influence sur les comportements attendus. **Certaines attitudes, comme de regarder une personne dans les yeux, de se placer en face d'elle ou de parler à un enfant d'une voix aiguë, constituent des comportements montrant l'attachement dans la culture américaine, mais elles peuvent avoir une signification différente dans d'autres cultures. On pense que l'absence d'attachement a une incidence sur les interactions parent-enfant futures.**
- Dresser la liste des réseaux de soutien, des modèles de rôles, des membres de la famille élargie et des services sur lesquels les parents peuvent compter, et apprécier l'efficacité de ces ressources. **Les parents qui veulent améliorer leurs aptitudes et leur vie de famille peuvent profiter de l'expérience de modèles de rôles qui les aideront à adopter leur style personnel.**
- Prendre note des facteurs culturels et religieux qui peuvent avoir une influence sur le rôle parental, les attentes envers soi-même et ses enfants et le sentiment de réussite ou d'échec. **Les attentes peuvent varier en fonction de la culture (par exemple, les Américains d'origine arabe considèrent que les enfants sont sacrés, mais l'éducation des enfants est fondée sur des renforcements négatifs plutôt que positifs, et les parents sont plus sévères avec**

**les filles qu'avec les garçons). Certaines croyances peuvent nuire à la volonté d'amélioration des aptitudes des parents quand elles entrent en conflit avec cette volonté.**

**PRIORITÉ N° 2 – Favoriser l'amélioration des aptitudes parentales**

- Créer un climat propice à l'épanouissement des relations et à la satisfaction des besoins de chacun. **L'apprentissage est plus efficace quand la personne se sent en sécurité et qu'elle peut exprimer librement ses pensées et ses sentiments, ce qui favorise également l'établissement de relations positives entre les membres de la famille.**
- Prendre le temps d'écouter les parents parler de leurs préoccupations. **Ils se sentent ainsi valorisés et écoutés, ce qui leur permet de déterminer avec précision ce dont la famille a besoin pour améliorer ses relations.**
- Inciter les parents à exprimer librement leurs sentiments, comme l'impuissance et la colère, tout en fixant des limites aux comportements inacceptables. **En exprimant ses sentiments, une personne se comprend mieux et améliore ses relations avec les autres membres de la famille. Les comportements inacceptables provoquent un sentiment de colère et une diminution de l'estime de soi, ce qui peut nuire aux relations familiales.**
- Insister sur la fonction de parent plutôt que sur le rôle de père ou de mère. **En raison de son sexe, chaque parent exerce son rôle de façon différente ; toutefois, certaines fonctions, comme la protection de l'enfant, peuvent être exercées par les deux parents, ce qui améliore les relations familiales.**
- Inviter les parents à assister à des cours sur l'éducation des enfants **pour qu'ils apprennent des techniques de résolution de problèmes et de communication, par l'écoute active et l'utilisation des messages au « je », et pour ainsi améliorer les relations familiales et favoriser un environnement bénéfique à tous.**

**PRIORITÉ N° 3 – Donner un enseignement visant le mieux-être des parents**

- Intéresser tous les membres de la famille à la démarche d'apprentissage. **Le système familial profite de la participation de tous ses membres à l'apprentissage de nouvelles aptitudes visant l'amélioration des relations familiales.**

- Inciter les parents à trouver des façons positives de répondre à leurs propres besoins (aller au restaurant, se réserver du temps pour faire les choses qui les intéressent ou pour se voir en tête-à-tête, sortir avec des amis, etc.). **Ces stratégies favorisent le bien-être et aident à prévenir l'épuisement.**
- Fournir des renseignements pertinents sur la situation, y compris des informations sur la gestion du temps et les techniques de réduction du stress. **L'apprentissage de nouvelles aptitudes parentales positives, la compréhension des attentes en ce qui a trait à la croissance et au développement et les techniques de réduction du stress et de l'anxiété améliorent la capacité d'une personne à faire face aux problèmes qui peuvent survenir au sein des relations familiales.**
- Aborder la question des « règles » actuelles de la famille en insistant sur les points à améliorer. **Les règles peuvent être imposées par des adultes, plutôt que par une démarche démocratique à laquelle tous les membres de la famille participent, ce qui peut susciter des conflits et des confrontations. L'établissement de règles positives avec lesquelles tous les membres sont d'accord peut favoriser une dynamique familiale efficace et fonctionnelle.**
- Informer les parents de la nécessité d'une planification à long terme et des moyens grâce auxquels une famille peut garder des relations positives. **Chaque étape de la vie amène ses défis. La compréhension de ces défis et le fait de se préparer à les relever permettent aux membres de la famille de les surmonter de manière positive, ce qui favorise l'unité familiale et la résolution des conflits inévitables par des solutions bénéfiques pour tous.**

## Données essentielles à consigner

### *Évaluations (initiale et subséquentes)*

- Inscrire les données d'évaluation initiale, notamment le degré de compétence parentale, les attentes des parents, la composition de la famille et le stade de développement de chacun de ses membres.
- Noter les réseaux de soutien et les services communautaires auxquels la famille peut recourir et ceux auxquels elle a déjà eu recours.

### *Planification*

- Rédiger le plan d'amélioration et inscrire le nom de chacun des intervenants.

### *Application et vérification des résultats*

- Noter les réactions des membres de la famille aux interventions et à l'enseignement, ainsi que les mesures qui ont été prises.
- Noter les objectifs atteints ou les progrès accomplis vers l'atteinte des objectifs.
- Noter les modifications apportées au plan d'amélioration.

### *Plan de congé*

- Noter les besoins à long terme des parents et le nom des responsables des mesures à prendre.
- Noter les demandes de consultation.

## Exemples tirés des CRSI (NOC) et des CISI (NIC)

- RÉSULTAT : Rôle parental
- INTERVENTION : Amélioration du rôle parental

**RÔLE PARENTAL**

# RISQUE DE PERTURBATION DANS L'EXERCICE DU RÔLE PARENTAL

*Taxinomie II : Relations et rôle – Classe 1 : Rôles de l'aidant naturel (00057)*

*[Mode fonctionnel de santé de Gordon : Relation et rôle]*

*Diagnostic proposé en 1978 ; révision effectuée en 1998 par le groupe de recherche pour le développement et la classification des diagnostics infirmiers (NDEC)*

**DÉFINITION** ■ Risque qu'un parent ou son substitut devienne incapable de créer, de maintenir ou de rétablir un environnement qui favorise au maximum la croissance et le développement de l'enfant. [Remarque :

Il est important de répéter que l'adaptation au rôle parental fait partie de l'évolution normale vers la maturité, ce qui se traduit pour l'infirmière en activités de prévention des problèmes et de promotion de la santé.]

## Facteurs de risque

- Manque d'identification au rôle ; absence de modèle ; modèles inadéquats

### *Facteurs sociaux*

- Facteurs de stress [ex. : problèmes financiers ou juridiques, crise récente, changement de milieu culturel (changement de pays, de groupe culturel dans le même pays)] ; chômage ou problèmes liés à l'emploi ; difficultés financières ; déménagements ; milieu familial défavorisé
- Manque de cohésion de la famille ; problèmes conjugaux, baisse de satisfaction (dans la relation) ; changement dans la cellule familiale
- Tension ou surcharge dans l'exercice du rôle ; famille monoparentale ; absence du père de l'enfant
- Grossesse non désirée ou non planifiée ; absence de modèle parental ou modèle parental inadéquat ; piètre estime de soi
- Milieu socioéconomique pauvre ; pauvreté ; manque de ressources, d'accès aux ressources, de moyens de transport ; absence de soutien social
- Difficulté à s'organiser pour faire garder l'enfant ; rôle parental peu valorisé ; incapacité de placer les besoins de l'enfant avant ses propres besoins
- Manque d'aptitude à résoudre les problèmes ; stratégies d'adaptation inadéquates
- Isolement social
- Antécédents de mauvais traitements envers l'enfant ; victime de mauvais traitements ; difficultés juridiques

### *Facteurs cognitifs*

- Manque de connaissances sur le maintien de la santé de l'enfant, sur les compétences parentales, sur le développement de l'enfant ; incapacité de reconnaître les signaux du nourrisson et d'agir en conséquence
- Attentes irréalistes face au nourrisson

- Niveau ou réussite scolaire faible; fonctionnement cognitif déficient; manque de réceptivité cognitive quant au rôle parental
- Manque d'aptitudes à communiquer
- Préférence pour les punitions corporelles

### Facteurs physiopathologiques

- Maladie physique

### Facteurs liés au nourrisson ou à l'enfant

- Naissance prématurée; naissance multiple; enfant issu d'une grossesse non planifiée ou non désirée; enfant de sexe non désiré
- Maladies
- Séparation des parents et du nourrisson à la naissance
- Tempérament difficile; incompatibilité du caractère avec les attentes parentales
- Handicap ou retard du développement; altération des capacités perceptuelles; hyperactivité avec déficit de l'attention

### Facteurs psychologiques

- Parents jeunes, particulièrement les adolescents
- Soins prénatals absents ou tardifs; travail ou accouchement difficile; grossesse multiple; grossesses nombreuses ou rapprochées
- Manque de sommeil ou perturbation du sommeil; maladie dépressive
- Séparation d'avec le nourrisson ou l'enfant
- Antécédents de toxicomanie
- Déficience; antécédents de maladies mentales

**Remarque**: Il ne peut y avoir de signes ni de symptômes (caractéristiques) lorsqu'on diagnostique un risque de problème, car celui-ci n'existe pas encore; les interventions infirmières sont donc axées sur la prévention.

## Résultats escomptés (objectifs) et critères d'évaluation

- Les parents connaissent les facteurs de risque.

- Les parents connaissent leurs points forts, leurs besoins propres ainsi que les méthodes ou les ressources leur permettant de répondre à ces besoins.
- Les parents adoptent des conduites ou de nouvelles habitudes visant la réduction des risques d'apparition du problème ou l'élimination des effets des facteurs de risque.

On trouvera des interventions aux diagnostics infirmiers Exercice du rôle parental perturbé et Risque de perturbation de l'attachement parent-enfant.

## Exemples tirés des CRSI (NOC) et des CISI (NIC)

- RÉSULTAT : Rôle parental
- INTERVENTION : Amélioration du rôle parental

# SENTIMENT D'IMPUISSANCE [préciser le degré]

*Taxinomie II : Perception de soi – Classe 1 : Conception de soi (00125)*

*[Mode fonctionnel de santé de Gordon : Perception de soi et concept de soi]*

*Diagnostic proposé en 1982*

**DÉFINITION** Impression que ses propres actes seront sans effet. Sentiment d'être désarmé devant une situation courante ou un événement imprévu.

## Facteurs favorisants

- Milieu de soins [perte d'intimité, perte de biens personnels, perte de pouvoir sur les traitements, etc.]
- Relations interpersonnelles [abus de pouvoir, de force ; relations marquées par la violence physique ou psychologique, etc.]
- Régime imposé par la maladie [maladie chronique ou invalidante, etc.]
- Manque d'initiative [échecs répétés, dépendance, etc.]

## Caractéristiques

### DONNÉES SUBJECTIVES

***Grave***

- Sentiment de n'avoir aucune maîtrise ni influence sur la situation, sur son issue ou sur ses soins personnels
- Découragement face à la détérioration physique qui progresse en dépit de l'observance des traitements

***Moyen***

- Insatisfaction et frustration face à l'incapacité d'accomplir les mêmes tâches ou activités qu'auparavant
- Doutes quant à sa capacité de bien exercer son rôle
- Réticence à exprimer ses véritables sentiments ; peur d'éloigner le personnel soignant

***Faible***

- Incertitude face aux fluctuations de son énergie

**DONNÉES OBJECTIVES**

***Grave***

- Apathie [repli sur soi, résignation, pleurs]
- [Colère]

***Moyen***

- Indifférence face à ses progrès
- Non-participation aux soins ou à la prise de décisions lorsque l'occasion se présente
- Dépendance envers autrui pouvant se traduire par de l'irritabilité, du ressentiment, de l'agressivité et un sentiment de culpabilité
- Incapacité de s'informer sur ses soins
- Manque de persistance face à ses soins personnels (laisse facilement cette tâche à d'autres)
- Passivité

***Faible***

- Passivité

## Résultats escomptés (objectifs) et critères d'évaluation

- Le patient a le sentiment de maîtriser la situation.
- Le patient fait des choix relativement à ses soins et y participe.
- Le patient indique les domaines sur lesquels il exerce une certaine maîtrise.
- Le patient accepte le fait de n'avoir aucun pouvoir dans certains domaines.

## Interventions

**PRIORITÉ N° 1 – Évaluer les facteurs favorisants**

- Préciser les circonstances ayant déclenché le problème (milieu étranger, immobilité, diagnostic d'une maladie mortelle ou chronique, manque de réseaux de soutien, manque de connaissances sur la situation).

- Noter comment le patient perçoit sa maladie et le traitement proposé. Apprécier ses connaissances.
- Recueillir des données sur la réaction du patient au traitement. Connaît-il les raisons qui le justifient et comprend-il qu'il est prescrit dans son intérêt, ou est-il docile et passif ?
- Rechercher où le patient situe la source du pouvoir d'agir et de décider : interne (reconnaît sa responsabilité dans la situation et se dit capable d'agir pour la changer : « Je n'ai pas arrêté de fumer ») ou externe (dit être incapable de se maîtriser et de maîtriser son environnement : « Il n'y a jamais rien qui fonctionne », « Quelle malchance d'avoir un cancer du poumon »).
- Apprécier le degré de maîtrise que le patient a exercée sur sa vie.
- S'enquérir des changements dans les relations du patient avec les personnes clés dans sa vie.
- Noter les ressources existantes et celles que le patient utilise.
- Observer comment les personnes qui s'occupent du patient agissent avec lui. L'aident-elles à maîtriser la situation, à prendre des responsabilités ?

**PRIORITÉ N° 2 – Évaluer le degré d'impuissance ressenti par le patient ou la personne clé dans sa vie**

- Noter les commentaires défaitistes du patient : « Ça leur est égal », « Quelle différence cela peut-il faire ? », « Je ne me fais aucune illusion ».
- Noter les expressions indiquant que le patient « laisse tomber », qu'il croit que tout effort est inutile.
- Noter les réactions comportementales (verbales et non verbales), y compris les manifestations de peur, de désintérêt, d'apathie, d'agitation, de repli.
- Noter le manque de communication, l'épuisement affectif (affect plat) et les regards fuyants.
- Déceler les comportements manipulateurs et observer les réactions du patient et du personnel soignant. **La manipulation sert souvent à pallier un sentiment d'impuissance ; elle résulte du manque de confiance envers autrui, de la peur des relations intimes et du besoin d'approbation, et elle permet de mettre à l'épreuve son pouvoir de séduction.**

**PRIORITÉ N° 3 – Aider le patient à préciser ses besoins en tenant compte de sa capacité d'y répondre**

- Montrer de l'intérêt au patient en tant que personne.
- Prendre le temps d'écouter le patient parler de sa perception de la situation et de ses inquiétudes, et l'inciter à poser des questions.
- Permettre au patient d'exprimer ses sentiments, y compris la colère et le désespoir.
- S'abstenir d'essayer de convaincre un patient qui se sent impuissant par des arguments logiques, **car il ne croit pas que les choses puissent changer.**
- Exprimer de l'espoir **(il y a toujours une source d'espoir quelque part).**
- Préciser les forces et les atouts du patient, ainsi que les stratégies d'adaptation efficaces qu'il a déjà utilisées dans le passé. **Cela aide le patient à prendre conscience de sa capacité de surmonter une situation difficile.**
- Amener le patient à discerner ce qu'il peut faire par lui-même. Dresser une liste des aspects sur lesquels il peut agir et de ceux sur lesquels il ne peut pas agir.
- Recommander au patient de conserver un certain recul face à la situation.

**PRIORITÉ N° 4 – Favoriser l'autonomie du patient**

- Rechercher où le patient situe le pouvoir d'agir et de décider et en tenir compte dans la planification des soins (si la source du pouvoir est interne, l'inciter à diriger ses propres soins ; si elle est externe, commencer par lui assigner des tâches légères et augmenter graduellement la difficulté en fonction de ses capacités).
- Établir avec le patient une entente précisant les objectifs, **afin d'accroître sa motivation et d'optimiser les résultats.**
- Traiter avec respect les décisions du patient et les désirs qu'il exprime. **Il ne faut pas agir à sa place.**
- Laisser le patient agir le plus possible sur les événements, sans toutefois présumer de ses forces ni transgresser les restrictions imposées par ses soins.
- Discuter ouvertement avec le patient de ses besoins et décider avec lui de mesures qui permettront d'y répondre **afin de désamorcer les tentatives de manipulation.**

- Imposer le moins de règlements possible et limiter la surveillance au minimum nécessaire à la sécurité du patient **afin de lui donner le sentiment qu'il est maître de la situation.**
- Inciter le patient à se fixer des objectifs immédiats et réalistes qui lui permettront d'agir sur sa situation, de se rapprocher de ses objectifs à long terme et de maintenir ses attentes.
- Féliciter le patient pour ses efforts.
- Orienter les pensées du patient vers l'avenir, au besoin.
- Prévoir des visites brèves mais fréquentes auprès du patient **afin de s'assurer que tout va bien, de répondre à ses besoins et de lui faire savoir qu'une infirmière est là s'il a besoin d'elle.**
- Inviter la personne clé dans la vie du patient à participer aux soins.

**PRIORITÉ N° 5 – Donner un enseignement visant le mieux-être du patient**

- Montrer au patient des techniques de réduction du stress et de l'anxiété et l'inciter à les utiliser.
- Fournir, sous forme verbale et écrite, des informations exactes et précises sur la situation et en discuter avec le patient et la personne clé dans sa vie. Reprendre les explications aussi souvent qu'il le faudra.
- Fixer avec le patient des objectifs réalistes.
- Montrer au patient des techniques d'affirmation de soi et l'inciter à les utiliser.
- Inciter le patient à être plus actif dans la mesure de ses capacités. L'adresser à un orienteur ou à un ergothérapeute, au besoin.
- Inciter le patient à penser de façon constructive et positive, et à choisir ses pensées.
- Aider le patient et la personne clé dans sa vie à trouver des solutions.
- Conseiller au patient de réévaluer périodiquement ses besoins et ses objectifs.
- Diriger le patient vers un groupe de soutien, un conseiller ou un thérapeute, si besoin est.

## Données essentielles à consigner

### *Évaluations (initiale et subséquentes)*

- Inscrire les données d'évaluation, notamment le degré d'impuissance, où le patient situe le pouvoir d'agir et de décider (interne ou externe), et la façon dont il perçoit la situation.

### *Planification*

- Rédiger le plan thérapeutique infirmier et inscrire le nom de chacun des intervenants.
- Rédiger le plan d'enseignement.

### *Application et vérification des résultats*

- Noter les réactions du patient aux interventions et à l'enseignement, ainsi que les mesures qui ont été prises.
- Décrire les objectifs et les attentes du patient.
- Noter les objectifs atteints ou les progrès accomplis vers l'atteinte des objectifs.
- Noter les modifications apportées au plan thérapeutique infirmier.

### *Plan de congé*

- Noter les besoins à long terme du patient et le nom des responsables des mesures à prendre.
- Noter les demandes de consultation.

## Exemples tirés des CRSI (NOC) et des CISI (NIC)

- RÉSULTAT : Croyances en matière de santé : perception du contrôle
- INTERVENTION : Aide à la responsabilisation

**SENTIMENT D'IMPUISSANCE**

# RISQUE DE SENTIMENT D'IMPUISSANCE

*Taxinomie II : Perception de soi – Classe 1 : Conception de soi (00152)*

*[Mode fonctionnel de santé de Gordon : Perception de soi et concept de soi]*

*Diagnostic proposé en 2000*

**DÉFINITION** Risque de ressentir la perte de maîtrise d'une situation ou l'incapacité à en influencer l'évolution de façon significative.

# Facteurs favorisants

## *Facteurs physiologiques*

- Maladie chronique ou aiguë (ex. : hospitalisation, intubation, ventilation assistée, aspiration) ; agonie
- Traumatisme grave ou maladie dégénérative (ex. : traumatisme de la moelle épinière, sclérose en plaques)
- Vieillissement (ex. : diminution des forces physiques, diminution de la mobilité)

## *Facteurs psychosociaux*

- Méconnaissance de la maladie ou du système de soins de santé
- Dépendance accompagnée de stratégies d'adaptation inadéquates
- Perte de l'intégralité (ex. : essence même du sentiment de pouvoir)
- Diminution de l'estime de soi ; perturbation de l'image corporelle

**Remarque** : Il ne peut y avoir de signes ni de symptômes (caractéristiques) lorsqu'on diagnostique un risque de problème, car celui-ci n'existe pas encore ; les interventions infirmières sont donc axées sur la prévention.

# Résultats escomptés (objectifs) et critères d'évaluation

- Le patient a le sentiment de maîtriser la situation et ressent de l'espoir face à l'avenir.
- Le patient fait des choix concernant ses soins et y participe.
- Le patient indique les domaines sur lesquels il exerce une certaine maîtrise.

- Le patient accepte le fait de n'avoir aucun pouvoir dans certains domaines.

## Interventions

### PRIORITÉ N° 1 – Évaluer les facteurs favorisants

- Préciser les circonstances ayant déclenché le problème (ex. : maladie aiguë, hospitalisation subite, diagnostic d'une maladie mortelle, chronique ou invalidante, personne très jeune ou âgée dont la force physique et la mobilité sont réduites, manque de connaissances sur la maladie et le système de soins de santé).
- Noter comment le patient perçoit sa maladie et le traitement proposé. Apprécier ses connaissances.
- Rechercher où le patient situe la source du pouvoir d'agir et de décider : interne (reconnaît sa responsabilité personnelle et celle de l'environnement) ou externe (dit être incapable de se maîtriser et de maîtriser son environnement).
- Apprécier l'estime de soi du patient et le degré de maîtrise qu'il a exercée sur sa vie.
- Dresser la liste des ressources disponibles et l'utilisation que le patient en fait.
- Prêter attention à ce que le patient dit pour déceler l'expression d'un sentiment d'impuissance (par exemple : « Ça leur est égal », « Quelle différence cela peut-il faire ? », « Ça n'arrangera pas les choses »).
- Observer les réactions comportementales (verbales et non verbales) du patient pour y déceler des signes de peur, de désintérêt, d'apathie ou de repli sur soi.
- Déceler les comportements manipulateurs et observer les réactions du patient et du personnel soignant. **La manipulation sert souvent à pallier un sentiment d'impuissance résultant de la peur et d'un manque de confiance.**

### PRIORITÉ N° 2 – Aider le patient à préciser ses besoins en tenant compte de sa capacité d'y répondre

- Montrer de l'intérêt au patient en tant que personne et l'inciter à poser des questions.
- Prendre le temps d'écouter le patient parler de sa perception de la situation et de ses inquiétudes.
- Permettre au patient d'exprimer ses sentiments, y compris la colère et le désespoir.

- Exprimer de l'espoir et inciter le patient à revoir les stratégies d'adaptation efficaces qu'il a déjà utilisées dans le passé.
- Amener le patient à discerner ce qu'il peut faire par lui-même. Dresser une liste des aspects sur lesquels il peut agir et de ceux sur lesquels il ne peut pas agir.

**PRIORITÉ N° 3 – Donner un enseignement visant le mieux-être du patient**

- Encourager le patient à participer activement à la prise en charge de ses soins et à assumer les conséquences de ses actes et de ses réactions.
- Aider le patient et la personne clé dans sa vie à trouver des solutions et à planifier.
- Encourager les efforts que fait le patient pour élaborer des étapes réalistes en vue de la mise en œuvre du plan thérapeutique infirmier, de l'atteinte des objectifs et de la satisfaction des attentes.
- Fournir, sous forme verbale et écrite, des informations exactes et précises sur la situation et sur ce qui peut réellement se produire.
- Conseiller au patient de réévaluer périodiquement ses besoins et ses objectifs.
- Diriger le patient vers un groupe de soutien, un conseiller ou un thérapeute, si besoin est.

## Données essentielles à consigner

### *Évaluations (initiale et subséquentes)*

- Inscrire les données d'évaluation, notamment le degré d'impuissance, où le patient situe le pouvoir d'agir et de décider et la façon dont il perçoit la situation.

### *Planification*

- Rédiger le plan thérapeutique infirmier et inscrire le nom de chacun des intervenants.
- Rédiger le plan d'enseignement.

### *Application et vérification des résultats*

- Noter les réactions du patient aux interventions et à l'enseignement, ainsi que les mesures qui ont été prises.

- Décrire les objectifs et les attentes du patient.
- Noter les modifications apportées au plan thérapeutique infirmier.

### *Plan de congé*

- Noter les besoins à long terme du patient et le nom des responsables des mesures à prendre.
- Noter les demandes de consultation.

## Exemples tirés des CRSI (NOC) et des CISI (NIC)

- RÉSULTAT : Croyances en matière de santé : perception du contrôle
- INTERVENTION : Aide à la responsabilisation

SENTIMENT DE SOLITUDE

# RISQUE DE SENTIMENT DE SOLITUDE

*Taxinomie II : Perception de soi – Classe 1 : Conception de soi (00054)*

*[Mode fonctionnel de santé de Gordon : Perception de soi et concept de soi]*

*Diagnostic proposé en 1994*

**DÉFINITION** État subjectif d'une personne exposée au risque d'éprouver une vague dysphorie.

## Facteurs de risque

- Carence affective
- Isolement physique
- Inhibition
- Isolement social

**Remarque :** Il ne peut y avoir de signes ni de symptômes (caractéristiques) lorsqu'on diagnostique un risque de problème, car celui-ci n'existe pas encore ; les interventions infirmières sont donc axées sur la prévention.

## Résultats escomptés (objectifs) et critères d'évaluation

- Le patient prend conscience de ses problèmes personnels et trouve des moyens de les résoudre.
- Le patient s'engage dans des activités sociales.
- Le patient dit avoir établi avec autrui des contacts sociaux et des relations significatives pour lui.

## Interventions

### PRIORITÉ Nº 1 – Évaluer les facteurs de risque

- Vérifier si le patient éprouve un sentiment de solitude ordinaire ou s'il éprouve une dysphorie constante. Noter l'âge du patient et la durée du problème : il peut s'agir d'un problème situationnel (le patient vient de déménager loin de sa famille, par exemple) ou d'un problème chronique. **Les personnes âgées vivent de nombreuses pertes liées au vieillissement, comme la perte du conjoint, le déclin de la santé physique et des changements de rôle, qui augmentent le sentiment de solitude.**
- Apprécier le niveau de détresse, de tension, d'anxiété et d'agitation. Noter si dans le passé le patient a été souvent malade, a été victime de nombreux accidents ou a vécu des situations de crise.
- Noter si le patient a de la famille ou des proches et apprécier la qualité de ses liens avec ces personnes.
- Examiner comment le patient perçoit sa solitude et comment il y fait face.
- Discuter avec le patient des séparations qu'il a vécues (séparation d'avec ses parents pendant son enfance, perte d'une personne clé ou du conjoint, etc.).
- Rechercher les troubles du sommeil ou de l'appétit et apprécier la capacité de concentration du patient.
- Prendre note des remarques indiquant que le patient a très envie d'avoir quelqu'un dans sa vie.

### PRIORITÉ Nº 2 – Aider le patient à prendre conscience des situations où il se sent seul

- Établir une relation thérapeutique qui aidera le patient à exprimer ses sentiments.
- Discuter avec le patient de ses préoccupations face à la solitude et du lien qui existe entre la solitude et l'absence de

personne clé dans sa vie. Noter dans quelle mesure il désire changer sa situation. Le degré de motivation peut entraver ou faciliter l'obtention des résultats souhaités.

- Inviter le patient à exprimer ses perceptions négatives des autres et à se demander si elles sont justifiées. **On donne ainsi au patient l'occasion de vérifier la réalité de la situation, de reconnaître son déni.**
- Reconnaître que le sentiment de solitude du patient existe par lui-même et n'est pas forcément secondaire à un autre problème.

**PRIORITÉ Nº 3 – Aider le patient à aller vers les autres**

- Discuter avec le patient des différences entre la réalité et ses perceptions.
- Discuter de l'importance des liens affectifs (c'est-à-dire de l'attachement) entre enfants et parents.
- Inciter le patient à suivre des cours **qui pourraient répondre à ses besoins et favoriser la socialisation** (affirmation de soi, langage, communication, savoir-faire social, etc.).
- Créer des mises en situation visant le développement des aptitudes interpersonnelles.
- Discuter avec le patient de l'importance d'avoir une bonne hygiène de vie (hygiène personnelle, exercice physique, etc.).
- Inventorier les atouts et les intérêts du patient et discuter avec lui **de la façon dont il peut les exploiter dans sa recherche de rapports sociaux.**
- Inciter le patient à participer à des activités de groupe qui pourraient l'aider à satisfaire ses besoins particuliers (thérapie, groupe de soutien, activités religieuses, etc.).
- Aider le patient à élaborer un plan d'action qui l'aidera à aller peu à peu vers les autres. Commencer par des gestes simples (appeler un ami de longue date ou parler à un voisin, par exemple) et progresser vers des rapports et des activités plus complexes.
- Fournir au patient l'occasion d'avoir des contacts humains dans un milieu rassurant (un système d'accompagnement ou de parrainage, par exemple) tant qu'il n'a pas acquis une certaine assurance. **Cette mesure réduit le stress, apporte du renforcement positif et facilite l'atteinte des objectifs.**

**PRIORITÉ Nº 4 – Donner un enseignement visant le mieux-être du patient**

- Inciter le patient à se joindre à un groupe dont les activités l'intéressent (club d'ornithologues amateurs, par exemple) ou à un service de bénévoles (pour travailler dans un organisme de soupe populaire, dans des groupes de jeunes, dans un refuge pour animaux, etc.).
- Suggérer au patient de travailler comme bénévole pour un comité paroissial ou de se joindre à la chorale de son église, de participer aux activités de son quartier avec des amis ou des membres de sa famille, de militer pour une cause sociale ou politique, de suivre des cours dans un établissement d'enseignement de son quartier, etc.
- Diriger le patient vers des services de counseling qui pourraient l'aider à s'épanouir socialement.

§ Consulter les diagnostics infirmiers Perte d'espoir, Anxiété et Isolement social.

## Données essentielles à consigner

### *Évaluations (initiale et subséquentes)*

- Noter les données d'évaluation, notamment la façon dont le patient perçoit son problème ainsi que les ressources et les réseaux de soutien sur lesquels il peut compter.
- Noter dans quelle mesure le patient désire changer sa situation.

### *Planification*

- Rédiger le plan thérapeutique infirmier et inscrire le nom de chacun des intervenants.
- Rédiger le plan d'enseignement.

### *Application et vérification des résultats*

- Noter les réactions du patient aux interventions et à l'enseignement, ainsi que les mesures qui ont été prises.
- Noter les objectifs atteints ou les progrès accomplis vers l'atteinte des objectifs.
- Noter les modifications apportées au plan thérapeutique infirmier.

### Plan de congé

- Noter les besoins à long terme du patient, les recommandations relatives au suivi et le nom des responsables des mesures à prendre.
- Noter les demandes de consultation.

## Exemples tirés des CRSI (NOC) et des CISI (NIC)

- RÉSULTAT : Solitude
- INTERVENTION : Amélioration de la socialisation

SEVRAGE DE LA VENTILATION ASSISTÉE

# INTOLÉRANCE AU SEVRAGE DE LA VENTILATION ASSISTÉE

*Taxinomie II : Activité/repos – Classe 4 : Réponses cardiovasculaires/respiratoires (00034)*

*[Mode fonctionnel de santé de Gordon : Activité et exercice]*

*Diagnostic proposé en 1992*

**DÉFINITION** Incapacité de s'adapter à une diminution de la ventilation mécanique, ce qui interrompt et prolonge le processus de sevrage.

## Facteurs favorisants

### Facteurs physiques

- Dégagement inefficace des voies respiratoires
- Perturbation des habitudes de sommeil
- Alimentation inadéquate
- Douleur non soulagée ou malaise
- [Faiblesse ou fatigue musculaire, incapacité de maîtriser la musculature respiratoire ; immobilité]

### *Facteurs psychologiques*

- Manque de connaissances sur le processus de sevrage ou sur sa participation au processus
- Impression d'être incapable de se passer du respirateur
- Diminution de la motivation
- Diminution de l'estime de soi
- Anxiété (modérée ou grave) ; peur ; manque de confiance envers l'infirmière
- Perte d'espoir ; sentiment d'impuissance
- [Manque de préparation à la tentative de sevrage]

### *Facteurs situationnels*

- Fluctuations passagères et non maîtrisées des besoins énergétiques
- Diminution intempestive de la ventilation mécanique
- Soutien social inadéquat
- Milieu non propice au sevrage (environnement bruyant et actif, événements perturbateurs dans la chambre, ratio patients-infirmières insuffisant, absence prolongée de l'infirmière, personnel infirmier peu habitué au patient)
- Antécédents de ventilation mécanique pendant plus d'une semaine
- Plusieurs échecs antérieurs aux tentatives de sevrage

## Caractéristiques (réactions à la diminution de la ventilation mécanique)

### *Intolérance légère*

#### DONNÉES SUBJECTIVES

- Demande d'un supplément d'oxygène ; sensation de gêne respiratoire ; fatigue, sensation de chaleur
- Peur que l'appareil ne soit déréglé

#### DONNÉES OBJECTIVES

- Agitation
- Légère augmentation de la fréquence respiratoire par rapport aux valeurs initiales
- Attention concentrée sur la respiration

### *Intolérance moyenne*

#### DONNÉES SUBJECTIVES

- Appréhension

#### DONNÉES OBJECTIVES

- Augmentation de moins de 20 mm Hg de la pression artérielle par rapport aux valeurs initiales
- Augmentation de moins de 20 battements/min de la fréquence cardiaque par rapport aux valeurs initiales
- Augmentation de moins de 5 respirations/min de la fréquence respiratoire par rapport aux valeurs initiales
- Hypervigilance
- Incapacité de suivre les directives ou de coopérer
- Transpiration abondante
- Regard apeuré
- Réduction de l'air inspiré audible à l'auscultation
- Changement de la couleur de la peau : pâleur, légère cyanose
- Légère utilisation des muscles accessoires de la respiration

### *Intolérance grave*

#### DONNÉES OBJECTIVES

- [Agitation]
- Détérioration des valeurs des gaz du sang artériel par rapport aux valeurs initiales
- Augmentation de plus de 20 mm Hg de la pression artérielle par rapport aux valeurs initiales
- Augmentation de plus de 20 battements/min de la fréquence cardiaque par rapport aux valeurs initiales
- Augmentation importante de la fréquence respiratoire par rapport aux valeurs initiales
- Transpiration profuse
- Utilisation maximale des muscles accessoires de la respiration
- Respiration superficielle et haletante
- Respiration abdominale paradoxale
- Respiration non synchrone au respirateur
- Diminution de l'état de conscience

- Bruits respiratoires anormaux, encombrement des voies respiratoires audible à l'auscultation
- Cyanose

## Résultats escomptés (objectifs) et critères d'évaluation

- Le patient participe au processus de sevrage.
- Le patient recommence à respirer sans aide et ne présente pas de signes d'insuffisance respiratoire ; les valeurs des gaz du sang artériel sont dans les limites de la normale.
- Le patient montre une plus grande tolérance à l'effort et participe à ses soins personnels dans les limites de ses capacités.

## Interventions

### PRIORITÉ Nº 1 – Évaluer les facteurs favorisants et le degré de dysfonctionnement

- Noter depuis combien de temps le patient dépend de la ventilation assistée. Passer en revue les périodes de dépendance et de sevrage.
- Noter les facteurs physiques dont il faut tenir compte pour le sevrage (stabilité des signes vitaux, état d'hydratation, présence de fièvre ou de douleur, apport nutritionnel et force musculaire).
- S'enquérir des connaissances du patient sur le sevrage, de ses attentes et de ses inquiétudes.
- Déterminer si le patient est psychologiquement prêt au sevrage et s'il est anxieux. Le cas échéant, évaluer son degré d'anxiété.
- Passer en revue les épreuves de laboratoire qui renseignent sur le nombre et l'intégrité des globules rouges (transport de l'oxygène) ainsi que sur l'état nutritionnel (réserves énergétiques suffisantes pour répondre aux exigences du sevrage).
- Étudier les radiographies pulmonaires et l'oxymétrie, et noter les valeurs des gaz du sang artériel.

### PRIORITÉ Nº 2 – Faciliter le processus de sevrage

- Consulter une diététicienne ou un membre de l'équipe de soutien nutritionnel afin de savoir comment modifier le régime alimentaire **de façon à prévenir une production excessive de $CO_2$, laquelle risquerait d'altérer le rythme, l'amplitude et la fréquence respiratoires.**
- Expliquer au patient les techniques de sevrage (ventilation assistée contrôlée intermittente, ventilation spontanée avec pression expiratoire positive, etc.). Discuter avec lui de son programme de sevrage et de ses attentes. **Cela permet de réduire la peur de l'inconnu et d'améliorer la confiance en soi du patient.**
- Présenter au patient une personne qui a réussi à se sevrer de la ventilation assistée.
- Veiller à ce que le patient puisse dormir et se reposer sans être dérangé. Éliminer le plus possible les interventions ou les situations stressantes, et toutes les activités qui ne sont pas essentielles.
- Organiser l'horaire de prise des médicaments **de façon à ce que l'effet sédatif soit minimal pendant les périodes de sevrage.**
- Créer un climat de calme et de tranquillité et donner toute son attention au patient, **afin de l'aider à se détendre et à ménager ses forces.**
- Faire participer aux soins les personnes clés dans la vie du patient ou sa famille, si possible (leur demander de rester au chevet du patient, de l'encourager et d'observer ses réactions, par exemple).
- Fournir au patient des activités divertissantes (regarder la télévision, lire à voix haute, etc.) **afin qu'il se concentre sur autre chose que sa respiration.**
- Noter la réaction du patient aux activités et aux soins durant le sevrage ; selon sa réaction, les réduire **afin d'éviter une hausse des besoins et des dépenses en oxygène qui pourrait faire échouer le sevrage.**
- Ausculter les bruits respiratoires périodiquement ; procéder à une aspiration au besoin.
- Reconnaître les efforts du patient et l'encourager souvent.
- Minimiser les échecs ; attirer l'attention du patient sur les progrès qu'il a faits jusqu'à maintenant, **afin d'empêcher que la frustration n'entrave davantage ses progrès.**
- Suspendre les exercices de sevrage (donner « congé » au patient) périodiquement, selon la situation du patient (par

exemple, on peut d'abord permettre au patient de se « reposer du sevrage » de 45 à 50 minutes par heure, puis l'amener peu à peu à se reposer seulement 20 minutes par tranche de 4 heures et ensuite le sevrer du ventilateur le jour et le laisser se reposer la nuit).

**PRIORITÉ N° 3 – Donner un enseignement visant le mieux-être du patient**

- Discuter avec le patient des effets de certaines activités sur son état respiratoire et chercher avec lui des moyens de maximiser le travail de sevrage.
- Appliquer un programme de réadaptation **afin de renforcer la musculature respiratoire du patient et d'améliorer son endurance.**
- Expliquer au patient et à la personne clé dans sa vie comment protéger le patient des sources d'infection (vérifier l'état de santé des visiteurs et des personnes qui s'occupent du patient ; éviter les endroits bondés durant les saisons propices à la grippe, etc.).
- Indiquer au patient les signes et les symptômes qu'il doit signaler immédiatement au médecin **afin de prévenir l'insuffisance respiratoire.**

## Données essentielles à consigner

### *Évaluations (initiale et subséquentes)*

- Inscrire les données initiales et les changements qui se sont produits ultérieurement.
- Inscrire les résultats des examens et des interventions diagnostiques.
- Noter les facteurs de risque auxquels le patient est exposé.

### *Planification*

- Rédiger le plan thérapeutique infirmier et inscrire le nom de chacun des intervenants.
- Rédiger le plan d'enseignement.

### *Application et vérification des résultats*

- Noter les réactions du patient aux interventions.
- Noter les objectifs atteints ou les progrès accomplis vers l'atteinte des objectifs.
- Noter les modifications apportées au plan thérapeutique infirmier.

***Plan de congé***

- Noter l'état du patient à son départ du centre hospitalier, ses besoins à long terme, les demandes de consultation ainsi que le nom des responsables des mesures à prendre.
- Noter le matériel dont le patient aura besoin ainsi que l'endroit où il pourra se le procurer.

## Exemples tirés des CRSI (NOC) et des CISI (NIC)

- RÉSULTAT : État respiratoire : ventilation
- INTERVENTION : Sevrage de la ventilation mécanique

**SEXUEL**

# DYSFONCTIONNEMENT SEXUEL

*Taxinomie II : Sexualité – Classe 2 : Fonction sexuelle (00059)*

*[Mode fonctionnel de santé de Gordon : Sexualité et reproduction]*

*Diagnostic proposé en 1980*

**DÉFINITION** ■ Changement dans le fonctionnement sexuel perçu comme insatisfaisant, dévalorisant ou inadéquat.

## Facteurs favorisants

- Altération biopsychosociale de la sexualité :
  - Absence de modèles ou modèles inefficaces ; absence d'une personne importante sur le plan affectif
  - Vulnérabilité
  - Fausses informations ou manque de connaissances
  - Violence physique ; violence psychologique (relations destructrices, par exemple)
  - Conflit de valeurs

- Manque d'intimité
- Modification d'une structure ou d'une fonction corporelle (grossesse, accouchement récent, médicaments ou drogues, intervention chirurgicale, anomalies, processus morbide, traumatisme [paraplégie ou quadriplégie], irradiation, [effets du vieillissement])

## Caractéristiques

### DONNÉES SUBJECTIVES

- Verbalisation du problème [perte du désir sexuel, perturbation des réactions sexuelles comme l'éjaculation précoce, la dyspareunie ou le vaginisme]
- Restrictions, réelles ou perçues comme telles, imposées par la maladie ou le traitement
- Incapacité d'atteindre le degré de satisfaction désiré
- Difficulté à jouer le rôle sexuel qu'il croit devoir assumer
- Conflits reliés aux valeurs
- Difficulté à atteindre la satisfaction sexuelle
- Recherche d'une confirmation de son attrait sexuel

### DONNÉES OBJECTIVES

- Perturbation de la relation avec la personne importante sur le plan affectif
- Modification de l'intérêt envers soi et envers les autres

## Résultats escomptés (objectifs) et critères d'évaluation

- Le patient comprend l'anatomie et la fonction des organes sexuels ainsi que les facteurs qui peuvent perturber la fonction sexuelle.
- Le patient comprend les facteurs reliés à son problème sexuel.
- Le patient connaît les agents stressants susceptibles de contribuer au dysfonctionnement sexuel.
- Le patient cite des pratiques sexuelles satisfaisantes ou acceptables et d'autres modes d'expression sexuelle.
- Le patient discute de ses inquiétudes face à son image corporelle, à son rôle sexuel et à son attrait sexuel.

## Interventions

**PRIORITÉ N° 1 – Évaluer les facteurs favorisants**

- Dresser le profil sexuel du patient et y noter le mode de fonctionnement normal, le degré de désir et le vocabulaire utilisé, **afin de maximiser la communication et la compréhension. Il ne faut pas oublier que le niveau d'études du patient fait partie de son profil.**
- Demander au patient de décrire le problème dans ses propres mots.
- S'enquérir de l'importance que le patient et son partenaire accordent aux rapports sexuels et noter les facteurs qui motivent le patient à effectuer des changements.
- Écouter attentivement les commentaires du patient. **Les préoccupations d'ordre sexuel sont souvent camouflées par des plaisanteries, des sarcasmes ou des réflexions impromptues.**
- S'enquérir des connaissances du patient et de son partenaire sur l'anatomie et la fonction sexuelles, et des répercussions de la situation ou de la maladie présente.
- Déceler les problèmes préexistants susceptibles de constituer des facteurs d'influence dans la situation actuelle (problèmes conjugaux, professionnels, conflits de rôles, etc.).
- Déceler les facteurs de stress en jeu dans la situation du patient. **Ces facteurs peuvent engendrer suffisamment d'anxiété pour entraîner une dépression ou d'autres réactions psychologiques capables de provoquer des symptômes physiologiques.**
- Discuter des facteurs culturels, des valeurs ou des conflits présents.
- Préciser la physiopathologie, le problème de santé, l'intervention chirurgicale ou le traumatisme en cause et ses conséquences réelles ou ressenties sur le patient et sur son partenaire.
- S'enquérir de la consommation de médicaments ou de drogues du patient (médicaments sur ordonnance ou en vente libre, drogues illicites, alcool) et noter s'il fume. **Les antihypertenseurs peuvent causer des problèmes d'érection ; les inhibiteurs de la monoamine-oxydase et les antidépresseurs tricycliques peuvent causer des problèmes**

**d'érection ou d'éjaculation chez l'homme et une anorgasmie chez la femme ; les narcotiques et l'alcool entraînent l'impuissance et inhibent l'orgasme ; le tabagisme provoque une vasoconstriction et peut contribuer à un problème d'érection.**

- Observer le comportement du patient ou sa réaction de deuil s'il y a changement corporel ou perte d'une partie du corps (grossesse, obésité, amputation, mastectomie, etc.).
- Collaborer aux examens diagnostiques effectués pour déterminer la cause du problème d'érection. **(La moitié des cas environ a une cause physique comme le diabète ou des problèmes vasculaires.) On peut déterminer si le patient a la capacité physique d'avoir une érection par l'observation de la tumescence du pénis pendant le sommeil paradoxal.**
- Explorer avec le patient la signification de son comportement. **(La masturbation, par exemple, peut avoir de nombreuses significations : soulagement de l'anxiété, privation sexuelle, plaisir, expression non verbale du besoin de parler, forme de distanciation, etc.)**
- S'abstenir de porter des jugements de valeur, **car ils n'aident pas le patient à faire face à la situation.** Remarque : L'infirmière doit être consciente de ses sentiments et de ses réactions, et être capable de les maîtriser lorsque le patient exprime ses inquiétudes.

**PRIORITÉ N° 2 – Aider le patient et son partenaire à faire face à la situation**

- Établir une relation thérapeutique infirmière-patient, **afin de favoriser le traitement et d'aider le patient à parler de ses sentiments et de certains sujets délicats.**
- Collaborer au traitement des problèmes médicaux sous-jacents : traitement médicamenteux, régime amaigrissant, programme antitabagisme, etc.
- Fournir des informations factuelles au patient sur le problème de santé entraînant le dysfonctionnement sexuel. **On aide ainsi le patient à prendre des décisions éclairées.**
- Préciser les renseignements que le patient désire recevoir **afin d'adapter l'information à ses besoins.** Remarque : Les informations concernant la sécurité du patient et les conséquences de ses actes doivent parfois être répétées.

- Inviter le patient à exprimer ses inquiétudes, sa colère, son chagrin ou ses craintes ; accepter la façon dont il les exprime.
- Informer le patient des étapes du processus de deuil (causé par une perte ou un changement) et le soutenir dans ce processus.
- Inviter le patient à faire part de ses pensées ou de ses inquiétudes à son partenaire et à préciser ses valeurs et les répercussions de sa maladie sur leur relation.
- Veiller à ce que le patient puisse s'isoler **pour exprimer sa sexualité sans se sentir embarrassé ni dérangé**, ou trouver des moyens de lui procurer cette intimité.
- Seconder le patient et son partenaire dans la recherche d'autres façons d'exprimer leur sexualité.
- Informer le patient des mesures correctrices telles que les médicaments (papavérine ou Viagra dans les cas de problèmes d'érection) et les chirurgies reconstructives (implants péniens ou mammaires, si besoin est).
- Diriger le patient vers les services dont il a besoin (collègue ayant de meilleures connaissances sur le sujet ou plus à l'aise avec le sujet, sexologue, conseiller familial, etc.).

**PRIORITÉ N° 3 – Donner un enseignement visant le mieux-être du patient**

- Donner au patient des informations sur la sexualité et lui expliquer le fonctionnement sexuel normal, au besoin.
- Fournir au patient de la documentation qu'il pourra lire **afin de renforcer l'enseignement reçu.** Lui proposer une liste de livres pertinents. **S'assurer toutefois que le patient est psychologiquement prêt à lire le matériel proposé.**
- Engager un dialogue suivi avec le patient et profiter de toutes les occasions qui se présentent pour lui donner de l'enseignement.
- Montrer au patient des techniques de relaxation et de visualisation.
- Montrer au patient les techniques d'autoexamen pertinentes (examen des seins, des testicules, etc.).
- Inventorier les services communautaires susceptibles d'aider le patient.
- Adresser le patient aux professionnels qui pourraient l'aider à résoudre ses difficultés personnelles, sa baisse de libido ou

ses autres problèmes sexuels (éjaculation précoce, vaginisme, douleurs durant les rapports sexuels, etc.).

- Inventorier les services qui pourraient procurer au patient les aides dont il a besoin (aides techniques ou autres).

## Données essentielles à consigner

### *Évaluations (initiale et subséquentes)*

- Inscrire les données d'évaluation, notamment la nature du dysfonctionnement sexuel, les facteurs favorisants et la façon dont le patient perçoit les répercussions du problème sur sa sexualité et ses relations.
- Noter la réaction du partenaire du patient.
- Noter la motivation du patient à l'égard des changements à apporter.

### *Planification*

- Rédiger le plan thérapeutique infirmier et inscrire le nom de chacun des intervenants.
- Rédiger le plan d'enseignement.

### *Application et vérification des résultats*

- Noter les réactions du patient aux interventions et à l'enseignement, ainsi que les mesures qui ont été prises.
- Noter les objectifs atteints ou les progrès accomplis vers l'atteinte des objectifs.
- Noter les modifications apportées au plan thérapeutique infirmier.

### *Plan de congé*

- Noter les besoins à long terme du patient, les demandes de consultation et le nom des responsables des mesures à prendre.
- Noter les ressources communautaires auxquelles le patient peut recourir.

## Exemples tirés des CRSI (NOC) et des CISI (NIC)

- RÉSULTAT : Fonctionnement sexuel
- INTERVENTION : Consultation en matière de sexualité

SEXUEL

# HABITUDES SEXUELLES PERTURBÉES

*Taxinomie II: Sexualité – Classe 2: Fonction sexuelle (00065)*

*[Mode fonctionnel de santé de Gordon: Sexualité et reproduction]*

*Diagnostic proposé en 1986*

**DÉFINITION** Expression d'inquiétudes face à sa sexualité.

## Facteurs favorisants

- Manque de connaissances sur les possibilités d'expression sexuelle dans les périodes de transition entre la santé et la maladie ou inaptitude à les appliquer, modification d'une structure ou d'une fonction corporelle, maladie ou traitement médical
- Manque d'intimité
- Relations perturbées avec une personne importante sur le plan affectif; absence d'une personne importante sur le plan affectif
- Absence de modèles ou modèles inadéquats
- Conflits relatifs à l'orientation sexuelle ou préférences déviantes
- Peur d'une grossesse non désirée ou de contracter une maladie transmissible sexuellement

## Caractéristiques

### DONNÉES SUBJECTIVES

- Difficultés, restrictions ou changements sur le plan des activités ou des comportements sexuels
- [Sentiments de solitude, de perte, d'impuissance, de colère; impression d'être rejeté]

## Résultats escomptés (objectifs) et critères d'évaluation

- Le patient comprend l'anatomie et la fonction des organes sexuels.
- Le patient comprend les restrictions, les difficultés ou les changements dont il souffre sur le plan sexuel.
- Le patient accepte son état actuel (altéré).
- Le patient améliore ses habiletés interpersonnelles.
- Le patient décide d'une méthode de contraception appropriée.

## Interventions

### PRIORITÉ Nº 1 – Évaluer les facteurs favorisants

- Dresser le profil sexuel du patient, si besoin est, et y noter comment le patient définit un fonctionnement normal ainsi que le vocabulaire qu'il utilise (évaluation de ses connaissances de base). Noter ses inquiétudes face à son identité sexuelle.
- Préciser l'importance que le patient accorde au sexe et noter comment il décrit le problème dans ses propres mots. Être attentive aux commentaires du patient et de la personne importante sur le plan affectif (dénigrement direct ou indirect concernant la sexualité: « C'est un vieux satyre »). **Les problèmes sexuels sont souvent exprimés sous le couvert de sarcasmes, de plaisanteries ou de réflexions impromptues.**
- Noter les valeurs culturelles et religieuses susceptibles de constituer des facteurs d'influence ainsi que les conflits qu'elles peuvent créer.
- Recueillir des données sur les facteurs de stress susceptibles d'engendrer de l'anxiété ou des réactions psychologiques (problèmes de pouvoir face à la personne importante ou aux enfants adultes, vieillissement, problèmes professionnels, baisse de la performance, etc.).
- Recueillir des données sur les connaissances du patient quant aux effets des dysfonctionnements ou des restrictions entraînés par la maladie et le traitement médical, et quant aux autres possibilités de réactions et d'expression sexuelles (cryptorchidisme chez un jeune homme, changement de sexe, chirurgie mutilante dans le cadre d'un traitement contre le cancer, etc.).

- Noter les antécédents de consommation de médicaments et de drogues du patient (médicaments sur ordonnance et en vente libre, alcool et drogues illicites).
- Rechercher les peurs associées à la sexualité (grossesse, maladies transmissibles sexuellement, problème de confiance ou de maîtrise, convictions inébranlables, confusion quant aux préférences sexuelles, baisse de performance, etc.).
- Demander au patient comment il interprète la modification de ses activités ou de ses comportements sexuels (instrument de domination, soulagement de l'anxiété, plaisir, absence de partenaire). **L'altération du comportement, lorsqu'elle est liée à un changement corporel (grossesse, perte d'une partie du corps, perte ou gain de poids), peut correspondre à une étape du processus de deuil.**
- Rechercher si le problème relève d'un changement dans le cycle de vie tel que le passage à l'adolescence ou à la période du jeune adulte, la ménopause ou la vieillesse.
- S'abstenir de porter des jugements de valeur, **car ils n'aident pas le patient à faire face à la situation. L'infirmière doit être consciente de ses sentiments et de ses réactions, et être capable de les maîtriser lorsque le patient exprime ses inquiétudes.**

**PRIORITÉ N° 2 – Aider le patient et la personne importante sur le plan affectif à faire face à la situation**

- Créer un climat propice à la discussion sur les problèmes sexuels. Dans un climat où règne la confiance, le patient est plus à l'aise pour discuter de sujets délicats.
- Fournir au patient des informations sur ses problèmes en fonction de ses besoins et de ses désirs.
- Inciter le patient à discuter de ses problèmes et lui laisser la possibilité d'exprimer ses sentiments sans porter de jugements.
- Donner au patient des conseils précis sur les interventions visant à corriger le problème.
- Rechercher d'autres formes d'expression sexuelle acceptables pour les deux partenaires.
- Expliquer au patient comment s'adapter aux dispositifs ou appareils (sac pour stomie, sac collecteur, prothèses mammaires, etc.), s'il exprime de la gêne à ce sujet.

- Donner au patient des conseils préventifs sur les pertes qu'il peut s'attendre à ressentir (perte de son ancienne personnalité s'il subit une chirurgie de changement de sexe, etc.).
- Présenter au patient des personnes qui ont vécu un problème semblable au sien et qui s'en sont bien sorties. **Cela lui propose des modèles et des façons de résoudre le problème.**

**PRIORITÉ Nº 3 – Donner un enseignement visant le mieux-être du patient**

- Fournir au patient des informations factuelles sur les problèmes mentionnés.
- Engager un dialogue suivi avec le patient et la personne importante dans sa vie, si la situation le permet.
- Expliquer les différentes méthodes de contraception, leur efficacité et leurs effets secondaires, si besoin est.
- Diriger le patient vers un psychothérapeute, qui pourra combiner une thérapie individuelle intensive à une thérapie conjugale, familiale ou sexuelle, au besoin.

§ Consulter les diagnostics infirmiers Dysfonctionnement sexuel et Image corporelle perturbée, de même que les diagnostics ayant trait à l'estime de soi.

## Données essentielles à consigner

### *Évaluations (initiale et subséquentes)*

- Inscrire les données d'évaluation, notamment la nature du problème, la façon dont le patient perçoit ses difficultés, les changements qu'il a subis ou les restrictions qui lui sont imposées, ainsi que ses besoins ou désirs particuliers.
- Noter la réaction de la personne importante sur le plan affectif.

### *Planification*

- Rédiger le plan thérapeutique infirmier et inscrire le nom de chacun des intervenants.
- Rédiger le plan d'enseignement.

### *Application et vérification des résultats*

- Noter les réactions du patient aux interventions et à l'enseignement, ainsi que les mesures qui ont été prises.

- Noter les objectifs atteints ou les progrès accomplis vers l'atteinte des objectifs.
- Noter les modifications apportées au plan thérapeutique infirmier.

### *Plan de congé*

- Noter les besoins à long terme du patient, l'enseignement donné, les demandes de consultation et le nom des responsables des mesures à prendre.
- Noter les ressources communautaires auxquelles le patient peut recourir.

## Exemples tirés des CRSI (NOC) et des CISI (NIC)

- RÉSULTAT : Acceptation de l'identité sexuelle
- INTERVENTION : Éducation sexuelle

**SOINS PERSONNELS**

# DÉFICIT DE SOINS PERSONNELS : S'ALIMENTER

*Taxinomie II : Activité/repos – Classe 2 : Activité/exercice (00102)*

*[Mode fonctionnel de santé de Gordon : Activité et exercice]*

*Diagnostic proposé en 1980 ; révision effectuée en 1998 par le groupe de recherche pour le développement et la classification des diagnostics infirmiers (NDEC)*

**DÉFINITION** Difficulté à s'alimenter [difficulté temporaire, permanente ou augmentant graduellement]. [Note des auteures : La notion de soins personnels ne se limite pas aux soins d'hygiène ; elle englobe également les pratiques de promotion de la santé, l'aptitude à se prendre en main et la façon de penser. Consulter les diagnostics infirmiers Entretien inefficace du domicile et Maintien inefficace de l'état de santé.]

## Facteurs favorisants

- Faiblesse ou fatigue
- Baisse ou manque de motivation
- Trouble neuromusculaire ou musculosquelettique
- Barrières environnementales
- Anxiété grave
- Douleur, malaise
- Trouble de la perception ou déficit cognitif
- [Restrictions d'ordre mécanique (plâtre, attelle, respirateur, appareil d'élongation, etc.)]

## Caractéristiques*

- Incapacité :
  - de préparer les aliments pour la consommation ; d'ouvrir les contenants
  - de se servir des ustensiles ; de prendre les aliments avec des ustensiles ; de porter les aliments à la bouche
  - d'ingérer les aliments de manière sécuritaire ; de remuer les aliments dans la bouche ; de mastiquer et d'avaler
  - de prendre un verre ou une tasse
  - d'utiliser les aides techniques
  - d'ingérer suffisamment d'aliments ; de terminer un repas
  - de manger d'une manière socialement acceptable

## Résultats escomptés (objectifs) et critères d'évaluation

- Le patient définit ses besoins ou ses carences.
- Le patient connaît les pratiques propices à la santé.
- Le patient adopte des techniques ou de nouvelles habitudes visant la satisfaction de ses besoins en matière de soins personnels.
- Le patient exécute ses soins personnels dans la mesure de ses capacités.
- Le patient dresse une liste des sources d'aide personnelles et communautaires.

---

* [On précisera le degré de fonctionnement à l'aide de l'échelle d'évaluation de l'autonomie fonctionnelle présentée au diagnostic infirmier Mobilité physique réduite.]

## Interventions

### PRIORITÉ Nº 1 – Déterminer les facteurs favorisants

- Rechercher les éléments de la situation du patient (âge avancé, stade de développement) contribuant à l'incapacité de répondre à ses besoins : accident vasculaire cérébral, sclérose en plaques, maladie d'Alzheimer, etc.
- Noter les problèmes médicaux concomitants à prendre en considération dans la prestation des soins (hypertension artérielle, maladie cardiaque, malnutrition, douleur, médicaments, etc.).
- Noter les facteurs favorisants présents, y compris les déficiences visuelles, l'instabilité ou l'incapacité affective.
- Déceler les obstacles à la participation du patient au traitement : manque de temps pour les explications ; problèmes psychologiques ou familiaux intimes difficiles à confier ; peur d'avoir l'air stupide ou ignorant ; problèmes sociaux, économiques, professionnels ou domestiques.

### PRIORITÉ Nº 2 – Évaluer le degré d'invalidité

- Mesurer le degré d'invalidité et le degré de fonctionnement à l'aide de l'échelle d'évaluation de l'autonomie fonctionnelle présentée au diagnostic infirmier Mobilité physique réduite.
- Apprécier le fonctionnement mnémonique et intellectuel du patient.
- Noter à quel stade de développement le patient a régressé ou progressé.
- Inventorier les forces et les habiletés du patient.
- Noter la durée et la gravité du problème : temporaire ou permanent, susceptible de s'aggraver ou de diminuer avec le temps.

### PRIORITÉ Nº 3 – Aider le patient à corriger la situation ou à s'y adapter

- Établir une entente « contractuelle » avec le patient et la personne clé dans sa vie.
- Amener le patient et la personne clé dans sa vie à participer à la définition des problèmes et à la prise de décisions **afin de favoriser l'observance et de maximiser les résultats.**
- Établir un horaire d'activités efficace et aussi proche que possible de l'horaire normal du patient et l'inscrire dans le plan thérapeutique infirmier **afin de répondre efficacement à ses besoins individuels.**

- Prendre le temps d'écouter le patient et la personne clé dans sa vie **afin de déceler les obstacles qui l'empêchent de participer au traitement.**
- Organiser des rencontres entre les personnes qui soignent ou qui aident le patient, **afin de favoriser la coordination et la continuité des soins.**
- Établir un programme de remotivation ou de resocialisation, au besoin.
- Collaborer au programme de réadaptation visant à accroître les capacités du patient.
- Laisser suffisamment de temps au patient pour qu'il puisse accomplir ses tâches en allant au bout de ses capacités.
- S'abstenir de parler au patient ou de l'interrompre inutilement pendant qu'il accomplit ses soins personnels.
- Seconder le patient dans l'adoption des changements nécessaires à l'accomplissement des activités de la vie quotidienne.
- Amener le patient à accomplir graduellement les activités de la vie quotidienne en commençant par des tâches familières et faciles **afin de l'encourager à progresser et à persévérer.**
- Procurer au patient les aides techniques dont il a besoin (ustensiles adaptés, etc.).
- Proposer au patient des façons de ménager ses forces.
- Élaborer un programme nutritionnel et liquidien adéquat qui tient compte des goûts et des capacités du patient. Lui procurer les aides techniques nécessaires et faire l'essai de diverses méthodes d'alimentation, s'il y a lieu.
- Assister le patient dans l'application de son traitement médicamenteux, au besoin, et noter les effets secondaires ou les risques d'effets indésirables.
- Faire une visite au domicile du patient **afin d'évaluer l'assistance nécessaire au moment du congé et les modifications à apporter.**

**PRIORITÉ N° 4 – Donner un enseignement visant le mieux-être du patient**

- Expliquer au patient ses droits et ses responsabilités en matière de soins de santé et d'hygiène.
- Amener le patient à reconnaître ses points forts sur les plans physique, affectif et intellectuel.

- Inciter le patient à prendre ses propres décisions concernant sa santé, à adopter de bonnes pratiques d'hygiène et à se fixer des objectifs favorisant la santé.
- Noter régulièrement les progrès du patient et les changements à apporter **afin de réévaluer le programme de soins personnels.**
- Réviser périodiquement le programme de soins et le modifier en fonction des capacités du patient, **afin de favoriser une adhésion maximale du patient au plan thérapeutique infirmier.**
- Inciter le patient à tenir un journal dans lequel il notera ses progrès.
- Relever les problèmes de sécurité et modifier les activités ou le milieu de vie **de façon à réduire les risques d'accident.**
- Diriger le patient vers des services de soins à domicile, des services sociaux, un physiothérapeute ou un ergothérapeute, un spécialiste en réadaptation ou en counseling, au besoin.
- Revoir avec le patient et les aidants naturels les directives données par les autres membres de l'équipe de soins et les leur donner par écrit. **Cela leur permet de les clarifier et de les réviser périodiquement, et de se rassurer.**
- Expliquer à la famille la nécessité de s'accorder du répit et l'informer des services susceptibles de lui donner quelques heures de liberté **afin de lui permettre de refaire ses forces.**
- Proposer à la famille des formes de placement temporaire, au besoin.
- Se montrer disponible pour discuter avec le patient de ses sentiments face à la situation (chagrin, colère, etc.).

§ Consulter les diagnostics infirmiers pertinents : Risque d'accident ou Risque de trauma, Stratégies d'adaptation inefficaces, Stratégies d'adaptation familiale compromises, Diminution situationnelle de l'estime de soi, Constipation, Incontinence fécale, Élimination urinaire altérée, Mobilité physique réduite, Intolérance à l'activité et Sentiment d'impuissance.

## Données essentielles à consigner

### *Évaluations (initiale et subséquentes)*

- Inscrire les données d'évaluation, le degré de fonctionnement et les limites du patient.

- Noter les services et les aides techniques dont le patient a besoin.

### *Planification*

- Rédiger le plan thérapeutique infirmier et inscrire le nom de chacun des intervenants.
- Rédiger le plan d'enseignement.

### *Application et vérification des résultats*

- Noter les réactions du patient aux interventions et à l'enseignement, ainsi que les mesures qui ont été prises.
- Noter les objectifs atteints ou les progrès accomplis vers l'atteinte des objectifs.
- Noter les modifications apportées au plan thérapeutique infirmier.

### *Plan de congé*

- Noter les besoins à long terme du patient et le nom des responsables des mesures à prendre.
- Noter les aides techniques dont le patient a besoin et l'endroit où il peut se les procurer.
- Noter les demandes de consultation qui ont été faites.

## Exemples tirés des CRSI (NOC) et des CISI (NIC)

- RÉSULTAT : Soins personnels : alimentation
- INTERVENTION : Aide aux soins personnels : alimentation

**SOINS PERSONNELS**

# DÉFICIT DE SOINS PERSONNELS : SE LAVER/EFFECTUER SES SOINS D'HYGIÈNE

*Taxinomie II : Activité/repos – Classe 2 : Activité/exercice (00108)*

*[Mode fonctionnel de santé de Gordon : Activité et exercice]*

*Diagnostic proposé en 1980 ; révision effectuée en 1998 par le groupe de recherche pour le développement et la classification des diagnostics infirmiers (NDEC)*

**DÉFINITION** ■ Difficulté à se laver et à effectuer ses soins d'hygiène sans aide [difficulté temporaire, permanente ou augmentant graduellement]. [Note des auteures : La notion de soins personnels ne se limite pas aux soins d'hygiène ; elle englobe également les pratiques de promotion de la santé, l'aptitude à se prendre en main et la façon de penser. Consulter les diagnostics infirmiers Entretien inefficace du domicile et Maintien inefficace de l'état de santé.]

## Facteurs favorisants

- Faiblesse ou fatigue, diminution ou absence de motivation
- Trouble neuromusculaire ou musculosquelettique
- Barrières environnementales
- Anxiété grave
- Douleur, malaise
- Trouble de la perception ou déficit cognitif
- Incapacité à percevoir le schéma corporel et mauvais rapport avec l'espace
- [Obstacle mécanique (plâtre, attelle, appareil d'élongation, respirateur, etc.)]

## Caractéristiques*

- Incapacité :
  - de prendre le nécessaire pour le bain
  - de se laver, complètement ou en partie
  - de se procurer de l'eau ou de régler la température ou le débit de l'eau
  - d'entrer dans la salle de bain [la baignoire] et d'en sortir
  - de se sécher le corps

* [On précisera le degré de fonctionnement à l'aide de l'échelle d'évaluation de l'autonomie fonctionnelle présentée au diagnostic infirmier Mobilité physique réduite.]

## Résultats escomptés (objectifs) et critères d'évaluation

- Le patient définit ses besoins ou ses carences.
- Le patient connaît les pratiques propices à la santé.
- Le patient adopte des techniques ou de nouvelles habitudes visant la satisfaction de ses besoins en matière de soins personnels.
- Le patient exécute ses soins personnels dans la mesure de ses capacités.
- Le patient dresse une liste des sources d'aide personnelles et communautaires.

## Interventions

### PRIORITÉ N° 1 – Déterminer les facteurs favorisants

- Rechercher les éléments de la situation du patient (âge avancé, stade de développement) contribuant à l'incapacité de répondre à ses besoins : accident vasculaire cérébral, sclérose en plaques, maladie d'Alzheimer, etc.
- Noter les problèmes médicaux concomitants à prendre en considération dans la prestation des soins (hypertension artérielle, maladie cardiaque, douleur, médicaments, etc.).
- Noter les facteurs reliés au problème, y compris les barrières linguistiques, les troubles du langage, les déficiences visuelles ou auditives, les troubles émotionnels.
- Déceler les obstacles à la participation du patient au traitement : manque de temps pour les explications ; problèmes psychologiques ou familiaux intimes difficiles à confier ; peur d'avoir l'air stupide ou ignorant ; problèmes sociaux, économiques, professionnels ou domestiques.

### PRIORITÉ N° 2 – Évaluer le degré d'invalidité

- Mesurer le degré d'invalidité et le degré de fonctionnement à l'aide de l'échelle d'évaluation de l'autonomie fonctionnelle présentée au diagnostic infirmier Mobilité physique réduite.
- Apprécier le fonctionnement mnémonique et intellectuel du patient.
- Noter à quel stade de développement le patient a régressé ou progressé.
- Inventorier les forces et les habiletés du patient.

- Noter la durée et la gravité du problème : temporaire ou permanent, susceptible de s'aggraver ou de diminuer avec le temps.

**PRIORITÉ N° 3 – Aider le patient à corriger la situation ou à s'y adapter**

- Établir une entente « contractuelle » avec le patient et la personne clé dans sa vie.
- Amener le patient ou la personne clé dans sa vie à participer à la définition des problèmes et à la prise de décisions. **Cette mesure accroît l'engagement du patient, ce qui maximise les résultats.**
- Établir un horaire d'activités aussi proche que possible de l'horaire normal du patient et l'inscrire dans le plan thérapeutique infirmier **afin de répondre efficacement à ses besoins individuels.**
- Prendre le temps d'écouter le patient et la personne clé dans sa vie **afin de déceler les obstacles qui l'empêchent de participer au traitement.**
- Organiser des rencontres entre les personnes qui soignent ou qui aident le patient, **afin de favoriser la coordination et la continuité des soins.**
- Établir un programme de remotivation, au besoin.
- Collaborer au programme de réadaptation visant à accroître les capacités du patient.
- Assurer l'intimité du patient pendant qu'il accomplit ses soins personnels.
- Laisser suffisamment de temps au patient pour qu'il puisse accomplir ses tâches en allant au bout de ses capacités.
- S'abstenir de parler au patient ou de l'interrompre inutilement pendant qu'il accomplit ses soins personnels.
- Seconder le patient dans l'adoption des changements nécessaires afin de faciliter l'accomplissement des activités de la vie quotidienne.
- Amener le patient à progresser graduellement dans l'accomplissement des activités de la vie quotidienne en commençant par des tâches familières et faciles **afin de l'encourager et de mettre à profit ses succès.**
- Procurer au patient les aides techniques dont il a besoin (barres d'appui, etc.).
- Proposer au patient des façons de ménager ses forces (s'asseoir au lieu de rester debout, etc.).

- Faire une visite au domicile du patient **afin d'évaluer les changements à apporter dans son environnement.**

**PRIORITÉ Nº 4 – Donner un enseignement visant le mieux-être du patient**

- Expliquer au patient ses droits et ses responsabilités en matière de soins de santé et d'hygiène.
- Amener le patient à reconnaître ses points forts sur les plans physique, affectif et intellectuel.
- Inciter le patient à prendre ses propres décisions concernant sa santé, à adopter de bonnes pratiques d'hygiène et à se fixer des objectifs favorisant la santé.
- Noter régulièrement les progrès du patient et les changements à apporter **afin de réévaluer le programme de soins.**
- Revoir périodiquement le programme de soins selon les progrès du patient, **de façon à favoriser une adhésion maximale du patient au plan thérapeutique infirmier.**
- Inciter le patient à tenir un journal dans lequel il notera ses progrès.
- Déceler les problèmes de sécurité et modifier les activités ou l'environnement **de façon à réduire les risques d'accident.**
- Diriger le patient vers des services de soins à domicile, des services sociaux, un physiothérapeute ou un ergothérapeute, un spécialiste en réadaptation ou en counseling, au besoin.
- Revoir avec le patient et les personnes qui s'en occupent les directives données par les autres membres de l'équipe de soins et les leur donner par écrit. **Cela permet de les clarifier, de les répéter ou de les expliquer.**
- Expliquer à la famille qu'elle doit s'accorder du répit et l'informer des services susceptibles de lui permettre de se donner quelques heures de liberté. **Cela lui donne l'occasion de se dégager de la responsabilité des soins et de se ressourcer.**
- Aider la famille à trouver d'autres lieux de résidence, au besoin. **La famille a ainsi plus de chances de trouver une forme de placement qui répond bien aux besoins individuels du patient.**
- Se montrer disponible pour discuter avec le patient de ses sentiments face à la situation (chagrin, colère, etc.).

§ Consulter les diagnostics infirmiers suivants : Risque d'accident ou Risque de trauma, Stratégies d'adaptation inefficaces, Stratégies d'adaptation familiale compromises, Diminution situationnelle de l'estime de soi, Constipation, Incontinence fécale, Élimination urinaire altérée, Mobilité physique réduite, Intolérance à l'activité et Sentiment d'impuissance.

## Données essentielles à consigner

### *Évaluations (initiale et subséquentes)*

- Inscrire les données d'évaluation, le degré de fonctionnement et les limites du patient.
- Noter les ressources et les aides techniques dont le patient a besoin.

### *Planification*

- Rédiger le plan thérapeutique infirmier et inscrire le nom de chacun des intervenants.
- Rédiger le plan d'enseignement.

### *Application et vérification des résultats*

- Noter les réactions du patient aux interventions et à l'enseignement, ainsi que les mesures qui ont été prises.
- Noter les objectifs atteints et les progrès accomplis vers l'atteinte des objectifs.
- Noter les modifications apportées au plan thérapeutique infirmier.

### *Plan de congé*

- Noter les besoins à long terme du patient et le nom des responsables des mesures à prendre.
- Noter les aides techniques dont le patient a besoin ainsi que l'endroit où il peut se les procurer.
- Noter les demandes de consultation.

## Exemples tirés des CRSI (NOC) et des CISI (NIC)

- RÉSULTAT : Soins personnels : hygiène
- INTERVENTION : Aide aux soins personnels : bain et soins d'hygiène

SOINS PERSONNELS

# DÉFICIT DE SOINS PERSONNELS : SE VÊTIR ET/OU SOIGNER SON APPARENCE

*Taxinomie II : Activité/repos – Classe 2 : Activité/exercice (00109)*

*[Mode fonctionnel de santé de Gordon : Activité et exercice]*

*Diagnostic proposé en 1980 ; révision effectuée en 1998 par le groupe de recherche pour le développement et la classification des diagnostics infirmiers (NDEC)*

**DÉFINITION** ■ Difficulté à se vêtir et à soigner son apparence sans aide [difficulté temporaire, permanente ou augmentant graduellement]. [Note des auteures : La notion de soins personnels ne se limite pas aux soins d'hygiène ; elle englobe également les pratiques de promotion de la santé, l'aptitude à se prendre en main et la façon de penser. Consulter les diagnostics infirmiers Entretien inefficace du domicile et Maintien inefficace de l'état de santé.]

## Facteurs favorisants

- Faiblesse ou fatigue ; diminution ou absence de motivation
- Trouble neuromusculaire ou musculosquelettique
- Barrières environnementales
- Anxiété grave
- Douleur, malaise
- Trouble de la perception ou déficit cognitif
- [Restrictions d'ordre mécanique (plâtre, attelle, respirateur, appareil d'élongation, etc.)]

## Caractéristiques*

- Incapacité de choisir et de prendre ses vêtements, d'utiliser les aides techniques
- Difficulté à prendre ou à ranger des vêtements; difficulté à mettre ou à enlever les vêtements indispensables; incapacité de mettre les vêtements de la partie supérieure du corps; incapacité de mettre les vêtements de la partie inférieure du corps; difficulté à attacher ses vêtements, à utiliser une fermeture éclair ou à mettre des chaussettes ou des chaussures, ou incapacité de le faire
- Incapacité de maintenir une apparence satisfaisante

## Résultats escomptés (objectifs) et critères d'évaluation

- Le patient définit ses besoins ou ses carences.
- Le patient connaît les pratiques propices à la santé.
- Le patient adopte des techniques ou de nouvelles habitudes visant la satisfaction de ses besoins en matière de soins personnels.
- Le patient exécute ses soins personnels dans la mesure de ses capacités.
- Le patient dresse une liste des sources d'aide personnelles et communautaires.

## Interventions

**PRIORITÉ N° 1 – Déterminer les facteurs d'étiologie ou d'influence**

- Rechercher les éléments de la situation du patient (âge avancé, stade de développement) contribuant à l'incapacité de répondre à ses besoins: accident vasculaire cérébral, sclérose en plaques, maladie d'Alzheimer, etc.
- Noter les problèmes médicaux concomitants à prendre en considération dans la prestation des soins (maladie cardiaque, douleur et médicaments).

---

* [On précisera le degré de fonctionnement à l'aide de l'échelle d'évaluation de l'autonomie fonctionnelle présentée au diagnostic infirmier Mobilité physique réduite.]

- Noter les facteurs reliés au problème, y compris les déficiences visuelles, l'instabilité ou l'incapacité affective.
- Déceler les obstacles à la participation du patient au traitement : manque de temps pour les explications ; problèmes psychologiques ou familiaux intimes difficiles à confier ; peur d'avoir l'air stupide ou ignorant ; problèmes sociaux, économiques, professionnels ou domestiques.

## PRIORITÉ Nº 2 – Évaluer le degré d'invalidité

- Mesurer le degré de fonctionnement à l'aide de l'échelle d'évaluation de l'autonomie fonctionnelle présentée au diagnostic infirmier Mobilité physique réduite.
- Apprécier le fonctionnement mnémonique et intellectuel du patient.
- Noter à quel stade de développement le patient a régressé ou progressé.
- Inventorier les forces et les habiletés du patient.
- Noter la durée et la gravité du problème : temporaire ou permanent, susceptible de s'aggraver ou de diminuer avec le temps.

## PRIORITÉ Nº 3 – Aider le patient à corriger la situation ou à s'y adapter

- Établir une entente « contractuelle » avec le patient et la personne clé dans sa vie.
- Amener le patient et la personne clé dans sa vie à participer à la définition des problèmes et à la prise de décisions, **afin de renforcer leur motivation, ce qui maximise les résultats.**
- Établir un horaire d'activités aussi proche que possible de l'horaire normal du patient et l'inscrire dans le plan thérapeutique infirmier **afin de répondre efficacement à ses besoins individuels.**
- Prendre le temps d'écouter le patient et la personne clé dans sa vie **afin de déceler les obstacles qui l'empêchent de participer au traitement.**
- Organiser des rencontres avec les personnes qui soignent ou qui aident le patient. **Cette mesure favorise la coordination et la continuité des soins.**
- Établir un programme de remotivation ou de resocialisation, au besoin.

- Collaborer au programme de réadaptation visant à accroître les capacités du patient.
- Assurer l'intimité du patient pendant qu'il accomplit ses soins personnels.
- Laisser suffisamment de temps au patient pour qu'il puisse accomplir ses tâches en allant au bout de ses capacités.
- S'abstenir de parler au patient ou de l'interrompre inutilement pendant qu'il accomplit ses soins personnels.
- Seconder le patient dans l'adoption des changements nécessaires afin de faciliter l'accomplissement des activités de la vie quotidienne.
- Amener le patient à progresser graduellement dans l'accomplissement des activités de la vie quotidienne en commençant par des tâches familières et faciles **afin de l'encourager et de mettre à profit ses succès.**
- Procurer au patient les aides techniques dont il a besoin (tire-bouton, etc.).
- Proposer au patient des façons de ménager ses forces (s'asseoir au lieu de rester debout, etc.).
- Faire une visite au domicile du patient **afin d'évaluer les changements à apporter dans son environnement.**

**PRIORITÉ Nº 4 – Donner un enseignement visant le mieux-être du patient**

- Expliquer au patient ses droits et ses responsabilités en matière de soins de santé et d'hygiène.
- Amener le patient à reconnaître ses forces sur les plans physique, affectif et intellectuel.
- Inciter le patient à prendre ses propres décisions concernant sa santé, à adopter de bonnes pratiques d'hygiène et à se fixer des objectifs favorisant la santé.
- Noter régulièrement les progrès du patient et les changements à apporter **afin de réévaluer le programme de soins.**
- Revoir périodiquement le programme de soins, selon les progrès du patient, **de façon à favoriser une adhésion maximale du patient au plan thérapeutique infirmier.**
- Inciter le patient à tenir un journal dans lequel il notera ses progrès.
- Déceler les problèmes de sécurité du patient et lui proposer des modifications des activités ou de l'environnement **qui réduiront les risques d'accident.**

- Diriger le patient vers des services de soins à domicile, des services sociaux, un physiothérapeute ou un ergothérapeute, un spécialiste en réadaptation ou en counseling, au besoin.
- Revoir avec le patient les directives données par les autres membres de l'équipe de soins et les lui donner par écrit. **Cela permet de les clarifier, de les répéter et de les expliquer.**
- Expliquer à la famille qu'elle doit s'accorder du répit et l'informer des services susceptibles de lui permettre de se donner quelques heures de liberté. **Cela lui permettra de se dégager de la responsabilité des soins et de refaire ses forces.**
- Proposer à la famille des formes de placement temporaire, au besoin. **La famille a ainsi plus de chances de trouver un type de placement qui répond bien aux besoins propres du patient.**
- Se montrer disponible pour discuter avec le patient de ses sentiments face à la situation (chagrin, colère, etc.).

§ Consulter les diagnostics infirmiers pertinents : Risque d'accident ou Risque de trauma, Stratégies d'adaptation inefficaces, Stratégies d'adaptation familiale compromises, Diminution situationnelle de l'estime de soi, Constipation, Incontinence fécale, Élimination urinaire altérée, Mobilité physique réduite, Intolérance à l'activité et Sentiment d'impuissance.

## Données essentielles à consigner

### *Évaluations (initiale et subséquentes)*

- Inscrire les données d'évaluation, le degré de fonctionnement et les limites du patient.
- Noter les ressources et les aides techniques dont le patient a besoin.

### *Planification*

- Rédiger le plan thérapeutique infirmier et inscrire le nom de chacun des intervenants.
- Rédiger le plan d'enseignement.

### *Application et vérification des résultats*

- Noter les réactions du patient aux interventions et à l'enseignement, ainsi que les mesures qui ont été prises.

- Noter les objectifs atteints ou les progrès accomplis vers l'atteinte des objectifs.
- Noter les modifications apportées au plan thérapeutique infirmier.

***Plan de congé***

- Noter les besoins à long terme du patient et le nom des responsables des mesures à prendre.
- Noter les aides techniques dont le patient a besoin et l'endroit où il peut se les procurer.
- Noter les demandes de consultation.

## Exemples tirés des CRSI (NOC) et des CISI (NIC)

- RÉSULTAT : Soins personnels : habillage
- INTERVENTION : Aide aux soins personnels : habillage et mise personnelle

**SOINS PERSONNELS**

# DÉFICIT DE SOINS PERSONNELS : UTILISER LES TOILETTES

*Taxinomie II : Activité/repos – Classe 2 : Activité/exercice (00110)*

*[Mode fonctionnel de santé de Gordon : Activité et exercice]*

*Diagnostic proposé en 1980 ; révision effectuée en 1998 par le groupe de recherche pour le développement et la classification des diagnostics infirmiers (NDEC)*

**DÉFINITION** Difficulté à utiliser les toilettes sans aide [difficulté temporaire, permanente ou augmentant graduellement]. [Note des auteures : La notion de soins personnels ne se limite pas aux soins d'hygiène ; elle englobe également les pratiques de promotion de la santé, l'aptitude à se prendre en main et la façon de penser. Consulter les diagnostics infirmiers Entretien inefficace du domicile et Maintien inefficace de l'état de santé.]

## Facteurs favorisants

- Faiblesse ou fatigue ; diminution ou absence de motivation
- Trouble neuromusculaire ou musculosquelettique
- Barrières environnementales
- Anxiété grave
- Douleur, malaise
- Trouble de la perception ou déficit cognitif
- Difficulté à effectuer des transferts
- Handicap moteur
- [Restrictions d'ordre mécanique (plâtre, attelle, respirateur, appareil d'élongation, etc.)]

## Caractéristiques*

- Incapacité :
  - de se rendre aux toilettes ou sur la chaise d'aisances
  - de baisser et de relever ses vêtements pour aller aux toilettes
  - de s'asseoir sur les toilettes ou sur la chaise d'aisances ou de s'en relever
  - de procéder aux mesures d'hygiène nécessaires après être allé aux toilettes
  - de tirer la chasse d'eau ou de vider le bassin de la chaise d'aisances

## Résultats escomptés (objectifs) et critères d'évaluation

- Le patient définit ses besoins ou ses carences.
- Le patient connaît les pratiques propices à la santé.
- Le patient adopte des techniques ou de nouvelles habitudes visant la satisfaction de ses besoins en matière de soins personnels.

* [On précisera le degré de fonctionnement à l'aide de l'échelle d'évaluation de l'autonomie fonctionnelle présentée au diagnostic infirmier Mobilité physique réduite.]

- Le patient exécute ses soins personnels dans la mesure de ses capacités.
- Le patient dresse une liste des sources d'aide personnelles et communautaires.

## Interventions

### PRIORITÉ N° 1 – Déterminer les facteurs favorisants

- Rechercher les éléments de la situation du patient (âge avancé, stade de développement) contribuant à l'incapacité de répondre à ses besoins : accident vasculaire cérébral, sclérose en plaques, maladie d'Alzheimer, etc.
- Noter les problèmes médicaux concomitants à prendre en considération dans la prestation des soins (hypertension artérielle, maladie cardiaque, douleur, médicaments, etc.).
- Noter les facteurs reliés au problème, y compris les barrières linguistiques, les troubles du langage, les déficiences visuelles ou auditives, l'instabilité ou l'incapacité affective.
- Déceler les obstacles à la participation du patient.

### PRIORITÉ N° 2 – Évaluer le degré d'invalidité

- Mesurer le degré de fonctionnement du patient à l'aide de l'échelle d'évaluation de l'autonomie fonctionnelle présentée au diagnostic infirmier Mobilité physique réduite.
- Apprécier le fonctionnement mnémonique et intellectuel du patient.
- Noter à quel stade de développement le patient a régressé ou progressé.
- Inventorier les forces et les habiletés du patient.
- Noter la durée et la gravité du problème : temporaire ou permanent, susceptible de s'aggraver ou de diminuer avec le temps.

### PRIORITÉ N° 3 – Aider le patient à corriger la situation ou à s'y adapter

- Établir une entente « contractuelle » avec le patient et la personne clé dans sa vie.
- Amener le patient ou la personne clé dans sa vie à participer à la définition des problèmes et à la prise de décisions, **afin de renforcer leur motivation, ce qui maximise les résultats.**

- Établir un horaire d'activités aussi proche que possible de l'horaire normal du patient et l'inscrire dans le plan thérapeutique infirmier **afin de répondre efficacement à ses besoins individuels.**
- Prendre le temps d'écouter le patient et la personne clé dans sa vie **afin de déceler les obstacles qui l'empêchent de participer au traitement.**
- Organiser des rencontres entre les personnes qui soignent ou qui aident le patient. **Cette mesure favorise la coordination et la continuité des soins.**
- Établir un programme de remotivation, au besoin.
- Collaborer au programme de réadaptation visant à accroître les capacités du patient.
- Assurer l'intimité du patient pendant qu'il accomplit ses soins personnels.
- Laisser suffisamment de temps au patient pour qu'il puisse accomplir ses tâches en allant au bout de ses capacités.
- S'abstenir de parler au patient ou de l'interrompre inutilement pendant qu'il accomplit ses soins personnels.
- Seconder le patient dans l'adoption des changements nécessaires afin de faciliter l'accomplissement des activités de la vie quotidienne.
- Amener le patient à progresser graduellement dans l'accomplissement des activités de la vie quotidienne en commençant par des tâches familières et faciles **afin de l'encourager et de mettre à profit ses succès.**
- Procurer au patient les aides techniques dont il a besoin (siège des toilettes surélevé, barre d'appui, tire-bouton, etc.).
- Proposer au patient des façons de ménager ses forces.
- Appliquer un programme de rééducation intestinale, au besoin.
- Assister le patient dans l'application de son traitement médicamenteux, au besoin, et noter les effets secondaires ou les risques d'effets indésirables.
- Faire une visite au domicile du patient **afin d'évaluer les changements à apporter à son environnement après son congé.**

**PRIORITÉ Nº 4 – Donner un enseignement visant le mieux-être du patient**

- Expliquer au patient ses droits et ses responsabilités en matière de soins de santé et d'hygiène.

- Amener le patient à reconnaître ses points forts sur les plans physique, affectif et intellectuel.
- Inciter le patient à prendre ses propres décisions concernant sa santé, à adopter de bonnes pratiques d'hygiène et à se fixer des objectifs favorisant la santé.
- Noter régulièrement les progrès du patient et les changements à apporter **afin de réévaluer le programme de soins personnels.**
- Revoir périodiquement le programme de soins, selon les progrès du patient, **de façon à favoriser une adhésion maximale du patient au plan thérapeutique infirmier.**
- Inciter le patient à tenir un journal dans lequel il notera ses progrès.
- S'entretenir avec le patient des problèmes de sécurité et proposer des modifications des activités ou de l'environnement qui **réduiront les risques d'accident.**
- Diriger le patient vers des services de soins à domicile, des services sociaux, un physiothérapeute ou un ergothérapeute, un spécialiste en réadaptation ou en counseling, au besoin.
- Revoir avec le patient les directives données par les autres membres de l'équipe de soins et les lui donner par écrit. **Cela permet de les clarifier, de les renforcer et de les réviser périodiquement.**
- Expliquer à la famille qu'elle doit s'accorder du répit et l'informer des services susceptibles de lui permettre de se donner quelques heures de liberté. **Cela lui permettra de se dégager de la responsabilité des soins et de refaire ses forces.**
- Proposer à la famille des formes de placement, au besoin. **La famille a ainsi plus de chances de trouver un type de placement qui répond bien aux besoins propres du patient.**
- Se montrer disponible pour discuter avec le patient de ses sentiments face à la situation (chagrin, colère, etc.).

§ Consulter les diagnostics infirmiers suivants : Risque d'accident ou Risque de trauma, Stratégies d'adaptation inefficaces, Stratégies d'adaptation familiale compromises, Diminution situationnelle de l'estime de soi, Constipation, Incontinence fécale, Élimination urinaire altérée, Mobilité physique réduite, Intolérance à l'activité et Sentiment d'impuissance.

## Données essentielles à consigner

### *Évaluations (initiale et subséquentes)*

- Inscrire les données d'évaluation, le degré de fonctionnement et les limites du patient.
- Noter les ressources et les appareils adaptés dont le patient a besoin.

### *Planification*

- Rédiger le plan thérapeutique infirmier et inscrire le nom de chacun des intervenants.
- Rédiger le plan d'enseignement.

### *Application et vérification des résultats*

- Noter les réactions du patient aux interventions et à l'enseignement, ainsi que les mesures qui ont été prises.
- Noter les objectifs atteints ou les progrès accomplis vers l'atteinte des objectifs.
- Noter les modifications apportées au plan thérapeutique infirmier.

### *Plan de congé*

- Noter les besoins à long terme du patient et le nom des responsables des mesures à prendre.
- Noter les aides techniques dont le patient a besoin et l'endroit où il peut se les procurer.
- Noter les demandes de consultation.

## Exemples tirés des CRSI (NOC) et des CISI (NIC)

- RÉSULTAT : Soins personnels : toilettes
- INTERVENTION : Aide aux soins personnels : fonctions d'élimination

**SOMMEIL**

# HABITUDES DE SOMMEIL PERTURBÉES

*Taxinomie II : Activité/repos – Classe 1 : Sommeil/repos (00095)*

*[Mode fonctionnel de santé de Gordon : Sommeil et repos]*

*Diagnostic proposé en 1980 ; révision effectuée en 1998 par le groupe de recherche pour le développement et la classification des diagnostics infirmiers (NDEC)*

**DÉFINITION** ▪ Perturbation, pour une durée limitée, de la quantité et de la qualité du sommeil (suspension normale ou périodique de la vigilance).

## Facteurs favorisants

### *Facteurs psychologiques*

- Types d'activités diurnes ; fatigue ; régime alimentaire ; température corporelle
- Horaire d'activités sociales incompatible avec l'horloge biologique ; horaire de travail variable ou travail par quarts ; exposition à la lumière du jour ou à l'obscurité
- Changements fréquents d'horaire de sommeil ou voyages fréquents causant des déphasages horaires ; désynchronisation du rythme circadien
- Habitudes prises au cours de l'enfance ; changements des habitudes de sommeil liés à l'âge ; changements hormonaux périodiques (liés au sexe)
- Hygiène du sommeil inadéquate ; état de veille conditionné entraînant un problème d'adaptation au sommeil
- Ruminations avant de s'endormir ; appréhensions ; préoccupations d'ordre domestique
- Préoccupation à propos des tentatives d'endormissement ; peur de l'insomnie
- Drogues ; médicaments ; usage prolongé de substances stimulantes
- Tempérament ; solitude ; chagrin ; anxiété ; peur ; ennui ; maladie dépressive
- Séparation d'avec des personnes importantes ; perte du conjoint, changement de vie
- Syndrome de retard ou d'avance de phase de sommeil

### *Facteurs environnementaux*

- Stimulation excessive ; bruit ; éclairage ; température ambiante ; humidité ; odeurs nocives ; compagnon ou conjoint

- Literie inhabituelle
- Interruptions causées par des soins infirmiers relatifs à des traitements, au monitorage, à des analyses de laboratoire ; réveil dû à d'autres personnes
- Moyens de contrainte physique
- Manque de sommeil ; manque d'intimité

### *Facteurs parentaux*

- Cycles d'éveil et de sommeil de la mère ; soutien émotionnel de la mère
- Interaction parent-enfant

### *Facteurs physiologiques*

- Position dans le lit
- Reflux gastro-œsophagien ; nausée
- Essoufflement ; encombrement bronchique ; fièvre
- Besoin impérieux d'uriner ; incontinence

## Caractéristiques

#### DONNÉES SUBJECTIVES

- Plaintes de difficultés à s'endormir ou de ne pas être parfaitement reposé ; sommeil non satisfaisant
- Délai d'endormissement supérieur à 30 minutes
- Nuits perturbées par trois réveils ou plus ; réveils fréquents et prolongés
- Réveil survenant plus tôt ou plus tard que désiré ; insomnie matinale
- Diminution de la capacité de remplir ses fonctions ; [endormissement au cours d'une activité]

#### DONNÉES OBJECTIVES

- Durée totale du sommeil plus courte que la norme selon l'âge
- Prolongation de la phase 1 du sommeil
- Diminution des phases 3 et 4 du sommeil (ex. : sensibilité diminuée, somnolence excessive, motivation diminuée)
- Diminution du sommeil paradoxal (ex. : phénomène de rebond du sommeil paradoxal, hyperactivité, instabilité émotionnelle, agitation et impulsivité, caractéristiques atypiques de l'hypnogramme)

- Altération volontaire des habitudes de sommeil
- [Perturbations du comportement et du rendement (irritabilité accrue, désorientation, apathie, agitation, léthargie)]
- [Signes physiques (nystagmus léger et passager, ptose des paupières, léger tremblement des mains, visage inexpressif, cernes profonds sous les yeux, modification de la posture, bâillements fréquents)]

## Résultats escomptés (objectifs) et critères d'évaluation

- Le patient comprend son problème de sommeil.
- Le patient connaît les mesures favorables au sommeil.
- Le patient adapte son mode de vie à ses biorythmes.
- Le patient signale une amélioration de ses habitudes de sommeil et de repos.
- Le patient se sent mieux et reposé.
- La famille s'occupe adéquatement des problèmes de parasomnie chez l'enfant.

## Interventions

### PRIORITÉ N° 1 – Déterminer les facteurs favorisants

- Noter si un ou plusieurs des facteurs intrinsèques ou extrinsèques énumérés dans l'étiologie sont présents, notamment les facteurs susceptibles de favoriser l'insomnie tels que la douleur chronique, la maladie dépressive, les maladies métaboliques (comme l'hyperthyroïdie et le diabète), la consommation de médicaments sur ordonnance ou en vente libre, le vieillissement. **Un pourcentage élevé de personnes âgées souffrent de troubles du sommeil.**
- Noter si les perturbations des habitudes de sommeil sont associées à un problème de santé sous-jacent (nycturie secondaire à une légère hypertrophie de la prostate, etc.).
- Observer les interactions parent-nourrisson et s'enquérir du soutien émotionnel reçu par le parent. Noter les périodes de sommeil et d'éveil de la mère. **La difficulté à interpréter les signaux du bébé ainsi que les relations parent-enfant difficiles peuvent entraîner une tension qui nuit au sommeil. Les habitudes de sommeil structurées de l'adulte ne conviennent pas toujours aux besoins de l'enfant.**

- S'enquérir des problèmes d'énurésie et de leur fréquence.
- Revoir l'évaluation psychologique du patient et noter les caractéristiques de sa personnalité.
- Prendre note des événements traumatiques récents dans la vie du patient (décès dans la famille, perte d'emploi, etc.).
- S'enquérir de la consommation de caféine et d'alcool du patient. **Les excès nuisent au sommeil paradoxal.**
- Collaborer aux examens diagnostiques (électroencéphalogramme, études sur le sommeil, etc.).

**PRIORITÉ N° 2 – Évaluer les habitudes de sommeil et les troubles du sommeil**

- Recueillir des données sur le sommeil du patient par l'observation et par l'intermédiaire de la personne clé dans sa vie : heure habituelle du coucher, rituels ou habitudes au coucher, nombre d'heures de sommeil, heure habituelle du lever et besoins relatifs à l'environnement **afin de déterminer ses habitudes de sommeil et de disposer d'un point de comparaison.**
- Déterminer les attentes du patient ou de la personne clé dans sa vie relativement à leur conception d'une bonne nuit de sommeil, **afin de vérifier s'ils ont des attentes irréalistes ou des idées fausses à ce propos.**
- Demander si le patient ronfle et, le cas échéant, quelle position entraîne les ronflements.
- Recueillir les données subjectives et objectives sur la qualité du sommeil du patient.
- Noter dans quelles circonstances le sommeil est interrompu et à quelle fréquence.
- Noter les changements dans les habitudes de sommeil (par exemple, changement dans l'horaire de travail ou changement dans l'heure du coucher à cause de l'hospitalisation).
- Rechercher des signes de fatigue physique (agitation, tremblement des mains, difficultés d'élocution, etc.).
- Inscrire chronologiquement les signes vitaux sur la feuille graphique prévue à cet effet, afin de déterminer les périodes de rendement maximal. **Des études ont démontré que les cycles de sommeil sont influencés par la température corporelle en début de sommeil.**
- Effectuer un graphique des rythmes circadiens de la biochimie externe du patient selon le protocole établi.

**PRIORITÉ Nº 3 – Aider le patient à établir des habitudes optimales de sommeil et de repos**

- Organiser les soins de façon à ce que le patient puisse avoir des périodes ininterrompues de repos et, surtout, de longues périodes de sommeil la nuit, dans la mesure du possible. **On peut donner certains soins sans réveiller le patient.**
- Expliquer au patient qu'il est parfois nécessaire de le déranger pour prendre ses signes vitaux et procéder à d'autres soins.
- Créer un climat de calme et appliquer des mesures de bien-être avant le coucher (massage du dos, lavage des mains et du visage, draps propres et bien tirés, etc.).
- Discuter avec le patient des rituels favorables au sommeil ou lui en proposer en fonction de son âge (par exemple, se coucher à la même heure tous les soirs, boire du lait chaud, se faire bercer, se faire lire une histoire, recevoir un câlin, se coucher avec sa couverture ou son jouet préféré) **afin de l'aider à s'endormir et à associer le lit au sommeil, et de favoriser le sentiment de sécurité chez l'enfant.**
- Recommander au patient de diminuer sa consommation de chocolat, de caféine et d'alcool, surtout en soirée.
- Limiter l'apport de liquides en soirée, surtout si le patient a un problème de nycturie, **afin de réduire le besoin d'uriner durant la nuit.**
- Essayer d'autres moyens de favoriser le sommeil (bain chaud ou lait chaud, apport protéinique avant le coucher, etc.).
- Administrer les analgésiques prescrits, le cas échéant, une heure avant le coucher, **afin de soulager les malaises et de tirer profit au maximum de leur effet sédatif.**
- Noter minutieusement les effets des amphétamines ou des stimulants (méthylphénidate – Ritalin prescrit dans les cas de narcolepsie, par exemple).
- Utiliser avec prudence les barbituriques et autres sédatifs. **Les recherches indiquent que l'emploi prolongé de ces médicaments peut provoquer des troubles du sommeil.**
- Proposer au patient un programme de réadaptation comportementale visant à contrer l'insomnie :
  - Établir un rituel du coucher et du lever.
  - Avoir des pensées relaxantes dans son lit.
  - Ne pas faire de sieste pendant le jour.

- Ne pas lire au lit ; sortir du lit si on ne s'est pas endormi 15 minutes après s'être couché.
- Ne pas dormir plus de 7 heures par nuit. Se lever à la même heure chaque jour, même les fins de semaine et les jours de congé.

▪ Rassurer le patient en lui expliquant que le manque de sommeil ne compromet habituellement pas la santé.

**PRIORITÉ N° 4 – Donner un enseignement visant le mieux-être du patient**

▪ Montrer au patient des techniques de relaxation (rétroaction biologique, autohypnose, visualisation, relaxation musculaire progressive, etc.) adaptées à ses besoins.

▪ Inciter le patient à participer à un programme d'exercices régulier pendant le jour **afin de maîtriser son stress ou de libérer son énergie. L'exercice avant le coucher nuit au sommeil, car il peut stimuler le patient au lieu de le relaxer.**

▪ Recommander au patient de prendre un léger goûter avant de se coucher (lait ou jus léger, craquelins, aliment riche en protéines comme le fromage et le beurre d'arachide) **afin que la sensation de faim ou l'hypoglycémie ne nuise pas à son sommeil.**

▪ Conseiller au patient de n'utiliser son lit ou sa chambre que pour dormir, et non pour regarder la télévision ou travailler.

▪ Prendre les mesures de sécurité appropriées au moment de mettre un enfant (ou une personne atteinte d'une déficience) au lit (par exemple, coucher un bébé sur le dos, remonter les côtés de lit, abaisser le lit, enlever les draps de plastique).

▪ Dissimuler la lumière et diminuer le bruit : masque, stores ou rideaux, boules pour les oreilles, faible bruit de fond (bruit blanc), etc.

▪ Collaborer au programme visant à ramener l'horloge biologique du sommeil à la normale (chronothérapie) **si le patient souffre d'une insomnie « de début de nuit ».**

▪ Seconder le patient dans l'élaboration d'un horaire qui mette à profit les périodes de rendement maximal enregistrées graphiquement.

▪ Recommander au patient de faire une sieste au milieu de l'avant-midi s'il en a besoin. **La sieste, surtout dans l'après-midi, peut perturber les rythmes de sommeil normaux.**

- Guider le patient dans le processus de deuil lorsqu'il a subi une perte.

§ Consulter le diagnostic infirmier Deuil dysfonctionnel.

- Diriger le patient vers un spécialiste ou une clinique du sommeil, au besoin.

## Données essentielles à consigner

### *Évaluations (initiale et subséquentes)*

- Inscrire les données d'évaluation, notamment les caractéristiques des habitudes de sommeil présentes et passées ainsi que les effets du problème sur le mode de vie ou le degré de fonctionnement du patient.
- Noter les médicaments pris par le patient, les interventions effectuées et les traitements antérieurs.

### *Planification*

- Rédiger le plan thérapeutique infirmier et inscrire le nom de chacun des intervenants.
- Rédiger le plan d'enseignement.

### *Application et vérification des résultats*

- Noter les réactions du patient aux interventions et à l'enseignement, ainsi que les mesures qui ont été prises.
- Noter les objectifs atteints ou les progrès accomplis vers l'atteinte des objectifs.
- Noter les modifications apportées au plan thérapeutique infirmier.

### *Plan de congé*

- Noter les besoins à long terme du patient et le nom des responsables des mesures à prendre.
- Noter les demandes de consultation.

## Exemples tirés des CRSI (NOC) et des CISI (NIC)

- RÉSULTAT : Sommeil
- INTERVENTION : Amélioration du sommeil

SOMMEIL

# MOTIVATION À AMÉLIORER SON SOMMEIL

*Taxinomie II : Activité/repos –*
*Classe 1 : Sommeil/repos (00165)*
*[Mode fonctionnel de santé de Gordon :*
*Sommeil et repos]*

*Diagnostic proposé en 2002*

**DÉFINITION** ■ Suspension naturelle et périodique de la vigilance qui procure un repos adéquat, qui permet le mode de vie souhaité et dont le schéma peut être renforcé.

## Caractéristiques

### DONNÉES SUBJECTIVES

- Expression d'une volonté d'améliorer son sommeil
- Sensation de repos après le sommeil
- Comportements routiniers facilitant le sommeil

### DONNÉES OBJECTIVES

- Quantité globale de sommeil et de sommeil paradoxal en adéquation avec les besoins développementaux
- Utilisation occasionnelle de somnifères

## Résultats escomptés (objectifs) et critères d'évaluation

- Le patient connaît les mesures favorables au sommeil.
- Le patient dit se sentir reposé.
- Le patient adapte son mode de vie afin de favoriser son sommeil.

## Interventions

**PRIORITÉ N° 1 – Déterminer les facteurs qui motivent le patient à s'améliorer**

- Écouter le patient quand il parle du nombre d'heures qu'il dort et de la qualité de son sommeil. Déterminer les attentes du patient et de la personne clé dans sa vie concernant des habitudes de sommeil adéquates. **L'infirmière obtient ainsi des renseignements sur l'expérience et les attentes du patient, ce qui lui permet de corriger toute idée fausse ou attente irréaliste et de planifier les interventions.**
- Demander au patient ou à la personne clé dans sa vie d'indiquer l'heure habituelle de son coucher, les rituels et les habitudes favorables au sommeil, le nombre d'heures de sommeil, l'heure du lever et l'ambiance dont il a besoin pour dormir, et noter ces renseignements **afin d'établir les habitudes de sommeil du patient et de recueillir des données de référence pour mesurer l'amélioration.**
- Prendre note des facteurs qui risquent, selon le patient, de modifier ses habitudes de sommeil (par exemple, changement des habitudes de travail ou du quart de travail) ou l'heure de son coucher (ex. : hospitalisation), **ce qui permet de déterminer des situations qui altèrent les habitudes de sommeil et qui pourraient déranger le biorythme du patient.**

**PRIORITÉ N° 2 – Aider le patient à améliorer ses habitudes de sommeil**

- Discuter avec un patient adulte du rituel qui précède son coucher, de ses attentes concernant le nombre d'heures de sommeil approprié, **ce qui permet de déterminer de quelle manière il fait face à la situation et ce qui peut être modifié.**
- Discuter avec un patient enfant des rituels favorables au sommeil ou lui en proposer en fonction de son âge (se faire bercer, se faire raconter une histoire, recevoir un câlin, dormir avec sa couverture ou son jouet préféré, etc.), **afin de l'aider à s'endormir et à associer le lit au sommeil, et de favoriser son sentiment de sécurité.**
- Aider le patient à utiliser le matériel nécessaire, en lui donnant des directives au besoin. **Un patient peut utiliser un système d'oxygénothérapie ou de ventilation spontanée**

**avec pression expiratoire positive pour faciliter son sommeil ou son repos s'il souffre d'hypoxie ou d'apnée du sommeil.**

- Demander au patient s'il utilise un masque, des rideaux ou des stores, des boules pour les oreilles, s'il s'entoure d'un faible bruit de fond (bruit blanc), **ce qui aide à dissimuler la lumière ou le bruit.**
- Organiser les soins **afin de permettre au patient de se reposer pendant certaines périodes.** Lui expliquer qu'il est nécessaire de le déranger pour mesurer ses signes vitaux ou pour lui donner d'autres soins pendant son hospitalisation. Pendant la nuit, essayer de donner certains soins sans réveiller le patient. **Permettre au patient de dormir pendant de plus longues périodes sans interruption, surtout la nuit.**
- Créer un climat de calme et appliquer des mesures de bien-être avant le coucher (massage du dos, lavage des mains et du visage, draps propres et bien tirés, etc.), **ce qui favorise la relaxation et la détente propices au sommeil.**
- Essayer d'autres moyens de favoriser le sommeil : bain chaud, température ambiante agréable, écoute de musique apaisante ou d'une émission de télévision calme. **Des méthodes non pharmaceutiques peuvent favoriser le sommeil.**
- Recommander au patient de diminuer sa consommation de chocolat, de caféine et d'alcool, surtout en soirée. **On sait que ces substances peuvent altérer la capacité de s'endormir ou de rester endormi. La consommation d'alcool au coucher peut faciliter l'endormissement, mais le sommeil qui s'ensuit est fragmenté.**
- Limiter l'apport de liquides en soirée, surtout si le patient a un problème de nycturie, **afin de réduire le besoin d'uriner durant la nuit.**

### PRIORITÉ N° 3 – Favoriser le mieux-être du patient

- Rassurer le patient en lui disant que l'insomnie occasionnelle ne nuira pas à sa santé. **Le simple fait de savoir que l'insomnie occasionnelle touche un grand nombre de personnes et qu'elle ne comporte pas de risque suffit souvent à favoriser la relaxation et à soulager les inquiétudes.**
- Inciter le patient à élaborer son propre programme de relaxation (rétroaction biologique, autohypnose, visualisation,

relaxation musculaire progressive, etc.). **Les techniques qui permettent de réduire la réponse sympathique et le stress peuvent favoriser le sommeil, surtout chez les personnes qui souffrent de troubles du sommeil chroniques.**

- Encourager le patient à participer à un programme d'exercices régulier pendant le jour **afin de maîtriser son stress ou de libérer son énergie. L'exercice avant le coucher nuit au sommeil, car il peut stimuler le patient au lieu de le relaxer.**
- Recommander au patient de prendre un léger goûter avant de se coucher (lait ou jus léger, craquelins, aliment protéiné comme le fromage et le beurre d'arachide) **afin que la sensation de faim ou l'hypoglycémie ne nuise pas à son sommeil.**
- Expliquer au patient d'utiliser avec prudence les barbituriques et autres sédatifs. **L'emploi de ces médicaments, qui favorisent le sommeil à court terme, peut provoquer des troubles du sommeil paradoxal.**

## Données essentielles à consigner

### *Évaluations (initiale et subséquentes)*

- Inscrire les données d'évaluation, notamment les habitudes de sommeil présentes et passées ainsi que leurs effets sur le mode de vie ou le degré de fonctionnement du patient.
- Noter les médicaments pris par le patient, les interventions effectuées et les traitements antérieurs.

### *Planification*

- Rédiger le plan thérapeutique infirmier et inscrire le nom de chacun des intervenants.
- Rédiger le plan d'enseignement.

### *Application et vérification des résultats*

- Noter les réactions du patient aux interventions et à l'enseignement, ainsi que les mesures qui ont été prises.
- Noter les objectifs atteints ou les progrès accomplis vers l'atteinte des objectifs.
- Noter les modifications apportées au plan thérapeutique infirmier.

### *Plan de congé*

- Noter les besoins à long terme du patient et le nom des responsables des mesures à prendre.
- Noter les demandes de consultation.

## Exemples tirés des CRSI (NOC) et des CISI (NIC)

- RÉSULTAT : Sommeil
- INTERVENTION : Amélioration du sommeil

**SOMMEIL**

# PRIVATION DE SOMMEIL

*Taxinomie II : Activité/repos – Classe 1 : Sommeil/repos (00096)*

*[Mode fonctionnel de santé de Gordon : Sommeil et repos]*

*Diagnostic proposé en 1998 par le groupe de recherche pour le développement et la classification des diagnostics infirmiers (NDEC)*

**DÉFINITION** ■ Absence de sommeil (suspension relative de la conscience, d'une façon soutenue et naturelle) pendant de longues périodes.

## Facteurs favorisants

- Stimulation soutenue de l'environnement ; environnement inhabituel ou inconfortable pour le sommeil
- Activité diurne inadéquate ; désynchronisation du rythme circadien ; modification des phases de sommeil liée à l'âge ; pratiques parentales qui nuisent à l'endormissement de l'enfant
- Hygiène de sommeil régulièrement inadéquate ; usage prolongé de stimulants (médicamenteux ou alimentaires)

- Inconfort physique ou psychologique prolongé ; mouvements périodiques des membres (ex. : syndrome des jambes sans repos ou impatiences, myoclonie nocturne) ; énurésie nocturne ; érections douloureuses pendant le sommeil
- Cauchemars ; somnambulisme ; terreurs nocturnes
- Syndrome des apnées du sommeil
- Syndrome vespéral ; démence
- Hypersomnie idiopathique d'origine centrale ; narcolepsie ; paralysie du sommeil d'origine familiale

## Caractéristiques

### DONNÉES SUBJECTIVES

- Somnolence diurne ; diminution de la capacité de fonctionner
- Malaises ; lassitude ; léthargie
- Anxiété
- Troubles de la perception (ex. : sensation d'une perturbation corporelle, illusions, sensation de flotter) ; augmentation de la sensibilité à la douleur

### DONNÉES OBJECTIVES

- Agitation ; irritabilité
- Incapacité de se concentrer ; réactions lentes
- Indifférence ; apathie
- Nystagmus bénin, transitoire ; tremblements des mains
- Confusion aiguë; paranoïa transitoire ; agitation ou agressivité ; hallucinations

## Résultats escomptés (objectifs) et critères d'évaluation

- Le patient connaît les mesures favorables au sommeil.
- Le patient comprend son problème de sommeil.
- Le patient adapte son mode de vie à son biorythme.
- Le patient signale une amélioration de ses habitudes de sommeil et de repos.
- La famille s'occupe adéquatement des problèmes de parasomnie de l'enfant.

## Interventions

### PRIORITÉ N° 1 – Déterminer les facteurs favorisants

- Recueillir des données sur les facteurs de stress d'ordre physique ou psychologique (travail de nuit, douleur, vieillissement, maladie récente ou actuelle, mort du conjoint, etc.).
- Noter les problèmes de santé pouvant influer sur le sommeil (démence, encéphalite, lésion cérébrale, narcolepsie, dépression, asthme, troubles respiratoires provoqués par le sommeil, apnée du sommeil, myoclonie nocturne, etc.).
- Recueillir des données sur la consommation de médicaments ou de drogues susceptibles d'influer sur le sommeil (anorexigènes, antidépresseurs, antihypertenseurs, alcool, stimulants, sédatifs, diurétiques, narcotiques, etc.).
- Noter les facteurs environnementaux susceptibles de nuire au sommeil (environnement étranger ou inconfortable, excès de bruit ou de lumière, température inadéquate, compagnon de chambre qui dérange parce qu'il ronfle, parce qu'il écoute la télévision tard le soir, etc.).
- Rechercher les signes de parasomnie : cauchemars, terreurs nocturnes ou somnambulisme (le patient s'assoit, marche ou présente d'autres comportements complexes durant son sommeil, par exemple).
- Demander si le patient a des terreurs nocturnes, s'il a de brèves périodes de paralysie, s'il éprouve la sensation que son corps est déconnecté de son cerveau. **(La présence de paralysie durant le sommeil n'est pas un problème largement reconnu aux États-Unis ; dans d'autres pays, toutefois, on a recueilli des données indiquant que les personnes aux prises avec un tel problème peuvent craindre ou refuser de dormir.)**

### PRIORITÉ N° 2 – Évaluer l'ampleur du problème

- Recueillir des données sur les habitudes de sommeil usuelles du patient et sur ses attentes. **On dispose ainsi d'un point de comparaison.**
- Noter depuis quand le problème existe et de quelle façon il influe sur la vie et le fonctionnement du patient.
- Recueillir des données subjectives et objectives sur la qualité du sommeil du patient.
- Rechercher les signes de fatigue physique (agitation, plaintes de n'être pas reposé ou d'être épuisé, irritabilité,

changement dans le comportement ou le rendement, désorientation, bâillements fréquents, etc.).

- S'enquérir des mesures prises par le patient jusqu'à maintenant. **On peut ainsi déterminer les stratégies qui fonctionnent.**
- Déterminer les habitudes à l'heure du coucher qui sont favorables au sommeil par rapport à celles qui sont défavorables au sommeil (boire du lait plutôt que du café le soir, par exemple).
- Suggérer au patient ou au conjoint du patient de noter dans un carnet ses habitudes de sommeil, **afin de disposer de données sur ses symptômes et sur les facteurs qui perturbent le sommeil.**
- Inscrire chronologiquement les signes vitaux sur la feuille graphique prévue à cet effet, **afin de déterminer les périodes de rendement maximal.**

**PRIORITÉ N° 3 – Aider le patient à établir des habitudes optimales de sommeil et de repos**

- Recommander au patient de diminuer sa consommation de chocolat, de caféine, d'alcool et de tout stimulant à partir de la fin de l'après-midi, et d'éviter les repas copieux le soir ou avant d'aller se coucher. **On a démontré que ces facteurs nuisent au sommeil.**
- Conseiller au jeune enfant de manger un goûter léger 15 à 30 minutes avant d'aller se coucher (des aliments contenant des protéines, des glucides simples et peu de matières grasses). **La sensation de plénitude et de satiété favorise le sommeil et réduit le risque de malaise gastrique.**
- Encourager le patient à faire suffisamment d'exercice durant la journée. **L'activité physique permet au patient de libérer son énergie et de relâcher sa tension, ce qui est favorable au sommeil et au repos.**
- Noter les médicaments pris par le patient et leurs effets sur le sommeil ; suggérer une modification de la pharmacothérapie du patient **si les médicaments qu'il prend nuisent au sommeil.**
- Recommander au patient de ne pas faire de sieste durant la journée, **car cela nuit au sommeil nocturne.**
- Noter si le patient éprouve de l'anxiété, **afin de lui enseigner des techniques de réduction de l'anxiété.**

- Recommander au patient de faire des activités reposantes le soir, comme lire et écouter de la musique douce, **afin de favoriser la relaxation.**
- Proposer au patient des stratégies susceptibles de l'aider à dormir (exercices de relaxation, musicothérapie, méditation, etc.) afin qu'il soit moins tendu et mieux disposé au sommeil et au repos.
- Réduire l'apport liquidien en soirée si le patient présente un problème de nycturie, **afin qu'il n'ait pas besoin de se lever la nuit pour uriner.**
- Discuter avec le patient des rituels favorables au sommeil ou lui en proposer en fonction de son âge (se coucher à la même heure chaque soir, boire du lait chaud au coucher, se faire bercer, se faire raconter une histoire, recevoir un câlin, dormir avec sa couverture ou son jouet préféré, etc.), **afin de l'aider à s'endormir et à associer le lit au sommeil, et de favoriser le sentiment de sécurité chez l'enfant.**
- Créer un climat de calme et de repos; atténuer dans la mesure du possible les éléments perturbateurs (lumière ou bruit excessifs, température inadéquate, etc.).
- Administrer les sédatifs ou les somnifères prescrits et noter la réaction du patient. Établir l'horaire d'administration des analgésiques prescrits de manière à en exploiter le pic d'action et la durée, **afin de réduire la nécessité d'administrer une nouvelle dose au cours des premières heures de sommeil du patient.**
- Recommander au patient de se lever, de quitter sa chambre et de faire une activité relaxante s'il est incapable de s'endormir, et de retourner se coucher seulement lorsqu'il aura sommeil.
- S'assurer que le patient comprend bien les recommandations du médecin au sujet du traitement médicamenteux ou chirurgical (altération des structures faciales ou trachéostomie) ou, encore, au sujet de l'oxygénothérapie relative à l'apnée (ventilation spontanée avec pression expiratoire positive), **si les résultats des examens indiquent que son problème d'apnée est grave.**

### PRIORITÉ Nº 4 – Donner un enseignement visant le mieux-être du patient

- Prendre note des risques de somnolence ou d'insomnie par effet rebond et de perte de mémoire temporaire **si le patient a commencé à prendre des somnifères.**

- Discuter avec le patient du bon usage des médicaments ou suppléments somnifères en vente libre. Noter leurs effets secondaires et les interactions avec les autres médicaments.
- Diriger le patient vers un groupe de soutien ou de counseling susceptible de l'aider à gérer les facteurs de stress psychologiques (deuil, chagrin, etc.).

§ Consulter les diagnostics infirmiers Deuil dysfonctionnel et Chagrin chronique.

- Encourager les parents à consulter un spécialiste en counseling familial **pour les aider à faire face aux conséquences des problèmes de parasomnie**.
- Adresser le patient à un spécialiste ou à une clinique du sommeil **si le problème persiste**.

## Données essentielles à consigner

### *Évaluations (initiale et subséquentes)*

- Inscrire les données d'évaluation, notamment les caractéristiques des habitudes de sommeil présentes et passées du patient ainsi que les effets du problème sur son mode de vie ou sur son fonctionnement.
- Noter les médicaments pris par le patient, les interventions effectuées et les traitements antérieurs.
- Noter les antécédents familiaux de troubles du sommeil.

### *Planification*

- Rédiger le plan thérapeutique infirmier et inscrire le nom de chacun des intervenants.
- Rédiger le plan d'enseignement.

### *Application et vérification des résultats*

- Noter les réactions du patient aux interventions et à l'enseignement, ainsi que les mesures qui ont été prises.
- Noter les objectifs atteints ou les progrès accomplis vers l'atteinte des objectifs.
- Noter les modifications apportées au plan thérapeutique infirmier.

### *Plan de congé*

- Noter les besoins à long terme et le nom des responsables des mesures à prendre.
- Noter les demandes de consultation.

## Exemples tirés des CRSI (NOC) et des CISI (NIC)

- RÉSULTAT : Sommeil
- INTERVENTION : Amélioration du sommeil

**STRATÉGIES D'ADAPTATION**

# MOTIVATION À AMÉLIORER SES STRATÉGIES D'ADAPTATION

*Taxinomie II : Adaptation/tolérance au stress – Classe 2 : Stratégies d'adaptation (00158)*

*[Mode fonctionnel de santé de Gordon : Adaptation et tolérance au stress]*

*Diagnostic proposé en 2002*

**DÉFINITION** ■ Ensemble d'efforts cognitifs et comportementaux visant à satisfaire les exigences, permettant d'atteindre le bien-être et qui peut être renforcé.

## Caractéristiques

### DONNÉES SUBJECTIVES

- Verbalisation de la capacité à gérer les facteurs de stress
- Recherche de soutien social ; recherche de nouvelles stratégies
- Reconnaissance du pouvoir personnel
- Conscience des changements possibles dans le milieu

### DONNÉES OBJECTIVES

- Utilisation d'une vaste gamme de stratégies centrées sur le problème ; utilisation de ressources spirituelles

## Résultats escomptés (objectifs) et critères d'évaluation

- Le patient évalue correctement sa situation actuelle.

- Le patient reconnaît les comportements d'adaptation efficaces qu'il utilise actuellement.
- Le patient exprime des sentiments congruents à son comportement.
- Le patient répond à ses besoins psychologiques, comme en témoignent l'expression appropriée de ses sentiments, la sélection des options et l'utilisation des ressources.

## Interventions

**PRIORITÉ N° 1 – Déterminer les besoins et évaluer la volonté d'amélioration**

- Évaluer la capacité de comprendre les événements et de fournir une appréciation réaliste de la situation, **ce qui permet d'obtenir des données sur la perception du patient, ses capacités cognitives et sa conscience des faits relatifs à la situation. Ces données sont essentielles à la planification des soins.**
- Déterminer les facteurs de stress qui touchent actuellement le patient. **La détermination précise de la situation à laquelle le patient doit faire face permet de recueillir des données afin de planifier les interventions visant l'amélioration des aptitudes d'adaptation.**
- Inventorier le soutien social dont le patient dispose. **Le soutien social disponible, comme les membres de la famille et les amis, peut permettre au patient de faire face à des événements stressants, et le fait d'en parler avec une personne empathique l'incitera à améliorer ses stratégies d'adaptation.**
- Passer en revue les stratégies d'adaptation que le patient connaît et qu'il utilise. **La volonté d'un patient à améliorer ses aptitudes d'adaptation est fondée sur sa conscience de l'état actuel de la situation stressante.**
- Déterminer la consommation actuelle d'alcool et d'autres drogues, de même que les habitudes de tabagisme, de sommeil et d'alimentation. **L'utilisation de certaines substances altère la capacité à vaincre l'anxiété, de même que la capacité à surmonter les facteurs de stress de la vie. La détermination des habitudes de sommeil et d'alimentation permet de repérer les aspects à améliorer.**
- Évaluer continûment le degré d'anxiété et les stratégies d'adaptation, **ce qui permet de recueillir des données de**

**base pour l'élaboration du plan thérapeutique infirmier visant l'amélioration des aptitudes d'adaptation.**

- Noter les habitudes d'expression orale et de communication. **Évaluer la capacité de compréhension du patient et lui fournir les renseignements nécessaires pour l'aider à progresser dans sa volonté d'améliorer ses aptitudes d'adaptation.**
- Évaluer la capacité de prise de décisions du patient, **ce qui fournit un point de départ pour l'élaboration d'un programme d'enseignement et la détermination des renseignements dont le patient a besoin pour acquérir des aptitudes d'adaptation plus efficaces.**

**PRIORITÉ Nº 2 – Aider le patient à améliorer ses aptitudes d'adaptation**

- Utiliser les techniques d'écoute active et déterminer de quelle manière le patient perçoit son état actuel. **En répétant ce que le patient exprime et pense, on établit une base pour mieux comprendre sa perception de la réalité en vue de planifier les soins et de préciser les interventions nécessaires.**
- Relever les stratégies d'adaptation que le patient a déjà utilisées pour faire face aux problèmes de la vie, **ce qui permet au patient de déterminer les techniques efficaces qu'il a utilisées par le passé, favorisant ainsi sa confiance dans ses capacités.**
- Discuter de la volonté du patient d'améliorer sa capacité à faire face aux facteurs de stress de la vie. **La compréhension de ce qui le motive à chercher de nouveaux renseignements pour faciliter sa vie aide le patient à savoir ce dont il a besoin pour acquérir de nouvelles aptitudes d'adaptation.**
- Déterminer si le patient comprend et sait ce qui peut et ne peut pas être changé. **L'acceptation de la réalité que certaines choses ne peuvent pas changer permet au patient de centrer son énergie sur les choses qui peuvent être changées.**

**PRIORITÉ Nº 3 – Aider le patient à atteindre un bien-être optimal**

- Discuter des facteurs favorisants reliés à une réaction précise du patient au stress. **Quand un patient comprend que des influences génétiques, des expériences passées et son**

**état actuel peuvent influer sur sa capacité à s'adapter efficacement ou non, il dispose d'une base pour poursuivre son apprentissage en vue d'améliorer sa vie.**

- Aider le patient à élaborer un programme de gestion du stress. **Un programme personnalisé de relaxation, de méditation et de participation aux soins des autres membres de la famille ou des animaux de compagnie améliore les aptitudes d'adaptation et renforce la capacité du patient à gérer des situations difficiles.**
- Aider le patient à acquérir des aptitudes de résolution de problèmes. **L'apprentissage de la démarche de résolution de problèmes permet à un patient de surmonter efficacement des situations potentiellement stressantes qui peuvent survenir.**
- Inciter le patient à participer à des activités qui l'intéressent, comme la pratique d'un sport, l'exercice, la musique ou un art. **Le patient doit décider lui-même des stratégies qu'il trouve efficaces. Ces activités permettent à la plupart des personnes de se distraire et de se détendre.**
- Discuter avec le patient de la possibilité de devenir bénévole pour un organisme de son choix. **De nombreuses personnes éprouvent de la satisfaction à aider les autres, et le patient peut bénéficier de sa participation à ce type d'activité.**
- Diriger le patient vers des cours ou lui suggérer des documents, au besoin, **ce qui peut l'aider à poursuivre son apprentissage et à atteindre son objectif d'amélioration de ses aptitudes d'adaptation.**

## Données essentielles à consigner

### *Évaluations (initiale et subséquentes)*

- Noter les données de base et la perception qu'a le patient de ses besoins.
- Noter les stratégies d'adaptation utilisées et les manières de faire face aux problèmes de la vie.

### *Planification*

- Rédiger le plan thérapeutique infirmier et inscrire le nom de chacun des intervenants.
- Rédiger le plan d'enseignement.

### Application et vérification des résultats

- Noter les réactions du patient aux interventions et à l'enseignement, ainsi que les mesures qui ont été prises.
- Noter les objectifs atteints ou les progrès accomplis vers l'atteinte des objectifs.
- Noter les modifications apportées au plan thérapeutique infirmier.

### Plan de congé

- Noter les besoins à long terme du patient et les mesures à prendre.
- Noter les réseaux de soutien disponibles, les demandes de consultation et le nom des responsables des mesures à prendre.

## Exemples tirés des CRSI (NOC) et des CISI (NIC)

- RÉSULTAT : Stratégies d'adaptation
- INTERVENTION : Amélioration des stratégies d'adaptation

**STRATÉGIES D'ADAPTATION**

# MOTIVATION D'UNE COLLECTIVITÉ À AMÉLIORER SES STRATÉGIES D'ADAPTATION

*Taxinomie II : Adaptation/tolérance au stress – Classe 2 : Stratégies d'adaptation (00076)*

*[Mode fonctionnel de santé de Gordon : Adaptation et tolérance au stress]*

*Diagnostic proposé en 1994*

**DÉFINITION** ■ Stratégies d'adaptation et de résolution de problèmes d'une collectivité qui répondent à ses exigences et à ses besoins, mais qui peuvent être améliorées afin de l'aider à surmonter les problèmes ou les situations de stress présents et futurs.

## Caractéristiques

### DONNÉES SUBJECTIVES

- Accord des membres de la collectivité pour se considérer comme responsables de la gestion du stress

### DONNÉES OBJECTIVES

- Carences d'une ou de plusieurs caractéristiques propres à une stratégie d'adaptation efficace
- Préparation active de la collectivité aux situations de stress prévisibles
- Résolution active des problèmes que doit affronter la collectivité
- Communication constructive entre les membres de la collectivité
- Communication constructive entre la collectivité ou ses membres et la société dans son ensemble
- Existence de programmes de loisirs et de détente
- Ressources suffisantes pour surmonter les situations de stress

## Résultats escomptés (objectifs) et critères d'évaluation

- La collectivité connaît les facteurs positifs et négatifs qui influent sur la gestion des situations de stress et des problèmes présents et futurs.
- La collectivité dispose d'un plan d'action pour faire face aux problèmes et aux situations de stress.
- La collectivité sait comment corriger les carences dans ses diverses stratégies d'adaptation.
- La collectivité signale une amélioration mesurable de sa capacité de faire face aux problèmes et aux situations de stress.

## Interventions

### PRIORITÉ Nº 1 – Déterminer dans quelle mesure la collectivité est capable de faire face à ses problèmes et aux situations de stress

- Passer en revue le plan établi par la collectivité pour résoudre les problèmes et les situations de stress.

- Noter les forces et les faiblesses de la collectivité.
- Déceler les lacunes des activités communautaires actuelles que la collectivité pourrait combler au moyen de stratégies d'adaptation et de résolution de problèmes.
- Apprécier l'efficacité des activités communautaires dans la gestion des problèmes qui surgissent au sein de la collectivité de même qu'entre la collectivité et la société dans son ensemble.

**PRIORITÉ N° 2 – Aider la collectivité à utiliser des stratégies d'adaptation et de résolution de problèmes pour surmonter les problèmes et les situations de stress présents et futurs**

- Rechercher les problèmes actuels et ceux à venir. **Pour planifier efficacement, il est essentiel de s'entendre avec les membres de la collectivité sur la portée et les paramètres des besoins.**
- Établir un ordre de priorité parmi les objectifs à atteindre **afin de faciliter l'application du plan.**
- Inventorier les ressources à la disposition de la collectivité (personnes-ressources, groupes de soutien, aide financière, aide gouvernementale, aide d'une autre collectivité, etc.).
- Élaborer avec la collectivité un plan d'action **qui lui permettra d'utiliser des stratégies d'adaptation et de résolution de problèmes efficaces.**
- Déceler les sous-groupes mal desservis ou à risque au sein de la collectivité et les faire participer au plan d'action, **afin de favoriser la communication et l'engagement de la communauté dans son ensemble.**

**PRIORITÉ N° 3 – Donner un enseignement visant le mieux-être de la collectivité**

- Aider les membres de la collectivité à se regrouper et à former des associations avec d'autres collectivités et avec la société dans son ensemble **afin de favoriser l'évolution à long terme de la collectivité.**
- Encourager la collectivité à consulter les associations concernées lors de l'élaboration de plans d'action.
- Établir un mécanisme qui permettra à la collectivité de surveiller l'évolution de ses besoins et d'évaluer ses progrès. **On incite ainsi la communauté à agir au lieu de se contenter de réagir.**

- Utiliser divers moyens de communication (télévision, radio, journaux, médias écrits, tableaux d'affichage, courrier électronique, service de relations publiques, rapports non confidentiels remis aux leaders ou aux groupes de la collectivité, etc.) **afin de favoriser la diffusion de l'information aux membres de la collectivité (plan d'action, besoins et résultats obtenus).**

## Données essentielles à consigner

### *Évaluations (initiale et subséquentes)*

- Noter les données d'évaluation et le point de vue de la collectivité sur la situation.
- Noter les problèmes particuliers, ainsi que les forces et les faiblesses de la collectivité.

### *Planification*

- Rédiger le plan d'action et inscrire le nom de chacun des intervenants.
- Rédiger le plan d'enseignement.

### *Application et vérification des résultats*

- Noter les réactions des dirigeants de la collectivité aux mesures entreprises.
- Noter les objectifs atteints ou les progrès accomplis vers l'atteinte des objectifs.
- Noter les modifications apportées au plan d'action.

### *Plan de congé*

- Noter les plans à court et à long terme qui ont été élaborés pour résoudre les problèmes actuels, escomptés ou possibles et noter le nom des responsables du suivi.
- Noter les demandes de consultation et les associations formées.

## Exemples tirés des CRSI (NOC) et des CISI (NIC)

- RÉSULTAT : Capacités d'une collectivité
- INTERVENTION : Élaboration d'un programme

# STRATÉGIES D'ADAPTATION DÉFENSIVES

*Taxinomie II : Adaptation/tolérance au stress – Classe 2 : Stratégies d'adaptation (00071)*

*[Mode fonctionnel de santé de Gordon : Adaptation et tolérance au stress]*

*Diagnostic proposé en 1988*

**DÉFINITION** ■ Système d'autodéfense contre tout ce qui semble menacer une image positive de soi se traduisant par une surestimation systématique de soi.

## Facteurs favorisants

- N'ont pas encore été répertoriés

[§ Consulter le diagnostic infirmier Stratégies d'adaptation inefficaces.]

## Caractéristiques

### DONNÉES SUBJECTIVES

- Déni de faiblesses ou de problèmes évidents
- Rejet du blâme ou de la responsabilité sur autrui
- Hypersensibilité à la moindre critique
- Mégalomanie
- Rationalisation des échecs
- [Refus de se faire aider ou rejet de l'aide offerte]

### DONNÉES OBJECTIVES

- Attitude de supériorité envers les autres
- Difficulté à établir ou à maintenir des relations, [tendance à éviter l'intimité]
- Railleries hostiles envers les autres, [comportement agressif]
- Difficulté à confronter ses perceptions à la réalité
- Manque de persévérance ou de collaboration face au traitement
- [Comportement visant à attirer l'attention]

## Résultats escomptés (objectifs) et critères d'évaluation

- Le patient comprend ses problèmes et leurs liens avec les facteurs de stress.
- Le patient fait part de ses préoccupations et de ses problèmes.
- Le patient assume la responsabilité de ses actes, de ses réussites et de ses échecs.
- Le patient participe au programme thérapeutique.
- Le patient maintient des liens avec les autres.

## Interventions

**PRIORITÉ Nº 1 – Évaluer les stratégies d'adaptation utilisées par le patient**

- Recueillir des données sur l'aptitude du patient à comprendre sa situation et à saisir les conduites propres à son stade de développement.
- Mesurer le degré d'anxiété du patient.
- Apprécier l'efficacité des mécanismes d'adaptation du patient.
- Rechercher les mécanismes d'adaptation utilisés par le patient (projection, évitement, rationalisation, etc.) et noter pourquoi il les utilise (il peut les utiliser pour masquer une piètre estime de soi, par exemple) **afin de préciser comment ces comportements influent sur la situation du patient.**
- Inviter le patient à explorer différemment ses expériences de vie.
- Décrire tous les aspects du problème en se servant de techniques de communication thérapeutique telles que l'écoute active.
- Observer les interactions du patient avec autrui **afin d'apprécier son aptitude ou sa difficulté à entrer en relation de façon satisfaisante avec les autres.**
- Noter les expressions de mégalomanie évidentes (dit qu'il s'en va acheter une auto neuve alors qu'il est en chômage ou qu'il n'en a pas les moyens, par exemple).

§ Consulter le diagnostic infirmier Stratégies d'adaptation inefficaces.

**PRIORITÉ Nº 2 – Aider le patient à faire face à la situation actuelle**

- Expliquer au patient les protocoles de soins et les conséquences du manque de collaboration.
- Rappeler au patient les limites établies face aux comportements manipulateurs.
- Appliquer systématiquement et avec fermeté les pénalités prévues en cas de non-respect des règles.
- Établir une relation de confiance **afin de placer le patient dans des conditions sécurisantes lui permettant d'explorer de nouvelles conduites.**
- Aborder le patient de façon positive et objective et s'exprimer en utilisant des messages au « je » **afin de favoriser son estime de soi.**
- Inciter le patient à rester maître de la situation. Le faire participer aux décisions et à la planification des soins **afin de stimuler son autonomie.**
- Reconnaître les forces du patient et les mettre à contribution dans le plan thérapeutique infirmier.
- Garder en toutes circonstances une attitude traduisant l'ouverture d'esprit et le respect **afin de préserver l'image de soi et l'estime de soi du patient.**
- Inviter le patient à exprimer ses sentiments.
- Fournir au patient des moyens adéquats de libérer son agressivité (*punching bag,* etc.).
- Inciter le patient à participer à des programmes récréatifs de plein air.
- Fournir au patient l'occasion d'avoir des interactions positives et valorisantes avec les autres **afin qu'il accroisse son estime de soi.**
- Accompagner le patient dans sa démarche de résolution de problèmes : déceler ses réactions à la situation et ses stratégies d'adaptation inefficaces et proposer d'autres façons de réagir **afin de le guider dans le choix des solutions les plus appropriées.**
- Utiliser judicieusement la technique de confrontation **afin d'amener peu à peu le patient à reconnaître les mécanismes de défense (déni ou projection, etc.) qui l'empêchent de nouer des relations satisfaisantes.**

§ Consulter le diagnostic infirmier Stratégies d'adaptation inefficaces.

**PRIORITÉ N° 3 – Donner un enseignement visant le mieux-être du patient**

- Montrer au patient des techniques de relaxation, d'imagerie mentale et d'affirmation de soi, **afin de l'aider à intégrer et à adopter les nouveaux comportements.**
- Conseiller au patient des activités ou des cours lui permettant d'exercer ses nouvelles habiletés et de nouer de nouvelles relations.
- Diriger le patient vers les ressources pertinentes (désintoxication, thérapie familiale ou conjugale, etc.).

§ Consulter le diagnostic infirmier Stratégies d'adaptation inefficaces.

## Données essentielles à consigner

### *Évaluations (initiale et subséquentes)*

- Inscrire les données d'évaluation et les comportements révélateurs.
- Noter comment le patient perçoit la situation actuelle et indiquer ses stratégies d'adaptation habituelles ou leur degré d'inefficacité.

### *Planification*

- Rédiger le plan thérapeutique infirmier et inscrire le nom de chacun des intervenants.
- Rédiger le plan d'enseignement.

### *Application et vérification des résultats*

- Noter les réactions du patient aux interventions et à l'enseignement, ainsi que les mesures qui ont été prises.
- Noter les objectifs atteints ou les progrès accomplis vers l'atteinte des objectifs.
- Noter les modifications apportées au plan thérapeutique infirmier.

### *Plan de congé*

- Inscrire le plan de congé et les soins de suivi prévus.

## Exemples tirés des CRSI (NOC) et des CISI (NIC)

- RÉSULTAT : Estime de soi
- INTERVENTION : Amélioration de l'estime de soi

STRATÉGIES D'ADAPTATION

# MOTIVATION D'UNE FAMILLE À AMÉLIORER SES STRATÉGIES D'ADAPTATION

*Taxinomie II : Adaptation/tolérance au stress – Classe 2 : Stratégies d'adaptation (00075)*

*[Mode fonctionnel de santé de Gordon : Adaptation et tolérance au stress]*

*Diagnostic proposé en 1980*

**DÉFINITION** ■ Utilisation efficace de stratégies adaptées à la situation par un membre de la famille qui s'implique pour relever les défis reliés à la santé du patient et qui, maintenant, manifeste le désir et la volonté d'améliorer sa santé ainsi que celle du patient et de cultiver leur croissance personnelle.

## Caractéristiques

### DONNÉES SUBJECTIVES

- Conséquences positives d'une crise sur les valeurs, les priorités, les objectifs ainsi que les relations d'un membre de la famille
- Souhait de rencontrer des gens ayant connu une situation similaire sur une base individuelle ou dans le cadre d'un groupe d'entraide

### DONNÉES OBJECTIVES

- Cheminement d'un membre de la famille vers la promotion de la santé et l'enrichissement de son mode de vie, ce qui l'amène à avaliser et à suivre de près les processus de croissance, à connaître et à négocier les programmes thérapeutiques et, généralement, à choisir les expériences qui lui apportent un bien-être optimal

## Résultats escomptés (objectifs) et critères d'évaluation

- Les membres de la famille se disent prêts à examiner leur apport individuel dans la croissance de la famille.

- Les membres de la famille souhaitent entreprendre les tâches nécessaires à un changement.
- Les membres de la famille expriment leur confiance et leur satisfaction face aux progrès accomplis.

## Interventions

**PRIORITÉ N° 1 – Évaluer la situation et les stratégies d'adaptation utilisées par les membres de la famille**

- Définir comment chaque membre vit la situation et décrire le stade de croissance de la famille.
- Observer les modes de communication au sein de la famille.
- Écouter chaque membre de la famille exprimer ses espoirs et ses projets, et parler des effets de la situation sur ses relations et sa vie.
- Noter les paroles exprimant un changement de valeurs, comme « la vie a plus de sens pour moi depuis que c'est arrivé ».

**PRIORITÉ N° 2 – Aider la famille à augmenter son potentiel de croissance**

- Prendre le temps de discuter avec la famille **afin de saisir sa façon de voir la situation.**
- Établir des liens de confiance avec la famille et le patient **afin de faciliter la croissance.**
- Devenir pour la famille un modèle auquel celle-ci peut s'identifier.
- Expliquer l'importance d'une communication franche et directe et de ne pas avoir de secrets les uns pour les autres.
- Enseigner à la famille des techniques comme l'écoute active, l'utilisation du message au « je » et la résolution de problèmes **afin de favoriser une communication efficace.**

**PRIORITÉ N° 3 – Donner un enseignement visant le mieux-être de la famille**

- Renforcer le soutien familial face aux efforts d'autonomie du patient, compte tenu de ses capacités et des contraintes imposées par la maladie ou la situation.

- Inviter la famille à expérimenter des façons **d'aider et de soutenir le patient.**
- Rechercher d'autres patients ou groupes dans la même situation et aider le patient et sa famille à prendre contact avec eux (Al-Anon, La Vie Nouvelle, etc.). **Ils obtiendront ainsi une aide soutenue qui leur permettra de mettre en commun leurs expériences, de résoudre des problèmes et d'apprendre de nouveaux comportements.**
- Indiquer aux membres de la famille de nouvelles façons efficaces d'assumer leurs sentiments.

## Données essentielles à consigner

### *Évaluations (initiale et subséquentes)*

- Noter les stratégies d'adaptation utilisées et le stade de croissance de la famille.
- Noter les modes de communication de la famille.

### *Planification*

- Rédiger le plan thérapeutique infirmier et inscrire le nom de chacun des intervenants.
- Rédiger le plan d'enseignement.

### *Application et vérification des résultats*

- Noter les réactions du patient et celle des membres de sa famille aux interventions et à l'enseignement, ainsi que les mesures qui ont été prises.
- Noter les objectifs atteints ou les progrès accomplis vers l'atteinte des objectifs.
- Noter les modifications apportées au plan thérapeutique infirmier.

### *Plan de congé*

- Noter les besoins décelés, les demandes de consultation pour les soins de suivi et les réseaux de soutien dont le patient et les membres de sa famille peuvent disposer.

## Exemples tirés des CRSI (NOC) et des CISI (NIC)

- RÉSULTAT : Participation de la famille aux soins professionnels
- INTERVENTION : Aide à la normalisation

# STRATÉGIES D'ADAPTATION FAMILIALE COMPROMISES

*Taxinomie II : Adaptation/tolérance au stress – Classe 2 : Stratégies d'adaptation (00074)*

*[Mode fonctionnel de santé de Gordon : Adaptation et tolérance au stress]*

*Diagnostic proposé en 1980 ; révision effectuée en 1996*

**DÉFINITION** ■ Le soutien, le réconfort, l'aide et l'encouragement que fournit habituellement une personne clé (membre de la famille ou ami) sont compromis ou inefficaces. Le patient n'a donc pas suffisamment de soutien pour prendre en charge le travail d'adaptation qu'exige son problème de santé.

## Facteurs favorisants

- Informations inadéquates ou erronées d'une personne clé
- Incompréhension de la personne clé face à la situation
- Incapacité temporaire d'une personne clé de percevoir les besoins du patient ou d'agir efficacement à cause de ses problèmes personnels
- Désorganisation familiale et changements de rôles temporaires
- Crise de situation ou de croissance à laquelle la personne clé doit faire face
- Manque de soutien mutuel entre le patient et la personne clé dans sa vie

- Longue maladie ou aggravation de l'invalidité épuisant la capacité de soutien des personnes clés [attentes irréalistes du patient, de la personne clé ou de l'un envers l'autre]
- [Difficulté à prendre des décisions en consultant l'autre]
- [Famille scindée en différentes coalitions]

## Caractéristiques

### DONNÉES SUBJECTIVES

- Inquiétude du patient par rapport à l'attitude de la personne clé dans sa vie face à son problème de santé ou plaintes à ce sujet
- Description de la personne clé de ses propres réactions (peur, deuil anticipé, sentiment de culpabilité, anxiété face à la maladie ou à l'invalidité du patient ou face à une autre crise de situation ou de croissance)
- Incompréhension ou manque de connaissances empêchant la personne clé d'aider le patient ou de le soutenir efficacement

### DONNÉES OBJECTIVES

- Tentatives infructueuses d'aide ou de soutien de la personne clé
- Éloignement ou restriction des communications de la personne clé lorsque le patient a besoin d'elle
- Attitude de surprotection ou d'indifférence de la part de la personne clé sans rapport avec les capacités du patient ou son besoin d'autonomie
- [Déchaînement d'émotions, labilité émotionnelle ou ingérence dans les interventions infirmières ou médicales de la part de la personne clé]

## Résultats escomptés (objectifs) et critères d'évaluation

- La famille connaît les ressources internes lui permettant de faire face à la situation.
- La famille interagit adéquatement avec le patient et le personnel soignant.
- La famille laisse le patient faire face à la situation à sa manière, sans imposer ses valeurs.

- Les membres de la famille comprennent la maladie ou l'invalidité.
- Les membres de la famille expriment ouvertement leurs sentiments.
- La famille consulte les personnes-ressources pertinentes, au besoin.

## Interventions

### PRIORITÉ Nº 1 – Évaluer les facteurs favorisants

- Déceler la situation latente susceptible d'empêcher la famille de fournir au patient le soutien dont il a besoin. **Les circonstances ayant précédé la maladie se répercutent sur la situation actuelle (par exemple, le patient a eu une crise cardiaque pendant les relations sexuelles, et sa partenaire craint que cela ne se reproduise).**
- Noter depuis combien de temps le problème est présent s'il s'agit d'une maladie de longue durée (cancer, sclérose en plaques, etc.).
- Apprécier les connaissances de la famille ou de la personne clé dans la vie du patient et leur degré de compréhension.
- Discuter avec la famille de la façon dont elle perçoit la situation **afin de déterminer si les attentes du patient et des membres de la famille sont réalistes.**
- S'enquérir du rôle du patient au sein de la famille et de la façon dont la maladie a changé l'organisation familiale.
- Noter les facteurs autres que la maladie empêchant les membres de la famille **de fournir au patient le soutien dont il a besoin.**

### PRIORITÉ Nº 2 – Aider la famille à recouvrer ou à acquérir les habiletés qui lui permettront de faire face à la situation

- Écouter les commentaires, les remarques et l'expression des inquiétudes du patient et de la personne clé dans sa vie et prendre note des réactions et des comportements non verbaux. Relever les discordances.
- Inciter les membres de la famille à parler ouvertement de leurs sentiments et à les exprimer clairement.
- Expliquer aux membres de la famille pour quelles raisons le patient adopte certaines conduites **afin de les aider à comprendre et à accepter ces conduites.**

- Aider la famille et le patient à comprendre de qui le problème relève et qui doit se charger de le résoudre. S'abstenir de blâmer qui que ce soit.
- Inciter le patient et sa famille à utiliser les techniques de résolution de problèmes **pour faire face à la situation.**

**PRIORITÉ Nº 3 – Donner un enseignement visant le mieux-être de la famille**

- Informer la famille ou la personne clé dans la vie du patient au sujet de sa maladie.
- Inviter le patient et sa famille à participer à la planification des soins aussi souvent que possible, **afin de renforcer leur motivation.**
- Inciter les membres de la famille à participer aux soins du patient. **Leur proposer des façons différentes d'aider le patient tout en préservant son autonomie (la famille peut cuisiner les plats favoris du patient, faire avec lui des activités divertissantes, etc.).**
- Diriger le patient vers les sources d'aide pertinentes (counseling, psychothérapie, aide financière, soutien spirituel).

§ Consulter les diagnostics infirmiers suivants : Peur, Anxiété, Angoisse face à la mort, Stratégies d'adaptation inefficaces, Motivation d'une famille à améliorer ses stratégies d'adaptation ou Stratégies d'adaptation familiale invalidantes et Deuil anticipé.

## Données essentielles à consigner

### *Évaluations (initiale et subséquentes)*

- Noter les données d'évaluation, notamment les stratégies d'adaptation actuelles et passées, la réaction émotionnelle à la situation, les agents stressants et les réseaux de soutien existants.

### *Planification*

- Rédiger le plan thérapeutique infirmier et inscrire le nom de chacun des intervenants.
- Rédiger le plan d'enseignement.

### *Application et vérification des résultats*

- Noter les réactions des membres de la famille et du patient aux interventions et à l'enseignement, ainsi que les mesures qui ont été prises.

- Noter les objectifs atteints ou les progrès accomplis vers l'atteinte des objectifs.
- Noter les modifications apportées au plan thérapeutique infirmier.

### *Plan de congé*

- Inscrire les besoins à long terme du patient et ceux des membres de sa famille et le nom des responsables des mesures à prendre.
- Noter les demandes de consultation.

## Exemples tirés des CRSI (NOC) et des CISI (NIC)

- RÉSULTAT : Stratégies d'adaptation familiale
- INTERVENTION : Mise à contribution de la famille

# STRATÉGIES D'ADAPTATION FAMILIALE INVALIDANTES

*Taxinomie II : Adaptation/tolérance au stress – Classe 2 : Stratégies d'adaptation (00073)*

*[Mode fonctionnel de santé de Gordon : Adaptation et tolérance au stress]*

*Diagnostic proposé en 1980 ; révision effectuée en 1996*

**DÉFINITION** ■ Détérioration de la relation entre le patient et une personne clé (membre de la famille ou autre) qui les rend incapables d'accomplir efficacement le travail d'adaptation nécessaire face au problème de santé.

## Facteurs favorisants

- Sentiments de culpabilité, d'anxiété, d'hostilité ou de désespoir refoulés de façon chronique par la personne clé

- Désaccord profond entre le patient et la personne clé dans sa vie ou entre les différentes personnes clés qui l'entourent quant aux stratégies d'adaptation à adopter
- Grande ambivalence dans les relations familiales
- Façon arbitraire de traiter les comportements de résistance de la famille à l'égard du traitement proposé (l'attitude défensive risque de se renforcer, faute de prise en compte appropriée de l'anxiété sous-jacente)
- [Situation familiale à risque (famille monoparentale, parent adolescent, relations marquées par la violence physique ou psychologique, toxicomanie, invalidité temporaire ou permanente, membre de la famille en phase terminale d'une maladie, etc.)]

## Caractéristiques

### DONNÉES SUBJECTIVES

- [Désespoir du patient face aux réactions ou à l'indifférence de sa famille]

### DONNÉES OBJECTIVES

- Intolérance, abandon, rejet
- Troubles psychosomatiques
- Agitation, état dépressif, agressivité, hostilité
- Reproduction des signes de la maladie du patient
- Indifférence des autres membres de la famille
- Personne clé vaquant à ses occupations habituelles sans tenir compte des besoins du patient
- Négligence face aux besoins fondamentaux du patient ou à l'égard du traitement
- Déformation de la réalité concernant le problème médical du patient, pouvant aller jusqu'à la négation complète de son existence ou de sa gravité
- Décisions ou actions de la famille préjudiciables au bien-être économique ou social du patient
- Difficulté à donner un sens à sa propre vie, affaiblissement du moi, souci exagéré et continu pour le patient
- Apparition chez le patient d'un sentiment d'impuissance et d'une dépendance passive

## Résultats escomptés (objectifs) et critères d'évaluation

- Les membres de la famille expriment des attentes plus réalistes face au patient.
- La famille établit régulièrement des contacts avec le patient.
- La famille participe de façon constructive aux soins du patient, dans les limites de ses capacités et selon les besoins du patient.
- Les membres de la famille expriment leurs sentiments ouvertement et honnêtement, au moment opportun.

## Interventions

### PRIORITÉ Nº 1 – Évaluer les facteurs favorisants

- S'enquérir des conduites et des interactions de la famille avant la maladie. **On dispose ainsi d'un point de comparaison.**
- Observer les interactions actuelles des membres de la famille (retrait : ne visitent pas le patient, lui font de courtes visites ou font comme s'il n'était pas là lorsqu'ils le visitent ; colère et hostilité envers le patient et les autres ; manque de chaleur dans les contacts physiques ; expressions de culpabilité).
- Discuter avec la famille de la façon dont elle perçoit la situation **afin de déterminer si les attentes du patient et des membres de la famille sont réalistes.**
- Noter les autres facteurs susceptibles d'être stressants pour la famille (difficultés financières, manque de soutien dans l'entourage, maladie s'étant déclarée pendant un voyage, par exemple).
- Apprécier dans quelle mesure les membres de la famille sont prêts à participer aux soins du patient.

### PRIORITÉ Nº 2 – Aider la famille à faire face à la situation actuelle

- Établir des rapports avec les membres de la famille qui sont disponibles. **Cela fournit un soutien thérapeutique pour la résolution du problème.**
- Reconnaître que la situation est difficile pour la famille. **On atténue ainsi les sentiments de culpabilité et les reproches qui peuvent miner certains membres de la famille.**

- Pratiquer l'écoute active auprès des membres de la famille lorsqu'ils expriment leurs inquiétudes. Noter s'ils font preuve d'un souci exagéré ou d'indifférence, car ces attitudes peuvent nuire à leur capacité de résoudre les problèmes.
- Permettre la libre expression des sentiments, y compris ceux de frustration, de colère, d'hostilité et de désespoir. Imposer toutefois des limites au passage à l'acte et aux comportements déplacés **afin de réduire le risque de comportements violents.**
- Donner dès le début des informations justes et exactes aux personnes clés.
- Assurer la liaison entre la famille et le médecin, **en fournissant des explications et des clarifications sur le plan de traitement.**
- Fournir au patient des informations simples et brèves sur le mode d'emploi et les signaux d'alarme des appareils à utiliser, s'il y a lieu (respirateur, etc.).
- Rechercher des professionnels de la santé susceptibles d'offrir une continuité dans le soutien au patient et assurer la liaison entre ces personnes.
- Donner au patient et à sa famille l'occasion de discuter ensemble en toute intimité.
- Inviter une personne clé dans la vie du patient à participer aux soins et lui enseigner les habiletés dont elle aura besoin pour aider le patient.
- Accompagner les membres de la famille lors de leurs visites **afin de répondre à leurs questions, de les rassurer et de leur fournir un soutien.**
- Montrer à la personne clé dans la vie du patient comment amorcer une relation thérapeutique avec lui.
- Orienter le patient vers les services de protection appropriés en raison du risque de blessure corporelle. **En retirant le patient de son domicile, on augmente sa sécurité et on peut réduire le stress imposé à la famille, ce qui donne l'occasion de procéder à une intervention thérapeutique.**

### PRIORITÉ Nº 3 – Donner un enseignement visant le mieux-être de la famille

- Amener la famille à reconnaître les stratégies d'adaptation qu'elle utilise et à discerner pourquoi elles sont inefficaces dans la situation.

- Répondre aux questions de la famille avec patience et honnêteté. Répéter au besoin l'information fournie par les autres membres de l'équipe soignante.
- Donner une tournure positive aux expressions négatives. **Une vision positive des choses fait partie des interactions aidantes qui peuvent améliorer les résultats.**
- Respecter le besoin de retrait de la famille et intervenir judicieusement. **Lorsqu'une situation est particulièrement difficile, la famille peut avoir besoin de faire une pause avant de reprendre sa participation à la résolution du problème.**
- Inciter la famille à faire face peu à peu à la situation au lieu d'affronter le problème d'un seul coup.
- Rechercher avec la famille des objets familiers (photos de famille au mur, etc.) susceptibles d'aider le patient à poursuivre ses efforts dans le sens désiré.
- Diriger la famille vers les services pertinents, au besoin (thérapie familiale, consultations sur le plan financier, spirituel, etc.).

§ Consulter le diagnostic infirmier Deuil anticipé.

## Données essentielles à consigner

### *Évaluations (initiale et subséquentes)*

- Noter les données d'évaluation, les conduites actuelles et passées, le nom des membres de la famille directement intéressés et les réseaux de soutien existants.
- Décrire les réactions émotionnelles à la situation ou aux agents stressants.

### *Planification*

- Rédiger le plan thérapeutique infirmier et inscrire le nom de chacun des intervenants.
- Rédiger le plan d'enseignement.

### *Application et vérification des résultats*

- Noter les réactions de chacun aux interventions et à l'enseignement, ainsi que les mesures qui ont été prises.
- Noter les objectifs atteints ou les progrès accomplis vers l'atteinte des objectifs.
- Noter les modifications apportées au plan thérapeutique infirmier.

### Plan de congé

- Noter les besoins permanents du patient, les ressources existantes, les autres recommandations relatives au suivi, ainsi que le nom des responsables des mesures à prendre.

## Exemples tirés des CRSI (NOC) et des CISI (NIC)

- RÉSULTAT : Normalisation du fonctionnement de la famille
- INTERVENTION : Thérapie familiale

# STRATÉGIES D'ADAPTATION INEFFICACES

*Taxinomie II : Adaptation/tolérance au stress – Classe 2 : Stratégies d'adaptation (00069)*

*[Mode fonctionnel de santé de Gordon : Adaptation et tolérance au stress]*

*Diagnostic proposé en 1978 ; révision effectuée en 1998 par le groupe de recherche pour le développement et la classification des diagnostics infirmiers (NDEC)*

**DÉFINITION** ■ Incapacité d'évaluer correctement les facteurs de stress, de décider ou d'agir de manière appropriée ou de se servir des ressources disponibles.

## Facteurs favorisants

- Crises situationnelles ou de croissance
- Menace importante
- Absence d'occasions pour se préparer à faire face aux facteurs de stress ; dérèglement du mode d'évaluation de la menace
- Manque de confiance en sa capacité de faire face à la situation ou mauvaise perception du pouvoir pouvant être exercé sur la situation ; incertitude

- Ressources existantes inadéquates ; soutien social inadéquat en raison de la nature des relations entre les personnes
- Perturbation dans la façon de soulager les tensions ; incapacité de conserver l'énergie requise pour s'adapter
- Stratégies d'adaptation différentes selon le sexe
- [Surcharge de travail ; pas de vacances ; trop d'échéances serrées ; peu ou pas d'exercice]
- [Trouble du système nerveux ; trouble cognitif, sensoriel ou de la perception ; perte de mémoire]
- [Douleur intense ou douleur chronique]

## Caractéristiques

### DONNÉES SUBJECTIVES

- Verbalisation de l'incapacité de faire face à la situation ou de demander de l'aide
- Perturbation du sommeil ; fatigue
- Abus de drogues ou d'alcool (toxicomanie)
- [Plaintes de tensions musculaires ou de stress émotionnel, manque d'appétit]

### DONNÉES OBJECTIVES

- Conduites non finalisées ou difficulté à résoudre un problème incluant l'incapacité d'organiser l'information ou d'y prêter attention, [difficulté à s'affirmer]
- Utilisation de stratégies qui entravent l'adaptation [notamment l'emploi inadéquat des mécanismes de défense, la manipulation verbale]
- Résolution de problèmes inadéquate
- Incapacité de répondre aux attentes liées au rôle, de satisfaire ses besoins de base
- Sous-utilisation du soutien social
- Diminution de la concentration
- Changement dans les modes de communication habituels
- Fréquence élevée de maladies [hypertension artérielle, ulcères, côlon irritable, céphalées ou douleurs à la nuque fréquentes, etc.]
- Comportements à risque

- Comportement destructeur envers soi ou les autres [boulimie, surconsommation de tabac et d'alcool, abus de médicaments sur ordonnance ou en vente libre, toxicomanie]
- [Changements dans le comportement (impatience, frustration, irritabilité, découragement)]

## Résultats escomptés (objectifs) et critères d'évaluation

- Le patient reconnaît ses stratégies d'adaptation inefficaces et leurs conséquences.
- Le patient est conscient de ses propres aptitudes à faire face à un problème.
- Le patient évalue la situation actuelle avec justesse.
- Le patient exprime des sentiments en accord avec ses comportements.
- Le patient répond à ses besoins psychologiques : il exprime ses sentiments avec à-propos, il discerne les choix qui s'offrent à lui et a recours aux services pertinents.

## Interventions

### PRIORITÉ Nº 1 – Évaluer le degré de perturbation

- Recueillir des données sur l'aptitude du patient à comprendre les événements et à apprécier la situation avec réalisme.
- Préciser le stade développemental de fonctionnement. **Les gens ont tendance à régresser à un stade de développement antérieur lors d'une crise ou d'une maladie.**
- Apprécier la capacité de fonctionnement actuelle du patient et noter comment elle compromet ses stratégies d'adaptation.
- Noter la consommation d'alcool, de drogues, de médicaments et de tabac du patient ainsi que ses habitudes en matière de sommeil et d'alimentation.
- S'enquérir des répercussions de la maladie sur les besoins sexuels du patient et sur ses rapports sociaux.
- Mesurer le degré d'anxiété et la capacité d'adaptation du patient sur une base continue.
- Observer les comportements du patient et les décrire en termes objectifs. Confirmer l'exactitude de ces observations auprès du patient.

- Noter le mode de communication du patient et les caractéristiques de son langage.

**PRIORITÉ N° 2 – Évaluer l'aptitude du patient à s'adapter**

- Interroger le patient sur sa compréhension de la situation actuelle et évaluer les répercussions de la situation.
- Pratiquer l'écoute active **afin de découvrir comment le patient perçoit la situation actuelle.**
- Apprécier la capacité du patient de prendre des décisions.
- Inventorier les stratégies adoptées auparavant par le patient pour faire face aux problèmes de la vie, **afin de déterminer celles qui ont été efficaces et que le patient pourrait utiliser dans la situation actuelle.**

**PRIORITÉ N° 3 – Aider le patient à faire face à la situation**

- Appeler le patient par son nom. (Lui demander comment il préfère qu'on s'adresse à lui.) **En appelant le patient par son nom, on améliore le concept de soi, l'estime de soi et le sentiment d'individualité.**
- Inciter le patient à communiquer avec le personnel soignant et les personnes clés dans sa vie.
- Maintenir l'orientation par rapport à la réalité à l'aide d'horloges, de calendriers, de tableaux d'affichage, etc., et faire souvent référence au lieu et à l'heure, si besoin est. Placer les objets nécessaires et des objets familiers à la portée du patient.
- Assurer la continuité des soins en veillant à ce que le patient soit soigné le plus souvent possible par les mêmes personnes.
- Donner des explications simples et concises. Prendre le temps d'écouter le patient **afin de l'aider à exprimer ses émotions, à saisir la situation et à se sentir maître de sa situation.**
- Assurer un climat de calme. Autant que possible, placer les appareils hors de la vue du patient, **si l'environnement est bruyant et que cela contribue à augmenter l'anxiété du patient.**
- Fixer l'horaire des activités de façon à ménager des périodes de repos entre les soins infirmiers. Accroître lentement le nombre d'activités.
- Inciter le patient à se divertir, à s'occuper et à utiliser des techniques de relaxation.

- Souligner les réactions physiologiques positives sans toutefois nier la gravité de la situation (pression artérielle stable lors d'une hémorragie digestive, redressement de la posture chez un patient déprimé, etc.).
- Inciter le patient à essayer de nouvelles stratégies d'adaptation et l'amener à maîtriser de mieux en mieux la situation.
- Placer le patient devant l'inadéquation de son comportement en soulignant la non-concordance entre son discours et ses actions. **Cela fournit un point de référence externe qui augmente le sentiment de sécurité.**
- Offrir du soutien au patient dans son effort pour améliorer son image corporelle, si besoin est.

§ Consulter le diagnostic infirmier Image corporelle perturbée.

**PRIORITÉ Nº 4 – Assurer les besoins psychologiques du patient**

- Traiter le patient avec courtoisie et respect.
- Entretenir une conversation significative avec le patient pendant l'administration des soins en s'adaptant à sa personnalité. **Cette mesure renforce la relation thérapeutique.**
- Tirer profit des moments propices à l'enseignement.
- Permettre au patient de réagir à sa propre façon, sans le juger. Lui offrir soutien et distraction au besoin.
- Explorer avec le patient ses peurs et ses craintes et l'amener à exprimer son refus, son découragement et sa colère. Lui faire savoir qu'il s'agit là de réactions normales.
- Fournir au patient l'occasion d'exprimer ses inquiétudes face à la sexualité.
- Apprendre au patient à dominer ses réactions démesurées et à exprimer ses émotions d'une façon acceptable. **On aide ainsi le patient à situer en lui-même la source de son pouvoir d'agir et de décider.**

**PRIORITÉ Nº 5 – Donner un enseignement visant le mieux-être du patient**

- Donner des informations complémentaires sur la situation, sa cause (si elle est connue) et son évolution possible. Ces **informations aident à atténuer l'anxiété et la peur, et permettent au patient de faire face à la réalité.**
- Amener le patient à entretenir des espérances réalistes au cours de la phase de réadaptation.

- Informer le patient des buts et des effets secondaires des médicaments et des traitements.
- Souligner l'importance des soins de suivi.
- Inciter le patient à repenser son mode de vie, ses activités professionnelles et ses loisirs. Apprécier les effets des agents stressants (famille, vie sociale, milieu de travail, organisation des soins infirmiers ou du centre hospitalier, etc.) et trouver avec le patient des moyens d'y faire face.
- Permettre au patient de procéder graduellement aux changements nécessaires à son mode de vie et à son comportement, **afin de renforcer sa motivation.**
- Expliquer les interventions à venir et rassurer le patient ; s'il doit subir une intervention chirurgicale, discuter aussi de ses attentes quant aux résultats de l'opération.
- Diriger le patient vers des services externes et un thérapeute professionnel si la consultation est indiquée ou prescrite.
- Demander au patient s'il désire les services d'un représentant religieux et prendre les dispositions nécessaires pour qu'il reçoive ces services.
- Informer le patient, assurer son intimité ou lui conseiller de consulter un spécialiste s'il a des problèmes d'ordre sexuel.

§ Consulter les autres diagnostics infirmiers pertinents : Douleur aiguë ou Douleur chronique, Anxiété, Communication verbale altérée, Risque de violence envers les autres/[violence réelle] et Risque de violence envers soi/[violence réelle].

## Données essentielles à consigner

### *Évaluations (initiale et subséquentes)*

- Noter les données d'évaluation, le degré de perturbation et la façon dont le patient perçoit la situation.
- Noter les bonnes stratégies d'adaptation du patient et la façon dont il faisait face aux problèmes de la vie auparavant.

### *Planification*

- Rédiger le plan thérapeutique infirmier et inscrire le nom de chacun des intervenants.
- Rédiger le plan d'enseignement.

### *Application et vérification des résultats*

- Noter les réactions du patient aux interventions et à l'enseignement, ainsi que les mesures qui ont été prises.
- Noter la dose de médicament administrée, l'heure d'administration et la réaction du patient.
- Noter les objectifs atteints ou les progrès accomplis vers l'atteinte des objectifs.
- Noter les modifications apportées au plan thérapeutique infirmier.

### *Plan de congé*

- Noter les besoins à long terme du patient et les mesures à prendre.
- Noter les réseaux de soutien disponibles, les demandes de consultation et le nom des responsables des mesures à prendre.

## Exemples tirés des CRSI (NOC) et des CISI (NIC)

- RÉSULTAT : Stratégie d'adaptation
- INTERVENTION : Amélioration des stratégies d'adaptation

# STRATÉGIES D'ADAPTATION INEFFICACES D'UNE COLLECTIVITÉ

*Taxinomie II : Adaptation/tolérance au stress – Classe 2 : Stratégies d'adaptation (00077)*

*[Mode fonctionnel de santé de Gordon : Adaptation et tolérance au stress]*

*Diagnostic proposé en 1994 ; révision effectuée en 1998 par le groupe de recherche pour le développement et la classification des diagnostics infirmiers (NDEC)*

**DÉFINITION** Stratégies d'adaptation et de résolution de problèmes d'une collectivité ne répondant pas à ses exigences ni à ses besoins.

## Facteurs favorisants

- Services sociaux et ressources communautaires insuffisants
- Ressources inadéquates pour résoudre les problèmes
- Services communautaires inadéquats ou inexistants (absence de service médical d'urgence, de service de transport ou de plans d'urgence en cas de catastrophe, etc.)
- Catastrophes naturelles ou provoquées par l'homme

## Caractéristiques

### DONNÉES SUBJECTIVES

- Insatisfaction des attentes de la collectivité
- Sentiment de vulnérabilité ; sentiment d'impuissance exprimé par la collectivité
- Perception d'un excès de situations stressantes

### DONNÉES OBJECTIVES

- Participation insuffisante aux activités communautaires
- Trop nombreux conflits au sein de la collectivité
- Morbidité élevée
- Augmentation des problèmes sociaux (ex. : homicides, vandalisme, incendies criminels, terrorisme, cambriolages, infanticides, mauvais traitements, divorces, chômage, pauvreté, activisme, troubles mentaux)

## Résultats escomptés (objectifs) et critères d'évaluation

- La collectivité connaît les facteurs négatifs et positifs qui influent sur sa capacité de répondre à ses attentes et à ses besoins.
- La collectivité connaît les activités qui doivent être remplacées par des activités mieux appropriées qui lui permettront de s'adapter et de résoudre ses problèmes.
- La collectivité signale une augmentation mesurable des activités qui améliorent son fonctionnement.

## Interventions

**PRIORITÉ N° 1 – Déterminer les facteurs favorisants**

- Apprécier l'efficacité des activités communautaires effectuées **en vue de satisfaire des besoins collectifs au sein de la collectivité elle-même ainsi qu'entre la collectivité et la société dans son ensemble.**
- Noter les points de vue exprimés quant au fonctionnement de la collectivité, y compris les points faibles et les conflits.
- Apprécier l'incidence des facteurs favorisants sur les activités communautaires.
- Inventorier les ressources à la disposition de la collectivité et noter l'utilisation qu'elle en fait.
- Cerner les attentes ou les besoins insatisfaits de la collectivité.

**PRIORITÉ N° 2 – Aider la collectivité à acquérir et à mobiliser les compétences susceptibles de l'aider à satisfaire ses besoins**

- Rechercher les forces de la collectivité.
- Formuler des objectifs en matière de santé avec la collectivité et établir un ordre de priorité parmi ceux-ci.
- Inciter les membres et les groupes de la collectivité à travailler ensemble à la recherche de solutions.
- Élaborer avec la collectivité un plan d'action conjoint **qui l'aidera à surmonter le manque de soutien et à atteindre ses objectifs.**

**PRIORITÉ N° 3 – Donner un enseignement visant le mieux-être de la collectivité**

- Aider la collectivité à élaborer des plans d'action qui lui permettront de cerner les problèmes et de gérer les interactions au sein de la collectivité elle-même et entre la collectivité et la société dans son ensemble **afin de satisfaire ses besoins.**
- Aider les membres de la collectivité à se regrouper et à former des associations avec d'autres collectivités et avec la société dans son ensemble **de façon à favoriser l'évolution à long terme de la collectivité et la résolution des problèmes présents et futurs.**

- Proposer des moyens de diffuser l'information aux membres de la collectivité (médias écrits, radio ou télévision, tableaux d'affichage, service de relations publiques, rapports non confidentiels remis à des comités ou à des conseils consultatifs).
- Faire en sorte que l'information soit diffusée sous différentes formes et qu'elle soit adaptée au degré d'instruction et aux particularités culturelles des divers groupes de la collectivité.
- Rechercher et déceler les sous-groupes mal desservis.

## Données essentielles à consigner

### *Évaluations (initiale et subséquentes)*

- Inscrire les données d'évaluation, notamment les différents points de vue des membres de la collectivité en ce qui concerne les problèmes.

### *Planification*

- Rédiger le plan d'action et inscrire le nom de chacun des intervenants.
- Rédiger le plan d'enseignement.

### *Application et vérification des résultats*

- Noter les réactions de la collectivité au plan d'action et aux interventions, ainsi que les mesures qui ont été prises.
- Noter les objectifs atteints ou les progrès accomplis vers l'atteinte des objectifs.
- Noter les changements apportés au plan d'action.

### *Plan de congé*

- Inscrire les plans à long terme et le nom des responsables des mesures à prendre.

## Exemples tirés des CRSI (NOC) et des CISI (NIC)

- RÉSULTAT : État de santé de la collectivité
- INTERVENTION : Développement de la santé communautaire

SUFFOCATION

# RISQUE DE SUFFOCATION

*Taxinomie II : Sécurité/protection – Classe 2 : Lésions (00036)*

*[Mode fonctionnel de santé de Gordon : Perception et prise en charge de la santé]*

*Diagnostic proposé en 1980*

**DÉFINITION** ■ Danger accru de suffocation accidentelle (manque d'air).

## Facteurs de risque

### *Facteurs intrinsèques (personnels)*

- Baisse de l'odorat
- Réduction de la motricité
- Manque de connaissances sur la sécurité, imprudence
- Problèmes cognitifs ou émotionnels [altération de la conscience, etc.]
- Processus pathologique ou suites d'un accident

### *Facteurs extrinsèques (environnementaux)*

- Oreiller placé dans le berceau d'un bébé ou biberon calé dans sa bouche
- Sucette attachée par un ruban au cou d'un bébé
- Enfant jouant avec des sacs de plastique ou se mettant de petits objets dans la bouche ou le nez
- Enfant laissé sans surveillance dans un bain ou une piscine
- Réfrigérateur ou congélateur inutilisé, auquel on n'a pas enlevé la porte
- Véhicule laissé en marche dans un garage fermé, [système d'échappement défectueux] ; utilisation d'un appareil de chauffage sans conduit d'aération vers l'extérieur
- Fuite de gaz
- Personne fumant au lit

- Corde à linge trop basse
- Trop grosses bouchées de nourriture

**Remarque :** Il ne peut y avoir de signes ni de symptômes (caractéristiques) lorsqu'on diagnostique un risque de problème, car celui-ci n'existe pas encore ; les interventions infirmières sont donc axées sur la prévention.

## Résultats escomptés (objectifs) et critères d'évaluation

- Le patient connaît les risques présents dans son environnement.
- Le patient désigne les interventions appropriées à sa situation.
- Le patient corrige les situations à risque.
- Le patient simule avec succès la technique de réanimation cardiorespiratoire (RCR) et sait comment joindre les services d'urgence.

## Interventions

### PRIORITÉ Nº 1 – Évaluer les facteurs de risque

- Noter les facteurs de risque intrinsèques et extrinsèques s'appliquant à la situation du patient (crises convulsives, surveillance inadéquate d'un jeune enfant, coma, etc.).
- S'enquérir des connaissances du patient et des personnes clés dans sa vie sur les facteurs de sécurité et de risque présents dans leur environnement.
- Préciser le degré de conscience du patient et des personnes clés dans sa vie face aux risques pour la sécurité ainsi que leur volonté d'améliorer la situation.
- Recueillir des données sur l'état neurologique du patient et noter les facteurs susceptibles de léser les voies aériennes ou d'altérer la capacité d'avaler du patient (accident vasculaire cérébral, handicap moteur cérébral, sclérose en plaques, sclérose latérale amyotrophique, etc.).
- Préciser dans quelle mesure le patient maîtrise son épilepsie, le cas échéant.
- Relever toute plainte de troubles du sommeil et de fatigue. **Il peut s'agir de signes d'apnée du sommeil (obstruction des voies respiratoires).**

**PRIORITÉ Nº 2 – Éliminer ou corriger les facteurs d'influence**

- Appliquer en tout temps des mesures de sécurité.
- Prendre les précautions nécessaires (appliquer les mesures de sécurité relatives aux convulsions, ne pas fumer au lit, ne pas caler un biberon pour laisser un bébé boire seul, ne pas laisser la voiture en marche dans un garage fermé, etc.) **pour prévenir les accidents ou en réduire les conséquences.**
- Ranger les sacs de plastique hors de la portée des bébés et des jeunes enfants. Éviter d'utiliser un couvre-matelas en plastique et de mettre une douillette ou un gros oreiller dans une couchette **afin de réduire le risque de suffocation accidentelle.**
- Installer le patient comateux dans une bonne position, aspirer les sécrétions et appliquer les traitements d'appoint nécessaires (une trachéostomie peut s'imposer) **afin de maintenir les voies respiratoires libres et en bon état.**
- Procurer au patient un régime alimentaire qui tienne compte de ses difficultés de déglutition et de ses troubles cognitifs **afin de prévenir la fausse route.**
- Superviser le traitement médicamenteux (anticonvulsivants, analgésiques, sédatifs, etc.) ; noter les interactions possibles et le risque de sédation excessive.
- Discuter avec le patient et la personne clé dans sa vie des méthodes de résolution de problèmes permettant de trouver les mesures de sécurité à prendre en fonction des facteurs de risque.
- Souligner l'importance de faire inspecter régulièrement et de faire réparer quand il le faut les appareils et le système de chauffage fonctionnant au gaz, ainsi que le système d'échappement de la voiture, **afin de prévenir l'exposition au monoxyde de carbone.**

**PRIORITÉ Nº 3 – Donner un enseignement visant le mieux-être du patient**

- Passer en revue les facteurs de risque décelés chez le patient et les moyens d'y remédier.
- Élaborer avec le patient et la personne qui s'en occupe un plan à long terme de prévention des accidents en fonction de la situation du patient. **On renforce ainsi l'adhésion du patient au plan thérapeutique infirmier, ce qui optimise les résultats.**

- Expliquer au patient qu'il est important de bien mastiquer les aliments, de prendre de petites bouchées, de faire preuve de prudence lorsqu'il parle en buvant ou en mangeant et de ne pas abuser de l'alcool. **Le fait de boire de l'alcool et de manger détend les muscles et altère le jugement.**
- Souligner au patient qu'il est important de demander de l'aide lorsqu'il commence à s'étouffer : il doit rester à table, conserver son calme et faire des signes en montrant sa gorge et en s'assurant que les personnes autour de lui comprennent ses signes.
- Promouvoir l'apprentissage des techniques de désobstruction des voies respiratoires, de la manœuvre de Heimlich et de la réanimation cardiorespiratoire.
- Montrer au patient comment lire les étiquettes des emballages et comment déceler les risques pour la sécurité (jouets comprenant de petites pièces, etc.).
- Appuyer les programmes de sécurité dans les piscines et conseiller l'utilisation de flotteurs approuvés.
- Discuter des mesures de sécurité qu'il faut prendre quand on utilise un appareil de chauffage, un appareil fonctionnant au gaz ou un vieil appareil, ou quand on veut se débarrasser d'un appareil qui ne sert plus.

§ Consulter les diagnostics infirmiers suivants : Dégagement inefficace des voies respiratoires, Habitudes de sommeil perturbées, Exercice du rôle parental perturbé, Risque de fausse route (risque d'aspiration) et Mode de respiration inefficace.

## Données essentielles à consigner

### *Évaluations (initiale et subséquentes)*

- Inscrire les facteurs de risque s'appliquant au patient, notamment son état cognitif et ses connaissances.
- Noter dans quelle mesure le patient se sent touché par le problème et est disposé à apporter des changements.
- Noter l'équipement ou les appareils respiratoires dont le patient a besoin.

### *Planification*

- Rédiger le plan thérapeutique infirmier et inscrire le nom de chacun des intervenants.
- Rédiger le plan d'enseignement.

### *Application et vérification des résultats*

- Noter les réactions du patient aux interventions et à l'enseignement, ainsi que les mesures qui ont été prises.
- Noter les objectifs atteints ou les progrès accomplis vers l'atteinte des objectifs.
- Noter les modifications apportées au plan thérapeutique infirmier.

### *Plan de congé*

- Noter les besoins à long terme du patient, les demandes de consultation, les mesures préventives à prendre et le nom des responsables des mesures à prendre.

## Exemples tirés des CRSI (NOC) et des CISI (NIC)

- RÉSULTAT : Maîtrise des risques
- INTERVENTION : Surveillance de l'état respiratoire

**SUICIDE**

# RISQUE DE SUICIDE

*Taxinomie II : Sécurité/protection – Classe 3 : Violence (00150)*

*[Mode fonctionnel de santé de Gordon : Adaptation et tolérance au stress]*

*Diagnostic proposé en 2000*

**DÉFINITION** ■ Risque de s'infliger des blessures mettant sa vie en danger.

## Facteurs de risque [indices]

### *Facteurs comportementaux*

- Tentative antérieure de suicide
- Achat d'une arme à feu ; accumulation de médicaments

- Rédaction ou modification de son testament ; distribution de ses biens
- Rétablissement soudain et euphorique d'une dépression majeure
- Caractère impulsif ; modifications notables du comportement, des attitudes, des résultats scolaires

### Facteurs verbaux

- Menaces de suicide ; expression du désir de mourir, d'en finir une fois pour toutes

### Facteurs situationnels

- Personne vivant seule ; changement de milieu de vie, institutionnalisation ; instabilité économique
- Présence d'une arme à feu à la maison
- Adolescent vivant dans un milieu non traditionnel (centre de détention juvénile, prison, maison de transition, centre d'accueil, etc.)

### Facteurs psychologiques

- Antécédents familiaux de suicide ; antécédents de maltraitance
- Usage ou abus d'alcool ou de drogues
- Maladie ou trouble psychiatrique (ex. : dépression, schizophrénie, maladie bipolaire)
- Sentiment de culpabilité
- Jeune gai ou lesbienne

### Facteurs démographiques

- Âge : personne âgée, jeune homme, adolescent
- Race : blanche, autochtone (É.-U., Canada)
- Sexe masculin
- Divorcé, veuf

### Facteurs physiques

- Maladie physique ; maladie au stade terminal ; douleur chronique

### Facteurs sociaux

- Perte d'un être cher ; vie de famille perturbée ; réseau de soutien inadéquat ; isolement social
- Deuil ; sentiment de solitude

- Sentiment de désespoir ; sentiment d'impuissance
- Problème d'ordre juridique ou disciplinaire
- Suicides collectifs

**Remarque** : Il ne peut y avoir de signes ni de symptômes (caractéristiques) lorsqu'on diagnostique un risque de problème, car celui-ci n'existe pas encore ; les interventions infirmières sont donc axées sur la prévention.

## Résultats escomptés (objectifs) et critères d'évaluation

- Le patient reconnaît les difficultés associées à la situation actuelle.
- Le patient désigne les facteurs qui peuvent être pris en charge.
- Le patient participe à l'établissement du plan d'action visant à corriger les problèmes actuels.

## Interventions

### PRIORITÉ Nº 1 – Évaluer les facteurs de risque

- Déterminer le degré de risque ou le risque de suicide et la gravité de la menace. Utiliser une échelle de 1 à 10 et établir la liste des priorités en fonction de la gravité de la menace et de la disponibilité du moyen. **(Le risque de suicide est plus important chez les adolescents et les personnes âgées, mais on assiste maintenant à un accroissement du risque chez les enfants.)**
- Noter les comportements qui indiquent une intention suicidaire (ex. : gestes, présence du moyen de passer à l'acte, comme une arme à feu, disposition des biens, tentatives antérieures et hallucinations ou idées délirantes).
- Demander directement au patient s'il pense passer à l'acte et quels sont ses sentiments **pour évaluer son intention.**
- Réévaluer régulièrement le risque de suicide à des moments clés (ex. : changement d'humeur, augmentation du repli sur soi), de même que lorsque le patient se sent mieux et qu'on prépare son congé. **Le plus grand risque survient quand le patient a des idées suicidaires et qu'il a suffisamment d'énergie pour passer à l'acte.**
- Déterminer si la personne clé dans la vie du patient ou ses amis sont disponibles pour l'aider.

- Observer si le patient se retire de ses activités habituelles, s'il évite les interactions sociales.
- Déterminer les affections, comme un trouble cérébral aigu ou chronique, un état de panique, un déséquilibre hormonal (ex.: SPM, psychose du post-partum, trouble d'origine médicamenteuse), **qui pourraient altérer la capacité du patient de maîtriser ses actes.**
- Passer en revue les résultats des examens (ex.: alcoolémie, glycémie, gaz du sang artériel, électrolytes, examens de la fonction rénale) **pour déceler des facteurs qui pourraient altérer la capacité de raisonnement.**
- Noter les plaintes physiques (ex.: troubles du sommeil, perte d'appétit).
- Prendre note des antécédents familiaux de comportement suicidaire. **(Les risques du patient en sont augmentés.)**
- Évaluer les stratégies d'adaptation que le patient utilise actuellement. Remarque: Le patient peut penser qu'il n'a pas d'autres choix que de se suicider.
- Obtenir des renseignements sur la consommation de drogues ou les poursuites judiciaires en cours.

**PRIORITÉ N° 2 – Aider le patient à accepter la responsabilité de ses actes et à empêcher qu'il ne se suicide**

- Élaborer une relation thérapeutique infirmière-patient, en affectant régulièrement les mêmes infirmières aux soins du patient, **ce qui favorise le sentiment de confiance et permet au patient d'exprimer ouvertement ses sentiments.**
- Maintenir une communication directe **afin d'éviter le renforcement des comportements de manipulation.**
- Expliquer au patient qu'on s'inquiète pour sa sécurité et qu'on veut l'aider à rester en santé.
- Permettre au patient d'exprimer ses sentiments et prendre le temps d'écouter ses inquiétudes, **ce qui permet de reconnaître la réalité des sentiments et de faire comprendre au patient qu'ils sont acceptables. Le patient peut donc voir clair dans ses pensées et commencer à comprendre la situation.**
- Donner au patient la permission d'exprimer sa colère de manière acceptable et lui faire savoir que quelqu'un sera là pour l'aider à garder la maîtrise de lui-même, **ce qui lui permet d'accepter la situation et de se sentir en sécurité.**

- Reconnaître la réalité du suicide parmi les options. Discuter avec le patient des conséquences s'il décide d'agir. Lui demander comment ce geste l'aidera à résoudre ses problèmes. **Le patient peut ainsi se concentrer sur les conséquences de ses actes et les autres options possibles.**
- Poursuivre l'observation du patient et s'assurer que son environnement ne contient pas d'éléments dangereux qui pourraient lui servir à se suicider **afin d'accroître la sécurité du patient et de réduire le risque qu'il commette un acte impulsif.**
- Aider le patient à trouver des solutions et des comportements plus appropriés (ex. : activités motrices, exercices) **afin de réduire son anxiété et les manifestations physiques qui y sont associées.**
- Donner des directives concernant des mesures que le patient peut prendre, en évitant les commentaires négatifs, comme les choses à ne pas faire, **ce qui favorise une attitude positive.**

**PRIORITÉ Nº 3 – Aider le patient à préparer un plan d'action afin de faire face à la situation actuelle et de la corriger**

- Adapter les interventions aux personnes en cause (ex. : âge, relation, situation actuelle).
- Conclure une entente avec le patient concernant sa volonté de ne rien faire de fatal pendant une certaine période de temps. Préciser les responsabilités de l'infirmière et celles du patient.
- Indiquer au patient les autres mesures qui seront prises s'il ne veut pas conclure une entente.
- Discuter avec le patient des pertes qu'il a subies et de leur signification. **Les problèmes non résolus peuvent entraîner un sentiment de désespoir.**

**PRIORITÉ Nº 4 – Donner un enseignement visant le mieux-être du patient**

- Favoriser l'acquisition d'un contrôle interne en aidant le patient à aborder ses problèmes sous un jour nouveau.
- Aider le patient à acquérir des capacités de résolution de problèmes, des techniques d'affirmation de soi et des aptitudes sociales.
- Inciter le patient à s'inscrire à un programme d'activité physique, **ce qui favorise son estime de soi et le sentiment de bien-être.**

- Déterminer les besoins nutritionnels du patient et l'aider à les combler.
- Demander à la personne clé dans la vie du patient et aux membres de sa famille de participer **pour qu'ils comprennent mieux la situation et pour qu'ils soutiennent le patient.**
- Diriger le patient vers des ressources officielles, au besoin (ex. : psychothérapie personnelle, de groupe ou matrimoniale, programme de désintoxication et services sociaux).

## Données essentielles à consigner

### *Évaluations (initiale et subséquentes)*

- Inscrire les données d'évaluation, notamment la nature du problème (tendances suicidaires, par exemple), les facteurs de risque comportementaux et le degré de maîtrise de l'impulsivité, le plan d'action et les moyens d'application prévus.
- Noter comment le patient perçoit la situation et pourquoi il désire la changer.

### *Planification*

- Rédiger le plan thérapeutique infirmier et inscrire le nom de chacun des intervenants.
- Noter les contrats établis avec le patient au sujet des idées suicidaires.
- Rédiger le plan d'enseignement.

### *Application et vérification des résultats*

- Noter les mesures de sécurité adoptées.
- Noter les réactions du patient aux interventions et à l'enseignement, ainsi que les mesures qui ont été prises.
- Noter les objectifs atteints ou les progrès accomplis vers l'atteinte des objectifs.
- Noter les modifications apportées au plan thérapeutique infirmier.

### *Plan de congé*

- Noter les besoins à long terme du patient et le nom des responsables des mesures à prendre.
- Noter les ressources auxquelles le patient peut recourir.

## Exemples tirés des CRSI (NOC) et des CISI (NIC)

- RÉSULTAT : Autocontrôle des idées suicidaires
- INTERVENTION : Prévention du suicide

## TEMPÉRATURE CORPORELLE

# RISQUE DE TEMPÉRATURE CORPORELLE ANORMALE

*Taxinomie II : Sécurité/protection – Classe 6 : Thermorégulation (00005)*

*[Mode fonctionnel de santé de Gordon : Nutrition et métabolisme]*

*Diagnostic proposé en 1986 ; révision effectuée en 2000*

**DÉFINITION** ■ Risque d'incapacité de maintenir la température corporelle dans les limites de la normale.

## Facteurs de risque

- Extrêmes d'âge ou de poids
- Exposition à des milieux froids ou frais, chauds ou brûlants
- Déshydratation
- Inactivité ou effort violent
- Prise de médicaments vasoconstricteurs ou vasodilatateurs, perturbation du métabolisme, sédation [consommation ou surdose de certains médicaments, anesthésie]
- Vêtements inadaptés à la température ambiante
- Maladie ou traumatisme touchant la thermorégulation [infection systémique ou locale, néoplasme, tumeur, maladie du collagène, maladie vasculaire, etc.]

**Remarque** : Il ne peut y avoir de signes ni de symptômes (caractéristiques) lorsqu'on diagnostique un risque de problème, car celui-ci n'existe pas encore ; les interventions infirmières sont donc axées sur la prévention.

## Résultats escomptés (objectifs) et critères d'évaluation

- Le patient connaît les facteurs de risque et les interventions appropriées.
- Le patient adopte des mesures visant le maintien de sa température corporelle dans des limites adéquates.
- La température corporelle reste dans les limites de la normale.

## Interventions

**PRIORITÉ N° 1 – Évaluer les facteurs de risque présents**

- S'enquérir des facteurs reliés au problème: facteurs environnementaux, intervention chirurgicale, infection, trauma, etc.
- Étudier les résultats des examens de laboratoire **(indicateurs d'infection, tests de dépistage de drogues, etc.)**.
- Noter l'âge du patient (nouveau-né prématuré, jeune enfant, personne âgée), **puisqu'il peut influer directement sur la régulation de la température corporelle et sur la réponse physiologique aux changements dans l'environnement.**
- Recueillir des données sur l'état nutritionnel du patient.

**PRIORITÉ N° 2 – Prévenir toute altération de la température corporelle**

- Régler la température ambiante à un degré adéquat.
- Prendre les mesures nécessaires pour réchauffer ou rafraîchir le patient en tenant compte de ses limites normales.
- Couvrir la tête d'un nourrisson d'un bonnet; placer le nourrisson sous un appareil de chauffage par rayonnement ou des couvertures. **La perte thermique est plus importante chez les nouveau-nés et les nourrissons et se produit surtout par évaporation et convection.**
- Prendre la température centrale régulièrement et l'enregistrer. (On préférera prendre la température tympanique, **puisqu'il s'agit de la plus exacte des méthodes non effractives.**)

§ Consulter les diagnostics infirmiers Hypothermie ou Hyperthermie.

- Diriger le patient à risque vers les services communautaires pertinents (soins à domicile, services sociaux, familles d'accueil, organismes d'aide au logement, etc.) **afin qu'il reçoive l'aide nécessaire pour répondre à ses besoins.**

**PRIORITÉ N° 3 – Donner un enseignement visant le mieux-être du patient**

- Revoir avec le patient et la personne clé les problèmes potentiels ou les facteurs de risque.
- Informer le patient et la personne clé dans sa vie des mesures de protection à prendre contre les facteurs de risque

décelés (milieu trop chaud ou trop froid, traitement médicamenteux inadéquat, surdose médicamenteuse, vêtements ou logement inadéquats, mauvaise alimentation).

- Inventorier les modes de prévention des altérations accidentelles. **Une hypothermie peut être provoquée par le refroidissement intempestif d'une pièce pour réduire la fièvre. Une hyperthermie peut être provoquée par le maintien d'une pièce trop chaude pour un patient qui ne peut plus transpirer.**

## Données essentielles à consigner

### *Évaluations (initiale et subséquentes)*

- Inscrire les facteurs de risque s'appliquant au patient.
- Noter sur la feuille graphique prévue à cette fin la valeur initiale de la température corporelle et les valeurs subséquentes.
- Inscrire les résultats des examens diagnostiques et des examens de laboratoire, s'il y a lieu.

### *Planification*

- Rédiger le plan thérapeutique infirmier et inscrire le nom de chacun des intervenants.
- Rédiger le plan d'enseignement, y compris la température ambiante recommandée et les moyens suggérés pour prévenir l'hypothermie ou l'hyperthermie.

### *Application et vérification des résultats*

- Noter les réactions du patient aux interventions et à l'enseignement, ainsi que les mesures qui ont été prises.
- Noter les objectifs atteints ou les progrès accomplis vers l'atteinte des objectifs.
- Noter les modifications apportées au plan thérapeutique infirmier.

### *Plan de congé*

- Noter les besoins à long terme du patient, le nom des responsables des mesures à prendre et les demandes de consultation.

## Exemples tirés des CRSI (NOC) et des CISI (NIC)

- RÉSULTAT : Maîtrise des risques
- INTERVENTION : Régulation de la température

# THERMORÉGULATION INEFFICACE

*Taxinomie II : Sécurité/protection – Classe 6 : Thermorégulation (00008)*

*[Mode fonctionnel de santé de Gordon : Nutrition et métabolisme]*

*Diagnostic proposé en 1986*

**DÉFINITION** ▪ Fluctuations de la température corporelle entre hypothermie et hyperthermie.

## Facteurs favorisants

- Traumatisme ou maladie [œdème cérébral, accident vasculaire cérébral, chirurgie intracrânienne ou traumatisme crânien, etc.]
- Prématurité, vieillesse [perte ou absence de tissu adipeux brun, par exemple]
- Fluctuations de la température ambiante
- [Changements dans la température du tissu hypothalamique altérant l'émission des signaux provenant des centres thermosensibles ainsi que la régulation de la déperdition et de la production de chaleur]
- [Changement dans la vitesse ou l'activité du métabolisme ; changement dans les concentrations sanguines de thyroxine et de catécholamines ou dans l'action de ces hormones]
- [Réactions chimiques lors de la contraction musculaire]

## Caractéristiques

### DONNÉES OBJECTIVES

- Fluctuations de la température corporelle au-dessus ou au-dessous de la normale
- Tachycardie
- Baisse de la température corporelle au-dessous de la normale; peau froide; pâleur (moyenne); frissons (légers); horripilation (chair de poule); lit unguéal cyanosé; remplissage capillaire lent; hypertension
- Peau rouge, chaude au toucher; augmentation de la fréquence respiratoire; convulsions

## Résultats escomptés (objectifs) et critères d'évaluation

- Le patient connaît les facteurs d'étiologie s'appliquant à sa situation et les interventions appropriées.
- Le patient adopte des techniques ou des conduites visant la correction du problème.
- La température du patient reste dans les limites de la normale.

## Interventions

### PRIORITÉ Nº 1 – Évaluer les facteurs favorisants

- Participer à la démarche visant à déterminer les facteurs reliés au problème ou l'affection sous-jacente (obtenir plus de détails sur les symptômes actuels du patient, établir la corrélation entre les antécédents du patient, ses antécédents familiaux et les résultats des examens diagnostiques).

### PRIORITÉ Nº 2 – Collaborer aux mesures visant à corriger ou à traiter la cause sous-jacente du problème

§ Consulter les diagnostics infirmiers Hypothermie ou Hyperthermie **pour connaître les interventions visant à ramener ou à maintenir la température corporelle dans les limites de la normale.**

- Administrer les liquides, les électrolytes et les médicaments prescrits **afin de rétablir ou de maintenir les fonctions corporelles.**

- Collaborer aux interventions (intervention chirurgicale, administration d'antibiotiques, etc.) **visant à traiter la cause sous-jacente** ou y préparer le patient.

**PRIORITÉ Nº 3 – Donner un enseignement visant le mieux-être du patient**

- Revoir les facteurs reliés au problème avec le patient et la personne clé dans sa vie, au besoin.
- Informer le patient au sujet du processus morbide, des thérapies appliquées et des précautions à prendre après son congé.

§ Consulter la priorité relative à l'enseignement, dans les diagnostics infirmiers Hypothermie ou Hyperthermie.

## Données essentielles à consigner

### *Évaluations (initiale et subséquentes)*

- Inscrire les données d'évaluation, notamment la nature du problème et le degré d'altération ou de fluctuation de la température.

### *Planification*

- Rédiger le plan thérapeutique infirmier et inscrire le nom de chacun des intervenants.
- Rédiger le plan d'enseignement.

### *Application et vérification des résultats*

- Noter les réactions du patient aux interventions et à l'enseignement, ainsi que les mesures qui ont été prises.
- Noter les objectifs atteints ou les progrès accomplis vers l'atteinte des objectifs.
- Noter les modifications apportées au plan thérapeutique infirmier.

### *Plan de congé*

- Noter les besoins à long terme du patient, les demandes de consultation et le nom des responsables des mesures à prendre.

## Exemples tirés des CRSI (NOC) et des CISI (NIC)

- RÉSULTAT : Thermorégulation
- INTERVENTION : Régulation de la température

TRANSFERT

# DIFFICULTÉ LORS D'UN TRANSFERT

*Taxinomie II : Activité/repos – Classe 2 : Activité/exercice (00090)*

*[Mode fonctionnel de santé de Gordon : Activité et exercice]*

*Diagnostic proposé en 1998*

**DÉFINITION** Restriction de la capacité de se mouvoir de façon autonome entre deux surfaces rapprochées.

## Facteurs favorisants

- N'ont pas encore été répertoriés
- [Affections causant une perte de tonus musculaire]
- [Déficit cognitif]
- [Fracture, traumatisme, lésion de la moelle épinière]

## Caractéristiques

### DONNÉES SUBJECTIVES ET OBJECTIVES

- Difficulté à effectuer un transfert : du lit au fauteuil et du fauteuil au lit, d'un fauteuil à la voiture ou de la voiture au fauteuil, ou d'un fauteuil au sol ou du sol au fauteuil
- Difficulté à passer de la position debout à la position au sol et à se relever ; difficulté à s'asseoir sur les toilettes ou sur la chaise d'aisances et à se relever ; difficulté à entrer dans la baignoire ou la douche et à en sortir ; difficulté à monter des marches
- [Préciser le degré de fonctionnement à l'aide de l'échelle d'évaluation de l'autonomie fonctionnelle proposée au diagnostic infirmier Mobilité physique réduite.]

## Résultats escomptés (objectifs) et critères d'évaluation

- Le patient comprend la situation et les mesures de sécurité à prendre.
- Le patient maîtrise la technique de transfert.
- Le patient effectue des transferts de façon sûre.

## Interventions

### PRIORITÉ Nº 1 – Évaluer les facteurs favorisants

- Prendre note des facteurs physiopathologiques qui contribuent au problème de transfert (sclérose en plaques, fractures, blessures au dos, quadriplégie ou paraplégie, âge avancé, démence, lésion cérébrale, etc.).
- Noter les facteurs situationnels qui nuisent à la capacité d'effectuer un transfert (chirurgie, amputation, appareil de traction, ventilation assistée, présence de plusieurs tubulures, etc.).

### PRIORITÉ Nº 2 – Évaluer les capacités fonctionnelles du patient

- Déterminer le degré de fonctionnement du patient à l'aide de l'échelle d'évaluation de l'autonomie fonctionnelle proposée au diagnostic infirmier Mobilité physique réduite.
- Noter les réactions comportementales ou émotionnelles que le problème d'immobilité suscite chez le patient et chez la personne clé dans sa vie.
- Vérifier si le patient présente un déficit sensoriel ou cognitif et en évaluer la gravité. Déterminer la capacité du patient de suivre des directives.

### PRIORITÉ Nº 3 – Maximiser la capacité de se mouvoir

- Collaborer au traitement du problème qui entraîne la dysfonction.
- Consulter l'équipe d'ergothérapie, de physiothérapie ou de réadaptation **pour procurer au patient les appareils ou les aides techniques nécessaires à la mobilité.**

- Montrer au patient comment utiliser les ridelles, le trapèze, les barres d'appui, le déambulateur, les dispositifs de protection du fauteuil ou du lit (sonnette d'appel, commande de position du lit à portée de la main, etc.), le fauteuil roulant, les béquilles. L'aider au besoin.
- Informer le patient et les personnes qui s'en occupent des positions les plus favorables à l'amélioration ou au maintien de l'équilibre durant un transfert. Répéter l'enseignement à plusieurs reprises si nécessaire.
- Observer l'équilibre et l'alignement du corps du patient et l'encourager à occuper un grand polygone de sustentation lorsqu'il se met debout pour effectuer un transfert.
- Donner au patient l'occasion d'effectuer un transfert devant un miroir en pied, **afin qu'il puisse observer sa posture.**
- Enseigner au patient et à la personne clé dans sa vie les mesures de sécurité à appliquer, selon la situation (planche de transfert, ceinture de marche, chaussures adaptées, éclairage adéquat, désencombrement des passages, etc.) **afin de réduire le risque de chute et d'accident.**

**PRIORITÉ Nº 4 – Donner un enseignement visant le mieux-être du patient**

- Expliquer au patient et aux personnes qui s'en occupent les mesures de sécurité qui s'imposent (verrouiller les roues du fauteuil roulant avant d'effectuer un transfert, enlever les tapis, utiliser un appareil élévateur adéquatement, etc.).
- Diriger le patient vers les services qui pourront évaluer son environnement et y apporter les modifications nécessaires (ajout d'appareils adaptés dans la salle de bain, vérification des planchers et des escaliers, pose de rampes, utilisation d'un appareil élévateur, etc.).

## Données essentielles à consigner

### *Évaluations (initiale et subséquentes)*

- Inscrire les données d'évaluation initiale, notamment le degré de fonctionnement du patient et sa capacité d'effectuer les transferts souhaités.

### Planification

- Rédiger le plan thérapeutique infirmier et inscrire le nom de chacun des intervenants.
- Rédiger le plan d'enseignement.

### Application et vérification des résultats

- Noter les réactions du patient aux interventions et à l'enseignement, ainsi que les mesures qui ont été prises.
- Noter les objectifs atteints ou les progrès accomplis vers l'atteinte des objectifs.
- Noter les modifications apportées au plan thérapeutique infirmier.

### Plan de congé

- Noter les besoins du patient à long terme ou à sa sortie du centre hospitalier, ainsi que le nom des responsables des mesures à prendre.
- Noter les demandes de consultation.
- Noter les endroits où le patient peut se procurer et faire entretenir les aides techniques dont il a besoin.

## Exemples tirés des CRSI (NOC) et des CISI (NIC)

- RÉSULTAT : Aptitude à effectuer les transferts
- INTERVENTION : Transport

**TRAUMA**

# RISQUE DE TRAUMA

*Taxinomie II : Sécurité/protection – Classe 2 : Lésions (00038)*

*[Mode fonctionnel de santé de Gordon : Perception et prise en charge de la santé]*

*Diagnostic proposé en 1980*

**DÉFINITION** ■ Risque de blessure accidentelle des tissus (plaie, brûlure, fracture, etc.).

## Facteurs de risque

### *Facteurs intrinsèques (personnels)*

- Faiblesse ; trouble de l'équilibre ; altération de la coordination des muscles longs ou courts ; altération de la coordination main-œil
- Vue affaiblie
- Baisse de la sensibilité thermique ou tactile
- Manque de connaissances sur les mesures de sécurité
- Imprudence
- Manque d'argent pour acheter du matériel de sécurité ou effectuer les réparations nécessaires
- Problèmes cognitifs ou émotionnels
- Antécédents de trauma

### *Facteurs extrinsèques (environnementaux) [liste non exhaustive]*

- Sols glissants (parquets mouillés ou trop cirés ; tapis non fixés ; détritus ou liquides répandus sur le sol ou dans l'escalier)
- Accumulation de neige ou de glace sur les marches d'escalier, les trottoirs
- Baignoire sans barre d'appui ou sans tapis antidérapant
- Emploi d'une échelle ou d'une chaise instables
- Passages encombrés ; entrée dans une pièce non éclairée
- Rampe d'escalier absente ou branlante
- Absence de barrière de sécurité pour enfants en haut d'un escalier
- Fils électriques non fixés
- Lit trop haut
- Système d'appel inadéquat pour un patient alité
- Fenêtres non protégées dans une maison où vivent de jeunes enfants
- Manches de casseroles tournés vers le devant de la cuisinière
- Bain dans de l'eau trop chaude (jeune enfant laissé sans surveillance, par exemple)
- Fuites de gaz ; allumage lent d'un brûleur ou d'un four à gaz
- Foyer ou radiateur sans écran ignifuge

- Port d'un tablier en plastique ou de vêtements flottants à proximité d'une flamme nue ; jouets ou vêtements d'enfant inflammables
- Usage de tabac au lit ou près d'une source d'oxygène ; résidus de graisses accumulés sur la cuisinière
- Allumettes, chandelle, cigarette allumée ou briquet à la portée d'un enfant
- Manipulation de feux d'artifice ou de poudre à fusil ; armes ou munitions rangées dans un endroit non fermé à clé
- Expériences pour lesquelles on utilise des produits chimiques ou de l'essence ; combustibles et corrosifs rangés dans des endroits inadéquats (allumettes, torchons huileux, lessive, contact avec des acides ou des alcalis)
- Boîtes à fusibles surchargées ; prises de courant ou appareils défectueux ; fils dénudés ; prises de courant surchargées
- Proximité d'appareils dangereux ; contact avec des appareils, des courroies ou des poulies en mouvement
- Frottement sur un drap rugueux ou tentatives pour se libérer d'un dispositif de contention
- Exposition à un froid intense ; surexposition au soleil, à une lampe solaire ou à la radiothérapie
- Utilisation de poignées de cuisine trop minces ou usées
- Utilisation de vaisselle ou de verres fêlés
- Couteaux rangés sans étui ; jouets aux bords tranchants
- Grands glaçons pendant du toit
- Taux élevé de criminalité dans le quartier ou vulnérabilité de la personne
- Conduite d'un véhicule ayant une défectuosité mécanique ; conduite à haute vitesse ; conduite sans les aides visuelles nécessaires
- Conduite d'un véhicule après avoir consommé de l'alcool ou des drogues
- Installation d'un enfant sur le siège avant d'un véhicule ; non-utilisation ou mauvaise utilisation de la ceinture de sécurité [ou du siège pour bébé]
- Absence de casque protecteur ou port inadéquat du casque par un adulte sur une motocyclette ou par un enfant sur une bicyclette d'adulte
- Route ou carrefour dangereux
- Jeu ou travail à proximité d'un chemin réservé aux véhicules (entrée de garage, ruelle, rails de chemin de fer, etc.)

**Remarque**: Il ne peut y avoir de signes ni de symptômes (caractéristiques) lorsqu'on diagnostique un risque de problème, car celui-ci n'existe pas encore; les interventions infirmières sont donc axées sur la prévention.

## Résultats escomptés (objectifs) et critères d'évaluation

- Le patient corrige les facteurs de risque environnementaux décelés.
- Le patient reconnaît ses besoins d'aide en matière de prévention des accidents.
- Le patient adopte de nouvelles habitudes de vie visant la réduction des risques d'accident.
- Le patient inventorie les services d'aide en matière de sécurité de l'environnement.

## Interventions

### PRIORITÉ Nº 1 – Évaluer les facteurs de risque

- Déceler les facteurs de risque s'appliquant au patient et apprécier la gravité du risque ou de la blessure subie.
- Noter l'âge du patient, son état mental, son degré d'agilité et le degré d'altération de la mobilité.
- Déceler les risques pour la sécurité dans l'environnement du patient (domicile, transport et travail).
- S'enquérir de l'intérêt et des connaissances du patient et des personnes qui s'en occupent en matière de sécurité.
- Prendre note des antécédents d'accidents subis dans une période donnée et des circonstances les entourant: heure, activités en cours, personnes présentes.
- Déceler l'influence du stress sur le risque d'accident.
- Passer en revue les facteurs de risque possibles (bruit, utilisation d'écouteurs, présence de produits chimiques, etc.).
- Étudier les résultats des examens de laboratoire et rechercher les signes et les symptômes de déséquilibre endocrinien ou électrolytique **qui pourraient causer ou exacerber certains troubles (confusion mentale, tétanie, fractures pathologiques, etc.).**
- Noter la présence ou le risque d'hypothermie ou d'hyperthermie, provoquée ou accidentelle.

**PRIORITÉ N° 2 – Appliquer les mesures de sécurité requises dans la situation du patient**

- Orienter le patient dans son environnement.
- Montrer au patient alité (à domicile ou en milieu hospitalier) comment utiliser le système d'appel placé à sa portée.
- Garder le lit en position basse ou placer le matelas sur le sol, selon le cas.
- Utiliser des ridelles et les matelasser au besoin.
- Prendre les précautions nécessaires pour le patient qui présente des crises convulsives.
- Verrouiller les roues du lit ou des meubles mobiles. Désencombrer les passages et s'assurer que l'éclairage est suffisant.
- Assister le patient dans l'exécution de certaines activités et dans ses déplacements, au besoin.
- Procurer au patient des souliers ou des pantoufles bien ajustés, à semelle antidérapante.
- Montrer au patient comment utiliser les aides à la motricité (canne, déambulateur, béquilles, fauteuil roulant, barres d'appui) et le superviser pendant qu'il apprend à s'en servir.
- S'assurer que le patient respecte les règles de sécurité quand il fume.
- Jeter les articles dangereux (aiguilles, lames de scalpel, etc.) aux endroits appropriés et de façon adéquate.
- Utiliser les dispositifs de contention (gilet, dispositif de contention des membres, courroie, moufles, etc.) en suivant soigneusement les directives.

§ Consulter les diagnostics infirmiers suivants, au besoin : Hypothermie, Mobilité physique réduite, Atteinte à l'intégrité de la peau, Trouble de la perception sensorielle, Opérations de la pensée perturbées, Risque de température corporelle anormale et Entretien inefficace du domicile.

**PRIORITÉ N° 3 – Collaborer au traitement des troubles médicaux et psychiatriques sous-jacents**

- Installer le patient dans la position la mieux adaptée à sa situation (chirurgie du cristallin, fracture, etc.).
- Collaborer au traitement visant le rétablissement de l'équilibre endocrinien ou électrolytique, au besoin. **Ce traitement peut améliorer la cognition ou le tonus musculaire ainsi que le bien-être général du patient.**

- Réduire les stimuli sensoriels, au besoin. **Cette mesure peut aider à réduire la confusion ou la surexcitation chez les patients qui risquent de présenter des problèmes comme les convulsions, la tétanie ou le syndrome d'hyperréflectivité autonome.**
- Réchauffer le patient graduellement en cas d'hypothermie.

§ Consulter le diagnostic infirmier Hypothermie.

- Diriger le patient vers des services de counseling ou de psychothérapie, au besoin. **La consultation est particulièrement importante s'il est prédisposé aux accidents ou s'il a des tendances autodestructrices.**

§ Consulter les diagnostics infirmiers Risque de violence envers soi/[violence réelle] et Risque de violence envers les autres/[violence réelle].

**PRIORITÉ Nº 4 – Donner un enseignement visant le mieux-être du patient**

- Exhorter le patient à changer de position lentement et à demander de l'aide s'il est faible ou si des problèmes d'équilibre, de coordination ou d'hypotension orthostatique sont présents, **afin de réduire les risques de syncope ou de chute.**
- Inciter le patient à faire des exercices de réchauffement et d'étirement avant de s'engager dans des activités physiques, **afin de prévenir les blessures musculaires.**
- Recommander au patient de porter un casque protecteur à bicyclette, d'attacher sa ceinture de sécurité en auto et d'utiliser des sièges d'enfant approuvés.
- Diriger le patient vers des programmes de prévention des accidents (cours de conduite, cours destinés aux parents, etc.).
- Inciter le patient à prendre des mesures de prévention des incendies (exercices de sauvetage au domicile, emploi de détecteurs de fumée, nettoyage annuel de la cheminée, mesures de sécurité pour la manipulation des feux d'artifice, achat de vêtements ignifuges, surtout pour les vêtements de nuit des enfants, etc.).
- Rechercher avec le patient ou les parents des solutions satisfaisantes **afin d'assurer une surveillance adéquate des enfants après l'école, pendant les heures de travail et lors des congés scolaires.**

- Discuter des changements environnementaux nécessaires **afin de prévenir les accidents** (décalques sur les portes vitrées indiquant qu'elles sont fermées, baisse de la température du chauffe-eau, éclairage adéquat des escaliers, etc.).
- Dresser une liste des services communautaires pertinents (services financiers **permettant d'apporter les corrections et les améliorations nécessaires et d'acheter des dispositifs de sécurité, etc.**).
- Recommander au patient de participer à un groupe d'entraide comme l'opération Tandem ou Parents-Secours.

## Données essentielles à consigner

### *Évaluations (initiale et subséquentes)*

- Inscrire les facteurs de risque s'appliquant au patient, ses antécédents d'accidents et ses connaissances sur la sécurité.

### *Planification*

- Rédiger le plan thérapeutique infirmier et inscrire le nom de chacun des intervenants.
- Rédiger le plan d'enseignement.

### *Application et vérification des résultats*

- Noter les réactions du patient aux interventions et à l'enseignement, ainsi que les mesures qui ont été prises.
- Noter les objectifs atteints ou les progrès accomplis vers l'atteinte des objectifs.
- Noter les modifications apportées au plan thérapeutique infirmier.

### *Plan de congé*

- Noter les besoins à long terme du patient, les demandes de consultation et le nom des responsables des mesures à prendre.
- Noter les ressources auxquelles le patient peut recourir.

## Exemples tirés des CRSI (NOC) et des CISI (NIC)

- RÉSULTAT : Degré de sécurité : blessures physiques
- INTERVENTION : Surveillance : sécurité

**TRAUMATISME DE VIOL**

# SYNDROME DU TRAUMATISME DE VIOL

*Taxinomie II : Adaptation/tolérance au stress – Classe 1 : Réactions post-traumatiques (voir les parties A, B et C ci-dessous)*

*[Mode fonctionnel de santé de Gordon : Sexualité et reproduction]*

*Diagnostic proposé en 1980*

**DÉFINITION** ■ Réaction inadaptée et soutenue à une pénétration sexuelle violente faite sous contrainte et contre la volonté de la victime. Ce syndrome se divise en trois éléments : [A] traumatisme ; [B] réaction mixte ; et [C] réaction silencieuse. [Note des auteures : Nous utiliserons ici le féminin mais, même si les victimes d'agressions sexuelles sont surtout des femmes, les hommes peuvent aussi en être victimes.]

## [A] TRAUMATISME – TAXINOMIE II (00142)

*Révision effectuée en 1998 par le groupe de recherche pour le développement et la classification des diagnostics infirmiers (NDEC)*

### Facteurs favorisants

- Viol [pénétration sexuelle forcée ou tentative de pénétration sexuelle forcée]

### Caractéristiques

**DONNÉES SUBJECTIVES**

- Gêne ; sentiment d'humiliation ; honte ; culpabilité ; auto-accusation
- Perte de l'estime de soi ; sentiment de dépendance ; sentiment d'impuissance

- État de choc ; peur ; anxiété ; colère ; désir de vengeance
- Cauchemars et troubles du sommeil
- Changements dans les relations interpersonnelles ; dysfonctionnement sexuel

**DONNÉES OBJECTIVES**

- Traumatisme physique (ex. : ecchymoses, irritation des tissus) ; tension ou spasmes musculaires
- Confusion ; désorganisation ; incapacité de prendre des décisions
- Agitation ; hypervigilance ; hostilité
- Labilité émotionnelle ; vulnérabilité ; sentiment de dépendance ; état dépressif
- Toxicomanie ; tentatives de suicide
- Déni ; phobies ; paranoïa ; troubles dissociatifs

# [B] RÉACTION MIXTE – TAXINOMIE II (00143)

- Le syndrome de traumatisme qui suit une agression sexuelle ou une tentative d'agression comprend une phase aiguë de désorganisation du mode de vie et un processus à long terme de réorganisation.

## Facteurs favorisants

- N'ont pas encore été répertoriés

## Caractéristiques

### *Phase aiguë*

- Réactions émotives (colère, gêne, peur de la violence physique et de la mort, sentiment d'humiliation, désir de vengeance, sentiment de culpabilité)
- Symptômes physiques multiples (irritabilité gastro-intestinale, malaises génito-urinaires, tension musculaire, troubles du sommeil)
- Réactivation de symptômes de troubles antérieurs (maladie physique ou mentale, abus d'alcool, de drogues ou de médicaments, par exemple)

### *Évolution à long terme*

- Changements dans le mode de vie (changement de résidence ; cauchemars répétitifs et phobies ; recherche du soutien familial ; recherche d'un réseau de soutien social)

# [C] RÉACTION SILENCIEUSE – TAXINOMIE II (00141)

## Facteurs favorisants

- N'ont pas encore été répertoriés

## Caractéristiques

- Changement radical dans les relations avec les hommes
- Recrudescence de cauchemars
- Anxiété accrue lors des entretiens (incapacité de faire des associations, longues périodes de silence, léger bégaiement, détresse physique, etc.)
- Changement radical dans les comportements sexuels
- Mutisme au sujet du viol
- Apparition soudaine de phobies

## Résultats escomptés (objectifs) et critères d'évaluation

- La patiente manifeste une maîtrise appropriée de ses réactions émotives.
- La patiente ne signale aucune complication physique, aucune douleur ni aucun malaise.
- La patiente s'exprime en des termes dénotant une image de soi positive.
- La patiente ne se culpabilise pas face au viol.
- La patiente désigne les comportements ou les situations qu'elle est en mesure d'éviter pour réduire les risques que cela se reproduise.
- La patiente fait face aux aspects pratiques du problème (témoignage devant le tribunal, etc.).
- La patiente apporte les changements appropriés à son mode de vie (changement d'emploi, de résidence, etc.).

- La patiente cherche le soutien nécessaire auprès de la personne importante dans sa vie.
- La patiente interagit de façon convenable et satisfaisante avec des personnes et des groupes.

## Interventions

**PRIORITÉ N° 1 – Évaluer le traumatisme et la réaction de la victime, en tenant compte du temps écoulé depuis le viol**

- Recueillir des données sur le traumatisme physique et rechercher les symptômes liés au stress (torpeur, céphalées, gêne respiratoire, nausées, palpitations, etc.).
- Relever les réactions psychologiques : colère, choc, anxiété aiguë, confusion, déni.
- Noter les comportements de la patiente : rit ou pleure, est calme ou agitée, est en état d'excitation (hystérique), refuse de croire ce qui est arrivé ou se blâme, etc.
- Noter les signes d'augmentation de l'anxiété (silence, bégaiement, agitation, etc.).
- Préciser le degré de désorganisation.
- Demander à la patiente si l'incident a réactivé des situations préexistantes ou coexistantes (physiques ou psychologiques). **Ces facteurs influent sur la façon dont elle perçoit le traumatisme.**
- S'enquérir des changements dans les relations interpersonnelles avec les hommes et avec les autres (famille, amis, collègues de travail, personnes clés, etc.).
- Déceler les réactions phobiques face à des objets (couteaux, etc.) ou des situations courantes (répondre à un étranger qui sonne à la porte, marcher dans une foule, etc.).
- Noter la fréquence des pensées intrusives répétitives et la gravité des troubles du sommeil.
- Préciser le degré de dysfonctionnement des mécanismes d'adaptation (abus d'alcool, de drogues ou de médicaments, idées suicidaires ou meurtrières, changements marqués dans le comportement sexuel).

**PRIORITÉ N° 2 – Aider la patiente à faire face à la situation**

- Explorer ses propres sentiments (infirmière, soignants) face au viol ou à l'inceste avant d'entrer en relation d'aide. **Il est important de connaître ses propres préjugés afin de ne pas les imposer à la patiente.**

***Phase aiguë***

- Demeurer auprès de la patiente ou ne pas laisser l'enfant seule, **afin de la rassurer.**
- Demander l'aide de l'équipe d'intervention spécialisée, le cas échéant. Trouver au besoin une personne du même sexe pour procéder à l'examen.
- Évaluer un bébé, un enfant et un adolescent en tenant compte de son âge, de son sexe et de son stade de développement.
- Collaborer à la collecte des informations nécessaires aux rapports judiciaires et aux services de protection de la jeunesse, au besoin. Classer les données sur les circonstances de l'agression et les preuves relevées, étiqueter chaque échantillon recueilli, ranger ou empaqueter les échantillons selon les règles.
- Créer autour de la patiente un climat facilitant l'expression spontanée de ses sentiments, de ses peurs (y compris de ses inquiétudes face à ses relations avec la personne importante sur le plan affectif dans sa vie, face aux réactions de cette personne et face aux risques de grossesse et de maladie transmissible sexuellement).
- Écouter attentivement la patiente et rester auprès d'elle. **Si elle ne veut pas parler, accepter son silence. Cette attitude peut toutefois indiquer une réaction silencieuse.**
- Prendre note des plaintes de malaises physiques de la patiente. **La réaction émotionnelle de la patiente peut l'empêcher de se rendre compte qu'elle a des blessures physiques.**
- Collaborer aux traitements médicaux selon les besoins.
- Assister la patiente dans le règlement des problèmes d'ordre pratique (logement temporaire, aide financière, etc.).
- Amener la patiente à déceler les forces du moi et à les utiliser de façon constructive pour faire face à la situation.
- Rechercher des personnes pouvant offrir un soutien à la patiente.

***Phase post-aiguë***

- Laisser la patiente passer à travers la situation de la façon qui lui convient. **Elle peut se replier sur elle-même ou refuser de parler ; il ne faut pas essayer de forcer les choses.**
- Prendre note des expressions de peur des foules et des hommes. **Cela peut révéler l'apparition de phobies.**

- Discuter avec la patiente de ses peurs et de ses inquiétudes. Déterminer les mesures à prendre (test de grossesse, examens permettant de diagnostiquer les maladies transmissibles sexuellement, etc.) et informer la patiente.
- Fournir à la patiente des renseignements rédigés avec concision et clarté sur les traitements médicaux, les services d'aide, etc. **Cela renforce l'enseignement et permet à la patiente d'utiliser l'information à son propre rythme.**

***Évolution à long terme***

- Écouter la patiente chaque fois qu'elle exprime ses inquiétudes. **Elle peut avoir besoin de parler encore de l'agression.**
- Noter les plaintes somatiques persistantes (nausées, anorexie, insomnie, tension musculaire, céphalées, etc.).
- Laisser la patiente exprimer librement ses sentiments (continuation de la phase de crise). **L'état dépressif peut inhiber les réactions de la patiente. Il ne faut pas la forcer à exprimer ses sentiments trop rapidement ni la rassurer inopportunément. La patiente peut avoir l'impression que l'infirmière ne comprend pas sa douleur ou son angoisse.**
- Inciter la patiente à utiliser la situation dans un but de croissance personnelle.
- Accepter le rythme de progression de la patiente.
- Permettre à la patiente d'exprimer sa colère envers son agresseur ou la situation d'une façon qui soit acceptable. Imposer des limites aux comportements destructeurs. **Cette attitude favorise la prise en compte des sentiments sans affaiblir l'image de soi.**
- Garder la discussion sur un plan pratique et émotionnel, ne pas intellectualiser l'expérience, **car cela permettrait à la patiente d'éviter de prendre conscience de ses sentiments.**
- Soutenir la patiente face au stress engendré par l'agression et ses conséquences, par sa comparution devant un tribunal, par ses relations avec la personne clé dans sa vie, etc.
- Veiller à ce que la patiente ait les services de conseillers consciencieux et professionnels. **(On déterminera s'il est préférable de diriger la patiente vers un homme ou une femme selon chaque cas particulier, le sexe du conseiller pouvant influer sur sa capacité de parler ouvertement.)**

**PRIORITÉ N° 3 – Donner un enseignement visant le mieux-être de la patiente**

- Informer la patiente des réactions susceptibles de se produire à chaque phase et lui faire savoir que ces réactions sont normales. **Il faut donner ces explications en utilisant des termes neutres : « Il se peut que... » Lorsque la victime est un homme, l'infirmière doit considérer comme normal que celui-ci réagisse en se posant des questions sur sa sexualité et en se montrant homophobe, bien que l'agresseur soit généralement hétérosexuel.**
- Rechercher avec la patiente les facteurs qui auraient pu la rendre vulnérable et qu'elle pourrait changer **pour se protéger à l'avenir.**
- Il faut éviter les jugements de valeur.
- Discuter avec la patiente des changements qu'elle compte apporter à son mode de vie et de la façon dont ils peuvent favoriser son rétablissement. **Ce faisant, on aide la patiente à évaluer la pertinence du programme thérapeutique.**
- Inciter la patiente à consulter un psychiatre si elle est violente, inconsolable, ou ne semble pas s'adapter. **La participation à un groupe peut également se révéler utile.**
- Diriger la patiente vers des services de counseling familial ou conjugal, au besoin.

§ Consulter les diagnostics infirmiers suivants : Sentiment d'impuissance, Stratégies d'adaptation inefficaces, Deuil anticipé ou Deuil dysfonctionnel, Anxiété et Peur.

## Données essentielles à consigner

### *Évaluations (initiale et subséquentes)*

- Inscrire les données d'évaluation, notamment la nature de l'agression, les réactions de la patiente, ses peurs, la gravité du traumatisme (physique et émotionnel) et les répercussions de l'agression sur son mode de vie.
- Noter les réactions de la famille ou de la personne importante sur le plan affectif dans la vie de la patiente.
- Noter les prélèvements effectués pour preuves ainsi que l'endroit où ils ont été envoyés.

### *Planification*

- Rédiger le plan thérapeutique infirmier et inscrire le nom de chacun des intervenants.
- Rédiger le plan d'enseignement.

### *Application et vérification des résultats*

- Noter les réactions de la patiente aux interventions et à l'enseignement, ainsi que les mesures qui ont été prises.
- Noter les objectifs atteints ou les progrès accomplis vers l'atteinte des objectifs.
- Noter les modifications apportées au plan thérapeutique infirmier.

### *Plan de congé*

- Noter les besoins à long terme de la patiente et le nom des responsables des mesures à prendre.
- Noter les demandes de consultation.

## Exemples tirés des CRSI (NOC) et des CISI (NIC)

### *Traumatisme*

- RÉSULTAT : Rétablissement émotionnel après maltraitance
- INTERVENTION : Conduite à tenir en cas de traumatisme de viol

### *Réaction mixte*

- RÉSULTAT : Stratégie d'adaptation
- INTERVENTION : Intervention en situation de crise

### *Réaction silencieuse*

- RÉSULTAT : Rétablissement après abus sexuels
- INTERVENTION : Consultation

VIOLENCE

# RISQUE DE VIOLENCE ENVERS LES AUTRES/[VIOLENCE RÉELLE]

**Note des auteures:** NANDA a scindé le diagnostic de violence en ses deux éléments («envers les autres» et «envers soi»). Toutefois, les interventions infirmières sont en général pertinentes dans les deux situations; c'est pourquoi nous les présentons en un seul bloc, à la suite des facteurs de risque et des autres données liées aux deux diagnostics.

*Taxinomie II: Sécurité/protection –*
*Classe 3: Violence (00138)*

*[Mode fonctionnel de santé de Gordon: Relation et rôle]*

*Diagnostic proposé en 1980; révision effectuée en 1996*

**DÉFINITION** Conduites indiquant que la personne est susceptible d'infliger à autrui des blessures physiques, psychologiques et sexuelles.

## Facteurs de risque [indices]*

### *Antécédents d'actes violents*

- Envers les autres: coups, coups de pied, crachats, écorchures, lancement d'objets, morsures, tentatives de viol, viol, attentat à la pudeur, urine et selles sur une personne; propos menaçants sous forme de menaces verbales contre la personne ou ses biens, de malédictions, de lettres de menaces, de gestes agressifs, de menaces sexuelles
- Envers la société: vol, emprunts constants, requêtes et réclamations incessantes, interruptions répétées de réunions, refus de manger, refus de prendre ses médicaments, refus d'obéir
- Envers une cible non identifiée: déchirure des vêtements, arrachage des objets fixés au mur, urine ou défécation par terre, battements de pied, accès de colère, course dans les

* Bien qu'un diagnostic de risque ne comporte pas de caractéristiques (signes et symptômes), on peut utiliser les facteurs énumérés ici pour poser un diagnostic de violence réelle ou les utiliser comme indices d'un risque de violence ou d'une escalade de la violence.

couloirs, cris, lancement d'objets, bris de vitres, claquement de portes, harcèlement sexuel

### *Autres facteurs*

- Atteinte neurologique (EEG, RMN ou CAT positifs, traumatisme crânien, atteinte neurologique, convulsions, [épilepsie du lobe temporal], etc.)
- Atteinte cognitive (difficultés d'apprentissage, diminution de l'attention et des fonctions intellectuelles ; [syndrome cérébral organique], etc.)
- Antécédents de maltraitance ; spectacle de violence familiale pendant l'enfance ; [modèle inadéquat] ; cruauté envers les animaux ; déclenchement d'incendie
- Complications ou anomalies prénatales et périnatales
- Antécédents d'abus d'alcool ou de drogues, degré d'intoxication pathologique, [réaction toxique à un médicament]
- Symptômes psychotiques (hallucinations auditives ou visuelles, illusion de recevoir des ordres ; délire paranoïde ; pensées décousues, sans suite ou illogiques) ; [crises de panique, de rage ; excitation catatonique ou maniaque], etc.
- Infractions au volant (manquements fréquents au code de la route, conduite agressive, etc.)
- Comportement suicidaire, impulsivité ; disponibilité ou possession d'armes
- Langage corporel : posture rigide, poings et mâchoires crispés, hyperactivité, déambulation, oppression et postures menaçantes
- [Déséquilibre hormonal (syndrome prémenstruel, dépression ou psychose du post-partum, etc.)]
- [Expression du désir ou de l'intention de blesser autrui directement ou indirectement]
- [Pensées presque continuellement violentes]

**VIOLENCE**

# RISQUE DE VIOLENCE ENVERS SOI/ [VIOLENCE RÉELLE]

*Taxinomie II : Sécurité/protection – Classe 3 : Violence (00140)*

*[Mode fonctionnel de santé de Gordon : Perception de soi et concept de soi]*

*Diagnostic proposé en 1994*

**DÉFINITION** ■ Conduites indiquant que la personne est susceptible de s'infliger des blessures physiques, émotionnelles et sexuelles.

## Facteurs de risque [indices]*

- Âge : de 15 à 19 ans, plus de 45 ans
- État civil : célibataire, veuf, divorcé
- Situation professionnelle (sans emploi, échec professionnel récent ou perte d'emploi récente)
- Catégorie professionnelle (cadre, propriétaire, chef d'entreprise, profession libérale, ouvrier qualifié)
- Relations interpersonnelles conflictuelles
- Milieu familial (chaotique ou conflictuel, antécédents de suicide dans la famille)
- Orientation sexuelle : bisexuel (actif), homosexuel (inactif)
- Santé physique (hypochondrie, maladie chronique ou incurable)
- Santé mentale (dépression grave, psychose, troubles graves de la personnalité, alcoolisme ou abus de drogues)
- État émotionnel (perte d'espoir, désespoir, anxiété accrue, panique, colère, hostilité ; nombreuses tentatives de suicide)
- Pensées suicidaires fréquentes, intenses, prolongées ; projet de suicide clair et précis ; disponibilité de moyens pouvant être utilisés pour se tuer
- Ressources sociales (peu d'affinité, isolement social, famille indifférente)
- Indices verbaux (propos sur la mort, « vous seriez mieux sans moi », questions sur les doses mortelles des drogues, etc.)
- Indices comportementaux (lettres d'amour désespérées, messages courroucés envers une personne qui a rejeté le patient, don de biens personnels, souscription à une assurance-vie élevée, etc.) ; personnes qui se livrent à des actes autoérotiques [comme l'asphyxie]

* Bien qu'un diagnostic de risque ne comporte pas de caractéristiques (signes et symptômes), on peut utiliser les facteurs énumérés ici pour poser un diagnostic de violence réelle ou les utiliser comme indices d'un risque de violence ou d'une escalade de la violence.

## Résultats escomptés (objectifs) [pour la violence envers les autres et envers soi] et critères d'évaluation

- Le patient reconnaît le problème de violence.
- Le patient comprend les raisons de l'apparition du problème.
- Le patient connaît les facteurs déclenchants.
- Le patient se perçoit de façon réaliste et manifeste une estime de soi plus élevée.
- Le patient participe aux soins tout en répondant à ses besoins avec assurance.
- Le patient manifeste sa maîtrise de soi par une attitude détendue et un comportement non violent.
- Le patient utilise efficacement ses ressources et ses réseaux de soutien.

## Interventions [pour la violence envers les autres et envers soi]

### PRIORITÉ Nº 1 – Évaluer les facteurs de risque

- Déceler les dynamiques sous-jacentes (voir la liste des facteurs de risque).
- Demander au patient comment il se perçoit et comment il perçoit la situation. Noter les mécanismes de défense (déni, projection, etc.).
- Observer le patient à la recherche des premiers signes de détresse ou de hausse de l'anxiété (irritabilité, refus de coopérer, exigences, etc.).
- Rechercher les troubles **susceptibles d'empêcher le patient de se dominer** (syndrome cérébral aigu ou chronique, état de panique ; déséquilibre hormonal, syndrome prémenstruel, psychose du post-partum ; confusion due à l'action des médicaments, à la chirurgie ou à des convulsions, crise d'épilepsie focale, etc.).
- Étudier les résultats des examens de laboratoire (alcoolémie, glycémie, gaz artériels, dosage des électrolytes, étude de la fonction rénale, etc.).
- Noter tout signe d'intentions suicidaires ou homicides (perception de sentiments morbides ou anxieux chez le patient ; messages avant-coureurs du patient : « ça ne fait

rien », « je serais mieux mort » ; sautes d'humeur ; prédisposition aux accidents ; comportement autodestructeur ; tentatives de suicide ; possession d'alcool ou d'autres drogues chez un toxicomane reconnu, etc.).

- Noter les antécédents familiaux de comportements suicidaires ou homicides.
- Demander directement au patient s'il songe à traduire ses pensées ou ses sentiments en action **afin de déterminer s'il a l'intention d'être violent.**
- Rechercher si le patient dispose de moyens de se suicider ou de tuer une autre personne.
- Apprécier les stratégies d'adaptation que le patient utilise déjà. (Le patient croit-il que la violence est la seule solution ?)
- Déceler les facteurs de risque et noter les indices de mauvais traitements ou de négligence envers les enfants : blessures fréquentes et inexpliquées, incapacité de se développer, etc.

**PRIORITÉ Nº 2 – Aider le patient à assumer son comportement impulsif et sa tendance à la violence**

- Créer une relation thérapeutique infirmière-patient. Veiller à ce que les mêmes personnes s'occupent du patient. **Cette mesure donne confiance au patient et l'aide à parler ouvertement de ses sentiments.**
- S'adresser au patient franchement et directement **afin de ne pas renforcer les comportements manipulateurs.**
- Noter ce qui pousse le patient à vouloir changer (échecs amoureux, perte d'emploi, problèmes judiciaires, etc.). **Une situation de crise peut faire naître un désir de changement chez le patient, mais celui-ci a besoin d'une intervention thérapeutique adéquate pour persévérer dans ses efforts.**
- Aider le patient à reconnaître que ses actes de violence peuvent être une réaction à ses sentiments de dépendance ou d'impuissance, ou à sa peur **(il peut avoir peur de ses propres comportements ou de ne pas se dominer).**
- Écouter le patient exprimer ses sentiments, et admettre que ceux-ci sont réels et justifiés.

§ Consulter les diagnostics infirmiers ayant trait à l'estime de soi.

- Faire remarquer ses paroles au patient lorsqu'il banalise sa conduite ou la situation.

- Déceler les facteurs (sentiments ou événements) qui déclenchent les comportements violents.
- Discuter avec le patient des conséquences de ses comportements sur les autres.
- Admettre que la possibilité d'un suicide ou d'un homicide est réelle. Discuter avec le patient des conséquences si jamais il décidait de passer à l'acte. Lui demander comment il pense que cela l'aiderait à résoudre ses problèmes.
- Accepter la colère du patient sans réagir avec émotivité. Lui permettre d'exprimer sa colère de façon acceptable et lui rappeler que le personnel soignant interviendra s'il se comporte de façon déplacée. **Cette attitude favorise l'acceptation et le sentiment de sécurité.**
- Rechercher avec le patient des solutions ou des comportements plus appropriés (activités motrices, exercices, etc.) **afin de réduire le sentiment d'anxiété et ses manifestations physiques.**
- Donner au patient des indications pour les mesures qu'il peut prendre en évitant les directives négatives comme « il ne faut pas ».

**PRIORITÉ N° 3 – Aider le patient à maîtriser ses comportements**

- Établir des règles avec le patient et lui proposer des mesures visant à assurer sa sécurité et celle des autres.
- Laisser le patient prendre le plus de décisions possible tout en tenant compte des contraintes imposées par son état. **Cette façon de faire favorise l'estime de soi du patient et lui donne confiance en sa capacité de changer son comportement.**
- Dire la vérité au patient en tout temps, **afin de maintenir un climat de confiance qui renforce la relation thérapeutique.**
- Relever les réussites et les forces actuelles et passées du patient. Discuter avec lui des stratégies d'adaptation qu'il a déjà utilisées dans le passé, de leur efficacité et de la possibilité de les utiliser à nouveau pour améliorer sa situation. **Souvent, le patient ne voit pas les aspects positifs de sa vie ; toutefois, s'il en prend conscience, il peut les utiliser pour amorcer les changements souhaités.**

§ Consulter le diagnostic infirmier Stratégies d'adaptation inefficaces.

- Amener le patient à faire la distinction entre la réalité et les hallucinations ou les idées délirantes.
- Aborder le patient de façon positive en le traitant comme une personne maîtresse d'elle-même et responsable de ses actes. **Il faut toutefois faire preuve de prudence, car une personne sous l'influence de drogues (y compris l'alcool) peut être incapable de se dominer.**
- Garder ses distances et ne pas toucher le patient lorsqu'il ne tolère manifestement pas la proximité d'autrui (état de stress post-traumatique, par exemple).
- Rester calme et fixer des limites fermes aux comportements du patient (et à leurs conséquences).
- S'assurer que le patient demeure à la vue du personnel soignant.
- Administrer les médicaments prescrits (anxiolytiques, neuroleptiques, etc.), en prenant soin de ne pas provoquer une sédation excessive.
- Rechercher les interactions médicamenteuses possibles ou les effets cumulatifs du traitement médicamenteux (anticonvulsivants, antidépresseurs, etc.).
- Féliciter le patient pour ses efforts, **afin de l'aider à persévérer.**
- Prendre note des fantasmes de mort, le cas échéant (« Ils regretteront ce qu'ils ont fait quand je ne serai plus là », « Ils seraient bien contents d'être débarrassés de moi » ou « La mort n'est pas définitive, je reviendrai »).

### PRIORITÉ N° 4 – Aider le patient et la personne clé dans sa vie à corriger la situation ou à y faire face

- Adapter les interventions en fonction de la personnalité du patient, de son âge, de ses relations, etc.
- Maintenir une attitude calme, prosaïque et impartiale, **afin de ne pas provoquer de réaction de défense.**
- Prendre les mesures dictées par la loi et par le code de déontologie lorsque le patient profère des menaces de mort à l'endroit d'autres personnes.
- Discuter de la situation avec la personne battue et lui fournir des informations exactes et précises sur les solutions possibles.
- Amener le patient à comprendre sa colère et sa rancune en lui expliquant que ces sentiments sont normaux dans les circonstances, qu'il doit les exprimer, mais qu'il ne doit pas passer à l'acte.

§ Consulter le diagnostic infirmier Syndrome post-traumatique, car les réactions psychologiques peuvent être analogues.
- Inventorier les sources d'aide existantes (maison d'hébergement pour femmes battues, services sociaux, etc.).

**PRIORITÉ N° 5 – Prendre les mesures qui s'imposent si le patient devient violent**

- Installer le patient dans un lieu calme et sûr et retirer les objets qu'il pourrait utiliser pour se mutiler ou blesser les autres.
- Rester à bonne distance du patient violent et se tenir prête à le maîtriser, au besoin.
- Demander du personnel supplémentaire ou appeler les agents de sécurité.
- Aborder le patient agressif de face, en restant hors de sa portée et en adoptant une attitude ferme, les paumes des mains vers le bas.
- Dire au patient d'arrêter. **Cela peut suffire à l'amener à se dominer.**
- Regarder le patient directement dans les yeux, si cela est acceptable dans sa culture.
- Parler calmement et fermement.
- Transmettre au patient l'impression que la personne qui s'en occupe a la situation bien en main **afin de lui donner un sentiment de sécurité.**
- Veiller à ce que le personnel et le patient puissent sortir rapidement et sans encombres, et rester sur le qui-vive.
- Maîtriser le patient en l'isolant ou en utilisant des dispositifs de contention, jusqu'à ce qu'il se calme. Administrer les médicaments prescrits.

**PRIORITÉ N° 6 – Donner un enseignement visant le mieux-être du patient**

- Favoriser la participation du patient à ses soins, dans la mesure du possible, en lui permettant de répondre à ses propres critères de plaisir. **Dans certains cas, le patient croit qu'il n'a pas droit aux plaisirs de la vie. Il doit trouver des sources de satisfaction appropriées.**
- Inciter le patient à se montrer sûr de lui plutôt qu'agressif.
- Discuter avec la personne clé dans la vie du patient des raisons expliquant son agressivité.

- Déterminer avec le patient et les personnes clés dans sa vie dans quelle mesure ils désirent entretenir leurs relations actuelles et dans quelle mesure ils veulent s'y engager.
- Élaborer des stratégies visant à enseigner aux parents des techniques d'éducation plus efficaces (cours destinés aux parents, méthodes appropriées pour faire face aux frustrations, etc.).
- Inventorier les réseaux de soutien existants (famille, amis, représentant religieux, etc.).
- Diriger le patient vers les services appropriés (psychothérapie individuelle ou de groupe, programme de désintoxication, services sociaux, etc.).

§ Consulter les diagnostics infirmiers Exercice du rôle parental perturbé et Syndrome post-traumatique ainsi que les diagnostics ayant trait aux stratégies d'adaptation familiale.

## Données essentielles à consigner

### *Évaluations (initiale et subséquentes)*

- Inscrire les données d'évaluation, notamment la nature du problème (tendances suicidaires ou homicides, par exemple), les facteurs de risque comportementaux et le degré de maîtrise de l'impulsivité, le plan d'action et les moyens d'application prévus.
- Noter comment le patient perçoit la situation et pourquoi il désire la changer.

### *Planification*

- Rédiger le plan thérapeutique infirmier et inscrire le nom de chacun des intervenants.
- Noter les contrats établis avec le patient au sujet de la violence envers soi ou envers les autres.
- Rédiger le plan d'enseignement.

### *Application et vérification des résultats*

- Noter les mesures de sécurité adoptées, y compris le signalement des intentions du patient aux personnes visées.
- Noter les réactions du patient aux interventions et à l'enseignement, ainsi que les mesures qui ont été prises.
- Noter les objectifs atteints ou les progrès accomplis vers l'atteinte des objectifs.
- Noter les modifications apportées au plan thérapeutique infirmier.

### *Plan de congé*

- Noter les besoins à long terme du patient, les demandes de consultation et le nom des responsables des mesures à prendre.
- Noter les ressources auxquelles le patient peut recourir.

## Exemples tirés des CRSI (NOC) et des CISI (NIC)

- RÉSULTAT : Maîtrise de l'agressivité
- INTERVENTION : Entraînement à la maîtrise des impulsions

**VOLUME LIQUIDIEN**

# DÉFICIT DE VOLUME LIQUIDIEN [hypertonique ou hypotonique]

**Note des auteures :** NANDA a modifié le diagnostic de déficit de volume liquidien de façon à se limiter à la déshydratation isotonique. Nous avons ajouté la présente catégorie diagnostique pour traiter des besoins liés aux modifications du taux de sodium.

*[Mode fonctionnel de santé de Gordon : Nutrition et métabolisme]*

*Diagnostic proposé en 1978 ; révision effectuée en 1996*

**DÉFINITION** [Diminution intravasculaire, interstitielle et intracellulaire des liquides. Il s'agit d'une déshydratation liée à une modification du taux de sodium sanguin.]

## Facteurs favorisants

- [En cas de déshydratation hypertonique : diabète sucré ou insipide non équilibré, apport accru de liquides hypertoniques ou intraveinothérapie, incapacité de réagir au réflexe de la soif ou apport d'eau insuffisant (préparations hyperosmolaires pour la nutrition entérale), insuffisance rénale]

- [En cas de déshydratation hypotonique: maladie ou malnutrition chroniques, excès de solutions intraveineuses hypotoniques (comme le dextrose à 5 % dans l'eau), insuffisance rénale]

## Caractéristiques

### DONNÉES SUBJECTIVES

- [Plaintes de fatigue, de nervosité, d'épuisement]
- [Soif]

### DONNÉES OBJECTIVES

- [Augmentation de la diurèse; urine diluée (au début) ou diminution de la diurèse ou de l'oligurie]
- [Perte de poids]
- [Diminution du remplissage veineux]
- [Hypotension (orthostatique)]
- [Augmentation de la fréquence du pouls; diminution de la pression différentielle et de l'amplitude du pouls]
- [Persistance du pli cutané ou diminution de la turgescence de la peau]
- [Changement dans l'état mental (confusion, etc.)]
- [Augmentation de la température corporelle]
- [Sécheresse de la peau et des muqueuses]
- [Hémoconcentration; modification du sodium sérique]

## Résultats escomptés (objectifs) et critères d'évaluation

- Le patient comprend les facteurs reliés au problème et le but des interventions thérapeutiques connexes.
- Le patient adopte des mesures visant la correction du déficit liquidien, au besoin, si l'affection est chronique.
- Le volume liquidien est maintenu à un niveau fonctionnel: diurèse adéquate, signes vitaux stables, muqueuses humides et bonne turgescence de la peau.

## Interventions

**PRIORITÉ N° 1 – Évaluer les facteurs favorisants**

- Prendre note des problèmes médicaux susceptibles d'avoir entraîné le déficit liquidien (insuffisance rénale chronique avec déperdition sodique, traitement aux diurétiques, augmentation des pertes hydriques par les poumons secondaire à l'acidose, hyperglycémie, etc.).
- Déterminer les effets de l'âge du patient. **(Le réflexe de la soif est souvent affaibli chez la personne âgée, ce qui l'empêche de prendre conscience du besoin de s'hydrater suffisamment.)**
- Recueillir des données sur l'état nutritionnel, notamment sur l'apport nutritionnel actuel, les changements pondéraux, les difficultés à s'alimenter, la prise de suppléments et l'alimentation par sonde. Mesurer la graisse sous-cutanée et la masse musculaire.

**PRIORITÉ N° 2 – Évaluer le degré de déficit liquidien**

- Mesurer les signes vitaux et l'amplitude des pouls périphériques.
- Mesurer la pression artérielle (en position couchée, assise, debout) et les paramètres hémodynamiques d'examens effractifs (pression veineuse centrale, pression artérielle pulmonaire et pression capillaire pulmonaire), au besoin.
- Recueillir des données sur les paramètres suivants : degré d'humidité des muqueuses, turgescence de la peau, vitesse du remplissage capillaire.
- Noter la quantité d'urine éliminée et sa couleur et mesurer la densité urinaire.
- Étudier les résultats des examens de laboratoire (hémoglobine, hématocrite, électrolytes, protéines totales, albumine totale).

**PRIORITÉ N° 3 – Rééquilibrer les pertes liquidiennes afin de contrer les mécanismes physiopathologiques**

- Estimer les besoins liquidiens de 24 heures et préciser les modes de consommation (solides, liquides ; voie orale, intraveineuse, etc.), **afin de prévenir les variations excessives du volume liquidien.**

- Noter les préférences du patient quant aux liquides et aux aliments à forte teneur en eau.
- Procurer une alimentation nutritive par la voie appropriée; donner suffisamment d'eau avec l'alimentation entérale.
- Administrer les solutés intraveineux prescrits.
- Équilibrer les ingesta et les excreta du patient.
- Calculer le bilan hydrique du patient sur 24 heures.
- Peser le patient tous les jours à la même heure et avec les mêmes vêtements.

**PRIORITÉ N° 4 – Favoriser le confort du patient et assurer sa sécurité**

- Espacer les bains (tous les deux jours ou plus) et utiliser un savon doux afin de prévenir la sécheresse de la peau.
- Donner des soins cutanés de qualité en utilisant des produits adoucissants convenant aux besoins du patient **afin de maintenir l'intégrité de la peau.**
- Donner des soins d'hygiène buccodentaire et des soins oculaires minutieux **afin de prévenir les lésions dues à la sécheresse des muqueuses.**
- Changer souvent le patient de position.
- Administrer les électrolytes prescrits.
- Administrer les médicaments prescrits (insuline, hormone antidiurétique, vasopressine, etc.) en fonction de la maladie sous-jacente.
- Collaborer au traitement de l'acidose, au besoin (administration de bicarbonate de sodium ou modification des paramètres de la ventilation assistée).

**PRIORITÉ N° 5 – Donner un enseignement visant le mieux-être du patient**

- Expliquer au patient les facteurs reliés au déficit, au besoin.
- Expliquer au patient comment répondre à ses besoins nutritionnels particuliers.
- Montrer au patient et à la personne clé dans sa vie comment mesurer et inscrire les ingesta et les excreta.
- Proposer au patient des mesures à prendre pour corriger les carences, le cas échéant.
- Passer en revue avec le patient les particularités reliées à la prise des médicaments prescrits (posologie, effets secondaires, etc.).

- Expliquer au patient les signes et les symptômes indiquant qu'il doit prévenir immédiatement le médecin ou qu'il a besoin d'un examen plus approfondi et d'un suivi.

## Données essentielles à consigner

### *Évaluations (initiale et subséquentes)*

- Inscrire les données d'évaluation, notamment la gravité du déficit et les facteurs empêchant le patient de maintenir l'équilibre entre les pertes et les apports liquidiens.
- Enregistrer sur les feuilles prévues à cette fin le dosage des ingesta et des excreta, le bilan hydrique, les changements de poids, la densité urinaire et les signes vitaux.
- Inscrire les résultats des examens de laboratoire.

### *Planification*

- Rédiger le plan thérapeutique infirmier et inscrire le nom de chacun des intervenants.
- Rédiger le plan d'enseignement.

### *Application et vérification des résultats*

- Noter les réactions du patient au traitement et à l'enseignement, ainsi que les mesures qui ont été prises.
- Noter les objectifs atteints ou les progrès accomplis vers l'atteinte des objectifs.
- Noter les modifications apportées au plan thérapeutique infirmier.

### *Plan de congé*

- Inscrire les besoins à long terme du patient et le nom des responsables des mesures à prendre.
- Noter les demandes de consultation.

## Exemples tirés des CRSI (NOC) et des CISI (NIC)

- RÉSULTAT : Équilibre hydrique
- INTERVENTION : Surveillance de l'équilibre hydroélectrolytique

VOLUME LIQUIDIEN

# DÉFICIT DE VOLUME LIQUIDIEN [isotonique]

**Note des auteures :** Ce diagnostic traite de la déshydratation isotonique et non de la déshydratation consécutive à des modifications du taux de sodium. Consulter le diagnostic Déficit de volume liquidien [hypertonique ou hypotonique] pour les soins aux personnes présentant une déshydratation associée à des modifications du taux de sodium.

*Taxinomie II : Nutrition – Classe 5 : Hydratation (00027)*

*[Mode fonctionnel de santé de Gordon : Nutrition et métabolisme]*

*Diagnostic proposé en 1978 ; révision effectuée en 1996*

**DÉFINITION** Diminution intravasculaire, interstitielle et intracellulaire des liquides. [Il s'agit d'une perte isotonique d'eau et de sodium.]

## Facteurs favorisants

- Perte active de liquides [hémorragie, sonde gastrique, diarrhée, plaies ; cancer à l'abdomen ; brûlures, fistules, ascite (troisième espace) ; utilisation d'opacifiants radiologiques hyperosmotiques, etc.]
- Dysfonctionnement des mécanismes de régulation [fièvre ou réponse thermorégulatrice, lésions des tubules rénaux]

## Caractéristiques

### DONNÉES SUBJECTIVES

- Soif
- Faiblesse

### DONNÉES OBJECTIVES

- Diminution de la diurèse ; augmentation de la concentration urinaire
- Diminution du remplissage veineux ; diminution de la pression différentielle et de l'amplitude du pouls

- Brusque perte de poids (sauf en présence d'un troisième espace)
- Diminution de la pression artérielle ; tachycardie ; augmentation de la température corporelle
- Diminution de la turgescence cutanée ou linguale ; sécheresse de la peau et des muqueuses
- Changement dans l'état mental
- Augmentation de l'hématocrite

## Résultats escomptés (objectifs) et critères d'évaluation

- Le patient comprend les facteurs reliés au problème et les interventions thérapeutiques connexes.
- Le patient adopte des mesures visant la correction du déficit liquidien.
- Le volume liquidien est maintenu à un niveau fonctionnel : diurèse adéquate avec densité urinaire normale, signes vitaux stables, muqueuses humides, bonne turgescence de la peau, remplissage capillaire rapide et résorption de l'œdème (de l'ascite, par exemple).

## Interventions

### PRIORITÉ Nº 1 – Évaluer les facteurs favorisants

- Prendre note de toute maladie et de tout facteur susceptibles de créer un déficit liquidien (rectocolite hémorragique, brûlures, cirrhose du foie, cancer de l'abdomen ; canule à laryngectomie ou à trachéostomie, dispositifs de drainage de plaies ou de fistules, appareil d'aspiration, privation d'eau, réduction de l'apport liquidien, baisse du degré de conscience, vomissements, hémorragie, dialyse, climat chaud et humide, effort prolongé, augmentation de la vitesse du métabolisme associée à la fièvre, augmentation de la consommation de caféine, d'alcool ou de sucre).
- Déterminer les effets de l'âge du patient. **(Les risques de déficit de volume liquidien sont plus élevés chez la personne âgée à cause de la diminution de la réponse et de l'efficacité des mécanismes de compensation [les reins retiennent moins bien le sodium et l'eau, par exemple]. Les nourrissons et les enfants ont un pourcentage relativement élevé d'eau corporelle totale, sont sensibles**

**aux pertes et n'ont pas la capacité de mesurer la quantité de liquides qu'ils ingèrent.)**

### PRIORITÉ N° 2 – Évaluer le degré de déficit liquidien

- Estimer les pertes liquidiennes d'origine traumatique et opératoire et noter les sources possibles de pertes insensibles.
- Mesurer les signes vitaux et l'amplitude des pouls périphériques.
- Noter les signes physiques de déshydratation (urine concentrée, muqueuses sèches, remplissage capillaire ralenti, diminution de la turgescence cutanée, confusion, etc.).
- Noter les poids habituel et actuel du patient.
- Mesurer la circonférence de l'abdomen en cas d'ascite ou d'infiltration. Noter l'apparition d'œdème périphérique.
- Étudier les résultats des examens de laboratoire (hémoglobine, hématocrite, électrolytes, protéines totales, albumine totale, urée, créatinine).

### PRIORITÉ N° 3 – Rééquilibrer les pertes afin de contrer les mécanismes physiopathologiques

- Collaborer au traitement visant à arrêter l'hémorragie (lavage gastrique avec un soluté physiologique frais ou à la température de la pièce, administration des médicaments prescrits, préparation à l'intervention chirurgicale, etc.).
- Estimer les besoins liquidiens de 24 heures et préciser les modes de consommation (solides, liquides; voie orale, intraveineuse, etc.), **afin de prévenir les variations excessives du volume liquidien.**
- Noter les préférences du patient quant aux liquides et aux aliments à forte teneur en eau.
- Inciter le patient à boire les liquides laissés à son chevet.
- Administrer les liquides intraveineux prescrits. Administrer les électrolytes, les dérivés sanguins ou les succédanés du plasma prescrits.
- Régler la température et l'humidité ambiantes aux degrés appropriés, surtout si le patient souffre de brûlures graves. Augmenter ou réduire la température ambiante en cas de fièvre. Réduire le nombre de draps et de vêtements, donner des bains tièdes à l'éponge. Appliquer les mesures prescrites pour provoquer une hypothermie **afin de diminuer une fièvre grave et de ralentir un métabolisme rapide.**

§ Consulter le diagnostic infirmier Hyperthermie.

- Effectuer le dosage des ingesta et des excreta avec précision.
- Peser le patient tous les jours, à la même heure et avec les mêmes vêtements.
- Mesurer les signes vitaux (en position couchée, assise, debout) et les paramètres hémodynamiques d'examens effractifs (pression veineuse centrale, pression artérielle pulmonaire ou pression capillaire pulmonaire), au besoin.

**PRIORITÉ N° 4 – Favoriser le confort du patient et assurer sa sécurité**

- Changer souvent la position du patient.
- Espacer les bains (tous les deux jours ou plus) ; donner des soins cutanés de qualité.
- Donner des soins d'hygiène buccodentaire et des soins oculaires minutieux **afin de prévenir les lésions dues à la sécheresse des muqueuses.**
- Changer les pansements fréquemment et utiliser les dispositifs appropriés pour les plaies qui coulent **afin de protéger la peau et d'évaluer les pertes de liquides.**
- Mettre en place des mesures de sécurité si le patient est désorienté.
- Administrer les médicaments prescrits (**antiémétiques ou antidiarrhéiques pour réduire les pertes gastriques et intestinales, et antipyrétiques pour réduire la fièvre**).

§ Consulter le diagnostic infirmier Diarrhée.

**PRIORITÉ N° 5 – Donner un enseignement visant le mieux-être du patient**

- Expliquer les facteurs reliés au déficit.
- Montrer au patient et à la personne clé dans sa vie comment mesurer et inscrire les ingesta et les excreta.
- Proposer au patient des mesures à prendre pour corriger les carences, le cas échéant.
- Recommander au patient de diminuer sa consommation de caféine et d'alcool.
- Passer en revue avec le patient les particularités reliées à la prise des médicaments prescrits (posologie, interactions, effets secondaires, etc.).
- Relever les signes et les symptômes indiquant que le patient a besoin d'une évaluation plus approfondie et d'un suivi.

## Données essentielles à consigner

### *Évaluations (initiale et subséquentes)*

- Inscrire les données d'évaluation, notamment le degré de déficit et les sources actuelles d'apport liquidien.
- Enregistrer sur les feuilles prévues à cette fin le dosage des ingesta et des excreta, le bilan hydrique, les changements de poids et l'œdème, la densité urinaire et les signes vitaux.

### *Planification*

- Rédiger le plan thérapeutique infirmier et inscrire le nom de chacun des intervenants.
- Rédiger le plan d'enseignement.

### *Application et vérification des résultats*

- Noter les réactions du patient aux interventions et à l'enseignement, ainsi que les mesures qui ont été prises.
- Noter les objectifs atteints ou les progrès accomplis vers l'atteinte des objectifs.
- Noter les modifications apportées au plan thérapeutique infirmier.

### *Plan de congé*

- Inscrire les besoins à long terme du patient, le plan de rééquilibration du déficit et le nom des responsables des mesures à prendre.
- Noter les demandes de consultation.

## Exemples tirés des CRSI (NOC) et des CISI (NIC)

- RÉSULTAT : Hydratation
- INTERVENTION : Traitement de l'hypovolémie

**VOLUME LIQUIDIEN**

# RISQUE DE DÉFICIT DE VOLUME LIQUIDIEN

*Taxinomie II : Nutrition – Classe 5 : Hydratation (00028)*

*[Mode fonctionnel de santé de Gordon : Nutrition et métabolisme]*

*Diagnostic proposé en 1978*

**DÉFINITION** ■ Risque de déshydratation vasculaire, interstitielle ou intracellulaire.

## Facteurs de risque

- Extrêmes d'âge ou de poids
- Pertes de liquides par des ouvertures artificielles (sonde à demeure, etc.)
- Manque de connaissances sur le rôle du volume liquidien
- Facteurs agissant sur les besoins en liquides (augmentation du métabolisme de base, etc.)
- Prise de médicaments (diurétiques, etc.)
- Pertes excessives de liquides par les voies naturelles (diarrhée, etc.)
- Anomalies empêchant le patient de se déplacer pour prendre des liquides ou entravant l'absorption des liquides (immobilisation physique, etc.)

**Remarque** : Il ne peut y avoir de signes ni de symptômes (caractéristiques) lorsqu'on diagnostique un risque de problème, car celui-ci n'existe pas encore ; les interventions infirmières sont donc axées sur la prévention.

## Résultats escomptés (objectifs) et critères d'évaluation

- Le patient connaît les facteurs de risque s'appliquant à sa situation et les mesures de prévention appropriées.
- Le patient adopte des conduites ou de nouvelles habitudes visant la prévention du déficit de volume liquidien.

## Interventions

### PRIORITÉ Nº 1 – Évaluer les facteurs de risque

- Noter l'âge, le degré de conscience et l'état mental du patient.
- Rechercher les autres facteurs favorisants présents (disponibilité des liquides, mobilité, fièvre, etc.).

**PRIORITÉ N° 2 – Prévenir l'apparition du déficit**

- Comparer les résultats de la pesée quotidienne du patient avec ceux des pesées précédentes.
- Estimer les besoins liquidiens du patient.
- Établir un horaire de rééquilibration hydrique visant la prévention du déficit de volume liquidien.
- Inciter le patient à prendre des liquides par voie orale (lui offrir des boissons entre les repas, lui donner de l'eau à boire avec une paille, etc.) **afin de maximiser l'apport liquidien.**
- Fournir au patient une source complémentaire de liquides (gavage, perfusion intraveineuse), au besoin. Répartir les liquides sur une période de 24 heures. **Cette mesure prévient les variations excessives du volume liquidien.**
- Effectuer un bilan des pertes et des apports liquidiens en tenant compte des pertes insensibles **afin d'assurer l'exactitude du bilan hydrique.**
- Peser le patient régulièrement, à la même heure et avec les mêmes vêtements, et suivre l'évolution du poids.
- Noter les changements dans les signes vitaux (hypotension orthostatique, tachycardie, fièvre, etc.).
- Noter le degré de turgescence de la peau et des muqueuses.
- Étudier les résultats des examens de laboratoire (hémoglobine, hématocrite, électrolytes, urée, créatinine, etc.).
- Administrer les médicaments prescrits (antiémétiques, antidiarrhéiques, antipyrétiques, etc.).

**PRIORITÉ N° 3 – Donner un enseignement visant le mieux-être du patient**

- Expliquer les facteurs de risque ou les problèmes possibles ainsi que les mesures de prévention connexes.
- Passer en revue avec le patient les particularités du traitement médicamenteux (posologie, effets secondaires, etc.).
- Inciter le patient à tenir un carnet où il inscrit son apport liquidien et alimentaire, le nombre et le volume de ses mictions et de ses selles, etc.

§ Consulter les diagnostics infirmiers Déficit de volume liquidien [isotonique] et Déficit de volume liquidien [hypertonique ou hypotonique].

## Données essentielles à consigner

### *Évaluations (initiale et subséquentes)*

- Inscrire les données d'évaluation, notamment les facteurs agissant sur les besoins en liquides du patient.
- Noter le poids et les signes vitaux initiaux.
- Noter les boissons préférées du patient.

### *Planification*

- Rédiger le plan thérapeutique infirmier et inscrire le nom de chacun des intervenants.
- Rédiger le plan d'enseignement.

### *Application et vérification des résultats*

- Noter les réactions du patient aux interventions et à l'enseignement, ainsi que les mesures qui ont été prises.
- Noter les objectifs atteints ou les progrès accomplis vers l'atteinte des objectifs.
- Noter les modifications apportées au plan thérapeutique infirmier.

### *Plan de congé*

- Inscrire les besoins à long terme du patient et le nom des responsables des mesures à prendre.
- Noter les demandes de consultation.

## Exemples tirés des CRSI (NOC) et des CISI (NIC)

- RÉSULTAT : Équilibre hydrique
- INTERVENTION : Surveillance de l'équilibre hydrique

**VOLUME LIQUIDIEN**

# EXCÈS DE VOLUME LIQUIDIEN

*Taxinomie II : Nutrition – Classe 5 : Hydratation (00026)*

*[Mode fonctionnel de santé de Gordon : Nutrition et métabolisme]*

*Diagnostic proposé en 1982 ; révision effectuée en 1996*

**DÉFINITION** Augmentation de la rétention de liquide isotonique.

## Facteurs favorisants

- Déficience des mécanismes de régulation [syndrome de sécrétion inappropriée d'hormone antidiurétique (SIADH) ou baisse des protéines plasmatiques (malnutrition, fistules avec écoulement, brûlures, défaillance d'un organe)]
- Apport excessif de liquides
- Apport excessif de sodium
- [Traitement médicamenteux (chlorpropamide, tolbutamide, vincristine, triptyline, carbamazépine, etc.)]

## Caractéristiques

### DONNÉES SUBJECTIVES

- Essoufflement

### DONNÉES OBJECTIVES

- Œdème, qui peut évoluer vers l'anasarque ; gain de poids soudain
- Apports supérieurs aux pertes
- Bruits respiratoires anormaux, râles crépitants, modifications du mode respiratoire ; dyspnée
- Diminution de l'hémoglobine et de l'hématocrite
- Modification de la pression veineuse centrale ; turgescence des jugulaires ; reflux hépatojugulaire
- Présence du troisième bruit du cœur ($B_3$)
- Congestion pulmonaire (visible à la radiographie thoracique), épanchement ; modification de la pression artérielle pulmonaire ; modification de la pression artérielle
- Oligurie, changements dans l'état mental ; agitation
- Changement de la densité urinaire
- Diminution de l'hémoglobine et de l'hématocrite, azotémie ; troubles électrolytiques

## Résultats escomptés (objectifs) et critères d'évaluation

- Le patient comprend la raison des restrictions liquidiennes et alimentaires imposées.
- Le patient effectue régulièrement un bilan de ses pertes et de ses apports liquidiens.
- Le patient adopte des comportements propices à la diminution de la rétention d'eau.
- Le patient énumère les signes nécessitant une consultation médicale.
- Le volume liquidien est stabilisé : les ingesta et les excreta sont équilibrés, les signes vitaux sont dans les limites normales du patient, le poids est stable et il n'y a pas d'œdème.

## Interventions

### PRIORITÉ Nº 1 – Évaluer les facteurs favorisants

- Prendre note des facteurs susceptibles d'engendrer un excès de volume liquidien (insuffisance cardiaque, lésion cérébrale, insuffisance rénale ou surrénalienne, polydipsie psychogène, stress aigu, intervention chirurgicale ou anesthésie, perfusion trop abondante ou trop rapide de solutés intraveineux, diminution ou déperdition de protéines sériques).
- Noter la quantité de liquides consommés et le rythme de consommation, quelle que soit la source : voie orale, perfusion intraveineuse, respirateur, etc.
- Prendre note de la consommation de sodium et de protéines (dans l'alimentation, les médicaments, la thérapie intraveineuse, etc.).

### PRIORITÉ Nº 2 – Évaluer le degré d'excès de volume liquidien

- Comparer le poids actuel du patient avec son poids à l'arrivée au centre hospitalier et avec son poids antérieur.
- Prendre note des signes vitaux et des paramètres hémodynamiques d'examens effractifs (pression veineuse centrale, pression artérielle pulmonaire ou pression capillaire pulmonaire).
- Ausculter les poumons **pour rechercher la présence de râles (craquements) ou de congestion.**

- Noter le moment d'apparition de la dyspnée (à l'effort, la nuit, etc.).
- Ausculter le cœur **pour rechercher la présence du troisième bruit ou d'un galop ventriculaire.**
- Rechercher la présence d'une turgescence des veines du cou et d'un reflux hépatojugulaire.
- Noter la présence d'œdème : anasarque, œdème palpébral, œdème déclive (chevilles et pieds si le patient peut marcher ou se lever et s'asseoir, sacrum et face postérieure des cuisses si le patient est couché).
- Mesurer la circonférence de l'abdomen **pour rechercher des changements indiquant une augmentation de la rétention liquidienne et de l'œdème.**
- Noter les habitudes de miction et les quantités d'urine éliminées (nycturie, oligurie, etc.).
- Recueillir des données sur l'état mental du patient **afin de déceler des changements sur le plan de sa personnalité et de son orientation dans le temps et dans l'espace.**
- Rechercher la présence de réflexes neuromusculaires.
- Recueillir des données sur la fonction de nutrition : appétit, goût, nausées, vomissement, etc.
- Noter tout changement de la peau et des muqueuses. **Le patient est sujet aux plaies de pression.**
- Noter la présence de fièvre **(risque accru d'infection).**
- Étudier les résultats des radiographies thoraciques et des examens de laboratoire (urée, créatinine, hémoglobine, hématocrite, albumine sérique, protéines, électrolytes, densité urinaire, osmolalité, excrétion de sodium, etc.).

**PRIORITÉ N° 3 – Favoriser la mobilisation ou l'élimination des liquides en excès**

- Restreindre l'apport de sodium et de liquides, au besoin.
- Noter avec précision les ingesta et les excreta ainsi que l'écart en plus ou en moins du bilan hydrique.
- Déterminer la quantité de liquides à donner au patient par période de 24 heures (voie orale ou intraveineuse), **afin de prévenir les variations excessives du volume liquidien.**
- Peser le patient tous les jours ou selon un horaire régulier, à la même heure et avec les mêmes vêtements. **On dispose ainsi d'un point de comparaison.**

- Administrer les médicaments prescrits: diurétiques, corticostéroïdes (thérapie de remplacement), cardiotoniques, solutions de remplissage vasculaire (plasma ou albumine).
- Surélever les membres œdémateux et changer souvent la position du patient, **afin de réduire la pression sur les tissus et le risque de lésion.**
- Installer le patient en demi-position de Fowler si la respiration est altérée **afin de permettre une meilleure amplitude des mouvements du diaphragme et d'améliorer ainsi l'effort respiratoire.**
- Inciter le patient à faire des exercices dès que possible.
- Créer un climat de calme en réduisant les stimuli externes.
- Mettre en place des mesures de sécurité si le patient est désorienté ou affaibli.
- Collaborer aux interventions thérapeutiques, au besoin (thoracentèse, dialyse, etc.).

**PRIORITÉ N° 4 – Maintenir l'intégrité de la peau et de la muqueuse buccale**

§ Consulter les diagnostics infirmiers d'atteinte à l'intégrité de la peau et le diagnostic Atteinte de la muqueuse buccale.

**PRIORITÉ N° 5 – Donner un enseignement visant le mieux-être du patient**

- Passer en revue les restrictions imposées dans la diète et proposer des succédanés du sel inoffensifs (jus de citron, fines herbes telles que l'origan, etc.).
- Insister auprès du patient sur l'importance de la réduction de l'apport liquidien. **Il faut tenir compte des « sources cachées » de liquides dans les aliments à forte teneur en eau.**
- Montrer au patient et à la personne clé dans sa vie comment mesurer ses mictions et établir un bilan des ingesta et des excreta.
- Conseiller au patient de consulter une diététicienne, au besoin.
- Proposer au patient des mesures (soins d'hygiène buccodentaire fréquents, gomme à mâcher, bonbons acidulés, baume pour les lèvres, etc.) **afin de réduire la gêne entraînée par la réduction de l'apport liquidien.**
- Passer en revue avec le patient les particularités du traitement médicamenteux (action des médicaments, effets secondaires, etc.).

- Insister sur la nécessité de bouger et de changer souvent de position **afin de prévenir la stase circulatoire et de réduire les risques de lésions tissulaires.**
- Dresser une liste des manifestations à signaler immédiatement au médecin **afin de permettre une évaluation et une intervention au moment opportun.**

## Données essentielles à consigner

### *Évaluations (initiale et subséquentes)*

- Inscrire les données d'évaluation, notamment le degré de rétention d'eau, les changements dans les signes vitaux, la présence d'œdème et leur siège, les changements de poids.
- Enregistrer sur les feuilles prévues à cette fin les ingesta et les excreta ainsi que le bilan hydrique.

### *Planification*

- Rédiger le plan thérapeutique infirmier et inscrire le nom de chacun des intervenants.
- Rédiger le plan d'enseignement.

### *Application et vérification des résultats*

- Noter les réactions du patient aux interventions et à l'enseignement, ainsi que les mesures qui ont été prises.
- Noter les objectifs atteints ou les progrès accomplis vers l'atteinte des objectifs.
- Noter les modifications apportées au plan thérapeutique infirmier.

### *Plan de congé*

- Inscrire les besoins à long terme du patient et le nom des responsables des mesures à prendre.

## Exemples tirés des CRSI (NOC) et des CISI (NIC)

- RÉSULTAT : Équilibre hydrique
- INTERVENTION : Traitement de l'hypervolémie

VOLUME LIQUIDIEN

# RISQUE DE DÉSÉQUILIBRE DE VOLUME LIQUIDIEN

*Taxinomie II : Nutrition – Classe 5 : Hydratation (00025)*

*[Mode fonctionnel de santé de Gordon : Nutrition et métabolisme]*

*Diagnostic proposé en 1998*

**DÉFINITION** ■ Risque d'augmentation, de diminution ou de passage rapide de l'un vers l'autre des liquides intravasculaire, interstitiel ou intracellulaire. Cette situation fait référence à une perte ou à un excès de liquides corporels.

## Facteurs de risque

- Interventions effractives majeures prévues
- [Perte liquidienne trop rapide ou importante (hémorragie, brûlure, fistule, etc.)]
- [Remplacement trop rapide des pertes liquidiennes]
- Autres facteurs de risque à déterminer

**Remarque** : Il ne peut y avoir de signes ni de symptômes (caractéristiques) lorsqu'on diagnostique un risque de problème, car celui-ci n'existe pas encore ; les interventions infirmières sont donc axées sur la prévention.

## Résultats escomptés (objectifs) et critères d'évaluation

- Le volume liquidien du patient est maintenu à un niveau fonctionnel : les signes vitaux sont stables, le pouls est palpable et adéquat, la turgescence de la peau est adéquate, les muqueuses sont humides, la diurèse est adéquate, le poids est stable et il n'y a pas d'œdème.

## Interventions

**PRIORITÉ N° 1 – Évaluer les facteurs favorisants**

- Prendre note des facteurs pouvant contribuer à un déséquilibre liquidien : présence de problèmes tels que le diabète insipide, le coma hyperosmolaire sans céto-acidose ; besoin d'interventions effractives majeures, de médicaments (diurétiques, etc.) ; utilisation de liquides intraveineux et type d'appareil utilisé, administration d'une alimentation parentérale totale.
- Prendre note de l'âge, de l'état hydrique et de l'état mental du patient. **Ces précisions renseignent sur sa capacité de tolérer une variation du volume liquidien, sur le risque de problème et sur sa capacité de réagir au problème (le patient à l'esprit confus peut avoir un apport inadéquat, ou peut débrancher ou dérégler ses appareils, par exemple).**

**PRIORITÉ N° 2 – Prévenir les variations ou les déséquilibres liquidiens**

- Effectuer un bilan des ingesta et des excreta. Mesurer le débit urinaire (toutes les heures au besoin) et noter la quantité d'urine, sa couleur, l'heure et la diurèse.
- Noter la présence de vomissements et de selles liquides ; inspecter les pansements et les appareils de drainage **afin de tenir compte de toutes les pertes dans le calcul des excreta.**
- Effectuer le bilan liquidien (ingesta > excreta ou excreta > ingesta).
- Mesurer la pression artérielle et calculer la pression différentielle. **(La pression différentielle se maintient ou augmente, et puis diminue, avant qu'on note une baisse de la pression artérielle systolique en réponse à une perte de liquide.)**
- Mesurer la pression artérielle lors d'activités (**la pression artérielle, la fréquence cardiaque et la fréquence respiratoire augmentent souvent en présence d'un déficit ou d'un excès liquidien**, par exemple).
- Peser le patient chaque jour ou au besoin et évaluer les changements, **car ceux-ci sont liés au volume liquidien du patient.**
- Rechercher les signes cliniques de déshydratation (hypotension, peau et muqueuses sèches, remplissage capillaire ralenti) ou d'excès liquidien (œdème périphérique ou déclive,

bruits respiratoires adventices, turgescence des veines du cou, etc.).

- Noter si le patient présente une léthargie accrue, de l'hypotension, des crampes musculaires. **(Des déséquilibres électrolytiques pourraient être présents.)**
- Examiner les résultats des examens de laboratoire et les radiographies thoraciques **afin de déceler les changements évocateurs d'un déséquilibre hydrique et électrolytique.**
- Estimer l'apport liquidien par voie orale du patient et y inclure des boissons qu'il aime si possible.
- Restreindre les liquides ou le sodium au besoin.
- Administrer les liquides intraveineux prescrits à l'aide d'une pompe à perfusion **afin de faciliter la gestion du bilan liquidien.**
- Fixer les raccords de tubulures longitudinalement avec du ruban adhésif, **afin d'empêcher les débranchements et les pertes de liquides.**
- Administrer les diurétiques ou les antiémétiques prescrits.
- Collaborer au traitement (dialyse, ultrafiltration, etc.) **afin de corriger la surcharge liquidienne.**

**PRIORITÉ N° 3 – Donner un enseignement visant le mieux-être du patient**

- Expliquer au patient les facteurs de risque ou les problèmes possibles ainsi que les mesures à prendre pour les éviter.
- Inciter le patient ou la personne clé dans sa vie à mesurer et à noter les ingesta et les excreta dans un carnet au besoin.
- Examiner avec le patient le traitement (médicaments, thérapie parentérale) qu'il doit suivre et le lui expliquer.
- Expliquer au patient les signes et les symptômes indiquant qu'il doit prévenir immédiatement le médecin ou qu'il a besoin d'un examen plus approfondi et d'un suivi.

## Données essentielles à consigner

### *Évaluations (initiale et subséquentes)*

- Inscrire les données d'évaluation, notamment les facteurs qui influent sur les besoins liquidiens du patient.
- Noter le poids et les signes vitaux initiaux.
- Noter les boissons préférées du patient.

### *Planification*

- Rédiger le plan thérapeutique infirmier et inscrire le nom de chacun des intervenants.
- Rédiger le plan d'enseignement.

### *Application et vérification des résultats*

- Noter les réactions du patient aux interventions et à l'enseignement, ainsi que les mesures qui ont été prises.
- Noter les objectifs atteints ou les progrès accomplis vers l'atteinte des objectifs.
- Noter les modifications apportées au plan thérapeutique infirmier.

### *Plan de congé*

- Inscrire les besoins à long terme du patient et le nom des responsables des mesures à prendre.
- Noter les demandes de consultation.

## Exemples tirés des CRSI (NOC) et des CISI (NIC)

- RÉSULTAT : Équilibre hydrique
- INTERVENTION : Surveillance de l'équilibre hydrique

# AFFECTIONS, PROBLÈMES MÉDICAUX ET DIAGNOSTICS INFIRMIERS ASSOCIÉS

## CHAPITRE 5

Le chapitre 5 présente environ 400 affections et problèmes médicaux relevant de tous les domaines de spécialisation. Sous chacun de ces problèmes médicaux figurent les diagnostics infirmiers qui peuvent y être associés. Chaque énoncé diagnostique comprend des facteurs favorisants ou des facteurs de risque possibles et des manifestations possibles.

Ce chapitre facilitera la collecte, l'analyse et l'interprétation des données, et aidera l'infirmière à confirmer ses diagnostics. Étant donné que la démarche de soins infirmiers est un processus continu et permanent, d'autres diagnostics infirmiers peuvent s'appliquer selon l'évolution de la situation du patient. Par conséquent, l'infirmière doit continuellement recueillir des données sur le patient, déceler les nouveaux problèmes ou les désirs d'amélioration chez le patient, confirmer ses hypothèses de diagnostics et planifier des interventions visant à résoudre les problèmes décelés.

Une fois que l'infirmière a trouvé dans ce chapitre les diagnostics qui s'appliquent à la situation du patient, elle peut se reporter au chapitre 4, qui comprend les 167 diagnostics de NANDA, et en consulter la définition, les caractéristiques ainsi que les facteurs de risque ou les facteurs favorisants, afin de confirmer son hypothèse. Cette étape est nécessaire pour savoir si l'énoncé du problème traduit bien la situation du patient, si la collecte de nouvelles données s'impose ou s'il faut envisager d'utiliser un autre diagnostic.

Pour faciliter la consultation des affections, des problèmes médicaux et des diagnostics infirmiers s'y rapportant, nous avons présenté les problèmes de santé par ordre alphabétique. Aussi, nous leur avons attribué un ou plusieurs codes pour indiquer le domaine de spécialisation auquel ils appartiennent ; ces codes sont les suivants :

**MC : Médecine et chirurgie**
**Péd : Pédiatrie**
**Obs : Obstétrique**
**SC : Santé communautaire et soins à domicile**
**Psy : Psychiatrie et troubles du comportement**
**Gyn : Gynécologie**

Nous n'avons pas fait de catégorie particulière pour les problèmes gériatriques, car les problèmes qui concernent les personnes âgées relèvent de presque tous les domaines de spécialisation.

### Abcès cérébral (aigu) — MC

Douleur aiguë
- Facteurs favorisants possibles : inflammation, œdème tissulaire
- Manifestations possibles : plaintes de céphalées, agitation, irritabilité, gémissements

Risque d'hyperthermie
- Facteurs de risque possibles : inflammation, augmentation du métabolisme, déshydratation

Confusion aiguë
- Facteurs favorisants possibles : changements physiologiques (œdème cérébral ou altération de l'irrigation cérébrale, fièvre)
- Manifestations possibles : fluctuation de la cognition ou de la conscience, agitation ou nervosité accrues, hallucinations

Risque de suffocation ou de trauma
- Facteurs de risque possibles : apparition d'une activité musculaire clonique ou tonique, altération de la conscience (crises convulsives)

### Abcès cutané ou tissulaire — SC, MC

Atteinte à l'intégrité de la peau ou des tissus
- Facteurs favorisants possibles : déficit immunitaire ou infection
- Manifestations possibles : lésions cutanées, destruction des couches de la peau ou des tissus, invasion des structures du corps

Risque d'infection (dissémination)
- Facteurs de risque possibles : éraflures, lésions tissulaires, affection chronique, malnutrition, manque de connaissances

### Abus (anxiolytiques) — Psy

*Voir Abus (dépresseurs).*

### Abus (barbituriques) — SC, Psy

*Voir Abus (dépresseurs).*

### Abus (dépresseurs) — SC, Psy

*Voir aussi Surdose.*

Déni non constructif
- Facteurs favorisants possibles : moi insuffisamment développé et faible, besoins personnels non satisfaits

- Manifestations possibles : incapacité de reconnaître les répercussions de la situation sur la vie, réduction de l'importance des symptômes et du problème, refus des soins

Stratégies d'adaptation inefficaces
- Facteurs favorisants possibles : moi faible
- Manifestations possibles : abus de substances chimiques, comportement ne visant pas un but précis, capacité de résolution de problèmes inadéquate, comportement destructeur envers soi

Alimentation déficiente
- Facteurs favorisants possibles : consommation d'alcool ou de drogues à la place d'aliments
- Manifestations possibles : perte pondérale, conjonctives et muqueuses pâles, déséquilibres électrolytiques, anémie

Risque d'accident
- Facteurs de risque possibles : changement des habitudes de sommeil, diminution de la concentration, désinhibition

## Abus (opioïdes) SC, Psy

*Voir Abus (dépresseurs).*

## Abus ou sevrage d'alcool SC, MC, Psy

*Voir Surdose,* Delirium tremens, *Désintoxication.*

## Accident vasculaire cérébral (AVC) MC

Irrigation tissulaire inefficace (cérébrale)
- Facteurs favorisants possibles : interruption de la circulation sanguine (affection occlusive, hémorragie, angiospasme ou œdème cérébral)
- Manifestations possibles : altération de la conscience, changement dans les signes vitaux, changements dans les réactions motrices et sensorielles ; agitation ; perte de mémoire, déficiences sensorielle, intellectuelle, langagière et émotionnelle

Mobilité physique réduite
- Facteurs favorisants possibles : atteinte neuromusculaire (faiblesse, paresthésie, paralysie flasque, hypotonique ou spastique), trouble de la perception ou de la cognition
- Manifestations possibles : incapacité de mouvoir volontairement les parties atteintes ou amplitude limitée des mouvements ; trouble de la coordination ou diminution de la force et du contrôle musculaires

Communication verbale [et écrite] altérée
- Facteurs favorisants possibles : altération de la circulation cérébrale, atteinte neuromusculaire, perte du tonus et du contrôle des muscles faciaux et buccaux ; faiblesse ou fatigue généralisée
- Manifestations possibles : trouble de l'élocution, incapacité ou refus de parler (dysarthrie) ; incapacité de moduler la parole, de trouver ou d'utiliser les mots, de nommer les choses ou de comprendre la langue écrite ou parlée ; incapacité de s'exprimer par écrit

Déficit de soins personnels (préciser)
- Facteurs favorisants possibles : atteinte neuromusculaire, diminution de la force et de l'endurance, perte du contrôle ou de la coordination musculaires, trouble de la cognition ou de la perception, douleur ou malaise, dépression

- Manifestations possibles: incapacité (signalée par le patient ou observée par l'infirmière) d'effectuer les activités quotidiennes, demandes d'aide, apparence débraillée, incontinence

Risque de trouble de la déglutition
- Facteurs de risque possibles: paralysie d'un muscle, altération de la perception

Risque de négligence de l'hémicorps
- Facteurs de risque possibles: perte d'une partie du champ visuel accompagnée de l'incapacité de percevoir la partie du corps correspondante

Entretien inefficace du domicile **SC**
- Facteurs favorisants possibles: problème de santé d'un des membres de la famille, manque d'argent, manque d'organisation ou de planification familiale, manque d'expérience dans l'utilisation des ressources existantes, dysfonctionnement du réseau de soutien
- Manifestations possibles: difficulté (signalée par la famille) à entretenir et à organiser adéquatement le domicile, demande d'aide à domicile (faite par la famille), désordre, surmenage des membres de la famille

Diminution situationnelle de l'estime de soi, Image corporelle perturbée ou Exercice inefficace du rôle
- Facteurs favorisants possibles: altération biophysique ou psychosociale, trouble de la cognition ou de la perception
- Manifestations possibles: changement structurel ou fonctionnel; changement dans les responsabilités habituelles; diminution de la capacité physique de remplir son rôle; réaction verbale ou non verbale au changement, réel ou imaginé

## Accouchement précipité, hors du milieu hospitalier **Obs**

*Voir aussi Travail précipité; Travail, première période; Travail, deuxième période.*

Risque de déficit de volume liquidien
- Facteurs de risque possibles: présence de nausées et de vomissements, absence d'apport, pertes sanguines excessives

Risque d'infection
- Facteurs de risque possibles: lésion ou traumatisme des tissus, augmentation des risques liés à l'environnement, rupture des membranes amniotiques

Risque d'accident chez le fœtus
- Facteurs de risque possibles: descente rapide ou variations de pression, circulation sanguine compromise, risques liés à l'environnement

## Achalasie **MC**

Trouble de la déglutition
- Facteurs favorisants possibles: atteinte neuromusculaire
- Manifestations possibles: difficulté à avaler et régurgitations (observées par l'infirmière)

Alimentation déficiente
- Facteurs favorisants possibles: incapacité ou refus de maintenir un apport nutritionnel répondant aux besoins métaboliques et nutritionnels

- Manifestations possibles : apport nutritionnel inadéquat (signalé par le patient ou observé par l'infirmière), perte de poids, pâleur des conjonctives et des muqueuses

Douleur aiguë
- Facteurs favorisants possibles : spasme du sphincter inférieur de l'œsophage
- Manifestations possibles : sensation d'oppression rétrosternale, brûlures gastriques récurrentes ou plénitude gastrique (flatulence) (signalées par le patient)

Anxiété [préciser le degré] ou Peur
- Facteurs favorisants possibles : douleur récurrente, sensation d'étouffement, altération de l'état de santé
- Manifestations possibles : verbalisation de détresse, appréhension, agitation, insomnie

Risque de fausse route (risque d'aspiration)
- Facteurs de risque possibles : régurgitation ou débordement du contenu œsophagien

Connaissances insuffisantes sur la maladie, le pronostic, les besoins en matière de soins personnels et les exigences du traitement
- Facteurs favorisants possibles : manque d'informations sur le processus morbide et le traitement
- Manifestations possibles : demande d'informations, propos indiquant de l'inquiétude, apparition de complications évitables

## Acidocétose diabétique **MC**

Déficit de volume liquidien [hypertonique]
- Facteurs favorisants possibles : pertes urinaires hyperosmolaires, pertes gastriques, apport inadéquat
- Manifestations possibles : augmentation du débit urinaire, urine diluée ; faiblesse, soif, brusque perte de poids, hypotension, tachycardie, diminution du remplissage capillaire, sécheresse des muqueuses, persistance du pli cutané

Alimentation déficiente
- Facteurs favorisants possibles : utilisation inadéquate des matières nutritives (carence en insuline), apport nutritionnel insuffisant, augmentation du métabolisme
- Manifestations possibles : perte de poids récente, plaintes de faiblesse, manque d'intérêt pour la nourriture, sensation de plénitude gastrique ou douleur abdominale, augmentation des corps cétoniques, déséquilibre entre les taux de glucose et d'insuline

Fatigue
- Facteurs favorisants possibles : production diminuée d'énergie métabolique, modifications biochimiques (manque d'insuline), augmentation des besoins d'énergie (augmentation du métabolisme ou infection)
- Manifestations possibles : manque d'énergie accablant, incapacité d'accomplir les activités habituelles, baisse de rendement, difficulté à se concentrer, apathie

Risque d'infection
- Facteurs de risque possibles : glycémie élevée, diminution de la fonction leucocytaire, stase des liquides biologiques, interventions effractives, altération de la circulation

## Acidose métabolique **MC**

*Voir Acidocétose diabétique.*

## Acidose respiratoire **MC**

*Voir aussi le problème ou l'affection sous-jacents.*

Échanges gazeux perturbés
- Facteurs favorisants possibles : déséquilibre ventilation-perfusion (diminution de la capacité de fixation de l'oxygène dans le sang, altération de l'apport en oxygène, altération de la membrane alvéolo-capillaire)
- Manifestations possibles : dyspnée d'effort, tachypnée, altération de l'état mental, irritabilité, tachycardie, hypoxie, hypercapnie

## Acné **SC, Péd**

Atteinte à l'intégrité de la peau
- Facteurs favorisants possibles : sécrétion, processus infectieux
- Manifestations possibles : lésions cutanées

Image corporelle perturbée
- Facteurs favorisants possibles : changement dans l'apparence
- Manifestations possibles : peur d'être rejeté par les autres, focalisation sur l'apparence antérieure, sentiments négatifs envers son corps, altération de la participation aux activités sociales

Diminution situationnelle de l'estime de soi
- Facteurs favorisants possibles : adolescence, sentiments négatifs envers l'apparence
- Manifestations possibles : autodépréciation, expression de détresse

## Acromégalie **SC**

Douleur aiguë
- Facteurs favorisants possibles : inflammation des tissus mous, dégénérescence articulaire, compression d'un nerf périphérique
- Manifestations possibles : plaintes, incapacité de poursuivre ses activités habituelles, perturbation des habitudes de sommeil, fatigue

Image corporelle perturbée
- Facteurs favorisants possibles : trouble ou affection biophysiques
- Manifestations possibles : verbalisation de sentiments ou d'inquiétudes, peur d'être rejeté ou de la réaction des autres, commentaires négatifs sur le corps, changement réel de la structure ou de l'apparence du corps, perturbation de la participation aux activités sociales

## Adénoïdectomie **Péd, MC**

Anxiété [préciser le degré] ou Peur
- Facteurs favorisants possibles : séparation d'avec ses proches, caractère étranger du milieu de soins, peur de mourir ou d'être abandonné
- Manifestations possibles : pleurs, appréhension, tremblements, stimulation sympathique (dilatation des pupilles, augmentation de la fréquence cardiaque)

Risque de dégagement inefficace des voies respiratoires
- Facteurs de risque possibles : sédation, accumulation de sécrétions ou de sang dans l'arrière-gorge, vomissements

Risque de déficit de volume liquidien
- Facteurs de risque possibles : traumatisme chirurgical dans une zone très vascularisée, hémorragie

Douleur aiguë
- Facteurs favorisants possibles : traumatisme de l'ororhinopharynx, présence de mèches
- Manifestations possibles : agitation, pleurs, masque de douleur

## Adoption d'un enfant ou perte de la garde d'un enfant — Psy

Risque de deuil dysfonctionnel
- Facteurs de risque possibles : perte réelle d'un enfant, attentes à l'égard de l'avenir d'un enfant ou de soi, réaction refoulée face à un deuil

Risque de sentiment d'impuissance
- Facteurs de risque possibles : impression d'une absence de choix, non-participation au processus de prise de décisions, aucune maîtrise sur les résultats

## Agoraphobie — Psy

*Voir aussi Phobie.*

Anxiété [panique]
- Facteurs favorisants possibles : situation où la personne est en contact avec l'objet de sa peur (endroit public, foule)
- Manifestations possibles : tachycardie, douleur abdominale, dyspnée, douleurs épigastriques, étourdissements, sensation de perte imminente

## Agranulocytose — MC

Risque d'infection
- Facteurs de risque possibles : absence de réaction inflammatoire

Risque d'atteinte de la muqueuse buccale
- Facteurs de risque possibles : infection

Risque d'alimentation déficiente
- Facteurs de risque possibles : incapacité d'ingérer des aliments et des liquides (lésions de la cavité buccale)

## AIT (accident ischémique transitoire) — SC

Irrigation tissulaire inefficace (cérébrale)
- Facteurs favorisants possibles : interruption de l'irrigation sanguine (vasospasme)
- Manifestations possibles : altération de l'état mental, changements dans le comportement, troubles du langage, changement de la réaction motrice et sensorielle

Anxiété ou Peur
- Facteurs favorisants possibles : altération de l'état de santé, concept de soi menacé, crise situationnelle, contagion de l'anxiété
- Manifestations possibles : verbalisation du problème, appréhension, agitation, irritabilité

Risque de déni non constructif
- Facteurs de risque possibles : changement dans l'état de santé nécessitant une modification du mode de vie, peur des conséquences, manque de motivation

## Alcalose respiratoire — MC

*Voir aussi le problème ou l'affection sous-jacents.*

Échanges gazeux perturbés
- Facteurs favorisants possibles : anxiété extrême, hypoxémie, ventilation mécanique, lésions du centre respiratoire, hyperthermie très élevée
- Manifestations possibles : tachypnée, hyperpnée, altération de l'état mental, vision trouble, palpitations, hypocapnie

## Algodystrophie sympathique SC

Douleur aiguë ou chronique
- Facteurs favorisants possibles : stimulation nerveuse continue
- Manifestations possibles : plaintes, comportements de défense ou de diversion, difficulté à se concentrer, perturbation des habitudes de sommeil, difficulté à poursuivre les activités habituelles

Irrigation tissulaire inefficace (périphérique)
- Facteurs favorisants possibles : diminution du débit sanguin artériel (vasoconstriction artériolaire)
- Manifestations possibles : plaintes, diminution de la température corporelle, pâleur, pouls artériel diminué, enflure

Trouble de la perception sensorielle (tactile)
- Facteurs favorisants possibles : altération de la réception sensorielle (déficit neurologique, douleur)
- Manifestations possibles : perturbation des réactions habituelles aux stimuli, sensibilité anormale au toucher, anxiété physiologique, irritabilité

Risque d'exercice inefficace du rôle
- Facteurs de risque possibles : crise situationnelle, incapacité chronique, douleur invalidante

Risque de stratégies d'adaptation familiale compromises
- Facteurs de risque possibles : désorganisation de la famille, changements de rôles temporaires, invalidité prolongée qui épuise la capacité de soutien de la personne clé

## Allergie au latex SC

Réaction allergique au latex
- Facteurs favorisants possibles : absence de mécanisme immunitaire
- Manifestations possibles : dermite de contact (érythème, vésicules), hypersensibilité retardée (eczéma, irritation), hypersensibilité (œdème généralisé, respiration sifflante ou bronchospasme, hypotension, arrêt cardiaque)

Anxiété [préciser le degré] ou Peur
- Facteurs favorisants possibles : danger de mort
- Manifestations possibles : verbalisation du problème, hypervigilance, agitation, focalisation sur soi

Risque d'inadaptation à un changement dans l'état de santé
- Facteurs de risque possibles : nécessité d'apporter des changements à sa vie professionnelle à cause de la maladie

## Allergies saisonnières SC

*Voir Rhume des foins.*

## Alopécie SC

Image corporelle perturbée
- Facteurs favorisants possibles : effets d'une maladie, d'un traitement ou du vieillissement, altération de l'apparence

- Manifestations possibles : verbalisation de sentiments et d'inquiétudes, peur du rejet ou de la réaction des autres, focalisation sur l'apparence passée, souci à l'égard du changement, sentiment d'impuissance

## Amputation — MC

Risque d'irrigation tissulaire inefficace (périphérique)
- Facteurs de risque possibles : diminution de la circulation veineuse ou artérielle ; œdème tissulaire, formation d'un hématome ; hypovolémie

Douleur aiguë
- Facteurs favorisants possibles : traumatisme des tissus ou des nerfs, répercussions psychologiques de l'amputation
- Manifestations possibles : plaintes de douleur dans la région incisée, douleur au membre fantôme, comportement d'autoprotection, baisse de concentration, focalisation sur soi, réactions du système nerveux autonome

Mobilité physique réduite
- Facteurs favorisants possibles : perte d'un membre (en particulier d'un membre inférieur), altération du sens de l'équilibre, douleur ou malaise
- Manifestations possibles : réticence à bouger, trouble de la coordination ; diminution de la force, de la masse ou du contrôle musculaires

Image corporelle perturbée
- Facteurs favorisants possibles : perte d'une partie du corps
- Manifestations possibles : verbalisation d'un sentiment d'impuissance, chagrin, inquiétude face à la perte, refus de regarder ou de toucher le moignon

## Amygdalectomie — Péd, MC

*Voir Adénoïdectomie.*

## Amygdalite — Péd

Douleur aiguë
- Facteurs favorisants possibles : inflammation des amygdales, effets des toxines circulantes
- Manifestations possibles : plaintes, comportements de défense ou de diversion, peur ou refus d'avaler, focalisation sur soi, réactions du système nerveux autonome (changement dans les signes vitaux)

Hyperthermie
- Facteurs favorisants possibles : processus inflammatoire ou augmentation du métabolisme de base, déshydratation
- Manifestations possibles : température corporelle élevée, peau chaude et rouge, tachycardie

Connaissances insuffisantes sur la cause ou la transmission de la maladie, les exigences du traitement et les complications possibles
- Facteurs favorisants possibles : manque d'informations, interprétation erronée des informations
- Manifestations possibles : verbalisation du problème, questions, incapacité de suivre correctement les directives, réapparition de la maladie

## Anaphylaxie — MC

*Voir aussi Choc.*

Dégagement inefficace des voies respiratoires
- Facteurs favorisants possibles : spasme des voies respiratoires (bronchospasme), œdème du larynx

- Manifestations possibles : bruits respiratoires adventices ou diminués, toux inefficace ou absente, difficulté à parler, yeux grands ouverts

Débit cardiaque diminué
- Facteurs favorisants possibles : diminution de la précharge, augmentation de la perméabilité des capillaires (constitution d'un troisième secteur), vasodilatation
- Manifestations possibles : tachycardie, palpitations, variation de la pression artérielle, anxiété, agitation

## Anémie SC

Intolérance à l'activité
- Facteurs favorisants possibles : déséquilibre entre l'apport et les besoins en oxygène
- Manifestations possibles : plaintes de fatigue et de faiblesse, fréquence cardiaque ou pression artérielle anormales en réponse à une activité, réduction de l'exercice ou de l'activité, malaise ou dyspnée d'effort

Alimentation déficiente
- Facteurs favorisants possibles : incapacité d'ingérer ou de digérer les aliments ou d'absorber les matières nutritives nécessaires à la formation de globules rouges normaux
- Manifestations possibles : perte de poids ou poids inférieur à la normale selon l'âge, la taille et l'ossature ; diminution de la graisse sous-cutanée, modification des gencives et de la muqueuse buccale ; intolérance à l'activité, faiblesse et diminution du tonus musculaire

Connaissances insuffisantes sur la maladie, le pronostic et les exigences du traitement
- Facteurs favorisants possibles : mauvaise compréhension des besoins nutritionnels et physiologiques
- Manifestations possibles : apport nutritionnel inadéquat, demande d'informations, apparition de complications évitables

## Anémie à cellules falciformes (drépanocytose) MC

Échanges gazeux perturbés
- Facteurs favorisants possibles : diminution de la capacité de fixation de l'oxygène dans le sang, diminution de la durée de vie des globules rouges, globules rouges déformés, viscosité accrue du sang, prédisposition aux pneumonies bactériennes ou aux infarctus pulmonaires
- Manifestations possibles : dyspnée, utilisation de la musculature respiratoire accessoire, cyanose ou signes d'hypoxie, tachycardie, agitation, altération de l'état mental

Irrigation tissulaire inefficace (préciser)
- Facteurs favorisants possibles : stase sanguine, nature vasoocclusive de la falciformation, réaction inflammatoire, dérivations dans la circulation pulmonaire et périphérique, lésions du myocarde (petits infarctus, dépôts de fer, fibrose)
- Manifestations possibles : signes et symptômes variant selon le système ou l'appareil touché (*irrigation rénale :* diminution de la densité de l'urine et urine pâle en présence de déshydratation ; *irrigation cérébrale :* paralysie et troubles visuels ; *irrigation périphérique :* ischémie en aval de la région touchée, infarcissement des tissus, ulcérations, douleur osseuse ; *irrigation cardiopulmonaire :* angine, palpitations)

**SC**

Douleur aiguë ou chronique
- Facteurs favorisants possibles: falciformation intravasculaire accompagnée d'une stase vasculaire localisée, occlusion, infarcissement ou nécrose des tissus, carence en oxygène et en nutriments, accumulation de métabolites nocifs
- Manifestations possibles: plaintes de douleurs articulaires migratrices ou de douleurs abdominales ou dorsales, généralisées ou localisées; comportement d'autoprotection ou de diversion (gémissements, pleurs, agitation), grimaces de douleur, baisse de concentration, réactions du système nerveux autonome

Connaissances insuffisantes sur la maladie, les facteurs génétiques, le pronostic, les besoins en matière de soins personnels et les exigences du traitement
- Facteurs favorisants possibles: manque d'informations ou oubli, interprétation erronée des informations, difficulté d'accès aux sources d'information
- Manifestations possibles: questions, propos indiquant de l'inquiétude ou des idées fausses, exacerbation de la maladie, incapacité de suivre correctement les directives concernant le traitement, apparition de complications évitables

**Péd**

Retard de la croissance et du développement
- Facteurs favorisants possibles: effets de la maladie
- Manifestations possibles: altération de la croissance physique, retard de développement, difficulté à maîtriser les habiletés propres à son groupe d'âge

Stratégies d'adaptation familiale compromises
- Facteurs favorisants possibles: nature chronique de la maladie ou de l'invalidité, désorganisation de la famille, existence d'autres crises ou situations qui touchent les personnes clés ou les parents, restrictions imposées au mode de vie
- Manifestations possibles: sentiment d'inquiétude de la part du parent ou de la personne clé face à ses propres réactions, comportements protecteurs qui sous-estiment les capacités ou le besoin d'autonomie du patient

## Anémie aplastique — SC

*Voir aussi Anémie.*

Risque de mécanismes de protection inefficaces
- Facteurs de risque possibles: profil sanguin anormal (leucopénie, thrombocytopénie), pharmacothérapie (antinéoplastiques, antibiotiques, AINS [anti-inflammatoires non stéroïdiens], anticonvulsivants)

Fatigue
- Facteurs favorisants possibles: anémie, problèmes de santé, malnutrition
- Manifestations possibles: verbalisation d'un manque d'énergie accablant, incapacité de poursuivre les activités habituelles ou de conserver l'intensité des activités physiques, baisse de la libido, léthargie, augmentation des plaintes de douleurs physiques

## Anévrisme de l'aorte abdominale — MC

Risque d'irrigation tissulaire inefficace (périphérique)
- Facteurs de risque possibles: interruption de l'irrigation artérielle [formation d'une embolie, blocage spontané de l'aorte]

Risque d'infection
- Facteurs de risque possibles: turbulence du flot sanguin à travers une lésion artériosclérotique

Douleur aiguë
- Facteurs favorisants possibles: distension, dissection ou rupture vasculaires
- Manifestations possibles: plaintes exprimées indirectement, comportements d'autoprotection, masque de douleur, changement du tonus des muscles de l'abdomen

## Angine de poitrine **MC**

Douleur aiguë
- Facteurs favorisants possibles: diminution de l'irrigation du myocarde, augmentation du travail cardiaque ou de l'utilisation d'oxygène
- Manifestations possibles: douleur (signalée par le patient), baisse de concentration, comportements de diversion (agitation, gémissements), réactions du système nerveux autonome (transpiration abondante, élévation des signes vitaux)

Débit cardiaque diminué
- Facteurs favorisants possibles: changements inotropes (ischémie transitoire ou prolongée du myocarde, effets des médicaments), altération de la fréquence et du rythme cardiaques et de la conduction nerveuse
- Manifestations possibles: altération des paramètres hémodynamiques, dyspnée, agitation, tolérance réduite à l'activité, fatigue, diminution des pouls périphériques, peau froide et pâle, perturbation de l'état mental, douleur thoracique continue

Anxiété [préciser le degré]
- Facteurs favorisants possibles: crise situationnelle, altération de l'état de santé ou peur de mourir, monologue intérieur de découragement
- Manifestations possibles: expression d'un sentiment d'appréhension, tension faciale, mouvements inutiles, focalisation sur soi

**SC**

Intolérance à l'activité
- Facteurs favorisants possibles: déséquilibre entre les besoins et l'apport en oxygène
- Manifestations possibles: dyspnée d'effort, altération de la pression artérielle ou du pouls après une activité, changements électrocardiographiques

Connaissances insuffisantes sur la maladie, le pronostic et les exigences du traitement
- Facteurs favorisants possibles: ignorance sur le sujet, interprétation erronée des informations, informations inexactes
- Manifestations possibles: questions, demande d'informations, verbalisation du problème, incapacité de suivre correctement les directives

Risque d'inadaptation à un changement dans l'état de santé
- Facteurs de risque possibles: nécessité de suivre un traitement prolongé ou d'apporter des changements importants dans le style de vie à cause de la maladie, atteinte du concept de soi, diminution du pouvoir d'agir et de décider

## Anorexie mentale **MC**

Alimentation déficiente
- Facteurs favorisants possibles: incapacité psychologique de maintenir un apport nutritionnel suffisant ou activité excessive, habitude de se faire vomir, consommation excessive de laxatifs

- Manifestations possibles: perte de poids, persistance du pli cutané, manque de tonus musculaire, déni de la sensation de faim, tendance à entasser ou à manipuler la nourriture anormalement, aménorrhée, déséquilibre électrolytique, anomalies cardiaques, hypotension

Risque de déficit de volume liquidien
- Facteurs de risque possibles: apport insuffisant d'aliments et de liquides, habitude de se faire vomir, utilisation chronique ou abusive de laxatifs ou de diurétiques

**Psy**

Opérations de la pensée perturbées
- Facteurs favorisants possibles: malnutrition ou déséquilibre électrolytique graves, conflits psychologiques
- Manifestations possibles: baisse de l'aptitude à prendre des décisions ou à résoudre des problèmes, pensées non fondées sur la réalité, délire de relation, troubles du sommeil, baisse de la durée de l'attention et distractivité, troubles de la perception (incapacité de reconnaître la faim, la fatigue, l'anxiété et la dépression)

Image corporelle perturbée ou Diminution chronique de l'estime de soi
- Facteurs favorisants possibles: perception faussée de son propre corps, sentiment de ne pas être maître de certains aspects de sa vie, besoin insatisfait de dépendance envers autrui, vulnérabilité, dysfonctionnement familial
- Manifestations possibles: sentiments négatifs envers son propre corps, perception déformée de son propre corps, recours au déni, sentiment d'être incapable de prévenir ou de changer les choses, sentiment de honte ou de culpabilité, conformisme, sensibilité à l'opinion des autres

Dynamique familiale perturbée
- Facteurs favorisants possibles: caractère ambivalent des relations familiales et des moyens utilisés pour s'adapter, période de transition ou crise de situation
- Manifestations possibles: dynamique familiale confuse, désaccord entre les membres de la famille, incapacité d'accomplir les tâches développementales de la famille, complicité des membres de la famille

## Appendicite **MC**

Douleur aiguë
- Facteurs favorisants possibles: inflammation
- Manifestations possibles: plaintes, comportements d'autoprotection, baisse de concentration, réactions du système nerveux autonome (transpiration abondante, altération des signes vitaux)

Risque de déficit de volume liquidien
- Facteurs de risque possibles: nausées, vomissements, anorexie, augmentation du métabolisme

Risque d'infection
- Facteurs de risque possibles: passage d'agents pathogènes dans la cavité péritonéale

## Arriération mentale **SC**

*Voir aussi Syndrome de Down.*

Communication verbale altérée
- Facteurs favorisants possibles: retard de développement ou déficit cognitif et moteur
- Manifestations possibles: troubles de la phonation et de l'articulation, incapacité de moduler la parole ou de trouver les mots appropriés (selon la gravité du retard)

Risque de déficit de soins personnels (préciser)
- Facteurs de risque possibles : déficits cognitifs ou moteurs

Risque d'alimentation excessive
- Facteurs de risque possibles : ralentissement du métabolisme combiné à un développement cognitif insuffisant, à des habitudes alimentaires dysfonctionnelles et à un mode de vie sédentaire

Interactions sociales perturbées
- Facteurs favorisants possibles : altération des opérations de la pensée, obstacles à la communication, manque de connaissances sur la façon d'engendrer une bonne réciprocité ou inaptitude à le faire
- Manifestations possibles : interactions dysfonctionnelles avec les pairs, la famille ou les personnes clés ; malaise en société (signalé par le patient ou observé par l'infirmière)

Stratégies d'adaptation familiale compromises
- Facteurs favorisants possibles : longue maladie ou aggravation de l'invalidité épuisant la capacité de soutien des personnes clés, crise de situation ou de croissance à laquelle la personne clé doit faire face, attentes irréalistes de la personne clé
- Manifestations possibles : personne clé préoccupée par ses propres réactions, personne clé limitant au strict nécessaire ses rapports avec le patient, attitude protectrice ne correspondant pas aux capacités ni au besoin d'autonomie du patient

Entretien inefficace du domicile
- Facteurs favorisants possibles : dysfonctionnement cognitif, manque d'argent, manque d'organisation ou de planification familiales, manque de connaissances, réseau de soutien inadéquat
- Manifestations possibles : demande d'aide, difficulté à entretenir le domicile (exprimée par la famille), désordre, surmenage des membres de la famille

Risque de dysfonctionnement sexuel
- Facteurs de risque possibles : altération biopsychosociale de la sexualité, absence de modèles ou modèles inadéquats, manque d'informations ou de connaissances, absence de personne clé, difficulté à maîtriser son comportement

## Artériopathie oblitérante périphérique — SC

Irrigation tissulaire inefficace (périphérique)
- Facteurs favorisants possibles : diminution de l'irrigation artérielle
- Manifestations possibles : décoloration de la peau, variations de la température, altération des sensations, claudication, cicatrisation lente

Risque de difficulté à la marche
- Facteurs de risque possibles : problèmes circulatoires, malaise à l'effort

Atteinte à l'intégrité des tissus ou de la peau
- Facteurs de risque possibles : perturbation de la circulation ou des sensations

## Arthrite de Lyme — SC, MC

Douleur aiguë ou chronique
- Facteurs favorisants possibles : effets systémiques des toxines, éruption, urticaire, enflure ou inflammation des articulations

- Manifestations possibles : plaintes, comportement de défense, réactions du système nerveux autonome, difficulté à se concentrer

Fatigue
- Facteurs favorisants possibles : besoins énergétiques accrus, altération biochimique, malaise
- Manifestations possibles : manque d'énergie accablant ou incapacité d'effectuer les activités habituelles (signalés par le patient), baisse du rendement, léthargie, malaise

Risque de diminution du débit cardiaque
- Facteurs de risque possibles : changements dans la fréquence cardiaque, le rythme cardiaque et la conduction nerveuse

## Arthrite septique SC

Douleur aiguë
- Facteurs favorisants possibles : inflammation articulaire
- Manifestations possibles : plaintes directes ou indirectes, comportement d'autoprotection, agitation, trouble de la concentration

Mobilité physique réduite
- Facteurs favorisants possibles : raideur articulaire, douleur ou malaise, réticence à bouger
- Manifestations possibles : amplitude limitée des mouvements, mouvements lents

Déficit de soins personnels (préciser)
- Facteurs favorisants possibles : trouble musculosquelettique, douleur ou malaise, diminution de la force, altération de la coordination
- Manifestations possibles : incapacité à exécuter les activités quotidiennes

Risque d'infection [dissémination]
- Facteurs de risque possibles : présence d'un processus infectieux, problèmes de santé chroniques, interventions effractives

## Arthroplastie MC

Risque d'infection
- Facteurs de risque possibles : atteinte à l'intégrité des défenses primaires de l'organisme (incision chirurgicale), stase des liquides biologiques dans la région opérée, altération de la réaction inflammatoire

Risque de déficit de volume liquidien
- Facteurs de risque possibles : opération, traumatisme dans un vaisseau

Mobilité physique réduite
- Facteurs favorisants possibles : diminution de la force, douleur, trouble musculosquelettique
- Manifestations possibles : trouble de la coordination, réticence à faire des mouvements

Douleur aiguë
- Facteurs favorisants possibles : traumatisme tissulaire, œdème localisé
- Manifestations possibles : plaintes, baisse de concentration, mouvements de défense, réactions du système nerveux autonome (transpiration abondante, changement dans les signes vitaux)

## Arthroscopie **MC**

Connaissances insuffisantes sur l'intervention chirurgicale, ses résultats et les besoins en matière de soins personnels
- Facteurs favorisants possibles : ignorance sur le sujet ou manque d'expérience dans l'utilisation des ressources existantes, interprétation erronée des informations
- Manifestations possibles : questions, demande d'informations, idées fausses

Risque de difficulté à la marche
- Facteurs de risque possibles : raideur articulaire, malaises, restriction des mouvements imposée par le traitement médical, utilisation de dispositifs d'aide ou de béquilles pour se déplacer

## Arthrose (arthropathie chronique dégénérative) **SC**

*Voir Polyarthrite rhumatoïde.*
(Même si l'arthrose est une affection dégénérative, alors que la polyarthrite rhumatoïde est une affection inflammatoire, les interventions infirmières sont les mêmes.)

## Arythmies cardiaques **MC, SC**

*Voir Dysrythmies cardiaques.*

## Asthme **MC**

*Voir aussi Emphysème.*

Dégagement inefficace des voies respiratoires
- Facteurs favorisants possibles : augmentation des sécrétions bronchiques, bronchospasme accru, manque d'énergie, fatigue
- Manifestations possibles : respiration sifflante (wheezing), dyspnée, modification de l'amplitude ou de la fréquence respiratoires, utilisation de la musculature respiratoire accessoire, toux inefficace persistante avec ou sans expectorations

Échanges gazeux perturbés
- Facteurs favorisants possibles : altération de l'apport en oxygène, rétention d'air
- Manifestations possibles : dyspnée, confusion, agitation, intolérance à l'activité, cyanose, altération des valeurs des gaz du sang artériel et des signes vitaux

Anxiété [préciser le degré]
- Facteurs favorisants possibles : perception d'un risque de mort
- Manifestations possibles : appréhension, expression craintive, mouvements vides de sens

Intolérance à l'activité **SC**
- Facteurs favorisants possibles : déséquilibre entre l'apport et les besoins en oxygène
- Manifestations possibles : fatigue, dyspnée d'effort

## Autisme **Psy, Péd**

Interactions sociales perturbées
- Facteurs favorisants possibles : réaction anormale aux stimuli sensoriels, manque de stimulation sensorielle, dysfonctionnement cérébral organique, absence de création de liens d'attachement et de confiance, incapacité de saisir adéquatement le code social et de réagir en conséquence, perturbation du concept de soi

- Manifestations possibles : difficulté à réagir aux autres, absence de communication par le regard ou l'expression faciale, tendance à traiter les personnes comme des objets, ignorance des sentiments des autres, réaction d'indifférence ou de répugnance aux contacts physiques et aux gestes de réconfort et d'affection des autres, persistance du jeu parallèle et incapacité d'établir des liens d'amitié avec ses pairs

Communication verbale altérée

- Facteurs favorisants possibles : incapacité de faire confiance aux autres, repli sur soi, dysfonctionnement cérébral organique, interprétation erronée des stimuli sensoriels, réaction anormale aux stimuli sensoriels, manque de stimulation sensorielle
- Manifestations possibles : incapacité d'utiliser la communication interactive, non-utilisation du langage verbal et non verbal, communication non verbale inexistante ou anormale, regard fuyant ou manque d'expression faciale, troubles de l'élocution (forme, contenu ou articulation), difficulté à amorcer ou à maintenir une conversation malgré la capacité de parler

Risque d'automutilation

- Facteurs de risque possibles : dysfonctionnement cérébral organique, incapacité de faire confiance aux autres, perturbation du concept de soi, insuffisance de stimulations sensorielles ou réactions anormales aux stimuli sensoriels (surcharge sensorielle), victime de mauvais traitements physiques ou psychologiques ou d'agression sexuelle, incapacité de s'adapter aux exigences du traitement, prise de conscience de la gravité de son état

Identité personnelle perturbée

- Facteurs favorisants possibles : dysfonctionnement cérébral organique, absence de création de liens de confiance, dépression anaclitique, fixation au stade présymbiotique
- Manifestations possibles : indifférence aux sentiments et à l'existence des autres, anxiété générée par les contacts physiques avec les autres, incapacité partielle ou totale d'imiter les autres ou de répéter ce qu'ils disent, intérêt persistant pour les parties d'un objet, attachement obsessif aux objets, réaction de détresse face aux changements dans l'environnement ; entêtement et ritualisme, tendance marquée à se toucher, à se balancer

Stratégies d'adaptation familiale compromises ou invalidantes

- Facteurs favorisants possibles : incapacité des membres de la famille d'exprimer leurs sentiments ; sentiments démesurés de culpabilité, de colère ou de blâme face à l'état de l'enfant ; relations familiales ambivalentes ou discordantes ; longue maladie épuisant la capacité de soutien chez les membres de la famille
- Manifestations possibles : déni de l'existence ou de la gravité des problèmes de comportement, verbalisation de ses propres réactions émotionnelles à la situation, tendance à rationaliser et à penser que la maladie disparaîtra avec l'âge, inefficacité grandissante des interventions auprès de l'enfant, tendance à s'éloigner de l'enfant ou à le surprotéger

## AVC — MC, SC

*Voir Accident vasculaire cérébral.*

## Avortement spontané — Obs

Déficit de volume liquidien [isotonique]

- Facteurs favorisants possibles : perte de sang excessive

- Manifestations possibles : diminution de la pression différentielle et de l'amplitude du pouls, ralentissement du remplissage capillaire ou trouble de perception

Risque de détresse spirituelle
- Facteurs de risque possibles : besoin d'adhérer à des valeurs ou à des pratiques religieuses, reproches envers soi ou envers Dieu pour ce qui arrive

Connaissances insuffisantes sur la cause de l'avortement, les soins personnels, la contraception et les grossesses futures
- Facteurs favorisants possibles : nouveauté des changements qui se sont produits dans son corps ou dans ses besoins en matière de soins, manque de soutien
- Manifestations possibles : demande d'informations, expression d'inquiétudes ou d'idées fausses, apparition de complications évitables

Deuil anticipé
- Facteurs favorisants possibles : perte du fœtus
- Manifestations possibles : pleurs, expression de tristesse, perturbation des habitudes alimentaires ou des habitudes de sommeil

Risque d'habitudes sexuelles perturbées
- Facteurs de risque possibles : peur de tomber enceinte ou de perdre encore le fœtus, perturbation des rapports avec le partenaire, doute au sujet de sa féminité

## Avortement volontaire — Obs

Risque de conflit décisionnel
- Facteurs de risque possibles : valeurs et croyances personnelles confuses, manque d'expérience ou perturbation du processus de prise de décisions, informations de sources divergentes, réseau de soutien inadéquat

Connaissances insuffisantes sur la reproduction, la contraception, les soins personnels et le facteur Rh
- Facteurs favorisants possibles : manque d'informations ou oubli, interprétation erronée des informations
- Manifestations possibles : demande d'informations, expression d'idées fausses, incapacité de suivre correctement les directives, apparition de complications évitables

Risque de détresse spirituelle
- Facteurs de risque possibles : perception des répercussions morales et éthiques du traitement

Anxiété [préciser le degré]
- Facteurs favorisants possibles : crise situationnelle ou de développement, attentes insatisfaites, conflit inconscient à propos des valeurs et des croyances essentielles
- Manifestations possibles : tension accrue, appréhension, peur de conséquences imprécises, stimulation du système nerveux sympathique, focalisation sur soi

Douleur aiguë [ou malaises]
- Facteurs favorisants possibles : effets secondaires de l'intervention ou des médicaments
- Manifestations possibles : plaintes, comportements de distraction, altération du tonus musculaire, réaction du système nerveux autonome et changement dans les signes vitaux

Risque d'accident pour la mère
- Facteurs de risque possibles: intervention chirurgicale, effets de l'anesthésie ou des médicaments

## Botulisme (d'origine alimentaire) MC

Déficit de volume liquidien [isotonique]
- Facteurs favorisants possibles: pertes actives (vomissements, diarrhée), diminution de l'apport (nausées), dysphagie
- Manifestations possibles: plaintes de soif, sécheresse des muqueuses et de la peau, diminution de la pression artérielle et du débit urinaire, altération de l'état mental, augmentation du taux d'hématocrite

Mobilité physique réduite
- Facteurs favorisants possibles: trouble neuromusculaire
- Manifestations possibles: capacité limitée d'effectuer des activités sollicitant la motricité fine ou globale

Anxiété [préciser le degré] ou Peur
- Facteurs favorisants possibles: danger de mort, contagion de l'anxiété
- Manifestations possibles: verbalisation du problème, appréhension, prise de conscience des symptômes physiologiques, focalisation sur soi

Risque de respiration spontanée altérée
- Facteurs de risque possibles: atteinte neuromusculaire, présence d'un processus infectieux

SC

Risque d'intoxication
- Facteurs de risque possibles: non-respect des mesures appropriées d'entreposage et de préparation des aliments

## Boulimie Psy, MC

*Voir aussi Anorexie mentale.*

Dentition altérée
- Facteurs favorisants possibles: habitudes alimentaires, mauvaise hygiène buccale, vomissements chroniques
- Manifestations possibles: usure de l'émail des dents, nombreuses caries, usure des dents par frottement

Atteinte de la muqueuse buccale
- Facteurs favorisants possibles: malnutrition ou carence en vitamines, mauvaise hygiène buccale, vomissements chroniques
- Manifestations possibles: muqueuse buccale douloureuse et enflammée, glandes salivaires tuméfiées, ulcération de la muqueuse, plaintes de douleurs constantes dans la bouche ou la gorge

Risque de déficit de volume liquidien
- Facteurs de risque possibles: vomissements volontaires réguliers, prise chronique ou excessive de laxatifs ou de diurétiques, érosion ou lésion œsophagiennes (syndrome de Mallory-Weiss)

Connaissances insuffisantes sur la maladie, le pronostic, les complications et le traitement
- Facteurs favorisants possibles: manque d'expérience dans l'utilisation des sources d'information, stratégies d'adaptation apprise inadéquates
- Manifestations possibles: verbalisation d'idées fausses sur la relation entre la situation actuelle et les comportements, distorsion de l'image corporelle, frénésie alimentaire et purgation, verbalisation du besoin d'information et de la volonté de modifier les comportements

## Bronchite — SC

Dégagement inefficace des voies respiratoires
- Facteurs favorisants possibles: accumulation et épaississement des sécrétions
- Manifestations possibles: rhonchi, tachypnée, toux inefficace

Intolérance à l'activité [préciser le degré]
- Facteurs favorisants possibles: déséquilibre entre l'apport et les besoins en oxygène
- Manifestations possibles: plaintes de fatigue, dyspnée, modification des signes vitaux après l'activité

Douleur aiguë
- Facteurs favorisants possibles: inflammation localisée, toux persistante, douleur continue associée à la fièvre
- Manifestations possibles: plaintes de malaises, comportements de diversion, masque de douleur

## Bronchopneumonie — MC, SC

*Voir aussi Bronchite.*

Dégagement inefficace des voies respiratoires
- Facteurs favorisants possibles: inflammation trachéobronchique, formation d'un œdème, augmentation des expectorations, douleur pleurétique, manque d'énergie, fatigue
- Manifestations possibles: altération de la fréquence et de l'amplitude respiratoires, bruits respiratoires anormaux, recours à la musculature accessoire, dyspnée, cyanose, toux efficace ou inefficace avec ou sans expectorations

Échanges gazeux perturbés
- Facteurs favorisants possibles: inflammation, accumulation de sécrétions nuisant aux échanges d'oxygène alvéolo-capillaires, hypoventilation
- Manifestations possibles: agitation ou altération de l'état mental, dyspnée, tachycardie, pâleur, cyanose, hypoxie (à l'analyse des gaz du sang artériel ou à l'oxymétrie)

Risque d'infection [contagion]
- Facteurs de risque possibles: détérioration de l'action ciliaire, accumulation de sécrétions, préexistence d'une infection

## Bronchopneumopathie chronique obstructive (BPCO)* — SC, MC

Échanges gazeux perturbés
- Facteurs favorisants possibles: altération de l'apport en oxygène (obstructions des voies respiratoires par des sécrétions ou un bronchospasme, rétention d'air), destruction des alvéoles
- Manifestations possibles: dyspnée, agitation, confusion, altération des valeurs des gaz du sang artériel, diminution de la tolérance à l'activité

Dégagement inefficace des voies respiratoires
- Facteurs favorisants possibles: bronchospasme, production accrue de sécrétions tenaces, rétention de sécrétions, manque d'énergie, fatigue

---

* Au Québec, MPOC (maladie pulmonaire obstructive chronique).

- Manifestations possibles : râles sibilants et crépitants, tachypnée, dyspnée, modification de l'amplitude respiratoire, emploi de la musculature respiratoire accessoire, toux (persistante), anomalie des clichés radiographiques

Intolérance à l'activité
- Facteurs favorisants possibles : déséquilibre entre l'apport et les besoins en oxygène, faiblesse généralisée
- Manifestations possibles : plaintes de fatigue, dyspnée d'effort, signes vitaux anormaux après une activité

Alimentation déficiente
- Facteurs favorisants possibles : incapacité d'ingérer suffisamment d'aliments (dyspnée, fatigue, effets secondaires des médicaments, expectorations, anorexie)
- Manifestations possibles : perte de poids, altération du sens du goût (signalée par le patient), diminution de la masse musculaire ou du tissu adipeux sous-cutané, faible tonus musculaire, fatigue, dégoût ou manque d'intérêt pour la nourriture

Risque d'infection
- Facteurs de risque possibles : diminution de l'activité ciliaire, stase (accumulation stagnante) des sécrétions, affaiblissement ou malnutrition

## Brûlure (selon la nature, le degré et la gravité de la brûlure) MC, SC

Risque de déficit de volume liquidien
- Facteurs de risque possibles : pertes de liquides par les plaies, atteinte capillaire, évaporation, augmentation du métabolisme de base, apport liquidien insuffisant, pertes hémorragiques

Risque de perturbation des échanges gazeux
- Facteurs de risque possibles : œdème de la muqueuse et altération de l'action ciliaire (lors d'une inhalation de fumée), lésion des voies respiratoires supérieures lors de brûlure par des flammes, de la vapeur ou une substance chimique

Risque d'infection
- Facteurs de risque possibles : destruction de la barrière dermique, présence de tissus nécrosés ou lésés, baisse du taux d'hémoglobine, suppression de la réaction inflammatoire, exposition au milieu ambiant, interventions effractives

Douleur aiguë ou chronique
- Facteurs favorisants possibles : destruction ou traumatisme des tissus et des nerfs, formation d'un œdème, soins des lésions
- Manifestations possibles : plaintes, baisse de concentration, comportements de diversion et d'autoprotection, masque de douleur, réactions du système nerveux autonome (changement dans les signes vitaux)

Risque d'alimentation déficiente
- Facteurs de risque possibles : augmentation du métabolisme de base en réaction aux lésions et au stress causés par les brûlures, apport insuffisant, catabolisme des protéines

Syndrome post-traumatique
- Facteurs favorisants possibles : situation qui menace la survie
- Manifestations possibles : reviviscence de l'événement, rêves ou cauchemars répétitifs, torpeur psychique ou émotionnelle, troubles du sommeil

Mécanismes de protection inefficaces

- Facteurs favorisants possibles : extrêmes d'âge, mauvaise alimentation, anémie, atteinte du système immunitaire
- Manifestations possibles : troubles de la cicatrisation, déficit immunitaire, fatigue, anorexie

Activités de loisirs insuffisantes **Péd**

- Facteurs favorisants possibles : séjour prolongé au centre hospitalier, traitements longs et fréquents, restrictions physiques
- Manifestations possibles : plaintes d'ennui, agitation, repli sur soi, propos indiquant le besoin de se divertir

Risque de retard du développement

- Facteurs favorisants possibles : effets de l'invalidité physique, séparation d'avec les personnes clés dans sa vie, milieu peu stimulant

## Bursite **SC**

Douleur aiguë ou chronique

- Facteurs favorisants possibles : inflammation de l'articulation atteinte
- Manifestations possibles : plaintes, comportement d'autoprotection, baisse de concentration

Mobilité physique réduite

- Facteurs favorisants possibles : inflammation ou œdème dans la région atteinte, douleur
- Manifestations possibles : amplitude réduite des mouvements, réticence à effectuer des mouvements, restriction des mouvements imposée par le traitement médical

## Calcul biliaire **SC**

*Voir Cholélithiase.*

## Calculs rénaux **SC**

*Voir Lithiase urinaire.*

## Cancer **MC**

*Voir aussi Chimiothérapie.*

Peur ou Angoisse face à la mort

- Facteurs favorisants possibles : crise situationnelle, changement ou risque de changement dans la situation socioéconomique, dans le rôle, dans les modes d'interaction ou dans l'état de santé ; peur de mourir, séparation d'avec la famille, contagion de l'anxiété ou de la peur
- Manifestations possibles : verbalisation de ses inquiétudes, sentiment d'incompétence ou d'impuissance, insomnie ; tension accrue, agitation, focalisation sur soi, stimulation sympathique

Deuil anticipé

- Facteurs favorisants possibles : perte possible du bien-être physique (perte d'une partie du corps ou d'une fonction), anticipation d'une séparation d'avec des personnes clés dans sa vie ou de la fin d'un certain mode de vie (décès)
- Manifestations possibles : colère, tristesse, repli sur soi, sentiments refoulés, perturbation des habitudes de sommeil, des habitudes alimentaires, des activités, de la libido et des modes de communication

Douleur aiguë ou chronique

- Facteurs favorisants possibles : processus morbide (compression des tissus nerveux, infiltration dans les nerfs ou les vaisseaux les irriguant,

obstruction d'une voie de transmission nerveuse, inflammation), effets secondaires du traitement
- Manifestations possibles: plaintes, focalisation sur soi, baisse de concentration, perte de tonus musculaire, masque de douleur, comportements de diversion ou d'autoprotection, réactions du système nerveux autonome, agitation

Fatigue
- Facteurs favorisants possibles: production diminuée d'énergie métabolique, augmentation des besoins énergétiques (augmentation du métabolisme de base), fardeau psychologique ou émotionnel accablant, altération biochimique (effets secondaires des médicaments, chimiothérapie)
- Manifestations possibles: manque d'énergie constant et accablant, incapacité de poursuivre ses activités habituelles, baisse du rendement, difficulté à se concentrer, léthargie ou apathie, perte d'intérêt pour le monde extérieur

Entretien inefficace du domicile
- Facteurs favorisants possibles: affaiblissement, manque de ressources ou dysfonctionnement du réseau de soutien
- Manifestations possibles: verbalisation du problème, demande d'aide, manque de matériel ou d'aides techniques

**Péd**

Stratégies d'adaptation familiale compromises ou invalidantes
- Facteurs favorisants possibles: nature chronique de la maladie et de l'invalidité, nécessité de suivre continuellement des traitements, supervision des parents, restrictions imposées au mode de vie
- Manifestations possibles: déni ou désespoir, dépression, comportements protecteurs ne correspondant pas aux capacités ni au besoin d'autonomie du patient

Motivation d'une famille à améliorer ses stratégies d'adaptation
- Facteurs favorisants possibles: capacité de la famille de satisfaire aux besoins de la personne et de s'adapter efficacement, ce qui lui permet de viser des objectifs d'actualisation de soi
- Manifestations possibles: propos indiquant que la crise a eu des effets positifs sur les valeurs, les priorités, les objectifs ou les relations de la famille

Risque de perturbation de la dynamique familiale
- Facteurs de risque possibles: périodes de transition ou crises situationnelles, maladie prolongée, changement de rôle, problèmes financiers, passage d'un stade de développement à un autre (perte anticipée d'un membre de la famille)

## Cancer des os **MC, SC**

*Voir aussi Myélome multiple, Amputation.*

Douleur aiguë
- Facteurs favorisants possibles: destruction osseuse, compression des tissus nerveux
- Manifestations possibles: plaintes directes ou indirectes, comportements d'autoprotection, réactions du système nerveux autonome

Risque de trauma
- Facteurs de risque possibles: fragilité osseuse accrue, faiblesse généralisée, troubles de l'équilibre

### Cancer du sein MC, SC

*Voir aussi Cancer.*

Anxiété [préciser le degré]

- Facteurs favorisants possibles : changement dans l'état de santé, danger de mort, stress, contagion de l'anxiété
- Manifestations possibles : verbalisation du problème, appréhension, incertitude, focalisation sur soi, diminution de la productivité

Connaissances insuffisantes sur le diagnostic, le pronostic et les choix de traitement

- Facteurs favorisants possibles : manque d'expérience dans l'utilisation des sources d'information, interprétation erronée des informations, déficience cognitive ou anxiété
- Manifestations possibles : verbalisations, expression d'idées fausses, comportements inadéquats

Risque d'image corporelle perturbée

- Facteurs de risque possibles : importance de la partie du corps en relation avec la sexualité

Risque d'habitudes sexuelles perturbées

- Facteurs de risque possibles : changement dans l'état de santé, traitements médicaux, inquiétude concernant la relation avec la personne clé

### Candidose SC

*Voir aussi Candidose buccale.*

Atteinte à l'intégrité de la peau ou des tissus

- Facteurs favorisants possibles : lésions infectieuses
- Manifestations possibles : rupture de la surface de la peau ou des muqueuses

Douleur aiguë [ou malaises]

- Facteurs favorisants possibles : exposition de la peau ou des muqueuses irritées aux excréments (urine, selles)
- Manifestations possibles : plaintes directes ou indirectes, agitation, comportements d'autoprotection

Risque de dysfonctionnement sexuel

- Facteurs de risque possibles : présence d'un processus infectieux ou d'un malaise vaginal

### Candidose buccale SC

Atteinte de la muqueuse buccale

- Facteurs favorisants possibles : présence d'une infection
- Manifestations possibles : plaques ou points blancs, malaises, irritation de la muqueuse, saignement

### Cardiochirurgie MC, Péd

Anxiété [préciser le degré] ou Peur

- Facteurs favorisants possibles : changement dans l'état de santé, risque de décès, image de soi menacée
- Manifestations possibles : stimulation sympathique, tension accrue, appréhension

Risque de diminution du débit cardiaque

- Facteurs de risque possibles : diminution de la précharge (hypovolémie), perte de contractilité du myocarde, altération de la résistance vasculaire systémique (postcharge), altération de la conduction nerveuse (arythmies)

Déficit de volume liquidien [isotonique]

- Facteurs favorisants possibles: pertes sanguines sans rééquilibration adéquate durant l'opération; hémorragie due à l'usage de l'héparine, à la fibrinolyse ou à la destruction de plaquettes; effets de déplétion du traitement diurétique pendant ou après l'opération
- Manifestations possibles: augmentation de la fréquence du pouls, diminution de l'amplitude du pouls et de la pression différentielle, diminution de la diurèse, hémoconcentration

Risque de perturbation des échanges gazeux

- Facteurs de risque possibles: altération de la membrane alvéolo-capillaire (atélectasie), œdème intestinal, mauvais fonctionnement ou retrait prématuré des drains thoraciques, diminution de la capacité de fixation de l'oxygène dans le sang

Douleur aiguë [ou malaises]

- Facteurs favorisants possibles: inflammation ou traumatisme des tissus, formation d'un œdème, traumatisme d'un nerf pendant l'opération, ischémie du myocarde
- Manifestations possibles: plaintes de douleur ou de malaise dans la région incisée et le thorax; paresthésie ou douleur de la main, du bras et de l'épaule; anxiété, agitation; irritabilité; comportements de diversion; réactions du système nerveux autonome

Atteinte à l'intégrité de la peau ou des tissus

- Facteurs favorisants possibles: traumatisme mécanique (incision chirurgicale, orifice de ponction), œdème
- Manifestations possibles: rupture de la surface cutanée ou des tissus

## Cataracte — SC

Trouble de la perception sensorielle (visuelle)

- Facteurs favorisants possibles: altération de la réception sensorielle, déficience de l'organe de la vue, restrictions thérapeutiques (intervention chirurgicale, port d'un pansement occlusif)
- Manifestations possibles: diminution de l'acuité visuelle, distorsions visuelles, changement dans les réactions habituelles aux stimuli

Risque de trauma

- Facteurs de risque possibles: vision affaiblie, altération de la coordination main-œil

Anxiété [préciser le degré] ou Peur

- Facteurs favorisants possibles: altération de l'acuité visuelle, risque de perdre la vue et son autonomie définitivement
- Manifestations possibles: verbalisation du problème, appréhension, sentiment d'incertitude

Connaissances insuffisantes sur la façon de s'adapter à une altération des capacités, sur les différents traitements possibles et sur les changements à apporter dans le mode de vie

- Facteurs favorisants possibles: manque d'expérience face à la situation, manque de mémoire, interprétation erronée des informations, déficit cognitif
- Manifestations possibles: demande d'informations, verbalisation du problème, incapacité de suivre correctement les directives, apparition de complications évitables

## Césarienne (post-partum) — Obs

*Voir aussi Post-partum.*

Risque de perturbation de l'attachement parent-enfant
- Facteurs de risque possibles: période de transition ou ajout d'un membre à la famille, crise situationnelle (intervention chirurgicale ou complications physiques interférant avec le premier contact ou l'interaction, autocritique négative)

Douleur aiguë [ou malaises]
- Facteurs favorisants possibles: traumatisme chirurgical, effets de l'anesthésie, changements hormonaux, distension de la vessie ou de l'abdomen
- Manifestations possibles: plaintes (douleurs au siège de l'incision, crampes ou douleurs postopératoires, céphalées associées à l'anesthésie spinale), comportements de diversion ou d'autoprotection, irritabilité, masque de douleur

Risque de diminution situationnelle de l'estime de soi
- Facteurs de risque possibles: impression que l'événement est un échec, période de transition, impression d'avoir perdu la maîtrise de l'accouchement

Risque d'accident
- Facteurs de risque possibles: fonctions biochimiques ou de régulation (hypotension orthostatique, hypertension induite par la grossesse ou éclampsie), effets de l'anesthésie, thromboembolie, profil sanguin anormal (anémie ou perte sanguine excessive, sensibilité à la rubéole, incompatibilité due au facteur Rh), traumatisme tissulaire

Risque d'infection
- Facteurs de risque possibles: traumatisme tissulaire ou rupture cutanée, baisse du taux d'hémoglobine, interventions effractives ou exposition environnementale accrue, rupture prolongée des membranes amniotiques, malnutrition

Déficit de soins personnels (préciser)
- Facteurs favorisants possibles: effets de l'anesthésie, diminution de la force et de l'endurance, malaises
- Manifestations possibles: verbalisation de l'incapacité à accomplir les activités de la vie quotidienne

## Césarienne d'urgence — Obs

Connaissances insuffisantes sur l'intervention, la physiopathologie sous-jacente et les besoins en matière de soins personnels
- Facteurs favorisants possibles: informations incomplètes ou inadéquates
- Manifestations possibles: demande d'informations, verbalisation du problème ou d'idées fausses, comportement inopportun ou excessif

Anxiété [préciser le degré]
- Facteurs favorisants possibles: risques, réels ou non, que courent la mère ou le fœtus, atteinte à l'estime de soi, attentes ou besoins insatisfaits, contagion de l'anxiété
- Manifestations possibles: tension accrue, appréhension, sentiment d'incompétence, stimulation sympathique, difficulté à se concentrer, agitation

Sentiment d'impuissance
- Facteurs favorisants possibles: interaction interpersonnelle, perception que le mode de vie est centré sur le traitement, mode de vie dénué d'initiative

- Manifestations possibles : verbalisation d'absence de maîtrise de la situation, manque de participation aux soins ou à la prise de décisions, passivité

Risque de perturbation des échanges gazeux chez le fœtus
- Facteurs de risque possibles : altération de l'irrigation sanguine vers le placenta ou par le cordon ombilical

Risque de douleur aiguë
- Facteurs de risque possibles : contractions intenses et prolongées, réaction psychologique

Risque d'infection
- Facteurs de risque possibles : interventions effractives, rupture des membranes amniotiques, rupture de l'épiderme, baisse du taux d'hémoglobine, exposition à des agents pathogènes

## Chimiothérapie **MC, SC**

*Voir aussi Cancer.*

Risque de déficit de volume liquidien
- Facteurs de risque possibles : pertes gastro-intestinales (vomissements), problèmes empêchant le patient d'avoir un apport liquidien adéquat (stomatite ou anorexie), pertes de liquide par des ouvertures artificielles (sondes à demeure, plaies, etc.) ou anormales (fistules, etc.), augmentation du métabolisme

Alimentation déficiente
- Facteurs favorisants possibles : incapacité d'ingérer suffisamment de matières nutritives (nausées, anorexie, stomatite ou fatigue), augmentation du métabolisme
- Manifestations possibles : perte de poids (atrophie des muscles), dégoût pour la nourriture, altération du sens du goût (signalée par le patient) ; ulcère buccal, inflammation de la cavité buccale ; diarrhée ou constipation

Atteinte de la muqueuse buccale
- Facteurs favorisants possibles : effets secondaires des médicaments ou de la radiothérapie, déshydratation et malnutrition
- Manifestations possibles : ulcération, leucoplasie, diminution de la sécrétion salivaire, plaintes de douleur

Image corporelle perturbée
- Facteurs favorisants possibles : altérations morphologiques ou anatomiques, perte de cheveux ou de poids
- Manifestations possibles : sentiments négatifs envers son propre corps, inquiétude face au changement, sentiments d'impuissance et de désespoir, détérioration de la vie sociale

Mécanismes de protection inefficaces
- Facteurs favorisants possibles : mauvaise alimentation, traitement médicamenteux, irradiation, hémogramme anormal, maladie (cancer)
- Manifestations possibles : mauvaise cicatrisation, déficit immunitaire, anorexie, fatigue

## Choc **MC**

*Voir aussi Choc cardiogénique, Choc hypovolémique ou hémorragique.*

Irrigation tissulaire inefficace (préciser)
- Facteurs favorisants possibles : altération du volume circulant ou du tonus vasculaire

- Manifestations possibles : altération de la couleur ou de la température de la peau, modification de la pression différentielle, chute de la pression artérielle, perturbation de l'état mental, diminution de la diurèse

Anxiété [préciser le degré]
- Facteurs favorisants possibles : changement ou risque de changement dans l'état de santé
- Manifestations possibles : tension accrue, appréhension, stimulation sympathique, agitation, expression d'inquiétudes

## Choc cardiogénique MC

*Voir aussi Choc.*

Débit cardiaque diminué
- Facteurs favorisants possibles : atteinte à la structure du cœur, diminution de la contractilité du myocarde, dysrythmies
- Manifestations possibles : anomalies à l'électrocardiogramme, variation des paramètres hémodynamiques, turgescence des jugulaires, peau froide et moite, diminution des pouls périphériques, diminution de la diurèse

Risque de perturbation des échanges gazeux
- Facteurs de risque possibles : déséquilibre ventilation-perfusion, altération de la membrane alvéolo-capillaire

## Choc hypovolémique ou hémorragique MC

*Voir aussi Choc.*

Déficit de volume liquidien [isotonique]
- Facteurs favorisants possibles : perte vasculaire excessive, apport insuffisant, remplacement inadéquat
- Manifestations possibles : hypotension, tachycardie, diminution de la pression différentielle et de l'amplitude du pouls, altération de l'état mental, diurèse diminuée ou urine concentrée

## Choc insulinique MC, SC

*Voir Hypoglycémie.*

## Choc septique MC

*Voir Septicémie.*

## Cholécystectomie MC

Douleur aiguë
- Facteurs favorisants possibles : rupture des couches tissulaires ou cutanées suivie d'une fermeture mécanique (suture, agrafe), interventions effractives (notamment la pose d'une sonde nasogastrique)
- Manifestations possibles : plaintes, comportements d'autoprotection ou de diversion, réactions du système nerveux autonome (changement dans les signes vitaux)

Mode de respiration inefficace
- Facteurs favorisants possibles : diminution de l'amplitude thoracique (douleur et faiblesse musculaire), manque d'énergie, fatigue, toux inefficace
- Manifestations possibles : vibrations vocales, tachypnée, diminution de l'amplitude respiratoire et de la capacité vitale

Risque de déficit de volume liquidien
- Facteurs de risque possibles : aspiration nasogastrique, restriction de l'apport liquidien pour des raisons médicales, altération de la coagulation

## Cholélithiase SC

Douleur aiguë
- Facteurs favorisants possibles : inflammation et distension des tissus, spasme du canal biliaire
- Manifestations possibles : plaintes, comportements d'autoprotection ou de diversion, réactions du système nerveux autonome (changement dans les signes vitaux)

Alimentation déficiente
- Facteurs favorisants possibles : incapacité d'ingérer des aliments ou d'absorber des matières nutritives (intolérance à la nourriture ou douleur, nausées et vomissements, anorexie)
- Manifestations possibles : dégoût pour la nourriture ou diminution de l'apport nutritionnel, perte de poids

Connaissances insuffisantes sur la physiopathologie, les traitements possibles et les besoins en matière de soins personnels
- Facteurs favorisants possibles : manque d'informations, interprétation erronée des informations
- Manifestations possibles : verbalisation du problème, questions, rechute

## Circoncision Péd

Connaissances insuffisantes sur l'intervention chirurgicale, le pronostic et le traitement
- Facteurs favorisants possibles : manque d'expérience, interprétation erronée des informations, manque d'expérience dans l'utilisation des sources d'information
- Manifestations possibles : demande d'informations, verbalisation du problème ou d'idées fausses, incapacité de suivre correctement les directives

Douleur aiguë
- Facteurs favorisants possibles : traumatisme ou œdème des tissus mous
- Manifestations possibles : pleurs, changement des habitudes de sommeil, refus de s'alimenter

Élimination urinaire altérée
- Facteurs favorisants possibles : lésion ou inflammation des tissus, formation d'une fistule urétrale
- Manifestations possibles : œdème, miction difficile

Risque d'accident (hémorragie)
- Facteurs de risque possibles : facteurs de coagulation diminués immédiatement après la naissance, trouble non diagnostiqué de la coagulation ou saignements anormaux

Risque d'infection
- Facteurs de risque possibles : système immunitaire immature, intervention effractive ou traumatisme des tissus, risques liés à l'environnement

## Cirrhose MC

*Voir aussi Désintoxication, Hépatite virale aiguë.*

Alimentation déficiente
- Facteurs favorisants possibles : incapacité d'ingérer des aliments ou d'absorber des matières nutritives (anorexie, nausées, indigestion, satiété immédiate après l'ingestion de nourriture, fonction intestinale anormale, altération du stockage des vitamines)
- Manifestations possibles : dégoût pour la nourriture, apport insuffisant (observé par l'infirmière), atrophie musculaire, perte de poids, carences nutritionnelles

Excès de volume liquidien
- Facteurs favorisants possibles : altération des mécanismes de régulation (syndrome de sécrétion inadéquate d'hormone antidiurétique, carence en protéines plasmatiques ou malnutrition, etc.), apport excessif en liquides ou en sodium
- Manifestations possibles : œdème généralisé ou ascite, gain pondéral, dyspnée, changements dans la pression artérielle, reflux hépatojugulaire, altération de l'état mental, déséquilibre électrolytique, altération de la densité urinaire, épanchement pleural

Risque d'atteinte à l'intégrité de la peau
- Facteurs de risque possibles : altération de la circulation ou du métabolisme, persistance du pli cutané, proéminences osseuses, présence d'œdème ou d'ascite, accumulation de sels biliaires dans la peau

Risque de confusion aiguë
- Facteurs de risque possibles : abus d'alcool, augmentation du taux sérique d'ammoniac, incapacité du foie de détoxiquer certaines enzymes ou certains médicaments

Diminution situationnelle de l'estime de soi ou Image corporelle perturbée
- Facteurs favorisants possibles : changements biophysiques ou altération de l'apparence physique, pronostic incertain, changement dans les fonctions liées au rôle, vulnérabilité, comportements autodestructeurs (maladie causée par l'alcool)
- Manifestations possibles : verbalisation des changements survenus dans le mode de vie, peur d'être rejeté, peur de la réaction des autres, sentiments négatifs envers son corps et envers ses capacités, perte d'espoir, sentiment d'impuissance

Risque d'accident (hémorragie)
- Facteurs de risque possibles : hémogramme anormal (facteurs de coagulation anormaux), hypertension portale ou apparition de varices œsophagiennes

## Coagulation intravasculaire disséminée MC

Risque de déficit de volume liquidien
- Facteurs de risque possibles : insuffisance des mécanismes de régulation (processus de coagulation), perte active ou hémorragie

Irrigation tissulaire inefficace (préciser)
- Facteurs favorisants possibles : altération de l'irrigation artérielle ou veineuse (présence de microcaillots dans le système circulatoire et hypovolémie)
- Manifestations possibles : altération de la fréquence et de l'amplitude respiratoires, perturbation de la conscience, diminution de la diurèse, apparition de cyanose dans les extrémités, gangrène en foyer

Anxiété [préciser le degré] ou Peur
- Facteurs favorisants possibles : changement soudain dans l'état de santé, peur de mourir, transmission ou contagion interpersonnelle (de l'anxiété)

- Manifestations possibles : stimulation sympathique, agitation, focalisation sur soi, appréhension

Risque de perturbation des échanges gazeux
- Facteurs de risque possibles : diminution de la capacité de fixation de l'oxygène dans le sang, apparition d'acidose, dépôt de fibrine dans la microcirculation, atteinte ischémique du parenchyme pulmonaire

Douleur aiguë
- Facteurs favorisants possibles : saignements dans les articulations ou les muscles, formation d'un hématome et ischémie tissulaire accompagnée de cyanose dans les extrémités, gangrène en foyer
- Manifestations possibles : plaintes, difficulté à se concentrer, altération du tonus musculaire, comportements de diversion ou de défense, agitation, réactions du système nerveux autonome

## Coccidioïdomycose (fièvre de la vallée de San Joaquin) SC

Douleur aiguë
- Facteurs favorisants possibles : inflammation
- Manifestations possibles : plaintes, comportements de diversion, difficulté à se concentrer

Fatigue
- Facteurs favorisants possibles : diminution de la production d'énergie, malaise
- Manifestations possibles : manque d'énergie accablant (signalé par le patient), incapacité de continuer à effectuer ses activités habituelles, instabilité émotionnelle ou irritabilité, difficulté à se concentrer, baisse de l'endurance, baisse de la libido

Connaissances insuffisantes sur la nature et l'évolution de la maladie, les besoins en matière de soins personnels et les exigences du traitement
- Facteurs favorisants possibles : manque d'informations
- Manifestations possibles : verbalisation du problème, questions

## Colostomie (anus artificiel) MC

Risque d'atteinte à l'intégrité de la peau
- Facteurs de risque possibles : absence de sphincter dans la région de l'anus artificiel, irritation chimique causée par le contenu caustique de l'intestin, mauvais ajustement du dispositif

Risque de diarrhée ou de constipation
- Facteurs de risque possibles : interruption ou altération de la fonction intestinale normale (localisation de l'anus artificiel), changements dans l'apport nutritionnel et liquidien, effets des médicaments

Connaissances insuffisantes sur l'altération de la fonction physiologique, les besoins en matière de soins personnels et les exigences du traitement SC
- Facteurs favorisants possibles : ignorance sur le sujet, oubli, interprétation erronée des informations
- Manifestations possibles : questions, verbalisation du problème, difficulté à suivre correctement les directives, apparition de complications évitables

Image corporelle perturbée
- Facteurs favorisants possibles : altération biophysique (présence d'un anus artificiel, perte du contrôle de l'élimination intestinale), facteurs

psychosociaux (altération morphologique, processus morbide et programme thérapeutique associé, par exemple cancer, colite, etc.)
- Manifestations possibles: changement dans la façon de se percevoir (exprimé par le patient), sentiments négatifs envers son corps, peur d'être rejeté, peur de la réaction des autres, incapacité de toucher ou de regarder l'anus artificiel, refus de participer aux soins

Interactions sociales perturbées
- Facteurs favorisants possibles: peur d'être dans une situation embarrassante à cause de la perte de contrôle de l'élimination intestinale (émission de selles, odeur)
- Manifestations possibles: diminution de la participation, malaise en société (exprimé par le patient ou observé par l'infirmière)

Risque de dysfonctionnement sexuel
- Facteurs de risque possibles: altération structurale ou fonctionnelle, résection radicale, interventions thérapeutiques, vulnérabilité ou inquiétude quant à la réaction de la personne clé dans sa vie, perturbation des réactions sexuelles (érection difficile, etc.)

## Coma diabétique MC

*Voir Acidocétose diabétique.*

## Commotion cérébrale SC

Douleur aiguë
- Facteurs favorisants possibles: traumatisme ou œdème dans les tissus cérébraux
- Manifestations possibles: plaintes de céphalées, comportements d'autoprotection ou de diversion, difficulté à se concentrer

Risque de déficit de volume liquidien
- Facteurs de risque possibles: vomissements, diminution de l'apport liquidien, augmentation du métabolisme de base (fièvre)

Risque de perturbation des opérations de la pensée
- Facteurs de risque possibles: trauma ou œdème du tissu cérébral

Connaissances insuffisantes sur le problème de santé, les exigences du traitement, les complications possibles et les mesures de précaution à prendre
- Facteurs favorisants possibles: oubli, interprétation erronée des informations, déficit cognitif
- Manifestations possibles: questions, verbalisation du problème, apparition de complications évitables

## Constipation SC

Constipation
- Facteurs favorisants possibles: faiblesse de la musculature abdominale, lésions obstructives du tube digestif, douleur à la défécation, examens diagnostiques, grossesse
- Manifestations possibles: changement dans les caractéristiques ou la fréquence des selles, sensation de plénitude ou d'oppression abdominales ou rectales, diminution des bruits intestinaux, ballonnement abdominal

Douleur aiguë
- Facteurs favorisants possibles: sensation de plénitude ou d'oppression abdominales, besoin de forcer pour déféquer, traumatisme subi par des tissus délicats

- Manifestations possibles : plaintes, réticence à déféquer, comportements de diversion

Connaissances insuffisantes sur les besoins nutritionnels, la fonction intestinale et les effets des médicaments
- Facteurs favorisants possibles : manque d'informations, idées fausses
- Manifestations possibles : apparition d'un problème, expression d'inquiétudes, questions

## Convalescence postopératoire SC

Mode de respiration inefficace
- Facteurs favorisants possibles : atteinte neuromusculaire, trouble de la perception, déficit cognitif, distension des poumons réduite, baisse d'énergie, obstruction trachéobronchique
- Manifestations possibles : altération de la fréquence et de l'amplitude respiratoires, capacité vitale réduite, apnée, cyanose, respiration bruyante

Risque de température corporelle anormale
- Facteurs de risque possibles : exposition au froid, effets des médicaments ou des anesthésiques, extrêmes d'âge ou de poids, déshydratation

Trouble de la perception sensorielle (préciser) ou Opérations de la pensée perturbées
- Facteurs favorisants possibles : altération chimique (utilisation d'agents pharmaceutiques, hypoxie), environnement limité par des restrictions thérapeutiques, stimuli sensoriels excessifs, stress psychologique
- Manifestations possibles : changement dans les réactions habituelles aux stimuli, incoordination motrice ; difficulté à se concentrer, à raisonner ou à prendre des décisions ; désorientation spatiotemporelle et incapacité de reconnaître les personnes

Risque de déficit de volume liquidien
- Facteurs de risque possibles : restriction de l'apport oral, pertes liquidiennes par des ouvertures artificielles (sondes, drains) ou par les voies naturelles (vomissements, atteinte à l'intégrité vasculaire, altération de la coagulation), extrêmes d'âge ou de poids

Douleur aiguë
- Facteurs favorisants possibles : atteinte à l'intégrité de la peau, des tissus ou des muscles, traumatisme musculosquelettique ou osseux, présence de sondes ou de drains
- Manifestations possibles : plaintes, altération du tonus musculaire, masque de douleur, comportements de défense ou de diversion, difficulté à se concentrer, réactions du système nerveux autonome (changements dans les signes vitaux)

Atteinte à l'intégrité de la peau ou des tissus
- Facteurs favorisants possibles : rupture mécanique de la peau ou des tissus, altération de la circulation, effets des médicaments, accumulation de produits de drainage et perturbation du métabolisme
- Manifestations possibles : rupture de l'épiderme, des couches cutanées ou des tissus

Risque d'infection
- Facteurs de risque possibles : rupture de la peau, traumatisme des tissus, stase des liquides biologiques, présence d'agents pathogènes ou de contaminants, exposition à l'air ambiant, interventions effractives

## Croup — Péd, SC

Dégagement inefficace des voies respiratoires
- Facteurs favorisants possibles : accumulation de mucus épais et tenace, tuméfaction ou spasme de l'épiglotte
- Manifestations possibles : toux rauque ou rude, tachypnée, utilisation de la musculature accessoire, respiration sifflante

Déficit de volume liquidien [isotonique]
- Facteurs favorisants possibles : difficulté à avaler, peur d'avaler, fièvre, augmentation de la perspiration insensible par les poumons
- Manifestations possibles : sécheresse des muqueuses, persistance du pli cutané, urine concentrée et peu abondante

## Cystite — SC

Douleur aiguë
- Facteurs favorisants possibles : inflammation, spasmes vésicaux
- Manifestations possibles : plaintes, comportements de diversion, difficulté à se concentrer

Élimination urinaire altérée
- Facteurs favorisants possibles : inflammation ou irritation de la vessie
- Manifestations possibles : mictions fréquentes, nycturie et dysurie

Connaissances insuffisantes sur la physiopathologie de la maladie, le traitement et la prévention des rechutes
- Facteurs favorisants possibles : informations insuffisantes, idées fausses
- Manifestations possibles : verbalisation du problème, questions ; infections récurrentes

## Décès périnatal ou mort d'un enfant — Obs, SC

Deuil anticipé
- Facteurs favorisants possibles : mort du fœtus ou du nourrisson
- Manifestations possibles : expressions de détresse, de colère, de sentiment de perte et de culpabilité, pleurs, changement dans les habitudes d'alimentation et de sommeil

Diminution situationnelle de l'estime de soi
- Facteurs favorisants possibles : impression d'avoir échoué dans un domaine important de la vie, incapacité à répondre aux attentes personnelles
- Manifestations possibles : autocritique négative déclenchée par des circonstances ou des actions personnelles, sentiment d'impuissance et d'incompétence, sentiment d'être incapable de faire face à la situation

Risque d'exercice inefficace du rôle
- Facteurs de risque possibles : stress, conflit familial, réseau de soutien inadéquat

Risque de perturbation de la dynamique familiale
- Facteurs de risque possibles : crise situationnelle, période de transition [perte d'un enfant], changement de rôle

Risque de détresse spirituelle
- Facteurs de risque possibles : reproches envers soi ou envers Dieu pour la perte, souffrance intense, éloignement des autres et du réseau de soutien

## Décollement prématuré du placenta normalement inséré **Obs**

Déficit de volume liquidien [isotonique]
- Facteurs favorisants possibles : perte de sang excessive
- Manifestations possibles : hypotension, diminution de la pression différentielle et de l'amplitude du pouls, ralentissement du remplissage capillaire, trouble de perception

Anxiété [préciser le degré]
- Facteurs favorisants possibles : décès possible du fœtus ou de soi-même
- Manifestations possibles : focalisation sur soi, tension faciale, agitation, sentiment d'incertitude, inquiétude

Douleur aiguë
- Facteurs favorisants possibles : accumulation de sang entre la paroi utérine et le placenta
- Manifestations possibles : plaintes, comportements visant à protéger l'abdomen, tension musculaire, changement dans les signes vitaux

Échanges gazeux perturbés chez le fœtus
- Facteurs favorisants possibles : altération des échanges d'oxygène utéro-placentaires
- Manifestations possibles : modification de la fréquence cardiaque, diminution des mouvements fœtaux

## Décollement rétinien **MC, SC**

Trouble de la perception sensorielle (visuelle)
- Facteurs favorisants possibles : diminution de la réception sensorielle
- Manifestations possibles : distorsions visuelles, réduction du champ de vision, altération de l'acuité visuelle

Connaissances insuffisantes sur le traitement, le pronostic et les besoins en matière de soins personnels
- Facteurs favorisants possibles : manque d'informations, idées fausses
- Manifestations possibles : verbalisation du problème, questions

Risque d'entretien inefficace du domicile
- Facteurs de risque possibles : restriction des activités après l'opération ou déficit visuel

## Dégénérescence maculaire **SC**

Trouble de la perception sensorielle (visuelle)
- Facteurs favorisants possibles : altération de la réception sensorielle
- Manifestations possibles : diminution de l'acuité visuelle (signalée par le patient ou mesurée), changement dans les réactions habituelles aux stimuli

Anxiété [préciser le degré] ou Peur
- Facteurs favorisants possibles : crise situationnelle, changement ou risque de changement dans l'état de santé et dans les fonctions liées au rôle
- Manifestations possibles : verbalisation du problème, appréhension, sentiment d'incompétence, diminution de la productivité, trouble de l'attention

Risque d'entretien inefficace du domicile
- Facteurs de risque possibles : altération de la fonction cognitive, réseau de soutien inadéquat

Risque d'interactions sociales perturbées
- Facteurs de risque possibles : mobilité physique réduite, barrières liées à l'environnement

## Déhiscence (abdominale) MC

Atteinte à l'intégrité de la peau
- Facteurs favorisants possibles : perturbation de la circulation, problème nutritionnel (obésité ou malnutrition), contrainte mécanique sur l'incision
- Manifestations possibles : cicatrisation lente ou déficiente, rupture de l'épiderme ou de la suture

Risque d'infection
- Facteurs de risque possibles : altération des mécanismes de défense primaires (désunion des lèvres de la plaie, traumatisme des intestins, exposition à l'air ambiant)

Risque d'atteinte à l'intégrité des tissus
- Facteurs de risque possibles : exposition du contenu abdominal à l'air ambiant

Peur ou Anxiété [grave]
- Facteurs favorisants possibles : situation de crise, perception d'un risque de mort
- Manifestations possibles : crainte, agitation, stimulation sympathique

Connaissances insuffisantes sur la maladie, le pronostic et les exigences du traitement
- Facteurs favorisants possibles : manque d'informations ou oubli, interprétation erronée des informations
- Manifestations possibles : apparition de complications évitables, demande d'informations, verbalisation du problème

## *Delirium tremens* (en cas de sevrage brusque chez l'alcoolique) MC, Psy

Anxiété [grave, panique] ou Peur
- Facteurs favorisants possibles : arrêt de la consommation d'alcool et sevrage physiologique, atteinte au concept de soi, perception d'un risque de mort
- Manifestations possibles : tension accrue, appréhension, crainte de conséquences indéterminées, détermination de l'objet de la peur

Trouble de la perception sensorielle (préciser)
- Facteurs favorisants possibles : altération chimique exogène (consommation d'alcool ou arrêt brusque de la consommation d'alcool) ou endogène (déséquilibre électrolytique ou taux sériques élevés d'ammoniac et d'urée), privation de sommeil, stress psychologique
- Manifestations possibles : désorientation, agitation, irritabilité, réactions émotionnelles exagérées, idées bizarres, distorsions ou hallucinations visuelles et auditives

Risque de diminution du débit cardiaque
- Facteurs de risque possibles : effets directs de l'alcool sur le muscle cardiaque, altération de la résistance vasculaire systémique, arythmies

Risque de trauma
- Facteurs de risque possibles : perturbation de l'équilibre, manque de coordination musculaire, déficit cognitif, activité musculaire clonique ou tonique involontaire

Alimentation déficiente
- Facteurs favorisants possibles : mauvais apport nutritionnel, effets de l'alcool sur les organes participant à la digestion, difficulté à absorber et à métaboliser les nutriments et les acides aminés
- Manifestations possibles : apport alimentaire insuffisant (signalé par le patient), altération du sens du goût, manque d'intérêt pour la nourriture, affaiblissement, perte de tissu adipeux sous-cutané, diminution de la masse musculaire, signes de carence en minéraux et en électrolytes (y compris des résultats de laboratoire anormaux)

## Démence associée au sida SC

*Voir aussi Démence présénile ou sénile.*

Syndrome d'interprétation erronée de l'environnement
- Facteurs favorisants possibles : démence, dépression
- Manifestations possibles : désorientation constante, incapacité de suivre des directives simples, perte des habiletés sociales en raison des pertes de mémoire

Mécanismes de protection inefficaces
- Facteurs favorisants possibles : affection chronique touchant les systèmes immunitaire et neurologique, alimentation inadéquate, pharmacothérapie
- Manifestations possibles : déficit immunitaire, cicatrisation lente, altérations neurosensorielles, réaction inappropriée au stress, fatigue, anorexie, désorientation

## Démence présénile ou sénile SC, Psy

*Voir aussi Maladie d'Alzheimer.*

Troubles de la mémoire
- Facteurs favorisants possibles : perturbations neurologiques
- Manifestations possibles : oublis observés par autrui, incapacité de se rappeler si un geste a été fait, incapacité d'appliquer des habiletés déjà acquises, incapacité de se rappeler des informations factuelles ou des événements récents ou lointains

Peur
- Facteurs favorisants possibles : diminution de la capacité fonctionnelle, mise au jour de l'incapacité, détérioration mentale et physique progressive
- Manifestations possibles : isolement social, appréhension, irritabilité, attitude défensive, méfiance, agressivité

Déficit de soins personnels : s'alimenter, se laver/effectuer ses soins d'hygiène, se vêtir et/ou soigner son apparence, utiliser les toilettes
- Facteurs favorisants possibles : déficit cognitif, limites physiques, frustration associée à la perte d'autonomie, état dépressif
- Manifestations possibles : difficulté à accomplir les activités de la vie quotidienne

Risque de trauma
- Facteurs de risque possibles : altération de la coordination musculaire et de l'équilibre, erreurs de jugement, crises convulsives

Risque de tension dans l'exercice du rôle de l'aidant naturel
- Facteurs de risque possibles : gravité de la maladie, durée de la période de soins, comportements déviants et bizarres du patient ; isolement de

la famille et de l'aidant naturel, manque de répit et de loisirs, fait que l'aidant et le patient sont conjoints

## Dérivation urinaire MC, SC

Risque d'atteinte à l'intégrité de la peau
- Facteurs de risque possibles : absence de sphincter dans la zone de l'urétérostomie, caractéristiques et débit de l'urine par l'abouchement, réaction au produit employé, dispositif mal adapté, enlèvement de l'adhésif

Image corporelle perturbée
- Facteurs favorisants possibles : facteurs biophysiques (présence d'une stomie, perte du contrôle de la miction), facteurs psychosociaux (altération de la structure corporelle, processus morbide ou programme thérapeutique associé [cancer])
- Manifestations possibles : verbalisation d'un changement d'image corporelle, peur du rejet ou de la réaction des autres, sentiments négatifs envers son corps, incapacité de regarder ou de toucher la stomie, refus de participer aux soins

Douleur aiguë
- Facteurs favorisants possibles : facteurs physiques (rupture de la peau ou des tissus, incision ou drain), facteurs biologiques (effets du processus morbide), facteurs psychologiques (peur, anxiété)
- Manifestations possibles : plaintes, focalisation sur soi, comportements de diversion ou de défense, agitation, réactions du système nerveux autonome (changement dans les signes vitaux)

Élimination urinaire altérée
- Facteurs favorisants possibles : dérivation chirurgicale, traumatisme tissulaire, œdème postopératoire
- Manifestations possibles : incontinence, changement dans la quantité et les caractéristiques de l'urine, rétention urinaire

## Déshydratation Péd

Déficit de volume liquidien [préciser]
- Facteurs favorisants possibles : problème particulier du patient
- Manifestations possibles : sécheresse des muqueuses, persistance du pli cutané, diminution de l'amplitude du pouls et de la pression différentielle, grande soif

Risque d'atteinte de la muqueuse buccale
- Facteurs de risque possibles : déshydratation, diminution de la sécrétion salivaire

Connaissances insuffisantes sur les besoins liquidiens
- Facteurs favorisants possibles : manque d'informations, interprétation erronée des informations
- Manifestations possibles : questions, verbalisation du problème, incapacité de suivre correctement les directives, apparition de complications évitables

## Désintoxication (dépendance, consommation excessive) Psy, SC

(Après la phase aiguë.)

Déni non constructif ou Stratégies d'adaptation inefficaces
- Facteurs favorisants possibles : vulnérabilité, difficulté à faire face aux situations nouvelles, mode de réaction acquis, facteurs culturels, système

de valeurs personnel ou familial, antécédents de stratégies d'adaptation inefficaces ou inadéquates avec tendance à compenser par des comportements toxicomanes, anxiété, peur

- Manifestations possibles : incapacité de reconnaître le fait que la situation actuelle est causée par la toxicomanie, adoption de comportements manipulateurs pour éviter les responsabilités personnelles, altération des habitudes ou de la participation sociales, comportement inadapté, difficulté à résoudre des problèmes, problèmes professionnels, problèmes financiers importants, difficulté à surmonter le stress de la maladie ou de l'hospitalisation

#### Sentiment d'impuissance

- Facteurs favorisants possibles : toxicomanie avec ou sans périodes d'abstinence, excès compulsifs épisodiques, tentatives d'abstinence, manque chronique d'initiative
- Manifestations possibles : vaines tentatives d'abstinence, incapacité de cesser de consommer (exprimée par le patient) ou demande d'aide, tendance à penser continuellement à la drogue ou aux moyens de s'en procurer, altération de la vie personnelle, professionnelle et sociale

#### Alimentation déficiente

- Facteurs favorisants possibles : apport nutritionnel insuffisant par rapport aux besoins métaboliques pour des raisons psychologiques, physiologiques ou financières
- Manifestations possibles : poids inférieur au poids idéal, perte de tissus adipeux sous-cutanés, diminution de la masse musculaire, altération du sens du goût, piètre tonus musculaire, ulcération ou inflammation de la cavité buccale, manque d'intérêt pour la nourriture, épreuves de laboratoire révélant des carences en protéines ou en vitamines

#### Dysfonctionnement sexuel

- Facteurs favorisants possibles : altération des fonctions corporelles (atteinte neurologique et effets invalidants de la toxicomanie), altération de l'apparence
- Manifestations possibles : apparition graduelle de problèmes sexuels (atrophie testiculaire importante, gynécomastie, impuissance ou diminution des spermatozoïdes chez les hommes ; perte de poils, peau mince ou molle, angiomes stellaires, aménorrhée, risque accru d'avortement chez les femmes)

#### Dynamique familiale dysfonctionnelle : alcoolisme [ou toxicomanie]

- Facteurs favorisants possibles : abus d'alcool ou de drogues, antécédents d'alcoolisme ou de toxicomanie, stratégies d'adaptation inadéquates ou incapacité de résoudre efficacement ses problèmes, prédisposition génétique ou influences biochimiques
- Manifestations possibles : sentiments de colère, de frustration ou de culpabilité, fureur ou émotions réprimées, honte ou gêne, vulnérabilité, détérioration des relations familiales, déni ou rationalisation par les membres de la famille, systèmes de communication fermés, instauration de relations familiales triangulaires, manipulation, blâme, complicité dans la consommation d'alcool ou de drogues, incapacité d'accepter et de recevoir de l'aide

#### Risque d'accident chez le fœtus

- Facteurs de risque possibles : consommation de drogues ou d'alcool, exposition à des agents tératogènes

Connaissances insuffisantes sur la maladie, la grossesse, le pronostic et les exigences du traitement

- Facteurs favorisants possibles : ignorance sur le sujet, interprétation erronée des informations, oubli, capacité cognitive limitée, facteurs interférant avec l'apprentissage
- Manifestations possibles : verbalisation du problème, questions, idées fausses, incapacité de suivre correctement les directives, apparition de complications évitables, continuation de la consommation malgré les complications

## Diabète sucré SC, Péd

Connaissances insuffisantes sur la maladie, le traitement et les besoins en matière de soins

- Facteurs favorisants possibles : ignorance sur le sujet, oubli, interprétation erronée des informations
- Manifestations possibles : demande d'informations, expression d'inquiétudes ou d'idées fausses, incapacité de suivre correctement les directives, apparition de complications évitables

Alimentation déficiente

- Facteurs favorisants possibles : incapacité d'utiliser les matières nutritives (déséquilibre entre l'apport glucidique et l'utilisation du glucose) nécessaires au métabolisme
- Manifestations possibles : perte de poids, faiblesse musculaire, augmentation de la soif ou des mictions, hyperglycémie

Risque d'inadaptation à un changement dans l'état de santé

- Facteurs de risque possibles : besoin d'apporter au mode de vie et à l'image de soi des changements importants qui nécessitent l'observance à vie d'un programme thérapeutique et l'internalisation du pouvoir d'agir et de décider

Risque d'infection

- Facteurs de risque possibles : affaiblissement de la fonction leucocytaire, perturbation de la circulation, cicatrisation lente

Risque de trouble de la perception sensorielle (préciser)

- Facteurs de risque possibles : altération chimique endogène (changements dans les taux d'insuline et de glucose ou déséquilibre électrolytique)

Stratégies d'adaptation familiale compromises

- Facteurs favorisants possibles : informations inadéquates ou erronées d'une personne clé, incompréhension de la personne clé face à la situation, crise de situation ou de croissance à laquelle la personne clé doit faire face, maladie chronique nécessitant des changements de comportements difficiles pour la famille
- Manifestations possibles : confusion quant à ce qu'il faut faire (signalée par la famille), sentiment d'avoir du mal à s'adapter à la situation ; incapacité de la famille de répondre aux besoins physiques et affectifs de ses membres ; personne clé préoccupée par ses propres réactions (culpabilité, peur, etc.) ; attitude trop ou insuffisamment protectrice de la part d'une personne clé compte tenu des capacités ou du besoin d'autonomie du patient

## Dialyse générale SC

*Voir aussi Dialyse péritonéale, Hémodialyse.*

Alimentation déficiente

- Facteurs favorisants possibles: apport alimentaire insuffisant (diète restrictive, anorexie, nausées et vomissements, stomatite), perte de peptides et d'acides aminés (les constituants des protéines) durant le traitement
- Manifestations possibles: apport inadéquat (signalé par le patient), dégoût pour la nourriture, altération du sens du goût, manque de tonus musculaire ou faiblesse, ulcération ou inflammation buccales, pâleur des conjonctives et des muqueuses

Deuil anticipé

- Facteurs favorisants possibles: perte, réelle ou ressentie; maladie chronique ou fatale; réaction de contrariété face à la perte
- Manifestations possibles: verbalisation d'un sentiment de détresse ou de problèmes non résolus; déni de la perte; perturbation des habitudes alimentaires, des habitudes de sommeil, des rêves, baisse de l'activité et de la libido; pleurs, affect instable et sentiments de tristesse, de culpabilité et de colère

Image corporelle perturbée ou Diminution situationnelle de l'estime de soi

- Facteurs favorisants possibles: crise situationnelle et maladie chronique ayant entraîné des changements dans les rôles habituels et dans l'image corporelle
- Manifestations possibles: verbalisation des changements survenus dans le mode de vie, tendance à parler beaucoup de ses fonctions telles qu'elles étaient auparavant, sentiments négatifs envers son corps, sentiment d'impuissance, extension du moi à des objets (appareil de dialyse, etc.), détérioration de la vie sociale, tendance à dépendre exagérément d'autrui pour ses soins, incapacité d'assumer ses soins personnels ou de suivre correctement les directives reçues, comportements autodestructeurs

Déficit de soins personnels (préciser)

- Facteurs favorisants possibles: déficit cognitif ou trouble de perception (accumulation de toxines), intolérance à l'activité, baisse de la force et de l'endurance, douleur, malaise
- Manifestations possibles: incapacité d'accomplir les activités de la vie quotidienne, vêtements froissés et apparence négligée, forte odeur corporelle

Sentiment d'impuissance

- Facteurs favorisants possibles: maladie, milieu de soins
- Manifestations possibles: sentiment de n'avoir aucun pouvoir sur la situation, dépression face à la détérioration physique, absence de participation aux soins, colère, passivité

Stratégies d'adaptation familiale compromises ou invalidantes

- Facteurs favorisants possibles: informations inadéquates, erronées ou mal comprises par une personne clé; désorganisation de la famille et changements de rôles temporaires; manque de soutien entre le patient et la personne clé; durée de la maladie et aggravation de l'invalidité qui épuisent la capacité de soutien des personnes clés
- Manifestations possibles: plaintes et inquiétude quant à l'attitude de la personne clé (exprimées par le patient), réactions inadaptées de la part de la famille à l'égard du problème de santé du patient, sentiment d'inquiétude ressenti par la personne clé face à ses propres réactions, comportements d'intolérance ou de rejet, comportements trop ou insuffisamment protecteurs compte tenu des capacités et du besoin d'autonomie du patient

## Dialyse péritonéale — MC, SC

*Voir aussi Dialyse générale.*

Risque d'excès de volume liquidien
- Facteurs de risque possibles : mauvais gradient osmotique de la solution, rétention liquidienne (problèmes de drainage du dialysat ou mauvais gradient osmotique de la solution ou distension intestinale), apport oral ou intraveineux excessif

Risque de trauma
- Facteurs de risque possibles : position incorrecte durant l'insertion ou la manipulation du cathéter

Douleur aiguë
- Facteurs favorisants possibles : interventions thérapeutiques (irritation causée par le cathéter, cathéter mal installé), œdème ou distension de l'abdomen, inflammation ou infection, perfusion trop rapide ou perfusion d'un dialysat froid ou acide
- Manifestations possibles : plaintes, comportements de diversion et d'autoprotection, focalisation sur soi

Risque d'infection [péritonite]
- Facteurs de risque possibles : contamination du cathéter ou du dialyseur, présence d'agents pathogènes sur la peau, péritonite stérile (réaction à la composition du dialysat)

Risque de mode de respiration inefficace
- Facteurs de risque possibles : pression abdominale accrue accompagnée d'une excursion diaphragmatique réduite, perfusion trop rapide du dialysat, douleur ou malaises, inflammation (atélectasie, pneumonie, etc.)

## Diarrhée — Péd, SC

Connaissances insuffisantes sur les facteurs d'étiologie ou d'influence et sur les exigences du traitement
- Facteurs favorisants possibles : manque d'informations, idées fausses
- Manifestations possibles : verbalisation du problème, questions, apparition de complications évitables

Risque de déficit de volume liquidien
- Facteurs de risque possibles : pertes excessives par le tube digestif, apport liquidien insuffisant

Douleur aiguë
- Facteurs favorisants possibles : crampes abdominales, irritation ou excoriation de la peau
- Manifestations possibles : plaintes, grimaces de douleur, réactions du système nerveux autonome

Atteinte à l'intégrité de la peau
- Facteurs favorisants possibles : effets des selles diarrhéiques sur des tissus délicats
- Manifestations possibles : plaintes de malaise, rupture de l'épiderme, destruction des couches cutanées

## Dilatation et curetage — Obs, Gyn

*Voir aussi Avortement volontaire, Avortement spontané.*

Connaissances insuffisantes sur l'intervention chirurgicale, les complications postopératoires possibles et les exigences du traitement
- Facteurs favorisants possibles : ignorance sur le sujet

- Manifestations possibles: demande d'informations, verbalisation du problème ou d'idées fausses

## Dilatation prématurée du col utérin — Obs

*Voir aussi Travail prématuré.*

Anxiété [préciser le degré]
- Facteurs favorisants possibles: crise situationnelle, danger de mort pour soi ou pour le fœtus
- Manifestations possibles: tension accrue, appréhension, sentiment d'incompétence, stimulation du système nerveux autonome, questions répétitives

Risque d'accident chez la mère
- Facteurs de risque possibles: intervention chirurgicale, administration de médicaments tocolytiques

Risque d'accident chez le fœtus
- Facteurs de risque possibles: accouchement d'un bébé prématuré, intervention chirurgicale

Deuil anticipé
- Facteurs favorisants possibles: perte possible du fœtus (perçue par la patiente)
- Manifestations possibles: expression de détresse, de culpabilité et de colère, sentiments inextricables

## Dissociation — Psy

Anxiété [grave, panique] ou Peur
- Facteurs favorisants possibles: incapacité de s'adapter qui date de l'enfance, conflit inconscient, concept de soi menacé, besoins insatisfaits, stimulus phobique
- Manifestations possibles: réaction inadaptée au stress (dissociation, fragmentation de la personnalité), tension accrue, sentiment d'incompétence, focalisation sur soi, projection

Risque de violence envers soi ou envers les autres
- Facteurs de risque possibles: mélancolie, personnalités contradictoires ou moi dissocié, états de panique, comportements suicidaires ou homicides

Identité personnelle perturbée
- Facteurs favorisants possibles: conflits psychologiques (accès de dissociation), traumatisme ou mauvais traitements dans l'enfance, intégrité physique ou concept de soi menacés, moi insuffisamment développé
- Manifestations possibles: perturbation de la perception ou de l'expérience du moi, perte du sens de la réalité ou du monde extérieur, limites du moi mal définies, confusion quant au sentiment de sa propre identité et quant au but ou au sens de la vie, perte de mémoire, présence de plus d'une personnalité

Stratégies d'adaptation familiale compromises
- Facteurs favorisants possibles: agents de stress nombreux et répétés pendant un certain temps, maladie qui se prolonge et qui épuise la capacité de soutien des personnes clés; désorganisation de la famille, changements de rôles temporaires, situation familiale à risque élevé
- Manifestations possibles: propos de la personne clé ou de la famille indiquant qu'elle ne comprend pas bien la situation ou n'a pas suffisamment de connaissances pour aider et soutenir le patient, problèmes conjugaux ou interpersonnels

## Diverticulite **SC**

Douleur aiguë
- Facteurs favorisants possibles : inflammation de la muqueuse intestinale, crampes abdominales, fièvre ou frissons
- Manifestations possibles : plaintes, comportements de défense ou de diversion, réactions du système nerveux autonome, difficulté à se concentrer

Diarrhée ou Constipation
- Facteurs favorisants possibles : altération structurale ou fonctionnelle, inflammation
- Manifestations possibles : signes et symptômes inhérents au problème particulier du patient, par exemple augmentation ou diminution de la fréquence des selles et changement dans leur consistance

Connaissances insuffisantes sur le processus morbide, les complications possibles, les soins personnels appropriés et les exigences du traitement
- Facteurs favorisants possibles : manque d'informations, idées fausses
- Manifestations possibles : verbalisation du problème, demande d'informations, apparition de complications évitables

Risque de sentiment d'impuissance
- Facteurs de risque possibles : nature chronique du processus morbide et réapparition du problème malgré l'observance du programme thérapeutique

## Dysérection (dysfonctionnement érectile) **SC**

Dysfonctionnement sexuel
- Facteurs favorisants possibles : altération des fonctions corporelles
- Manifestations possibles : expressions de perturbation des réactions sexuelles, incapacité d'avoir la satisfaction sexuelle désirée

Risque de diminution situationnelle de l'estime de soi
- Facteurs de risque possibles : altération fonctionnelle, sentiment d'être rejeté

## Dysfonctionnement du col utérin **Obs**

*Voir Dilatation prématurée du col utérin.*

## Dysménorrhée **Gyn**

Douleur aiguë
- Facteurs favorisants possibles : contractilité utérine excessive
- Manifestations possibles : plaintes, comportements de défense ou de diversion, difficulté à se concentrer, réactions du système nerveux autonome (changement dans les signes vitaux)

Risque d'intolérance à l'activité
- Facteurs de risque possibles : douleur intense, présence de symptômes secondaires (nausées, vomissements, syncope, frissons), dépression

Stratégies d'adaptation inefficaces
- Facteurs favorisants possibles : nature chronique et récurrente du problème ; anxiété par anticipation
- Manifestations possibles : tension musculaire, céphalées, irritabilité générale, état dépressif chronique, piètre concept de soi (exprimé par la patiente) et sentiment d'être incapable de s'adapter

## Dysrythmies cardiaques MC

Risque de diminution du débit cardiaque
- Facteurs de risque possibles : altération de la conduction nerveuse et diminution de la contractilité du myocarde

Anxiété [préciser le degré]
- Facteurs favorisants possibles : peur de mourir
- Manifestations possibles : tension accrue, appréhension, expression d'inquiétudes

Connaissances insuffisantes sur la maladie et les exigences du traitement
- Facteurs favorisants possibles : manque d'informations ou interprétation erronée des informations, difficulté d'accès aux sources d'information
- Manifestations possibles : questions, idées fausses, échec du programme thérapeutique précédent, apparition de complications évitables

Risque d'intolérance à l'activité
- Facteurs de risque possibles : déséquilibre entre l'apport et les besoins en oxygène du myocarde, effets dépresseurs de certains médicaments sur le cœur (agents bêtabloquants, antiarythmiques)

Risque d'intoxication (digitale)
- Facteurs de risque possibles : utilisation d'un médicament dont la marge d'efficacité thérapeutique est étroite, manque de connaissances sur les précautions à prendre, déficit cognitif ou visuel

## Dystrophie musculaire (maladie de Duchenne) Péd, SC

Mobilité physique réduite
- Facteurs favorisants possibles : trouble ou faiblesse musculosquelettiques
- Manifestations possibles : diminution de la force, du contrôle ou de la masse musculaires, amplitude limitée des mouvements, trouble de la coordination

Retard de la croissance et du développement
- Facteurs favorisants possibles : effets du handicap physique
- Manifestations possibles : perturbation de la croissance et difficulté à effectuer ses soins personnels ou à maîtriser les activités propres à son groupe d'âge

Risque d'alimentation excessive
- Facteurs de risque possibles : sédentarité, habitudes alimentaires dysfonctionnelles

Stratégies d'adaptation familiale compromises
- Facteurs favorisants possibles : crise situationnelle ou conflits émotionnels relativement à la nature héréditaire de la maladie, longueur de la maladie ou de l'invalidité qui épuise la capacité de soutien des membres de la famille
- Manifestations possibles : inquiétude de la famille face à ses propres réactions à l'égard du handicap, comportements trop ou insuffisamment protecteurs par rapport aux capacités ou au besoin d'autonomie du patient

## Éclampsie Obs

*Voir Hypertension gravidique.*

## Eczéma (dermite) SC

Douleur aiguë ou chronique [ou malaises]
- Facteurs favorisants possibles : inflammation et irritation cutanées
- Manifestations possibles : plaintes, irritabilité, besoin de se gratter

Risque d'infection
- Facteurs de risque possibles : rupture de l'épiderme, traumatisme tissulaire

Isolement social
- Facteurs favorisants possibles : altération de l'apparence physique
- Manifestations possibles : sentiment d'être rejeté (exprimé par le patient), diminution des interactions sociales avec les pairs

## Eczéma séborrhéique SC

Atteinte à l'intégrité de la peau
- Facteurs favorisants possibles : inflammation chronique de la peau
- Manifestations possibles : rupture de l'épiderme accompagnée de squames sèches ou humides, de croûtes jaunâtres, d'un érythème ou de fissures

## Élongation MC

*Voir aussi Plâtre, Fracture.*

Douleur aiguë
- Facteurs favorisants possibles : traumatisme direct aux tissus ou aux os, spasmes musculaires, déplacement de fragments osseux, œdème, appareil d'élongation ou dispositif d'immobilisation, anxiété
- Manifestations possibles : plaintes, comportements de défense ou de diversion, focalisation sur soi, altération du tonus musculaire et réactions du système nerveux autonome (changement dans les signes vitaux)

Mobilité physique réduite
- Facteurs favorisants possibles : trouble neuromusculaire ou squelettique, douleur, manque de motivation, restriction des mouvements imposée
- Manifestations possibles : amplitude limitée des mouvements, incapacité de se mouvoir délibérément dans l'environnement, réticence à effectuer des mouvements, diminution de la force et du contrôle musculaires

Risque d'infection
- Facteurs de risque possibles : interventions effractives (y compris l'introduction d'un corps étranger dans la peau ou les os), présence de tissus traumatisés, activité réduite causant une stase des liquides biologiques

Activités de loisirs insuffisantes
- Facteurs favorisants possibles : hospitalisation et traitement prolongés, impossibilité d'effectuer toutes ses activités habituelles dans le milieu de soins
- Manifestations possibles : plaintes d'ennui, agitation, irritabilité

## Embolie pulmonaire MC

Mode de respiration inefficace
- Facteurs favorisants possibles : obstruction trachéobronchique (inflammation, sécrétions abondantes ou hémorragie active) ; diminution de l'excursion thoracique, processus inflammatoire

- Manifestations possibles : altération de l'amplitude ou de la fréquence respiratoires, dyspnée ou utilisation de la musculature accessoire, altération des mouvements thoraciques, bruits respiratoires anormaux (craquements, respiration sifflante), toux (avec ou sans expectorations)

Échanges gazeux perturbés
- Facteurs favorisants possibles : altération du débit sanguin dans les alvéoles ou d'importants segments des poumons, altération de la membrane alvéolo-capillaire (atélectasie, affaissement des voies respiratoires ou des alvéoles, œdème pulmonaire, épanchement, sécrétions trop abondantes, saignement actif)
- Manifestations possibles : dyspnée intense, agitation, appréhension, somnolence, cyanose, valeurs anormales de l'oxymétrie ou des gaz du sang artériel (hypoxémie et hypercapnie)

Irrigation tissulaire inefficace (cardiopulmonaire)
- Facteurs favorisants possibles : interruption de la circulation sanguine (artérielle ou veineuse), altération des échanges alvéolaires ou tissulaires (déplacement acidosique de la courbe de dissociation de l'hémoglobine)
- Manifestations possibles : radiographies ou résultats de laboratoire révélant un déséquilibre du rapport ventilation-perfusion, dyspnée, cyanose centrale

Peur ou Anxiété [préciser le degré]
- Facteurs favorisants possibles : dyspnée grave, incapacité de respirer normalement, peur de mourir, changement ou risque de changement dans l'état de santé, réaction physiologique à l'hypoxémie, acidose, inquiétude quant à l'issue de la situation
- Manifestations possibles : agitation, irritabilité, comportement d'attaque ou de fuite, stimulation sympathique (excitation cardiovasculaire, dilatation des pupilles, transpiration, vomissements, diarrhée), pleurs, voix tremblante, crainte d'un malheur imminent

## Emphysème MC

Échanges gazeux perturbés
- Facteurs favorisants possibles : altération ou destruction de la membrane alvéolo-capillaire
- Manifestations possibles : dyspnée, agitation, altération de la conscience, valeurs anormales des gaz du sang artériel

Dégagement inefficace des voies respiratoires
- Facteurs favorisants possibles : sécrétion accrue de mucus tenace ou incapacité d'expectorer le mucus, baisse d'énergie, atrophie musculaire
- Manifestations possibles : bruits respiratoires anormaux (rhonchi), toux inefficace, changements dans la fréquence et l'amplitude respiratoires, dyspnée

Intolérance à l'activité
- Facteurs favorisants possibles : déséquilibre entre les besoins et l'apport en oxygène
- Manifestations possibles : plaintes de fatigue ou de faiblesse, dyspnée d'effort, changements dans les signes vitaux après une activité

Alimentation déficiente
- Facteurs favorisants possibles : incapacité d'ingérer des aliments (essoufflement, anorexie, faiblesse généralisée, effets secondaires des médicaments)

- Manifestations possibles : manque d'intérêt pour la nourriture, altération du sens du goût (signalée par le patient), perte du tonus et de la masse musculaires, fatigue et perte de poids

Risque d'infection **SC**
- Facteurs de risque possibles : altération des mécanismes de défense primaires (stase des liquides biologiques, diminution de l'activité ciliaire), nature chronique du processus morbide, malnutrition

Sentiment d'impuissance
- Facteurs favorisants possibles : régime imposé par la maladie, milieu de soins
- Manifestations possibles : sentiment de n'avoir aucune maîtrise de la situation (exprimé par le patient), dépression face à la détérioration physique, non-participation au programme thérapeutique ; colère, passivité

## Encéphalite **MC**

Risque d'irrigation tissulaire inefficace (cérébrale)
- Facteurs de risque possibles : œdème cérébral qui entrave ou qui interrompt la circulation veineuse ou artérielle dans le cerveau, hypovolémie et problèmes d'échanges au niveau cellulaire (acidose)

Hyperthermie
- Facteurs favorisants possibles : augmentation du métabolisme, maladie, déshydratation
- Manifestations possibles : température corporelle élevée, peau chaude et rouge, augmentation de la fréquence du pouls et de la fréquence respiratoire

Douleur aiguë
- Facteurs favorisants possibles : inflammation ou irritation du cerveau, œdème cérébral
- Manifestations possibles : plaintes de céphalées et de photophobie, comportements de diversion, agitation, réactions du système nerveux autonome (changement dans les signes vitaux)

Risque de trauma ou de suffocation
- Facteurs de risque possibles : agitation, activité clonique ou tonique, altération de la conscience, problèmes cognitifs, faiblesse générale, ataxie, vertiges

## Encéphalopathie infantile **Péd, SC**

Mobilité physique réduite
- Facteurs favorisants possibles : faiblesse ou hypertonie musculaires, accentuation des réflexes ostéotendineux, tendance aux contractures, sous-développement des membres atteints
- Manifestations possibles : diminution de la force, du contrôle ou de la masse musculaires, amplitude limitée des mouvements, trouble de la coordination

Stratégies d'adaptation familiale compromises
- Facteurs favorisants possibles : nature permanente de la maladie, crise situationnelle, conflits émotionnels ou désorganisation temporaire de la famille, manque d'informations ou de compréhension des besoins du patient
- Manifestations possibles : anxiété et culpabilité face au handicap du patient (exprimées par la famille), manque de compréhension et de

connaissances, comportements exagérément ou insuffisamment protecteurs ne correspondant pas aux capacités ni au besoin d'autonomie du patient

Retard de la croissance et du développement
- Facteurs favorisants possibles : effets du handicap physique
- Manifestations possibles : perturbation de la croissance, retard de développement ou difficulté à maîtriser différentes habiletés (motrices, sociales), difficulté à accomplir ses soins personnels ou à maîtriser les activités propres au groupe d'âge

## Endocardite MC

Risque de diminution du débit cardiaque
- Facteurs de risque possibles : inflammation de la muqueuse cardiaque, altération structurale des valves des valvules

Anxiété [préciser le degré]
- Facteurs favorisants possibles : changement dans l'état de santé, peur de mourir
- Manifestations possibles : appréhension, expression d'inquiétudes, focalisation sur soi

Douleur aiguë
- Facteurs favorisants possibles : processus inflammatoire généralisé, effets du phénomène embolique
- Manifestations possibles : plaintes, difficulté à se concentrer, comportements de diversion, réactions du système nerveux autonome (changement dans les signes vitaux)

Risque d'intolérance à l'activité
- Facteurs de risque possibles : déséquilibre entre l'apport et les besoins en oxygène, mauvaise condition physique

Risque d'irrigation tissulaire inefficace (préciser)
- Facteurs de risque possibles : interruption du débit artériel par une embolie (embolie d'un thrombus ou végétations valvulaires)

## Endométriose Gyn

Douleur aiguë ou chronique
- Facteurs favorisants possibles : pression causée par des saignements dissimulés, formation d'adhérences
- Manifestations possibles : plaintes (douleur entre les règles ou lors des règles), comportements de défense ou de diversion, difficulté à se concentrer

Dysfonctionnement sexuel
- Facteurs favorisants possibles : douleur causée par les adhérences
- Manifestations possibles : verbalisation du problème, perturbation des relations avec le partenaire

Connaissances insuffisantes sur la physiopathologie de la maladie et les exigences du traitement
- Facteurs favorisants possibles : manque d'informations, interprétation erronée des informations
- Manifestations possibles : verbalisation du problème, idées fausses

## Entérite MC, SC

*Voir Rectocolite hémorragique, Maladie de Crohn.*

## Entorse de la cheville ou du pied — SC

Douleur aiguë

- Facteurs favorisants possibles : traumatisme ou enflure de l'articulation
- Manifestations possibles : plaintes, comportements de défense ou de diversion, focalisation sur soi, réactions du système nerveux autonome (changement dans les signes vitaux)

Difficulté à la marche

- Facteurs favorisants possibles : lésion musculosquelettique, douleur, traitements restrictifs
- Manifestations possibles : réticence à effectuer des mouvements, incapacité de se déplacer à sa guise dans l'environnement

## Épididymite — MC

Douleur aiguë

- Facteurs favorisants possibles : inflammation, formation d'un œdème, tension exercée sur le cordon spermatique
- Manifestations possibles : plaintes, comportements de défense ou de diversion (agitation), réactions du système nerveux autonome (changement dans les signes vitaux)

Risque d'infection [transmission]

- Facteurs de risque possibles : présence d'une inflammation ou d'une infection, manque de connaissances sur la prévention de l'infection

Connaissances insuffisantes sur la physiopathologie, l'issue de la maladie et les besoins en matière de soins personnels

- Facteurs favorisants possibles : manque d'informations, interprétation erronée des informations
- Manifestations possibles : verbalisation du problème ou d'idées fausses, questions

## Épilepsie — SC

Connaissances insuffisantes sur le trouble et son traitement médicamenteux

- Facteurs favorisants possibles : manque d'informations, interprétation erronée des informations, manque d'argent
- Manifestations possibles : questions, verbalisation du problème ou d'idées fausses, usage incorrect des anticonvulsivants, épilepsie non maîtrisée

Diminution chronique de l'estime de soi ou Identité personnelle perturbée

- Facteurs favorisants possibles : perception d'une altération des fonctions neurologiques, sentiment de perte de maîtrise, préjugés sociaux associés à la maladie
- Manifestations possibles : sentiments négatifs à l'égard de soi et du « cerveau », détérioration de l'engagement social, sentiment d'impuissance, inquiétude face au changement ou à la perte

Interactions sociales perturbées

- Facteurs favorisants possibles : nature imprévisible du trouble, perturbation du concept de soi
- Manifestations possibles : manque de confiance en soi, verbalisation du problème, malaise en société, incapacité d'éprouver ou de communiquer un sentiment d'appartenance ou de la sollicitude, retrait des activités et des relations sociales

Risque de trauma ou de suffocation

- Facteurs de risque possibles : faiblesse, perturbation de l'équilibre, problèmes cognitifs ou altération de la conscience, altération de la coordination des muscles longs ou courts (durant la phase clonique)

## Érythème fessier du nourrisson — Péd

*Voir Candidose.*

## Escarre de décubitus — SC, MC

Atteinte à l'intégrité de la peau ou des tissus
- Facteurs favorisants possibles : altération de la circulation, déficit nutritionnel, déséquilibre liquidien, altération de la mobilité physique, excrétions ou sécrétions corporelles irritantes, déficits sensoriels
- Manifestations possibles : lésion ou destruction tissulaires

Douleur aiguë
- Facteurs favorisants possibles : destruction des couches cutanées protectrices, exposition des nerfs
- Manifestations possibles : plaintes, comportements de diversion, focalisation sur soi

Risque d'infection
- Facteurs de risque possibles : rupture ou traumatisme tissulaires, exposition accrue à l'air ambiant et déficit nutritionnel

## État de stress post-traumatique — Psy

Syndrome post-traumatique
- Facteurs favorisants possibles : expérience d'un événement traumatisant
- Manifestations possibles : reviviscence de l'événement, réactions somatiques, torpeur psychique ou émotionnelle, modification du mode de vie, perturbation du sommeil, comportements autodestructeurs, difficultés à communiquer avec les autres, apparition de phobies, impulsivité, irritabilité et explosions d'émotions

Anxiété [grave à panique] ou Peur
- Facteurs favorisants possibles : souvenirs de l'événement traumatisant, image de soi menacée ou peur de mourir, changement dans l'environnement, monologue intérieur négatif
- Manifestations possibles : tension accrue, défiance, sentiment d'impuissance, appréhension, peur, incertitude ou confusion, agitation, plaintes somatiques, crainte d'un malheur imminent, stimulation sympathique avec stimulation cardiovasculaire ou palpitations

Risque de violence envers les autres
- Facteurs de risque possibles : réaction de sursaut, souvenir d'un événement provoquant un passage à l'acte comme si l'événement se produisait vraiment, consommation d'alcool ou d'autres drogues pour engourdir la douleur et entraîner une torpeur psychique, expression violente d'une rage refoulée, réaction à une anxiété intense ou à un état de panique, perte de la maîtrise de soi

Stratégies d'adaptation inefficaces
- Facteurs favorisants possibles : vulnérabilité, réseau de soutien inadéquat, perceptions irréalistes, attentes insatisfaites, intégrité menacée, facteurs de stress nombreux et répétés au fil du temps
- Manifestations possibles : incapacité de faire face à la situation ou difficulté à demander de l'aide (signalées par le patient), tension musculaire, céphalées, inquiétude chronique, stress émotionnel

Deuil dysfonctionnel
- Facteurs favorisants possibles : perte réelle ou ressentie d'un objet (perte du moi qui existait avant l'événement traumatisant et autres pertes

survenues pendant ou après l'événement), perte du bien-être biopsychosocial, réaction refoulée de chagrin face à une perte, réaction de chagrin antérieure non résolue
- Manifestations possibles : sentiment de détresse face à la perte (exprimé par le patient) ; colère, tristesse, affect instable ; perturbation des habitudes alimentaires, des habitudes de sommeil, des rêves et de la libido ; reviviscence d'événements passés ; expression de culpabilité ; difficulté à se concentrer

Dynamique familiale perturbée
- Facteurs favorisants possibles : crise situationnelle, incapacité de franchir des étapes développementales
- Manifestations possibles : confusion quant aux mesures à prendre et difficulté à faire face à la situation (exprimées par la famille), incapacité du réseau familial de répondre aux besoins physiques, affectifs ou spirituels de ses membres, incapacité de s'adapter au changement ou de surmonter l'événement traumatisant de façon constructive, processus décisionnel inefficace au sein de la famille

## Fausse-couche — Obs
*Voir Avortement spontané.*

## Fibrillation auriculaire — SC
*Voir Dysrythmies cardiaques.*

## Fibrillation ventriculaire — MC
*Voir Dysrythmies cardiaques.*

## Fibrose kystique — SC, Péd
*Voir Mucoviscidose.*

## Fièvre du Nil occidental — SC, MC

Hyperthermie
- Facteurs favorisants possibles : processus infectieux
- Manifestations possibles : température corporelle élevée, peau rouge et chaude au toucher, tachycardie, élévation de la fréquence respiratoire

Douleur aiguë
- Facteurs favorisants possibles : processus infectieux ou effets des toxines circulantes
- Manifestations possibles : plaintes de céphalées, myalgie, douleur oculaire, malaises abdominaux

Risque de déficit de volume liquidien
- Facteurs de risque possibles : augmentation du métabolisme de base, diminution de l'apport, anorexie, nausées, pertes liquidiennes par les voies naturelles (vomissements, diarrhée)

Risque d'atteinte à l'intégrité de la peau
- Facteurs de risque possibles : hyperthermie, diminution de l'apport liquidien, altération de la turgescence de la peau, alitement, effets des toxines circulantes

## Flutter auriculaire — SC
*Voir Dysrythmies cardiaques.*

## Fracture — MC, SC
*Voir aussi Plâtre, Élongation.*

Risque de trauma [blessure secondaire]
- Facteurs de risque possibles: préexistence d'une fracture ou déplacement de fragments osseux, utilisation d'un appareil d'élongation, etc.

Douleur aiguë
- Facteurs favorisants possibles: déplacement des fragments osseux, spasmes musculaires, traumatisme ou œdème tissulaires, appareil d'élongation, dispositif d'immobilisation, stress, anxiété
- Manifestations possibles: plaintes, comportements de diversion, focalisation sur soi, masque de douleur, comportements de défense ou d'autoprotection, altération du tonus musculaire, réactions du système nerveux autonome (changement dans les signes vitaux)

Risque de dysfonctionnement neurovasculaire périphérique
- Facteurs de risque possibles: réduction ou interruption de l'irrigation sanguine (lésion des vaisseaux, traumatisme des tissus, œdème excessif, formation de thrombus, hypovolémie)

Mobilité physique réduite
- Facteurs favorisants possibles: atteinte neuromusculaire de l'appareil locomoteur, douleur ou malaises, traitements restrictifs (alitement, immobilisation d'un membre) et manque de motivation
- Manifestations possibles: incapacité de se mouvoir délibérément dans le milieu de soins, restrictions imposées, réticence à effectuer des mouvements, amplitude limitée des mouvements, diminution de la force et du contrôle musculaires

Risque de perturbation des échanges gazeux
- Facteurs de risque possibles: altération du débit sanguin, embolie graisseuse ou sanguine, altération de la membrane alvéolo-capillaire (œdème interstitiel ou pulmonaire, congestion)

Connaissances insuffisantes sur le processus de guérison, les exigences du traitement, les complications possibles et les soins personnels appropriés
- Facteurs favorisants possibles: manque d'informations
- Manifestations possibles: verbalisation du problème, questions, idées fausses

## Gale SC

Atteinte à l'intégrité de la peau
- Facteurs favorisants possibles: infection parasitaire, apparition d'un prurit
- Manifestations possibles: rupture de l'épiderme, inflammation

Connaissances insuffisantes sur la nature contagieuse de la maladie, les complications et les besoins en matière de soins personnels
- Facteurs favorisants possibles: manque d'informations, interprétation erronée des informations
- Manifestations possibles: questions et inquiétude au sujet de la transmission de la maladie

## Gangrène sèche MC

Irrigation tissulaire inefficace (périphérique)
- Facteurs favorisants possibles: interruption de l'irrigation artérielle
- Manifestations possibles: peau froide, changement dans la couleur de la peau (noire), atrophie de la partie atteinte, douleur

Douleur aiguë

- Facteurs favorisants possibles: hypoxie tissulaire et processus de nécrose
- Manifestations possibles: plaintes, comportements de défense ou de diversion, difficulté à se concentrer, réactions du système nerveux autonome (changement dans les signes vitaux)

## Gastrite aiguë **MC**

Douleur aiguë

- Facteurs favorisants possibles: irritation ou inflammation de la muqueuse gastrique
- Manifestations possibles: plaintes, comportements de défense ou de diversion, réactions du système nerveux autonome (changement dans les signes vitaux)

Risque de déficit de volume liquidien

- Facteurs de risque possibles: pertes excessives causées par les vomissements, diarrhée, hémorragie continue, réticence à ingérer des liquides, restrictions liquidiennes

## Gastrite chronique **SC**

Risque d'alimentation déficiente

- Facteurs de risque possibles: incapacité d'ingérer suffisamment d'aliments (nausées et vomissements prolongés, anorexie, douleur épigastrique)

Connaissances insuffisantes sur la physiopathologie, les facteurs psychologiques, les exigences du traitement et les complications possibles

- Facteurs favorisants possibles: manque d'informations ou interprétation erronée des informations
- Manifestations possibles: verbalisation du problème, questions, idées fausses, continuation du problème

## Gastroentérite **MC**

*Voir Gastrite chronique, Entérite.*

## Gelure **MC, SC**

Atteinte à l'intégrité des tissus

- Facteurs favorisants possibles: perturbation de la circulation, lésion thermique
- Manifestations possibles: tissus lésés ou détruits

Douleur aiguë

- Facteurs favorisants possibles: diminution de la circulation, ischémie ou nécrose tissulaires, formation d'un œdème
- Manifestations possibles: plaintes, comportements de défense ou de diversion, difficulté à se concentrer, réactions du système nerveux autonome (changement dans les signes vitaux)

Risque d'infection

- Facteurs de risque possibles: traumatisme tissulaire ou destruction des tissus, perturbation de la réponse immunitaire dans la région atteinte

## Gigantisme **SC**

*Voir Acromégalie.*

## Glaucome — SC, MC

Trouble de la perception sensorielle (visuelle)
- Facteurs favorisants possibles : altération de la réception sensorielle, déficience de l'organe de la vue (hypertension intra-oculaire ou atrophie de la papille optique)
- Manifestations possibles : perte progressive du champ visuel

Anxiété [préciser le degré]
- Facteurs favorisants possibles : changement dans l'état de santé, douleur, cécité potentielle ou actuelle, besoins insatisfaits et monologue intérieur négatif
- Manifestations possibles : appréhension, incertitude et inquiétude face aux changements qui se produisent (exprimées par le patient)

## Glomérulonéphrite — Péd

Excès de volume liquidien
- Facteurs favorisants possibles : insuffisance des mécanismes de régulation (inflammation de la membrane glomérulaire inhibant la filtration)
- Manifestations possibles : gain pondéral, œdème, anasarque, apport supérieur aux pertes, changements dans la pression artérielle

Douleur aiguë
- Facteurs favorisants possibles : effets des toxines circulantes, œdème, distension d'une capsule rénale
- Manifestations possibles : plaintes, comportements de défense, diversion et réactions du système nerveux autonome (changement dans les signes vitaux)

Alimentation déficiente
- Facteurs favorisants possibles : anorexie, diète restrictive
- Manifestations possibles : dégoût pour la nourriture, altération du sens du goût (signalée par le patient), perte de poids et diminution de l'apport alimentaire

Activités de loisirs insuffisantes
- Facteurs favorisants possibles : modalités du traitement ou restrictions imposées par celui-ci, fatigue, malaises
- Manifestations possibles : plaintes d'ennui, agitation, irritabilité

Risque de retard de la croissance et du développement
- Facteurs de risque possibles : infection, malnutrition, maladie chronique

## Goitre — SC

Image corporelle perturbée
- Facteurs favorisants possibles : enflure visible du cou
- Manifestations possibles : verbalisation de sentiments, peur de la réaction des autres, altération structurelle réelle, changement de la participation à la vie sociale

Anxiété [préciser le degré]
- Facteurs favorisants possibles : altération de l'état de santé ou croissance progressive d'une masse, perception d'un danger de mort
- Manifestations possibles : tension accrue, agitation, expression d'inquiétudes, focalisation sur soi, stimulation sympathique

Risque d'alimentation déficiente
- Facteurs de risque possibles : capacité diminuée d'ingérer des aliments ou difficulté à avaler

Risque de dégagement inefficace des voies respiratoires
- Facteurs de risque possibles : compression ou obstruction de la trachée

## Gonorrhée SC

*Voir aussi Maladie transmissible sexuellement.*

Risque d'infection [dissémination ou septicémie]
- Facteurs de risque possibles : présence d'un processus infectieux dans une région richement vascularisée, ignorance des signes et des symptômes de la maladie

Douleur aiguë
- Facteurs favorisants possibles : irritation ou inflammation des muqueuses, effets des toxines circulantes
- Manifestations possibles : plaintes d'irritation génitale ou pharyngée, douleur au périnée ou au pelvis, comportements d'autoprotection ou de diversion

Connaissances insuffisantes sur la cause ou le mode de transmission de la maladie, le traitement et les besoins en matière de soins personnels
- Facteurs favorisants possibles : manque d'informations ou interprétation erronée des informations, déni d'avoir été en contact avec un partenaire infecté
- Manifestations possibles : verbalisation du problème, questions, idées fausses, incapacité de suivre correctement les directives

## Goutte SC

Douleur aiguë
- Facteurs favorisants possibles : inflammation d'une ou de plusieurs articulations
- Manifestations possibles : plaintes, comportements de défense ou de diversion, réactions du système nerveux autonome (changement dans les signes vitaux)

Mobilité physique réduite
- Facteurs favorisants possibles : douleur ou œdème articulaires
- Manifestations possibles : réticence à effectuer des mouvements, amplitude limitée des mouvements, restriction des mouvements imposée par le programme thérapeutique

Connaissances insuffisantes sur la cause, le traitement et la prévention de la maladie
- Facteurs favorisants possibles : manque d'informations, interprétation erronée des informations
- Manifestations possibles : verbalisation du problème, questions, idées fausses, incapacité de suivre correctement les directives

## Greffe de rein MC

Risque d'excès de volume liquidien
- Facteurs de risque possibles : déficience des mécanismes de régulation (transplantation d'un nouveau rein, laquelle nécessite une période d'adaptation avant que l'organe fonctionne de façon optimale)

Image corporelle perturbée
- Facteurs favorisants possibles : insuffisance organique entraînant la nécessité de remplacer une partie du corps, changement d'apparence causé par les médicaments

- Manifestations possibles : inquiétude face à la perte ou au changement, sentiments négatifs envers son propre corps, focalisation sur la force ou le fonctionnement antérieurs

Peur
- Facteurs favorisants possibles : rejet possible du greffon, risque d'insuffisance, peur de mourir
- Manifestations possibles : tension accrue, appréhension, concentration sur la source de la peur, expression d'inquiétudes

Risque d'infection
- Facteurs de risque possibles : rupture de la peau ou traumatisme des tissus, stase des liquides biologiques, immunosuppression, interventions effractives, carences nutritionnelles, maladie chronique

## Grippe (influenza) SC

Douleur aiguë [ou malaises]
- Facteurs favorisants possibles : inflammation, effets des toxines circulantes
- Manifestations possibles : plaintes, comportements de diversion, difficulté à se concentrer

Risque de déficit de volume liquidien
- Facteurs de risque possibles : pertes gastriques excessives, augmentation du métabolisme de base, apport liquidien insuffisant

Hyperthermie
- Facteurs favorisants possibles : toxines circulantes, déshydratation
- Manifestations possibles : température corporelle élevée, peau chaude et rouge, tachycardie

Risque de mode de respiration inefficace
- Facteurs de risque possibles : réponse au processus infectieux, fatigue ou baisse d'énergie

## Grossesse (période prénatale), 1er trimestre Obs, SC

Risque d'alimentation déficiente
- Facteurs de risque possibles : altération de l'appétit, apport insuffisant par rapport aux besoins métaboliques accrus (nausées, vomissements, manque d'argent, manque de connaissances sur l'alimentation, augmentation de l'activité thyroïdienne associée à la croissance des tissus fœtaux et maternels)

Douleur aiguë ou chronique [ou malaises]
- Facteurs favorisants possibles : changements hormonaux, changements physiques
- Manifestations possibles : plaintes (nausées, modification des seins, crampes aux jambes, hémorroïdes, congestion nasale), altération du tonus musculaire, agitation, réactions du système nerveux autonome (changement dans les signes vitaux)

Risque d'accident chez le fœtus
- Facteurs de risque possibles : facteurs liés à l'environnement, facteurs héréditaires, altération du bien-être maternel pouvant nuire directement au fœtus en cours de développement (malnutrition, toxicomanie, etc.)

Débit cardiaque diminué [compensation maximale]
- Facteurs favorisants possibles : augmentation du volume liquidien, effort cardiaque maximal, effets hormonaux de la progestérone et de la

relaxine (qui rendent la patiente sujette à l'hypertension ou au collapsus cardiovasculaire); altération de la résistance périphérique (postcharge)
- Manifestations possibles: variations de la pression artérielle et du pouls, syncope, œdème pathologique

Motivation d'une famille à améliorer ses stratégies d'adaptation
- Manifestations possibles: les membres de la famille s'orientent vers la recherche d'un mieux-être et d'un mode de vie enrichissant et choisissent des expériences qui favorisent la grossesse et le bien-être

Risque de constipation
- Facteurs de risque possibles: changements dans l'apport alimentaire ou liquidien, diminution du péristaltisme, effets des médicaments (fer)

Fatigue ou Habitudes de sommeil perturbées
- Facteurs favorisants possibles: augmentation du métabolisme glucidique, altération biochimique, besoin accru d'énergie pour accomplir les activités de la vie quotidienne, malaise, anxiété, inactivité
- Manifestations possibles: manque d'énergie accablant ou incapacité d'effectuer les activités habituelles (signalés par la patiente), difficulté à s'endormir ou impression de ne pas être complètement reposée, sommeil interrompu, irritabilité, léthargie, bâillements fréquents

Risque d'exercice inefficace du rôle
- Facteurs de risque possibles: crise de croissance, stade de développement, antécédents de problèmes d'adaptation, absence de réseau de soutien

Connaissances insuffisantes sur les changements physiologiques et psychologiques normaux de la grossesse et sur les soins personnels appropriés
- Facteurs favorisants possibles: manque d'informations ou oubli, interprétation erronée des informations concernant les changements physiologiques et psychologiques normaux durant la grossesse et de leur incidence sur soi et sur sa famille
- Manifestations possibles: questions, verbalisation du problème, incapacité de suivre correctement les directives, apparition de complications évitables

## Grossesse (période prénatale), 2e trimestre — Obs, SC

*Voir aussi Grossesse (période prénatale), 1er trimestre.*

Risque d'image corporelle perturbée
- Facteurs de risque possibles: perception de changements biophysiques, réaction de l'entourage

Mode de respiration inefficace
- Facteurs favorisants possibles: empiètement de l'utérus grossissant sur le diaphragme
- Manifestations possibles: plaintes d'essoufflement, de dyspnée et de changements de la profondeur des inspirations

Risque de diminution du débit cardiaque [compensation]
- Facteurs de risque possibles: augmentation de la demande imposée au système circulatoire, altération de la précharge (diminution du retour veineux) et de la postcharge (augmentation de la résistance vasculaire périphérique), hypertrophie ventriculaire

Risque d'excès de volume liquidien
- Facteurs de risque possibles: altération des mécanismes de régulation, ·ention d'eau et de sodium

Habitudes sexuelles perturbées
- Facteurs favorisants possibles : conflit concernant les changements dans le désir et les attentes sexuelles, peur que la mère ou le fœtus subisse des blessures physiques
- Manifestations possibles : plaintes de problèmes, de restrictions ou de changements liés aux comportements et aux activités sexuels

## Grossesse (période prénatale), 3e trimestre — Obs, SC

*Voir aussi Grossesse (période prénatale), 1er trimestre ; Grossesse (période prénatale), 2e trimestre.*

Connaissances insuffisantes sur la préparation en vue du travail et de l'accouchement, et sur les soins à donner au nourrisson
- Facteurs favorisants possibles : manque d'informations ou d'expérience, interprétation erronée des informations
- Manifestations possibles : demande d'informations, expression d'inquiétudes et d'idées fausses

Élimination urinaire altérée
- Facteurs favorisants possibles : grossissement de l'utérus, augmentation de la pression abdominale, fluctuation du débit sanguin dans les reins et du taux de filtration glomérulaire (TFG)
- Manifestations possibles : mictions fréquentes, besoin urgent d'uriner, œdème orthostatique

Risque de stratégies d'adaptation (individuelle ou familiale) inefficaces
- Facteurs de risque possibles : crise situationnelle ou de croissance, vulnérabilité de la patiente, perceptions non conformes à la réalité, réseau de soutien inexistant ou insuffisant

Risque d'accident chez la mère
- Facteurs de risque possibles : hypertension, infection, consommation ou abus d'alcool ou de drogues, altération du système immunitaire, profil sanguin anormal, hypoxie tissulaire, rupture prématurée des membranes

## Grossesse à haut risque — Obs, SC

*Voir aussi Grossesse (période prénatale), 1er trimestre ; Grossesse (période prénatale), 2e trimestre ; Grossesse (période prénatale), 3e trimestre.*

Anxiété [préciser le degré]
- Facteurs favorisants possibles : crise situationnelle, danger de mort pour la mère ou pour le fœtus (perçu ou réel), contagion de l'anxiété
- Manifestations possibles : tension accrue, appréhension, sentiment d'incompétence, plaintes somatiques, troubles du sommeil

Connaissances insuffisantes sur la situation à haut risque et le travail avant terme
- Facteurs favorisants possibles : manque d'informations, interprétation erronée des informations, manque de connaissances quant aux risques personnels et à son rôle dans la prévention et le traitement
- Manifestations possibles : demande d'informations, expression d'inquiétudes et d'idées fausses, incapacité de suivre correctement les directives

Risque d'accident chez la mère
- Facteurs de risque possibles : préexistence d'une affection, complications associées à la grossesse

Risque d'intolérance à l'activité

- Facteurs de risque possibles : présence de problèmes circulatoires ou respiratoires, hyperréactivité de l'utérus

Risque de prise en charge inefficace du programme thérapeutique

- Facteurs de risque possibles : système de valeurs de la patiente, croyances et influence culturelle en matière de santé, problèmes de contrôle, présence d'anxiété, complexité du programme thérapeutique, problèmes d'ordre économique, susceptibilité perçue

## Grossesse chez l'adolescente **Obs**

*Voir aussi Grossesse (période prénatale), 1er trimestre ; Grossesse (période prénatale), 2e trimestre ; Grossesse (période prénatale), 3e trimestre.*

Dynamique familiale perturbée

- Facteurs favorisants possibles : crise situationnelle ou de transition (crise financière, changement dans les rôles ou arrivée d'un nouveau membre dans la famille)
- Manifestations possibles : confusion de la famille quant aux mesures à prendre, incapacité du réseau familial de répondre aux besoins physiques, affectifs ou spirituels de ses membres, incapacité de la famille de s'adapter au changement ou de surmonter un événement traumatisant de façon constructive, incapacité du réseau familial de respecter l'individualité et l'autonomie de ses membres, processus décisionnel inefficace au sein de la famille, incapacité de respecter les limites

Isolement social

- Facteurs favorisants possibles : altération de l'apparence physique, sentiment que la situation est inacceptable sur le plan social, cercle social limité, stade de l'adolescence et problèmes entravant l'accomplissement des tâches développementales
- Manifestations possibles : sentiment de solitude, sentiment d'être rejetée, sentiment d'être différente des autres, difficulté à communiquer, repli sur soi, regard fuyant, tendance à s'isoler, comportement inacceptable, absence de soutien des personnes clés

Image corporelle perturbée ou Diminution chronique ou situationnelle de l'estime de soi

- Facteurs favorisants possibles : crise de croissance ou de situation, changements biophysiques, peur d'échouer dans un domaine important de la vie, absence d'un réseau de soutien
- Manifestations possibles : autodépréciation, sentiments de honte ou de culpabilité, peur d'être rejetée, peur de la réaction des autres, hypersensibilité aux critiques, incapacité de suivre correctement les directives, non-participation aux soins prénatals

Connaissances insuffisantes sur la grossesse, les besoins liés au développement, les besoins individuels et les perspectives d'avenir

- Facteurs favorisants possibles : manque d'expérience face à la situation, interprétation erronée des informations, difficulté d'accès aux sources d'information, manque de motivation pour apprendre
- Manifestations possibles : questions, verbalisation du problème, expression d'idées fausses, sentiment de vulnérabilité, déni de la réalité, incapacité de suivre correctement les directives, apparition de complications évitables

Risque de perturbation dans l'exercice du rôle parental
- Facteurs de risque possibles: âge ou stade de développement, figures parentales n'ayant pas satisfait leurs besoins sociaux, affectifs ou développementaux; attentes irréalistes envers soi, le bébé ou le conjoint; modèles inadéquats; réseau de soutien inadéquat; manque d'identification au rôle; présence de stress (problèmes financiers ou sociaux, par exemple)

## Grossesse ectopique (extra-utérine) Obs

*Voir aussi Avortement spontané.*

Douleur aiguë
- Facteurs favorisants possibles: distension ou rupture d'une trompe de Fallope
- Manifestations possibles: plaintes, comportements de défense ou de diversion, masque de douleur, réactions du système nerveux autonome (transpiration abondante, changement dans les signes vitaux)

Risque de déficit de volume liquidien [isotonique]
- Facteurs de risque possibles: pertes hémorragiques, diminution de l'apport liquidien

Anxiété [préciser le degré]
- Facteurs favorisants possibles: peur de mourir et de devenir stérile
- Manifestations possibles: tension accrue, appréhension, stimulation sympathique, agitation, focalisation sur soi

## Hémodialyse MC, SC

*Voir aussi Dialyse générale.*

Risque d'accident [perte de l'accès vasculaire]
- Facteurs de risque possibles: caillots ou thrombose, infection, débranchement de l'hémodialyseur, hémorragie

Risque de déficit de volume liquidien
- Facteurs de risque possibles: perte ou déplacement excessif de liquide par ultrafiltration, hémorragie (altération de la coagulation ou débranchement de la dérivation), restriction liquidienne

Risque d'excès de volume liquidien
- Facteurs de risque possibles: apport liquidien excessif, perfusion intraveineuse rapide, utilisation d'un succédané du sang ou du plasma ou d'un soluté physiologique pour maintenir la pression artérielle durant le traitement

Mécanismes de protection inefficaces
- Facteurs favorisants possibles: maladie chronique, traitement médicamenteux, hémogramme anormal, mauvaise alimentation
- Manifestations possibles: temps de coagulation anormal, mauvaise cicatrisation, déficit immunitaire, fatigue, anorexie

## Hémophilie Péd

Risque de déficit de volume liquidien
- Facteurs de risque possibles: altération de la coagulation, pertes hémorragiques

Risque de douleur aiguë ou chronique
- Facteurs de risque possibles: compression des nerfs par des hématomes, lésion d'un nerf ou hémorragie intra-articulaire

Risque de mobilité physique réduite
- Facteurs de risque possibles : hémorragie articulaire, œdème, changements dégénératifs, atrophie musculaire

Mécanismes de protection inefficaces
- Facteurs favorisants possibles : hémogramme anormal
- Manifestations possibles : temps de coagulation anormal

Stratégies d'adaptation familiale compromises
- Facteurs favorisants possibles : durée de la maladie qui épuise la capacité de soutien des personnes clés
- Manifestations possibles : comportements de protection ne correspondant pas aux capacités ni au besoin d'autonomie du patient

## Hémorroïdectomie — MC, SC

Douleur aiguë
- Facteurs favorisants possibles : œdème ou tuméfaction, traumatisme tissulaire
- Manifestations possibles : plaintes, comportements de défense ou de diversion, réactions du système nerveux autonome (changement dans les signes vitaux)

Risque de rétention urinaire
- Facteurs de risque possibles : traumatisme périnéal, œdème ou tuméfaction, douleur

Connaissances insuffisantes sur le programme thérapeutique et les complications possibles
- Facteurs favorisants possibles : manque d'informations, idées fausses
- Manifestations possibles : verbalisation du problème, questions

## Hémorroïdes — SC, Obs

Douleur aiguë
- Facteurs favorisants possibles : inflammation, œdème des veines anorectales
- Manifestations possibles : plaintes, comportements de défense ou de diversion

Constipation
- Facteurs favorisants possibles : douleur à la défécation, réticence à déféquer
- Manifestations possibles : selles dures, moulées et moins fréquentes que d'habitude

## Hémothorax — MC

*Voir aussi Pneumothorax.*

Risque de trauma ou de suffocation
- Facteurs de risque possibles : lésions ou affections concomitantes, nécessité de dépendre d'un appareil (système de drainage thoracique), manque d'informations sur les mesures de précaution à prendre

Anxiété [préciser le degré]
- Facteurs favorisants possibles : changement dans l'état de santé, peur de mourir
- Manifestations possibles : tension accrue, agitation, expression d'inquiétudes, stimulation sympathique, focalisation sur soi

## Hépatite virale aiguë MC

Fatigue
- Facteurs favorisants possibles : production diminuée d'énergie métabolique, altération biochimique
- Manifestations possibles : plaintes de baisse d'énergie ou incapacité d'effectuer les activités habituelles, baisse du rendement, augmentation des symptômes physiques

Alimentation déficiente
- Facteurs favorisants possibles : incapacité d'ingérer suffisamment d'aliments (nausées, vomissements, anorexie) ; augmentation du métabolisme de base, altération de l'absorption et du métabolisme
- Manifestations possibles : dégoût ou manque d'intérêt pour la nourriture, altération du sens du goût, apport insuffisant (observé par l'infirmière), perte de poids

Douleur aiguë [ou malaises]
- Facteurs favorisants possibles : inflammation, tuméfaction du foie, arthralgie, éruptions urticariennes, prurit
- Manifestations possibles : plaintes, comportements de défense ou de diversion, focalisation sur soi, réactions du système nerveux autonome (changement dans les signes vitaux)

Risque d'infection
- Facteurs de risque possibles : défenses secondaires insuffisantes et immunosuppression, malnutrition, manque de connaissances sur la manière d'éviter la contamination ou l'exposition à des agents pathogènes

Risque d'atteinte à l'intégrité de la peau ou des tissus
- Facteurs de risque possibles : accumulation de sels biliaires dans les tissus

Risque d'entretien inefficace du domicile
- Facteurs de risque possibles : invalidité causée par le processus morbide, dysfonctionnement du réseau de soutien (problèmes familiaux, manque d'argent, absence de modèle)

Connaissances insuffisantes sur le processus morbide, la transmission de la maladie et les exigences du traitement
- Facteurs favorisants possibles : manque d'informations ou oubli, interprétation erronée des informations, difficulté d'accès aux sources d'information
- Manifestations possibles : questions, verbalisation du problème, expression d'idées fausses, incapacité de suivre correctement les directives, apparition de complications évitables

## Hernie discale SC, MC

Douleur aiguë ou chronique
- Facteurs favorisants possibles : compression ou irritation d'un nerf, spasmes musculaires
- Manifestations possibles : plaintes, comportements d'autoprotection ou de diversion, focalisation sur soi, réactions du système nerveux autonome (changement dans les signes vitaux quand la douleur est aiguë), altération du tonus ou de la fonction musculaires, changements dans les habitudes de sommeil, les habitudes alimentaires et la libido, retrait physique ou social

Mobilité physique réduite
- Facteurs favorisants possibles: douleur (spasmes musculaires), traitements restrictifs (alitement, immobilisation d'un membre), trouble musculaire, état dépressif
- Manifestations possibles: plaintes lors des mouvements, réticence à effectuer des mouvements ou difficulté à se mouvoir délibérément, diminution de la force musculaire, trouble de la coordination, amplitude limitée des mouvements

Activités de loisirs insuffisantes
- Facteurs favorisants possibles: longue période de récupération, traitements restrictifs, handicap physique, douleur et état dépressif
- Manifestations possibles: plaintes d'ennui, perte d'intérêt, désœuvrement, agitation, irritabilité, repli sur soi

## Hernie hiatale SC

Douleur chronique
- Facteurs favorisants possibles: régurgitation du contenu gastrique acide
- Manifestations possibles: plaintes, grimaces de douleur, focalisation sur soi

Connaissances insuffisantes sur la physiopathologie, la prévention des complications et les soins personnels appropriés
- Facteurs favorisants possibles: manque d'informations ou interprétation erronée des informations
- Manifestations possibles: verbalisation du problème, questions, réapparition de la maladie

## Herpès simplex SC

Douleur aiguë
- Facteurs favorisants possibles: inflammation localisée, lésions ouvertes
- Manifestations possibles: plaintes, comportements de diversion, agitation

Risque d'infection [infection secondaire]
- Facteurs de risque possibles: rupture des tissus ou traumatisme tissulaire, altération de la réponse immunitaire, infection non traitée ou échec du traitement

Risque d'habitudes sexuelles perturbées
- Facteurs de risque possibles: manque de connaissances, conflit de valeurs, peur de transmettre la maladie

## Hydrocéphalie Péd, MC

Irrigation tissulaire inefficace (cérébrale)
- Facteurs favorisants possibles: diminution de l'irrigation artérielle ou veineuse (compression des tissus cérébraux)
- Manifestations possibles: altération de la conscience, agitation, irritabilité, plaintes de céphalées, changements pupillaires, changement dans les signes vitaux

Trouble de la perception sensorielle (visuelle)
- Facteurs favorisants possibles: compression des nerfs sensoriels ou moteurs
- Manifestations possibles: plaintes de vision double (diplopie), apparition de strabisme, nystagmus, changements pupillaires, atrophie optique

Risque de mobilité physique réduite
- Facteurs de risque possibles: atteinte neuromusculaire, diminution de la force musculaire, troubles de la coordination

Risque de diminution de la capacité adaptative intracrânienne
- Facteurs de risque possibles: lésion cérébrale, modification de l'irrigation cérébrale ou de la pression intracrânienne

Risque d'infection **SC**
- Facteurs de risque possibles: interventions effractives, présence d'une dérivation

Connaissances insuffisantes sur la maladie, le pronostic, les exigences du traitement à long terme et le suivi médical
- Facteurs favorisants possibles: manque d'informations ou interprétation erronée des informations
- Manifestations possibles: questions, verbalisation du problème, demande d'informations, incapacité de suivre correctement les directives, apparition de complications évitables

## Hyperaldostéronisme primaire **MC**

Déficit de volume liquidien [isotonique]
- Facteurs favorisants possibles: augmentation de la diurèse
- Manifestations possibles: sécheresse des muqueuses, persistance du pli cutané, urine diluée, soif excessive, perte de poids

Mobilité physique réduite
- Facteurs favorisants possibles: atteinte neuromusculaire, faiblesse, douleur
- Manifestations possibles: trouble de la coordination, diminution de la force musculaire, paralysie, présence du signe de Chvostek et du phénomène de Trousseau

Risque de diminution du débit cardiaque
- Facteurs de risque possibles: hypovolémie, altération de la conduction nerveuse, dysrythmies

## Hyperbilirubinémie **Péd**

Risque d'accident [atteinte du système nerveux central]
- Facteurs de risque possibles: prématurité, maladie hémolytique du nouveau-né, asphyxie, acidose, hyponatrémie, hypoglycémie

Risque d'accident [effets du traitement]
- Facteurs de risque possibles: photothérapie (propriétés physiques et effets sur les mécanismes de régulation), intervention effractive (exsanguinotransfusion), hémogramme anormal, déséquilibres chimiques

Connaissances insuffisantes sur la maladie, le pronostic, les exigences du traitement et les mesures de précaution à prendre
- Facteurs favorisants possibles: ignorance sur le sujet ou oubli, interprétation erronée des informations
- Manifestations possibles: questions, verbalisation du problème, incapacité de suivre correctement les directives, apparition de complications évitables

## Hyperplasie bénigne de la prostate **SC, MC**

Rétention urinaire [aiguë ou chronique]
- Facteurs favorisants possibles: obstruction mécanique (hypertrophie de la prostate), décompensation du détrusor, manque de contractilité de la vessie

- Manifestations possibles : mictions fréquentes, retard à la miction, incapacité de vider complètement la vessie, incontinence, fuite mictionnelle, distension vésicale, urine résiduelle

Douleur aiguë
- Facteurs favorisants possibles : irritation des muqueuses, distension vésicale, colique, infection urinaire, radiothérapie
- Manifestations possibles : plaintes (spasme vésical ou rectal), baisse de la concentration, altération du tonus musculaire, grimaces de douleur, comportements de diversion, agitation, réactions du système nerveux autonome

Risque de déficit de volume liquidien
- Facteurs de risque possibles : augmentation de la diurèse consécutive à la désobstruction, déséquilibres endocriniens ou électrolytiques

Peur ou Anxiété [préciser le degré]
- Facteurs favorisants possibles : altération de l'état de santé (possibilité d'intervention chirurgicale ou d'affection maligne), sentiment d'embarras et de perte de dignité associé à la nécessité de montrer ses parties génitales avant, pendant et après le traitement, crainte de perdre ses capacités sexuelles
- Manifestations possibles : tension accrue, appréhension, souci, verbalisation d'un sentiment d'inquiétude face aux changements perçus, peur de conséquences indéterminées

## Hypertension **SC**

Connaissances insuffisantes sur la maladie, le programme thérapeutique et les complications possibles
- Facteurs favorisants possibles : manque d'informations ou oubli, interprétation erronée des informations, déficit cognitif ou déni du diagnostic
- Manifestations possibles : verbalisation du problème, questions, expression d'idées fausses, incapacité de suivre correctement les directives, incapacité de stabiliser la pression artérielle

Inadaptation à un changement dans l'état de santé
- Facteurs favorisants possibles : problème nécessitant une modification du mode de vie, perte du pouvoir d'agir et de décider, impression de ne pas être malade, déni du problème
- Manifestations possibles : non-acceptation du changement dans l'état de santé (exprimée par le patient), manque de désir d'autonomie

Risque de dysfonctionnement sexuel
- Facteurs de risque possibles : effets secondaires de la pharmacothérapie

**MC**

Risque de diminution du débit cardiaque
- Facteurs de risque possibles : augmentation de la postcharge (vasoconstriction), variations du volume liquidien ou hypovolémie, ischémie du myocarde, hypertrophie ou hypertonie ventriculaires

Douleur aiguë
- Facteurs favorisants possibles : augmentation de la pression vasculaire cérébrale
- Manifestations possibles : plaintes (douleur pulsatile dans la région sous-occipitale, présente au réveil et disparaissant spontanément après le lever et l'activité), réticence à bouger la tête, évitement des lumières vives et du bruit, tension musculaire accrue

## Hypertension artérielle pulmonaire — SC, MC

Échanges gazeux perturbés

- Facteurs favorisants possibles: altération de la membrane alvéolaire, augmentation de la résistance vasculaire pulmonaire
- Manifestations possibles: dyspnée, irritabilité, diminution des capacités mentales, somnolence, anomalies à l'électrocardiogramme

Débit cardiaque diminué

- Facteurs favorisants possibles: augmentation de la résistance vasculaire pulmonaire, diminution du retour veineux du côté gauche du cœur
- Manifestations possibles: augmentation de la fréquence cardiaque, dyspnée, fatigue

Intolérance à l'activité

- Facteurs favorisants possibles: déséquilibre entre les besoins et l'apport en oxygène
- Manifestations possibles: fatigue ou faiblesse (signalées par le patient), signes vitaux anormaux après une activité

Anxiété

- Facteurs favorisants possibles: changement dans l'état de santé, stress, concept de soi menacé
- Manifestations possibles: verbalisation du problème, incertitude, anxiété, prise de conscience des symptômes physiologiques, diminution de la productivité, incapacité à résoudre des problèmes

## Hypertension gravidique — Obs

Déficit de volume liquidien [isotonique]

- Facteurs favorisants possibles: perte de protéines plasmatiques, diminution de la pression oncotique causant un déplacement du volume circulant depuis le lit vasculaire jusqu'à l'espace interstitiel
- Manifestations possibles: formation d'un œdème, gain pondéral soudain, hémoconcentration, nausées et vomissements, douleur épigastrique, céphalées, troubles visuels, diminution de la diurèse

Débit cardiaque diminué

- Facteurs favorisants possibles: hypovolémie ou diminution du retour veineux, augmentation de la résistance vasculaire systémique
- Manifestations possibles: modification de la pression artérielle ou des valeurs hémodynamiques, œdème, essoufflement, changement dans l'état mental

Irrigation tissulaire inefficace [utéroplacentaire]

- Facteurs favorisants possibles: vasospasme des rameaux flexueux de l'artère utérine et hypovolémie relative
- Manifestations possibles: changements dans la fréquence ou l'activité cardiaques fœtales, diminution du gain pondéral et accouchement prématuré ou mort fœtale

Connaissances insuffisantes sur la physiopathologie de la maladie, le traitement, les besoins en matière de soins personnels et d'alimentation et les complications possibles

- Facteurs favorisants possibles: manque d'informations ou oubli, interprétation erronée des informations
- Manifestations possibles: verbalisation du problème, questions, expression d'idées fausses, incapacité de suivre correctement les directives ou apparition de complications évitables

## Hyperthyroïdie SC

*Voir aussi Thyrotoxicose.*

Fatigue

- Facteurs favorisants possibles: accélération du métabolisme de base causant une augmentation des besoins énergétiques, irritabilité du système nerveux central, altération biochimique
- Manifestations possibles: manque d'énergie accablant qui empêche le patient d'accomplir ses activités habituelles (signalé par le patient), baisse du rendement, instabilité émotionnelle, irritabilité, difficulté à se concentrer

Anxiété [préciser le degré]

- Facteurs favorisants possibles: stimulation accrue du système nerveux central (augmentation du métabolisme de base, augmentation de l'activité adrénergique causée par les hormones thyroïdiennes)
- Manifestations possibles: sentiment accru d'appréhension, surexcitation ou détresse, irritabilité, instabilité émotionnelle, tremblements, agitation, frémissement

Risque d'alimentation déficiente

- Facteurs de risque possibles: incapacité d'ingérer suffisamment d'aliments pour répondre à l'augmentation du métabolisme de base ou de l'activité, absorption inadéquate des matières nutritives (vomissements ou diarrhée), hyperglycémie ou insuffisance insulinique relative

Risque d'atteinte à l'intégrité des tissus

- Facteurs de risque possibles: altération des mécanismes de protection de l'œil reliée à l'œdème périorbitaire, difficulté à cligner des yeux, malaise ou sécheresse oculaires, apparition d'une érosion ou d'une ulcération cornéennes

## Hypoglycémie SC

Opérations de la pensée perturbées

- Facteurs favorisants possibles: taux de glucose ne répondant pas aux besoins de la fonction cérébrale cellulaire ni aux effets de l'activité hormonale endogène
- Manifestations possibles: irritabilité, altération de la conscience, perte de mémoire, diminution de la durée de l'attention, instabilité émotionnelle

Risque d'alimentation déficiente

- Facteurs de risque possibles: dysfonctionnement du métabolisme glucosique, déséquilibre entre les taux de glucose et d'insuline

Connaissances insuffisantes sur la physiopathologie de la maladie, les exigences du traitement et les besoins en matière de soins personnels

- Facteurs favorisants possibles: manque d'informations ou oubli, interprétation erronée des informations
- Manifestations possibles: apparition d'une hypoglycémie, questions, expression d'idées fausses

## Hypoparathyroïdie (aiguë) MC

Risque d'accident

- Facteurs de risque possibles: hyperexcitabilité neuromusculaire, tétanie, formation de calculs rénaux

Douleur aiguë

- Facteurs favorisants possibles: spasmes musculaires récurrents, perturbation des réflexes

- Manifestations possibles : plaintes, comportements de diversion, difficulté à se concentrer

Risque de dégagement inefficace des voies respiratoires

- Facteurs de risque possibles : spasme des muscles laryngés

Anxiété [préciser le degré]

- Facteurs favorisants possibles : changement ou risque de changement dans l'état de santé, réactions physiologiques
- Manifestations possibles : expression d'inquiétudes, insomnie, focalisation sur soi, agitation, tension accrue, stimulation sympathique

## Hypothermie (systémique) MC

*Voir aussi Gelure.*

Hypothermie

- Facteurs favorisants possibles : exposition au froid, vêtements inadéquats, vieillesse ou très jeune âge, lésion de l'hypothalamus, consommation d'alcool ou de médicaments vasodilatateurs
- Manifestations possibles : baisse de la température corporelle au-dessous des limites de la normale, frissons, peau froide et pâle

Connaissances insuffisantes sur les facteurs de risque, les exigences du traitement et le pronostic

- Facteurs favorisants possibles : manque d'informations ou oubli, interprétation erronée des informations
- Manifestations possibles : verbalisation du problème ou idées fausses, apparition du problème, apparition de complications

## Hypothyroïdie SC

*Voir aussi Myxœdème.*

Mobilité physique réduite

- Facteurs favorisants possibles : faiblesse, fatigue, douleurs musculaires, perturbation des réflexes, dépôts de mucine dans les articulations et les espaces interstitiels
- Manifestations possibles : diminution de la force et du contrôle musculaires, trouble de la coordination

Fatigue

- Facteurs favorisants possibles : diminution de la production d'énergie métabolique
- Manifestations possibles : manque d'énergie persistant et accablant, incapacité de continuer à accomplir ses activités habituelles, difficulté à se concentrer, baisse de la libido, irritabilité, apathie, baisse de rendement, plaintes plus fréquentes de problèmes physiques

Trouble de la perception sensorielle (préciser)

- Facteurs favorisants possibles : dépôts de mucine, compression d'un nerf
- Manifestations possibles : paresthésie des mains et des pieds, baisse de l'ouïe

Constipation

- Facteurs favorisants possibles : diminution du péristaltisme ou de l'activité physique
- Manifestations possibles : selles moins fréquentes que d'habitude ; diminution des bruits intestinaux ; selles dures et sèches ; apparition d'un fécalome

**Hystérectomie** **Gyn, MC**

Douleur aiguë
- Facteurs favorisants possibles : traumatisme tissulaire, incision abdominale, œdème, hématome
- Manifestations possibles : plaintes, comportements de défense ou de diversion, réactions du système nerveux autonome (changement dans les signes vitaux)

Risque d'élimination urinaire altérée ou de rétention urinaire [aiguë]
- Facteurs de risque possibles : traumatisme mécanique, manœuvres chirurgicales, œdème ou hématome localisé, lésion nerveuse accompagnée d'une atonie vésicale temporaire

Risque d'habitudes sexuelles perturbées ou de dysfonctionnement sexuel
- Facteurs de risque possibles : inquiétude face à l'altération structurelle ou fonctionnelle, perception d'une atteinte à sa féminité, changements hormonaux, baisse de la libido, changements dans les réactions sexuelles

**Hystérectomie abdominale** **MC**

*Voir Hystérectomie.*

**Iléite régionale** **SC**

*Voir Maladie de Crohn.*

**Iléo-colite** **MC, SC**

*Voir Rectocolite hémorragique.*

**Iléostomie** **MC, SC**

*Voir Colostomie.*

**Iléus** **MC**

Douleur aiguë
- Facteurs favorisants possibles : distension ou œdème, ischémie des tissus intestinaux
- Manifestations possibles : plaintes, comportements de défense ou de diversion, difficulté à se concentrer, réactions du système nerveux autonome (changement dans les signes vitaux)

Diarrhée ou Constipation
- Facteurs favorisants possibles : obstruction ou altération du péristaltisme
- Manifestations possibles : changements dans la fréquence et la consistance des selles, absence de selles, changements dans les bruits intestinaux, douleur, crampes

Risque de déficit de volume liquidien
- Facteurs de risque possibles : augmentation des pertes (vomissements et diarrhée), diminution de l'apport liquidien

**Impétigo** **Péd, SC**

Atteinte à l'intégrité de la peau
- Facteurs favorisants possibles : présence d'un processus infectieux et de prurit
- Manifestations possibles : lésions ouvertes ou croûteuses

Douleur aiguë
- Facteurs favorisants possibles : inflammation, prurit
- Manifestations possibles : plaintes, comportement de diversion, focalisation sur soi

Risque d'infection [infection secondaire]
- Facteurs de risque possibles : rupture de l'épiderme, traumatisme tissulaire, altération de la réponse immunitaire, virulence ou nature contagieuse de la maladie

Risque d'infection [transmission]
- Facteurs de risque possibles : virulence de l'agent pathogène, connaissances insuffisantes sur les mesures de prévention

## Inconscience (coma) MC

Risque de suffocation
- Facteurs de risque possibles : altération cognitive, perte des réflexes protecteurs et des mouvements volontaires

Risque de déficit de volume liquidien et d'alimentation déficiente
- Facteurs de risque possibles : incapacité d'ingérer des aliments et des liquides, augmentation des besoins métaboliques

Déficit de soins personnels (total)
- Facteurs favorisants possibles : déficit cognitif, absence d'activité volontaire
- Manifestations possibles : incapacité d'effectuer les activités de la vie quotidienne

Risque d'irrigation tissulaire inefficace (cérébrale)
- Facteurs de risque possibles : diminution ou interruption de la circulation artérielle ou veineuse (traumatisme ou tumeur envahissante, formation d'un œdème), changement dans le métabolisme, effets d'une surdose de médicaments, de drogues ou d'alcool, hypoxie, anoxie

Risque d'infection
- Facteurs de risque possibles : stase des liquides biologiques (buccal, pulmonaire, urinaire) ; interventions effractives, déficits nutritionnels

## Infarctus du myocarde MC

*Voir aussi Myocardite.*

Douleur aiguë
- Facteurs favorisants possibles : ischémie des tissus du myocarde
- Manifestations possibles : plaintes, comportements de diversion ou de défense (agitation), masque de douleur, focalisation sur soi, réactions du système nerveux autonome (transpiration abondante, changement dans les signes vitaux)

Anxiété [préciser le degré] ou Peur
- Facteurs favorisants possibles : peur de mourir ; risque de changement dans l'état de santé, dans l'exercice du rôle ou dans le mode de vie
- Manifestations possibles : tension accrue, attitude craintive, appréhension, verbalisation du problème, sentiment d'incertitude, agitation, stimulation sympathique, plaintes somatiques

Risque de diminution du débit cardiaque
- Facteurs de risque possibles : altération de la fréquence cardiaque et de la conduction nerveuse, diminution de la précharge, augmentation de

la résistance vasculaire systémique et altération de la contractilité musculaire; effets dépresseurs de certains médicaments; infarcissement ou dyskinésie du myocarde, anomalies structurales

## Infection à cytomégalovirus (CMV) — SC

Risque de trouble de la perception sensorielle (visuelle)
- Facteurs de risque possibles: inflammation de la rétine

Risque d'infection chez le fœtus
- Facteurs de risque possibles: exposition transplacentaire, contact avec du sang ou des liquides corporels

## Infection prénatale — Obs

*Voir aussi Sida.*

Risque d'infection chez la mère ou le fœtus
- Facteurs de risque possibles: mécanismes de défense primaires inadéquats (lésions cutanées, stase des liquides corporels), mécanismes de défense secondaires inadéquats (diminution du taux d'hémoglobine, immunosuppression), immunité acquise insuffisante, risques liés à l'environnement, malnutrition, ruptures des membranes amniotiques

Connaissances insuffisantes sur le traitement, la prévention et le pronostic
- Facteurs favorisants possibles: manque d'informations ou d'expérience dans l'utilisation des sources d'information, interprétation erronée des informations
- Manifestations possibles: verbalisation du problème, incapacité de suivre correctement les directives, apparition de complications évitables ou continuation du processus infectieux

[Malaise]
- Facteurs favorisants possibles: réaction de l'organisme à l'agent infectieux, caractéristiques de l'infection (irritation de la peau ou des tissus, formation de lésions)
- Manifestations possibles: plaintes, agitation, retrait des relations sociales

## Infection puerpérale — Obs

*Voir aussi Septicémie.*

Risque d'infection [dissémination ou choc septique]
- Facteurs de risque possibles: présence d'une infection, rupture de la peau ou traumatisme tissulaire, rupture des membranes amniotiques, riche vascularisation de la région touchée, stase des liquides biologiques, interventions effractives ou exposition prolongée à l'air ambiant, maladie chronique (diabète, anémie, malnutrition, etc.), altération de la réponse immunitaire, effets indésirables des médicaments (infection opportuniste, surinfection, etc.)

Hyperthermie
- Facteurs favorisants possibles: processus inflammatoire, augmentation du métabolisme de base
- Manifestations possibles: augmentation de la température corporelle, peau chaude et rouge, tachycardie

Risque de perturbation de l'attachement parent-enfant
- Facteurs de risque possibles: interruption du processus d'attachement, maladie physique, situation menaçant sa propre survie

Risque d'irrigation tissulaire inefficace (périphérique)
- Facteurs de risque possibles: interruption ou diminution de la circulation sanguine (présence de thrombi infectieux)

## Inhalation d'un agent irritant — MC, SC

Dégagement inefficace des voies respiratoires

- Facteurs favorisants possibles : irritation ou inflammation des voies respiratoires
- Manifestations possibles : toux prononcée, bruits respiratoires anormaux (sifflements), dyspnée et tachypnée

Risque de perturbation des échanges gazeux

- Facteurs de risque possibles : irritation ou inflammation de la membrane alvéolaire (selon la nature de l'agent irritant et la durée de l'exposition)

Anxiété [préciser le degré]

- Facteurs favorisants possibles : changement dans l'état de santé, peur de mourir
- Manifestations possibles : verbalisation du problème, tension accrue, appréhension, stimulation sympathique

## Insolation — MC

Hyperthermie

- Facteurs favorisants possibles : exposition prolongée à la chaleur ou activité très intense accompagnée d'une défaillance des mécanismes de régulation de l'organisme
- Manifestations possibles : température corporelle élevée (supérieure à 40,6 °C), peau chaude et rouge, tachycardie, convulsions

Débit cardiaque diminué

- Facteurs favorisants possibles : stress fonctionnel causé par l'augmentation du métabolisme de base, altération du volume circulant ou du retour veineux, atteinte du myocarde directement reliée à l'hyperthermie
- Manifestations possibles : diminution des pouls périphériques, dysrythmies ou tachycardie, altération de l'état mental

## Insuffisance cardiaque — MC

Débit cardiaque diminué

- Facteurs favorisants possibles : altération de la contractilité du myocarde ou changements inotropes ; altération de la fréquence cardiaque, du rythme cardiaque et de la conduction nerveuse ; changements structuraux (anomalies valvulaires, anévrisme ventriculaire)
- Manifestations possibles : tachycardie ou arythmies, changements dans la pression artérielle, bruits cardiaques anormaux, diminution de la diurèse, pouls périphériques diminués, peau froide et grisâtre ; orthopnée, craquements ; œdème déclive ou généralisé, douleur thoracique

Excès de volume liquidien

- Facteurs favorisants possibles : diminution du taux de filtration glomérulaire ou production accrue d'hormone antidiurétique, rétention sodique ou hydrique
- Manifestations possibles : orthopnée et bruits respiratoires anormaux, présence du troisième bruit du cœur ($B_3$), turgescence des jugulaires, reflux hépatojugulaire, gain pondéral, hypertension, oligurie, œdème généralisé

Risque de perturbation des échanges gazeux

- Facteurs de risque possibles : altération de la membrane alvéolo-capillaire (accumulation ou déplacement de liquide dans les espaces interstitiels ou les alvéoles)

SC

Intolérance à l'activité
- Facteurs favorisants possibles : déséquilibre entre l'apport et les besoins en oxygène, faiblesse généralisée, alitement prolongé ou sédentarité
- Manifestations possibles : faiblesse ou fatigue (signalées par le patient ou observées par l'infirmière), changements dans les signes vitaux, dysrythmies ; dyspnée, pâleur, transpiration abondante

Connaissances insuffisantes sur la fonction cardiaque et la maladie
- Facteurs favorisants possibles : manque d'informations ou idées fausses
- Manifestations possibles : questions, verbalisation du problème ou d'idées fausses ; apparition de complications évitables ou exacerbation de la maladie

## Insuffisance corticosurrénale SC

*Voir Maladie d'Addison.*

## Insuffisance rénale aiguë MC

Excès de volume liquidien
- Facteurs favorisants possibles : déficience des mécanismes de régulation (diminution de la fonction rénale)
- Manifestations possibles : gain pondéral, œdème ou anasarque, apport supérieur aux pertes, congestion veineuse, modification de la pression artérielle et de la pression veineuse centrale, déséquilibre électrolytique

Alimentation déficiente
- Facteurs favorisants possibles : incapacité d'ingérer suffisamment d'aliments ou de digérer suffisamment de matières nutritives (anorexie, nausées, vomissements, ulcération de la muqueuse buccale et augmentation des besoins métaboliques), diète restrictive
- Manifestations possibles : manque d'intérêt ou dégoût pour la nourriture, apport alimentaire inadéquat (observé par l'infirmière), perte de poids ou diminution de la masse musculaire

Risque d'infection
- Facteurs de risque possibles : inhibition des mécanismes de défense immunologique, interventions ou appareils effractifs, malnutrition ou altération de l'apport nutritionnel

Opérations de la pensée perturbées
- Facteurs favorisants possibles : accumulation de déchets toxiques, altération de l'irrigation cérébrale
- Manifestations possibles : désorientation, perturbation de la mémoire récente, apathie, obnubilation périodique

## Intervention chirurgicale (en général) MC

*Voir aussi Convalescence postopératoire.*

Connaissances insuffisantes sur l'intervention chirurgicale et ses résultats, les soins et les traitements postopératoires habituels, et les besoins en matière de soins personnels
- Facteurs favorisants possibles : manque d'informations, interprétation erronée des informations
- Manifestations possibles : verbalisation du problème, questions, expression d'idées fausses

Anxiété [préciser le degré] ou Peur
- Facteurs favorisants possibles : crise situationnelle, manque d'expérience du milieu de soins, changement dans l'état de santé, peur de mourir, séparation d'avec le réseau de soutien habituel

- Manifestations possibles : tension accrue, appréhension, baisse de la confiance en soi, peur qu'il arrive quelque chose, focalisation sur soi, stimulation sympathique, agitation

Risque de blessure en périopératoire
- Facteurs de risque possibles : désorientation, immobilisation, faiblesse musculaire, obésité ou œdème

Risque de mode de respiration inefficace
- Facteurs de risque possibles : relâchement musculaire causé par des agents chimiques, trouble de la perception, déficit cognitif, baisse d'énergie

Risque de déficit de volume liquidien
- Facteurs de risque possibles : restrictions liquidiennes préopératoires et postopératoires, perte de sang et pertes gastro-intestinales excessives (vomissements, aspiration gastrique)

## Intoxication aiguë par l'alcool MC

*Voir aussi* Delirium tremens.

Confusion aiguë
- Facteurs favorisants possibles : intoxication, hypoxémie
- Manifestations possibles : hallucinations, réaction émotionnelle exagérée, fluctuation de la capacité cognitive ou du niveau de conscience, agitation accrue

Risque de mode de respiration inefficace
- Facteurs de risque possibles : atteinte neuromusculaire ou dépression du système nerveux central

Risque de fausse route (risque d'aspiration)
- Facteurs de risque possibles : diminution du niveau de conscience, altération du réflexe de la toux et du réflexe pharyngé, retard de la vidange gastrique

## Intoxication aiguë par le chlorhydrate de cocaïne MC

*Voir aussi Désintoxication.*

Mode de respiration inefficace
- Facteurs favorisants possibles : effets de la drogue sur le centre de la respiration du cerveau
- Manifestations possibles : tachypnée, altération de l'amplitude respiratoire, essoufflement, altération des valeurs des gaz du sang artériel

Risque de diminution du débit cardiaque
- Facteurs de risque possibles : effet de la drogue sur le myocarde (selon la pureté et la qualité de la drogue utilisée), altération de la fréquence cardiaque, du rythme cardiaque et de la conduction nerveuse, préexistence d'une myocardiopathie

**SC**

Alimentation déficiente
- Facteurs favorisants possibles : anorexie, manque d'argent, utilisation inadéquate des ressources financières
- Manifestations possibles : apport nutritionnel inadéquat (signalé par le patient), perte de poids, manque d'intérêt pour la nourriture, faible tonus musculaire, signes ou résultats de laboratoire révélant une carence en vitamines

Risque d'infection
- Facteurs de risque possibles : technique d'injection, impureté de la drogue, blessure locale ou lésion de la cloison des fosses nasales, malnutrition, altération du système immunitaire

**Psy**

Stratégies d'adaptation inefficaces

- Facteurs favorisants possibles: vulnérabilité, modèles négatifs; réseau de soutien inadéquat; mécanismes d'adaptation inadéquats ou inefficaces compensés par la consommation de drogue
- Manifestations possibles: recours à des substances nocives (malgré les conséquences négatives)

Trouble de la perception sensorielle (préciser)

- Facteurs favorisants possibles: altération chimique exogène; altération de la réception, de la transmission ou de l'intégration sensorielles (hallucinations), altération des organes des sens
- Manifestations possibles: réactions à des stimuli internes créés par des hallucinations, idées bizarres, altération de l'acuité sensorielle (sens de l'odorat ou du goût)

## Intoxication aiguë par le plomb — Péd, SC

*Voir aussi Intoxication chronique par le plomb.*

Risque de trauma

- Facteurs de risque possibles: perte de coordination, altération de la conscience, activité musculaire clonique ou tonique, atteinte neurologique

Risque de déficit de volume liquidien

- Facteurs de risque possibles: vomissements excessifs, diarrhée, diminution de l'apport liquidien

Connaissances insuffisantes sur les sources de plomb et la prévention de l'intoxication

- Facteurs favorisants possibles: manque d'informations, interprétation erronée des informations
- Manifestations possibles: verbalisation du problème, questions, expression d'idées fausses

## Intoxication chronique par le plomb — SC

*Voir aussi Intoxication aiguë par le plomb.*

Alimentation déficiente

- Facteurs favorisants possibles: diminution de l'apport nutritionnel (altérations chimiques dans le tube digestif)
- Manifestations possibles: anorexie, malaises abdominaux, goût de métal dans la bouche (signalé par le patient), perte de poids

Opérations de la pensée perturbées

- Facteurs favorisants possibles: dépôt de plomb dans le système nerveux central et les tissus du cerveau
- Manifestations possibles: modification de la personnalité, troubles d'apprentissage, difficulté à conceptualiser et à raisonner

Douleur chronique

- Facteurs favorisants possibles: dépôt de plomb dans les tissus mous et les os
- Manifestations possibles: plaintes, comportements de diversion, focalisation sur soi

## Intoxication digitalique — MC, SC

Débit cardiaque diminué

- Facteurs favorisants possibles: altération de la contractilité du myocarde ou de la conduction nerveuse, propriétés de la digitale (longue

demi-vie et plage thérapeutique étroite), pharmacothérapies concomitantes, âge ou état de santé précaire, déséquilibre électrolytique ou acidobasique
- Manifestations possibles : altération du rythme, de la fréquence et de la conduction (apparition de dysrythmies ou exacerbation des dysrythmies) ; perturbation de l'état mental ; aggravation de l'insuffisance cardiaque, concentration élevée du médicament dans le sang

Risque de déséquilibre de volume liquidien
- Facteurs de risque possibles : pertes excessives causées par les vomissements ou la diarrhée, diminution de l'apport liquidien ou nausée, baisse du taux de protéines plasmatiques, malnutrition, administration continue de diurétiques ; excès de sodium ou rétention hydrique

Connaissances insuffisantes sur la maladie, les exigences du traitement et les soins personnels appropriés
- Facteurs favorisants possibles : interprétation erronée des informations, oubli
- Manifestations possibles : incapacité de suivre correctement les directives, apparition de complications évitables

Risque de perturbation des opérations de la pensée
- Facteurs de risque possibles : effets physiologiques de l'intoxication, diminution de l'irrigation cérébrale

## Laminectomie (lombaire) MC

Irrigation tissulaire inefficace (préciser)
- Facteurs favorisants possibles : diminution ou interruption de la circulation sanguine (pansement, formation d'un œdème ou d'un hématome), hypovolémie
- Manifestations possibles : paresthésie, engourdissement, diminution de l'amplitude des mouvements et de la force musculaire

Risque de trauma [lombaire]
- Facteurs de risque possibles : faiblesse temporaire de la colonne vertébrale, troubles de l'équilibre, altération du tonus ou de la coordination musculaires

Douleur aiguë
- Facteurs favorisants possibles : traumatisme tissulaire, inflammation localisée, œdème
- Manifestations possibles : altération du tonus musculaire, plaintes, comportements de diversion ou de défense, réactions du système nerveux autonome

Mobilité physique réduite
- Facteurs favorisants possibles : traitements restrictifs, atteinte neuromusculaire, douleur
- Manifestations possibles : amplitude réduite des mouvements, diminution de la force et du contrôle musculaires, trouble de la coordination, réticence à effectuer des mouvements

Risque de rétention urinaire [aiguë]
- Facteurs de risque possibles : douleur et enflure dans la région opérée, mobilité réduite, obligation de demeurer dans certaines positions

## Laryngectomie MC

*Voir aussi Cancer, Chimiothérapie.*

Dégagement inefficace des voies respiratoires

- Facteurs favorisants possibles : résection partielle ou totale de la glotte, passage temporaire ou permanent à la respiration par canule trachéale, formation d'un œdème, sécrétions abondantes ou épaisses
- Manifestations possibles : dyspnée ou respiration difficile, modification de la fréquence et de l'amplitude respiratoires, utilisation de la musculature accessoire, toux faible ou inefficace, bruits respiratoires anormaux, cyanose

Atteinte à l'intégrité de la peau ou des tissus

- Facteurs favorisants possibles : ablation chirurgicale de tissus ou greffe, effets de la radiothérapie ou de la chimiothérapie, altération de la circulation sanguine, altération de l'état nutritionnel, formation d'un œdème, accumulation ou évacuation continue des sécrétions
- Manifestations possibles : rupture de l'épiderme ou des tissus, destruction des couches cutanées ou tissulaires

Atteinte de la muqueuse buccale

- Facteurs favorisants possibles : déshydratation ou diète absolue (NPO), mauvaise hygiène buccodentaire, processus pathologique (cancer de la bouche), traumatisme mécanique (chirurgie de la bouche), sécrétion salivaire diminuée, difficulté à avaler, bave, carences nutritionnelles
- Manifestations possibles : xérostomie (bouche sèche), douleur à la bouche, salive épaisse ou mucoïde, diminution de la sécrétion salivaire, langue sèche et croûtée ou saburrale, inflammation des lèvres, dents ou gencives manquantes, halitose, santé dentaire déficiente

Communication verbale altérée **SC**

- Facteurs favorisants possibles : déficience anatomique (ablation des cordes vocales), obstacle physique (trachéostomie), nécessité de laisser la voix se reposer
- Manifestations possibles : incapacité de parler, altération des caractéristiques de la voix, troubles de l'élocution

Risque de fausse route (risque d'aspiration)

- Facteurs de risque possibles : problèmes de déglutition, intervention chirurgicale au visage et au cou, trachéostomie ou intubation gastro-intestinale

## Laryngite **SC, Péd**

*Voir Croup.*

## Laryngite pseudo-membraneuse **Péd, SC**

*Voir aussi Croup.*

Risque de suffocation

- Facteurs de risque possibles : inflammation du larynx, formation d'une fausse membrane

Anxiété [préciser le degré] ou Peur

- Facteurs favorisants possibles : changement de milieu, perception d'une menace (respiration difficile), contagion de l'anxiété exprimée par les adultes de l'entourage
- Manifestations possibles : agitation, tension faciale, regard inquiet, stimulation sympathique

### Leucémie (aiguë) MC

*Voir aussi Chimiothérapie.*

Risque d'infection
- Facteurs de risque possibles : déficience des mécanismes de défense secondaires (altération des leucocytes matures, prolifération de lymphocytes immatures, immunosuppression et suppression de la moelle osseuse), interventions effractives, malnutrition

Anxiété [préciser le degré] ou Peur
- Facteurs favorisants possibles : changement dans l'état de santé, peur de mourir, crise situationnelle
- Manifestations possibles : stimulation sympathique, appréhension, sentiment d'impuissance, focalisation sur soi, insomnie

Intolérance à l'activité [préciser le degré]
- Facteurs favorisants possibles : diminution des réserves énergétiques, accélération du métabolisme, déséquilibre entre les besoins et l'apport en oxygène, restrictions thérapeutiques (alitement) ou effets du traitement médicamenteux
- Manifestations possibles : faiblesse généralisée, plaintes de fatigue, dyspnée d'effort, fréquence cardiaque ou pression artérielle anormales après l'activité

Douleur aiguë
- Facteurs favorisants possibles : facteurs physiques (infiltration des tissus, des organes ou du système nerveux central, expansion de la moelle osseuse), facteurs chimiques (agents antileucémiques)
- Manifestations possibles : plaintes (malaises abdominaux, arthralgie, douleur osseuse, céphalées), comportements de diversion, difficulté à se concentrer, réactions du système nerveux autonome (changement dans les signes vitaux)

Risque de déficit de volume liquidien
- Facteurs de risque possibles : pertes excessives (vomissements, hémorragie, diarrhée), apport liquidien insuffisant (nausées, anorexie), besoins liquidiens accrus (augmentation du métabolisme de base ou fièvre), prédisposition à la lithiase urinaire

### Lithiase rénale MC, SC

*Voir Lithiase urinaire.*

### Lithiase urinaire (calculs urinaires) MC

Douleur aiguë
- Facteurs favorisants possibles : mictions fréquentes, force des contractions urétérales, distension, traumatisme et œdème de tissus sensibles, ischémie cellulaire
- Manifestations possibles : plaintes de douleurs soudaines et intenses, coliques, comportements d'autoprotection ou de diversion, focalisation sur soi, réactions du système nerveux autonome (changement dans les signes vitaux)

Élimination urinaire altérée
- Facteurs favorisants possibles : stimulation de la vessie par les calculs, formation d'un œdème, irritation ou inflammation des tissus urétraux et vésicaux, obstruction mécanique à l'écoulement de l'urine, inflammation
- Manifestations possibles : mictions impérieuses, mictions fréquentes, oligurie (rétention urinaire), hématurie

Risque de déficit de volume liquidien
- Facteurs de risque possibles: stimulation des réflexes réno-intestinaux causant des nausées, des vomissements et de la diarrhée, variations du débit urinaire, diurèse postopératoire, diminution de l'apport liquidien

Risque d'infection
- Facteurs de risque possibles: stase urinaire

Connaissances insuffisantes sur la maladie, le pronostic et les exigences du traitement
- Facteurs favorisants possibles: ignorance sur le sujet, oubli, interprétation erronée des informations
- Manifestations possibles: demande d'informations, verbalisation du problème, apparition ou retour de complications évitables

## Lupus érythémateux disséminé SC

Fatigue
- Facteurs favorisants possibles: production d'énergie métabolique diminuée ou besoins énergétiques accrus (inflammation chronique), exigences psychologiques ou émotionnelles écrasantes, malaises, altération biochimique (dont les effets de la pharmacothérapie)
- Manifestations possibles: manque d'énergie accablant ou incapacité d'effectuer les activités habituelles (signalés par le patient), baisse du rendement, léthargie, baisse de la libido

Douleur aiguë
- Facteurs favorisants possibles: processus inflammatoire disséminé et touchant les tissus conjonctifs, les vaisseaux sanguins, les surfaces séreuses et les muqueuses
- Manifestations possibles: plaintes, comportements de défense ou de diversion, focalisation sur soi, réactions du système nerveux autonome (changement dans les signes vitaux)

Atteinte à l'intégrité de la peau ou des tissus
- Facteurs favorisants possibles: inflammation chronique, formation d'un œdème, altération de la circulation
- Manifestations possibles: éruptions ou lésions cutanées, ulcération des muqueuses, photosensibilité

Image corporelle perturbée
- Facteurs favorisants possibles: présence d'une affection chronique causant des éruptions, des lésions, des ulcères, un purpura, un érythème marbré des mains, une alopécie, une diminution de la force et un déficit fonctionnel
- Manifestations possibles: dissimulation des parties touchées, sentiments négatifs envers le corps, sentiment d'impuissance, diminution de la participation à la vie sociale

## Luxation ou subluxation d'une articulation SC

Douleur aiguë
- Facteurs favorisants possibles: rupture de la continuité entre l'os et l'articulation, spasmes musculaires, œdème
- Manifestations possibles: plaintes directes ou indirectes, comportements de défense ou d'autoprotection, concentration limitée, réactions du système nerveux autonome

Risque d'accident
- Facteurs de risque possibles: impact sur un nerf, installation inadéquate de l'attelle

Mobilité physique réduite
- Facteurs favorisants possibles : dispositifs d'immobilisation ou limitation des activités, douleur, œdème, diminution de la force musculaire
- Manifestations possibles : amplitude limitée des mouvements, capacité motrice limitée, changement dans la démarche

## Lymphoréticulose bénigne d'inoculation SC

Douleur aiguë
- Facteurs favorisants possibles : effets des toxines circulantes (fièvre, céphalée et adénite)
- Manifestations possibles : plaintes, comportements d'autoprotection, réactions du système nerveux autonome (changement dans les signes vitaux)

Hyperthermie
- Facteurs favorisants possibles : inflammation
- Manifestations possibles : température corporelle élevée, peau chaude et rouge, tachypnée, tachycardie

## Maladie articulaire dégénérative SC

*Voir Polyarthrite rhumatoïde.*

## Maladie d'Addison MC

Déficit de volume liquidien [dysfonctionnement des mécanismes de régulation]
- Facteurs favorisants possibles : vomissements, diarrhée, augmentation des pertes rénales
- Manifestations possibles : ralentissement du remplissage capillaire, persistance du pli cutané, muqueuses sèches, grande soif (signalée par le patient)

Débit cardiaque diminué
- Facteurs favorisants possibles : hypovolémie, altération de la conduction nerveuse (dysrythmies) ou diminution de la masse musculaire cardiaque
- Manifestations possibles : changement dans les signes vitaux, altération de la conscience, pouls irrégulier ou diminué

**SC**

Fatigue
- Facteurs favorisants possibles : production diminuée d'énergie métabolique, altération biochimique (déséquilibre hydroélectrolytique et glucidique)
- Manifestations possibles : manque d'énergie constant et accablant, incapacité d'effectuer ses activités habituelles, baisse de rendement, difficulté à se concentrer, léthargie, perte d'intérêt pour le monde extérieur

Image corporelle perturbée
- Facteurs favorisants possibles : altération de la pigmentation de la peau, altération des muqueuses, perte des poils axillaires ou pubiens
- Manifestations possibles : sentiments négatifs face à son corps, détérioration de la vie sociale

Risque de mobilité physique réduite
- Facteurs de risque possibles : atteinte neuromusculaire (atrophie ou fatigue musculaires), étourdissements, syncope

Alimentation déficiente
- Facteurs favorisants possibles : carence en glucocorticoïdes ; métabolisme anormal des lipides, des protéines et des glucides ; nausées, vomissements ; anorexie
- Manifestations possibles : perte de poids, atrophie musculaire, crampes abdominales, diarrhée, hypoglycémie grave

Risque d'entretien inefficace du domicile
- Facteurs de risque possibles : effets du processus morbide, altération de la fonction cognitive, réseau de soutien inadéquat

## Maladie d'Alzheimer SC

*Voir aussi Démence présénile ou sénile.*

Risque de trauma ou d'accident
- Facteurs de risque possibles : incapacité de reconnaître les risques environnementaux, désorientation, confusion, erreurs de jugement, faiblesse, altération de la coordination musculaire, trouble de l'équilibre, altération de la perception

Confusion chronique
- Facteurs favorisants possibles : altérations physiologiques (dégénérescence des neurones)
- Manifestations possibles : difficulté à interpréter les stimuli et à y réagir, détérioration cognitive progressive ou de longue date, troubles de la mémoire récente, socialisation perturbée, altération de la personnalité, signes cliniques de détérioration organique

Trouble de la perception sensorielle (préciser)
- Facteurs favorisants possibles : altération de la réception, de la transmission ou de l'intégration sensorielles (affection ou trouble neurologiques), isolement social (confinement au domicile ou en établissement), manque de sommeil
- Manifestations possibles : perturbation des réactions habituelles aux stimuli, perturbation de l'aptitude à résoudre des problèmes, réactions émotives exagérées (anxiété, paranoïa, hallucinations), incapacité de désigner la position des parties du corps, sens du goût diminué ou altéré

Habitudes de sommeil perturbées
- Facteurs favorisants possibles : déficit sensoriel, changement dans les activités habituelles, stress psychologique (atteinte neurologique)
- Manifestations possibles : insomnie, désorientation (inversion jour-nuit) ; tendance accrue à errer sans but, incapacité de reconnaître le besoin de dormir ou l'heure du coucher, perturbation du comportement ou du rendement, léthargie ; cernes profonds sous les yeux, bâillements fréquents

Maintien inefficace de l'état de santé
- Facteurs favorisants possibles : détérioration des capacités dans tous les domaines, y compris la coordination et la communication ; déficit cognitif ; stratégies d'adaptation individuelle ou familiale inefficaces
- Manifestations possibles : incapacité d'assumer les pratiques sanitaires de base (signalée par le patient ou observée par l'infirmière) ; manque de ressources financières, matérielles ou autres (signalé par le patient ou observé par l'infirmière) ; dysfonctionnement du réseau de soutien (signalé par le patient ou observé par l'infirmière)

**Psy**

Stratégies d'adaptation familiale compromises ou
Tension dans l'exercice du rôle de l'aidant naturel

- Facteurs favorisants possibles: désorganisation de la famille, changement de rôle, isolement de la famille ou de l'aidant naturel, maladie prolongée, soins à domicile complexes et exigeants qui épuisent les ressources émotionnelles et financières de la famille, manque de répit
- Manifestations possibles: verbalisation de frustration face aux soins quotidiens à donner, conflit (signalé par la famille), sentiment de dépression, colère ou culpabilité envers le patient, délaissement des contacts avec le patient ou l'entourage

Risque de syndrome d'inadaptation à un changement de milieu

- Facteurs de risque possibles: absence ou manque de préparation au transfert dans un nouveau milieu de soins, perturbation de l'emploi du temps habituel, troubles sensoriels, détérioration de l'état physique, séparation d'avec son réseau de soutien

## Maladie de Crohn — MC, SC

Alimentation déficiente

- Facteurs favorisants possibles: douleurs intestinales après les repas; accélération du transit intestinal
- Manifestations possibles: perte de poids, dégoût et manque d'intérêt pour la nourriture (observés par l'infirmière)

Diarrhée

- Facteurs favorisants possibles: inflammation de l'intestin grêle, présence de toxines, altération de l'apport alimentaire
- Manifestations possibles: bruits intestinaux hyperactifs (hyperpéristaltisme), crampes, selles liquides et fréquentes

Connaissances insuffisantes sur la physiopathologie de la maladie, les besoins nutritionnels et la prévention des rechutes

- Facteurs favorisants possibles: manque d'informations ou interprétation erronée des informations
- Manifestations possibles: verbalisation du problème, questions, exacerbation de la maladie

## Maladie de haute altitude — MC

*Voir Mal aigu des montagnes, Œdème pulmonaire de haute altitude.*

## Maladie de Hodgkin — SC, MC

*Voir aussi Cancer, Chimiothérapie.*

Anxiété [préciser le degré] ou Peur

- Facteurs favorisants possibles: concept de soi menacé, peur de mourir
- Manifestations possibles: appréhension, insomnie, focalisation sur soi, tension accrue

Connaissances insuffisantes sur le diagnostic, la physiopathologie, le traitement et le pronostic

- Facteurs favorisants possibles: manque d'informations ou interprétation erronée des informations
- Manifestations possibles: verbalisation du problème, questions, idées fausses

Douleur aiguë [ou malaises]

- Facteurs favorisants possibles: réaction inflammatoire (fièvre, frissons, sueurs nocturnes), prurit

- Manifestations possibles: plaintes, comportements de diversion, focalisation sur soi

Risque de mode de respiration inefficace ou de dégagement inefficace des voies respiratoires
- Facteurs de risque possibles: obstruction trachéobronchique (tuméfaction des ganglions médiastinaux ou œdème des voies respiratoires)

## Maladie de Kawasaki — Péd

Hyperthermie
- Facteurs favorisants possibles: augmentation du métabolisme, déshydratation
- Manifestations possibles: température corporelle supérieure aux limites de la normale, peau rouge, augmentation de la fréquence respiratoire, tachycardie

Douleur aiguë
- Facteurs favorisants possibles: inflammation, œdème, tuméfaction des tissus
- Manifestations possibles: plaintes, agitation, comportement de défense, difficulté à se concentrer

Atteinte à l'intégrité de la peau
- Facteurs favorisants possibles: processus inflammatoire, perturbation de la circulation, œdème
- Manifestations possibles: rupture de la surface cutanée (avec éruption maculaire, desquamation)

Atteinte de la muqueuse buccale
- Facteurs favorisants possibles: processus inflammatoire, déshydratation, respiration par la bouche
- Manifestations possibles: douleur, hyperémie, lèvres gercées

Risque de diminution du débit cardiaque
- Facteurs de risque possibles: changements structuraux, inflammation des artères coronaires, altération de la fréquence ou du rythme cardiaques ou de la conduction nerveuse

## Maladie de Parkinson — SC

Difficulté à la marche
- Facteurs favorisants possibles: atteinte neuromusculaire (faiblesse musculaire, tremblements, bradykinésie), atteinte musculosquelettique (raideur articulaire)
- Manifestations possibles: incapacité de se déplacer à sa guise dans l'environnement, chutes fréquentes

Trouble de la déglutition
- Facteurs favorisants possibles: atteinte neuromusculaire, faiblesse musculaire
- Manifestations possibles: difficulté à avaler (signalée par le patient ou observée par l'infirmière); tendance à baver; signes d'aspiration (fausse route), comme la suffocation et la toux

Communication verbale altérée
- Facteurs favorisants possibles: faiblesse musculaire, incoordination
- Manifestations possibles: difficulté à articuler, trouble de phonation, altération du rythme et de l'intonation

Tension dans l'exercice du rôle de l'aidant naturel
- Facteurs favorisants possibles : gravité de la maladie, problèmes psychologiques ou cognitifs du patient, fait que l'aidant naturel est le conjoint, longueur de la période de soins, manque de répit et de loisirs pour l'aidant naturel
- Manifestations possibles : stress ; dépression, inquiétude ; manque de ressources et de soutien, conflits familiaux

## Maladie des inclusions cytomégaliques — SC

*Voir Infection à cytomégalovirus.*

## Maladie de Tay-Sachs — Péd

Retard de la croissance et du développement
- Facteurs favorisants possibles : effets du trouble physique
- Manifestations possibles : perturbation de la croissance, régression, incapacité d'acquérir les habiletés propres à son groupe d'âge, affect plat, réactions diminuées

Trouble de la perception sensorielle (visuelle)
- Facteurs favorisants possibles : détérioration du nerf optique
- Manifestations possibles : perte d'acuité visuelle

**SC**

Deuil anticipé (chez la famille)
- Facteurs favorisants possibles : perte prévue du bébé dans un proche avenir
- Manifestations possibles : expression de détresse, déni, culpabilité, colère et tristesse ; refoulement, perturbation des habitudes de sommeil ou des habitudes alimentaires, baisse de la libido

Sentiment d'impuissance (chez la famille)
- Facteurs favorisants possibles : absence de traitement pour cette maladie évolutive et fatale
- Manifestations possibles : sentiment de n'avoir aucun pouvoir ni aucune maîtrise sur la situation (exprimé par la famille), dépression face à la détérioration physique et mentale du bébé

Risque de détresse spirituelle
- Facteurs de risque possibles : remise en question du système de valeurs et de croyances en raison de la présence d'une maladie mortelle

Stratégies d'adaptation familiale compromises
- Facteurs favorisants possibles : crise situationnelle, période de vie temporairement centrée sur la résolution des conflits émotionnels et de la souffrance personnelle, désorganisation de la famille, maladie prolongée ou évolutive
- Manifestations possibles : inquiétude face à ses propres réactions, inquiétude au sujet des réactions des autres membres de la famille, manque de soutien réciproque, altération des modes de communication

## Maladie génétique — SC, Obs

Anxiété
- Facteurs favorisants possibles : facteurs de risque précis (exposition à des substances tératogènes), crise situationnelle, concept de soi menacé, conflit conscient ou non sur les valeurs et les buts essentiels de la vie
- Manifestations possibles : tension accrue, appréhension, incertitude, sentiments d'incompétence, verbalisation du problème

Connaissances insuffisantes sur le but et le déroulement d'une consultation en génétique
- Facteurs favorisants possibles : ignorance des ramifications du diagnostic et des processus nécessaires pour analyser les choix possibles, interprétation erronée des informations
- Manifestations possibles : verbalisation du problème, expression d'idées fausses, demande d'informations

Risque de perturbation de la dynamique familiale
- Facteurs de risque possibles : crise situationnelle, vulnérabilité de la personne ou de la famille, difficulté à se mettre d'accord sur les choix à faire

Détresse spirituelle
- Facteurs favorisants possibles : conflit intérieur intense sur le dénouement, chagrin normal pour la perte de l'enfant parfait, colère souvent dirigée vers Dieu ou l'être suprême, les croyances religieuses et les convictions morales
- Manifestations possibles : verbalisation du conflit intérieur sur les croyances, remise en question des répercussions morales et éthiques des traitements possibles, situation vue comme une punition, colère, hostilité, pleurs

## Maladie transmissible sexuellement — Gyn, SC

Risque d'infection [transmission]
- Facteurs de risque possibles : nature contagieuse de la maladie, ignorance des moyens permettant d'éviter l'exposition à l'agent pathogène ou de prévenir la transmission

Atteinte à l'intégrité des tissus ou de la peau
- Facteurs favorisants possibles : infection, irritation causée par l'agent pathogène
- Manifestations possibles : rupture de la peau ou des tissus, inflammation des muqueuses

Connaissances insuffisantes sur la physiopathologie de la maladie, le pronostic, les complications possibles, les exigences du traitement et la transmission
- Facteurs favorisants possibles : manque d'informations, interprétation erronée des informations, manque d'intérêt pour apprendre
- Manifestations possibles : verbalisation du problème, questions, expression d'idées fausses, incapacité de suivre correctement les directives, apparition de complications évitables

## Maladie vasculaire périphérique (athérosclérose) — SC

Irrigation tissulaire inefficace (périphérique)
- Facteurs favorisants possibles : diminution ou interruption de l'irrigation artérielle ou veineuse
- Manifestations possibles : changement dans la couleur ou la température de la peau, arrêt de la pousse des poils, changement dans la pression artérielle ou le pouls au membre atteint, présence d'un souffle, claudication

Intolérance à l'activité
- Facteurs favorisants possibles : déséquilibre entre l'apport et les besoins en oxygène
- Manifestations possibles : plaintes de fatigue ou de faiblesse musculaire, malaise lors d'un effort (claudication)

Risque d'atteinte à l'intégrité des tissus ou de la peau
- Facteurs de risque possibles : altération de la circulation causant une perte de sensation, cicatrisation difficile

## Maladie vénérienne SC

*Voir Maladie transmissible sexuellement.*

## Mal aigu des montagnes SC, MC

Douleur aiguë
- Facteurs favorisants possibles : diminution de la tension en oxygène
- Manifestations possibles : plaintes de céphalée

Fatigue
- Facteurs favorisants possibles : stress, effort physique accru, manque de sommeil
- Manifestations possibles : manque d'énergie accablant, incapacité à retrouver son énergie même après avoir dormi, perturbation de la concentration, diminution du rendement

Risque de déficit de volume liquidien
- Facteurs de risque possibles : perte liquidienne accrue (hyperpnée, air sec), effort, perturbation de l'apport liquidien (nausées)

## Mastectomie MC

Atteinte à l'intégrité de la peau ou des tissus
- Facteurs favorisants possibles : ablation chirurgicale de peau ou de tissus, altération de la circulation, écoulement, œdème, modifications de l'élasticité et de la sensibilité de la peau, destruction de tissus (radiothérapie)
- Manifestations possibles : rupture de la surface cutanée, destruction des couches cutanées ou des tissus sous-cutanés

Mobilité physique réduite
- Facteurs favorisants possibles : atteinte neuromusculaire, douleur, formation d'un œdème
- Manifestations possibles : réticence à effectuer des mouvements, amplitude réduite des mouvements, diminution de la masse ou de la force musculaires

Déficit de soins personnels : se laver et se vêtir
- Facteurs favorisants possibles : invalidité temporaire d'un bras ou des deux bras
- Manifestations possibles : incapacité d'effectuer ou de mener à terme les tâches inhérentes aux soins personnels (signalée par la patiente)

Image corporelle perturbée
- Facteurs favorisants possibles : perte d'une partie du corps éminemment féminine
- Manifestations possibles : incapacité de regarder ou de toucher la partie atteinte, sentiments négatifs envers le corps, inquiétude face à la perte, altération des activités et des interactions sociales

## Mastite Obs, Gyn

Douleur aiguë
- Facteurs favorisants possibles : érythème et œdème des tissus mammaires
- Manifestations possibles : plaintes, comportements de diversion ou de défense, focalisation sur soi et réactions du système nerveux autonome (changement dans les signes vitaux)

Risque d'infection [dissémination ou formation d'un abcès]
- Facteurs de risque possibles : traumatisme des tissus, stase des liquides biologiques, manque de connaissances sur la prévention des complications

Connaissances insuffisantes sur la physiopathologie, le traitement et la prévention
- Facteurs favorisants possibles : manque d'informations, interprétation erronée des informations
- Manifestations possibles : verbalisation du problème, questions, expression d'idées fausses

Risque d'allaitement maternel inefficace
- Facteurs de risque possibles : incapacité d'allaiter du côté atteint, interruption de l'allaitement

## Mastoïdectomie — Péd, MC

Risque d'infection [dissémination]
- Facteurs de risque possibles : préexistence d'une infection, traumatisme chirurgical, stase des liquides biologiques dans une zone très proche du cerveau

Douleur aiguë
- Facteurs favorisants possibles : inflammation, traumatisme tissulaire, formation d'un œdème
- Manifestations possibles : plaintes, comportements de diversion, agitation, focalisation sur soi, réactions du système nerveux autonome (changement dans les signes vitaux)

Trouble de la perception sensorielle (auditive)
- Facteurs favorisants possibles : présence de mèches chirurgicales, œdème, remaniement chirurgical de l'oreille moyenne
- Manifestations possibles : baisse de l'ouïe (signalée par le patient ou mesurée) dans l'oreille touchée

## Mauvais traitements — SC

*Voir aussi Syndrome des enfants battus.*

Risque de trauma
- Facteurs de risque possibles : vulnérabilité, menaces verbales contre soi, antécédents de mauvais traitements

Sentiment d'impuissance
- Facteurs favorisants possibles : relations violentes, mode de vie dénué d'initiative
- Manifestations possibles : verbalisation d'absence de maîtrise, hésitation à exprimer ses véritables sentiments, apathie, passivité

Diminution chronique de l'estime de soi
- Facteurs favorisants possibles : sentiment négatif envers soi et ses capacités, vulnérabilité, volonté de tolérer à la maison une violence qui peut menacer la vie
- Manifestations possibles : autodépréciation, sentiment d'être incapable de faire face à la situation, rejet des remarques positives

## Mélanome — MC, SC

*Voir Cancer, Chimiothérapie.*

## Méningite méningococcique aiguë MC

Risque d'infection [dissémination ou transmission]

- Facteurs de risque possibles : dissémination hématogène de l'agent pathogène, stase des liquides biologiques, suppression de la réponse inflammatoire (causée par les médicaments), exposition d'autres personnes à l'agent pathogène

Risque d'irrigation tissulaire inefficace (cérébrale)

- Facteurs de risque possibles : œdème cérébral altérant ou bloquant la circulation veineuse ou artérielle au cerveau, hypovolémie, problèmes d'échanges au niveau cellulaire (acidose)

Hyperthermie

- Facteurs favorisants possibles : processus infectieux (augmentation du métabolisme), déshydratation
- Manifestations possibles : température corporelle élevée, peau rouge et chaude, tachycardie

Douleur aiguë

- Facteurs favorisants possibles : inflammation ou irritation des méninges accompagnées d'un spasme des muscles extenseurs (cou, épaules et dos)
- Manifestations possibles : plaintes, comportements de diversion ou de défense, difficulté à se concentrer, photophobie, réactions du système nerveux autonome (changement dans les signes vitaux)

Risque de trauma ou de suffocation

- Facteurs de risque possibles : altération de la conscience, apparition possible d'une activité musculaire clonique ou tonique (convulsions), faiblesse ou prostration

## Méniscectomie MC, SC

Difficulté à la marche

- Facteurs favorisants possibles : douleur, instabilité articulaire, restriction imposée des mouvements
- Manifestations possibles : incapacité de se déplacer à sa guise dans l'environnement

Connaissances insuffisantes sur le déroulement postopératoire, la prévention des complications et les besoins en matière de soins personnels

- Facteurs favorisants possibles : manque d'informations
- Manifestations possibles : verbalisation du problème, questions, expression d'idées fausses

## Ménopause Gyn

Thermorégulation inefficace

- Facteurs favorisants possibles : variation du taux hormonal
- Manifestations possibles : peau rouge et chaude au toucher, diaphorèse, sueurs nocturnes, mains et pieds froids

Fatigue

- Facteurs favorisants possibles : changement dans la chimie du corps, manque de sommeil, dépression
- Manifestations possibles : expression verbale d'un manque d'énergie, fatigue, incapacité d'accomplir les tâches habituelles, baisse de rendement

Risque d'habitudes sexuelles perturbées
- Facteurs de risque possibles: altération fonctionnelle perçue, changement dans la réaction physique, mythes ou informations erronées, altération de la relation avec la personne clé

Risque d'incontinence urinaire à l'effort
- Facteurs de risque possibles: dégénérescence des muscles pelviens et des structures de soutien

Recherche d'un meilleur niveau de santé
- Facteurs favorisants possibles: changement lié au développement
- Manifestations possibles: expression de la volonté de participer davantage à ses soins, manque démontré de connaissances sur les activités favorisant la santé

## Mononucléose infectieuse **SC**

Fatigue
- Facteurs favorisants possibles: diminution de la production d'énergie, malaise, besoins énergétiques accrus (inflammation)
- Manifestations possibles: manque d'énergie accablant (signalé par le patient), incapacité d'effectuer les activités habituelles, léthargie, malaise

Douleur aiguë [ou malaises]
- Facteurs favorisants possibles: inflammation de tissus lymphoïdes et organiques, irritation de la muqueuse oropharyngée, effets des toxines circulantes
- Manifestations possibles: plaintes, comportements de diversion, focalisation sur soi

Hyperthermie
- Facteurs favorisants possibles: processus inflammatoire
- Manifestations possibles: température corporelle élevée, peau chaude et rouge, tachycardie

Connaissances insuffisantes sur la transmission de la maladie, les besoins en matière de soins personnels, le traitement médical et les complications possibles
- Facteurs favorisants possibles: manque d'information, interprétation erronée des informations
- Manifestations possibles: verbalisation du problème, expression d'idées fausses, incapacité de suivre correctement les directives

## Mort fœtale **Obs**

Deuil anticipé
- Facteurs favorisants possibles: mort du fœtus (enfant désiré ou non)
- Manifestations possibles: verbalisation de sentiments de détresse, de colère, de perte; pleurs; perturbation des habitudes de sommeil et des habitudes alimentaires

Diminution situationnelle de l'estime de soi
- Facteurs favorisants possibles: impression d'avoir échoué dans un domaine important de la vie
- Manifestations possibles: autocritique déclenchée par des circonstances difficiles chez une personne qui avait auparavant une bonne opinion d'elle-même, sentiments négatifs envers soi (sentiment d'impuissance, d'incompétence), difficulté à prendre des décisions

Risque de détresse spirituelle
- Facteurs de risque possibles : perte d'un être cher, piètre estime de soi, relations interpersonnelles insuffisantes, remise en question du système de croyances et de valeurs (la naissance est censée être le commencement de la vie et non de la mort), souffrance intense

## MTS SC

*Voir Maladie transmissible sexuellement.*

## Mucoviscidose (fibrose kystique) SC, Péd

Dégagement inefficace des voies respiratoires
- Facteurs favorisants possibles : sécrétion excessive de mucus épais, déficience de la fonction ciliaire
- Manifestations possibles : bruits respiratoires anormaux, toux inefficace, cyanose, changements dans la fréquence et l'amplitude respiratoires

Risque d'infection
- Facteurs de risque possibles : stase des sécrétions bronchiques, apparition d'atélectasie

Alimentation déficiente
- Facteurs favorisants possibles : troubles de la digestion et de l'absorption des matières nutritives
- Manifestations possibles : incapacité de prendre du poids, atrophie musculaire, retard de croissance

Connaissances insuffisantes sur la physiopathologie de la maladie, le traitement médical et les ressources communautaires existantes
- Facteurs favorisants possibles : manque d'informations ou idées fausses
- Manifestations possibles : verbalisation du problème, questions, incapacité de suivre correctement les directives, apparition de complications évitables

Stratégies d'adaptation familiale compromises
- Facteurs favorisants possibles : nature chronique de la maladie ou de l'invalidité, supervision des parents et restrictions imposées au mode de vie
- Manifestations possibles : comportements protecteurs ne correspondant pas aux capacités ni au besoin d'autonomie du patient

## Myasthénie MC

Mode de respiration inefficace ou Dégagement inefficace des voies respiratoires
- Facteurs favorisants possibles : faiblesse neuromusculaire et manque d'énergie ou fatigue
- Manifestations possibles : dyspnée, changements dans la fréquence et l'amplitude respiratoires, toux inefficace, bruits respiratoires adventices

Communication verbale altérée
- Facteurs favorisants possibles : faiblesse neuromusculaire, fatigue, obstacle physique (intubation)
- Manifestations possibles : faiblesse faciale, difficulté à articuler, voix rauque, incapacité de parler

Trouble de la déglutition
- Facteurs favorisants possibles : déficit neuromusculaire des muscles laryngés ou pharyngés, fatigue musculaire

- Manifestations possibles : difficulté à avaler (signalée par le patient ou observée par l'infirmière), toux ou suffocation, signes d'aspiration (fausse route)

Anxiété [préciser le degré] ou Peur
- Facteurs favorisants possibles : crise situationnelle ; image de soi menacée ; changement dans l'état de santé, dans la situation socioéconomique ou dans l'exercice du rôle ; séparation d'avec le réseau de soutien ; manque de connaissances ; incapacité de communiquer
- Manifestations possibles : verbalisation du problème, tension accrue, agitation, appréhension, stimulation sympathique, pleurs, focalisation sur soi, absence de coopération, colère, absence de communication

Connaissances insuffisantes sur la pharmacothérapie, le risque de crise (myasthénique ou cholinergique) et la gestion des soins personnels **SC**
- Facteurs favorisants possibles : informations inadéquates, interprétation erronée des informations
- Manifestations possibles : verbalisation du problème, questions, expression d'idées fausses, apparition de complications évitables

Mobilité physique réduite
- Facteurs favorisants possibles : atteinte neuromusculaire
- Manifestations possibles : plaintes de fatigabilité grandissante lors de l'utilisation répétée ou prolongée des muscles, troubles de la coordination, diminution de la force ou du contrôle musculaires

Trouble de la perception sensorielle (visuelle)
- Facteurs favorisants possibles : atteinte neuromusculaire
- Manifestations possibles : distorsions visuelles (diplopie), incoordination motrice

## Myélome multiple **MC, SC**

*Voir aussi Cancer.*

Douleur aiguë ou chronique
- Facteurs favorisants possibles : destruction tissulaire ou osseuse, effets secondaires du traitement
- Manifestations possibles : plaintes directes ou indirectes, comportements de défense et d'autoprotection, changement dans l'appétit, le poids et le sommeil, diminution des interactions sociales

Mobilité physique réduite
- Facteurs favorisants possibles : perte de l'intégrité de la structure osseuse, douleur, déconditionnement, humeur dépressive
- Manifestations possibles : plaintes, amplitude réduite des mouvements, mouvements lents, changement dans la démarche

Risque de mécanismes de protection inefficaces
- Facteurs de risque possibles : présence d'un cancer, pharmacothérapie, radiothérapie, alimentation inadéquate

## Myocardiopathie **SC, MC**

Débit cardiaque diminué
- Facteurs favorisants possibles : diminution de la contractilité
- Manifestations possibles : dyspnée, fatigue, douleurs abdominales, étourdissements, syncope

Intolérance à l'activité
- Facteurs favorisants possibles : déséquilibre entre les besoins et l'apport en oxygène

- Manifestations possibles: fatigue ou faiblesse, dyspnée, fréquence cardiaque ou pression artérielle anormales après une activité, changements électrocardiographiques

Exercice inefficace du rôle
- Facteurs favorisants possibles: changement dans l'état de santé, stress, exigences professionnelles ou personnelles
- Manifestations possibles: changement dans les responsabilités habituellement assumées, tension dans l'exercice du rôle, altération de la capacité à reprendre le rôle

## Myocardite MC

*Voir aussi Infarctus du myocarde.*

Intolérance à l'activité
- Facteurs favorisants possibles: déséquilibre entre l'apport et les besoins en oxygène (inflammation ou lésion du myocarde), effets dépresseurs de certains médicaments sur le muscle cardiaque, repos forcé
- Manifestations possibles: plaintes de fatigue, dyspnée d'effort, tachycardie ou palpitations après l'activité, anomalies électrocardiographiques, dysrythmies, faiblesse généralisée

Risque de diminution du débit cardiaque
- Facteurs de risque possibles: dégénérescence du muscle cardiaque

Connaissances insuffisantes sur la physiopathologie et l'issue de la maladie, le traitement, les besoins en matière de soins personnels et les changements à apporter au mode de vie
- Facteurs favorisants possibles: manque d'information, interprétation erronée des informations
- Manifestations possibles: verbalisation du problème, expression d'idées fausses, incapacité de suivre correctement les directives, apparition de complications évitables

## Myringotomie Péd, MC

*Voir Mastoïdectomie.*

## Myxœdème MC

*Voir aussi Hypothyroïdie.*

Image corporelle perturbée
- Facteurs favorisants possibles: altération structurelle ou fonctionnelle (perte de cheveux, épaississement de la peau, visage inexpressif, langue tuméfiée, troubles menstruels, perturbation de l'appareil génital)
- Manifestations possibles: sentiments négatifs envers le corps, sentiment d'impuissance, altération de la participation à la vie sociale

Alimentation excessive
- Facteurs favorisants possibles: ralentissement du métabolisme et diminution de l'activité
- Manifestations possibles: poids supérieur au poids idéal selon la taille et l'ossature

Risque de diminution du débit cardiaque
- Facteurs de risque possibles: altération de la conduction nerveuse et de la contractilité du myocarde

## Négligence ou mauvais traitements SC, Psy

*Voir Mauvais traitements, Syndrome des enfants battus.*

## Néphrectomie MC

Douleur aiguë
- Facteurs favorisants possibles: traumatisme chirurgical des tissus, fermeture mécanique de l'incision (suture)
- Manifestations possibles: plaintes, comportements de diversion ou de défense, focalisation sur soi, réactions du système nerveux autonome (changement dans les signes vitaux)

Risque de déficit de volume liquidien
- Facteurs de risque possibles: pertes vasculaires excessives et apport restreint

Mode de respiration inefficace
- Facteurs favorisants possibles: distension des poumons réduite à cause d'une douleur dans la région de l'incision
- Manifestations possibles: tachypnée, vibrations vocales, altération de l'amplitude respiratoire ou de l'amplitude thoracique, valeurs anormales des gaz du sang artériel

Constipation
- Facteurs favorisants possibles: apport alimentaire réduit, mobilité limitée, blocage gastro-intestinal (iléus paralytique), douleur à l'incision lors de la défécation
- Manifestations possibles: diminution des bruits intestinaux, diminution de la fréquence ou de la quantité des selles, selles dures ou moulées

## Néphroblastome (tumeur de Wilms) Péd

*Voir aussi Cancer, Chimiothérapie.*

Anxiété [préciser le degré] ou Peur
- Facteurs favorisants possibles: changement de milieu, perturbation des interactions avec les membres de la famille, danger de mort avec transmission des inquiétudes de la famille par contagion
- Manifestations possibles: affect craintif ou peur, détresse, pleurs, insomnie, stimulation sympathique

Risque d'accident
- Facteurs de risque possibles: nature de la tumeur de Wilms (vasculaire, spongieuse et recouverte d'un très mince revêtement) la rendant particulièrement susceptible de se métastaser lorsqu'elle est manipulée

Dynamique familiale perturbée
- Facteurs favorisants possibles: crise situationnelle causée par une maladie pouvant être mortelle
- Manifestations possibles: réseau familial ayant de la difficulté à répondre aux besoins physiques, affectifs et spirituels de ses membres; incapacité de faire face efficacement à une expérience traumatisante

Activités de loisirs insuffisantes
- Facteurs favorisants possibles: milieu de soins offrant peu d'activités qui conviennent à l'âge de l'enfant ou restriction des activités, hospitalisation et traitement prolongés
- Manifestations possibles: agitation, pleurs, léthargie, passage à l'acte

## Névralgie faciale (névralgie essentielle du trijumeau, tic douloureux de la face) SC

Douleur aiguë
- Facteurs favorisants possibles: atteinte neuromusculaire causant des spasmes musculaires violents et soudains

- Manifestations possibles : plaintes, comportements de défense ou de diversion, focalisation sur soi, réactions du système nerveux autonome (changement dans les signes vitaux)

Connaissances insuffisantes sur la maîtrise des accès récurrents, les traitements médicaux et les besoins en matière de soins personnels
- Facteurs favorisants possibles : manque d'informations ou oubli, interprétation erronée des informations
- Manifestations possibles : verbalisation du problème, questions, exacerbation du problème

## Névrite SC

Douleur aiguë ou chronique
- Facteurs favorisants possibles : lésion nerveuse habituellement reliée à une dégénérescence
- Manifestations possibles : plaintes, comportements de diversion ou de défense, focalisation sur soi, réactions du système nerveux autonome (changement dans les signes vitaux)

Connaissances insuffisantes sur les facteurs favorisants, le traitement et la prévention
- Facteurs favorisants possibles : manque d'informations ou interprétation erronée des informations
- Manifestations possibles : verbalisation du problème, questions, expression d'idées fausses

## Nouveau-né normal Péd

Risque de perturbation des échanges gazeux
- Facteurs de risque possibles : facteurs de stress présents avant et pendant la naissance, sécrétion excessive de mucus, agression par le froid

Risque de température corporelle anormale
- Facteurs de risque possibles : rapport désavantageux entre la surface corporelle (grande) et la masse corporelle (petite) chez le nouveau-né, quantité limitée de graisses sous-cutanées qui protègent du froid, caractère non renouvelable de la graisse brune et faibles réserves de graisse blanche, épiderme très mince qui diminue la distance entre les vaisseaux sanguins et la surface de la peau, incapacité de frissonner, passage de la chaleur du milieu utérin à un milieu beaucoup plus froid

Risque de perturbation de l'attachement parent-enfant
- Facteurs de risque possibles : période de transition (arrivée d'un nouveau membre dans la famille), anxiété associée au rôle parental, absence d'intimité (membres de la famille ou autres visiteurs envahissants)

Risque d'alimentation déficiente
- Facteurs de risque possibles : vitesse élevée du métabolisme, besoins énergétiques élevés, pertes hydriques insensibles par les voies cutanée et pulmonaire, fatigue, risque d'insuffisance ou d'épuisement des réserves glucosiques

Risque d'infection
- Facteurs de risque possibles : altération des mécanismes de défense secondaires (immunité acquise insuffisante, par exemple une déficience des neutrophiles et de certaines immunoglobulines), altération des mécanismes de défense primaires (exposition prolongée à l'air ambiant, rupture de l'épiderme, traumatisme tissulaire, faible activité ciliaire)

## Nouveau-né prématuré **Péd**

### Échanges gazeux perturbés

- Facteurs favorisants possibles : remaniement des membranes alvéolo-capillaires (insuffisance de surfactant), altération de la circulation sanguine (immaturité de la musculature des artérioles pulmonaires), altération de l'apport en oxygène (immaturité du système nerveux central et du système neuromusculaire, obstruction trachéobronchique), capacité réduite de fixation de l'oxygène dans le sang (anémie), agression par le froid
- Manifestations possibles : troubles respiratoires, oxygénation insuffisante des tissus, acidémie

### Mode de respiration inefficace

- Facteurs favorisants possibles : immaturité du centre de la respiration, mauvaise position, dépression médicamenteuse de la respiration, déséquilibres métaboliques, manque d'énergie ou fatigue
- Manifestations possibles : dyspnée, tachypnée, accès d'apnée, battement des ailes du nez, utilisation de la musculature accessoire, cyanose, valeurs anormales des gaz du sang artériel, tachycardie

### Risque de thermorégulation inefficace

- Facteurs de risque possibles : immaturité du système nerveux central (du centre de régulation de la température corporelle), faible rapport entre la masse corporelle et la surface corporelle, faible quantité de tissu adipeux sous-cutané, quantité limitée de graisse brune, incapacité de frissonner ou de transpirer, faibles réserves métaboliques, incapacité de se plaindre de l'hypothermie, manipulations et interventions fréquentes de la part du personnel médical et infirmier

### Risque de déficit de volume liquidien

- Facteurs de risque possibles : très jeune âge, faible poids, pertes liquidiennes excessives (peau mince, quantité limitée de tissu adipeux isolant, température ambiante trop élevée, immaturité des reins, incapacité des reins de concentrer l'urine)

### Risque de désorganisation comportementale chez le nouveau-né/nourrisson

- Facteurs de risque possibles : prématurité (immaturité du système nerveux central, hypoxie), absence de limites physiques, douleur, stimulation excessive, séparation d'avec les parents

## Obésité **SC, Psy**

### Alimentation excessive

- Facteurs favorisants possibles : apport excessif par rapport aux besoins métaboliques
- Manifestations possibles : poids de 20 % supérieur au poids idéal, sédentarité, habitudes alimentaires dysfonctionnelles (signalées par le patient ou observées par l'infirmière), excès de tissus adipeux (selon la mesure du pli cutané du triceps et d'autres mesures)

### Image corporelle perturbée ou Diminution chronique de l'estime de soi

- Facteurs favorisants possibles : perception de soi allant à l'encontre des valeurs généralement acceptées, famille ou milieu culturel qui incitent à la suralimentation, pessimisme face à l'avenir (relations amoureuses et sexuelles, contrôle du poids)
- Manifestations possibles : sentiments négatifs envers le corps, peur du rejet ou de la réaction des autres, sentiment d'impuissance, perte d'espoir, non-observance du régime recommandé

Intolérance à l'activité
- Facteurs favorisants possibles : déséquilibre entre l'apport et les besoins en oxygène, sédentarité
- Manifestations possibles : fatigue ou faiblesse, malaise lors d'un effort, fréquence cardiaque ou pression artérielle anormales après une activité

Interactions sociales perturbées
- Facteurs favorisants possibles : malaise en société (observé ou exprimé par la personne), perturbation du concept de soi
- Manifestations possibles : hésitation à se trouver en société, expression d'un sentiment de malaise en société, sentiment d'être rejeté, absence d'une personne clé donnant du soutien ou soutien inefficace par la personne clé

## Occlusion intestinale MC

*Voir Iléus.*

## Œdème pulmonaire MC

Excès de volume liquidien
- Facteurs favorisants possibles : déficience de la fonction cardiaque, apport excessif en liquides ou en sodium
- Manifestations possibles : dyspnée, craquements (râles), congestion pulmonaire visible à la radiographie thoracique, agitation, anxiété, augmentation de la pression veineuse centrale et des pressions pulmonaires

Échanges gazeux perturbés
- Facteurs favorisants possibles : altération du débit sanguin et diminution des échanges alvéolo-capillaires (accumulation ou déplacement de liquide dans les espaces interstitiels ou les alvéoles)
- Manifestations possibles : hypoxie, agitation, confusion

Anxiété [préciser le degré] ou Peur
- Facteurs favorisants possibles : peur de mourir (incapacité de respirer)
- Manifestations possibles : réactions allant de l'appréhension à la panique, agitation, focalisation sur soi

## Œdème pulmonaire de haute altitude (OPHA) MC

*Voir aussi Mal aigu des montagnes.*

Échanges gazeux perturbés
- Facteurs favorisants possibles : déséquilibre ventilation-perfusion, altération de la membrane alvéolo-capillaire, altération de l'apport en oxygène
- Manifestations possibles : dyspnée, confusion, cyanose, tachycardie, valeurs anormales des gaz du sang artériel

Excès de volume liquidien
- Facteurs favorisants possibles : altération des mécanismes de régulation
- Manifestations possibles : dyspnée, anxiété, œdème, bruits respiratoires anormaux, congestion pulmonaire

## Ophtalmie des neiges (cécité des neiges) SC

Trouble de la perception sensorielle (visuelle)
- Facteurs favorisants possibles : atteinte à l'organe de la vue (irritation des conjonctives, hyperémie)
- Manifestations possibles : intolérance à la lumière (photophobie), diminution ou perte de l'acuité visuelle

Douleur aiguë
- Facteurs favorisants possibles: irritation ou congestion vasculaire des conjonctives
- Manifestations possibles: plaintes, comportements de défense ou de diversion, focalisation sur soi

Anxiété [préciser le degré]
- Facteurs favorisants possibles: crise situationnelle, changement ou risque de changement dans l'état de santé
- Manifestations possibles: tension accrue, appréhension, incertitude, inquiétude, agitation, focalisation sur soi

## Oreillons — Péd, SC

Douleur aiguë
- Facteurs favorisants possibles: présence d'une inflammation, toxines circulantes, tuméfaction des glandes salivaires
- Manifestations possibles: plaintes, comportements de défense ou de diversion, focalisation sur soi, réactions du système nerveux autonome (changement dans les signes vitaux)

Hyperthermie
- Facteurs favorisants possibles: processus inflammatoire (augmentation du métabolisme), déshydratation
- Manifestations possibles: température corporelle élevée, peau chaude et rouge, tachycardie

Risque de déficit de volume liquidien
- Facteurs de risque possibles: augmentation du métabolisme de base, douleur à la déglutition, diminution de l'apport liquidien

## Ostéomyélite — MC, SC

Douleur aiguë
- Facteurs favorisants possibles: inflammation et nécrose des tissus
- Manifestations possibles: plaintes, comportements de défense ou de diversion, focalisation sur soi, réactions du système nerveux autonome (changement dans les signes vitaux)

Hyperthermie
- Facteurs favorisants possibles: augmentation du métabolisme, processus infectieux
- Manifestations possibles: température corporelle élevée, peau chaude et rouge

Irrigation tissulaire inefficace (osseuse)
- Facteurs favorisants possibles: réaction inflammatoire accompagnée d'une thrombose des vaisseaux, destruction de tissus, œdème, formation d'un abcès
- Manifestations possibles: nécrose osseuse, continuation du processus infectieux, retard de cicatrisation

Risque de difficulté à la marche
- Facteurs de risque possibles: inflammation et nécrose des tissus, douleur, instabilité des articulations

Connaissances insuffisantes sur la physiopathologie de la maladie, les exigences du traitement à long terme, la restriction de l'activité et la prévention des complications
- Facteurs favorisants possibles: manque d'informations, interprétation erronée des informations

- Manifestations possibles : verbalisation du problème, questions, expression d'idées fausses, incapacité de suivre correctement les directives

## Ostéoporose SC

Risque de trauma
- Facteurs de risque possibles : atteinte osseuse qui augmente le risque de fracture à la moindre agression ou même sans agression

Douleur aiguë ou chronique
- Facteurs favorisants possibles : pression d'une vertèbre sur un nerf spinal, un muscle ou un ligament, fractures spontanées
- Manifestations possibles : plaintes, comportements de défense ou de diversion, focalisation sur soi, altération des habitudes de sommeil

Mobilité physique réduite
- Facteurs favorisants possibles : douleur, atteinte musculosquelettique
- Manifestations possibles : amplitude limitée des mouvements, réticence à effectuer des mouvements ou peur de se blesser à nouveau, restrictions imposées

## Pancréatite MC

Douleur aiguë
- Facteurs favorisants possibles : obstruction des canaux pancréatiques et biliaires, contamination chimique des surfaces péritonéales par l'exsudat pancréatique ou autodigestion des tissus, propagation de l'inflammation au plexus nerveux rétropéritonéal
- Manifestations possibles : plaintes, comportements de défense ou de diversion, focalisation sur soi, grimaces de douleur, réactions du système nerveux autonome (changement dans les signes vitaux), altération du tonus musculaire

Risque de déficit de volume liquidien
- Facteurs de risque possibles : pertes gastriques excessives (vomissements, sonde nasogastrique), augmentation du lit vasculaire (vasodilatation, effets des kinines), extravasation d'exsudat hémorragique, ascite, troubles de la coagulation, pertes hémorragiques

Alimentation déficiente
- Facteurs favorisants possibles : vomissements, difficulté à digérer les matières nutritives (perte d'enzymes gastriques ou d'insuline)
- Manifestations possibles : apport alimentaire insuffisant (signalé par le patient), dégoût pour la nourriture, altération du sens du goût (signalée par le patient), perte de poids, diminution de la masse musculaire

Risque d'infection
- Facteurs de risque possibles : altération des mécanismes de défense primaires (stase des liquides biologiques, altération du péristaltisme, altération du pH des sécrétions), immunosuppression, carences nutritionnelles, destruction de tissus, maladie chronique

## Paraplégie MC, SC

*Voir aussi Tétraplégie.*

Difficulté lors d'un transfert
- Facteurs favorisants possibles : altération de la fonction ou du contrôle musculaires, lésion des articulations des membres supérieurs

Trouble de la perception sensorielle (kinesthésique et tactile)
- Facteurs favorisants possibles : déficit neurologique causant une perte de la réception et de la transmission sensorielles, stress psychologique
- Manifestations possibles : altération de l'acuité sensorielle (signalée par le patient ou mesurée), perte des réactions habituelles aux stimuli

Incontinence urinaire réflexe ou Élimination urinaire altérée
- Facteurs favorisants possibles : perte de la conduction nerveuse au-dessus de l'arc réflexe
- Manifestations possibles : incapacité de sentir que la vessie se remplit ou est pleine, perte de l'envie d'uriner, contraction vésicale non maîtrisée, infection urinaire, lithiase urinaire

Image corporelle perturbée ou Exercice inefficace du rôle
- Facteurs favorisants possibles : perte de certaines fonctions du corps, altération de la capacité physique d'exercer son rôle, impression d'avoir perdu une partie de soi-même ou de son identité
- Manifestations possibles : sentiments négatifs envers son corps ou envers soi, sentiment d'impuissance, réticence à assumer la responsabilité de ses soins personnels ou à participer au traitement, détérioration de la vie sociale

Dysfonctionnement sexuel
- Facteurs favorisants possibles : perte de sensation, déficit fonctionnel, vulnérabilité
- Manifestations possibles : recherche d'une confirmation de son attrait sexuel, verbalisation du problème, détérioration de la relation avec la personne clé dans sa vie, modification de l'intérêt porté à soi-même et aux autres

## Parathyroïdectomie — MC

Douleur aiguë
- Facteurs favorisants possibles : présence d'une incision chirurgicale, effets du déséquilibre calcique (douleur osseuse, tétanie)
- Manifestations possibles : plaintes, comportements de défense ou de diversion, réactions du système nerveux autonome (changement dans les signes vitaux)

Risque d'excès de volume liquidien
- Facteurs de risque possibles : atteinte rénale préopératoire, sécrétion d'hormone antidiurétique provoquée par le stress, fluctuation des taux de calcium ou d'électrolytes

Risque de dégagement inefficace des voies respiratoires
- Facteurs de risque possibles : formation d'un œdème, atteinte des nerfs laryngés

Connaissances insuffisantes sur les soins, les complications postopératoires et les besoins à long terme
- Facteurs favorisants possibles : manque d'informations ou oubli, interprétation erronée des informations
- Manifestations possibles : verbalisation du problème, questions, expression d'idées fausses

## Périartérite noueuse — MC, SC

*Voir Polyartérite (noueuse).*

## Péricardite MC

Douleur aiguë
- Facteurs favorisants possibles : inflammation, présence d'un épanchement
- Manifestations possibles : plaintes de douleur associée au mouvement ou à la position, comportements de défense ou de diversion, focalisation sur soi, réactions du système nerveux autonome (changement dans les signes vitaux)

Intolérance à l'activité
- Facteurs favorisants possibles : déséquilibre entre l'apport et les besoins en oxygène (diminution du remplissage ou de la contraction ventriculaires, diminution du débit cardiaque)
- Manifestations possibles : plaintes de faiblesse ou de fatigue, dyspnée d'effort, fréquence cardiaque ou pression artérielle anormales après une activité, signes d'insuffisance cardiaque

Risque de diminution du débit cardiaque
- Facteurs de risque possibles : accumulation de liquide (épanchement) qui entrave le remplissage ou la contractilité du cœur

Anxiété [préciser le degré]
- Facteurs favorisants possibles : changement dans l'état de santé, peur de mourir
- Manifestations possibles : tension accrue, appréhension, agitation, expression d'inquiétudes

## Péritonite MC

Risque d'infection [dissémination ou septicémie]
- Facteurs de risque possibles : déficience des mécanismes de défense primaires (rupture de l'épiderme, traumatisme tissulaire, altération du péristaltisme), déficience des mécanismes de défense secondaires (immunosuppression), interventions effractives

Déficit de volume liquidien [isotonique ou hypertonique]
- Facteurs favorisants possibles : passage des liquides intracellulaire, extracellulaire et intravasculaire dans le tissu intestinal et dans la cavité péritonéale, pertes gastriques excessives (vomissements, diarrhée, sonde nasogastrique), augmentation du métabolisme de base, apport liquidien restreint
- Manifestations possibles : sécheresse des muqueuses, persistance du pli cutané, retard du remplissage capillaire, pouls périphériques diminués, faible diurèse, urine foncée ou concentrée, hypotension, tachycardie

Douleur aiguë
- Facteurs favorisants possibles : irritation chimique du péritoine pariétal, traumatisme tissulaire, accumulation de liquide dans la cavité abdominale ou péritonéale
- Manifestations possibles : plaintes, comportements de défense musculaire ou douleur à la palpation appuyée, comportements de diversion, masque de douleur, focalisation sur soi, réactions du système nerveux autonome (changement dans les signes vitaux)

Risque d'alimentation déficiente
- Facteurs de risque possibles : nausées ou vomissements, trouble intestinal, anomalies métaboliques, augmentation des besoins métaboliques

## Personnalités multiples Psy

*Voir Dissociation.*

## Phénomène de Raynaud SC

Douleur aiguë ou chronique

- Facteurs favorisants possibles : vasospasme, diminution de l'irrigation des tissus atteints, ischémie, destruction des tissus
- Manifestations possibles : plaintes, autoprotection des régions atteintes, focalisation sur soi, agitation

Irrigation tissulaire inefficace (périphérique)

- Facteurs favorisants possibles : réduction périodique du débit sanguin artériel dans les parties atteintes
- Manifestations possibles : pâleur, cyanose, peau froide, engourdissement, paresthésie, cicatrisation lente

Connaissances insuffisantes sur la physiopathologie de l'affection, les risques de complications, les besoins en matière de soins personnels et les exigences du traitement

- Facteurs favorisants possibles : manque d'informations, interprétation erronée des informations
- Manifestations possibles : verbalisation du problème, questions, expression d'idées fausses, apparition de complications évitables

## Phéochromocytome MC

Anxiété [préciser le degré]

- Facteurs favorisants possibles : stimulation physiologique (hormonale) excessive du système nerveux central, crise situationnelle, changement ou risque de changement dans l'état de santé
- Manifestations possibles : appréhension, tremblements, agitation, focalisation sur soi, peur, transpiration abondante, crainte d'un malheur imminent

Déficit de volume liquidien [isotonique ou hypertonique]

- Facteurs favorisants possibles : pertes gastriques excessives (vomissements ou diarrhée), augmentation du métabolisme de base, transpiration abondante, diurèse hyperosmolaire
- Manifestations possibles : hémoconcentration, sécheresse des muqueuses, persistance du pli cutané, grande soif, perte de poids

Débit cardiaque diminué ou Irrigation tissulaire inefficace (préciser)

- Facteurs favorisants possibles : altération de la précharge ou diminution du volume sanguin, altération de la résistance vasculaire systémique, augmentation de l'activité sympathique (sécrétion excessive de catécholamines)
- Manifestations possibles : peau froide et moite, changement dans la pression artérielle (hypertension ou hypotension orthostatiques), troubles visuels, céphalées intenses, angor

Connaissances insuffisantes sur la physiopathologie et l'issue de la maladie, et sur les besoins en matière de soins préopératoires et postopératoires

- Facteurs favorisants possibles : manque d'informations ou oubli
- Manifestations possibles : verbalisation du problème, questions, expression d'idées fausses

## Phlébite (phlébothrombose) SC

*Voir Thrombophlébite.*

## Phobie Psy

*Voir aussi Trouble anxieux.*

Peur
- Facteurs favorisants possibles : réaction irrationnelle acquise face à des stimuli d'origine naturelle ou innée (stimuli phobiques), peur morbide d'une situation ou d'un objet inoffensifs
- Manifestations possibles : stimulation sympathique, réactions allant de l'appréhension à la panique, évitement de toute situation où la personne serait en contact avec l'objet de sa peur

Interactions sociales perturbées
- Facteurs favorisants possibles : peur intense de la chose ou de la situation, crainte, anticipation d'une perte de maîtrise de soi
- Manifestations possibles : changement dans les modes d'interaction et la nature des interactions, malaise en société et évitement du stimulus phobique (signalés par le patient)

## Pied d'athlète SC

Atteinte à l'intégrité de la peau
- Facteurs favorisants possibles : invasion fongique, excès d'humidité, sécrétions
- Manifestations possibles : rupture de l'épiderme, plaintes de démangeaisons douloureuses

Risque d'infection [contagion]
- Facteurs de risque possibles : ruptures multiples de l'épiderme, exposition à l'humidité et à la chaleur

## Placenta prævia Obs

Risque de déficit de volume liquidien
- Facteurs de risque possibles : pertes vasculaires excessives (atteinte vasculaire et vasoconstriction inadéquate)

Échanges gazeux perturbés chez le fœtus
- Facteurs favorisants possibles : altération sanguine de la circulation, altération de la capacité de fixation de l'oxygène dans le sang (anémie chez la mère), rétrécissement de la zone d'échange gazeux au point d'implantation du placenta
- Manifestations possibles : altération de la fréquence cardiaque et de l'activité du fœtus, excrétion de méconium

Peur
- Facteurs favorisants possibles : danger de mort (réel ou non) pour soi ou pour le fœtus
- Manifestations possibles : verbalisation d'inquiétudes particulières, tension accrue, stimulation sympathique

Risque d'activités de loisirs insuffisantes
- Facteurs de risque possibles : restriction imposée des activités, alitement

## Plaie de décubitus SC

*Voir aussi Escarre de décubitus.*

Irrigation tissulaire inefficace (périphérique)
- Facteurs favorisants possibles : diminution ou interruption de la circulation sanguine
- Manifestations possibles : présence de lésions enflammées et nécrosées

Connaissances insuffisantes sur la cause et la prévention du problème, et sur les complications possibles
- Facteurs favorisants possibles : manque d'informations, interprétation erronée des informations
- Manifestations possibles : verbalisation du problème, questions, expression d'idées fausses, incapacité de suivre correctement les directives

## Plaie par balle (selon la région atteinte, la nature et la vitesse de la balle) MC

Risque de déficit de volume liquidien
- Facteurs de risque possibles : pertes vasculaires excessives, apport liquidien réduit, restrictions liquidiennes

Douleur aiguë
- Facteurs favorisants possibles : destruction de tissus (notamment de tissus organiques et musculosquelettiques), réfection chirurgicale, interventions thérapeutiques
- Manifestations possibles : plaintes, comportements de défense ou de diversion, focalisation sur soi, réactions du système nerveux autonome (changement dans les signes vitaux)

Atteinte à l'intégrité des tissus
- Facteurs favorisants possibles : facteurs mécaniques (trajectoire du projectile)
- Manifestations possibles : tissus endommagés ou détruits

Risque d'infection
- Facteurs de risque possibles : destruction de tissus, exposition accrue des tissus à l'air ambiant, interventions effractives, diminution de l'hémoglobine

Risque de syndrome post-traumatique **SC**
- Facteurs de risque possibles : nature de l'accident (catastrophe naturelle, agression, tentative de suicide), blessure ou mort d'autres victimes

## Plâtre SC, MC

*Voir aussi Fracture.*

Risque de dysfonctionnement neurovasculaire périphérique
- Facteurs de risque possibles : compression mécanique, fracture (plâtre), traumatisme tissulaire, immobilisation, obstruction vasculaire

Risque d'atteinte à l'intégrité de la peau
- Facteurs de risque possibles : pression exercée par le plâtre, présence d'humidité ou de débris sous le plâtre, insertion d'un objet sous le plâtre pour soulager la démangeaison, altération de la circulation ou de la sensibilité

Déficit de soins personnels (préciser)
- Facteurs favorisants possibles : difficulté à accomplir certaines tâches
- Manifestations possibles : demande d'aide, difficulté à effectuer les activités de la vie quotidienne (observée par l'infirmière)

## Pleurésie (épanchement pleural) SC

Douleur aiguë
- Facteurs favorisants possibles : inflammation ou irritation de la plèvre pariétale
- Manifestations possibles : plaintes, comportements de défense ou de diversion, focalisation sur soi, réactions du système nerveux autonome (changement dans les signes vitaux)

Mode de respiration inefficace
- Facteurs favorisants possibles : douleur à l'inspiration
- Manifestations possibles : diminution de l'amplitude respiratoire, tachypnée, dyspnée

Risque d'infection [pneumonie]
- Facteurs de risque possibles : stase des sécrétions bronchiques, distension des poumons réduite, toux inefficace

## Pneumonie SC, MC

*Voir Bronchite, Bronchopneumonie.*

## Pneumothorax MC

*Voir aussi Hémothorax.*

Mode de respiration inefficace
- Facteurs favorisants possibles : distension des poumons réduite (accumulation de liquide ou d'air), atteinte musculosquelettique, douleur, inflammation
- Manifestations possibles : dyspnée, tachypnée, altération des mouvements thoraciques, altération de l'amplitude respiratoire, utilisation des muscles respiratoires accessoires, battement des ailes du nez, toux, cyanose, valeurs anormales des gaz du sang artériel

Risque de diminution du débit cardiaque
- Facteurs de risque possibles : compression ou déplacement des structures du cœur

Douleur aiguë
- Facteurs favorisants possibles : irritation des terminaisons nerveuses dans la cavité pleurale par un corps étranger (drain thoracique)
- Manifestations possibles : plaintes, comportements de défense ou de diversion, focalisation sur soi, réactions du système nerveux autonome (changement dans les signes vitaux)

## Polyartérite (noueuse) MC, SC

Irrigation tissulaire inefficace (préciser)
- Facteurs favorisants possibles : diminution ou interruption de la circulation sanguine
- Manifestations possibles : infarcissement de tissu organique, altération de la fonction organique, apparition d'une psychose organique

Hyperthermie
- Facteurs favorisants possibles : processus inflammatoire étendu
- Manifestations possibles : température corporelle élevée, peau chaude et rouge

Douleur aiguë
- Facteurs favorisants possibles : inflammation, ischémie tissulaire, nécrose de la région atteinte
- Manifestations possibles : plaintes, comportements de défense ou de diversion, focalisation sur soi, réactions du système nerveux autonome (changement dans les signes vitaux)

Deuil anticipé
- Facteurs favorisants possibles : impression d'avoir perdu une partie de soi-même
- Manifestations possibles : tristesse et colère, perturbation des habitudes de sommeil ou des habitudes alimentaires, baisse de l'activité et de la libido

## Polyarthrite juvénile — Péd, SC

*Voir aussi Polyarthrite rhumatoïde.*

Risque de retard du développement

- Facteurs de risque possibles : effets de l'invalidité physique et du traitement requis

Risque d'isolement social

- Facteurs de risque possibles : difficulté à accomplir les tâches développementales, altération du bien-être et de l'apparence physique

## Polyarthrite rhumatoïde — SC

Douleur aiguë ou chronique

- Facteurs favorisants possibles : accumulation de liquide ou inflammation articulaire, dégénérescence, déformation
- Manifestations possibles : plaintes de douleur, baisse de concentration, comportements d'autoprotection et de défense, retrait physique et social

Mobilité physique réduite

- Facteurs favorisants possibles : déformation musculosquelettique, douleur ou malaise, diminution de la force musculaire
- Manifestations possibles : amplitude limitée des mouvements, trouble de la coordination, réticence à bouger, diminution de la force, du contrôle et de la masse musculaires

Déficit de soins personnels (préciser)

- Facteurs favorisants possibles : trouble musculosquelettique, diminution de la force, de l'endurance et de l'amplitude des mouvements, douleur au mouvement
- Manifestations possibles : difficulté à exécuter les activités quotidiennes

Image corporelle perturbée ou Exercice inefficace du rôle

- Facteurs favorisants possibles : altération structurale ou fonctionnelle du corps, problème de mobilité, incapacité d'accomplir les tâches quotidiennes ; focalisation sur la force, le fonctionnement ou l'apparence antérieurs ; changement dans le mode de vie ou les capacités physiques, dépendance envers les autres
- Manifestations possibles : autodépréciation, sentiment d'impuissance, changement dans le mode de vie ou les capacités physiques, dépendance, détérioration de la vie sociale

## Polyglobulie primitive (maladie de Vaquez) — SC

Intolérance à l'activité

- Facteurs favorisants possibles : déséquilibre entre l'apport et les besoins en oxygène
- Manifestations possibles : plaintes de faiblesse ou de fatigue

Irrigation tissulaire inefficace (préciser)

- Facteurs favorisants possibles : diminution ou interruption de la circulation artérielle ou veineuse (insuffisance, thrombose ou hémorragie)
- Manifestations possibles : douleur dans la région atteinte, altération des capacités mentales, troubles visuels, changement de couleur de la peau ou des muqueuses

## Polyradiculonévrite — MC

*Voir Syndrome de Guillain et Barré.*

## Pontage coronarien MC

Risque de diminution du débit cardiaque
- Facteurs de risque possibles: diminution de la contractilité du myocarde, diminution du volume circulant (précharge), problème de conduction nerveuse, augmentation de la résistance vasculaire systémique (postcharge)

Douleur aiguë
- Facteurs favorisants possibles: traumatisme direct des tissus ou des os du thorax, présence de sondes ou de lignes intraveineuses, incision de la zone donneuse, inflammation des tissus ou formation d'un œdème, traumatisme d'un nerf en périopératoire
- Manifestations possibles: plaintes, réactions du système nerveux autonome (changement dans les signes vitaux), comportements de diversion ou agitation, irritabilité

Trouble de la perception sensorielle (préciser)
- Facteurs favorisants possibles: milieu de soins restrictif (soins intensifs postopératoires), privation de sommeil, effets des médicaments; présence constante d'agitation et de bruit, stress psychologique de l'intervention chirurgicale
- Manifestations possibles: désorientation, perturbation du comportement, réactions émotionnelles exagérées, distorsions visuelles ou auditives

SC

Exercice inefficace du rôle
- Facteurs favorisants possibles: crises de situation (rôle de malade dépendant) et convalescence, avenir incertain
- Manifestations possibles: changement dans la capacité physique de remplir le rôle, changements dans le rôle et les responsabilités, changement dans la façon dont la personne ou les autres perçoivent le rôle

## Post-partum Obs

Risque de perturbation de l'attachement parent-enfant
ou dans l'exercice du rôle parental
- Facteurs de risque possibles: manque de soutien de la part des personnes clés ou entre ces personnes, modèle inadéquat ou inexistant, anxiété associée au rôle de parent, attentes irréalistes, présence d'agents stressants (problèmes d'argent, de logement ou d'emploi)

Risque de déficit de volume liquidien
- Facteurs de risque possibles: pertes sanguines excessives pendant l'accouchement, diminution de l'apport liquidien ou remplacement liquidien insuffisant, nausées et vomissements ou augmentation de la diurèse, pertes hydriques insensibles

Douleur aiguë [ou malaises]
- Facteurs favorisants possibles: traumatisme ou œdème des tissus, contractions musculaires, vessie pleine, épuisement physique ou psychologique
- Manifestations possibles: plaintes de crampes (tranchées utérines), focalisation sur soi, altération du tonus musculaire, comportements de diversion, réactions du système nerveux autonome (changement dans les signes vitaux)

Élimination urinaire altérée
- Facteurs favorisants possibles: action hormonale (variations liquidiennes, élévation continue du débit plasmatique rénal), traumatisme mécanique ou œdème des tissus, effets des médicaments ou de l'anesthésie

- Manifestations possibles : mictions fréquentes, dysurie, mictions impérieuses, incontinence, rétention

Constipation
- Facteurs favorisants possibles : diminution du tonus musculaire associée à l'écartement des muscles grands droits de l'abdomen, effets de la progestérone pendant la grossesse, déshydratation, analgésie ou anesthésie excessives, douleur (hémorroïdes, épisiotomie ou sensibilité périnéale), diarrhée avant le travail et ingesta insuffisants
- Manifestations possibles : selles moins fréquentes que d'habitude, selles dures et moulées, effort à la défécation, diminution des bruits intestinaux, ballonnement abdominal

Habitudes de sommeil perturbées
- Facteurs favorisants possibles : douleur ou malaise, état d'allégresse ou d'excitation intense, anxiété, épuisement causé par le travail et l'accouchement, besoins et exigences des membres de la famille
- Manifestations possibles : difficulté à s'endormir ou sentiment de ne pas être complètement reposée (signalés par la patiente), sommeil interrompu, bâillements fréquents, irritabilité, cernes profonds sous les yeux

## Poussée aiguë d'insuffisance corticosurrénale — MC

*Voir aussi Maladie d'Addison, Choc.*

Déficit de volume liquidien [hypotonique]
- Facteurs favorisants possibles : insuffisance du mécanisme de régulation (lésion ou ablation de la glande surrénale), incapacité de concentrer l'urine
- Manifestations possibles : diminution du remplissage veineux, diminution de la pression différentielle et de l'amplitude du pouls, hypotension, sécheresse des muqueuses, altération de l'état mental, diminution du taux sérique de sodium

Douleur aiguë
- Facteurs favorisants possibles : processus morbide, déséquilibres métaboliques, diminution de l'irrigation tissulaire
- Manifestations possibles : plaintes de douleurs aiguës à l'abdomen, au bas du dos ou aux jambes

Mobilité physique réduite
- Facteurs favorisants possibles : atteinte neuromusculaire, diminution de la force et du contrôle musculaires
- Manifestations possibles : faiblesse généralisée, incapacité d'effectuer les activités ou les mouvements voulus

Risque d'hyperthermie
- Facteurs de risque possibles : présence d'une maladie ou d'un processus infectieux, déshydratation

Risque de mécanismes de protection inefficaces
- Facteurs de risque possibles : déficit hormonal, pharmacothérapie, déficits nutritionnels ou métaboliques

## Prostatectomie — MC

Élimination urinaire altérée
- Facteurs favorisants possibles : obstruction mécanique (caillots sanguins, œdème, traumatisme, intervention chirurgicale, pression ou irritation causées par le ballonnet ou le cathéter lui-même), perte de tonus vésical
- Manifestations possibles : dysurie, mictions fréquentes, fuites d'urine, incontinence, rétention, vessie pleine, malaise suspubien

Risque de déficit de volume liquidien

- Facteurs de risque possibles : traumatisme d'une région richement vascularisée causant des pertes vasculaires excessives, restriction de l'apport liquidien

Douleur aiguë

- Facteurs favorisants possibles : irritation de la muqueuse vésicale, traumatisme ou œdème tissulaires
- Manifestations possibles : plaintes, comportements de diversion, focalisation sur soi, réactions du système nerveux autonome (changement dans les signes vitaux)

Image corporelle perturbée

- Facteurs favorisants possibles : perception d'une menace pour les fonctions physiques ou sexuelles
- Manifestations possibles : inquiétude face au changement ou à la perte, sentiments négatifs envers le corps, inquiétude face à la perte fonctionnelle

Risque de dysfonctionnement sexuel **SC**

- Facteurs de risque possibles : crise situationnelle (incontinence, fuites d'urine après l'enlèvement de la sonde, problème touchant les parties génitales), image de soi menacée, changement dans l'état de santé

## Prothèse totale d'articulation (mise en place d'une) **MC**

Risque d'infection

- Facteurs de risque possibles : déficience des mécanismes de défense primaires (rupture de la peau, dénudation de l'articulation), déficience des mécanismes de défense secondaires ou immunosuppression (corticothérapie prolongée), interventions effractives, manipulation chirurgicale, implantation d'un corps étranger, mobilité réduite

Mobilité physique réduite

- Facteurs favorisants possibles : douleur et malaise, atteinte musculosquelettique, traitements chirurgicaux ou restrictifs
- Manifestations possibles : réticence à effectuer des mouvements, difficulté à se mouvoir délibérément dans l'environnement, plaintes de douleur ou de malaise lors de mouvements, amplitude limitée des mouvements, diminution de la force et du contrôle musculaires

Risque d'irrigation tissulaire inefficace (périphérique)

- Facteurs de risque possibles : diminution de la circulation artérielle ou veineuse, traumatisme direct aux vaisseaux sanguins, œdème tissulaire, position incorrecte de la prothèse ou déplacement de la prothèse, hypovolémie

Douleur aiguë

- Facteurs favorisants possibles : facteurs physiques (traumatisme tissulaire ou intervention chirurgicale, dégénérescence articulaire, spasmes musculaires), facteurs psychologiques (anxiété, âge avancé)
- Manifestations possibles : plaintes, comportements de défense ou de diversion, focalisation sur soi, réactions du système nerveux autonome (changement dans les signes vitaux)

## Prurit **SC**

Douleur aiguë

- Facteurs favorisants possibles : hyperesthésie et inflammation cutanées
- Manifestations possibles : plaintes, comportements de diversion, focalisation sur soi

Risque d'atteinte à l'intégrité de la peau
- Facteurs de risque possibles : traumatisme mécanique (grattage), apparition de vésicules ou de bulles qui peuvent se rompre

## Psoriasis SC

Atteinte à l'intégrité de la peau
- Facteurs favorisants possibles : prolifération accrue de cellules épidermiques, absence de couches cutanées protectrices normales
- Manifestations possibles : papules, placards squameux

Image corporelle perturbée
- Facteurs favorisants possibles : lésions cutanées esthétiquement disgracieuses
- Manifestations possibles : dissimulation des parties atteintes, sentiments négatifs envers le corps, sentiment d'impuissance, détérioration de la vie sociale

## Purpura thrombopénique idiopathique SC

Mécanismes de protection inefficaces
- Facteurs favorisants possibles : hémogramme anormal, traitement médicamenteux (corticostéroïdes ou immunosuppresseurs)
- Manifestations possibles : temps de coagulation anormal, fatigue, déficit immunitaire

Intolérance à l'activité
- Facteurs favorisants possibles : diminution de la capacité de fixation de l'oxygène dans le sang, déséquilibre entre l'apport et les besoins en oxygène
- Manifestations possibles : plaintes de fatigue, faiblesse

Connaissances insuffisantes sur les choix de traitements, leurs résultats et les besoins en matière de soins personnels
- Facteurs favorisants possibles : manque d'informations, interprétation erronée des informations
- Manifestations possibles : verbalisation du problème, questions, expression d'idées fausses

## Pyélonéphrite MC

Douleur aiguë
- Facteurs favorisants possibles : inflammation aiguë des tissus rénaux
- Manifestations possibles : plaintes, comportements de défense ou de diversion, focalisation sur soi, réactions du système nerveux autonome (changement dans les signes vitaux)

Hyperthermie
- Facteurs favorisants possibles : processus inflammatoire, accélération du métabolisme
- Manifestations possibles : augmentation de la température corporelle, peau chaude et rouge, tachycardie, frissons

Élimination urinaire altérée
- Facteurs favorisants possibles : inflammation ou irritation de la muqueuse vésicale
- Manifestations possibles : dysurie, mictions impérieuses, mictions fréquentes

Connaissances insuffisantes sur les exigences du traitement et la prévention
- Facteurs favorisants possibles : manque d'informations, interprétation erronée des informations

- Manifestations possibles : verbalisation du problème, questions, réapparition du problème

## Rachitisme (ostéomalacie) **Péd**

Retard de la croissance et du développement
- Facteurs favorisants possibles : carences ou excès alimentaires, syndrome de malabsorption, manque d'exposition au soleil
- Manifestations possibles : altération de la croissance physique ou difficulté à maîtriser les habiletés motrices propres à son groupe d'âge

Connaissances insuffisantes sur la cause et la physiopathologie de la maladie, les exigences du traitement et la prévention
- Facteurs favorisants possibles : manque d'informations
- Manifestations possibles : verbalisation du problème, questions, expression d'idées fausses, incapacité de suivre correctement les directives

## Réaction transfusionnelle **MC**

*Voir aussi Anaphylaxie.*

Risque de température corporelle anormale
- Facteurs de risque possibles : transfusion de produits sanguins froids, réaction systémique à des toxines

Anxiété [préciser le degré]
- Facteurs favorisants possibles : changement dans l'état de santé, danger de mort, exposition à des toxines
- Manifestations possibles : tension accrue, appréhension, stimulation du système nerveux sympathique, agitation et verbalisation du problème

Risque d'atteinte à l'intégrité de la peau
- Facteurs de risque possibles : réaction immunologique

## Rectocolite hémorragique **MC**

Diarrhée
- Facteurs favorisants possibles : inflammation ou malabsorption intestinale, présence de toxines ou rétrécissement segmentaire de la lumière de l'intestin
- Manifestations possibles : augmentation des borborygmes ou du péristaltisme, besoin impérieux de déféquer, augmentation de la fréquence des selles, selles molles et liquides (phase aiguë), altération de la couleur des selles, douleurs ou crampes abdominales

Douleur aiguë ou chronique
- Facteurs favorisants possibles : inflammation des intestins, hyperpéristaltisme, irritation anale ou rectale
- Manifestations possibles : plaintes, comportements d'autoprotection ou de diversion

Risque de déficit de volume liquidien
- Facteurs de risque possibles : pertes gastro-intestinales (diarrhée, vomissements, perte de plasma capillaire), apport liquidien insuffisant, accélération du métabolisme de base

**SC**

Alimentation déficiente
- Facteurs favorisants possibles : altération de l'ingestion d'aliments ou de l'absorption de matières nutritives (apport limité pour des raisons médicales, peur que l'apport de nourriture n'entraîne de la diarrhée), accélération du métabolisme de base

- Manifestations possibles : perte de poids, diminution du tissu adipeux sous-cutané ou de la masse musculaire, faible tonus musculaire, bruits intestinaux hyperactifs, stéatorrhée, pâleur des conjonctives et des muqueuses, dégoût pour la nourriture

Stratégies d'adaptation inefficaces
- Facteurs favorisants possibles : nature chronique et évolution incertaine de la maladie, facteurs de stress nombreux et répétés, vulnérabilité, douleur intense, manque de sommeil, dysfonctionnement du réseau de soutien
- Manifestations possibles : incapacité de s'adapter (signalée par le patient), découragement, anxiété ; soucis à propos du corps, inquiétude chronique, tension émotionnelle ; état dépressif, exacerbation des symptômes

Risque de sentiment d'impuissance
- Facteurs de risque possibles : conflits non résolus relatifs à la dépendance, sentiment d'insécurité, ressentiment, refoulement de la colère et de l'agressivité, incapacité de se maîtriser dans les situations stressantes, tendance à faire passer ses désirs en dernier, fuite devant les agressions ou les frustrations

## Réparation d'un anévrisme de l'aorte abdominale MC

*Voir aussi Intervention chirurgicale.*

Peur
- Facteurs favorisants possibles : danger de blessure ou de mort, intervention chirurgicale
- Manifestations possibles : plaintes, appréhension, diminution de la confiance en soi, tension accrue, changement dans les signes vitaux

Risque de déficit de volume liquidien
- Facteurs de risque possibles : affaiblissement de la paroi vasculaire, échec de la réparation vasculaire

Risque d'irrigation tissulaire inefficace (rénale, périphérique)
- Facteurs de risque possibles : interruption de la circulation artérielle, hypovolémie

## Résection abdomino-périnéale MC

*Voir aussi Intervention chirurgicale.*

Image corporelle perturbée
- Facteurs favorisants possibles : présence d'une plaie chirurgicale
- Manifestations possibles : verbalisation de sentiments ou d'impressions, peur de la réaction des autres, inquiétudes à l'égard du changement

Risque de constipation
- Facteurs de risque possibles : diminution de l'activité physique ou de la motilité gastrique, faiblesse de la musculature abdominale, apport insuffisant de liquides, changement dans les habitudes d'alimentation

Risque de dysfonctionnement sexuel
- Facteurs de risque possibles : altération structurale ou fonctionnelle, résection radicale, interventions thérapeutiques, vulnérabilité ou inquiétude quant à la réaction de la personne clé, perturbation des réactions sexuelles (érection difficile, etc.)

## Rétrécissement aortique MC

Débit cardiaque diminué
- Facteurs favorisants possibles : altération structurale des valvules cardiaques, obstruction de la chambre de chasse, altération de la postcharge

(augmentation de la pression télédiastolique ventriculaire gauche et de la résistance vasculaire systémique), altération de la précharge ou augmentation de la pression dans les oreillettes et congestion veineuse, altération de la conduction nerveuse
- Manifestations possibles : fatigue, dyspnée, changement dans les signes vitaux, syncope

Risque de perturbation des échanges gazeux
- Facteurs de risque possibles : altération ou congestion de la membrane alvéolo-capillaire

**SC**

Risque de douleur aiguë
- Facteurs de risque possibles : ischémie du muscle cardiaque, étirement du ventricule gauche

Intolérance à l'activité
- Facteurs favorisants possibles : déséquilibre entre les besoins et l'apport en oxygène (débit cardiaque fixe ou diminué)
- Manifestations possibles : dyspnée d'effort, fatigue ou faiblesse (signalées par le patient), dysrythmies, anomalies de la pression artérielle ou altération de l'électrocardiogramme en réaction à l'activité

## Rétrécissement mitral — MC, SC

Intolérance à l'activité
- Facteurs favorisants possibles : déséquilibre entre les besoins et l'apport en oxygène
- Manifestations possibles : plaintes de fatigue, faiblesse, dyspnée d'effort, tachycardie

Échanges gazeux perturbés
- Facteurs favorisants possibles : altération de la circulation sanguine
- Manifestations possibles : agitation, hypoxie, cyanose (orthopnée ou dyspnée nocturne paroxystique)

Débit cardiaque diminué
- Facteurs favorisants possibles : altération du débit sanguin
- Manifestations possibles : turgescence des jugulaires, œdème périphérique ou déclive, orthopnée ou dyspnée nocturne paroxystique

Connaissances insuffisantes sur la physiopathologie, les exigences du traitement et les complications possibles
- Facteurs favorisants possibles : manque d'informations ou oubli, interprétation erronée des informations
- Manifestations possibles : verbalisation du problème, questions, incapacité de suivre correctement les directives, apparition de complications évitables

## Rhumatisme articulaire aigu — Péd

Douleur aiguë
- Facteurs favorisants possibles : inflammation migratoire des articulations
- Manifestations possibles : plaintes, comportements de diversion ou de défense, focalisation sur soi, réactions du système nerveux autonome (changement dans les signes vitaux)

Hyperthermie
- Facteurs favorisants possibles : processus inflammatoire, augmentation du métabolisme de base
- Manifestations possibles : température corporelle élevée, peau chaude et rouge, tachycardie

Intolérance à l'activité
- Facteurs favorisants possibles: faiblesse générale, douleur articulaire, restrictions médicales ou alitement
- Manifestations possibles: plaintes de fatigue, malaise lors d'un effort, fréquence cardiaque anormale après une activité

Risque de diminution du débit cardiaque
- Facteurs de risque possibles: inflammation ou hypertrophie du cœur, altération de la contractilité

## Rhume des foins (coryza spasmodique) SC

Douleur aiguë [ou malaises]
- Facteurs favorisants possibles: irritation ou inflammation de la muqueuse des voies respiratoires supérieures et des conjonctives
- Manifestations possibles: plaintes, irritabilité, agitation

Connaissances insuffisantes sur la cause de l'affection, le traitement approprié et les changements à apporter au mode de vie
- Facteurs favorisants possibles: manque d'informations
- Manifestations possibles: verbalisation du problème, questions, idées fausses

## Rougeole SC, Péd

Douleur aiguë
- Facteurs favorisants possibles: inflammation des muqueuses et des conjonctives, présence d'une éruption cutanée étendue et prurigineuse
- Manifestations possibles: plaintes, comportements de diversion, focalisation sur soi, réactions du système nerveux autonome (changement dans les signes vitaux)

Hyperthermie
- Facteurs favorisants possibles: présence de toxines virales, réaction inflammatoire
- Manifestations possibles: température corporelle élevée, peau chaude et rouge, tachycardie

Risque d'infection [secondaire]
- Facteurs de risque possibles: altération de la réponse immunitaire, traumatisme des tissus dermiques

Connaissances insuffisantes sur la maladie, le mode de transmission et les complications possibles
- Facteurs favorisants possibles: manque d'informations ou interprétation erronée des informations
- Manifestations possibles: verbalisation du problème, questions, expression d'idées fausses, apparition de complications évitables

## Rubéole Péd, SC

Douleur aiguë [ou malaises]
- Facteurs favorisants possibles: effets de l'infection virale, présence d'une éruption squameuse
- Manifestations possibles: plaintes, comportements de diversion, agitation

Connaissances insuffisantes sur la nature contagieuse de la maladie, les complications possibles et les besoins en matière de soins personnels
- Facteurs favorisants possibles: manque d'informations, interprétation erronée des informations

- Manifestations possibles : verbalisation du problème, questions, incapacité de suivre correctement les directives

## Rupture de l'utérus gravide — Obs

Déficit de volume liquidien [isotonique]
- Facteurs favorisants possibles : pertes vasculaires excessives
- Manifestations possibles : hypotension, augmentation de la fréquence du pouls, diminution du remplissage veineux, diminution de la diurèse

Débit cardiaque diminué
- Facteurs favorisants possibles : diminution de la précharge (hypovolémie)
- Manifestations possibles : peau froide et moite, diminution des pouls périphériques, variation des paramètres hémodynamiques, tachycardie, cyanose

Douleur aiguë
- Facteurs favorisants possibles : traumatisme tissulaire, irritation causée par l'accumulation de sang
- Manifestations possibles : plaintes, comportements de défense ou de diversion, focalisation sur soi, réactions du système nerveux autonome (changement dans les signes vitaux)

Anxiété [préciser le degré]
- Facteurs favorisants possibles : risque de mort de la mère ou du fœtus, contagion de l'anxiété, réaction physiologique (libération de catécholamines)
- Manifestations possibles : peur ou affect craintif, stimulation sympathique, peur qu'il arrive quelque chose (exprimée par la patiente), expression d'inquiétudes

## Saignement utérin anormal — Gyn, MC

Anxiété [préciser le degré]
- Facteurs favorisants possibles : perception d'un changement dans l'état de santé, ignorance de la cause du problème
- Manifestations possibles : appréhension, incertitude, peur qu'il arrive quelque chose, expression d'inquiétudes, focalisation sur soi

Intolérance à l'activité
- Facteurs favorisants possibles : déséquilibre entre l'apport et les besoins en oxygène, diminution de la capacité de fixation de l'oxygène dans le sang (anémie)
- Manifestations possibles : plaintes de fatigue ou de faiblesse

## Salpingite aiguë — Obs, Gyn, SC

Risque d'infection [dissémination]
- Facteurs de risque possibles : présence d'un processus infectieux dans des régions pelviennes très vascularisées, traitement tardif

Douleur aiguë
- Facteurs favorisants possibles : inflammation, œdème, congestion des tissus génitaux ou pelviens
- Manifestations possibles : plaintes, comportements de défense ou de diversion, focalisation sur soi, réactions du système nerveux autonome (changement dans les signes vitaux)

Hyperthermie
- Facteurs favorisants possibles : processus inflammatoire, augmentation du métabolisme de base
- Manifestations possibles : température corporelle élevée, peau chaude et rouge, tachycardie

Risque de diminution situationnelle de l'estime de soi
- Facteurs de risque possibles : perception négative de la maladie (maladie honteuse)

Connaissances insuffisantes sur la cause et les complications de l'affection, les exigences du traitement et la transmission de la maladie
- Facteurs favorisants possibles : manque d'information, interprétation erronée des informations
- Manifestations possibles : verbalisation du problème, questions, expression d'idées fausses, apparition de complications évitables

## Scarlatine **Péd**

Hyperthermie
- Facteurs favorisants possibles : effets des toxines circulantes
- Manifestations possibles : température corporelle élevée, peau rouge et chaude, tachycardie

Douleur aiguë [ou malaises]
- Facteurs favorisants possibles : inflammation des muqueuses, effets des toxines circulantes (malaise, fièvre)
- Manifestations possibles : plaintes, comportements de diversion, comportements de défense (difficulté à avaler), focalisation sur soi

Risque de déficit de volume liquidien
- Facteurs de risque possibles : augmentation du métabolisme de base (hyperthermie), apport liquidien réduit

## Schizophrénie **Psy, SC**

Opérations de la pensée perturbées
- Facteurs favorisants possibles : désintégration des opérations de la pensée, manque de discernement, conflits psychologiques, limites du moi mal définies, troubles du sommeil, ambivalence et dépendance associée
- Manifestations possibles : difficulté à raisonner ou à résoudre des problèmes, affect inopportun, délire systématisé, hallucinations auditives (perception de voix donnant des ordres), obsessions, délire de relation, discordance cognitive

Isolement social
- Facteurs favorisants possibles : altération de l'état mental, méfiance envers les autres ou idées délirantes, comportements sociaux inacceptables, ressources personnelles inadéquates, incapacité d'avoir des relations personnelles satisfaisantes
- Manifestations possibles : difficulté à établir des relations avec les autres ; affect plat, difficulté à communiquer ou repli sur soi, tendance à s'isoler, absence de but significatif dans la vie ou but inadéquat, sentiment de rejet (exprimé par le patient)

Maintien inefficace de l'état de santé ou Entretien inefficace du domicile
- Facteurs favorisants possibles : dysfonctionnement cognitif ou émotionnel, difficulté à formuler une opinion délibérée et réfléchie, difficulté

à communiquer, manque de ressources matérielles ou utilisation inadéquate des ressources matérielles
- Manifestations possibles : incapacité d'assumer la responsabilité des pratiques d'hygiène de base touchant un ou plusieurs des modes fonctionnels de santé ; manque manifeste de comportements adaptatifs face aux changements internes ou externes, désordre, accumulation de poussière, vêtements sales, problèmes chroniques d'hygiène

Risque de violence envers soi ou envers les autres
- Facteurs de risque possibles : perturbation de la pensée ou des émotions (dépression, paranoïa, idées suicidaires), méfiance envers les autres et relations interpersonnelles inadéquates, excitation catatonique ou maniaque, réactions toxiques aux médicaments (y compris l'alcool)

Stratégies d'adaptation inefficaces
- Facteurs favorisants possibles : vulnérabilité, réseau de soutien inadéquat, perceptions irréalistes, stratégies d'adaptation inadéquates, désintégration des opérations de la pensée
- Manifestations possibles : altération du jugement, de la cognition et de la perception, difficulté à résoudre des problèmes ou à prendre des décisions, piètre estime de soi, anxiété chronique, dépression, incapacité de remplir les exigences de son rôle, détérioration de la vie sociale

Dynamique familiale perturbée ou Stratégies d'adaptation familiale invalidantes
- Facteurs favorisants possibles : ambivalence dans le réseau familial ou les relations familiales, changement de rôle, incapacité des membres de la famille de s'adapter efficacement aux comportements inadaptés du patient
- Manifestations possibles : détérioration des relations familiales, processus de prise de décisions inefficace dans la famille, rapports difficiles entre les membres de la famille, désespoir du patient face au manque de réactions ou à l'indifférence de sa famille, négligence envers le patient, déformation de la réalité concernant le problème de santé du patient (déni de son existence ou de sa gravité, ou inquiétude excessive prolongée)

Déficit de soins personnels (préciser)
- Facteurs favorisants possibles : trouble de la cognition ou de la perception, immobilité (repli sur soi, isolement, activité psychomotrice réduite), effets secondaires des psychotropes
- Manifestations possibles : incapacité partielle ou totale de s'alimenter, de se laver, de se vêtir ou d'utiliser les toilettes, perturbation de l'élimination intestinale ou urinaire

## Sciatalgie SC

Douleur aiguë ou chronique
- Facteurs favorisants possibles : compression de la racine d'un nerf périphérique
- Manifestations possibles : plaintes, comportements de défense ou de diversion, focalisation sur soi

Mobilité physique réduite
- Facteurs favorisants possibles : douleur neurologique, atteinte musculaire
- Manifestations possibles : réticence à effectuer des mouvements, diminution de la force ou de la masse musculaires

## Sclérodermie SC

*Voir aussi Lupus érythémateux disséminé.*

Mobilité physique réduite
- Facteurs favorisants possibles : trouble musculosquelettique et douleur associée
- Manifestations possibles : diminution de la force, amplitude réduite des mouvements, réticence à effectuer des mouvements

Irrigation tissulaire inefficace (préciser)
- Facteurs favorisants possibles : diminution de la circulation artérielle (vasoconstriction artériolaire)
- Manifestations possibles : altération de la température ou de la couleur de la peau, ulcération, dysfonctionnement organique (cardiorespiratoire, gastro-intestinal, rénal)

Alimentation déficiente
- Facteurs favorisants possibles : incapacité d'ingérer ou de digérer des aliments ou d'absorber des matières nutritives (sclérose tissulaire immobilisant la bouche, diminution du péristaltisme de l'œsophage ou de l'intestin grêle, atrophie du muscle lisse du côlon)
- Manifestations possibles : perte de poids, apport alimentaire insuffisant, difficulté à avaler (signalée par le patient ou observée par l'infirmière)

Inadaptation à un changement dans l'état de santé
- Facteurs favorisants possibles : invalidité nécessitant un changement de mode de vie, réseau de soutien inadéquat, atteinte au concept de soi, abandon du pouvoir d'agir et de décider
- Manifestations possibles : refus d'accepter le changement dans l'état de santé, absence de désir d'autonomie, incapacité d'envisager l'avenir

Image corporelle perturbée
- Facteurs favorisants possibles : atteinte à l'intégrité de la peau accompagnée d'une induration, d'une atrophie et d'une fibrose, perte de cheveux, contractures de la peau et des muscles
- Manifestations possibles : sentiments négatifs envers son corps, focalisation sur la force, le fonctionnement ou l'apparence antérieurs, peur d'être rejeté, peur de la réaction des autres, dissimulation des parties atteintes, détérioration de la vie sociale

## Sclérose en plaques SC

Fatigue
- Facteurs favorisants possibles : diminution de la production d'énergie métabolique et augmentation des besoins d'énergie pour accomplir les activités de la vie quotidienne, exigences psychologiques ou émotionnelles, douleur ou malaise, effets indésirables des médicaments
- Manifestations possibles : expression verbale d'un manque d'énergie constant et accablant, incapacité d'accomplir les tâches habituelles, baisse de rendement, difficulté à se concentrer, plaintes plus fréquentes de problèmes d'ordre physique

Trouble de la perception sensorielle (visuelle, kinesthésique et tactile)
- Facteurs favorisants possibles : retard ou interruption de la transmission nerveuse
- Manifestations possibles : déficit visuel, diplopie, perturbation de la pallesthésie et de la statesthésie, paresthésies, engourdissement, diminution de l'acuité sensorielle

Mobilité physique réduite

- Facteurs favorisants possibles : trouble neuromusculaire, malaise ou douleur, trouble de la perception sensorielle, diminution de la force, du contrôle ou de la masse musculaires, mauvais état physique
- Manifestations possibles : diminution des capacités motrices, amplitude limitée des mouvements, changements dans la démarche ou instabilité posturale

Sentiment d'impuissance ou Perte d'espoir

- Facteurs favorisants possibles : régime imposé par la maladie et mode de vie dénué d'initiative
- Manifestations possibles : propos indiquant le sentiment de n'avoir aucune maîtrise ni influence sur la situation, dépression face à la détérioration physique qui se poursuit malgré l'observance des traitements, non-participation aux soins ou à la prise de décisions lorsque l'occasion se présente, passivité, verbalisation ou affect diminués

Entretien inefficace du domicile

- Facteurs favorisants possibles : effets invalidants de la maladie, dysfonctionnement cognitif ou émotionnel, manque d'argent, réseau de soutien inadéquat
- Manifestations possibles : difficulté à s'occuper du domicile (signalée par le patient), désordre (observé par l'infirmière), mauvaises conditions d'hygiène

Stratégies d'adaptation familiale compromises ou invalidantes

- Facteurs favorisants possibles : crise de situation, désorganisation de la famille, changements de rôles temporaires, incapacité du patient d'apporter du soutien réciproque à la personne clé dans sa vie, maladie prolongée ou aggravation de l'invalidité qui épuise la capacité de soutien des personnes clés, sentiment de culpabilité, anxiété, hostilité, perte d'espoir, relations familiales très ambivalentes
- Manifestations possibles : plaintes ou inquiétudes du patient au sujet de l'attitude de la personne clé face à son problème de santé ; inquiétude de la personne clé face à ses propres réactions ; intolérance, abandon, négligence des soins, perception déformée de la maladie du patient

## Sclérose latérale amyotrophique — MC

Mobilité physique réduite

- Facteurs favorisants possibles : atrophie ou faiblesse musculaires
- Manifestations possibles : trouble de la coordination, amplitude limitée des mouvements, difficulté à se mouvoir délibérément

Mode de respiration inefficace ou Respiration spontanée altérée

- Facteurs favorisants possibles : atteinte neuromusculaire, manque d'énergie, fatigue, obstruction trachéobronchique
- Manifestations possibles : essoufflement, modification des vibrations vocales, changements dans l'amplitude respiratoire et diminution de la capacité vitale

Trouble de la déglutition

- Facteurs favorisants possibles : atrophie musculaire et fatigue
- Manifestations possibles : toux récurrente, étouffements, signes d'aspiration (fausse route)

Sentiment d'impuissance [préciser le degré] — Psy

- Facteurs favorisants possibles : nature invalidante ou chronique [préciser le degré] de la maladie et incapacité d'en maîtriser l'issue

- Manifestations possibles : expression de frustration face à l'incapacité d'être autonome, sentiment de dépression face à la détérioration physique

Deuil anticipé
- Facteurs favorisants possibles : peur de perdre sa personnalité et son bien-être biopsychosocial
- Manifestations possibles : tristesse, refoulement, expression de détresse, altération des habitudes de sommeil ou des habitudes alimentaires, baisse de la libido, altération des modes de communication

Communication verbale altérée **SC**
- Facteurs favorisants possibles : obstacle physique (atteinte neuromusculaire)
- Manifestations possibles : difficulté à articuler, incapacité de former des phrases, emploi de signes non verbaux (expression faciale)

Risque de tension dans l'exercice du rôle de l'aidant naturel
- Facteurs de risque possibles : gravité de la maladie, complexité et quantité des soins à donner, fait que l'aidant et le patient sont conjoints, isolement de l'aidant ou de la famille, durée du rôle d'aidant, manque de répit et de loisirs de l'aidant

## Scoliose **Péd**

Image corporelle perturbée
- Facteurs favorisants possibles : altération de la structure corporelle, utilisation de dispositifs thérapeutiques, restriction de l'activité
- Manifestations possibles : sentiments négatifs envers son propre corps, détérioration de la vie sociale, inquiétude au sujet de la situation ou refus de voir la réalité du problème

Connaissances insuffisantes sur la maladie, son évolution et les exigences du traitement
- Facteurs favorisants possibles : manque d'informations, interprétation erronée des informations
- Manifestations possibles : verbalisation du problème, questions, expression d'idées fausses, incapacité de suivre correctement les directives

Inadaptation à un changement dans l'état de santé
- Facteurs favorisants possibles : difficulté à comprendre les conséquences à long terme de son comportement
- Manifestations possibles : non-observance du programme thérapeutique ou non-respect des rendez-vous, absence de progrès

## SDRA **MC**

*Voir Syndrome de détresse respiratoire aiguë de l'adulte.*

## Septicémie **MC**

*Voir aussi Infection puerpérale.*

Irrigation tissulaire inefficace (préciser)
- Facteurs favorisants possibles : diminution de la circulation veineuse ou artérielle (vasoconstriction sélective, présence de microemboles), hypovolémie
- Manifestations possibles : altération de la température ou de la couleur de la peau, modification de la pression artérielle et de la pression différentielle, perturbation de la conscience, diminution de la diurèse

Risque de déficit de volume liquidien
- Facteurs de risque possibles : vasodilatation importante, déplacement de liquide des vaisseaux aux espaces interstitiels, apport liquidien réduit

Risque de diminution du débit cardiaque
- Facteurs de risque possibles : diminution de la précharge (retour veineux et volume circulant) ; altération de la postcharge (augmentation de la résistance vasculaire systémique) ; effets inotropes négatifs de l'hypoxie, de l'activation du complément et de l'hydrolase lysosomiale

## Sérum (maladie du) SC

Douleur aiguë
- Facteurs favorisants possibles : inflammation des articulations, éruptions cutanées
- Manifestations possibles : plaintes, comportements de défense ou de diversion, focalisation sur soi

Connaissances insuffisantes sur la nature de la maladie, les exigences du traitement, les complications possibles et la prévention de récidives
- Facteurs favorisants possibles : manque d'informations, interprétation erronée des informations
- Manifestations possibles : verbalisation du problème, questions, expression d'idées fausses, incapacité de suivre correctement les directives

## Sida (syndrome d'immunodéficience acquise) MC

Risque d'infection [évoluant vers la septicémie ou l'apparition d'une nouvelle infection opportuniste]
- Facteurs de risque possibles : immunosuppression, prise d'antimicrobiens, altération des mécanismes de défense primaires ; rupture de l'épiderme, traumatisme tissulaire ; malnutrition, maladie chronique

Risque de déficit de volume liquidien
- Facteurs de risque possibles : pertes excessives (diarrhée abondante, transpiration profuse, vomissements, augmentation du métabolisme ou fièvre), apport liquidien insuffisant (nausées, anorexie ; léthargie)

Douleur aiguë ou chronique
- Facteurs favorisants possibles : inflammation ou destruction des tissus (infection, lésion cutanée interne ou externe, excoriation rectale, affection maligne, nécrose), neuropathies périphériques, myalgies, arthralgies
- Manifestations possibles : plaintes, focalisation sur soi, baisse de concentration, altération du tonus musculaire, paresthésies, paralysie, comportement de défense ou d'autoprotection, altération marquée des signes vitaux, réactions du système nerveux autonome, agitation

SC

Alimentation déficiente
- Facteurs favorisants possibles : incapacité d'ingérer, de digérer ou d'absorber les aliments (nausées ou vomissements, réflexe nauséeux hyperactif, troubles gastro-intestinaux), augmentation de l'activité métabolique ou des besoins nutritionnels (fièvre, infection)
- Manifestations possibles : perte de poids, perte de tissu adipeux souscutané, diminution de la masse musculaire, perte d'intérêt ou dégoût pour la nourriture, altération du goût, crampes abdominales, borborygmes, diarrhée, douleurs buccales, inflammation de la cavité buccale

#### Fatigue

- Facteurs favorisants possibles : diminution de la production d'énergie métabolique, augmentation des besoins énergétiques (augmentation du métabolisme), fardeau psychologique ou émotionnel accablant, altération biochimique (effets secondaires des médicaments, chimiothérapie)
- Manifestations possibles : manque d'énergie constant et accablant, incapacité de poursuivre ses activités habituelles, baisse de rendement, difficulté à se concentrer, léthargie ou agitation, perte d'intérêt pour le monde extérieur

#### Mécanismes de protection inefficaces

- Facteurs favorisants possibles : maladie chronique altérant le système immunitaire et le système nerveux, mauvaise alimentation, traitement médicamenteux
- Manifestations possibles : déficit immunitaire, mauvaise cicatrisation, altérations neurosensorielles, réaction inadaptée au stress, fatigue, anorexie, désorientation

#### Isolement social **Psy**

- Facteurs favorisants possibles : altération de l'apparence physique ou de l'état mental, altération du bien-être, sentiment d'avoir des valeurs ou des comportements sexuels ou sociaux inacceptables, isolement physique, peur phobique des autres (transmission de la maladie)
- Manifestations possibles : sentiment de solitude, sentiment d'être rejeté, absence de soutien, délaissement des activités habituelles

#### Opérations de la pensée perturbées ou Confusion chronique

- Facteurs favorisants possibles : altérations physiologiques (hypoxémie, infection du système nerveux central par le virus du sida, tumeur cérébrale maligne ou infection opportuniste généralisée), altération du métabolisme ou de l'excrétion des médicaments, accumulation de toxines (insuffisance rénale, déséquilibre électrolytique grave, insuffisance hépatique)
- Manifestations possibles : signes cliniques d'altération organique, diminution de la durée d'attention, distractivité, troubles de mémoire, désorientation, discordances cognitives, pensées délirantes, difficulté à prendre des décisions ou à résoudre des problèmes, incapacité de suivre des directives complexes ou d'effectuer des tâches mentales complexes, difficulté à maîtriser ses impulsions, altération de la personnalité

## Sinus (maladie du) **MC**

*Voir aussi Dysrythmies cardiaques.*

#### Débit cardiaque diminué

- Facteurs favorisants possibles : altération de la fréquence et du rythme cardiaques, altération de la conduction nerveuse
- Manifestations possibles : dysrythmies (anomalies à l'électrocardiogramme), plaintes de palpitations ou de faiblesse, altération de l'état mental ou de la conscience, syncope

#### Risque de trauma

- Facteurs de risque possibles : altération de l'irrigation cérébrale causant une perturbation de la conscience ou une perte d'équilibre

## Soins de longue durée **SC**

*Voir aussi les affections pouvant entraîner l'admission dans un centre de soins de longue durée.*

Anxiété [préciser le degré] ou Peur

- Facteurs favorisants possibles: changement dans l'état de santé, les rôles, les modes d'interaction, la situation socioéconomique et l'environnement; besoins insatisfaits; changements récents dans la vie; perte d'amis ou de personnes clés
- Manifestations possibles: appréhension, agitation, insomnie, questions répétitives, va-et-vient dans la pièce, gestes vides de sens, expression d'un sentiment d'inquiétude face aux changements de la vie, focalisation sur soi

Deuil anticipé

- Facteurs favorisants possibles: perte réelle, perçue ou possible de son bien-être biopsychosocial, de ses biens matériels ou d'une personne clé; croyances culturelles concernant le vieillissement et la débilité
- Manifestations possibles: déni des sentiments, dépression, tristesse, sentiment de culpabilité, altération de l'intensité des activités, perturbation des habitudes de sommeil, des habitudes alimentaires et de la libido

Risque d'intoxication [toxicité médicamenteuse]

- Facteurs de risque possibles: effets du vieillissement (ralentissement du métabolisme, altération de la circulation, équilibre physiologique précaire, présence d'affections ou d'atteintes organiques multiples), utilisation de plusieurs médicaments sur ordonnance ou en vente libre

Opérations de la pensée perturbées

- Facteurs favorisants possibles: changements physiologiques liés au vieillissement (perte de cellules et atrophie du cerveau, diminution de l'apport sanguin), altération de la stimulation sensorielle, douleur, effets des médicaments, conflits psychologiques (perturbation du mode de vie)
- Manifestations possibles: augmentation du temps de réaction, perte de mémoire, diminution de la durée de l'attention, désorientation, incapacité de suivre les directives, altération des habitudes de sommeil et de la personnalité

Habitudes de sommeil perturbées

- Facteurs favorisants possibles: facteurs intrinsèques (maladie, stress psychologique, inactivité), facteurs extrinsèques (changements environnementaux, horaires et habitudes de l'établissement)
- Manifestations possibles: difficulté à s'endormir, sommeil interrompu, réveil hâtif, sentiment de ne pas être complètement reposé (exprimé par le patient); perturbation du comportement ou du rendement; irritabilité grandissante; apathie

Risque d'habitudes sexuelles perturbées

- Facteurs de risque possibles: altération biopsychosociale de la sexualité, facteurs psychologiques ou physiques entravant le bien-être et l'image de soi, manque d'intimité, absence de personne clé

Risque de syndrome d'inadaptation à un changement de milieu

- Facteurs de risque possibles: pertes multiples, sentiment d'impuissance, manque de soutien, utilisation inadéquate du réseau de soutien, altération de la santé biopsychosociale

## Soins palliatifs et soins au terme de la vie SC

Douleur aiguë ou chronique

- Facteurs favorisants possibles: agent d'origine biologique, physique ou psychologique

- Manifestations possibles : plaintes directes ou indirectes, changement dans les habitudes d'alimentation et de sommeil, comportement d'autoprotection, agitation, irritabilité

Intolérance à l'activité ou Fatigue
- Facteurs favorisants possibles : faiblesse généralisée, alitement prolongé ou sédentarité, douleur, déséquilibre entre l'apport et les besoins en oxygène
- Manifestations possibles : incapacité de poursuivre les activités habituelles, manque de goût ou d'intérêt pour les activités (signalé par le patient), baisse du rendement, léthargie

Risque de deuil anticipé ou d'angoisse face à la mort
- Facteurs de risque possibles : perte anticipée du bien-être physique, perception d'un danger de mort

Risque de stratégies d'adaptation familiale compromises ou invalidantes, ou Risque de tension dans l'exercice du rôle de l'aidant naturel
- Facteurs de risque possibles : maladie prolongée ou aggravation de l'invalidité, désorganisation temporaire de la famille et changements dans le rôle, attentes irréalistes, interprétation erronée ou mauvaise compréhension des informations par la personne clé

## Stagnation pondérale et staturale — Péd

Alimentation déficiente
- Facteurs favorisants possibles : incapacité d'ingérer ou de digérer des aliments ou d'absorber des matières nutritives (dysfonctionnement d'un organe ou du métabolisme, facteurs génétiques), privation physique, facteurs psychosociaux
- Manifestations possibles : perte de poids ou incapacité de prendre suffisamment de poids, faible tonus musculaire, pâleur des conjonctives, épreuves de laboratoire révélant une carence nutritionnelle

Retard de la croissance et du développement
- Facteurs favorisants possibles : mauvais traitements (négligence ou violence physique et psychologique) ; indifférence, réactions incohérentes, nombreux gardiens ; milieu peu stimulant
- Manifestations possibles : perturbation de la croissance physique, affect plat, apathie, baisse de la réactivité ; difficulté à maîtriser les activités propres à son groupe d'âge

Risque de perturbation dans l'exercice du rôle parental
- Facteurs de risque possibles : manque de connaissances, liens d'attachement insuffisants, attentes irréalistes envers soi ou envers le bébé, réactions inadéquates de l'enfant face à la relation

Connaissances insuffisantes sur la physiopathologie de la maladie, les besoins nutritionnels, la croissance et le développement escomptés et le rôle de parent
- Facteurs favorisants possibles : manque d'informations, informations inadéquates ou interprétation erronée des informations
- Manifestations possibles : verbalisation du problème, questions, idées fausses, apparition de complications évitables

## Stapédectomie — MC

Risque de trauma
- Facteurs de risque possibles : augmentation de la pression dans l'oreille moyenne causant un déplacement de la prothèse et des problèmes d'équilibre ou des vertiges

Risque d'infection
- Facteurs de risque possibles: tissus traumatisés par l'intervention chirurgicale, interventions effractives, contact avec des personnes souffrant d'une infection des voies respiratoires supérieures

Douleur aiguë
- Facteurs favorisants possibles: traumatisme chirurgical, formation d'un œdème, présence de mèches
- Manifestations possibles: plaintes, comportements de diversion ou de défense, focalisation sur soi

## Surdose (dépresseurs) MC, Psy

*Voir aussi Désintoxication.*

Mode de respiration inefficace ou Échanges gazeux perturbés
- Facteurs favorisants possibles: atteinte neuromusculaire ou dépression du système nerveux central, distension pulmonaire réduite
- Manifestations possibles: changements dans la respiration, cyanose et valeurs anormales des gaz du sang artériel

Risque de trauma, de suffocation ou d'intoxication
- Facteurs de risque possibles: dépression du système nerveux central, agitation, hypersensibilité aux drogues, stress psychologique

Risque de violence envers soi ou envers les autres
- Facteurs de risque possibles: comportements suicidaires ou intoxication aux dépresseurs

Risque d'infection
- Facteurs de risque possibles: technique d'injection intraveineuse de drogues, impureté des drogues injectées, traumatisme local; malnutrition, immunosuppression

## Surrénalectomie MC

Irrigation tissulaire inefficace (préciser)
- Facteurs favorisants possibles: hypovolémie, accumulation de sang dans les vaisseaux (vasodilatation)
- Manifestations possibles: diminution du pouls, pâleur, cyanose, hypotension, altération de la conscience

Risque d'infection
- Facteurs de risque possibles: atteinte des mécanismes de défense primaires (incision, traumatisme des tissus), suppression de la réponse inflammatoire, interventions effractives

Connaissances insuffisantes sur la maladie, le pronostic, les soins personnels appropriés et les exigences du traitement
- Facteurs favorisants possibles: ignorance des implications d'un traitement prolongé
- Manifestations possibles: demande d'informations, propos indiquant de l'inquiétude ou des idées fausses

## Syndrome d'Adams-Stokes SC

*Voir Dysrythmies cardiaques.*

## Syndrome d'alcoolisme fœtal Péd

Risque d'accident [atteinte au système nerveux central]
- Facteurs de risque possibles: facteurs chimiques externes (consommation d'alcool par la mère), insuffisance placentaire, syndrome de manque du fœtus *in utero* ou au cours du post-partum, prématurité

Désorganisation comportementale chez le nouveau-né/nourrisson
- Facteurs favorisants possibles: prématurité, excès de stimuli environnementaux, manque de limites physiques
- Manifestations possibles: modification des constantes biologiques; frémissement, sursauts, tics; hyperextension des bras et des jambes, déficience des mécanismes d'autorégulation, réponse inadéquate aux stimuli visuels ou auditifs

Risque de perturbation dans l'exercice du rôle parental
- Facteurs de risque possibles: maladie mentale ou physique, incapacité de la mère d'assumer la lourde responsabilité consistant à protéger l'enfant sans rien attendre en retour, situations de stress (problèmes financiers ou judiciaires), absence de modèle ou modèle inadéquat, interruption du processus d'attachement, réaction inadéquate de l'enfant à la relation

Stratégies d'adaptation inefficaces [chez la mère] **Psy**
- Facteurs favorisants possibles: vulnérabilité, piètre estime de soi, stratégies d'adaptation inadéquates, facteurs de stress nombreux (et répétés pendant un certain temps)
- Manifestations possibles: incapacité de répondre aux besoins fondamentaux du bébé, de remplir les exigences liées au rôle parental et de résoudre des problèmes; consommation excessive de drogues

Dynamique familiale dysfonctionnelle: alcoolisme
- Facteurs favorisants possibles: absence ou manque de soutien, problème de toxicomanie de la mère, stratégies d'adaptation inadéquates, manque de stabilité familiale ou omniprésence des parents
- Manifestations possibles: abandon, rejet, relations négligentes avec les membres de la famille, décisions et comportements familiaux nuisant à l'enfant

## Syndrome de choc toxique staphylococcique **MC**

*Voir aussi Septicémie.*

Hyperthermie
- Facteurs favorisants possibles: processus inflammatoire ou augmentation du métabolisme de base, déshydratation
- Manifestations possibles: température corporelle élevée, peau chaude et rouge, tachycardie

Déficit de volume liquidien [isotonique]
- Facteurs favorisants possibles: pertes gastriques accrues (diarrhée, vomissements), fièvre ou augmentation du métabolisme de base, apport liquidien réduit
- Manifestations possibles: sécheresse des muqueuses, pouls accéléré, hypotension, diminution du remplissage veineux, diurèse diminuée ou urine concentrée, hémoconcentration

Douleur aiguë
- Facteurs favorisants possibles: processus inflammatoire, effets des toxines circulantes, lésions cutanées
- Manifestations possibles: plaintes, comportements de défense ou de diversion, focalisation sur soi, réactions du système nerveux autonome (changement dans les signes vitaux)

Atteinte à l'intégrité de la peau ou des tissus
- Facteurs favorisants possibles: effets des toxines circulantes, déshydratation

- Manifestations possibles : apparition d'une éruption squameuse, hyperémie, inflammation des muqueuses

## Syndrome de Conn — MC, SC

*Voir Hyperaldostéronisme primaire.*

## Syndrome de Cushing — SC, MC

Risque d'excès de volume liquidien
- Facteurs de risque possibles : altération des mécanismes de régulation (rétention de liquide et de sodium)

Risque d'infection
- Facteurs de risque possibles : immunosuppression de la réaction inflammatoire, fragilité de la peau et des capillaires, bilan azoté négatif

Alimentation déficiente
- Facteurs favorisants possibles : incapacité d'utiliser les matières nutritives (perturbation du métabolisme glucidique)
- Manifestations possibles : diminution de la masse musculaire, résistance accrue à l'insuline

Déficit de soins personnels (préciser)
- Facteurs favorisants possibles : atrophie musculaire, faiblesse généralisée, fatigue, déminéralisation des os
- Manifestations possibles : incapacité d'effectuer ou de mener à terme les activités de la vie quotidienne (signalée par le patient ou observée par l'infirmière)

Image corporelle perturbée
- Facteurs favorisants possibles : altération d'une partie du corps ou de l'apparence physique (effets du processus morbide, de la pharmacothérapie)
- Manifestations possibles : sentiments négatifs envers le corps, sentiment d'impuissance, détérioration de la vie sociale

Dysfonctionnement sexuel
- Facteurs favorisants possibles : baisse de la libido, impuissance, arrêt de la menstruation
- Manifestations possibles : verbalisation d'inquiétudes ou d'insatisfaction à l'égard de sa relation avec la personne clé dans sa vie ou perturbation de cette relation

Risque de trauma [fracture]
- Facteurs de risque possibles : dégradation accrue des protéines, bilan protéique négatif, déminéralisation des os

## Syndrome de détresse respiratoire (nouveau-né prématuré) — Péd

*Voir aussi Nouveau-né prématuré.*

Échanges gazeux perturbés
- Facteurs favorisants possibles : déficience de la membrane alvéolocapillaire (insuffisance de surfactant), déficience de l'apport en oxygène (obstruction trachéobronchique, atélectasie), déficience de la circulation sanguine (immaturité de la musculature artériolaire pulmonaire), déficience de la capacité de fixation de l'oxygène dans le sang (anémie), agression par le froid
- Manifestations possibles : tachypnée, utilisation de la musculature accessoire, tirage, gémissement expiratoire (*grunting*), pâleur ou cyanose, valeurs anormales des gaz du sang artériel, tachycardie

Respiration spontanée altérée
- Facteurs favorisants possibles: fatigue de la musculature respiratoire, facteurs métaboliques
- Manifestations possibles: dyspnée, accélération du métabolisme, agitation, utilisation de la musculature accessoire, valeurs anormales des gaz du sang artériel

Risque d'infection
- Facteurs de risque possibles: déficience des mécanismes de défense primaires (action ciliaire réduite, stase des liquides biologiques, traumatisme tissulaire), déficience des mécanismes de défense secondaires (insuffisance des neutrophiles et de certaines immunoglobulines), interventions effractives, malnutrition (absence de réserves de matières nutritives, besoins métaboliques accrus)

Risque d'irrigation tissulaire inefficace (gastro-intestinale)
- Facteurs de risque possibles: persistance de la circulation fœtale, problèmes d'échanges

Risque de perturbation de l'attachement parent-enfant
- Facteurs de risque possibles: incapacité de l'enfant prématuré ou malade d'établir efficacement le contact avec ses parents en raison de perturbations de l'organisation comportementale, séparation, barrières physiques, anxiété associée au rôle parental ou aux besoins de l'enfant

## Syndrome de détresse respiratoire aiguë de l'adulte MC

Dégagement inefficace des voies respiratoires
- Facteurs favorisants possibles: altération de la fonction ciliaire, augmentation des sécrétions, augmentation de la viscosité des sécrétions, augmentation de la résistance des voies aériennes
- Manifestations possibles: dyspnée, modification de la fréquence ou de l'amplitude respiratoires, utilisation de la musculature respiratoire accessoire, râles ou craquements, toux sèche ou grasse

Échanges gazeux perturbés
- Facteurs favorisants possibles: altération de la perméabilité des capillaires pulmonaires accompagnée d'œdème, affaissement et hypoventilation des alvéoles accompagnés d'un poumon de choc
- Manifestations possibles: tachypnée, utilisation de la musculature respiratoire accessoire, cyanose, hypoxie (selon l'analyse des gaz du sang artériel et l'oxymétrie), anxiété, altération de la conscience

Risque de déficit de volume liquidien
- Facteurs de risque possibles: perte active de liquides causée par l'usage de diurétiques, restriction de l'apport liquidien

Risque de diminution du débit cardiaque
- Facteurs de risque possibles: altération de la précharge (hypovolémie, accumulation de sang dans les vaisseaux, traitement diurétique, augmentation de la pression intrathoracique ou de la ventilation en pression expiratoire positive)

Anxiété [préciser le degré] ou Peur
- Facteurs favorisants possibles: facteurs physiologiques (effets de l'hypoxémie), crise de situation, altération de l'état de santé, peur de mourir
- Manifestations possibles: tension accrue, appréhension, agitation, stimulation sympathique, focalisation sur soi

Risque d'accident [barotraumatisme]
- Facteurs de risque possibles : augmentation de la pression des voies respiratoires due à la ventilation mécanique (pression expiratoire positive)

## Syndrome de Down Péd, SC

*Voir aussi Arriération mentale.*

Retard de la croissance et du développement
- Facteurs favorisants possibles : effets de l'incapacité physique ou mentale
- Manifestations possibles : perturbation de la croissance, retard de développement, incapacité d'accomplir ses soins personnels ou de maîtriser les activités et les habiletés propres à son groupe d'âge

Risque de trauma
- Facteurs de risque possibles : problèmes cognitifs, manque de tonus musculaire ou de coordination, faiblesse

Alimentation déficiente
- Facteurs favorisants possibles : piètre tonus musculaire, protrusion de la langue
- Manifestations possibles : succion ou déglutition faibles et inefficaces et apport alimentaire insuffisant (observé par l'infirmière) accompagné d'une perte de poids ou de l'incapacité de prendre du poids

Dynamique familiale perturbée
- Facteurs favorisants possibles : crise de situation ou de développement qui nécessite l'intégration de nouvelles habiletés dans la dynamique familiale
- Manifestations possibles : confusion quant aux mesures à prendre, difficulté à s'adapter à la situation (exprimée par le parent), mythes familiaux non reconnus

Risque de deuil dysfonctionnel
- Facteurs de risque possibles : perte de l'« enfant parfait », soins de longue durée que nécessite la maladie chronique, émotions non résolues

Risque de perturbation de l'attachement parent-enfant
- Facteurs de risque possibles : incapacité de l'enfant malade d'établir efficacement le contact avec ses parents en raison d'une désorganisation comportementale, incapacité des parents de répondre aux besoins personnels de l'enfant

Risque d'isolement social
- Facteurs de risque possibles : délaissement des activités et des interactions sociales habituelles, prise en charge de tous les soins à donner à l'enfant, tendance à être trop indulgent envers l'enfant ou à le surprotéger

## Syndrome de fatigue chronique SC

Fatigue
- Facteurs favorisants possibles : problème de santé, habitudes de sommeil inadéquates
- Manifestations possibles : expression verbale d'un manque d'énergie constant et accablant, incapacité d'accomplir les tâches habituelles, apathie, trouble de la concentration

Douleur chronique
- Facteurs favorisants possibles : incapacité physique chronique
- Manifestations possibles : plaintes de céphalées, mal de gorge, douleurs articulaires, abdominales et musculaires, incapacité d'accomplir les tâches habituelles, changement des habitudes de sommeil

Déficit de soins personnels (préciser)
- Facteurs favorisants possibles : fatigue, douleur ou malaise
- Manifestations possibles : incapacité d'effectuer les activités de la vie quotidienne (signalée par le patient)

Risque d'exercice inefficace du rôle
- Facteurs de risque possibles : altération de l'état de santé, stress

## Syndrome de Guillain et Barré (polyradiculonévrite) MC

Risque de mode de respiration inefficace ou de dégagement inefficace des voies respiratoires
- Facteurs de risque possibles : faiblesse ou paralysie des muscles respiratoires, altération du réflexe nauséeux et du réflexe de déglutition, baisse d'énergie, fatigue

Trouble de la perception sensorielle (préciser)
- Facteurs favorisants possibles : altération de la réception, de la transmission ou de l'intégration sensorielles (altération des organes des sens, privation de sommeil), milieu de soins restrictif, altérations chimiques endogènes (déséquilibre électrolytique, hypoxie), stress psychologique
- Manifestations possibles : changement dans les réactions habituelles aux stimuli (signalé par le patient ou observé par l'infirmière), perturbation des modes de communication, changement dans les mesures de l'acuité sensorielle et de la coordination motrice

Mobilité physique réduite
- Facteurs favorisants possibles : atteinte neuromusculaire, douleur ou malaise
- Manifestations possibles : trouble de la coordination, paralysie partielle ou complète, diminution de la force et du contrôle des muscles

Anxiété [préciser le degré] ou Peur
- Facteurs favorisants possibles : crise situationnelle, changement dans l'état de santé, peur de mourir
- Manifestations possibles : tension accrue, agitation, sentiment d'impuissance, appréhension, incertitude, crainte, focalisation sur soi, stimulation sympathique

Risque de syndrome d'immobilité
- Facteurs de risque possibles : paralysie, douleur

## Syndrome de Mallory-Weiss MC

*Voir aussi Achalasie.*

Risque de déficit de volume liquidien [isotonique]
- Facteurs de risque possibles : pertes vasculaires excessives, vomissements, diminution de l'apport liquidien

Connaissances insuffisantes sur les facteurs favorisants, le traitement et la prévention de la maladie
- Facteurs favorisants possibles : manque d'informations, interprétation erronée des informations
- Manifestations possibles : verbalisation du problème, questions, réapparition du problème

## Syndrome de Reye Péd

Déficit de volume liquidien [isotonique]
- Facteurs favorisants possibles : déficience des mécanismes de régulation (diabète sucré), pertes gastriques excessives (vomissements pernicieux), altération de l'apport liquidien

- Manifestations possibles : diurèse accrue ou urine diluée, perte de poids soudaine, diminution du remplissage veineux, sécheresse des muqueuses, persistance du pli cutané, hypotension, tachycardie

Irrigation tissulaire inefficace (cérébrale)
- Facteurs favorisants possibles : diminution de la circulation veineuse ou artérielle, hypovolémie
- Manifestations possibles : perte de mémoire, altération de la conscience, agitation

Risque de trauma
- Facteurs de risque possibles : faiblesse généralisée, perte de coordination, déficit cognitif

Mode de respiration inefficace
- Facteurs favorisants possibles : baisse d'énergie et fatigue, déficit cognitif, obstruction trachéobronchique, processus inflammatoire (pneumonie par aspiration)
- Manifestations possibles : tachypnée, valeurs anormales des gaz du sang artériel, toux, utilisation de la musculature accessoire

## Syndrome des enfants battus (syndrome de Silverman) **Péd, SC**

Risque de trauma
- Facteurs de risque possibles : dépendance dans les relations et vulnérabilité (anomalie congénitale, maladie chronique), antécédents de mauvais traitements ou de négligence, absence de réseau de soutien ou refus d'y recourir

Dynamique familiale perturbée ou Exercice du rôle parental perturbé
- Facteurs favorisants possibles : modèle inadéquat, incapacité de s'identifier au rôle parental, attentes irréalistes, facteurs de stress, manque de soutien
- Manifestations possibles : verbalisation de sentiments négatifs, difficulté à bien s'occuper de l'enfant, signes de traumatisme physique ou psychologique chez l'enfant

Diminution chronique de l'estime de soi **Psy**
- Facteurs favorisants possibles : manque d'affection et de renforcements positifs de la part des membres de la famille, vulnérabilité de l'enfant, sentiment d'être abandonné
- Manifestations possibles : regard fuyant, refus d'entrer en relation avec les autres, tendance à ne pas tenir compte de ses propres besoins, manque d'affirmation de soi, passivité, indécision ou conformisme excessif

Syndrome post-traumatique
- Facteurs favorisants possibles : mauvais traitements physiques ou émotionnels soutenus et récurrents
- Manifestations possibles : passages à l'acte, apparition de phobies, difficulté à maîtriser ses pulsions, torpeur émotionnelle

Stratégies d'adaptation inefficaces
- Facteurs favorisants possibles : crise de situation ou de croissance, menace importante pesant sur soi, vulnérabilité, réseau de soutien inadéquat
- Manifestations possibles : verbalisation de doutes quant à sa capacité de faire face à la situation, inquiétude chronique, anxiété, dépression, piètre estime de soi, inaptitude à résoudre des problèmes, fréquence élevée de maladies, comportement destructeur envers soi ou les autres

## Syndrome d'immunodéficience acquise SC

*Voir Sida.*

## Syndrome du canal carpien SC, MC

Douleur aiguë ou chronique
- Facteurs favorisants possibles : compression du nerf médian
- Manifestations possibles : plaintes, réticence à utiliser le membre atteint, comportements d'autoprotection, peur de subir un nouveau traumatisme, difficulté à poursuivre ses activités antérieures

Mobilité physique réduite
- Facteurs favorisants possibles : atteinte neuromusculaire, douleur
- Manifestations possibles : diminution de la force de la main, faiblesse, amplitude limitée des mouvements, réticence à effectuer des mouvements

Risque de dysfonctionnement neurovasculaire périphérique
- Facteurs de risque possibles : compression mécanique (port d'une orthèse, exécution de tâches ou de mouvements répétitifs, etc.), immobilisation

Connaissances insuffisantes sur la maladie, le pronostic, les exigences du traitement et les mesures de précaution à prendre
- Facteurs favorisants possibles : ignorance sur le sujet, oubli, interprétation erronée des informations
- Manifestations possibles : questions, verbalisation du problème, demande d'informations, incapacité de suivre les directives, apparition de complications évitables

## Syndrome du côlon irritable SC

Douleur aiguë
- Facteurs favorisants possibles : contractions abdominales anormalement intenses, sensibilité accrue de l'intestin à la distension, hypersensibilité à la gastrine et à la cholécystokinine, irritation de la peau ou des tissus, excoriation de la région rectale
- Manifestations possibles : plaintes, comportements de défense, comportements expressifs (agitation, gémissements, irritabilité)

Constipation
- Facteurs favorisants possibles : anomalies motrices des muscles ou changement dans la fréquence et l'amplitude des contractions, restrictions alimentaires, stress
- Manifestations possibles : changement dans les habitudes d'élimination ou diminution de la fréquence des selles, sensation d'évacuation incomplète, douleur ou distension abdominale

Diarrhée
- Facteurs favorisants possibles : anomalies motrices des muscles ou changement dans la fréquence et l'amplitude des contractions
- Manifestations possibles : passage rapide de selles liquides au lever ou immédiatement après un repas, incontinence fécale ou besoin impérieux de déféquer, ballonnement

## Syndrome néphrotique MC, SC

Excès de volume liquidien
- Facteurs favorisants possibles : déficience des mécanismes de régulation causant une altération de la pression vasculaire hydrostatique ou oncotique, stimulation du système rénine-angiotensine-aldostérone

- Manifestations possibles: œdème, anasarque, épanchement ou ascite, gain pondéral, apport supérieur aux pertes, changement dans la pression artérielle

Alimentation déficiente
- Facteurs favorisants possibles: perte excessive de protéines, incapacité d'ingérer suffisamment d'aliments (anorexie)
- Manifestations possibles: perte de poids ou atrophie musculaire (parfois difficiles à évaluer à cause de l'œdème), manque d'intérêt pour la nourriture, apport inadéquat (observé par l'infirmière)

Risque d'infection
- Facteurs de risque possibles: maladie chronique et suppression stéroïdienne de la réaction inflammatoire

Risque d'atteinte à l'intégrité de la peau
- Facteurs de risque possibles: présence d'un œdème et restriction forcée de l'activité

## Syndrome prémenstruel — Gyn, SC, Psy

Douleur aiguë ou chronique
- Facteurs favorisants possibles: changements hormonaux cycliques nuisant au fonctionnement des autres systèmes et appareils (congestion, spasmes vasculaires, etc.)
- Manifestations possibles: tension accrue, appréhension, nervosité, plaintes, comportements de diversion, plaintes somatiques, focalisation sur soi, repli sur soi

Excès de volume liquidien
- Facteurs favorisants possibles: altération anormale des taux hormonaux
- Manifestations possibles: formation d'un œdème, gain pondéral, perturbation émotionnelle et irritabilité périodiques

Anxiété [préciser le degré]
- Facteurs favorisants possibles: perturbation cyclique des œstrogènes qui nuit au fonctionnement des autres systèmes et appareils
- Manifestations possibles: sentiment d'être incapable de surmonter la situation, perte de maîtrise, dépersonnalisation, tension accrue, appréhension, crainte, plaintes somatiques, difficulté à fonctionner

Connaissances insuffisantes sur la physiopathologie du problème, les besoins en matière de soins personnels et les exigences du traitement
- Facteurs favorisants possibles: manque d'informations, interprétation erronée des informations
- Manifestations possibles: verbalisation du problème, questions, expression d'idées fausses, continuation du problème, exacerbation des symptômes

## Synovite (du genou) — SC

Douleur aiguë
- Facteurs favorisants possibles: inflammation de la synoviale du genou accompagnée d'un épanchement
- Manifestations possibles: plaintes, comportements de diversion ou de défense, focalisation sur soi, réactions du système nerveux autonome (changement dans les signes vitaux)

Difficulté à la marche
- Facteurs favorisants possibles: douleur, diminution de la force de l'articulation touchée

- Manifestations possibles : réticence à effectuer des mouvements, incapacité de se déplacer à sa guise dans l'environnement

## Syphilis congénitale **Péd**

*Voir aussi Maladie transmissible sexuellement.*

Douleur aiguë
- Facteurs favorisants possibles : processus inflammatoire, formation d'un œdème, apparition de lésions cutanées
- Manifestations possibles : irritabilité ou pleurs qui peuvent s'exacerber au mouvement des membres, réactions du système nerveux autonome (changement dans les signes vitaux)

Atteinte à l'intégrité de la peau ou des tissus
- Facteurs favorisants possibles : exposition à des agents pathogènes lors d'un accouchement vaginal
- Manifestations possibles : rupture de l'épiderme, rhinite

Retard de la croissance et du développement
- Facteurs favorisants possibles : effets du processus infectieux
- Manifestations possibles : altération de la croissance et retard de développement, difficulté à maîtriser les habiletés propres à son groupe d'âge

Connaissances insuffisantes sur la physiopathologie de la maladie, la transmission de la maladie, les exigences du traitement, les résultats escomptés et les complications possibles
- Facteurs favorisants possibles : manque d'informations des parents ou de la personne en charge de l'enfant, interprétation erronée des informations
- Manifestations possibles : verbalisation du problème, questions, expression d'idées fausses

## Syringomyélie **MC**

Trouble de la perception sensorielle (préciser)
- Facteurs favorisants possibles : altération de la perception sensorielle (lésion neurologique)
- Manifestations possibles : perturbation des réactions habituelles aux stimuli, incoordination motrice

Anxiété [préciser le degré] ou Peur
- Facteurs favorisants possibles : changement dans l'état de santé, risque de changement dans l'exercice du rôle et la situation socioéconomique, atteinte au concept de soi
- Manifestations possibles : tension accrue, appréhension, incertitude, focalisation sur soi, expression d'inquiétudes

Mobilité physique réduite
- Facteurs favorisants possibles : atteinte neuromusculaire et sensorielle
- Manifestations possibles : diminution de la force, du contrôle et de la masse musculaires ; trouble de la coordination

Déficit de soins personnels (préciser)
- Facteurs favorisants possibles : atteinte neuromusculaire et sensorielle
- Manifestations possibles : incapacité d'effectuer les tâches inhérentes aux soins personnels (signalée par le patient)

## Tachycardie atriale **SC**

*Voir Dysrythmies cardiaques.*

## Tachycardie ventriculaire — MC

*Voir Dysrythmies cardiaques.*

## TDA — Péd

*Voir Trouble déficitaire de l'attention.*

## Teigne — SC

*Voir aussi Pied d'athlète.*

Atteinte à l'intégrité de la peau
- Facteurs favorisants possibles : infection fongique du derme
- Manifestations possibles : rupture de l'épiderme, présence de lésions

Connaissances insuffisantes sur la nature infectieuse du problème, le traitement et les besoins en matière de soins personnels
- Facteurs favorisants possibles : manque d'informations, mauvaises informations
- Manifestations possibles : verbalisation du problème, questions, réapparition ou dissémination de l'infection

## Tétraplégie — MC, SC

*Voir aussi Paraplégie.*

Mode de respiration inefficace
- Facteurs favorisants possibles : atteinte neuromusculaire (diaphragme et muscles intercostaux), spasmes abdominaux réflexes, distension gastrique
- Manifestations possibles : amplitude respiratoire réduite, dyspnée, cyanose, valeurs anormales des gaz du sang artériel

Risque de trauma [lésion médullaire secondaire]
- Facteurs de risque possibles : faiblesse temporaire ou instabilité de la colonne vertébrale

Deuil anticipé
- Facteurs favorisants possibles : impression d'avoir perdu une partie de soi-même, perturbation anticipée du mode de vie et des espérances, réduction des perspectives d'avenir
- Manifestations possibles : expression de détresse, de colère, de tristesse ; refoulement ; perturbation des habitudes alimentaires, des habitudes de sommeil et des modes de communication

Déficit de soins personnels
- Facteurs favorisants possibles : atteinte neuromusculaire
- Manifestations possibles : incapacité d'accomplir les tâches reliées aux soins personnels

Mobilité réduite au lit ou en fauteuil roulant
- Facteurs favorisants possibles : altération de la fonction ou du contrôle musculaires
- Manifestations possibles : difficulté à se tourner, à bouger ou à changer de position au lit ; difficulté à manœuvrer un fauteuil roulant à commande manuelle ou électrique

Risque de dysréflexie autonome
- Facteurs de risque possibles : altération de la fonction nerveuse (lésion de la moelle épinière à D6 ou au-dessus), stimulation vésicale, intestinale ou cutanée (stimulation tactile, douloureuse ou thermique)

Entretien inefficace du domicile
- Facteurs favorisants possibles : effets permanents de la lésion, réseau de soutien absent ou inadéquat, manque d'argent, manque d'expérience dans l'utilisation des ressources existantes
- Manifestations possibles : verbalisation de difficultés, demandes d'information et d'aide, grosses dettes ou crise financière, manque de matériel et d'aides techniques

## Thrombophlébite SC, MC, Obs

Irrigation tissulaire inefficace (périphérique)
- Facteurs favorisants possibles : interruption de la circulation veineuse, stase veineuse
- Manifestations possibles : altération de la couleur ou de la température de la peau dans la région atteinte, formation d'un œdème, douleur, pouls périphériques diminués, lenteur du remplissage capillaire

Douleur aiguë [ou malaises]
- Facteurs favorisants possibles : inflammation ou irritation vasculaires, formation d'un œdème (accumulation d'acide lactique)
- Manifestations possibles : plaintes, comportements de diversion ou de défense, focalisation sur soi

Risque de mobilité physique réduite
- Facteurs de risque possibles : douleur et malaise, traitements ou mesures de précaution restrictifs

Connaissances insuffisantes sur la physiopathologie de l'affection, les besoins en matière de soins personnels, les exigences du traitement et le risque d'embolie
- Facteurs favorisants possibles : manque d'informations, interprétation erronée des informations
- Manifestations possibles : verbalisation du problème, questions, incapacité de suivre correctement les directives, apparition de complications évitables

## Thrombose veineuse MC

*Voir Thrombophlébite.*

## Thrombose veineuse profonde SC, MC

*Voir Thrombophlébite.*

## Thyroïdectomie MC

*Voir aussi Hyperthyroïdie, Hypothyroïdie, Hypoparathyroïdie.*

Risque de dégagement inefficace des voies respiratoires
- Facteurs de risque possibles : formation d'un hématome ou d'un œdème causant une obstruction trachéale, spasmes laryngés

Communication verbale altérée
- Facteurs favorisants possibles : œdème tissulaire, douleur ou malaise, lésion des cordes vocales ou atteinte du nerf laryngé
- Manifestations possibles : trouble articulaire, incapacité ou refus de parler, utilisation d'un langage non verbal

Risque d'accident [tétanie]
- Facteurs de risque possibles : déséquilibre chimique, stimulation excessive du système nerveux central

Risque de trauma [tête ou cou]
- Facteurs de risque possibles : incapacité de contrôler ou de soutenir les muscles, position de la ligne de suture

Douleur aiguë
- Facteurs favorisants possibles : présence d'une incision chirurgicale, manœuvres chirurgicales, œdème postopératoire
- Manifestations possibles : plaintes, comportements de défense ou de diversion, focalisation sur soi, réactions du système nerveux autonome (changement dans les signes vitaux)

## Thyrotoxicose — MC

*Voir aussi Hyperthyroïdie.*

Risque de diminution du débit cardiaque
- Facteurs de risque possibles : augmentation non maîtrisée du métabolisme de base accroissant le travail cardiaque ; altération du retour veineux et de la résistance vasculaire systémique ; modification de la fréquence cardiaque, du rythme cardiaque et de la conduction nerveuse

Anxiété [préciser le degré]
- Facteurs favorisants possibles : facteurs physiologiques, stimulation du système nerveux central (augmentation du métabolisme de base et accroissement de l'activité adrénergique causé par les hormones)
- Manifestations possibles : sentiment accru d'appréhension, instabilité, perte de maîtrise, panique, perturbation cognitive, perception déformée des stimuli ambiants, mouvements inutiles, agitation, tremblements

Risque de perturbation des opérations de la pensée
- Facteurs de risque possibles : altérations physiologiques (stimulation accrue du système nerveux central, accélération de l'activité mentale) et perturbation des habitudes de sommeil

Connaissances insuffisantes sur la maladie, les exigences du traitement et le risque de complications ou de situation de crise
- Facteurs favorisants possibles : manque d'informations ou oubli, interprétation erronée des informations
- Manifestations possibles : verbalisation du problème, questions, expression d'idées fausses, incapacité de suivre correctement les directives

## Tic douloureux de la face — SC

*Voir Névralgie faciale.*

## Toxémie gravidique — Obs

*Voir Hypertension gravidique.*

## Toxicomanie — SC, Psy

*Voir la substance concernée, Désintoxication.*

## Traumatisme médullaire — MC, SC

*Voir Paraplégie, Tétraplégie.*

## Travail, déclenchement artificiel ou stimulation du — Obs

Connaissances insuffisantes sur l'intervention, les exigences du traitement et les complications possibles
- Facteurs favorisants possibles : ignorance sur le sujet ou oubli, interprétation erronée des informations, difficulté d'accès aux sources d'information

- Manifestations possibles : questions, verbalisation du problème, idées fausses, comportements excessifs

Risque d'accident chez la mère
- Facteurs de risque possibles : effets indésirables des interventions thérapeutiques ou réactions indésirables aux thérapeutiques

Risque de perturbation des échanges gazeux chez le fœtus
- Facteurs de risque possibles : altération de l'irrigation placentaire, procidence du cordon

Douleur aiguë
- Facteurs favorisants possibles : caractéristiques des contractions déclenchées artificiellement, inquiétude
- Manifestations possibles : plaintes, tension musculaire accrue, comportements de défense ou de diversion, difficulté à se concentrer

## Travail, deuxième période (expulsion) Obs

Douleur aiguë
- Facteurs favorisants possibles : contractions utérines intenses, étirement et dilatation des tissus, pression exercée sur certains nerfs par la présentation fœtale, distension vésicale
- Manifestations possibles : plaintes, grimaces de douleur, comportements de diversion ou de défense (agitation), difficulté à se concentrer, réaction du système nerveux autonome (diaphorèse)

Débit cardiaque diminué [fluctuations]
- Facteurs favorisants possibles : changements dans la résistance vasculaire systémique, fluctuations du retour veineux (manœuvres de Valsalva prolongées et répétées, effets de l'anesthésie ou des médicaments, décubitus dorsal qui comprime la veine cave inférieure et obstrue partiellement l'aorte)
- Manifestations possibles : diminution du retour veineux, changements dans les signes vitaux (pression artérielle, pouls), altération de la diurèse, bradycardie fœtale

Risque de perturbation des échanges gazeux chez le fœtus
- Facteurs de risque possibles : compression mécanique de la tête ou du cordon, altération de l'irrigation placentaire provoquée par la position de la mère ou un travail prolongé, effets de l'anesthésie

Risque d'atteinte à l'intégrité de la peau ou des tissus
- Facteurs de risque possibles : étirement excessif ou lacération de tissus délicats (travail précipité, contractions hypertoniques, mère adolescente, gros fœtus), application de forceps

Risque de fatigue
- Facteurs de risque possibles : grossesse, stress, anxiété, manque de sommeil, épuisement physique, anémie, humidité ou température ambiantes inadéquates, luminosité accrue

## Travail précipité Obs

Anxiété [préciser le degré]
- Facteurs favorisants possibles : crise situationnelle, menace pour soi ou le fœtus, contagion de l'anxiété
- Manifestations possibles : tension accrue, frayeur, peur, agitation, nervosité, stimulation du système nerveux sympathique

Risque d'atteinte à l'intégrité de la peau ou des tissus
- Facteurs de risque possibles : progression rapide du travail, absence du matériel nécessaire

Douleur aiguë
- Facteurs favorisants possibles : contractions musculaires fortes et rapides, problèmes psychologiques
- Manifestations possibles : verbalisation de l'incapacité à mettre en pratique les techniques de gestion de la douleur apprises, stimulation du système nerveux sympathique, comportements de diversion (gémissements, agitation)

## Travail prématuré — Obs, SC

Intolérance à l'activité
- Facteurs favorisants possibles : hypersensibilité musculaire et cellulaire
- Manifestations possibles : irritabilité et contractions utérines continues

Risque d'intoxication
- Facteurs de risque possibles : effets secondaires ou toxiques (reliés à la dose administrée) des médicaments tocolytiques

Risque d'accident chez le fœtus
- Facteurs de risque possibles : accouchement d'un bébé prématuré

Anxiété [préciser le degré]
- Facteurs favorisants possibles : crise situationnelle, menace (réelle ou perçue comme telle) pour soi ou le fœtus, manque de temps pour se préparer au travail
- Manifestations possibles : tension accrue, agitation, expression d'inquiétudes, réactions du système nerveux autonome (changement dans les signes vitaux)

Connaissances insuffisantes sur le travail prématuré et les exigences du traitement
- Facteurs favorisants possibles : manque d'informations, formulation d'idées fausses, interprétation erronée des informations
- Manifestations possibles : questions, verbalisation du problème, expression d'idées fausses, incapacité de suivre correctement les directives, apparition de complications évitables

## Travail, première période (phase active) — Obs

Douleur aiguë [ou malaises]
- Facteurs favorisants possibles : hypoxie causée par les contractions, dilatation des tissus, pression exercée sur les parties avoisinantes, stimulation des terminaisons nerveuses parasympathiques et sympathiques
- Manifestations possibles : plaintes, comportements de diversion ou de défense (agitation), tension musculaire, difficulté à se concentrer

Élimination urinaire altérée
- Facteurs favorisants possibles : diminution de l'apport liquidien, déshydratation, variations du volume liquidien, changements hormonaux, hémorragie, hypertension grave pendant le travail, compression mécanique de la vessie, effets de l'anesthésie régionale
- Manifestations possibles : modifications du volume et de la fréquence des mictions, rétention urinaire, travail lent, diminution de la sensibilité

Risque de stratégies d'adaptation inefficaces chez la mère ou le couple
- Facteurs de risque possibles : crise situationnelle, vulnérabilité, utilisation de stratégies d'adaptation inadéquates, soutien inadéquat, douleur

## Trichinose SC

Douleur aiguë
- Facteurs favorisants possibles : invasion parasitaire des tissus musculaires, œdème des paupières, légères hémorragies localisées, apparition d'urticaire
- Manifestations possibles : plaintes, comportements de diversion ou de défense (agitation), réactions du système nerveux autonome (changement dans les signes vitaux)

Déficit de volume liquidien [isotonique]
- Facteurs favorisants possibles : augmentation du métabolisme de base (fièvre, transpiration abondante), pertes gastriques excessives (vomissements, diarrhée), apport liquidien réduit, difficulté à avaler
- Manifestations possibles : sécheresse des muqueuses, persistance du pli cutané, hypotension, diminution du remplissage veineux, diurèse diminuée ou urine concentrée, hémoconcentration

Mode de respiration inefficace
- Facteurs favorisants possibles : myosite du diaphragme et des muscles intercostaux
- Manifestations possibles : perturbation subséquente de l'amplitude respiratoire, tachypnée, dyspnée, anomalie dans les valeurs des gaz du sang artériel

Connaissances insuffisantes sur la cause ou la prévention de la maladie, les exigences du traitement et les complications possibles
- Facteurs favorisants possibles : manque d'informations, interprétation erronée des informations
- Manifestations possibles : verbalisation du problème, questions, expression d'idées fausses

## Trouble affectif Psy

*Voir Trouble bipolaire, Trouble dépressif.*

## Trouble affectif saisonnier Psy

*Voir aussi Trouble dépressif, dépression grave, dysthymie.*

Stratégies d'adaptation inefficaces (de manière intermittente)
- Facteurs favorisants possibles : crise situationnelle (automne ou hiver), perturbation du mode de libération des tensions, système de soutien disponible inadéquat
- Manifestations possibles : verbalisation de l'incapacité de faire face à la situation, changement dans les habitudes de sommeil (pas assez ou trop d'heures de sommeil), indication de manque d'énergie ou de fatigue, incapacité à résoudre des problèmes, changements de comportement (irritabilité, découragement)

Risque d'alimentation excessive ou déficiente
- Facteurs de risque possibles : besoin de manger déclenché par des signaux internes autres que la faim, perturbation des stratégies d'adaptation habituelles, changement du degré habituel d'activités, diminution de l'appétit, manque d'énergie ou d'intérêt pour la préparation des repas

## Trouble anxieux (généralisé) Psy

Anxiété [préciser le degré] ou Sentiment d'impuissance
- Facteurs favorisants possibles : menace (réelle ou perçue comme telle) pour l'intégrité physique ou l'image de soi (le patient peut ou non être capable de préciser la menace) ; conflit inconscient face aux valeurs,

aux croyances et aux buts essentiels de la vie; besoins insatisfaits; monologues intérieurs dévalorisants
- Manifestations possibles: stimulation sympathique, mouvements inutiles (piétinements, agitation des mains et des bras, mouvements de balancement, agitation), sentiments persistants d'inquiétude et d'appréhension, sentiment général d'anxiété difficile à atténuer, regard fuyant, focalisation sur soi, dysfonctionnement, angoisse flottante, refus de participer aux prises de décisions sur soi

Stratégies d'adaptation inefficaces
- Facteurs favorisants possibles: degré d'anxiété, vulnérabilité, attentes non réalisées, perceptions irréalistes, mécanismes d'adaptation ou réseau de soutien inadéquats
- Manifestations possibles: incapacité de s'adapter ou de résoudre des problèmes (signalée par le patient), comportements compulsifs excessifs (consommation exagérée de tabac, d'alcool, etc.), tension émotionnelle ou musculaire, dégradation de la participation sociale, fréquence élevée d'accidents

Habitudes de sommeil perturbées
- Facteurs favorisants possibles: stress psychologique, pensées répétitives
- Manifestations possibles: difficulté d'endormissement ou réveil survenant plus tôt ou plus tard que ce qui est désiré (signalés par le patient), sentiment de pas être complètement reposé (signalé par le patient), cernes profonds sous les yeux, bâillements fréquents

Risque de stratégies d'adaptation familiale compromises
- Facteurs de risque possibles: mauvaises informations ou informations erronées, incompréhension de la personne clé, changements de rôle et désorganisation familiale temporaires, longue maladie épuisant la capacité de soutien des personnes clés

Interactions sociales perturbées ou Isolement social
- Facteurs favorisants possibles: piètre image de soi, ressources personnelles insuffisantes, interprétation erronée des stimuli internes ou externes, vigilance excessive
- Manifestations possibles: malaise en société, repli sur soi, changement dans les interactions habituelles (signalé par le patient), interactions dysfonctionnelles; sentiment d'être différent des autres, état d'ennui et de tristesse

## Trouble bipolaire — Psy

Risque de violence envers les autres
- Facteurs de risque possibles: irritabilité, comportements impulsifs, idées délirantes, réactions colériques devant un refus ou une réfutation; excitation maniaque, parfois accompagnée d'autres signes (gestes ou paroles menaçants, activité motrice accrue, comportements ouvertement agressifs); hostilité

Alimentation déficiente
- Facteurs favorisants possibles: apport nutritionnel inférieur aux besoins métaboliques
- Manifestations possibles: poids corporel inférieur de 20 % ou plus au poids idéal, apport alimentaire insuffisant (observé par l'infirmière), indifférence face à l'heure des repas, tendance à manger distraitement; résultats de laboratoire indiquant un déficit ou un déséquilibre nutritionnels

Risque d'intoxication [au lithium]

- Facteurs de risque possibles : étroite plage thérapeutique du lithium, capacité ou incapacité du patient de suivre et d'évaluer correctement sa pharmacothérapie, déni du besoin de s'informer ou de suivre un traitement

Habitudes de sommeil perturbées

- Facteurs favorisants possibles : incapacité de ressentir la fatigue ou le besoin de dormir, hyperactivité
- Manifestations possibles : déni du besoin de dormir, sommeil nocturne interrompu, une ou plusieurs nuits sans sommeil, altération du comportement et du rendement, irritabilité ou agitation, cernes profonds sous les yeux

Trouble de la perception sensorielle (préciser)

- Facteurs favorisants possibles : diminution du seuil de sensation, altération chimique endogène, stress psychologique, manque de sommeil
- Manifestations possibles : distractivité accrue, agitation, anxiété, désorientation, difficulté à se concentrer, hallucinations visuelles ou auditives, idées bizarres, manque de coordination motrice

Dynamique familiale perturbée

- Facteurs favorisants possibles : crise situationnelle (maladie, problème financier, changements de rôles) ; humeur euphorique, mégalomanie, comportement manipulateur, tendance à éprouver les limites, refus d'assumer ses actes
- Manifestations possibles : difficulté à s'adapter à la situation (signalée par le patient), incapacité de s'adapter au changement ou de faire face à la maladie de façon constructive, processus de décision inefficace au sein de la famille, incapacité de transmettre et de recevoir des messages clairs, manque de respect des limites

## Trouble d'adaptation **Péd**

Anxiété [modérée ou grave]

- Facteurs favorisants possibles : crise situationnelle ou de développement, concept de soi menacé, attentes insatisfaites, peur de l'échec, dysfonctionnement familial, fixation à un stade de développement antérieur
- Manifestations possibles : surexcitation, agitation, tension accrue, insomnie, sentiment d'incompétence, focalisation sur soi, trouble de la concentration, comportements constants de recherche d'attention, nombreuses plaintes de douleurs physiques

Risque de violence envers soi ou envers les autres

- Facteurs de risque possibles : état dépressif, perte d'espoir, sentiment d'impuissance, incapacité de gérer les frustrations, réactions de rage, attentes insatisfaites, modèles de rôle négatifs, consommation ou abus d'alcool ou de drogues, antécédents de tentative de suicide

Stratégies d'adaptation inefficaces

- Facteurs favorisants possibles : crise situationnelle ou de développement, dysfonctionnement familial, modèles de rôle négatifs, besoin de dépendance insatisfait, retard de développement du moi
- Manifestations possibles : incapacité de résoudre des problèmes, inquiétude chronique, état dépressif ou anxieux, comportements de manipulation ou de destruction, dépendance accrue, refus de suivre les règles

Deuil dysfonctionnel
- Facteurs favorisants possibles: perte réelle ou ressentie pour un quelconque objet qui a de la valeur pour la personne, grand nombre de deuils, réaction refoulée face à un deuil, sentiment de culpabilité découlant d'une relation ambivalente avec l'objet ou la personne perdus
- Manifestations possibles: difficultés d'expression ou déni de la perte, expression de colère excessive ou inadéquate, affect fragile, régression à un stade de développement antérieur, perturbation de la concentration, difficultés à accomplir ses activités

Perte d'espoir
- Facteurs favorisants possibles: mode de vie dénué d'initiative (échecs répétés, dépendance), processus de deuil incomplet des pertes vécues, croyance perdue dans les valeurs transcendantes et en Dieu
- Manifestations possibles: propos indiquant le découragement, apathie, passivité, réaction diminuée aux stimuli, non-participation aux soins ou à la prise de décisions

## Trouble déficitaire de l'attention — Péd, Psy

Stratégies d'adaptation inefficaces
- Facteurs favorisants possibles: crise situationnelle ou de développement, retard de développement du moi, faible concept de soi
- Manifestations possibles: facilement distrait par les stimuli ambiants, passage d'une activité inachevée à une autre

Diminution chronique de l'estime de soi
- Facteurs favorisants possibles: retard de développement du moi, manque de remarques positives ou remarques négatives répétées, modèles de rôle négatifs
- Manifestations possibles: absence de contact visuel, commentaires méprisants envers soi, hésitation à entreprendre une nouvelle tâche, confiance inadéquate

Connaissances insuffisantes sur la maladie, le pronostic et le traitement
- Facteurs favorisants possibles: mauvaises informations ou interprétation erronée des informations, manque d'expérience dans l'utilisation des sources d'information
- Manifestations possibles: verbalisation du problème ou d'idées fausses, résultats scolaires médiocres, attentes irréalistes à l'égard de la pharmacothérapie

## Trouble de la personnalité antisociale — Psy

Risque de violence envers les autres
- Facteurs de risque possibles: mépris envers l'autorité ou les droits des autres, incapacité de tolérer la frustration, besoin de l'assouvissement immédiat des désirs, agitation facilement déclenchée, concept de soi fragile, incapacité de verbaliser ses sentiments, utilisation de stratégies d'adaptation inappropriées, notamment l'abus d'alcool ou de drogues

Stratégies d'adaptation inefficaces
- Facteurs favorisants possibles: très faible tolérance au stress externe, manque d'expérience face à l'anxiété interne (culpabilité, honte), vulnérabilité, attentes insatisfaites, nombreux changements de la vie
- Manifestations possibles: adoption de comportements agressifs ou manipulateurs pour faire face aux problèmes ou aux conflits, utilisation de mécanismes de défense inadéquats (déni, projection), inquiétude chronique, anxiété, comportements destructeurs, taux élevé d'accidents

Diminution chronique de l'estime de soi
- Facteurs favorisants possibles : manque de remarques positives ou remarques négatives répétées, besoin insatisfait de dépendance, retard de développement du moi, dysfonctionnement familial
- Manifestations possibles : passage à l'acte (abus d'alcool ou de drogues, débauche sexuelle), sentiment d'incompétence, non-participation au traitement

Stratégies d'adaptation familiale compromises ou invalidantes
- Facteurs favorisants possibles : désorganisation de la famille, changements dans le rôle, relations familiales très ambivalentes, peu de soutien à la personne clé de la part du patient, antécédents de mauvais traitements et de négligence
- Manifestations possibles : expression d'inquiétudes ou de plaintes, sentiment d'inquiétude de la part de la personne clé face à ses propres réactions, comportements protecteurs qui sous-estiment les capacités ou le besoin d'autonomie du patient

Interactions sociales perturbées
- Facteurs favorisants possibles : ressources personnelles inadéquates (sentiments superficiels), intérêts révélant un manque de maturité, conscience peu évoluée, valeurs sociales non acceptées
- Manifestations possibles : difficulté à répondre aux attentes des autres, impression que les règles ne s'appliquent pas à soi, sentiment de vide ou d'incompétence caché par l'expression de suffisance, d'arrogance et de mépris, comportement non accepté par le groupe culturel principal

## Trouble de la personnalité limite (*borderline*) Psy

Risque de violence envers soi ou envers les autres ou Risque d'automutilation
- Facteurs de risque possibles : recours à la projection comme principal mécanisme de défense, problèmes envahissants accompagnés d'un transfert négatif, sentiments de culpabilité, besoin de se « punir », concept de soi déformé, incapacité de supporter une augmentation de tension psychologique ou physiologique

Anxiété [grave ou panique]
- Facteurs favorisants possibles : conflits inconscients (stress extrême), perception d'une menace pour l'image de soi, besoins insatisfaits
- Manifestations possibles : grande susceptibilité, surconsommation d'alcool ou d'autres substances, symptômes psychotiques transitoires, comportements automutilants

Diminution chronique de l'estime de soi ou Identité personnelle perturbée
- Facteurs favorisants possibles : manque de renforcements positifs, besoin insatisfait de dépendance envers les autres, retard de développement du moi, fixation à un stade de développement antérieur
- Manifestations possibles : difficulté à définir son moi ou les limites de son moi, sentiment de dépersonnalisation, sautes d'humeur extrêmes, intolérance au sentiment d'être rejeté, difficulté à rester seul, sentiment d'insatisfaction envers soi, comportements violents envers les autres, gestes autodestructeurs ritualistes, conviction de devoir se punir

Isolement social
- Facteurs favorisants possibles : intérêts révélant un manque de maturité, comportement social non accepté, manque de ressources personnelles, incapacité de s'engager dans des relations personnelles satisfaisantes
- Manifestations possibles : alternance de comportements d'attachement et d'éloignement, difficulté à répondre aux attentes d'autrui, sentiment

d'être différent des autres, intérêts incompatibles avec l'âge ou le stade de développement, comportement rejeté par le groupe culturel dominant

## Trouble de l'humeur Psy

*Voir Trouble dépressif, dépression grave, dysthymie.*

## Trouble de l'identité sexuelle Psy

(Concerne les personnes éprouvant une incertitude persistante et prononcée au sujet de l'identité personnelle, c'est-à-dire de l'orientation et des comportements sexuels.)

Anxiété [préciser le degré]
- Facteurs favorisants possibles: conflits conscients ou inconscients face aux valeurs ou aux croyances essentielles, concept de soi menacé, besoins insatisfaits
- Manifestations possibles: tension accrue, sentiment d'impuissance, perte d'espoir, sentiment d'incompétence, incertitude, insomnie, focalisation sur soi, difficulté à accomplir les activités quotidiennes

Exercice inefficace du rôle ou Identité personnelle perturbée
- Facteurs favorisants possibles: crise de développement au cours de laquelle le patient a de la difficulté à savoir à quel sexe il appartient ou pour quel sexe il ressent de l'attirance; malaise face à ses parties génitales, impression que ce ne sont pas les bonnes
- Manifestations possibles: confusion quant à son sens de l'identité, quant au but ou au sens de la vie, quant à son identité ou à son orientation sexuelle; désir ou conviction d'appartenir au sexe opposé (exprimés par le patient); changement dans la façon de percevoir son rôle et conflits de rôles

Habitudes sexuelles perturbées
- Facteurs favorisants possibles: absence de modèle ou modèles inadéquats, conflit face à l'orientation sexuelle ou aux préférences sexuelles, absence de personne clé ou relations difficiles avec la personne clé
- Manifestations possibles: malaise face à l'orientation sexuelle ou au rôle sexuel (exprimé par le patient), manque d'informations sur la sexualité

Risque de stratégies d'adaptation familiale invalidantes ou compromises
- Facteurs de risque possibles: mauvaises informations ou informations inexactes, incompréhension, personne clé incapable de percevoir les besoins du patient ou d'y répondre efficacement, désorganisation de la famille et changements de rôles temporaires, incapacité d'apporter du soutien à la personne clé

Motivation d'une famille à améliorer ses stratégies d'adaptation
- Manifestations possibles: description par les membres de la famille des effets positifs de la crise sur leurs valeurs, leurs priorités, leurs objectifs ou leurs relations; orientation vers la recherche d'un mieux-être et d'un mode de vie enrichissant qui aideront le patient à trouver son identité personnelle; capacité de choisir des expériences qui leur apportent un bien-être optimal

## Trouble délirant Psy

Risque de violence envers soi ou envers les autres
- Facteurs de risque possibles: menace de danger perçue, sentiment d'anxiété accru, comportement irrationnel

Anxiété [grave]
- Facteurs favorisants possibles : incapacité de faire confiance à autrui
- Manifestations possibles : système de délires rigide, peur d'autrui et de sa propre agressivité

Sentiment d'impuissance
- Facteurs favorisants possibles : mode de vie dénué d'initiative, sentiment d'incompétence, type d'interaction interpersonnelle
- Manifestations possibles : verbalisations d'absence de maîtrise ou d'influence sur la situation, utilisation d'idées délirantes paranoïdes, comportement agressif visant à compenser l'absence de maîtrise sur la situation

Opérations de la pensée perturbées
- Facteurs favorisants possibles : conflits psychologiques, anxiété ou peur accrues
- Manifestations possibles : difficulté à penser avec clarté et logique, fragmentation de la pensée et pensée autistique, idées délirantes, comportements de méfiance et de violence

Interactions sociales perturbées
- Facteurs favorisants possibles : méfiance envers les autres ou pensées délirantes, manque de connaissances sur la façon d'engendrer une bonne réciprocité ou inaptitude à le faire
- Manifestations possibles : malaise en société, difficulté à établir des relations avec les autres, sentiment de rejet (exprimé par le patient), aucun sentiment d'appartenance

## Trouble dépressif, dépression grave, dysthymie Psy

Risque de violence envers soi
- Facteurs de risque possibles : dépression, mépris de soi, perte d'espoir

Anxiété [modérée ou grave] ou Opérations de la pensée perturbées
- Facteurs favorisants possibles : conflits psychologiques, conflit inconscient face aux valeurs et aux buts fondamentaux dans la vie, besoins non satisfaits, atteinte au concept de soi, privation de sommeil, contagion de l'anxiété
- Manifestations possibles : nervosité ou appréhension, sentiment d'incompétence ; agitation, crise de colère ou de larmes, propos décousus, mains qui se tordent et se frottent, tremblements ; problème de mémoire ou de concentration, difficulté à saisir les idées, incapacité de prendre des décisions, plaintes somatiques nombreuses et répétées mais sans cause organique, délire de relation, hallucinations ou idées délirantes

Habitudes de sommeil perturbées
- Facteurs favorisants possibles : altérations biochimiques (baisse des taux de sérotonine), peurs, angoisses non résolues, inactivité
- Manifestations possibles : difficulté d'endormissement, sommeil interrompu, éveil hâtif ou plus tard que ce qui est désiré, sentiment de ne pas avoir assez dormi, signes physiques (cernes profonds sous les yeux, bâillements fréquents, etc.), hypersomnie (évasion dans le sommeil)

Isolement social ou Interactions sociales perturbées
- Facteurs favorisants possibles : altération de l'état mental ou des opérations de la pensée (humeur dépressive), ressources personnelles inadéquates, manque d'énergie ou inertie, difficulté à entrer en relation avec autrui de façon satisfaisante, mépris de soi, mauvaise image de soi, sentiment d'incompétence, absence de buts importants dans la vie, manque de connaissances et de savoir-faire au sujet des interactions sociales

- Manifestations possibles: diminution des fréquentations; sentiment d'être différent des autres; tendance à rester à la maison, dans sa chambre ou dans son lit; refus des invitations et des propositions de sortie avec d'autres; perturbation des interactions avec autrui

Dynamique familiale perturbée
- Facteurs favorisants possibles: crise situationnelle (maladie d'un proche, changement dans les rôles ou les responsabilités), crise de croissance (perte d'un membre de la famille, etc.)
- Manifestations possibles: difficulté à s'adapter à la situation (signalée par le patient), incapacité du réseau familial de répondre aux besoins de ses membres, difficulté à accepter ou à recevoir de l'aide convenablement, processus de prise de décisions malsain dans la famille, incapacité de transmettre et de recevoir des messages clairs

Risque d'accident [effets indésirables du traitement par électrochocs]
- Facteurs de risque possibles: effets des électrochocs sur le système cardiovasculaire, l'appareil respiratoire, l'appareil locomoteur et le système nerveux; effets pharmacologiques de l'anesthésie

## Trouble d'hyperactivité — Péd, Psy

Stratégies d'adaptation défensives
- Facteurs favorisants possibles: déficit neurologique léger, dysfonctionnement du réseau familial, mauvais traitements ou négligence
- Manifestations possibles: déni de problèmes évidents, rejet du blâme et des responsabilités sur les autres, mégalomanie, perte du sens de la réalité

Interactions sociales perturbées
- Facteurs favorisants possibles: retard de développement du moi, modèles de rôle négatifs, atteinte neurologique
- Manifestations possibles: malaise en société, tendance à interrompre ou à déranger les autres, difficulté à jouer tranquillement et à demeurer attentif à la tâche ou au jeu en cours

Stratégies d'adaptation familiale invalidantes
- Facteurs favorisants possibles: sentiments démesurés de culpabilité, de colère ou de blâme entre les membres de la famille, comportements parentaux incohérents, désaccords au sujet de la discipline, des limites admises et des mesures à prendre, épuisement des ressources parentales
- Manifestations possibles: attentes irréalistes de la part des parents, rejet ou surprotection de l'enfant, sentiments excessifs, déception face au comportement de l'enfant

## Trouble mental organique — SC

*Voir Maladie d'Alzheimer.*

## Troubles de l'alimentation — SC, Psy

*Voir Anorexie mentale, Boulimie.*

## Troubles du comportement (enfants, adolescents) — Psy, Péd

Risque de violence envers soi ou envers les autres
- Facteurs de risque possibles: retard du développement du moi, caractère antisocial, impulsivité, dysfonctionnement du réseau familial, perte de relations importantes, antécédents de tentatives de suicide ou de comportements violents

Stratégies d'adaptation défensives

- Facteurs favorisants possibles : stratégies d'adaptation inadéquates, crise de développement, changements nombreux dans la vie, difficulté à maîtriser ses impulsions, vulnérabilité
- Manifestations possibles : mauvaise utilisation des mécanismes de défense, incapacité de répondre aux exigences du rôle, piètre estime de soi, incapacité d'assumer la responsabilité de ses actes, consommation excessive de tabac, d'alcool, de médicaments ou de drogues

Opérations de la pensée perturbées

- Facteurs favorisants possibles : changements physiologiques, absence de conflits psychologiques appropriés, altérations biochimiques
- Manifestations possibles : tendance à croire que les actes et les intentions des autres comportent un blâme ou traduisent de l'hostilité ; difficulté à résoudre les problèmes, recours fréquent à l'agression physique comme solution

Diminution chronique de l'estime de soi

- Facteurs favorisants possibles : choix de vie perpétuant l'échec, vulnérabilité
- Manifestations possibles : autodépréciation se manifestant dans les propos, colère, rejet des remarques positives, échecs fréquents

**SC**

Stratégies d'adaptation familiale compromises ou invalidantes

- Facteurs favorisants possibles : sentiments démesurés de culpabilité et de colère des membres de la famille envers l'enfant, tendance exagérée à se reprocher son comportement ; comportements parentaux incohérents ; désaccords au sujet de la discipline, des limites admises et des mesures à prendre ; épuisement des ressources parentales (trouble de comportement de longue date)
- Manifestations possibles : attentes irréalistes de la part des parents, rejet ou surprotection de l'enfant, sentiments excessifs de colère ou de déception face au comportement de l'enfant, perte de l'espoir que la situation puisse s'améliorer ou changer

Interactions sociales perturbées

- Facteurs favorisants possibles : développement tardif du moi, stade de développement (adolescence), inaptitude à socialiser, piètre estime de soi, dysfonctionnement du réseau familial, atteinte neurologique
- Manifestations possibles : dysfonctionnement dans les relations avec les autres (difficulté à attendre son tour dans des jeux ou en groupe, incapacité d'écouter ce que les autres disent), difficulté à jouer tranquillement et à demeurer attentif à la tâche ou au jeu en cours, tendance à passer constamment d'une activité à l'autre et à interrompre ou à déranger les autres

## Troubles paranoïaques **Psy**

Risque de violence envers soi ou envers les autres

- Facteurs de risque possibles : crainte d'un malheur imminent, délire paranoïde, anxiété accrue

Anxiété [grave]

- Facteurs favorisants possibles : incapacité de faire confiance (ne maîtrise pas les tâches permettant d'apprendre quand faire confiance et quand se méfier)
- Manifestations possibles : système de délires rigide (sert à soulager le patient du stress qui provoque les délires), peur d'autrui et de sa propre agressivité

Sentiment d'impuissance
- Facteurs favorisants possibles: sentiment d'incompétence, manque d'initiative, relations interpersonnelles dysfonctionnelles (abus de pouvoir, de force; relations marquées par la violence), concept de soi très perturbé, impression de n'avoir aucun pouvoir sur la situation
- Manifestations possibles: recours à des délires paranoïdes, comportement agressif dans le but de compenser, propos indiquant que le patient reconnaît le tort que sa paranoïa lui a causé et a causé aux autres

Opérations de la pensée perturbées
- Facteurs favorisants possibles: conflits psychologiques, anxiété grandissante, peur
- Manifestations possibles: difficultés avec les opérations et le contenu de la pensée, difficulté à penser clairement et logiquement, délires, fragmentation de la pensée, pensée autistique

Stratégies d'adaptation familiale compromises
- Facteurs favorisants possibles: désorganisation de la famille, changements de rôles temporaires ou prolongés, aggravation du handicap qui épuise la capacité de soutien des personnes clés
- Manifestations possibles: incapacité du réseau familial de répondre aux besoins physiques, affectifs ou spirituels de ses membres; incapacité d'exprimer ou d'accepter ses émotions ou celles des autres membres de la famille; limites mal respectées; inquiétude des personnes clés face à leurs propres réactions

## Troubles somatoformes Psy

Stratégies d'adaptation inefficaces
- Facteurs favorisants possibles: anxiété grave refoulée, vulnérabilité, besoin insatisfait de dépendance, fixation à un stade de développement antérieur, retard dans le développement du moi, stratégies d'adaptation inadéquates
- Manifestations possibles: sentiment d'être incapable de s'adapter ou de résoudre ses problèmes, fréquence élevée de maladies, plaintes somatiques nombreuses datant de plusieurs années, difficulté à fonctionner en société ou au travail, hypochondrie, consultation excessive des services de santé, comportement exigeant, refus d'entreprendre des activités thérapeutiques

Douleur chronique
- Facteurs favorisants possibles: anxiété grave refoulée, piètre image de soi, besoin insatisfait de dépendance, antécédent de maladie grave chez le patient ou une personne clé, plainte de douleurs intenses ou prolongées, comportements de défense ou d'autoprotection, masque de douleur, peur de se blesser à nouveau, difficulté à poursuivre ses activités antérieures, focalisation sur soi, demande de traitement ou de médicaments

Trouble de la perception sensorielle (préciser)
- Facteurs favorisants possibles: stress psychologique (rétrécissement des champs de perception, expression du stress sous forme de déficits ou de problèmes physiques), sommeil de piètre qualité, douleur chronique
- Manifestations possibles: changement dans la motricité volontaire ou dans l'acuité sensorielle (paralysie, anosmie, aphonie, surdité, cécité, perte de la sensibilité au toucher ou à la douleur), indifférence face aux pertes fonctionnelles

Interactions sociales perturbées
- Facteurs favorisants possibles : incapacité de s'engager dans des relations personnelles satisfaisantes, tendance à se préoccuper exagérément de soi et de ses symptômes physiques, malaises, douleur chronique, rejet par les autres personnes
- Manifestations possibles : focalisation sur ses pensées, affect triste ou plat, absence de soutien des personnes clés, difficulté à communiquer, repli sur soi, regard fuyant, tendance à s'isoler

## Tuberculose (pulmonaire) SC

Risque d'infection [dissémination ou réactivation]
- Facteurs de risque possibles : déficience des mécanismes de défense primaires (affaiblissement de l'action ciliaire ou stase des sécrétions, destruction tissulaire ou dissémination de l'infection), résistance diminuée ou réponse inflammatoire inhibée, malnutrition, exposition à l'air ambiant, manque de connaissances sur la façon de se protéger contre les agents pathogènes, intervention thérapeutique inadéquate

Dégagement inefficace des voies respiratoires
- Facteurs favorisants possibles : sécrétions épaisses, visqueuses ou sanguinolentes, fatigue, difficulté à tousser, œdème trachéal ou pharyngien
- Manifestations possibles : modification de la fréquence, du rythme et de l'amplitude de la respiration, bruits respiratoires adventices (rhonchi, sifflements), stridor, dyspnée

Risque de perturbation des échanges gazeux
- Facteurs de risque possibles : diminution de la surface pulmonaire efficace, atélectasie, destruction de la membrane alvéolo-capillaire, œdème bronchique, sécrétions épaisses et visqueuses

Intolérance à l'activité
- Facteurs favorisants possibles : déséquilibre entre l'apport et les besoins en oxygène
- Manifestations possibles : plaintes de fatigue, faiblesse, dyspnée d'effort

Alimentation déficiente
- Facteurs favorisants possibles : incapacité d'ingérer suffisamment d'aliments (anorexie, effets de la pharmacothérapie, fatigue, manque d'argent)
- Manifestations possibles : perte de poids, manque d'intérêt pour la nourriture ou altération du sens du goût (signalés par le patient), faible tonus musculaire

Risque de prise en charge inefficace du programme thérapeutique
- Facteurs de risque possibles : complexité du programme thérapeutique, difficultés économiques, habitudes familiales concernant la santé, perception de la gravité du problème et des bénéfices secondaires (en particulier durant une rémission), effets indésirables du traitement

## Tumeur cérébrale MC

Douleur aiguë
- Facteurs favorisants possibles : compression des tissus cérébraux
- Manifestations possibles : plaintes de céphalées, masque de douleur, baisse de concentration, réactions du système nerveux autonome (changement dans les signes vitaux)

Opérations de la pensée perturbées
- Facteurs favorisants possibles : perturbation de l'apport sanguin au cerveau ou destruction de tissus cérébraux

- Manifestations possibles : perte de mémoire, trouble de la personnalité, difficulté à prendre des décisions ou à conceptualiser, altération de l'état de conscience

Trouble de la perception sensorielle (préciser)
- Facteurs favorisants possibles : compression ou déplacement des tissus cérébraux, interruption de la conduction nerveuse
- Manifestations possibles : perte d'acuité visuelle, trouble de l'équilibre ou de la démarche, paresthésie

Risque de déficit de volume liquidien
- Facteurs de risque possibles : vomissements récurrents dus à l'irritation du centre pneumogastrique du bulbe rachidien, diminution de l'apport liquidien

Déficit de soins personnels (préciser)
- Facteurs favorisants possibles : déficit sensoriel ou neuromusculaire empêchant d'exécuter certaines tâches
- Manifestations possibles : apparence débraillée ou négligée, mauvaises odeurs corporelles, incapacité d'effectuer les activités de la vie quotidienne (signalée par le patient ou observée par l'infirmière)

## Tympanoplastie MC

*Voir Stapédectomie.*

## Typhus (fièvre à tiques, fièvre pourprée des montagnes Rocheuses) SC, MC

Hyperthermie
- Facteurs favorisants possibles : processus inflammatoire généralisé (vascularite)
- Manifestations possibles : température corporelle élevée, peau chaude et rouge, tachycardie

Douleur aiguë
- Facteurs favorisants possibles : vascularite généralisée, formation d'un œdème
- Manifestations possibles : plaintes, comportements de défense ou de diversion, focalisation sur soi, réactions du système nerveux autonome (changement dans les signes vitaux)

Irrigation tissulaire inefficace (préciser)
- Facteurs favorisants possibles : diminution ou interruption de la circulation sanguine (vascularite généralisée ou formation de thrombi)
- Manifestations possibles : plaintes de céphalées ou de douleur abdominale, perturbation de l'état mental, ulcération ou nécrose périphérique localisée

## Ulcère de stress MC, SC

Déficit de volume liquidien [isotonique]
- Facteurs favorisants possibles : pertes vasculaires (hémorragie)
- Manifestations possibles : hypotension, tachycardie, lenteur du remplissage capillaire, altération de l'état mental, agitation, diurèse diminuée ou urine concentrée, pâleur, transpiration abondante, hémoconcentration

Risque d'irrigation tissulaire inefficace (préciser)
- Facteurs de risque possibles : hypovolémie

Anxiété [préciser le degré] ou Peur
- Facteurs favorisants possibles : changement dans l'état de santé, risque de mourir
- Manifestations possibles : tension accrue, agitation, irritabilité, crainte, tremblements, tachycardie, transpiration abondante, regard fuyant, focalisation sur soi, verbalisation du problème, repli sur soi, comportement de panique ou de lutte

Douleur aiguë
- Facteurs favorisants possibles : irritation caustique ou destruction des tissus de l'estomac
- Manifestations possibles : plaintes, comportements de diversion, focalisation sur soi, réactions du système nerveux autonome (changement dans les signes vitaux)

Connaissances insuffisantes sur la maladie, les exigences du traitement, les besoins en matière de soins personnels et les complications possibles
- Facteurs favorisants possibles : manque d'informations ou oubli, interprétation erronée des informations
- Manifestations possibles : verbalisation du problème, questions, expression d'idées fausses, incapacité de suivre correctement les directives, réapparition du problème ou apparition de complications évitables

## Vaginisme — Gyn, SC

Douleur aiguë
- Facteurs favorisants possibles : spasmes musculaires, hyperesthésie des nerfs innervant la muqueuse vaginale
- Manifestations possibles : plaintes, comportements de diversion, focalisation sur soi

Dysfonctionnement sexuel
- Facteurs favorisants possibles : altération physique ou psychologique de la fonction sexuelle (spasmes marqués des muscles vaginaux)
- Manifestations possibles : verbalisation du problème, incapacité d'avoir la satisfaction sexuelle désirée, détérioration de la relation avec la personne clé

## Vaginite — Gyn, SC

Atteinte à l'intégrité des tissus
- Facteurs favorisants possibles : irritation ou inflammation, traumatisme mécanique (grattage) de tissus sensibles
- Manifestations possibles : destruction tissulaire, présence de lésions

Douleur aiguë
- Facteurs favorisants possibles : inflammation localisée, traumatisme tissulaire
- Manifestations possibles : plaintes, comportements de diversion, focalisation sur soi

Connaissances insuffisantes sur les besoins en matière d'hygiène, les exigences du traitement, les comportements sexuels et la transmission de l'infection par voie sexuelle
- Facteurs favorisants possibles : manque d'informations, interprétation erronée des informations
- Manifestations possibles : verbalisation du problème, questions, expression d'idées fausses

## Varices œsophagiennes **MC**

*Voir aussi Ulcère de stress.*

Déficit de volume liquidien [isotonique]
- Facteurs favorisants possibles : pertes vasculaires excessives, apport liquidien réduit, pertes gastriques (vomissements)
- Manifestations possibles : hypotension, tachycardie, diminution du remplissage veineux, diurèse diminuée ou urine concentrée

Anxiété [préciser le degré] ou Peur
- Facteurs favorisants possibles : changement dans l'état de santé, peur de mourir
- Manifestations possibles : tension accrue, appréhension, stimulation sympathique, agitation, focalisation sur soi, expression d'inquiétudes

## Variole **MC**

Risque d'infection [dissémination]
- Facteurs de risque possibles : nature contagieuse de l'organisme, immunité acquise insuffisante, présence d'une affection chronique, immunosuppression

Déficit de volume liquidien
- Facteurs favorisants possibles : augmentation du métabolisme de base, diminution de l'apport (lésions du pharynx, nausées), pertes accrues (vomissements), déplacements hydriques du lit vasculaire
- Manifestations possibles : plaintes de soif, diminution de la pression artérielle, du remplissage veineux et du débit urinaire, sécheresse de la muqueuse buccale, diminution de la turgescence de la peau, altération de l'état mental, élévation du taux d'hématocrite

Atteinte à l'intégrité des tissus
- Facteurs favorisants possibles : déficit immunologique
- Manifestations possibles : rupture de la surface de la peau, de la cornée ou des muqueuses

Anxiété [préciser le degré] ou Peur
- Facteurs favorisants possibles : danger de mort, contagion de l'anxiété, séparation d'avec le réseau de soutien
- Manifestations possibles : verbalisation du problème, appréhension, agitation, focalisation sur soi

**SC**

Dynamique familiale perturbée
- Facteurs favorisants possibles : désorganisation familiale temporaire, crise situationnelle, changement dans l'état de santé d'un membre de la famille
- Manifestations possibles : changement dans la satisfaction à l'égard de la famille, comportements de réduction du stress, soutien réciproque ; expression d'isolement par rapport aux ressources de la collectivité

Stratégies d'adaptation inefficaces d'une collectivité
- Facteurs favorisants possibles : désastre d'origine humaine (bioterrorisme), ressources inadéquates pour la résolution de problèmes
- Manifestations possibles : manque de participation de la collectivité, taux de maladie élevé, conflits importants dans la collectivité, expression de sentiments de vulnérabilité et d'impuissance

## Veine variqueuse (varice) **SC**

Douleur chronique
- Facteurs favorisants possibles : insuffisance veineuse
- Manifestations possibles : plaintes

Image corporelle perturbée
- Facteurs favorisants possibles: altération morphologique (présence de veines superficielles sinueuses, foncées et tuméfiées à la jambe)
- Manifestations possibles: dissimulation des parties atteintes, sentiments négatifs envers son corps

Risque d'atteinte à l'intégrité des tissus ou de la peau
- Facteurs de risque possibles: altération de la circulation ou stase veineuse, formation d'un œdème

## VIH (infection par le) SC

*Voir aussi Sida.*

Inadaptation à un changement dans l'état de santé
- Facteurs favorisants possibles: affection qui menace la survie et qui entraîne le rejet social, estime de soi menacée, perte du pouvoir d'agir et de décider, réseau de soutien inadéquat, chagrin non résolu, effets secondaires des médicaments (fatigue, dépression)
- Manifestations possibles: non-acceptation et déni du diagnostic (exprimés par le patient), incapacité de chercher des solutions à ses problèmes ou de se fixer des objectifs, période prolongée de choc, de doute et de colère, incapacité d'envisager l'avenir

Connaissances insuffisantes sur la maladie, le pronostic et les exigences du traitement
- Facteurs favorisants possibles: ignorance du sujet ou oubli, interprétation erronée des informations, manque d'expérience dans l'utilisation des sources d'information, déficit cognitif
- Manifestations possibles: expression d'idées fausses ou demande d'informations, comportements déplacés ou excessifs (hostilité, agitation, hystérie, apathie), incapacité de suivre correctement les directives, apparition de complications évitables

## Viol SC

Connaissances insuffisantes sur les procédures judiciaires, les traitements prophylactiques pour la victime (MTS, grossesse), les interventions médicales et les ressources ou le réseau de soutien communautaires
- Facteurs favorisants possibles: manque d'informations
- Manifestations possibles: verbalisation du problème, questions, expression d'idées fausses, exacerbation des symptômes

Syndrome du traumatisme de viol (phase aiguë)
- Facteurs favorisants possibles: agression sexuelle ou tentative d'agression sexuelle sans consentement
- Manifestations possibles: réactions émotionnelles très variées, comme l'anxiété, la peur, la colère, la gêne; plaintes physiques concernant plusieurs systèmes et appareils

Risque d'atteinte à l'intégrité des tissus
- Facteurs de risque possibles: pénétration sexuelle forcée, traumatisme de tissus délicats

Stratégies d'adaptation inefficaces Psy
- Facteurs favorisants possibles: vulnérabilité, attentes non réalisées, perceptions irréalistes, stratégies d'adaptation ou réseau de soutien inadéquats, facteurs de stress variés et répétés, intégrité menacée
- Manifestations possibles: incapacité de faire face à la situation ou de demander de l'aide, tension musculaire, céphalées, stress émotionnel, inquiétude chronique

Dysfonctionnement sexuel

- Facteurs favorisants possibles : altération biopsychosociale de la sexualité (réaction post-traumatique), perte du désir sexuel, détérioration de la relation avec la personne clé
- Manifestations possibles : difficulté à atteindre la satisfaction sexuelle, modification de l'intérêt porté à soi-même ou aux autres, focalisation sur soi

## Vomissements de la grossesse Obs

Déficit de volume liquidien [isotonique]

- Facteurs favorisants possibles : pertes gastriques excessives, apport insuffisant
- Manifestations possibles : sécheresse des muqueuses, diminution de la diurèse, urine concentrée, diminution de la pression différentielle et de l'amplitude du pouls, grande soif, hémoconcentration

Alimentation déficiente

- Facteurs favorisants possibles : incapacité d'ingérer et de digérer des aliments ou d'absorber des matières nutritives (vomissements prolongés)
- Manifestations possibles : apport alimentaire inadéquat (signalé par la patiente), perte d'intérêt ou dégoût pour la nourriture, perte de poids

Risque de stratégies d'adaptation inefficaces

- Facteurs de risque possibles : crise de situation ou de développement (grossesse, changement dans l'état de santé, changements de rôle prévus, inquiétude face à l'issue de la grossesse)

## Zona SC

Douleur aiguë

- Facteurs favorisants possibles : inflammation ou lésions locales le long de nerfs sensoriels
- Manifestations possibles : plaintes, comportements de défense ou de diversion, difficulté à se concentrer, réactions du système nerveux autonome (changement dans les signes vitaux)

Connaissances insuffisantes sur la physiopathologie, les exigences du traitement et les complications possibles

- Facteurs favorisants possibles : manque d'informations ou interprétation erronée des informations
- Manifestations possibles : verbalisation du problème, questions, idées fausses

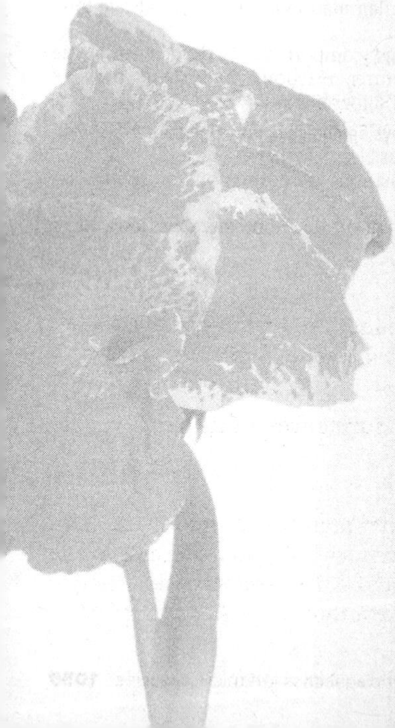

# TAXINOMIE II DE NANDA INTERNATIONAL

La Taxinomie II comprend 13 domaines, chacun incluant des classes, comme suit.

## Domaine 1 : Promotion de la santé

Connaissance de ce qu'est le bien-être ou le fonctionnement normal et stratégies utilisées pour préserver et améliorer ce bien-être ou ce fonctionnement normal.

- ***Classe 1 : Connaissance de l'état de santé***
  Reconnaissance du fonctionnement normal et de l'état de bien-être.
- ***Classe 2 : Prise en charge de la santé***
  Reconnaissance, maîtrise, application et intégration d'activités pour préserver la santé et le bien-être.

## Domaine 2 : Nutrition

Activités d'absorption, d'assimilation et d'utilisation des substances nutritives afin d'entretenir ou de réparer les tissus et de produire de l'énergie.

- ***Classe 1 : Ingestion***
  Action d'introduire des aliments ou des substances nutritives dans l'organisme.
- ***Classe 2 : Digestion***
  Activités physiques et chimiques qui transforment les aliments en substances absorbables et assimilables.
- ***Classe 3 : Absorption***
  Action de faire passer les substances nutritives dans les tissus de l'organisme.
- ***Classe 4 : Métabolisme***
  Réactions chimiques et physiques qui se produisent dans les cellules et les organismes vivants pour développer et utiliser le protoplasme, produire des déchets et de l'énergie et libérer l'énergie nécessaire à tous les processus vitaux.

- ***Classe 5 : Hydratation***
  Action de prendre et d'absorber des liquides et des électrolytes.

## Domaine 3 : Élimination

Sécrétion et excrétion des déchets de l'organisme.

- ***Classe 1 : Système urinaire***
  Processus de sécrétion et d'excrétion de l'urine.
- ***Classe 2 : Système gastro-intestinal***
  Excrétion et expulsion des déchets par l'intestin.
- ***Classe 3 : Système tégumentaire***
  Processus de sécrétion et d'excrétion par la peau.
- ***Classe 4 : Système respiratoire***
  Élimination des produits dérivés du métabolisme, des sécrétions et des corps étrangers par les poumons ou les bronches.

## Domaine 4 : Activité/repos

Production, conservation, utilisation ou équilibre des ressources énergétiques.

- ***Classe 1 : Sommeil/repos***
  Action de dormir paisiblement, de se reposer ou d'être inactif.
- ***Classe 2 : Activité/exercice***
  Mouvement des parties du corps (mobilité), travail ou exécution d'actions parfois contre une résistance.
- ***Classe 3 : Équilibre énergétique***
  État dynamique d'harmonie entre l'apport et l'utilisation des ressources.
- ***Classe 4 : Réponses cardiovasculaires/respiratoires***
  Mécanismes cardiorespiratoires qui soutiennent l'activité et le repos.

## Domaine 5 : Perceptions/cognition

Système humain de traitement de l'information qui comprend l'attention, l'orientation, la sensation, la perception, la cognition et la communication.

- ***Classe 1 : Attention***
  Capacité mentale à remarquer ou à observer.

- *Classe 2 : Orientation*
  Conscience du temps, du lieu et de la personne.
- *Classe 3 : Sensation/perception*
  Réception de l'information par les sens (le toucher, le goût, l'odorat, la vision, l'audition, la kinesthésie) et compréhension du sens des données, ayant pour résultat l'appellation, l'association ou la reconnaissance de modèles.
- *Classe 4 : Cognition*
  Utilisation de la mémoire, de l'apprentissage, de l'analyse, de la résolution des problèmes, de l'abstraction, du jugement, du discernement, de la capacité intellectuelle, du calcul et du langage.
- *Classe 5 : Communication*
  Émission et réception de l'information verbale et non verbale.

## Domaine 6 : Perception de soi

Conscience de sa personne.

- *Classe 1 : Conception de soi*
  Ensemble des perceptions que la personne éprouve au sujet d'elle-même.
- *Classe 2 : Estime de soi*
  Évaluation de sa propre valeur, de ses capacités, de son importance et de sa réussite.
- *Classe 3 : Image corporelle*
  Image mentale de son propre corps.

## Domaine 7 : Relations et rôle

Rapports et associations positives ou négatives entre les personnes ou les groupes de personnes et moyens utilisés pour exprimer ces relations ou ces liens.

- *Classe 1 : Rôles de l'aidant naturel*
  Comportements sociaux attendus des personnes qui prodiguent des soins sans être des professionnels de la santé.
- *Classe 2 : Relations familiales*
  Association de personnes qui ont des liens biologiques ou des liens choisis.
- *Classe 3 : Performance dans l'exercice du rôle*
  Qualité des comportements dans des modes de fonctionnement correspondant aux normes sociales.

## Domaine 8 : Sexualité

Identité sexuelle, fonction sexuelle et reproduction.

- *Classe 1 : Identité sexuelle*
  Expérience privée, sentiment profond et connaissance structurée d'être et d'appartenir à un sexe.
- *Classe 2 : Fonction sexuelle*
  Capacité ou aptitude à avoir des relations sexuelles.
- *Classe 3 : Reproduction*
  Tout processus par lequel de nouveaux individus (personnes) sont procréés.

## Domaine 9 : Adaptation/tolérance au stress

Réaction face aux processus de vie ou aux événements de la vie.

- *Classe 1 : Réactions post-traumatiques*
  Réactions se produisant après un traumatisme physique ou psychologique.
- *Classe 2 : Stratégies d'adaptation*
  Processus de maîtrise du stress environnemental.
- *Classe 3 : Réactions neurocomportementales au stress*
  Comportements reflétant les fonctions cérébrales et nerveuses.

## Domaine 10 : Principes de vie

Principes qui guident la conduite, les pensées et les comportements en lien avec les actes, les coutumes ou les institutions et qui sont considérés comme vrais ou ayant une valeur intrinsèque.

- *Classe 1 : Valeurs*
  Identification et valeur accordée aux modes de conduite privilégiés ou aux buts poursuivis.
- *Classe 2 : Croyances*
  Attentes, opinions ou jugements au sujet des actes, des coutumes ou des institutions considérés comme vrais ou ayant une valeur intrinsèque.
- *Classe 3 : Congruence entre les valeurs/croyances/actes*
  Correspondance ou équilibre atteint entre les valeurs, les croyances et les actions.

## Domaine 11 : Sécurité/protection

Absence de danger, de blessures physiques ou d'atteinte du système immunitaire, prévention des pertes et maintien de la sûreté et de la sécurité.

- ***Classe 1 : Infection***
  Réponses de l'hôte à la suite d'une invasion pathogène.
- ***Classe 2 : Lésions***
  Atteinte corporelle ou blessures.
- ***Classe 3 : Violence***
  Usage d'une force ou d'un pouvoir excessifs entraînant des blessures ou de la maltraitance.
- ***Classe 4 : Dangers environnementaux***
  Sources de dangers présentes dans le milieu.
- ***Classe 5 : Processus défensifs***
  Processus par lesquels la personne se protège.
- ***Classe 6 : Thermorégulation***
  Processus physiologique de régulation de la chaleur et de l'énergie corporelles afin de protéger l'organisme.

## Domaine 12 : Bien-être

Sentiment agréable résultant de la satisfaction des besoins physiques, psychiques ou sociaux.

- ***Classe 1 : Bien-être physique***
  Sentiment agréable résultant de la satisfaction des besoins physiques.
- ***Classe 2 : Bien-être dans l'environnement***
  Sentiment agréable produit par l'environnement.
- ***Classe 3 : Bien-être au sein de la société***
  Sentiment agréable résultant de la situation sociale.

## Domaine 13 : Croissance/développement

Adéquation entre l'âge et la croissance physique, le développement des organes ou l'atteinte des étapes importantes du développement.

- ***Classe 1 : Croissance***
  Augmentation des dimensions physiques ou maturation des organes.
- ***Classe 2 : Développement***
  Accomplissement, manque d'accomplissement ou échec dans l'atteinte de certaines étapes importantes du développement.

# DÉFINITION DES AXES DE LA TAXINOMIE II

## Axe 1 : Concept diagnostique

Le concept diagnostique constitue l'élément clé, la partie fondamentale et essentielle, la racine de l'énoncé diagnostique. Les valeurs de cet axe sont les suivantes.

- *Accident*
- *Activités de loisirs*
- *Adaptation*
- *Alimentation*
- *Allaitement*
- *Anxiété*
- *Aspiration (fausse route)*
- *Attachement*
- *Automutilation*
- *Bien-être spirituel*
- *Blessure*
- *Capacité adaptative intracrânienne*
- *Chagrin*
- *Champ énergétique*
- *Chute*
- *Communication verbale*
- *Comportement du nouveau-né/nourrisson*
- *Conflit décisionnel*
- *Conflit face au rôle*
- *Confusion*
- *Connaissance*
- *Constipation*
- *Croissance*
- *Débit cardiaque*
- *Dégagement des voies respiratoires*
- *Déglutition*
- *Déni*
- *Dentition*

- *Détresse spirituelle*
- *Deuil*
- *Développement*
- *Diarrhée*
- *Douleur*
- *Dynamique familiale*
- *Dysréflexie*
- *Échanges gazeux*
- *Élimination*
- *Entretien du domicile*
- *Errance*
- *Estime de soi*
- *Exercice du rôle*
- *Exercice du rôle parental*
- *Fatigue*
- *Fonction neurovasculaire*
- *Fonction sexuelle*
- *Habitudes de sommeil*
- *Habitudes sexuelles*
- *Identité*
- *Image corporelle*
- *Inadaptation à un changement de milieu*
- *Incontinence*
- *Intégrité de la peau*
- *Intégrité des tissus*
- *Interactions sociales*
- *Interprétation de l'environnement*
- *Intolérance à l'activité*
- *Intoxication*
- *Irrigation tissulaire*
- *Isolement social*
- *Maintien de la santé*
- *Marche*
- *Mécanismes de protection*
- *Mémoire*
- *Mobilité*
- *Mobilité en fauteuil roulant*
- *Mode d'alimentation chez le nouveau-né/nourrisson*

- *Mode de respiration*
- *Muqueuse buccale*
- *Nausée*
- *Négligence de l'hémicorps*
- *Non-observance*
- *Opérations de la pensée*
- *Perception sensorielle*
- *Perte d'élan vital*
- *Perte d'espoir*
- *Peur*
- *Prise en charge du programme thérapeutique*
- *Réaction allergique au latex*
- *Réaction post-traumatique*
- *Recherche d'un meilleur niveau de santé*
- *Respiration spontanée*
- *Rétablissement postopératoire*
- *Rétention urinaire*
- *Sentiment de solitude*
- *Sevrage de la ventilation assistée*
- *Soins personnels*
- *Stratégies d'adaptation*
- *Suffocation*
- *Syndrome de mort subite du nourrisson*
- *Syndrome d'immobilité*
- *Syndrome du traumatisme de viol*
- *Température corporelle*
- *Tension dans l'exercice du rôle de l'aidant naturel*
- *Thermorégulation*
- *Transfert*
- *Trauma*
- *Violence*
- *Volume liquidien*

## Axe 2 : Temps

Le temps est la durée d'une période ou d'un intervalle. Les valeurs de cet axe sont les suivantes.

- *Aigu :* qui dure depuis moins de six mois.
- *Chronique :* qui dure depuis plus de six mois.

- *Intermittent :* qui cesse ou revient par intervalles ; périodique, cyclique.
- *Continu :* ininterrompu, incessant.

## Axe 3 : Sujet du soin

Le sujet du soin désigne la population précise à laquelle s'applique le diagnostic infirmier. Les valeurs de l'axe 3 sont les suivantes.

- *Individu :* un être humain distinct des autres, une personne.
- *Famille :* deux personnes ou plus ayant des liens continus et durables, conscientes de leurs obligations réciproques, percevant le sens des choses de la même façon et partageant certaines obligations face aux autres ; elles peuvent être apparentées par le sang ou liées par choix.
- *Groupe :* personnes réunies, classées ou agissant ensemble.
- *Collectivité :* « Un groupe de personnes vivant dans la même localité sous la même administration et comprenant, entre autres, des voisinages, des villes, des secteurs de recensement et des populations à risque. » (Craft-Rosenberg, 1999, p. 127.)

L'individu devient par défaut le sujet du soin lorsque celui-ci n'est pas spécifié.

## Axe 4 : Âge

L'âge est défini comme « le temps écoulé depuis qu'une personne est en vie », ou « une période de la vie allant approximativement de tel âge à tel autre » (*Le Petit Robert,* 2003). Les valeurs de l'axe 4 sont les suivantes.

- *Fœtus*
- *Nouveau-né*
- *Nourrisson*
- *Petit enfant ou trottineur*
- *Enfant d'âge préscolaire*
- *Enfant d'âge scolaire*
- *Adolescent*
- *Jeune adulte*
- *Adulte d'âge moyen*
- *Adulte d'âge mûr*
- *Personne âgée*
- *Personne très âgée ou vieillard*

## Axe 5 : État de santé

L'état de santé est défini comme la position ou le rang sur le continuum de la santé, allant du bien-être à la maladie (ou à la mort). Les valeurs de l'axe 5 sont les suivantes.

- *Bien-être :* qualité de la santé ou fait d'être en bonne santé, particulièrement à la suite d'un effort en ce sens.
- *Risque de :* vulnérabilité résultant surtout de l'exposition à des facteurs qui augmentent les risques de blessures ou de pertes.
- *Actuel :* qui existe réellement, qui existe au moment présent.

## Axe 6 : Descripteur

Un descripteur est un jugement qui permet de circonscrire ou de spécifier un diagnostic infirmier. Les valeurs de l'axe 6 sont les suivantes.

- *Altéré :* dont l'état s'est empiré ; affaibli, diminué, réduit ou détérioré.
- *Anormal :* qui ne correspond pas aux normes.
- *Anticipé :* dont on se rend compte à l'avance, que l'on peut prévoir.
- *Atteinte :* dommage physique ou moral ; effet d'un mal.
- *Augmenté :* plus grand quant à la dimension, à la quantité ou au degré.
- *Bas :* qui contient moins que la normale d'un élément habituellement présent.
- *Capacité :* habileté à faire ou à agir.
- *Compromis :* vulnérable, menacé.
- *Défensif :* caractérise le fait de se sentir continuellement attaqué et de sentir le besoin de se justifier immédiatement.
- *Déficient :* inadéquat en ce qui a trait à la quantité, à la qualité ou au degré ; insuffisant, incomplet.
- *Déséquilibré :* qui est en état d'instabilité.
- *Désorganisé :* dont le fonctionnement systématique est perturbé.
- *Difficulté à :* caractère de ce qui est difficile ; chose difficile ; ennui, problème, obstacle.
- *Diminué :* atténué, plus petit quant à la dimension, à la quantité ou au degré.

- *Dysfonctionnel :* anormal, dont le fonctionnement est inadéquat.
- *Efficace :* qui produit l'effet désiré ou attendu.
- *Épuisé :* complètement ou partiellement vidé, affaibli.
- *Équilibré :* qui est en état de stabilité.
- *Erroné :* qui contient des erreurs ; qui constitue une erreur ; faux, inexact.
- *Excessif :* qui dépasse la mesure de ce qui est nécessaire, désirable ou utile.
- *Fonctionnel :* qui fonctionne normalement.
- *Incapacité :* inhabileté à faire ou à agir.
- *Inefficace :* qui ne produit pas l'effet désiré.
- *Insuffisant :* qui ne suffit pas (en degré, en intensité, en qualité).
- *Interrompu :* dont la continuité ou l'uniformité a été rompue.
- *Intolérance :* réaction anormale et forte à un médicament, à un agent physique ou chimique.
- *Invalidant :* qui rend inapte, incapable.
- *Motivation* à (dans les diagnostics se rapportant au bien-être) ou *réceptivité* (dans le cas d'un enfant) : intention de progresser, d'améliorer, d'enrichir.
- *Organisé :* doté d'un mode de fonctionnement systématique.
- *Perçu :* ce dont on est conscient par l'intermédiaire des sens ; ce à quoi on peut attribuer une signification.
- *Perturbé :* agité ou interrompu, dérangé.
- *Retardé :* reporté, entravé, prolongé.
- *Trouble :* anomalie des activités de l'organisme ou du comportement (physique ou mental) ; dérèglement, désorganisation, perturbation, désordre.

## Axe 7 : Topologie

La topologie consiste à déterminer les parties ou les régions du corps incluant les tissus, les organes, les sites anatomiques ou les structures. L'axe 7 regroupe les éléments suivants.

- *Auditif*
- *Buccal*
- *Cardiopulmonaire*
- *Cérébral*

- *Cutané*
- *Gastro-intestinal*
- *Gustatif*
- *Intestinal*
- *Intracrânien*
- *Muqueuses*
- *Neurovasculaire périphérique*
- *Olfactif*
- *Rénal*
- *Tactile*
- *Urinaire*
- *Vasculaire périphérique*
- *Visuel*

## Ouvrages

American Nurses' Association. *Nursing's Social Policy Statement*, 2e éd., Washington, DC, American Nurses Publishing, 2003.

American Nurses' Association. *Standards of Clinical Nursing Practice*, 2e éd., Kansas City, MO, American Nurses Publishing, 1998.

ANADI/NANDA International. *Diagnostics infirmiers : Définitions et classification 2003-2004*, Paris, Masson, 2004.

Androwich, I., L. Buckhart et K.V. Gettrust. *Community and Home Health Nursing*, Albany, NY, Delmar, 1996.

Balzer, J.W. « The nursing process applied to family health promotion », dans Stanhope, M. et J. Lancaster. *Community Health Nursing : Process and Practice for Promoting Health*, 3e éd., St. Louis, CV Mosby, 1992, p. 453-468.

Beers, M.H. et R. Berkow. *The Merck Manual of Diagnosis and Therapy*, 18e éd., Whitehouse Station, NJ, Merck Research Laboratories, 2006.

Carey, C.F., H.H. Lee et K.F. Woeltje (dir.). *The Washington Manual of Medical Therapeutics*, 31e éd., Philadelphia, Lippincott Williams & Wilkins, 2004.

Cassileth, B.R. *The Alternative Medicine Handbook : The Complete Reference Guide to Alternative and Complementary Therapies*, New York, WW Norton & Co, 1998.

Colorado Department of Labor and Employment. *Traumatic Brain Injury : Medical Treatment Guidelines*, Rule XVII, Exhibit G, Denver, Colorado, Division of Worker's Compensation, 2005.

The Colorado SIDS Program, Inc., 6825, East Tennesse Ave., suite 300, Denver, CO 80224-1631.

Condon, R.E. et L.M. Nyhus (dir.). *Manual of Surgical Therapeutics*, 9e éd., Boston, Little, Brown & Co, 1996.

Cox, H. et autres. *Clinical Applications of Nursing Diagnosis : Adult, Child, Women's Psychiatric, Gerontic and Home Health Considerations*, 4e éd., Philadelphia, F.A. Davis, 2002.

Deglin, J.H., A.H. Vallerand, N. Archambault et S. Delorme. *Guide des médicaments*, 2e éd., Saint-Laurent, Éditions du Renouveau Pédagogique, 2003.

Doenges, M.E., M.F. Moorhouse et A.C. Murr. *Nursing Care Plans : Guidelines for Individualizing Patient Care Across the Life Span*, 7e éd., Philadelphia, F.A. Davis, 2006.

Doenges, M.E., M.C. Townsend et M.F. Moorhouse. *Psychiatric Care Plans : Guidelines for Planning and Documenting Client Care*, 3e éd., Philadelphia, F.A. Davis, 1999.

Engel, J. *Pocket Guide to Pediatric Assessment*, 4e éd., St. Louis, Mosby, 2002.

Fitzpatrick, F.G. *Community: A Trinity of Models*, Washington, DC, Georgetown University Press, 1986.

Goeppenger, J. et G.F. Schuster. « Community as client : Using the nursing process to promote health », dans Stanhope, M. et J. Lancaster. *Community Health Nursing : Process and Practice for Promoting Health*, 4e éd., St. Louis, MO Mosby, 1996, p. 289-314.

Gordon, M. *Manual of Nursing Diagnosis*, 10e éd., St. Louis, Mosby, 2002.

Gordon, T. *Teaching Children Self-Discipline : At Home & At School*, New York, Random House, 1989.

Gordon, T. *Parent Effectiveness Training*, New York, Three River Press, 2000.

Gorman, L., D. Sultan et M. Raines. *Psychosocial Nursing for General Patient Care*, 2e éd., Philadelphia, F.A. Davis, 2002.

Higgs, Z.R. et D.D. Gustafson. *Community as a Client : Assessment and Diagnosis*, Philadelphia, F.A. Davis, 1985.

Jaffe, M.S. et B.F. McVan. *Laboratory and Diagnostic Test Handbook*, Philadelphia, F.A. Davis, 1997.

Johnson, M. et M. Maas (dir.). *Classification des résultats de soins infirmiers (CRSI•NOC)*, traduction française par l'ANFIIDE et L'AFEDI., Paris, Masson, 1999.

Kuhn, M.A. *Pharmacotherapeutics : A Nursing Process Approach*, 4e éd., Philadelphia, F.A. Davis, 1998.

Lampe, S. *Focus Charting*, 7e éd., Minneapolis, MN, Creative Nursing Management, 1997.

Lee, D., C. Barrett et D. Ignatavicius. *Fluids and Electrolytes : A Practical Approach*, 4e éd., Philadelphia, F.A. Davis, 1996.

Leininger, M.M. *Transcultural Nursing : Concepts, Theories, Research and Practices*, 4e éd., New-York, McGraw-Hill, 2002.

Lipson, J.G. et S.L. Dibble (dir.). *Culture & Clinical Care*, 5e éd., St. Louis, Mosby-Year Book, 2005.

Lyon, L. *The Community in Urban Society*, Chicago, Temple University Press, 1987.

McCance, K.L. et S.E. Huether. *Pathophysiology : The Biologic Basis for Disease in Adults and Children*, 4e éd., St. Louis, MO Mosby, 2002.

McCloskey, J.C. et G.M. Bulechek (dir.). *Classification des interventions de soins infirmiers (CICI•NIC)*, traduction française par Christophe Debout, 2e éd., Paris, Masson, 2000.

McCloskey, J.C. et G.M. Bulechek (dir.). *Nursing Interventions Classification (NIC)*, 4e éd., St. Louis, CV Mosby, 2004.

Mentgen, J. et M.J.T. Bulbrook. *Healing Touch, Level 11 Notebook*, Lakewood, CO, Healing Touch, 2001.

Moorhead, S.M. Johson et M. Maas (dir.). *Nursing Outcomes Classification (NOC)*, 4e éd., St. Louis, CV Mosby, 2004.

NANDA International. *Diagnostics infirmiers : Définitions et classification 2003-2004*, Paris, Masson, 2004.

Nicholi, A.M. *The Harvard Guide to Psychiatry*, 3e éd., Cambridge, MA, Belknap Press of Harvard University Press, 1999.

Olds, S.B., M.L. London et P.W. Ladewig. *Maternity-Newborn Nursing: A Family-Centered Approach*, 6e éd., Upper Saddle River, NJ, Prentice Hall, 1999.

Phillips, C.R. *Family-Centered Maternity and Newborn Care*, 4e éd., St. Louis, MO, Mosby, 1996.

Pruyser, P. *The Minister as Diagnostician*, Philadelphia, Westminster Press, 1976.

Purnell, L.D. et B.J. Paulanka. *Transcultural Health Care: A Culturally Competent Approach*, 2e éd., Philadelphia, F.A. Davis, 2003.

Schnell, Z. *Davis's Comprehensive Handbook of Laboratory and Diagnostic Test with Nursing Implications*, Philadelphia, F.A. Davis, 2003.

Sommers, M.S. et S.A. Johnson. *Disease and Disorders: A Nursing Therapeutics Manual*, 2e éd., Philadelphia, F.A. Davis, 2002.

Sparks, S.M. et C.M. Taylor. *Nursing Diagnoses Reference Manual*, 6e éd., Springhouse, PA, Springhouse Publishing, 2004.

Spradley, B.W. et J.A. Allender (dir.). *Readings in Community Health Nursing*, 5e éd., Philadelphia, Lippincott, 1997.

Stanley, M. et P.G. Beare. *Gerontological Nursing: Promoting Successful Aging with Older Adults*, 3e éd., Philadelphia, F.A. Davis, 2005.

Thompson, J. et autres. *Mosby's Manual of Clinical Nursing*, 5e éd., St. Louis, CV Mosby, 2002.

Townsend, M.C. *Nursing Diagnoses in Psychiatric Nursing: Care Plans and Psychotronic Medications*, 6e éd., Philadelphia, F.A. Davis, 2004.

Townsend, M.C. *Psychiatric Mental Health Nursing: Concepts of Care in Evidence-Based Practice*, 5e éd., Philadelphia, F.A. Davis, 2005.

Townsend, M.C. et P. Audet. *Soins infirmiers: Psychiatrie et santé mentale*, Saint-Laurent, Éditions du Renouveau Pédagogique, 2004.

US Department of Health and Human Services, Public Health Service Agency for Health Care Policy and Research. *Pressure Ulcers in Adults: Prediction and Prevention*, Rockville, MD, AHCPR, mai 1992 (Clinical Practice Guideline).

US Department of Health and Human Services, Public Health Service Agency for Health Care Policy and Research. *Treatment of Pressure Ulcers*. Rockville, MD, AHCPR, déc. 1994 (Clinical Practice Guideline).

Venes, D. et C.L. Thomas (dir.). *Taber's Cyclopedic Medical Dictionary*, 20e éd., Philadelphia, F.A. Davis, 2005.

## Articles

Ackerman, M.H. et D.J. Mick. « Instillation of normal saline before suctioning patients with pulmonary infections: A prospective randomized trial », *American Journal of Critical Care*, vol. 7, nº 4, 1998, p. 261.

Albert, H. « Heart failure: The physiologic basis for current therapeutic concepts », *Critical Care Nurse* (suppl.), juin 1999.

Allen, L.A. « Treating agitation without drug », *American Journal of Nursing*, vol. 97, nº 10, 1997, p. 62.

American Academy of Pediatrics, Task Force on Sleep Position and SIDS. « Changing concepts of sudden infant death syndrome : Implications for infant sleeping environment and sleep position », *Pediatrics*, vol. 105, 2000, p. 650.

Angelucci, P.A. « Caring for patients with bening prostatic tattoing », *School Health Reporter*, été 1999.

Augustus, L.J. « Nutritional care for patients with HIV », *American Journal of Nursing*, vol. 97, nº 10, 1997, p. 62.

Barry, J., C. McQuade et T. Livingstone. « Using nurse care management to promote self-efficiency in individuals with rheumatoid arthritis », *Rehabilitation Nursing*, vol. 23, nº 6, 1998, p. 300.

Bergen, A.F. « Heads up : A 20 years tale in several parts », *Team Rehabilitation Report*, vol. 9, nº 9, 1998, p. 45.

Berkowitz, C. « Epidural pain control : Your job, too », *RN Magazine*, vol. 60, nº 8, 1997, p. 22.

Bermingham, J. « Discharge planning : Charting patient progress », *Continuing Care*, vol. 16, nº 1, 1997, p. 13.

Birkett, D.P. « What is the relationship between stroke and depression », *The Harvard Mental Health Letter*, vol. 14, nº 12, 1998, p. 8.

Blank, C.A. et P.C. Reid. « Taking the tension out of traumatic pneumothoraxes », *Nursing 99*, vol. 29, nº 4, 1999, p. 41.

Bone, L.A. « Restoring electrolyte balance : Calcium and phosphorus », *RN Magazine*, vol. 59, nº 3, 1996, p. 47.

Boon, T. « Don't forget the hospice option », *RN Magazine*, vol. 61, nº 2, 1998, p. 32.

Borton, D. « Isolation precautions : Clearing up the confusion », *Nursing 97*, vol. 27, nº 1, 1997, p. 49.

Boucher, M.A. « When laryngectomy complicates care », *RN Magazine*, vol. 59, nº 88, 1996, p. 40.

Bradley, M. et M. Pupiales. « Essential elements of ostomy care », *American Journal of Nursing*, vol. 97, nº 7, 1997, p. 38.

Branski, S.H. « Delirium in hospitalized geriatric patients », *American Journal of Nursing*, vol. 97, nº 4, 1998, p. 161.

Brown, K.A. « Malignant hyperthermia », *American Journal of Nursing*, vol. 97, nº 10, 1997, p. 33.

Buckle, J. « Alternative/complementary therapies », *Critical Care Nurse*, vol. 18, nº 5, 1998, p. 54.

Burgio, K.L. et autres. « Behavioral training for post-prostectomy urinary incontinence », *The Journal of Urology*, vol. 141, nº 2, 1989, p. 303.

Burt, S. « What you need to know about latex allergy », *Nursing 98*, vol. 28, nº 10, 1998, p. 33.

« Calcium in kidney stones », *Harvard Health Letter*, vol. 22, nº 8, 1997, p. 8.

Canales, M.A.P. « Asthma management, putting your patient on the team », *Nursing 97*, vol. 27, nº 12, 1997, p. 33.

Capili, B. et J.K. Anastasi. « A symptom review : Nausea and vomiting in HIV », *Journal of the Association of Nurses in AIDS Care*, vol. 9, nº 6, 1998, p. 47.

Carbone, I.M. « An interdisciplinary approach to the rehabilitation of open-heart surgical patients », *Rehabilitation Nursing*, vol. 24, nº 2, 1999, p. 55.

Carlson, E.V., M.G. Kemp et S. Short. « Predicting the risk of pressure ulcers in critically ill patients », *American Journal of Critical Care*, vol. 8, nº 4, 1999, p. 262.

Carroll, P. « Closing in on safer suctioning », *RN Magazine*, vol. 61, nº 5, 1998, p. 22.

Carroll, P. « Preventing nosocomial pneumonia », *RN Magazine*, vol. 61, nº 6, 1998, p. 44.

Carroll, P. « Pulse oximetry : At your fingertips », *RN Magazine*, vol. 60, nº 2, 1997, p. 22.

Cataldo, R. « Decoding the mystery : Evaluating complementary and alternative medicine », *Rehab Management*, vol. 12, nº 2, 1999, p. 42.

Cavendish, R. « Clinical snapshot : Peridontal disease », *American Journal of Nursing*, vol. 99, nº 3, 1999, p. 36.

Chatterton, R. et autres. « Suicides in a Australian inpatient environment », *Journal of Psychosocial Nursing and Mental Health Services*, vol. 37, nº 6, 1999, p. 34.

The Children's Hospital. « Short stature and growth hormone : A delicate balance », *Practice Update* (newsletter), Denver, CO, été 1999.

Chilton, B.A. « Recognizing spirituality », *Image : The Journal of Nursing Scholarship*, vol. 30, nº 4, 1998, p. 400.

Cirolia, B. « Understanding edema : When fluid balance fails », *Nursing 96*, vol. 26, nº 2, 1996, p. 66.

Clark, C.C. « Posttraumatic stress disorder : How to support healing », *American Journal of Nursing*, vol. 97, nº 8, 1996, p. 26.

Consult Stat. « Chest tubes : When you need a seal », *RN Magazine*, vol. 61, nº 3, 1998, p. 67.

Cook, L. « The value of lab values », *American Journal of Nursing*, vol. 99, nº 5, 1999, p. 66.

Craft-Rosenberg, M., « Nursing diagnosis extension and classification (NDEC) report », *Nursing Diagnosis*, janvier 1999.

Crigger, N. et W. Forbes. « Assessing neurologic function in older patients », *American Journal of Nursing*, vol. 97, nº 30, 1997, p. 37.

Crow, S. « Combating infection : Your guide to gloves », *Nursing 97*, vol. 27, nº 3, 1997, p. 26.

DeJong, M.J. « Emergency ! Hyponatremia », *American Journal of Nursing*, vol. 98, nº 12, 1998, p. 36.

Dennison, R.D. « Nurse's guide to common postoperative complications », *Nursing 97*, vol. 27, nº 11, 1997, p. 56.

Dossey, B.M. « Holistic modalities & healing moments », *American Journal of Nursing*, vol. 98, nº 6, 1998, p. 44.

Dossey, B.M. et L. Dossey. « Body-Mind-Spirit : Attending to holistic care », *American Journal of Nursing*, vol. 98, nº 8, 1998, p. 35.

Dunne, D. « Common questions about ileoanal reservoirs », *American Journal of Nursing*, vol. 97, nº 11, 1997, p. 67.

Edmond, M. « Combating infection : Tackling disease transmission », *Nursing 97*, vol. 27, nº 7, 1997, p. 65.

Edwards-Beckett, J. et H. King. « The impact of spinal pathology on bowel control in children », *Rehabilitation Nursing*, vol. 21, nº 6, 1996, p. 292.

Epps, C.K. « The delicate business of ostomy care », *RN Magazine*, vol. 5, nº 11, 1996, p. 32.

Faries, J. « Easing your patient's postoperative pain », *Nursing 98*, vol. 28, nº 6, 1998, p. 58.

Ferrin, M.S. « Restoring electrolyte balance : Magnesium », *RN Magazine*, vol. 59, nº 5, 1996, p. 31.

Fich, K.B. « Suicide awareness at the elementary school level », *Journal of Psychosocial Nursing and Mental Health Services*, vol. 38, nº 7, 2000, p. 20.

Fishman, T.D., A.D. Freedline et D. Kahn. « Putting the best foot forward », *Nursing 96*, vol. 26, nº 1, 1996, p. 58.

Flannery, J. « Using the level of cognitive functioning assessment scale with traumatic brain injury in an acute care setting », *Rehabilitation Nursing*, vol. 23, nº 2, 1998, p. 88.

Focazio, B. « Mucositis », *American Journal of Nursing*, vol. 97, nº 12, 1997, p. 12-48.

Garnett, L.R. « Is obesity all in the genes ? », *Harvard Health Letter*, vol. 21, nº 6, 1996, p. 1.

Goshorn, J. « Clinical snapshot : Kidney stones », *American Journal of Nursing*, vol. 96, nº 9, 1996, p. 40.

Grandjean, C.K. et S.W. Gibbons. « Assessing ambulatory geriatric sleep complaints », *The Nurse Practitioner*, vol. 25, nº 9, 2000, p. 25.

Gregory, C.M. « Caring for caregivers : Proactive planning eases burdens on caregivers », *Lifelines*, vol. 1, nº 2, 1997, p. 51.

Greifzu, S. « Fighting cancer fatigue », *RN Magazine*, vol. 61, nº 8, 1998, p. 41.

Gritter, M. « The latex threat », *American Journal of Nursing*, vol. 98, nº 9, 1998, p. 26.

Grzankowski, J.A. « Altered thought processes related to traumatic brain injury and their nursing implications », *Rehabilitation Nursing*, vol. 22, nº 1, 1977, p. 24.

Hahn, J. « Cueing in to client language », *Reflections*, vol. 25, nº 1, 1999, p. 8-11.

Halpin-Landry, J.E. et S. Goldsmith. « Feet first : Diabetes care », *American Journal of Nursing*, vol. 99, nº 2, 1999, p. 26.

Kanachki, L. « How to guide ventilator-dependent patients from hospital to home », *American Journal of Nursing,* vol. 97, n° 2, 1997, p. 37.

Keegan, L. « Getting comfortable with alternative & complementary therapies », *Nursing 98,* vol. 28, n° 4, 1998, p. 50.

King, B. « Preserving renal function », *RN Magazine,* vol. 60, n° 8, 1997, p. 34.

Kinloch, D. « Installation of normal saline during endotracheal suctioning : Effects on mixed venous oxygen saturation », *American Journal of Critical Care,* vol. 8, n° 4, 1999, p. 231.

Kirshblum, S. et K. O'Connor. « The problem of pain : A common condition of people with SCI », *Team Rehabilitation Report,* août 1997, p. 15.

Klonowski, E.I. et J.E. Masodi. « The patient with Crohn's disease », *RN Magazine,* vol. 62, n° 3, 1999, p. 32.

Korinko, A. et A. Yurick. « Maintaining skin integrity during radiation therapy », *American Journal of Nursing,* vol. 97, n° 2, 1997, p. 40.

Kumasaka, L. et A. Miles. « My pain is God's will », *American Journal of Nursing,* vol. 96, n° 6, 1996, p. 45.

Kurtz, M.J., D.K. Van Zandt et L.R. Sapp. « A new technique in independent intermittent catheterization : The Mitrofanoff catheterizable channel », *Rehabilitation Nursing,* vol. 21, n° 6, 1996, p. 311.

Lai, S.C. et M.N. Cohen. « Promoting lifestyle changes », *American Journal of Nursing,* vol. 99, n° 4, 1999, p. 63.

Larsen, L.S. « Effectiveness of a counseling intervention to assist family caregivers of chronically ill relatives », *Journal of Psychosocial Nursing and Mental Health Services,* vol. 36, n° 8, 1998, p. 26.

Lewis, M.L. et D.S. Dehn. « Violence against nurses in outpatient mental health settings », *Journal of Psychosocial Nursing and Mental Health Services,* vol. 37, n° 6, 1999, p. 28.

Linch, S.H. « Elder abuse : What to look for, how to intervene », *American Journal of Nursing,* vol. 97, n° 1, 1997, p. 26.

Loeb, J.L. « Pain management in long term care », *American Journal of Nursing,* vol. 99, n° 2, 1999, p. 48.

Loughrey, L. « Taking a sensitive approach to urinary incontinence », *Nursing 99,* vol. 29, n° 5, 1999, p. 60.

McCaffery, M. « Pain management handbook », *Nursing 97,* vol. 27, n° 4, 1997, p. 42.

McCaffery, M. et B.R. Ferrell. « Opioids and pain management, what do nurses know », *Nursing 99,* vol. 29, n° 3, 1999, p. 48.

McCain, D. et S. Sutherland. « Nursing essentials : Skin grafts for patients with burns », *American Journal of Nursing,* vol. 98, n° 7, 1998, p. 34.

McClave, S.A. et autres. « Are patients fed appropriately according to their caloric requirements ? », *Journal of Parenteral and Enteral Nutrition,* vol. 22, n° 6, 1998, p. 375.

McConnel, E. « Preventing transcient increases in intracranial pressure », *Nursing 98,* vol. 28, n° 4, 1998, p. 66.

Hanson, M.J.S. « Caring for a patient with COPD », *Nursing 97*, vol. 27, nº 12, 1997, p. 39.

Harvey, C., M. Dixon et N. Padberg. « Support group for families of trauma patients : A unique approach », *Critical Care Nurse*, vol. 15, nº 4, 1995, p. 59.

Hayes, D.D. « Bradycardia, keeping the current flowing », *Nursing 97*, vol. 27, nº 6, 1997, p. 50.

Hayn, M.A. et T.R. Fisher. « Stroke rehabilitation : Salvaging ability after the storm », *Nursing 97*, vol. 27, nº 3, 1997, p. 40.

Hernandez, D. « Microvascular complications of diabetes nursing assessment and interventions », *American Journal of Nursing*, vol. 98, nº 6, 1998, p. 16.

Herson, L. et autres. « Identifying and overcoming barriers to providing sexuality information in the clinical setting », *Rehabilitation Nursing*, vol. 24, nº 4, 1999, p. 148-151.

Hess, C.T. « Wound care », *Nursing 98*, vol. 28, nº 3, 1998, p. 18.

Hess, C.T. « Caring for a diabetic ulcer », *Nursing 99*, vol. 29, nº 5, 1999, p. 70.

Hoffman, J. « Tuning in to the power of music », *RN Magazine*, vol. 60, nº 6, 1997, p. 52.

Holcomb, S.S. « Understanding the ins and outs of diuretic therapy », *Nursing 97*, vol. 27, nº 2, 1997, p. 34.

Hunt, R. « Community-based nursing », *American Journal of Nursing*, vol. 98, nº 10, 1998, p. 44.

Hutchison, C.P. « Healing touch : an energic approach », *American Journal of Nursing*, vol. 99, nº 4, 1999, p. 43.

Huston, C.J. « Emergency ! Dental luxation and avulsion », *American Journal of Nursing*, vol. 97, nº 9, 1997, p. 48.

Isaacs, A. « Depression and your patient », *American Journal of Nursing*, vol. 98, nº 7, 1998, p. 26.

« It's probably not Alzheimer's : New insights on memory loss », *Focus on Healthy Aging*, vol. 2, nº 7, 1999, p. 1.

Iyasu, S. et autres. « Risk factors for sudden infant death syndrome among Northern Plains Indians », *Journal of The American Medical Association*, vol. 288, nº 21, 2002, p. 2717.

Jaempf, G. et V.J. Goralski. « Monitoring postop patients », *RN Magazine*, vol. 59, nº 7, 1996, p. 30.

Jennings, L.M. « Latex allergy : Another real Y2K issue », *Rehabilitation Nursing*, vol. 24, nº 4, 1999, p. 140.

Jirovec, M.M., J.F. Wyman et T.J. Wells. « Addressing urinary incontinence with educational continence-care competencies », *Image : The Journal of Nursing Scholarship*, vol. 30, nº 4, 1998, p. 375.

Johnson, J., V. Pearson et L. McDivitt. « Stroke rehabilitation : Assessing stroke survivors' longterm learning needs », *Rehabilitation Nursing*, vol. 22, nº 5, 1997, p. 243.

Kachourbos, M.J. « Relief at last : An implanted bladder control system helps people control their bodily functions », *Team Rehabilitation Report*, août 1997, p. 31.

McHale, J.M. et autres. « Expert nursing knowledge in the care of patients at risk of impaired swallowing », *Image: The Journal of Nursing Scholarship*, vol. 30, nº 2, 1998, p. 137.

McKinley, L.L. et C.P. Zasler. « Weaving a plan of care », *Continuing Care*, vol. 17, nº 7, 1998, p. 38.

MacNeill, D. et T. Weis. « Case study: Coordinating care », *Continuing Care*, vol. 17, nº 4, 1998, p. 78.

Matthews, P.J. « Ventilator-associated infections. I. Reducing the risks », *Nursing 97*, vol. 27, nº 2, 1997, p. 59.

Mendez-Eastman, S. « When wounds won't heal », *RN Magazine*, vol. 51, nº 1, 1998, p. 20.

Mohr, W.K. « Cross-ethnic variations in the care of psychiatric patients: A review of contributing factors and practice considerations », *Journal of Psychosocial Nursing and Mental Health Services*, vol. 36, nº 5, 1998, p. 16.

Nunnelee, J.D. « Healing venous ulcers », *RN Magazine*, vol. 60, nº 11, 1997, p. 38.

O'Donnell, M. « Addisonian crisis », *American Journal of Nursing*, vol. 97, nº 3, 1997, p. 41.

O'Neil, C., J.R. Avila et C.W. Fetrow. « Herbal medicines, getting beyond the hype », *Nursing 99*, vol. 29, nº 4, 1999, p. 58.

Parkman, C.A. et B.E. Calfee. « Advance directives, honoring your patient's end-of-life wishes », *Nursing 97*, vol. 27, nº 4, 1997, p. 48.

Phillips, J.K. « Actionstat: Wound dehiscence », *Nursing 98*, vol. 28, nº 3, 1998, p. 33.

Pierce, L.L. « Barriers to access: Frustation of people who use a wheelchair for full-time mobility », *Rehabilitation Nursing*, vol. 23, nº 3, 1998, p. 120.

Pignone, M.P. et autres. « Counseling to promote a healthy diet in adults: A summary of the evidence for the US Preventive Services Task Force », *American Journal of Preventive Medicine*, vol. 24, nº 1, 2003, p. 75.

Powers, J. et S.J. Bennett. « Measurement of dyspnea in patients treated with mechanical ventilation », *American Journal of Critical Care*, vol. 8, nº 4, 1999, p. 254.

Pronitis-Ruotolo, D. « Surviving the night shift: Making Zeitgeber work for you », *American Journal of Nursing*, vol. 101, nº 7, 2001, p. 63.

Rawsky, E. « Review of the literature on falls among the elderly », *Image: The Journal of Nursing Scholarship*, vol. 30, nº 1, 1998, p. 47.

Robinson, A.W. « Getting to the heart of denial », *American Journal of Nursing*, vol. 99, nº 5, 1999, p. 38.

Rogers, S., M. Ryan et L. Slepoy. « Successful ventilator weaning: A collaborative effort », *Rehabilitation Nursing*, vol. 23, nº 5, 1998, p. 265.

Sampselle, C.M. « Behavioral interventions in young and middle-age women », *American Journal of Nursing* (suppl. State of the Science on Urinary Incontinence), vol. 103, nº 3, 2003, p. 9.

Scanlon, C. « Defining standards for end-of-life care », *American Journal of Nursing*, vol. 97, nº 11, 1997, p. 58.

Schaffer, D.B. « Closed suction wound drainage », *Nursing 97*, vol. 27, nº 11, 1997, p. 62.

Scheck, A. « Therapists on the team, diabetic wound prevention is everybody's business », *Rehabilitation Nursing*, vol. 16, nº 7, 1999, p. 18.

Schiweiger, J.L. et R.A. Huey. « Alzheimer's disease », *Nursing 98*, vol. 29, nº 6, 1999, p. 34.

Schraeder, C. et autres. « Community nursing organizations : A new frontier », *American Journal of Nursing*, vol. 97, nº 1, 1997, p. 63.

Schulmeister, L. « Pacemakers & environmental safety », *Nursing 98*, vol. 28, nº 7, 1998, p. 58.

Sinacore, D.R. « Managing the diabetic foot », *Rehabilitation Management*, vol. 11, nº 4, 1998, p. 60.

Smatlak, P. et A.R. Knebel. « Clinical evaluation of noninvasive monitoring of oxygen saturation in critically ill patients », *American Journal of Critical Care*, vol. 7, nº 5, 1998, p. 370.

Smith, A.M. et P.M. Schwirian. « The relationship between caregiver burden and TBI survivors' cognition and functional ability after discharge », *Rehabilitation Nursing*, vol. 23, nº 5, 1998, p. 252.

Smochek, M.R. et autres. « Interventions for risk for suicide and risk for violence », *Nursing Diagnosis*, vol. 11, nº 2, avril-juin 2000, p. 60.

« Staying healthy : Vigilance pays off in preventing falls », *Harvard Health Letter*, vol. 24, nº 6, 1999, p. 1.

Stockert, P.A. « Getting UTI patients back on track », *RN Magazine*, vol. 62, nº 3, 1999, p. 49.

Strimike, C.L., J.M. Wojcik et B.A. Stark. « Incision care that really cuts it », *RN Magazine*, vol. 60, nº 7, 1997, p. 22.

Summer, C.H. « Recognizing and responding to spiritual distress », *American Journal of Nursing*, vol. 98, nº 1, 1998, p. 26.

Szymanski, L. et B. King. « Practice parameters for the assessment and treatment of children, adolescents, and adults with mental retardation and comorbid mental disorders », *Journal of the American Academy of Child & Adolescent Psychiatry* (suppl. 12), vol. 38, décembre 1999.

Travers, P.L. « Automomic dysreflexia : A clinical rehabilitation problem », *Rehabilitation Nursing*, vol. 24, nº 1, 1997, p. 19.

Travers, P.L. « Poststroke dysphagia : Implications for nurses », *Rehabilitation Nursing*, vol. 24, nº 2, 1999, p. 69.

Ufema, J. « Reflections on death and dying », *Nursing 99*, vol. 29, nº 6, 1999, p. 96.

University of Iowa, Gerontological Nursing Interventions Research Center. « Acute Confusion/Delirium », *Research Dissemination Core*, 1998.

Walker, D. « Back to basics : Choosing the correct wound dressing », *American Journal of Nursing*, vol. 96, nº 9, 1996, p. 35.

Watson, R. et autres. « The relationship between caregiver burden and self-care deficits in former rehabilitation patients », *Rehabilitation Nursing*, vol. 23, nº 5, 1998, p. 258.

Weeks, S.M. « Caring for patients with heart failure », *Nursing 96*, vol. 26, nº 3, 1996, p. 52.

Wehling-Weepie, A.K. et A. McCarthy. « A healthy lifestyle program : Promoting child health in schools », *The Journal of School Nursing*, vol. 18, nº 6, 2002, p. 322.

Whittle, H. et autres. « Nursing management of pressure ulcers using a hydrogel dressing protocol : Four cases studies », *Rehabilitation Nursing*, vol. 21, nº 5, 1996, p. 237.

Williams, A.M. et S.B. Deaton. « Phantom limb pain : Elusive, yet real », *Rehabilitation Nursing*, vol. 22, nº 2, 1997, p. 73.

Wyman, J.F. « Treatment of urinary incontinence in men and older women », *American Journal of Nursing* (suppl. State of the Science on Urinary Incontinence), vol. 103, nº 3, 2003, p. 26.

Wyman, J.F. et autres. « Comparative efficacy of behavioral interventions in the management of female urinary incontinence », *American Journal of Obstetrics and Gynecology*, vol. 179, nº 4, 1998, p. 999.

## Ressources électroniques

American Dietetic Association. « Food & Nutrition Information », [En ligne], s.d., [www.eatright.org/Public/NutritionInformation/20157.cfm] (1er septembre 2005).

American Speech-Language-Hearing Association. « Noise. Information Sheet », [En ligne], s.d., [www.asha.org] (juin 2003).

American Speech-Language-Hearing Association. « Questions/Answers about Voice Problems. Information Sheet », [En ligne], s.d., [www.asha.org] (juin 2003).

American Speech-Language-Hearing Association. « Speech for Clients with Tracheostomies or Ventilators. Information Sheet », [En ligne], s.d., [www.asha.org] (juin 2003).

American Speech-Language-Hearing Association. « What is Language ? What is Speech ? Information Sheet », [En ligne], s.d., [www.asha.org/public/speech/development] (3 août 2003).

Enslein, J. et autres. « Evidence-based protocol. Interpreter facilitation for persons with limited English proficiency », *University of Iowa Gerontological Nursing Interventions Research Center*, [En ligne], 2002, [consulté à partir du site du National Guidelines Clearinghouse : www.guideline.gov] (juin 2003).

Lyons, S.S. et J.K.P. Specht. « Prompted voiding for persons with urinary incontinence », *University of Iowa Gerontological Nursing Interventions Research Center*, [En ligne], 1999, [consulté à partir du site du National Guidelines Clearinghouse : www.guideline.gov] (29 juin 2003).

National Institute of Neurological Disorders and Stroke. « Brain basics : Understanding sleep », *NINDS*, [En ligne], s.d., [www.ninds.nih.gov] (15 août 2003).

## A

## B



## C

## D

## E



## F



## G

## H



## I

## N



## O



## P

## R

## S

## T